AF346313

MANUEL

DE

TECHNIQUE MICROSCOPIQUE

CORBEIL. — TYP. ET STÉR. CRÉTÉ.

MANUEL

DE

TECHNIQUE MICROSCOPIQUE

OU GUIDE PRATIQUE

POUR L'ÉTUDE ET LE MANIEMENT DU MICROSCOPE

DANS SES APPLICATIONS

A L'HISTOLOGIE HUMAINE ET COMPARÉE, A L'ANATOMIE VÉGÉTALE
ET A LA MINÉRALOGIE

PAR

LE Dʳ PAUL LATTEUX

CHEF DU LABORATOIRE D'HISTOLOGIE DE L'HÔPITAL DE LA CHARITÉ
LAURÉAT DE LA FACULTÉ DE MÉDECINE DE PARIS
LAURÉAT DE L'ACADÉMIE DE MÉDECINE, OFFICIER DE L'INSTRUCTION PUBLIQUE

TROISIÈME ÉDITION, REVUE ET CONSIDÉRABLEMENT AUGMENTÉE

Avec 385 figures intercalées dans le texte

INTRODUCTION DE M. LE PROFESSEUR TRÉLAT

Ouvrage couronné par l'Académie de Médecine.

PARIS

A. DELAHAYE & E. LECROSNIER	ALEXANDRE COCCOZ
ÉDITEURS	ÉDITEUR
23, Place de l'École-de-Médecine, 23	11, rue de l'Ancienne-Comédie, 11

1887

Tous droits réservés.

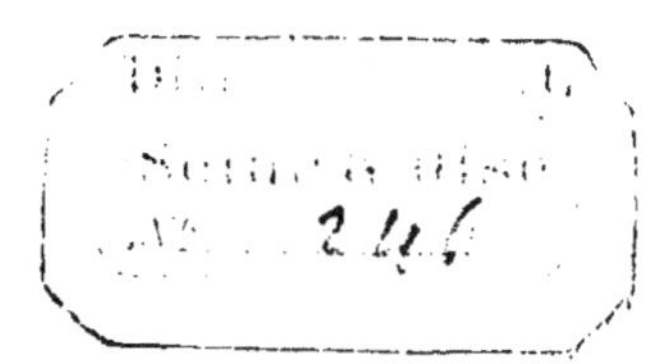

A

M. ULYSSE TRÉLAT

PROFESSEUR DE CLINIQUE CHIRURGICALE A L'HOPITAL DE LA CHARITÉ

Monsieur et illustre Maitre,

Il y a quatre ans, lorsque parut la seconde édition de ce Manuel, vous avez bien voulu en accepter la dédicace et lui donner ainsi, par le prestige de votre nom, une valeur qu'il était loin de mériter.

Sous un aussi puissant patronage, l'œuvre ne pouvait manquer de réussir et le modeste volume n'a pas tardé à conquérir sa place.

Je ne me dissimule pas que je vous dois une partie du succès. Aussi ai-je essayé d'améliorer cet ouvrage, pour le rendre plus digne de vous.

Depuis sept ans que je dirige votre Laboratoire d'histologie, à l'hôpital Necker d'abord, puis ensuite à la Charité, où j'ai eu l'honneur de vous accompagner, je n'ai reçu de votre part que des marques de bienveillance et de sympathie.

Si je puis aujourd'hui, en vous offrant tous mes remer-
ciements, vous donner ainsi une faible marque de ma
reconnaissance et de mes sentiments de respectueux atta-
chement, je considérerai mon but comme complètement
atteint.

Dr LATTEUX.

Mars 188.

INTRODUCTION

Pendant le cours des trente dernières années, l'histologie a réalisé des progrès considérables. Ce serait presque justice de dire qu'elle a été renouvelée de fond en comble. Étendue, pénétration, concordance des connaissances, méthodes, procédés, outillage, tout a été transformé et prodigieusement amélioré.

Ce n'est certes pas sans difficultés que ce progrès s'est accompli. Sans parler de celles qui sont inhérentes à la science elle-même, nous pouvons nous souvenir d'un temps peu éloigné où la clinique et l'histologie, suivant chacune sa voie séparée, semblaient vouées à une contradiction indéfinie.

La clinique avait alors pour elle le prestige de l'ancienneté, de la tradition, du nombre de ses adeptes. Les erreurs, les insuffisances des premières données de l'histologie pathologique furent mises en évidence par l'observation clinique, et peu s'en fallut que l'histologie ne fût reléguée à l'arrière-plan.

Très heureusement, cette lutte fut féconde. Les désaccords s'effacèrent devant l'accroissement des connaissances. L'histologie demanda à la clinique des directions; elle accepta, en cherchant à les expliquer, les réalités positives de l'observation.

D'autre part, la clinique trouva dans l'histologie des explications, des éclaircissements, une base scientifique à l'évolution des processus morbides et à la classification de leur origine.

Graduellement, l'accord s'est fait. Ce sont aujourd'hui deux sciences distinctes qui se prêtent un mutuel et précieux concours. Indépendantes, elles évoluent chacune dans son domaine; elles s'accroissent par leurs propres méthodes et aussi par les emprunts qu'elles se font.

Sous l'empire de ces faits généraux, l'étude et la pratique de l'histologie se sont répandues. Nous avons aujourd'hui de grands laboratoires scientifiques, d'où sont sortis des travaux de premier ordre; nous avons en outre près des chaires de clinique et dans beaucoup de services des hôpitaux des laboratoires de recherches extrêmement utiles, mais insuffisamment fréquentés par les élèves.

On ne saurait évidemment leur demander à tous d'être des histologistes consommés; mais on doit et on peut exiger d'eux de savoir faire quelques préparations simples, indispensables dans la pratique courante de la médecine, de la chirurgie, des accouchements, de la médecine légale; on doit leur demander de s'être longuement familiarisés avec l'aspect des pièces et préparations histologiques, de façon à pouvoir lire sur une préparation aussi bien et mieux même que sur un dessin. Tout cela est reconnu depuis longtemps. Mais combien n'est-ce pas plus nécessaire encore depuis le récent et considérable essor des études bactériologiques! Combien de questions pressantes, inéluctables, ne peuvent être tranchées que par les méthodes spéciales de culture ou d'histologie microbienne!

Ainsi, d'une part la connaissance, la diffusion des connaissances de l'histologie s'impose ; d'autre part, nous avons dans les grands centres d'enseignement des laboratoires et un outillage histologiques à la disposition des élèves.

Comment l'élève, le commençant va-t-il s'y prendre pour rendre l'instrument efficace ? C'est là tout un art, presque une science singulièrement perfectionnée depuis quelques années, science accessoire, sans doute, puisqu'elle n'est que la science du moyen, mais bien importante cependant par les résultats qu'elle procure.

Il y a un étroit rapport entre l'amélioration des méthodes et procédés histologiques et l'accroissement du domaine scientifique. On pourrait énumérer les découvertes qui ont été engendrées ici par un procédé de conservation ou de durcissement, là par une finesse de coupe, plus souvent encore par l'emploi d'un agent d'imprégnation ou de coloration, disons mieux : par un réactif colorant et jouissant d'une action élective spéciale.

Le livre que nous présentons aujourd'hui au public médical et surtout aux élèves est destiné à enseigner aux débutants les méthodes et procédés de la technique micrographique.

L'auteur, M. le docteur Latteux, m'avait dédié sa seconde édition parue en 1882. J'ai accepté avec plaisir d'introduire cette troisième édition devant ses futurs lecteurs.

Depuis douze ans, M. Latteux enseigne la technique histologique. Depuis sept ans, il est chef de mon laboratoire à Necker et à la Charité. Il a monté, disposé, préparé un très grand nombre de pièces pathologiques pour les besoins de mon enseignement clinique. — Je suis donc parfaitement éclairé et renseigné sur son habileté et ses connaissances de technique micrographique. C'est un praticien consommé.

Mais, outre son expérience personnelle, l'auteur a mis à

profit tous les documents utiles. Il a puisé à toutes les bonnes sources et, presque à chaque page, il indique les procédés de notre éminent collègue M. le Professeur Ranvier.

Sous tous les rapports, cette troisième édition est très supérieure aux précédentes. Elle est vraiment corrigée et considérablement augmentée. Elle renferme deux parties nouvelles : la technique micrographique appliquée à la Botanique et la technique appliquée à la Minéralogie. Cette dernière partie n'est guère qu'une indication des curieuses recherches faites par MM. Fouqué et Michel Lévy. Le sujet est encore trop nouveau, trop complexe, pour pouvoir être résumé et catégorisé comme il convient dans un Manuel. C'est néanmoins une heureuse idée de lui avoir donné place dans l'édition nouvelle.

Outre ces deux grosses additions, plusieurs chapitres ont été introduits dans le corps de l'ouvrage. Ils sont relatifs à la Photomicrographie, à la Pathologie des tissus, à l'organe de l'Ouïe, à l'Embryologie.

Les Microtomes, le Matériel du laboratoire, le Tissu nerveux, les Urines et l'OEil ont été remaniés et remis au courant des connaissances actuelles.

En fin de compte, l'ouvrage a presque doublé de volume, son format a été agrandi, le caractère et la typographie, les coupures et la disposition des titres sont excellents et permettent de retrouver avec rapidité le chapitre ou la page cherchée. Enfin le nombre des figures a plus que doublé.

Dans ces conditions, nous sommes convaincu que la troisième édition de la Technique micrographique trouvera un excellent accueil dans le public d'élèves auquel elle est destinée.

U. Trélat.

PRÉFACE

Notre seconde édition, parue en 1883, s'est épuisée cette année.

Devant un résultat aussi satisfaisant, nous avons compris qu'il était de notre devoir, pour remercier le public médical de son accueil empressé, de lui présenter dans cette nouvelle édition une œuvre absolument au courant des découvertes récentes, et dans laquelle il pourrait trouver l'exposé des nouvelles méthodes introduites en histologie.

Dans ces dernières années, en effet, les recherches microscopiques ont pris une extension considérable, et actuellement on peut affirmer, sans craindre d'être contredit, que tout médecin qui se soucie d'être à la hauteur de son mandat doit posséder des connaissances nécessaires pour exécuter toutes les analyses ou recherches microscopiques qui peuvent lui être suggérées par tel ou tel cas de sa clientèle journalière.

Depuis la publication de notre dernière édition, l'enseignement de l'histologie dans notre faculté s'est trouvé complètement renouvelé.

La chaire d'histologie, en changeant de titulaire, a repris l'importance qu'elle aurait toujours dû posséder. Confiée à l'un des maîtres les plus aimés et les plus érudits et dont le merveilleux talent d'exposition est apprécié de tous, cette branche si intéressante des études médicales cessera désormais d'être un épouvantail pour les débutants.

L'accueil qui lui a été fait à sa leçon d'ouverture a montré combien notre manière de voir est juste, et combien la jeune génération salue avec enthousiasme son sympathique professeur.

Pour notre part, nous avons la prétention d'être bon prophète et nous sommes assuré que, dans les mains du professeur Mathias Duval, la chaire d'histologie de notre faculté reprendra une place assez brillante pour n'avoir rien à envier aux nations voisines.

Depuis douze années que nous enseignons constamment et sans interruption, dans notre laboratoire, la Technique histologique, nous avons formé bien des élèves. Nous avons le plaisir de voir que beaucoup d'entre eux ont continué leur route dans le sentier que nous leur avons tracé, et se sont fait une position dans cette branche de la médecine.

Nous ajouterons que beaucoup sont restés en relation avec leur ancien maître, et c'est avec un certain sentiment de fierté légitime, que nous constatons qu'il est bien peu de pays actuellement où nous ne comptions de sincères amitiés.

Ce résultat, nous le devons à notre méthode d'enseignement qui simplifie les choses et fait aimer la science qui nous intéresse, en la dépouillant de tous les obstacles qui en rendaient l'accès difficile.

Cette nouvelle édition, considérablement augmentée, comprend un grand nombre de chapitres nouveaux, ou complètement remaniés.

Tout d'abord, nous avons cru devoir consacrer quelques pages à l'exposition des lois qui régissent la marche des rayons lumineux dans les instruments d'optique. Et nous avons également donné une plus grande extension au chapitre des microscopes, dont plusieurs modèles ont été perfectionnés dans ces dernières années.

Nous avons indiqué notamment toutes les modifications nécessitées par les progrès de la bactériologie.

Nous aurions été incomplet, si nous n'avions pas parlé impartialement de certains fabricants étrangers dont les instruments ont acquis une réputation méritée.

Les autres articles modifiés ou nouveaux sont les suivants :

1° Les microtomes, qui tiennent une si grande place dans la technique.

On trouvera la description des meilleurs modèles.

2° Le matériel du laboratoire. Bien souvent nos élèves nous

avaient témoigné le désir d'avoir les renseignements nécessaires pour la création d'un laboratoire.

Notre petit article, tout à fait pratique, est destiné à combler cette lacune.

3° Nous avons fait un chapitre entier sur la photo-micrographie. Dans ces derniers temps, nous avons spécialement étudié la question, et nous ne saurions trop engager à poursuivre les recherches dans ce sens.

Les applications pratiques sont de la plus grande importance. Grâce à la facilité de reproduction des préparations, il devient possible de faire passer, sous les yeux d'un auditoire nombreux, les reproductions photographiques établissant l'analyse histologique d'une tumeur ou de tout autre produit dérivant d'une opération pratiquée à l'une des leçons précédentes. C'est le complément tout naturel d'une clinique médicale ou chirurgicale.

Nous avons adopté ce système dans le service de notre maître, le professeur Trélat, et nous avons pu en apprécier toute l'importance pratique.

4° Nous avons revu les principaux tissus normaux et nous avons ajouté à la suite de chacun d'eux, en quelques lignes, les principales lésions pathologiques. Ce résumé succinct permettra aux élèves, nous ne dirons pas « d'apprendre », mais de se remémorer les détails généraux, pour faire un diagnostic d'histologie pathologique.

5° Le tissu nerveux et la moelle en particulier ont attiré notre attention. Grâce aux excellents avis d'un de nos savants confrères, le Dr Keraval, nous avons mis cet article au courant des connaissances actuelles par l'indication des nouvelles méthodes de coloration.

Nous le remercions bien sincèrement de ses excellentes notes, dont nous avons profité largement.

6° L'analyse de l'urine est un chapitre nouveau. Nous ne pouvions le passer sous silence, vu son importance et ses relations avec l'examen microscopique.

7° Les organes des sens ont été également remaniés. Nous avons indiqué pour l'œil les derniers perfectionnements de la technique et les nouvelles méthodes de coupes d'ensemble du globe oculaire.

8° Notre excellent confrère, le Dr Barataux, nous a fait profiter des nouvelles méthodes techniques employées par lui dans ses recherches sur l'appareil de l'audition. Il sait combien nous lui en sommes reconnaissant. Nul mieux que lui n'était à même de traiter ce sujet.

9° L'embryologie et sa technique spéciale font l'objet d'un petit chapitre.

10° Enfin, nous avons consacré un article complet à la bactériologie.

Nous ne revendiquons aucun mérite pour cette partie de notre ouvrage, qui n'est qu'un résumé modeste du magnifique ouvrage de MM. Cornil et Babes.

Que pouvait-on faire de mieux après ces auteurs ?

Nous avons donc récapitulé leurs méthodes si claires et si précises, et nous nous dispenserons de faire l'éloge d'un livre que tous ceux qui s'occupent de ces sortes de questions ne peuvent manquer de lire *in extenso*.

Telles sont les augmentations que l'on trouvera dans la première partie de cette troisième édition.

Pour répondre à la demande qui nous en a été faite bien souvent, nous avons ajouté deux parties entièrement nouvelles : l'une destinée à l'étude de l'histologie végétale, et l'autre à la minéralogie, qui, dans ces derniers temps, grâce à l'analyse microscopique, a pris une extension et une précision inconnues jusqu'à ce jour.

1° *Botanique*. — Depuis longtemps déjà notre intention était de publier un petit manuel de technique pratique.

Nos études sur cette branche de la science, qui remontent à plus de vingt années, nous autorisaient à l'entreprendre, et nous savions pouvoir compter sur de vieilles amitiés et de puissants appuis. Les conseils ne nous auraient pas manqué.

Notre illustre maître, le professeur Chatin, dont nous avons suivi les savantes excursions botaniques pendant de longues années, et qui nous a toujours honoré de son amitié, nous permettra ici de lui exprimer une fois pour toutes notre vive reconnaissance.

Comment oublier ces réunions charmantes avec le professeur qui nous entourait d'une si bienveillante sympathie ! Comme les journées s'écoulaient rapidement au milieu de ces splendides explorations scientifiques qu'il dirigeait chaque dimanche aux environs de Paris et dont nous étions les adeptes fervents.....

Que le maître nous permette ici d'être l'interprète de tous ceux qui lui ont gardé un souvenir d'affection, et dont le nombre est trop considérable pour que je cite un seul nom.

S'il a rencontré quelquefois des ingrats sur sa route, il aura au moins la consolation de savoir que les amis qui lui restent sont de beaucoup les plus nombreux!

Son œuvre d'ailleurs s'impose d'elle-même à la reconnaissance publique.

Si l'enseignement de l'histologie végétale à l'École de pharmacie a conquis de nos jours la place brillante qu'il occupe aujourd'hui, on peut dire que ce magnifique résultat est uniquement dû au professeur Chatin, qui n'a jamais eu qu'un but dans sa longue carrière professorale, celui d'élever le niveau scientifique de l'établissement dont la direction lui était confiée, et qui a réussi à lui donner une importance que l'on n'eût jamais osé espérer, en présence de la sphère modeste dans laquelle il avait évolué jusque-là.

Nous avons condensé en quelques pages tous les procédés de technique histologique applicables à l'étude des végétaux.

Comme on le verra, les méthodes sont spéciales. Nous avons cherché à être aussi simple que possible.

Nous avons puisé largement à un grand nombre de sources différentes.

L'excellent Traité de botanique de M. Duchartre nous a fourni de précieux renseignements, ainsi que les ouvrages de MM. Beauregard et Galippe, Francotte, Strasburger, Crié, etc., etc.

Chaque fois d'ailleurs que nous avons fait un emprunt de quelque importance, nous n'avons pas négligé de le mentionner.

Nous aurions voulu donner un plus grand nombre de figures, mais nous y avons renoncé, dans la crainte d'augmenter le prix de l'ouvrage dans de trop fortes proportions.

La plupart des figures que nous avons admises ont été *photographiées* sur des *préparations naturelles*.

En suivant nos méthodes, on pourra s'initier facilement à cette étude qui, nous le répétons, est remplie d'intérêt et de surprises.

Quel spectacle plus beau peut-on trouver que celui que l'on est à même d'observer en suivant, par exemple, les phénomènes de la fécondation dans la série végétale!

Nous ne parlons pas des préparations dont les détails, même pour les yeux les moins enthousiastes, sont de tous points admirables.

2° *Minéralogie.* — Nous terminons enfin notre ouvrage par un exposé succinct des applications du microscope à la minéralogie.

Notre bon ami et savant confrère le Dr X. Gorecki s'est chargé de cette partie du travail, qui a été élaborée d'après les pièces de nos deux collections personnelles.

En le remerciant ici, je ne fais que rendre plus étroits les liens d'amitié qui nous unissent de jour en jour davantage.

TECHNIQUE MICROSCOPIQUE

LIVRE PREMIER
TECHNIQUE GÉNÉRALE

CHAPITRE PREMIER

Avant d'aborder l'étude des divers modèles de microscopes usités dans les recherches histologiques, il ne sera pas inutile de rappeler les principales lois relatives à la marche de la lumière dans les miroirs, les prismes et les lentilles.

1º Miroirs et lois de la réflexion.

Le faisceau lumineux qui tombe sur une surface plane brillante est soumis aux deux lois suivantes :

1º **L'angle d'incidence est égal à l'angle de réflexion.**

2º **Le rayon incident et le rayon réfléchi sont dans un même plan perpendiculaire à la surface réfléchissante.**

A. *Miroirs plans* (fig. 1). — Supposons un rayon lumineux CO émanant du point C et tombant sur le miroir AB. Il se refléchira selon DO, faisant un angle d'incidence COA égal à l'angle de réflexion DOB.

Abaissons du point C sur le miroir une perpendiculaire AC et prolongeons-la au-dessous d'une longueur égale jusqu'en C', nous constaterons, en prolongeant également la ligne de réflexion DO, qu'elle vient couper la ligne CC' en un point C', situé en dessous du miroir à la même distance que le point C situé au-dessus.

Il en résulte que pour l'œil placé en D qui voit l'objet selon la direction des rayons lumineux, l'image du point C lui semblera exister derrière le miroir à une distance C'A, égale à celle de CA de l'objet au miroir.

C'est ce que l'on appelle une **image virtuelle,** l'œil croyant voir

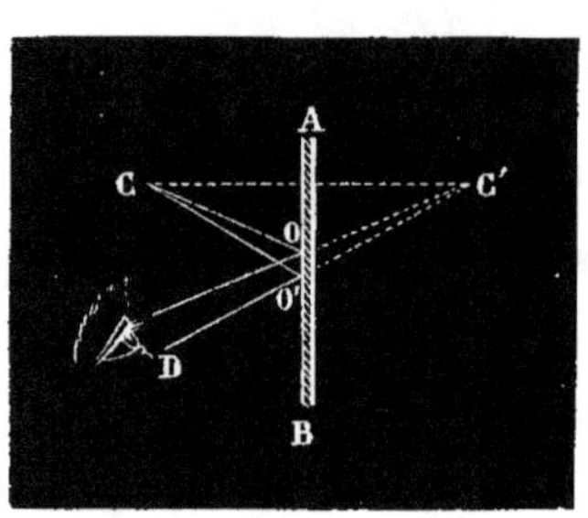

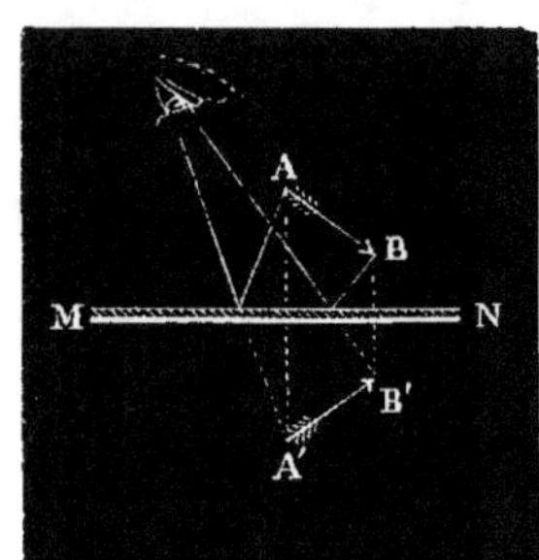

Fig. 1.   Fig. 2.

en C' une image qui serait partie du point C. Il est évident qu'il n'y a là qu'une illusion d'optique, les rayons ne traversant pas le miroir.

Ajoutons que tout autre rayon CO' viendrait également converger au point C' et se réfléchirait de la même manière jusqu'à l'œil de l'observateur. Si au lieu d'un point il s'agissait d'un objet AB, la marche des rayons serait la même, ainsi qu'on peut le voir dans la figure 2.

L'image sera symétrique, non renversée et de même grandeur que l'objet.

B. *Miroirs sphériques.* — Considérons le miroir sphérique DD', la ligne BX' est l'**axe principal** et DO étant le rayon de la sphère à laquelle il appartient, le point O sera le **centre de courbure** ou **centre géométrique.** Le point B sera le **centre de figure.**

Toute ligne DO passant par le centre O, et rencontrant le miroir en tout autre point que le centre de figure B, est un **axe secondaire.**

Pour bien comprendre la marche des rayons lumineux dans les miroirs concaves, il faut admettre que leur surface, considérée en un point quelconque, est en réalité composée au point précis que l'on envisage comme formé d'une immense quantité de petites

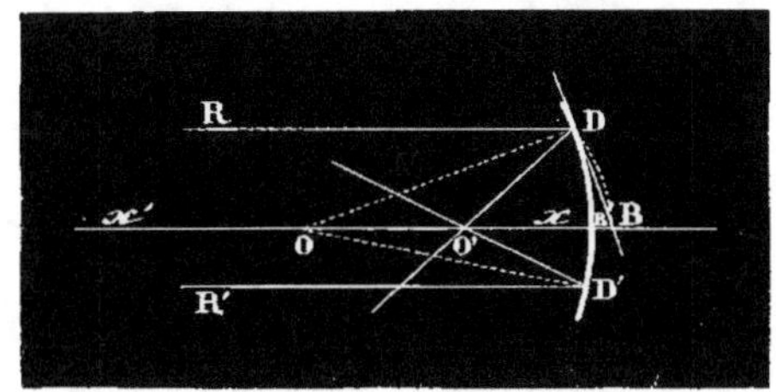

Fig. 3.

surfaces planes réunies entre elles. Il en résulte que le rayon DO sera perpendiculaire au miroir au point D, et sera par conséquent la **normale** élevée en cet endroit.

Nous allons donc retrouver pour les miroirs concaves les mêmes lois que celles observées pour ceux qui sont plans.

Nous envisagerons trois cas différents :

1° Supposons un rayon DR parallèle à l'axe principal BX' (fig. 3), il se réfléchira au point D, selon DO' faisant un angle de réflexion ODO' égal à l'angle d'incidence ODR.

Le point O' sera le **foyer principal** et placé à égale distance du centre de figure B et du centre de courbure O. La distance BO sera la **distance focale principale**.

On conçoit que si le foyer lumineux était placé en O', il émettrait des **rayons parallèles** à l'axe principal.

2° Si les rayons lumineux émanent d'un point A, situé au delà du foyer G, il se produira alors un **foyer conjugué** en F.

Soit le rayon AB, il se réfléchira formant avec la normale BG un angle FBG égal à l'angle GBA.

Or l'angle d'incidence GBC formé par le rayon parallèle BC étant plus grand et son foyer correspondant en E, il en résulte que l'angle de réflexion FBC du point A sera plus petit que l'angle de réflexion du point C.

Le foyer se placera donc en un point F, **situé entre le centre de courbure G et le foyer principal E** (fig. 4).

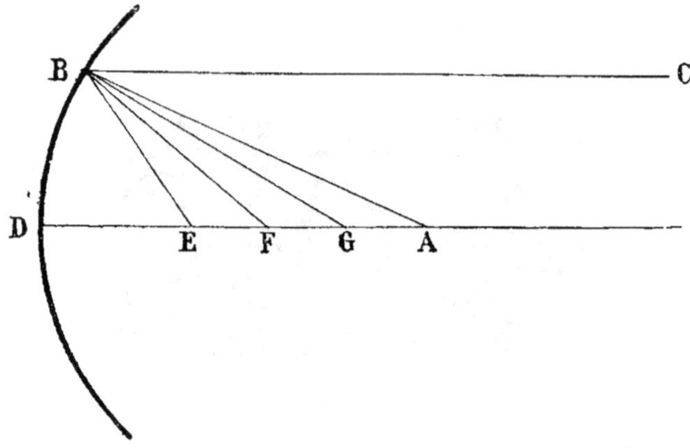

Fig. 4.

3° Si l'objet est placé entre le foyer principal et le miroir, on aura alors une image **virtuelle**, c'est-à-dire que le **foyer sera situé de l'autre côté du miroir**.

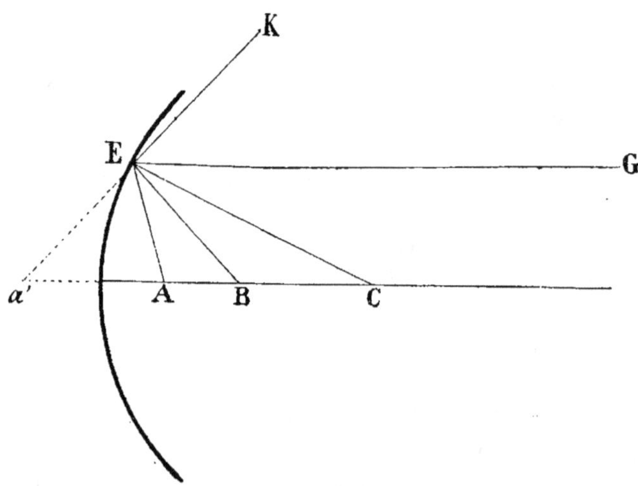

Fig. 5.

En effet, soit B le foyer principal, C le centre de courbure et A le point lumineux.

Le rayon AE fait avec la normale CE un angle plus grand que l'angle BEG appartenant au rayon BE.

Par conséquent le **rayon réfléchi** EK formera un angle CEK, plus considérable et sera par conséquent **divergent**.

En le supposant prolongé derrière le miroir, il donnera lieu en a' à une **image virtuelle** (fig. 5).

4° Si enfin nous considérons le cas où le point lumineux serait placé sur un axe secondaire, nous aurons, en suivant le même raisonnement que précédemment, une image qui se reproduira sur l'**axe secondaire** en **foyer principal, conjugué** ou **virtuel**.

Avec les données précédentes, il va donc être possible de trouver la marche des rayons lumineux pour la reproduction d'une image quelconque.

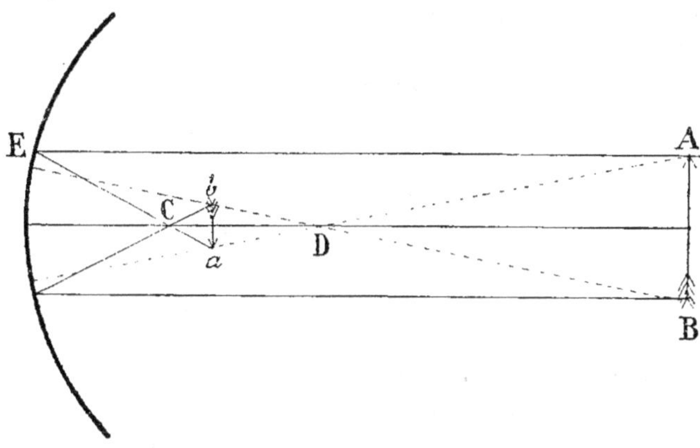

Fig. 6.

Soit l'objet AB placé **au delà du foyer principal** C (fig. 6).
Menons un axe secondaire AD, puis un rayon incident AE parallèle à l'axe principal, il se réfléchira en passant par le foyer et viendra couper l'axe secondaire en a.

Répétons la même manœuvre pour le point B, et nous obtiendrons en ab une **image renversée** de l'objet et d'**autant plus petite qu'il est plus éloigné**.

Si l'objet était placé **entre le foyer et le centre**, en ab, l'image se formerait en AB, et serait d'**autant plus grande que l'objet serait plus rapproché du foyer principal**.

Si l'objet est placé **en dehors de l'axe principal**, la reproduction se fera également en dehors de l'axe principal et par le même mécanisme que ci-dessus.

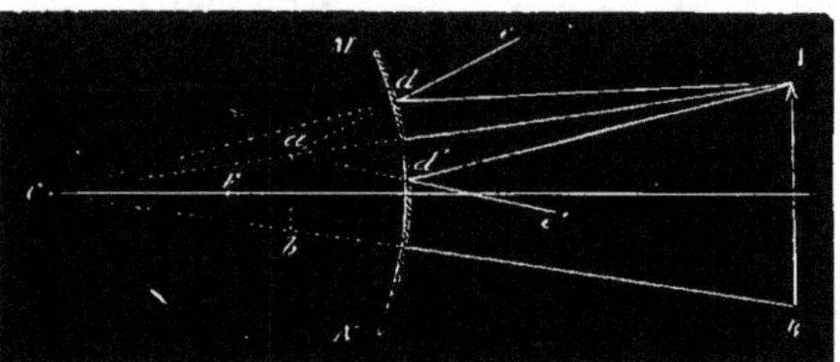

Fig. 7.

Quant aux images **virtuelles**, elles se forment quand l'objet est placé **entre le foyer principal et le miroir**.

La figure sera **redressée, agrandie** et **formée en arrière du miroir** (fig. 7).

2° Prismes et lois de la réfraction.

On entend sous le nom de **réfraction** la déviation que subit un rayon lumineux quand il passe d'un milieu dans un autre. L'angle formé par le rayon incident et la normale élevée au point d'arrivée s'appelle **angle d'incidence**.

On désigne sous le nom d'**angle de réfraction** l'angle formé par la normale et le rayon réfracté.

Les **milieux** sont dits d'autant plus **réfringents** que le rayon réfracté s'approche ou s'écarte d'autant plus de la normale. Les phénomènes de la réfraction sont soumis aux deux lois suivantes :

1° **Les sinus de l'angle d'incidence et de l'angle de réfraction sont toujours dans un rapport constant pour deux mêmes milieux, mais variables selon la nature des milieux.**

2° **Le rayon incident et le rayon réfracté sont dans un même plan perpendiculaire à la surface qui sépare les deux milieux.**

On nomme **indice de réfraction** le chiffre qui exprime le rapport entre le sinus de l'angle d'incidence et le sinus de l'angle de réfraction.

Voyons maintenant comment se comporteront les rayons lumineux dans leur passage à travers un prisme (fig. 8).

Soit un point lumineux L placé devant un prisme BAC et traçons un rayon incident LO. Passant d'un milieu moins dense dans un milieu plus dense ou plus réfringent. il se rapprochera de la normale NO et prendra la direction OR pour se dévier

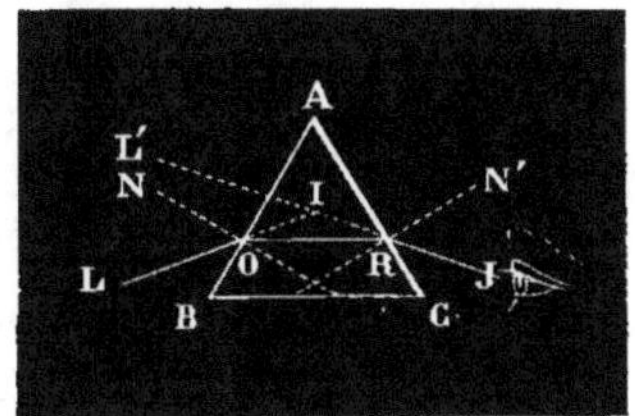

Fig. 8.

de nouveau en s'en écartant à sa sortie selon RJ. Il en résulte que l'œil placé en J voit le point L en L'. **L'image est donc déviée vers le sommet du prisme.**

3° Lentilles.

Elles sont taillées, soit dans le crown-glass, soit dans le flintglass.

Le flint contient plus de plomb que le crown et est plus réfringent.

Elles sont divisées en deux groupes : lentilles biconvexes et len-

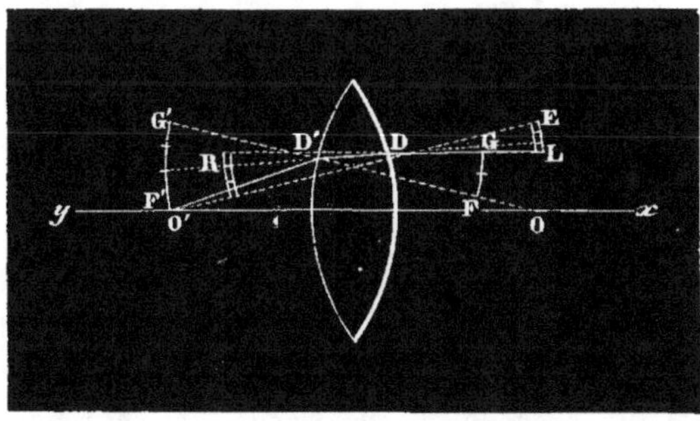

Fig. 9.

tilles biconcaves, avec deux variétés pour chaque espèce (lentille plan-convexe, concave-convexe-convergente, plan-concave, concave-convexe-divergente).

Pour la marche des rayons lumineux à travers les lentilles, il existe, de même que pour les miroirs, **trois sortes de foyers : principal, conjugué** ou **virtuel**, et le mode de transmission de la lumière est le même que dans les prismes.

A. *Foyer principal* (fig. 9). — Il se produit lorsqu'un rayon tombe sur la lentille d'une distance suffisamment éloignée pour être parallèle et vient alors coïncider avec le centre de courbure. En effet le rayon DL traverse la lentille en DD′ se rapprochant de la normale et en sort en s'en écartant en DO′.

Le foyer coïncide en ce cas à peu près avec le centre de courbure.

B. *Foyer conjugué*. — Existe lorsque l'**objet** lumineux est placé **au delà du foyer principal** (fig. 10).

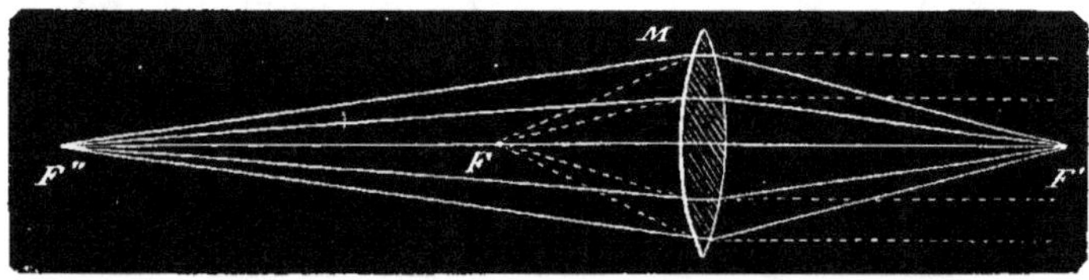

Fig. 10.

Le rayon lumineux F″M formera un foyer conjugué en F′.

Plus F″ se rapprochera du foyer principal, plus le point F′ s'éloignera.

C. *Foyer virtuel*. — Se produit lorsque l'**objet** est placé **entre le foyer principal et la lentille** (fig. 11).

En effet le rayon LI faisant avec la normale Cn un angle LIn plus grand que FIn, rayon partant du foyer, sera divergent en AB, et ne donnera aucun foyer réel ; mais, en le prolongeant, il aboutira au point *l*, où il formera un foyer virtuel.

D'après ce qui précède, il sera facile de se rendre compte de la façon dont se produit une image avec les lentilles biconcaves.

Soit AB placé devant une lentille.

Menons l'axe secondaire AO*a*, puis le rayon AD. Il se répartira de manière à venir rejoindre le foyer principal C et viendra couper l'axe secondaire en a. De même le point B suivant la même marche se reproduira en b (fig. 12).

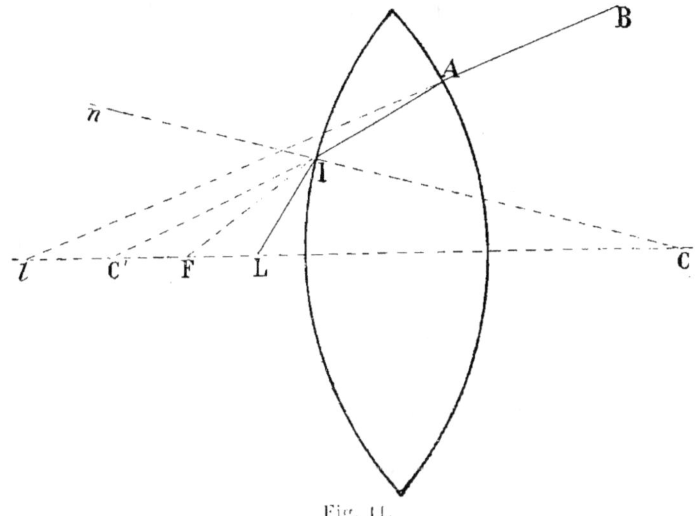

Fig. 11.

L'image sera réelle et renversée.

Si l'objet est placé **entre le foyer principal et la lentille**, **l'image serait virtuelle, droite et agrandie** (fig. 13).

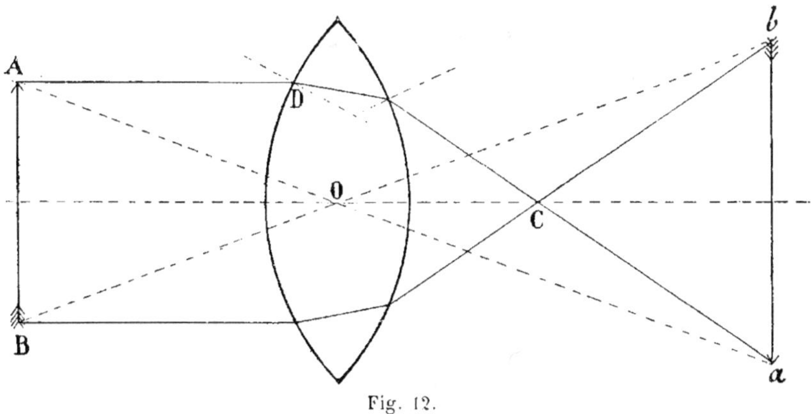

Fig. 12.

Quant aux **lentilles biconcaves**, il ne se forme que des **foyers virtuels.**

Nous ne pourrions, sans dépasser le cadre de cet ouvrage, entrer dans de plus grands détails, que l'on trouvera d'ailleurs exposés *in extenso* dans tous les traités de physique.

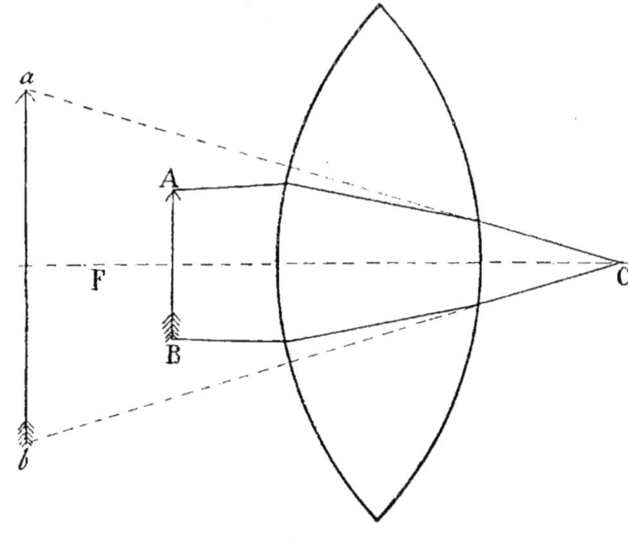

Fig. 13.

Nous n'avons eu d'autre but que de permettre de se rendre compte de la marche des rayons lumineux dans les instruments employés en micrographie (loupe, microscope, prisme, etc.).

CHAPITRE II

A. — DU MICROSCOPE SIMPLE

Nous comprenons sous cette dénomination : 1° les **loupes;** 2° les **microscopes simples proprement dits**.

1° Loupes.

Ce sont des instruments composés d'une lentille convergente, à grand diamètre, et destinés à ne donner que de faibles grossissements.

La figure suivante nous fera comprendre la marche des rayons lumineux et le mode d'amplification.

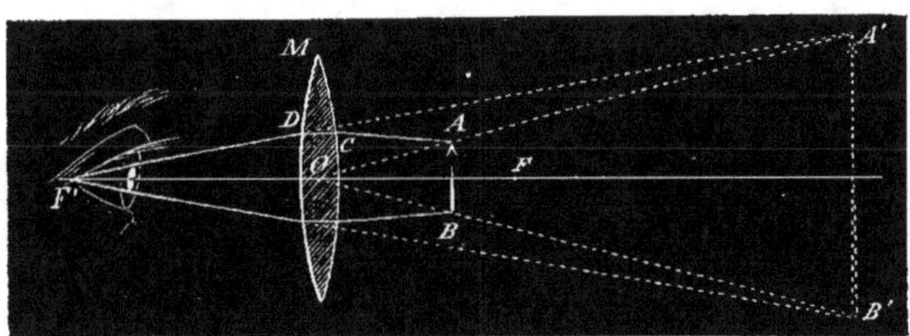

Fig. 14.

Soit un objet AB placé entre la lentille et son foyer principal F.

Reportons-nous à la page 9, nous avons vu que dans ce cas **l'image est virtuelle**.

Menons du point A un axe secondaire AO et un rayon parallèle AC. Il se rapprochera d'abord de la normale selon CD en pénétrant dans la lentille et s'en éloignera ensuite à sa sortie selon DF.

Or le rayon DF étant divergent par rapport à l'axe secondaire AO ne pourra le rencontrer que sur son prolongement, c'est-à-dire en A'. Le point B se formerait de même en B', d'où l'on voit que **l'image sera droite et amplifiée.**

La grandeur de l'image variera selon qu'elle sera plus ou moins rapprochée du foyer F.

Les loupes peuvent se composer d'une seule lentille (fig. 15) ou

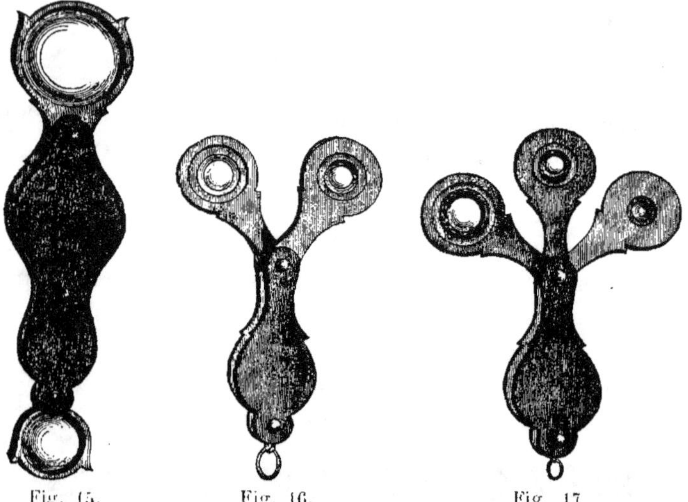

Fig. 15.   Fig. 16.   Fig. 17.

d'un plus grand nombre (fig. 16 et 17), de manière à augmenter le grossissement qui peut être de 5 à 20 diamètres.

Leur prix varie de 4 à 15 francs.

On trouvera ces modèles chez Chevalier, ainsi que les suivants.

Elles sont d'ailleurs suffisantes dans la plupart des cas, et tout naturaliste doit constamment en porter une dans sa poche.

Nous mentionnerons encore deux autres loupes :

A. LOUPE DE CODDINGTON. — Elle consiste en un cylindre de verre taillé dans une sphère, par conséquent convexe à ses deux extrémités, et portant à sa partie moyenne une rainure circulaire qui sert de diaphragme.

Son grossissement est plus considérable : 30 à 40 diamètres.

Ce petit instrument est fort utile également pour les recherches botaniques générales et la cryptogamie en particulier.

B. LOUPE DE BRÜCKE. — Se recommande surtout par suite de la longueur de son foyer pour les études botaniques et la facilité qu'elle procure pour les dissections (fig. 18).

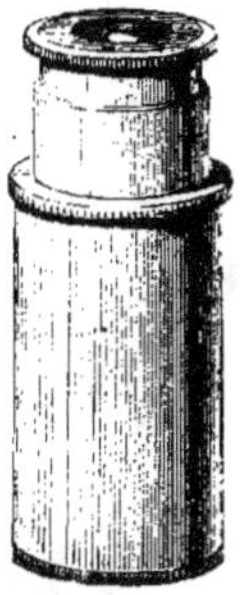

Elle se compose d'un objectif achromatique convexe et d'un oculaire concave.

Son prix est de 18 francs.

2° Microscopes simples proprement dits.

Les loupes dont nous venons de parler ont un double inconvénient : c'est d'abord de nécessiter l'emploi d'une main pour les maintenir et, de plus, de ne donner que des grossissements faibles et le plus souvent insuffisants pour la plupart des recherches histologiques.

Fig. 18.

On a recours alors aux microscopes simples, qui sont munis de loupes plus puissantes, appelées doublets.

Ce sont de petits appareils formés de deux lentilles plan-convexes superposées à face plane tournée par en bas, dont l'inférieure présente un diamètre plus considérable que la supérieure, et séparées l'une de l'autre par un diaphragme.

Ils sont parfaitement achromatiques et ont été successivement perfectionnés par Chevalier, Hartnack et Prazmowski.

Dans le modèle de ces derniers fabricants, il existe 3 lentilles collées et formant, par leur réunion, un cylindre terminé à ses deux extrémités par des faces courbes.

Nous ne saurions trop le recommander, tant au point de vue de la netteté de la vision, qu'à cause de l'étendue du champ.

Nous allons passer en revue les modèles des principaux fabricants qui sont par ordre alphabétique : MM. Chevalier, Hartnack et Prazmowski (MM. Bezu et Hauser, successeurs), Nachet et Verick.

A. *Microscopes simples de Chevalier*. — Nous citerons deux modèles :

1° Microscope simple, avec pied en fonte vernie, engrenage pour la mise au point, pivot et vis de rappel permettant de diriger le doublet en tous sens, miroir plan, diaphragme et accessoires, doublet 3 lignes, grossissant de 20 à 40 fois.

Le prix est de 60 francs. — Suffisant pour les recherches de botanique (fig. 19).

2° Microscope simple, avec pied en cuivre, tiges rondes, double

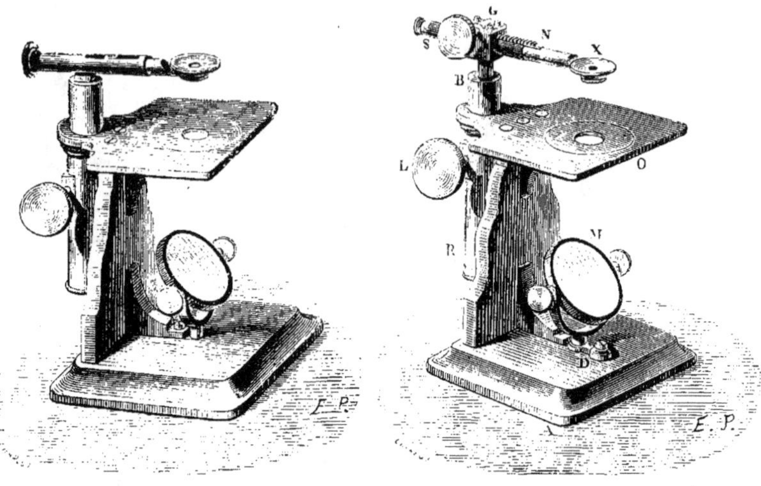

Fig. 19.   Fig. 20.

engrenage et pivot pour la mise au point et pour diriger le doublet en tous sens, diaphragme, miroir plan et concave, deux doublets, 3, 5, grossissant 12 à 60 fois (fig. 20).

Le prix est de 125 francs.

B. *Microscopes simples de Nachet.* — Il en existe trois modèles :

1° Porte-doublets à miroir (fig. 21). Microscope de dissection simplifié, sans crémaillère ; le doublet s'ajuste au foyer par glissement. Avec un doublet au choix jusqu'à ceux de 10 millimètres inclusivement, le prix est de 18 francs.

2° Microscope de dissection avec appuis-main (fig. 22), crémaillère à double bouton, mouvement pour parcourir la préparation au moyen d'un centre de rotation et d'une crémaillère transversale ; la platine est garnie d'une glace circulaire. Grand miroir monté plan et concave de façon à pouvoir passer au-dessus de la platine pour éclairer latéralement, avec deux doublets aplanétiques,

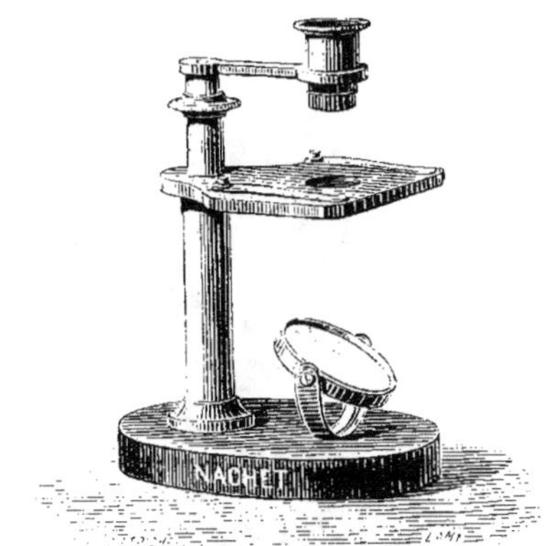

Fig. 21.

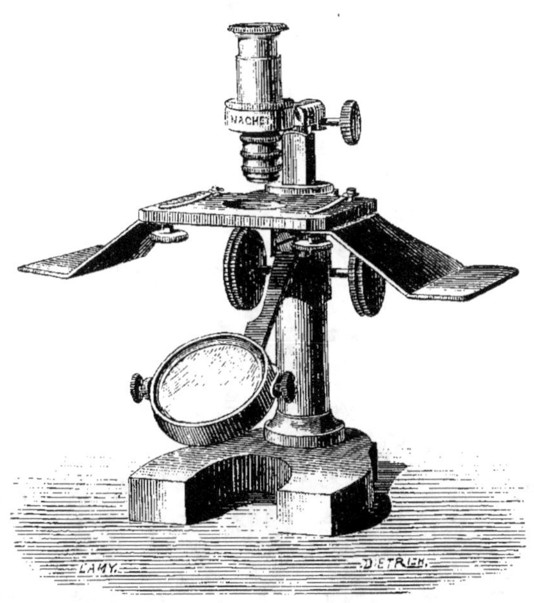

Fig. 22.

grossissement de 6 à 12 et un système d'objectif combiné avec
oculaire concave donnant par un tirage une série de 5 à 40.

Les appuis-main placés latéralement constituent une disposition extrêmement commode.

Le prix est de 100 francs.

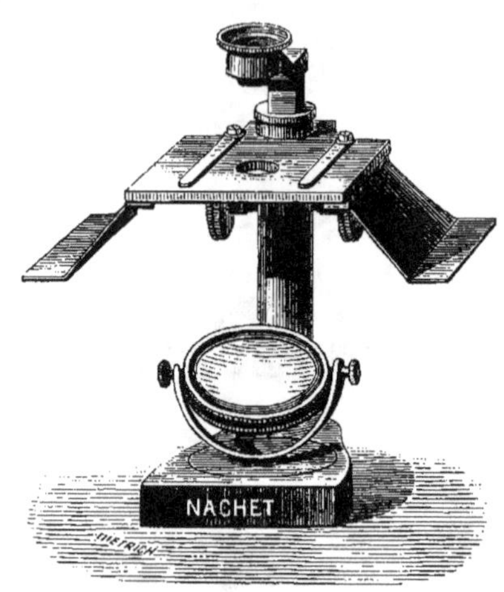

Fig. 23.

3° On peut prendre le modèle suivant, plus simple et qui est parfaitement suffisant (fig. 23).

Le prix n'est que de 60 francs.

C. *Microscopes simples d'Hartnack et Prazmowski et de Verick.* —

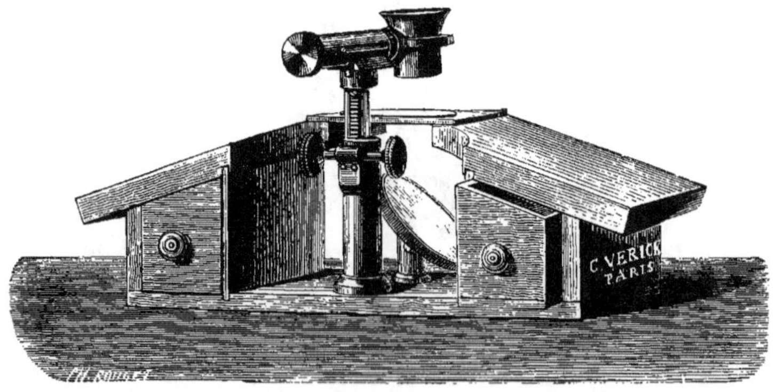

Fig. 24.

Ils ont la plus grande ressemblance et présentent certains avantages dus à la présence des plans inclinés qui permettent plus de stabilité dans les mouvements.

Celui de Prazmowski est muni d'une loupe absolument achromatique.

Le prix varie de 60 à 75 francs.

Cet appareil est fort commode pour étudier sur les plaques de gélatine le développement des diverses colonies de bactéries et pour y choisir les colonies bien caractérisées que l'on veut cultiver à l'état de pureté.

B. — DU MICROSCOPE COMPOSÉ

Le microscope composé est un instrument formé, d'une façon générale et dans le cas le plus simple, de deux verres ou lentilles convergents : l'un situé à la partie inférieure, appelé **objectif**; l'autre placé en haut de l'appareil, au devant de l'œil et appelé pour cela **oculaire**.

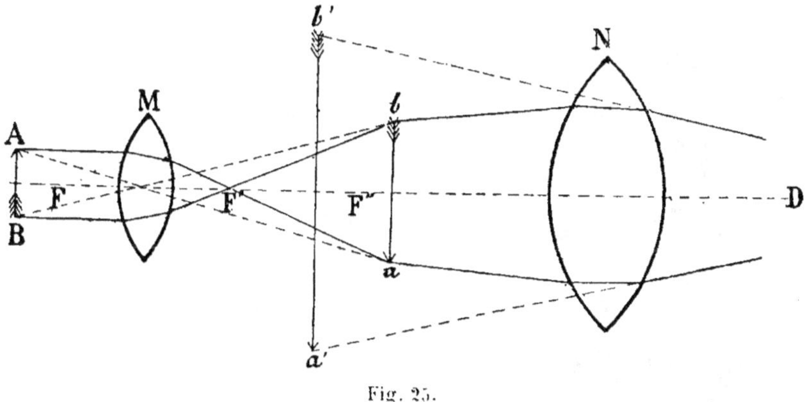

Fig. 25.

La figure 25 nous fera comprendre facilement la marche des rayons lumineux.

Soit un objet AB placé au delà du foyer de la lentille biconvexe M.

D'après les règles établies (p. 8), nous voyons que l'**image** se formera au delà du second foyer F', c'est-à-dire en *ab*. Elle sera **renversée** et **agrandie**.

Le second verre X, placé en arrière, se comportera vis-à-vis d'elle comme une simple loupe, et comme les distances des deux verres sont calculées de façon qu'elle se produise entre l'oculaire et son foyer F″, l'œil placé en D l'apercevra d'une façon virtuelle en $a'b'$, encore plus agrandie que précédemment et toujours renversée.

Tout microscope présente à étudier :
1° Une partie mécanique;
2° Une partie optique.

1° PARTIE MÉCANIQUE. — Elle consiste en une platine P percée à son centre d'un trou qui laisse passer la lumière réfléchie par le miroir situé au-dessous d'elle. Un disque diaphragme à ouvertures variables permet de diminuer ou d'augmenter la lumière à volonté. C'est sur cette platine que se place la préparation à examiner. De chaque côté de la platine se trouvent deux petites lames de métal appelées valets, destinées à empêcher, pendant l'observation, le déplacement de l'objet. Cette platine est supportée par un pied muni, ou non, d'une articulation qui permet alors d'incliner l'instrument.

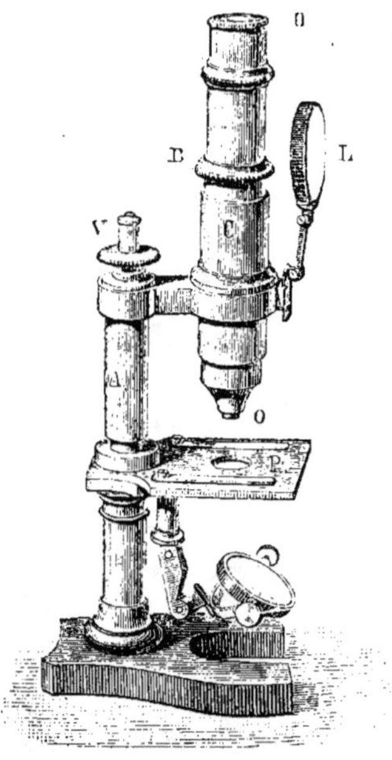

Fig. 26.

Au-dessus de la platine se dresse une colonne A munie d'une potence avec douille de cuivre C, dans laquelle glisse un tube de cuivre B. C'est à ce tube qu'est adaptée en O la partie optique (fig. 26).

Enfin une vis micrométrique V, permet d'abaisser ou de relever le tube B, de quantités extrêmement faibles et selon les besoins. Cette manœuvre constitue ce que l'on appelle **mettre au point**. Tel est le modèle le plus simple.

Étudions maintenant chaque détail en particulier.

a. *Du pied*. — Une condition indispensable, c'est que le pied possède un poids suffisant pour immobiliser complètement l'instrument sur la table de travail et s'oppose ainsi à ce qu'il soit accidentellement renversé. Sa forme varie beaucoup : il peut être arrondi, carré, etc. Actuellement, la plupart des fabricants ont adopté la disposition en fer à cheval.

Les microscopes dits « à tambour », très communs autrefois, sont aujourd'hui abandonnés complètement par suite de l'impossibilité d'obtenir une mobilité suffisante dans le maniement du miroir.

b. *De la platine*. — Dans les petits microscopes elle peut être en cuivre noirci, mais il est préférable de l'établir en verre. Sans cette précaution, elle risque fort d'être rapidement détériorée par l'action des réactifs que l'on est forcé d'employer journellement en histologie.

Leitz, de Wetzlar, a adopté pour ses microscopes des platines recouvertes d'une plaque d'ébonite.

Les grands microscopes sont munis de platines plus compliquées.

Les unes dites *à tourbillon* sont disposées de façon que le pied étant immobile, ainsi que le miroir, toute la partie supérieure de l'instrument puisse faire une rotation complète.

Il en résulte que la direction de la lumière restant la même, la préparation peut être successivement éclairée sous tous les angles d'incidence.

Cette disposition trouve surtout, comme nous le verrons plus loin, son application dans l'étude des diatomées, dont les stries ne pourraient être, sans cela, qu'imparfaitement résolues.

Les autres platines sont à chariots mobiles, c'est-à-dire formées de deux plaques superposées, manœuvrant, à l'aide de vis spéciales, soit d'avant en arrière, soit de droite à gauche. Elles servent à passer en revue les divers points d'une préparation en la faisant osciller dans le champ du microscope.

Ces complications mécaniques, le tourbillon excepté, augmentent beaucoup le prix des instruments et sont loin d'être indispensables.

Un opérateur intelligent obtient en fort peu de temps une adresse de doigt suffisante pour exécuter automatiquement les plus petits mouvements micrométriques.

Quel que soit le genre de platine, elle est soutenue par une tige ou support qui, dans certains modèles, est susceptible d'inclinaison.

Cette disposition est obtenue à l'aide d'un genou articulé, occupant la moitié de sa hauteur.

c. *Valets*. — Ce sont de petites lames métalliques adaptées à la platine et permettant de fixer l'objet que l'on examine.

Cette précaution est indispensable lorsqu'une préparation doit passer sous les yeux d'un auditoire nombreux, devant lequel elle sera discutée plus tard et dont tous les membres doivent avoir examiné le même détail, sous peine de ne pas comprendre les explications fournies par le professeur.

d. *Réflecteur*. — Il présente deux surfaces : l'une plane, pour les faibles grossissements, l'autre concave.

Il doit être mobile dans tous les sens et obéir sans difficulté à la main qui le dirige, quand il s'agit d'éclairer l'instrument.

Dans les microscopes de Nachet, ce résultat est obtenu avec la plus grande simplicité, au moyen d'une tige à deux articulations.

Dans le grand modèle de Vérick, le miroir glisse de bas en haut dans un petit chariot, qui lui-même peut osciller dans toutes les directions (fig. 28).

e. *Diaphragmes*. — On a imaginé un assez grand nombre de systèmes.

Le plus simple consiste en un disque percé d'ouvertures de plus en plus petites, dont chacune peut, à volonté, venir se placer sous l'orifice de la platine.

Les microscopes de Prazmowski et ceux de Vérick possèdent sous la platine un tiroir ou chariot mobile portant un tube susceptible d'entrer dans l'ouverture de la platine. Ce tube s'obture à volonté au moyen de disques ou couvercles percés d'orifices de dimensions variables.

Ces porte-diaphragmes, de même que les suivants, peuvent monter et descendre à volonté, pour graduer l'intensité de l'éclairage.

Nachet a adopté un mécanisme encore plus simple, qui consiste en

un levier placé sous la platine et tournant par l'une de ses extrémités, qui porte un tube susceptible de recevoir des couvercles percés
de trous semblables au modèle précédent. Une vis permet au système de monter ou de descendre de
la quantité voulue (fig. 27).

Dans les grands microscopes de
Vérick, la disposition du miroir et
des diaphragmes est plus compliquée, mais constitue un ensemble
d'une merveilleuse précision.

Cet appareil (fig. 28), mobile à
l'aide de la crémaillère A dans le
sens vertical, porte à sa partie inférieure le miroir B.

Ce miroir, d'un diamètre de 50
millimètres, plan-concave, offre un
triple mouvement :

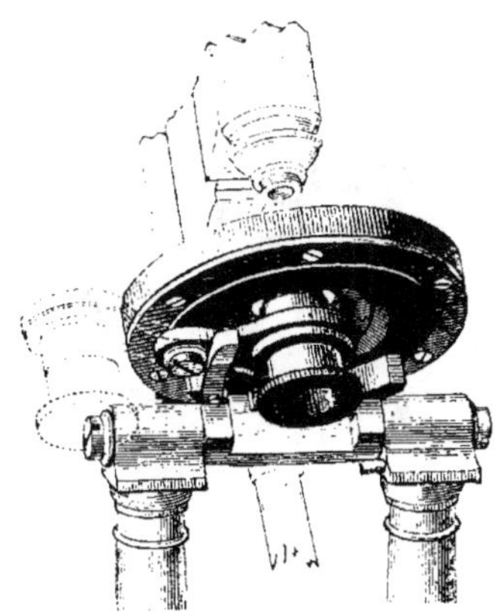

Fig. 27.

1° Dans le sens vertical (le long de la coulisse D ;

2° Rotation en avant, autour de l'axe horizontal et transversal E ;

3° Rotation latérale autour de l'axe horizontal et antéro-postérieur F.

Ce miroir donne tous les degrés de la lumière oblique dont on
peut avoir besoin pour l'étude des diatomées.

Le collier G, d'un diamètre de 4 centimètres environ, est destiné
à recevoir, soit différents diaphragmes que l'on emploie pour
l'étude des préparations à la lumière directe avec de forts grossissements, soit l'appareil à polarisation, soit le concentrateur
Abbé.

On peut à son gré diminuer l'intensité de l'éclairage en abaissant
l'appareil à l'aide de la crémaillère A.

Il est facile de placer et de déplacer le concentrateur Abbé en
abaissant la crémaillère A et en faisant sortir de sous la platine du
microscope toute la pièce G, que l'on fait mouvoir, à l'exemple de
la pièce L, autour d'un excentrique analogue.

La pièce L présente un double mouvement de rotation autour de
son axe et de va-et-vient le long de la crémaillère M. L'ouverture
centrale est destinée à recevoir divers diaphragmes permettant

d'obtenir à volonté pour l'éclairage Abbé les rayons centraux ou les rayons marginaux.

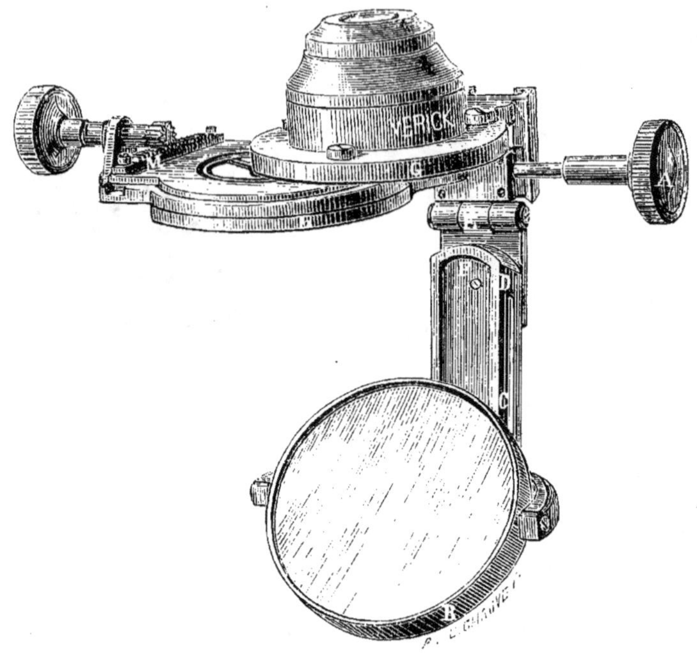

Fig. 28.

Dans ce cas, on se sert de plaques métalliques présentant diverses formes de découpage.

f. *Tube*. — C'est à ses deux extrémités que se place la partie optique, les oculaires en haut, les objectifs en bas.

Ces derniers sont adaptés la plupart du temps, au moyen d'un mouvement de vis. Ce système est fort défectueux pour plusieurs raisons : la première, c'est que les pas de vis variant avec les fabricants, tel système d'objectif s'adaptant sur un instrument ne peut être employé avec un autre.

Vérick a remédié à cet état de choses en établissant des bagues de raccord s'adaptant à tous les microscopes.

Mais le meilleur système et celui qui tend à se généraliser est la disposition suivante adoptée par Nachet et qui permet le changement rapide des objectifs (fig. 29 et 30), tout en conservant un centrage parfait.

« Cet appareil se compose d'une sorte de douille A, mobile de
haut en bas sur un tube fixé sur le nez du microscope : un ressort
à boudin tend à faire remonter vers le haut cette boîte mobile. A
la partie inférieure, une encoche latérale, semblable à celle d'une
baïonnette, permet d'introduire les objectifs, munis d'une bague
spéciale sur le pourtour de laquelle règne une portée B. Pour mettre en place un objectif, il suffit de ramener en bas la douille mobile et d'introduire l'objectif par l'encoche latérale; puis, laissant
aller la douille en haut, l'objectif se trouve poussé dans une gorge

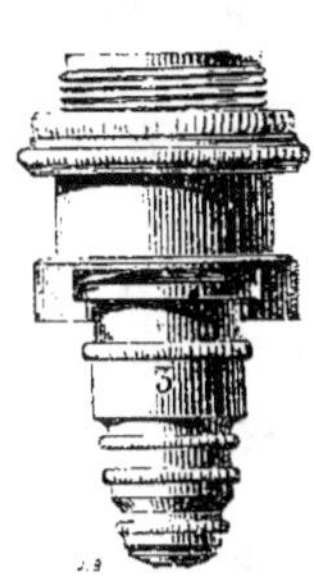

Fig. 29.

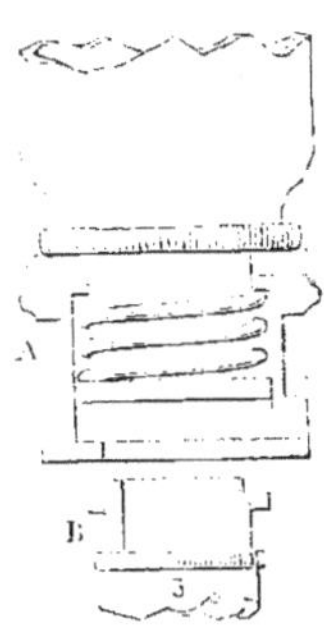

Fig. 30.

d'un diamètre égal à la partie B : le centrage et la fixité sont assurés du même coup par l'effort que fait le ressort à boudin renfermé dans la douille. Une manœuvre en sens inverse permet d'enlever l'objectif » (Trutat).

Le prix de cet appareil est de 30 francs.

Les oculaires pénètrent librement dans l'ouverture supérieure
du tube et à frottement doux, de manière à pouvoir être changés
rapidement.

Le tube est composé de deux parties glissant et rentrant l'une
dans l'autre, de manière à pouvoir augmenter ou raccourcir sa
longueur à volonté.

Grâce à cette disposition, on peut donc modifier à son gré les
dimensions de l'image.

Il faudra veiller à ce que sa paroi interne soit bien noircie, afin d'éviter des effets de réflexion de rayons lumineux qui viendraient altérer la netteté des images.

g. *Vis micrométrique et appareil pour mouvoir le tube.* — Nous n'avons que peu de chose à dire de la vis micrométrique, qui sert à obtenir le mouvement lent.

Elle doit être parfaitement soignée et il sera nécessaire de la graisser de temps en temps pour éviter qu'elle s'use par le frottement.

Quant au mouvement rapide, le plus simple est de l'exécuter simplement par la manœuvre à la main du tube qui glisse dans une douille en cuivre.

Pour les personnes qui n'auraient pas les mouvements assez sûrs, beaucoup de microscopes sont munis d'une crémaillère qui permet alors de faire monter ou d'abaisser le tube, pour la mise au point, avec la précision la plus micrométrique.

2° Partie optique. — Elle comprend : *a*, les objectifs que l'on visse à la partie inférieure du tube; *b*, les oculaires.

a. *Objectifs.* — Ils constituent la partie la plus importante du microscope.

Ils sont gradués de manière à donner des amplifications de plus en plus considérables.

Les plus faibles ne possèdent qu'un seul verre. Les autres, selon leur pouvoir amplifiant, en présentent deux ou trois.

L'achromatisme est une qualité de rigueur et à laquelle il faut s'attacher scrupuleusement.

Mais il est d'autres conditions que doit remplir tout objectif pour réunir toutes les conditions désirables :

1° Il doit avoir un *foyer* aussi long que possible. On remarquera qu'il diminue forcément avec l'amplification obtenue.

Les modèles de Nachet sont surtout fort appréciés pour la longueur de leur foyer, qui en rend le maniement très facile et évite aux commençants d'écraser les préparations, accident dont on n'est pas toujours exempt avec les objectifs d'autres fabricants.

2° L'étendue de l'*angle d'ouverture* possède également une grande importance.

On entend sous ce nom l'angle formé par les deux rayons extrémes qui, partant d'un même point de l'objet examiné, peuvent arriver à l'œil de l'observateur.

L'avantage d'un grand angle d'ouverture est d'obtenir plus de netteté dans les détails, par suite d'une plus grande quantité de rayons lumineux arrivant à l'œil de l'observateur.

Il existe aujourd'hui des objectifs dont les angles d'ouverture atteignent 170°.

3° *Distance frontale*. — C'est la distance réelle qui existe entre l'objectif et la lamelle, lorsque la mise au point est complète. Elle est d'autant plus petite que l'angle d'ouverture est plus considérable.

Nous verrons au chapitre de l'essai du microscope quelles doivent être les qualités à rechercher pour un bon objectif.

Objectifs à correction. — Pour examiner un objet sous le microscope, on le dispose généralement entre deux plaques de verre ; or, quand le grossissement est considérable, l'influence de la plaque supérieure sur la marche de la lumière n'est pas négligeable. Cette lamelle représente, en effet, une lame à faces parallèles et dévie en conséquence les rayons lumineux qui tombent obliquement sur sa surface : il en résulte que les rayons qui partent d'un même

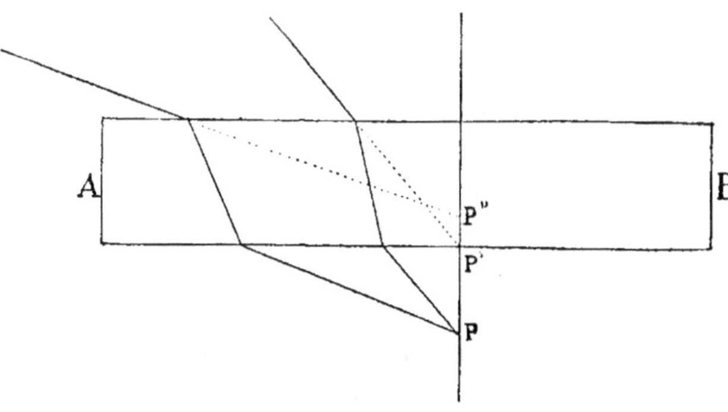

Fig. 31.

point P de l'objet (fig. 31) prennent, après avoir traversé la plaque AB, des directions telles qu'ils semblent provenir de différents points P' P″ situés l'un au-dessus de l'autre. Si donc l'objectif doit de nouveau faire concourir tous ces rayons en un même point, il faut le construire de telle sorte que des rayons homocentriques qui tomberaient sur la face la plus antérieure soient réfractés, de façon à aller se réunir en une série de points situés l'un à la suite de l'autre, mais disposés dans un ordre inverse de celui des points PP' PP".

Il est évident, dès lors, qu'un objectif donné ne convient qu'à une plaque de verre d'une épaisseur déterminée. Néanmoins on peut employer un seul et même objectif pour des plaques de différente épaisseur, en faisant varier les distances mutuelles des diverses lentilles qui composent cet objectif. Plus la plaque de verre qui recouvre l'objet est épaisse, plus il faut rapprocher ces lentilles les unes des autres, si l'on veut corriger l'aberration de courbure et de réfrangibilité.

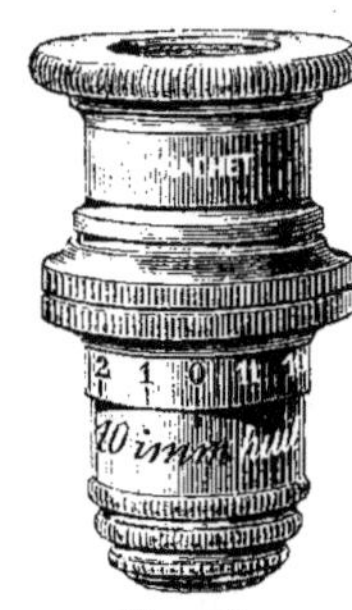

Dans les objectifs à correction, la première lentille peut être rapprochée ou éloignée des deux autres, de manière à corriger l'influence de l'épaisseur de la lame de verre couvre-objet.

Si l'on n'a pas à sa disposition d'objectif à correction, il faut toujours se servir de plaques d'une épaisseur en rapport avec les propriétés optiques du système objectif employé (Wundt, *Traité de physique médicale*).

Fig. 32.

Le mouvement de correction se produit en tournant un collier molleté, mobile dans les deux directions (fig. 32).

De gauche à droite, les lentilles se rapprochent; de droite à gauche, elles s'écartent.

Objectifs à immersion. — Ils sont basés sur ce principe que les rayons qui traversent une préparation, avant d'arriver dans le microscope, rencontrent une couche d'air dont l'indice est très éloigné du verre, s'éloignent de la normale et sont perdus pour l'observateur. Cet effet est supprimé ou du moins atténué, si l'on remplace par une couche d'eau l'espace situé entre la préparation et la lentille frontale de l'objectif. Les rayons, au lieu de se réfracter, suivent leur marche directe et il en résulte une bien plus grande netteté dans les images.

De plus, le nombre de rayons qui tendent à se réfléchir sur là surface polie de la lentille est considérablement diminué ; et par suite l'image se montre plus lumineuse à l'œil de l'observateur.

Nous verrons plus loin qu'on peut employer comme véhicules, outre l'eau, d'autres liquides plus réfringents. Quels que soient ceux adoptés, il ne faudra jamais manquer d'essuyer les objectifs après chaque opération.

b. Oculaires. — Le but des oculaires est de grossir l'image formée par l'objectif, vis-à-vis de laquelle il remplit le rôle d'une loupe.

Autrefois ils n'étaient composés que d'un seul verre. Il en résultait que l'image ne présentait de netteté que dans sa partie centrale, une partie des rayons marginaux étant perdue pour l'œil de l'observateur.

Pour obvier à cet inconvénient, ils sont tous munis d'un deuxième verre, dit « verre de champ », qui rapproche les rayons lumineux, les oblige à s'entre-croiser plus tôt et donne comme résultat une image plus lumineuse, plus étendue et plus nette.

Les oculaires présentent des foyers variables et par conséquent des grossissements proportionnels.

Il est nécessaire d'en posséder deux ou trois. On les désigne sous les nᵒˢ 1, 2, 3, etc.

Selon leur force, l'image sera toujours plus éclairée avec des numéros faibles 1 et 2, et l'observateur ne devra recourir aux numéros suivants que dans des cas exceptionnels.

Oculaire holostérique. — Il a été inventé par M. Prazmowski et possède l'avantage de donner beaucoup de lumière, même dans les forts grossissements.

Il consiste en un cylindre de crown terminé à ses deux extrémités par des surfaces convexes. Les courbes sont calculées de façon que l'image se forme à l'intérieur du cylindre à l'endroit où se place ordinairement le diaphragme : celui-ci est remplacé par une rainure circulaire remplie de mastic noir.

CHAPITRE III

ACCESSOIRES DU MICROSCOPE

A la suite du microscope proprement dit dont nous venons d'indiquer les pièces principales, nous décrirons un certain nombre d'appareils complémentaires.

1° *Condensateurs*. — Dans la plupart des cas, l'éclairage direct au moyen du miroir est parfaitement suffisant. Mais, dans les recherches les plus délicates et notamment dans les expériences bactériologiques, il est nécessaire de disposer d'un éclairage intense.

C'est dans ce but que l'on a recours aux condensateurs.

Le plus simple est l'appareil de Dujardin, nommé aussi concentrateur. Il est formé de trois lentilles plano-convexes. Ces lentilles sont enchâssées dans un tube de cuivre disposé de façon à pouvoir être élevé ou abaissé sous la platine. L'avantage de cet accessoire consiste à permettre de projeter sur l'objet un faisceau de lumière très intense et à diminuer en même temps les effets de diffraction. En effet, l'objet qu'on regarde se confondant avec l'image du ciel, qui est la source lumineuse, il n'y a plus de diffraction possible (Van Heurck, *Microscope*).

Ce condensateur a été perfectionné depuis et remplacé par le modèle dit du professeur Abbé, employé exclusivement aujourd'hui.

Il se compose de trois lentilles, une demi-sphère, une ménisque et une collectrice plan-convexe (fig. 33).

Il se place au-dessous du microscope dans le tube mobile servant également pour les diaphragmes.

M. Nachet a construit un *condensateur oblique* destiné à produire les effets de l'éclairage par la lumière oblique. Nous verrons que cet instrument n'est pas indispensable et peut être parfaitement remplacé par l'inclinaison du miroir placé dans une direction déterminée.

2° *Revolver porte-objectifs.* — Ce petit appareil peut s'adapter à tous les microscopes. Il est fort commode et évite de grandes pertes de temps dans le changement des objectifs, qui se fait de la sorte instantanément. Le centrage est aussi parfait que si l'objectif venait se fixer à l'aide d'un pas de vis.

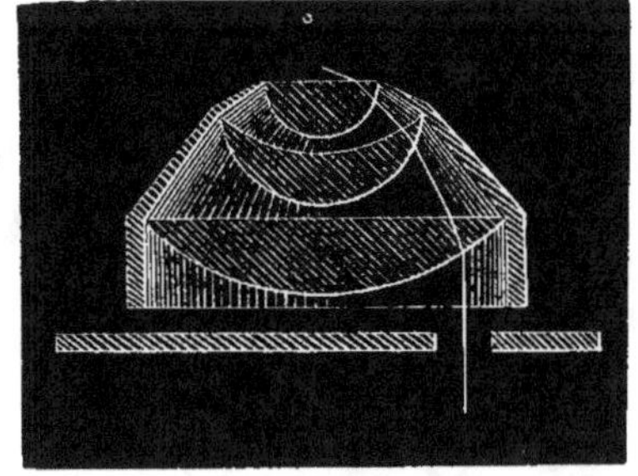

Fig. 33.

Il existe deux modèles auxquels peuvent s'adapter deux ou trois objectifs (fig. 34 et 35).

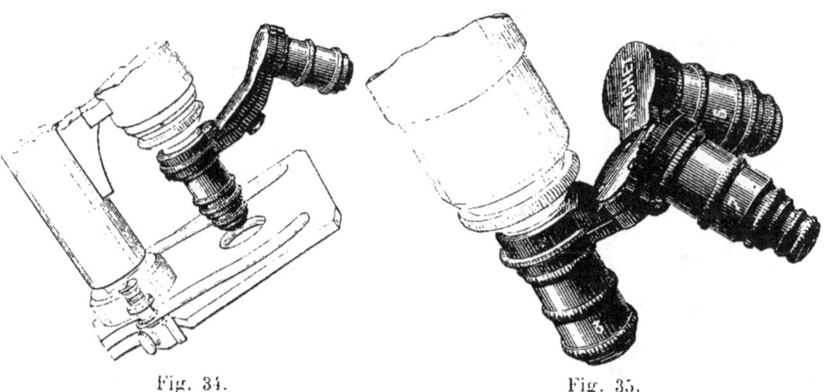

Fig. 34.

Fig. 35.

3° *Miroir de Lieberkühn.* — Il s'adapte à l'extrémité inférieure du tube du microscope et est destiné à l'éclairage direct des objets examinés avec des amplifications un peu fortes, alors que l'emploi de la loupe ne serait pas possible.

Il consiste en un miroir concave à courbure parabolique. Il reçoit son éclairage à l'aide du miroir sur lequel on fait tomber un faisceau lumineux convenablement orienté.

4° *Éclairage à fond noir de Nachet*. — Il s'applique aussi bien aux corps transparents qu'aux corps opaques (fig. 36).

« Il consiste en un cône de verre, dont la base présente une surface courbe; au centre de celle-ci se trouve une petite cupule, rendue opaque par un vernis noir. Ce cône s'ajuste dans le microscope à la place du diaphragme, le sommet tourné vers le miroir. En dirigeant, selon son axe, un faisceau parallèle, on obtient une lumière très oblique dans toutes les directions, qui éclaire très vivement l'objet; celui-ci se projette sur un fond noir, grâce à l'opacité de la cupule, qui ne laisse arriver aucun rayon dans l'axe de l'instrument. Quand on observe une préparation convenable à l'aide de cet appareil, on croirait voir l'objet éclairé par-dessus, avec cette différence que la lumière possède une très remarquable intensité. » (Moitessier, *Photographie microscopique*.)

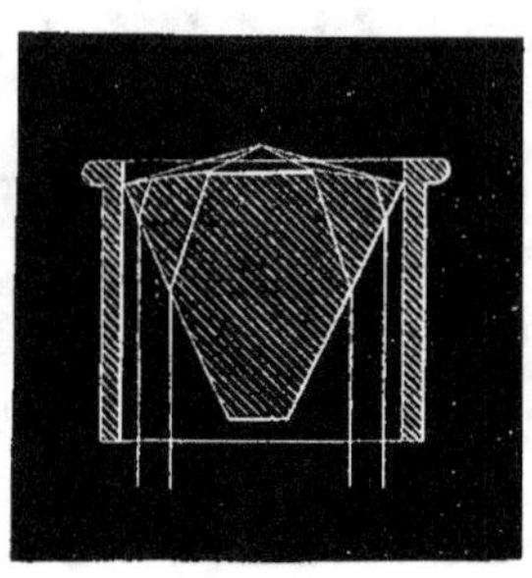

Fig. 36.

5° *Prisme redresseur* (fig. 37). — Quand on veut disséquer un objet placé sous le microscope, il est souvent difficile, au début, de diriger ses mouvements convenablement par suite du renversement de l'image. Le prisme redresseur est destiné à obvier à cet inconvénient en produisant le redressement de l'image. Le modèle ci-contre de M. Nachet est muni d'un oculaire et particulièrement commode. Il est formé d'un prisme à quatre faces dont les angles sont calculés de telle façon que les rayons formant l'image y sont réfléchis trois fois avant d'arriver à l'œil et donnent sur la rétine une image renversée de celle qui est fournie par l'objet; or, comme l'image donnée par l'objet est renversée par rapport à l'oculaire, celle qui est fournie par le prisme est redressée par rapport à l'objet (Van Heurck, *Microscope*).

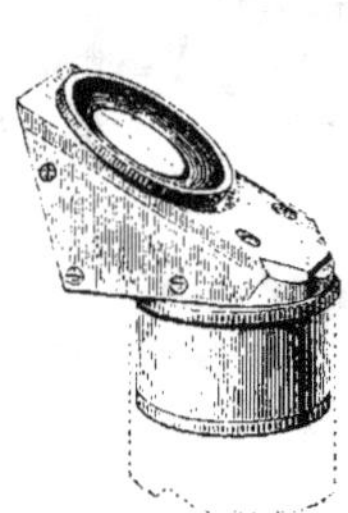

Fig. 37.

6° *Appareil binoculaire*. — Applicable à tous les modèles de Nachet, il donne de magnifiques effets de relief.

Rien n'est plus beau à observer, avec cet instrument, qu'une injection des villosités intestinales montée au baume de Canada. L'œil plonge dans la profondeur des couches de l'intestin, qui semble avoir 1 centimètre d'épaisseur, et dont tous les plans se trouvent en quelque sorte espacés les uns des autres (fig. 38).

Son prix est de 160 francs.

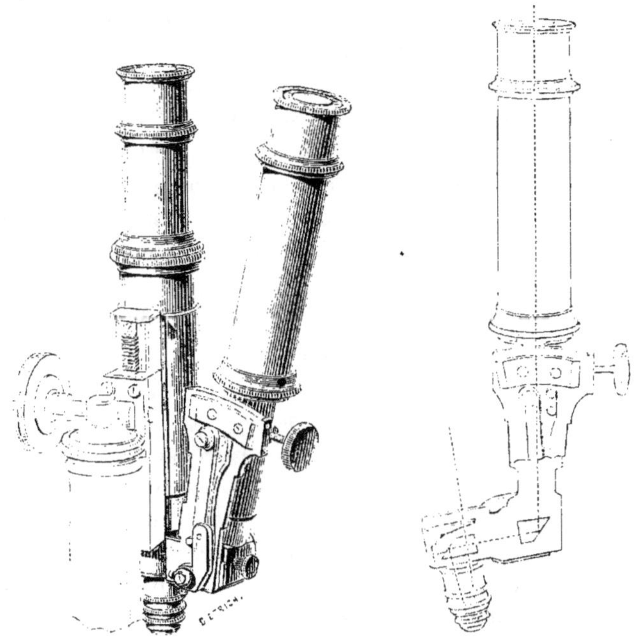

Fig. 38.

M. Vérick possède également un excellent modèle du même genre, applicable à tous ses instruments.

Le prix est de 180 francs.

7° *Appareils de polarisation*. — « Quand on fait passer la lumière à travers un prisme de spath d'Irlande, il se produit un rayon *ordinaire* qui suit les lois habituelles de la réfraction, et un rayon *extraordinaire* qui prend une autre direction et qui est polarisé.

« Les prismes dits de Nicol ont pour but de détruire le rayon ordinaire et de ne conserver que le rayon polarisé.

« Quand on met un premier prisme de Nicol au-dessous de la platine d'un microscope et un second prisme au-dessus de l'oculaire, on constate que, pour certaines positions du prisme supérieur, la lumière passe à travers tous ces milieux : le premier prisme, l'objectif, l'oculaire, le second prisme et vient atteindre l'œil. Si alors on fait tourner le prisme supérieur, il y a des positions où il éteint la lumière comme un écran : c'est lorsque le plan de polarisation du second nicol est perpendiculaire au plan de polarisation du premier, lorsque les nicols sont croisés.

« Certains objets histologiques transparents, placés sur la platine du microscope, sont obscurs quand les deux nicols sont croisés, c'est-à-dire lorsque la lumière est complètement éteinte dans le champ du microscope ; d'autres au contraire en détruisent l'effet, rétablissent la lumière et paraissent éclairés sur le champ obscur. On dit alors que ces objets jouissent de la double réfraction. Il y a d'autres objets qui, rétablissant la lumière quand les nicols sont croisés, deviennent obscurs lorsqu'on tourne d'un certain nombre de degrés à droite ou à gauche l'un des nicols. Ces corps font donc dévier le plan de polarisation ; c'est ce que l'on appelle la polarisation rotatoire. » (Ranvier, *Traité technique d'histologie.*)

D'une façon générale, l'appareil consiste en un prisme de Nicol, placé sous la platine et qu'on nomme *polariseur*, et un autre prisme placé au-dessus de la préparation à la place de l'oculaire. C'est *l'analyseur*. Ce dernier doit être mobile autour de son axe.

M. Prazmowski possède un modèle qui ne laisse rien à désirer au point de vue de la lumière et de la netteté des images.

Notons enfin, en terminant, que l'on peut augmenter la sensibilité de l'instrument en interposant des lamelles minces de gypse entre le polariseur et la préparation. On obtient ainsi de magnifiques images et des variétés de couleurs admirables.

CHAPITRE IV

MODÈLES DIVERS DE MICROSCOPES

Une des questions les plus importantes pour celui qui désire se livrer aux études histologiques est celle de savoir quel système de microscope il doit adopter.

Nous allons passer en revue les principaux types fabriqués en France et à l'étranger.

Quatre maisons rivalisent de mérite à Paris dans la construction des microscopes. Ce sont, par ordre alphabétique : MM. Chevalier, Bézu et Hauser (ancienne maison Hartnack et Prazmowski) Nachet et Vérick.

Nous serons d'ailleurs toujours heureux de guider de notre expérience les personnes qui nous feront l'honneur de nous consulter à ce sujet, en les mettant à même d'examiner les divers systèmes dans notre laboratoire.

Deux modèles que l'on ne saurait trop recommander sont les petits microscopes droit ou inclinant de Nachet (fig. 39 et 40) ou celui de Chevalier, dit microscope d'étudiant (fig. 41).

Les deux premiers se composent des objectifs 3 et 6 et des oculaires 1 et 2, donnant un grossissement de 30 à 550 fois. Le prix est de 135 et 160 francs.

Le troisième, composé des objectifs 3, 5 et 8 et des oculaires 1, 2, 3, donne un grossissement de 50 à 1,000 fois. Le prix est de 190 francs (fig. 41).

Un autre modèle de Nachet fort apprécié (fig. 42) est composé des objectifs 3, 6 et 7 et de 3 oculaires.

Son prix est de 260 francs.

Ce sont les types que nous conseillons habituellement à ceux qui, pour des raisons pécuniaires, ne peuvent dépasser une certaine limite.

Ils sont excellents pour faire tous les genres de recherches exigées par l'histologie, la botanique, la médecine légale, etc.

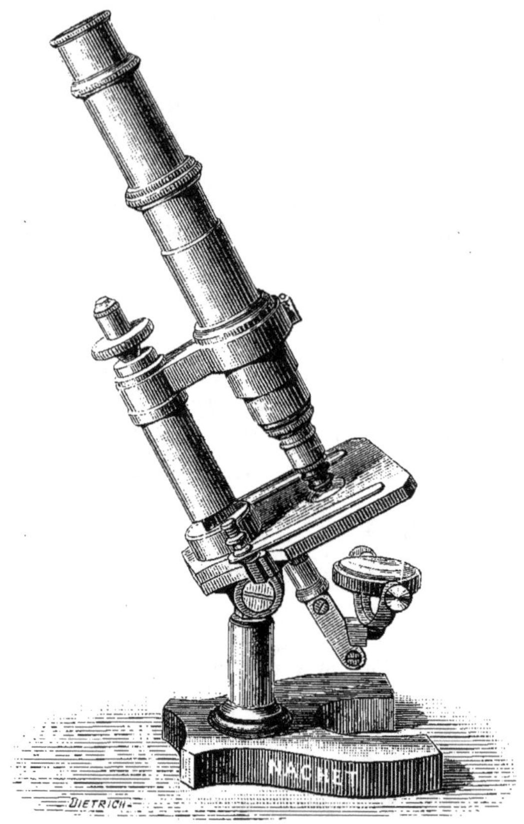

Fig. 39. — Petit modèle inclinant 1/3 de grandeur.

L'étudiant qui débute avec ces modèles se trouve toujours à même de les compléter ultérieurement, en y ajoutant tel objectif ou tel instrument supplémentaire dont il peut avoir besoin.

Ils permettent donc de faire toutes les observations réclamées

par la pratique médicale et sont d'un maniement très facile et très
commode.

Nous les avons adoptés pour le travail journalier du laboratoire.

Pour ceux qui, désireux de faire des études plus complètes, vou-

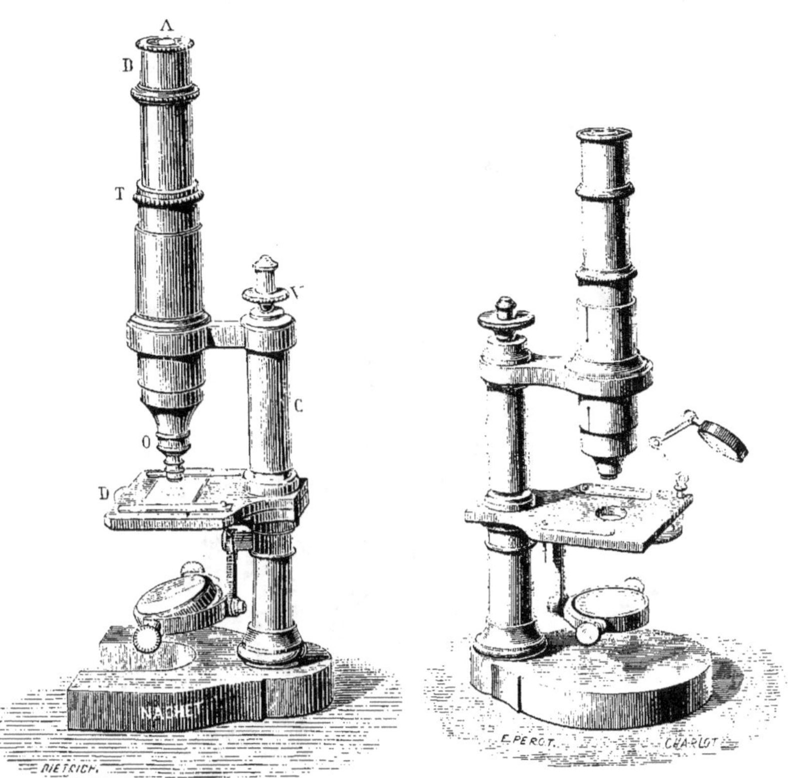

Fig. 40.   Fig. 41.

draient un appareil plus parfait, nous leur recommanderons les modèles suivants qui, chacun, présentent des avantages particuliers
et inhérents à leur construction.

1° *Microscope de Nachet* (fig. 43). — Cet instrument présente une
platine large tournante, garnie d'une glace noire, une crémaillère
pour le mouvement rapide, une vis micrométrique pour le mouvement lent.

De plus, un porte-diaphragme cylindrique à excentrique, pouvant recevoir à volonté les prismes, accessoires de polarisation ou d'éclairage etc., et possède un mouvement de rappel pour mettre au point ces divers accessoires.

Ce modèle, spécialement établi pour les recherches de bacté-

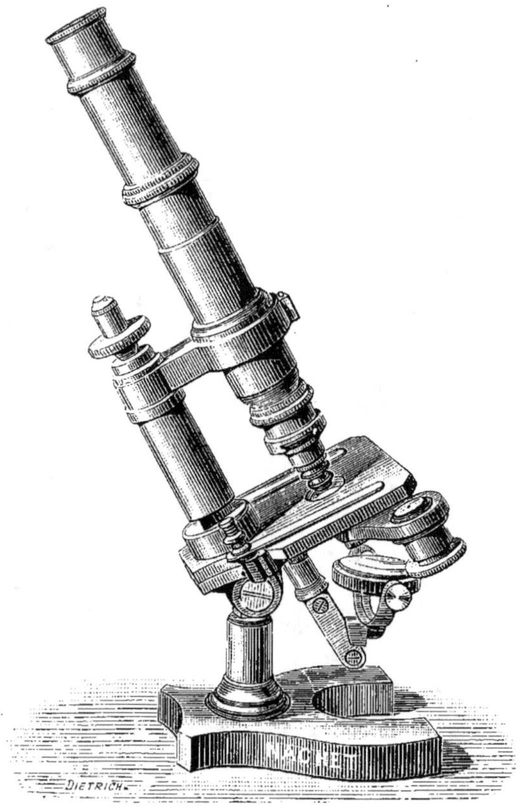

Fig. 42.

riologie, est composé des objectifs suivants : n°s 3, 5, 6. 7 et 9, immersion à huile, avec trois oculaires, et muni d'un condensateur à grand angle.

Il donne des grossissements de 30 à 1450.

Son prix est de 625 francs.

On peut d'ailleurs modifier à son gré la composition optique.

Avec les objectifs 3, 6 et 7, le prix n'est plus que de 300 francs, ensemble suffisant pour toutes les recherches courantes d'histologie.

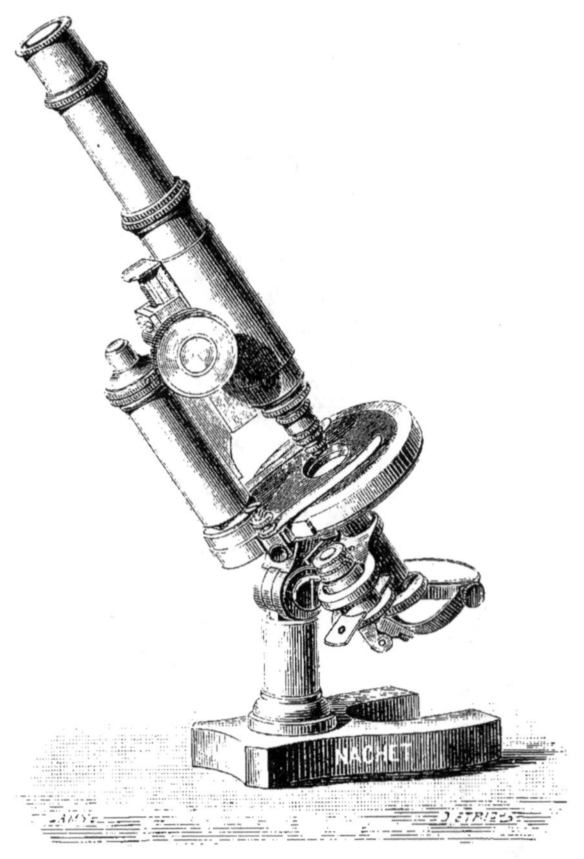

Fig. 43.

2° *Microscopes de Prazmowski* (Bézu et Hauser, successeurs) (fig. 44, 45 et 46). — Nous avons eu souvent l'occasion d'apprécier ces trois modèles, qui ne laissent rien à désirer, tant au point de vue de la construction mécanique, qu'à celui de la partie optique.

Le premier, droit, est composé des objectifs 4, 5 et 7 et des ocu-

laires 2, 3 et 4. Il donne un grossissement de 50 à 480 diamètres.
Le prix est de 260 francs.

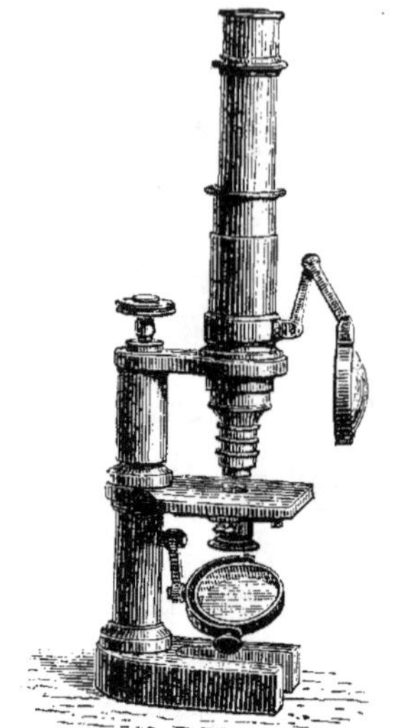

Fig. 44.

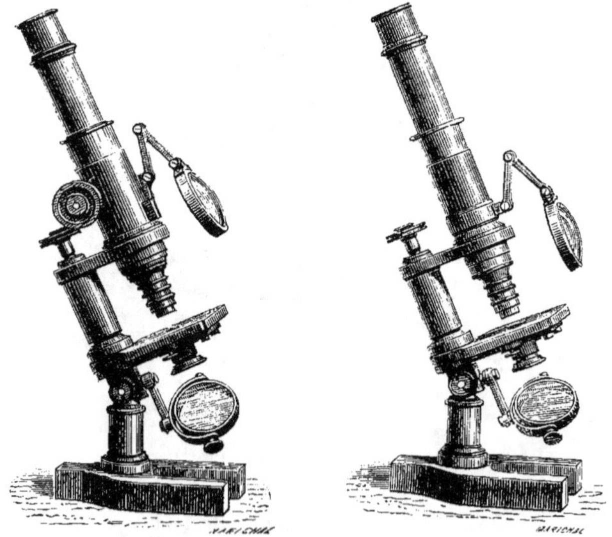

Fig. 45.   Fig. 46.

Le deuxième, avec charnière pour s'incliner, coûte 275 francs.

Quant au troisième, pourvu d'une crémaillère pour le mouvement rapide. il est généralement muni des objectifs 4, 5, 7 et 9 à sec et des oculaires 2, 3. 4 et 5. dont un à micromètre, donnant une série de grossissements de 50 à 1.000 fois.

Ces trois instruments. très bien composés pour le laboratoire, sont absolument irréprochables au point de vue de la netteté des images.

3° *Microscopes de Vérick* (fig. 47). — Cette maison. qui, depuis

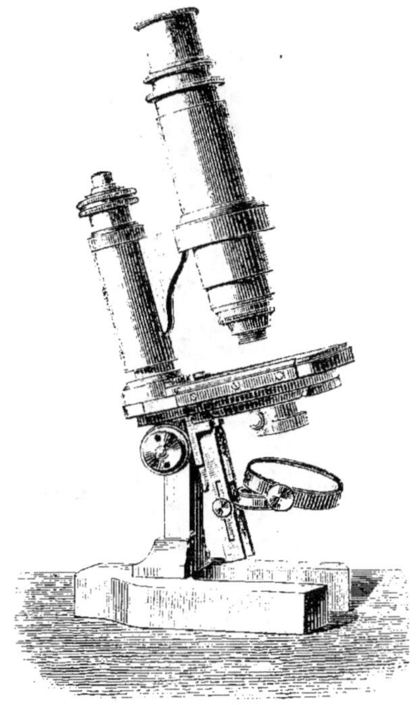

Fig. 47.

plusieurs années déjà, livre aux travailleurs d'excellents instruments, possède en ce moment deux ou trois modèles fort justement appréciés.

Celui représenté dans la figure 47 est muni d'une glace noire, avec mouvement rapide par glissement, ou lent au moyen de la vis micrométrique.

L'ancien chariot glissant sous la platine et destiné à recevoir les divers accessoires, prismes, condensateurs, etc., est remplacé par un disque excentrique beaucoup plus commode, établi en vue de l'éclairage Abbé.

Il est composé de trois objectifs n°s 2, 4 et 7 et de deux oculaires n°s 1

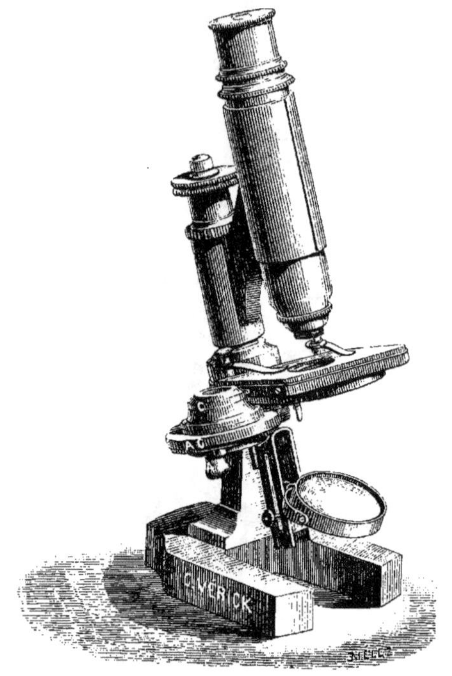

Fig. 48.

et 3, donnant des grossissements variant de 60 à 700 diamètres.

Il peut s'incliner.

On voit que rien n'a été négligé pour la commodité et la bonne composition de la partie optique.

Son prix est de 260 francs. — Très employé pour les recherches d'histologie.

Si l'on désire un modèle un peu plus compliqué, on peut prendre le suivant (fig. 48).

Il présente le mouvement d'inclinaison, la platine à rotation

munie d'une glace mire et le double mouvement rapide et lent par
la crémaillère et la vis micrométrique.

Un mécanisme particulier permet d'y adapter l'éclairage Abbé.

Il suffit de tirer en bas le bouton A, mobile avec toute la pièce AC

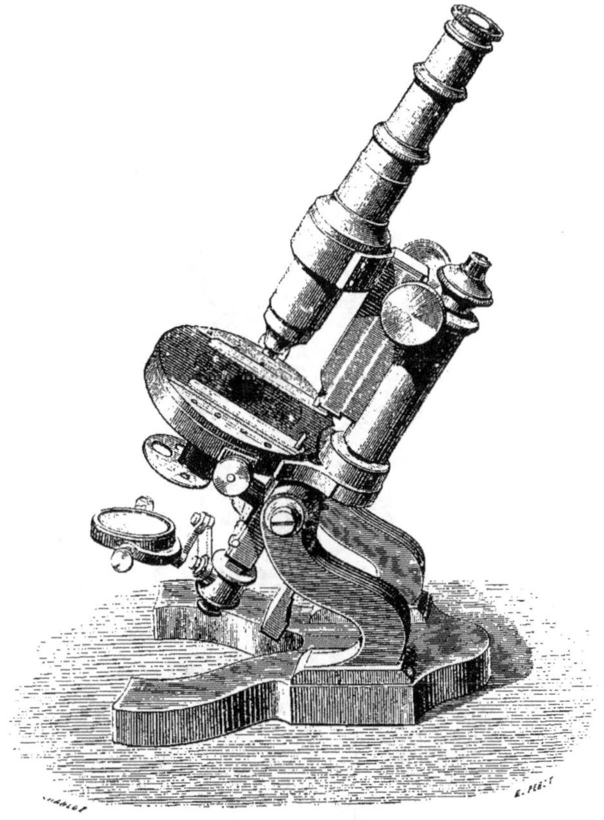

Fig. 49.

autour de la tige B et d'amener la pièce C à droite de la platine du
microscope en faisant tourner le bouton A entre les doigts. Ce mouvement s'obtient à l'aide d'un excentrique.

Le collier C portera soit les divers diaphragmes, soit l'éclairage
Abbé.

Composition optique : oculaires 1, 2, 3 (2 avec micromètre).

Objectifs 0, 2, 4, 7.

Le prix est de 440 francs.

C'est un excellent modèle, fort apprécié à juste titre.

Pour terminer ce chapitre, il nous est impossible de ne pas mentionner les magnifiques appareils dont on trouvera les figures ci-dessous.

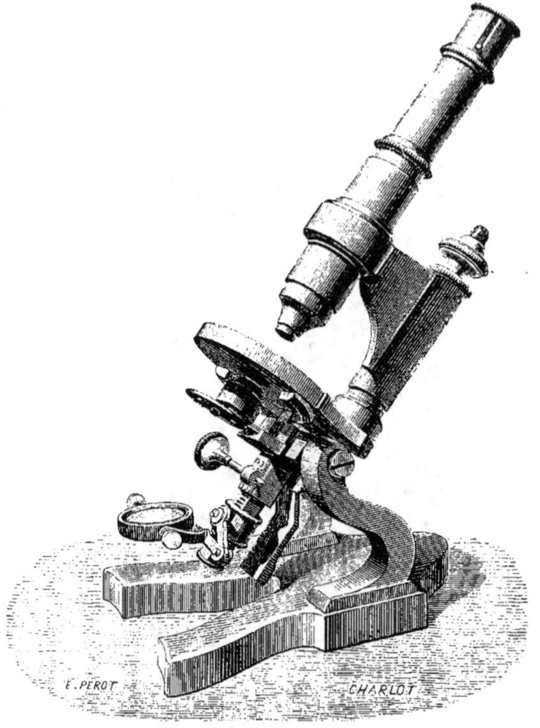

Fig. 50.

Il nous semble que, lorsqu'on aura soigneusement examiné nos
grands modèles français, on sera obligé de convenir qu'ils ne le
cèdent en rien à ceux des autres nations, ni sous le rapport du prix
ni sous celui de la beauté du mécanisme, complet et sobre à la fois,
ni sous celui de la netteté des images.

Voyez les grands modèles de Chevalier (fig. 49 et 50) ou ceux
de Nachet (fig. 51 et 52).

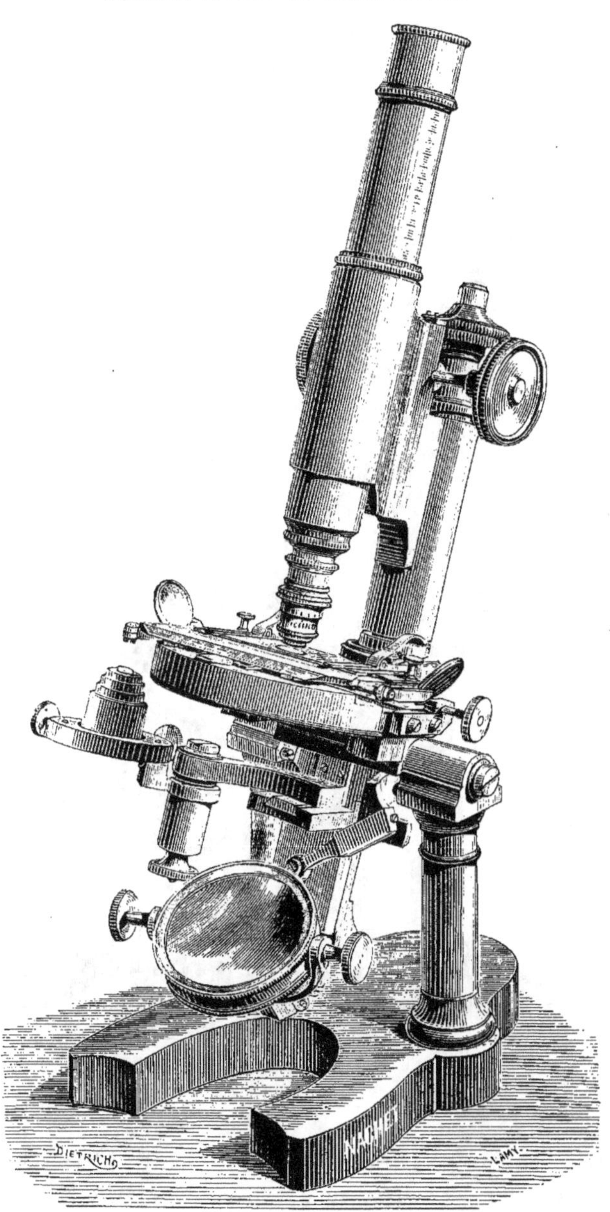

Fig. 51.

Peut-on trouver des instruments à la fois plus gracieux et mieux
compris ?

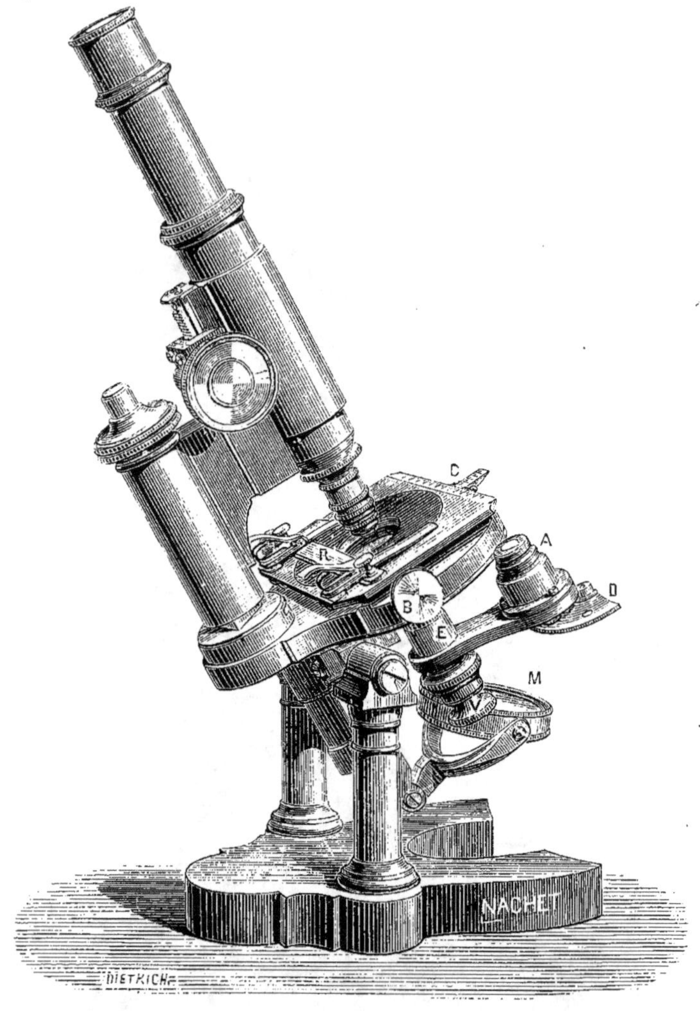

Fig. 52.

Quant à ceux de MM. Prazmowski (fig. 53 et 54) et Vérick (fig. 55
et 56), ils sont d'un style plus sévère et réalisent certainement l'idéal
que l'on peut chercher dans les instruments de ce genre.

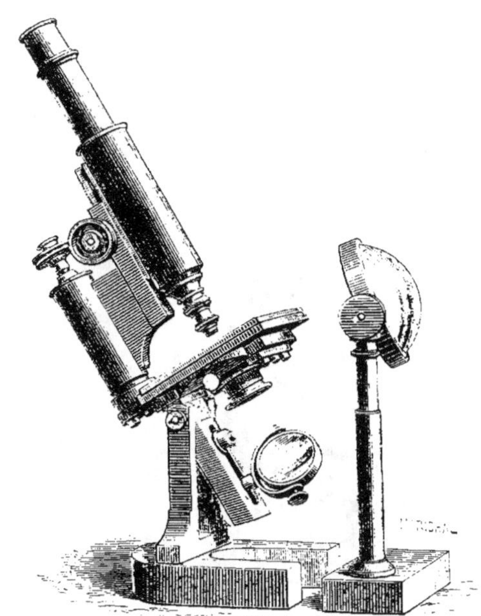

Fig. 53.

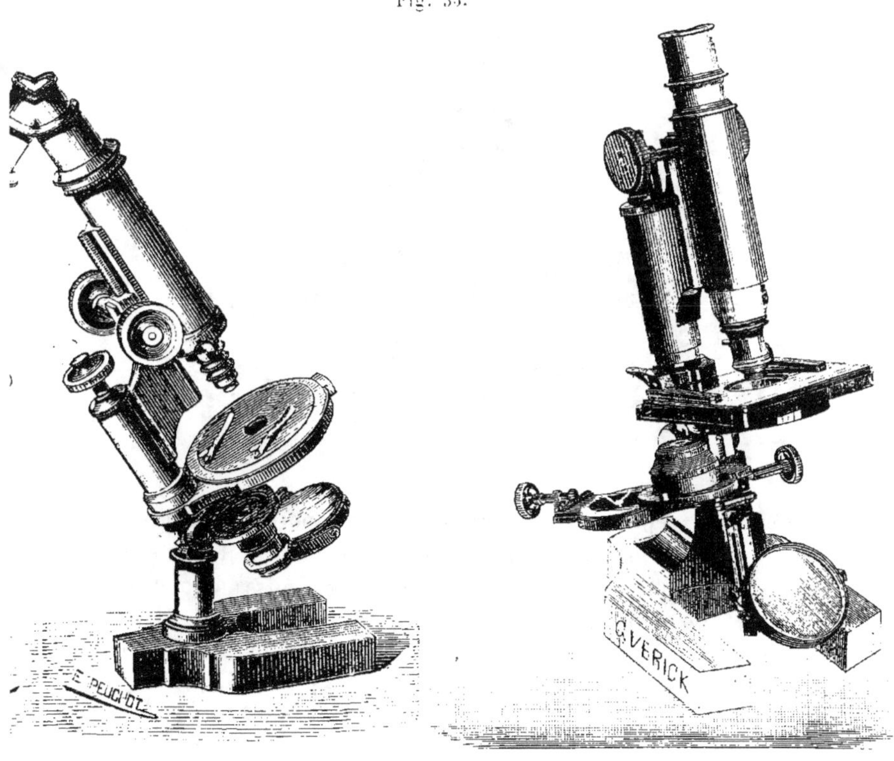

Fig. 54.   Fig. 55.

Pour terminer ce qui a trait au microscope, nous parlerons d'une disposition inventée par M. Nachet et qui présente la plus grande commodité pour montrer à un auditoire les détails d'une préparation quelconque. Cet appareil (fig. 57 et 58), connu sous le nom

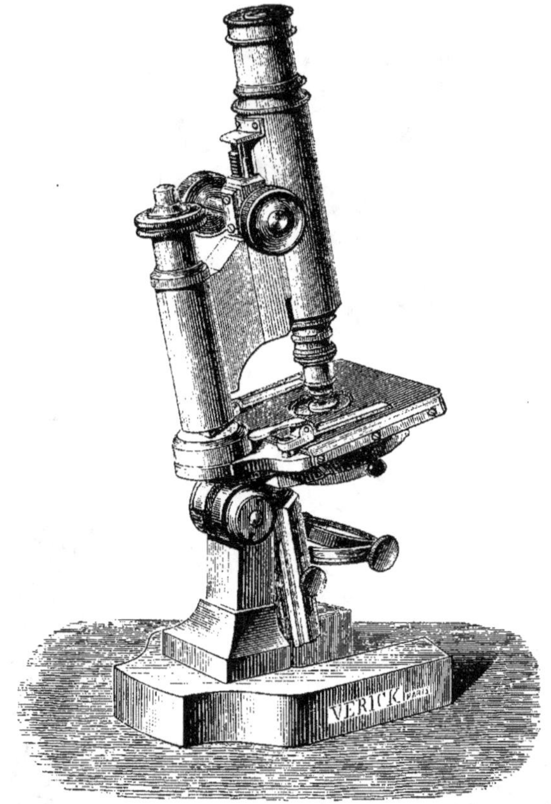

Fig. 56.

de « microscope de démonstration », se compose des mêmes pièces que les appareils précédemment décrits ; seulement il peut se séparer de son pied une fois que la préparation est mise au point, et, au moyen d'un manche de bois que l'on visse sur l'appareil, il est possible de le faire circuler dans un auditoire public, qui peut alors prendre connaissance du sujet exposé par le professeur.

L'observateur, pour voir l'objet, n'a plus qu'à diriger l'instrument vers le ciel ou vers la lumière d'une lampe.

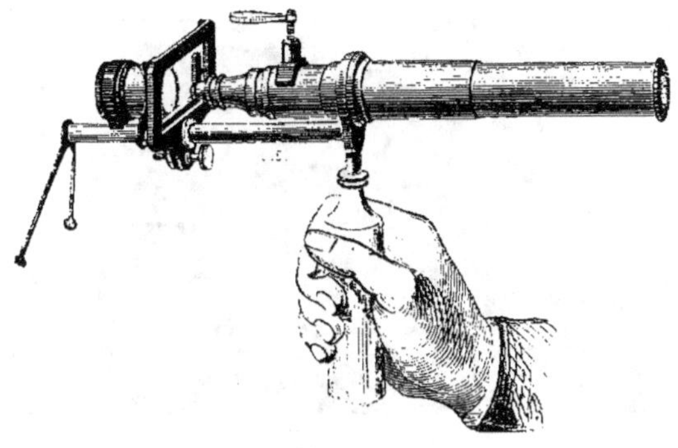

Fig. 57.

Enfin il ne faut pas oublier de mentionner les microscopes « de

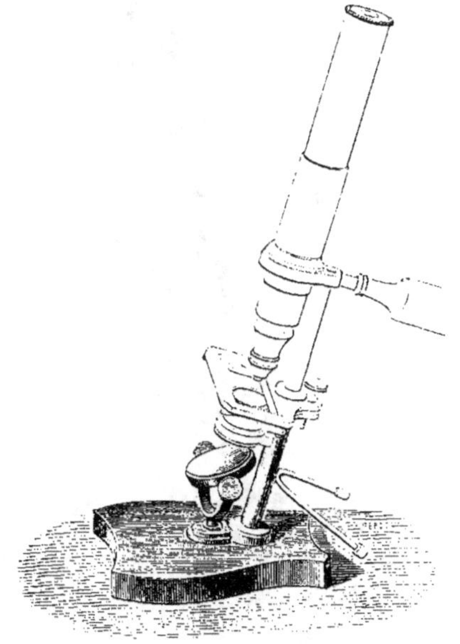

Fig. 58.

poche » qui peuvent rendre de si grands services au lit du malade.

Deux modèles surtout sont remarquables : ce sont ceux de MM. Nachet (fig. 59 à 62) et Vérick (fig. 63 et 64).

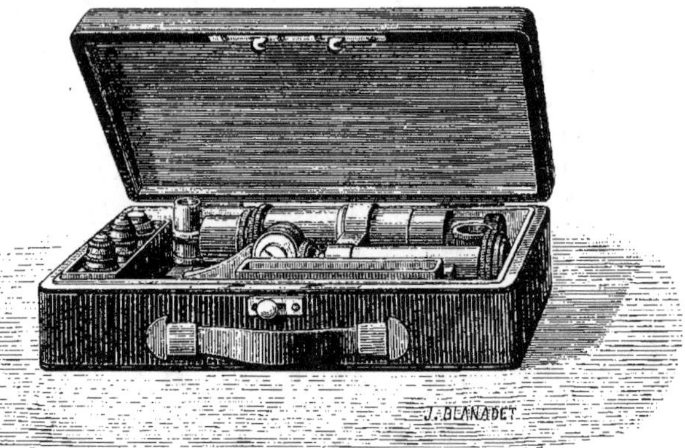

Fig. 59. — Microscope portatif dans sa boîte.

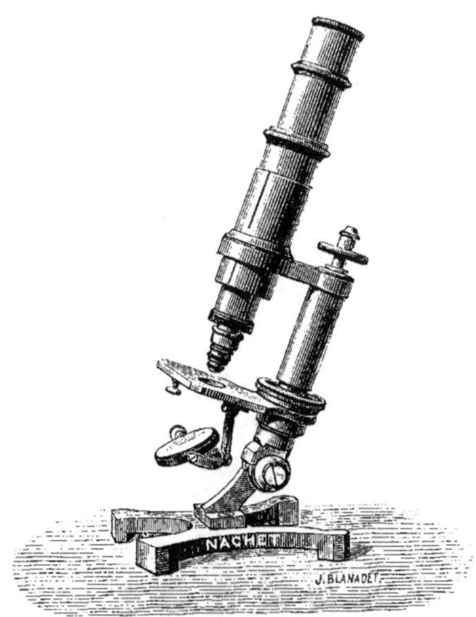

Fig. 59 bis.

Le premier offre cet avantage d'avoir une platine absolument stable, de pouvoir être incliné comme un microscope usuel, et d'être

en même temps un microscope simple de dissection ; sa construction est basée sur la possibilité de séparer de la platine le corps èt le
mouvement lent qui est assujetti solidement sur celle-ci au moyen
de la bague A (fig. 60), de sorte que. si on dévisse cette bague, on
peut remplacer le corps par un bras porte-loupe (fig. 61) pouvant
recevoir les doublets de dissection.

Malgré ces diverses fonctions, cet instrument est très solide et
léger. Le pied offre une superficie de 92 centimètres carrés, ce qui
le rend très stable ; il peut recevoir les oculaires ordinaires ainsi que

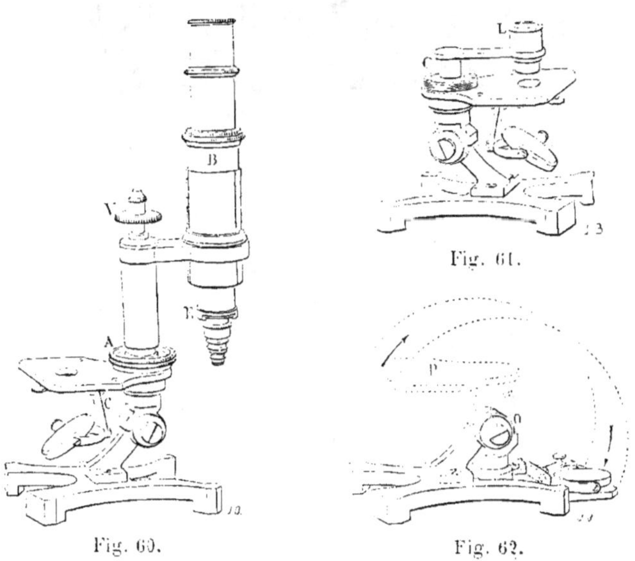

Fig. 61.

Fig. 60.   Fig. 62.

les objectifs de toute nature. L'instrument forme un tout très compacte ; pour l'enfermer dans sa boite, il faut faire pivoter complètement la platine autour de l'axe O (fig. 62), de façon à l'amener au
niveau du pied ; la base de l'appareil se trouve ainsi réduite à
4 cent. 1/2 de hauteur. — L'appareil comprenant l'oculaire, les objectifs. le porte-loupe, deux doublets. un caisson pour les lames et
lamelles, etc., est enfermé dans une boite en maroquin de 19 centimètres de longueur sur 11 de largeur et 6 d'épaisseur.

Son prix est de 200 fr.

Le modèle de Vérick, également fort commode (fig. 63 et 64), est renfermé dans un étui en gainerie ; longueur 0^m,20, largeur 0^m,10, épaisseur 0^m,05. Pour le fermer, l'instrument étant supposé placé

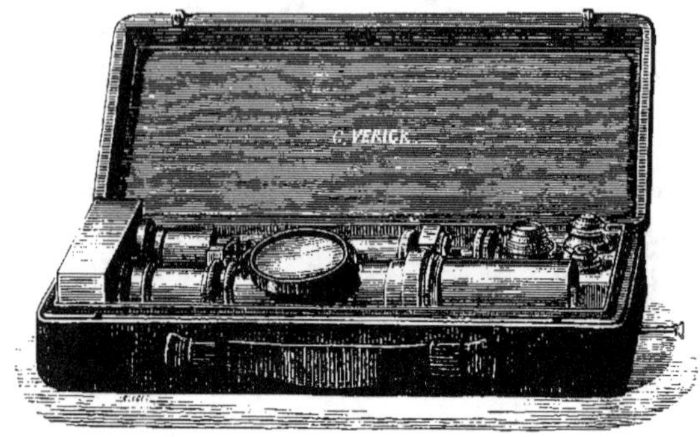

Fig. 63. — Microscope de voyage et de poche vu dans son étui, dans lequel il y a place pour 3 objectifs.

dans la position ordinaire du travail, il faut porter le miroir de gauche à droite, puis abaisser d'une main la virole noire A, pendant que

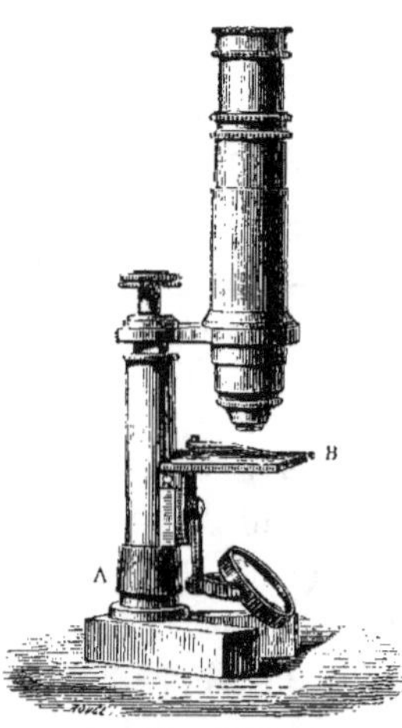

Fig. 64.

l'autre main fait basculer la platine horizontale B de droite à gauche pour la rendre verticale. Ensuite on retire le tube du microscope, et on le réintroduit par l'ouverture opposée, entre l'écartement du pied, la platine et le miroir. Dans cette nouvelle position, il faut pousser le tube de façon à pouvoir rapprocher les deux branches du pied comme on ferait d'un compas. Cet instrument est vendu séparément sans objectifs, ni oculaires, car on peut se servir de tous ceux des grands microscopes sans que le grossissement et le champ en soient diminués. Prix : 80 fr. (1).

Nous donnons ici les tableaux des grossissements des objectifs des divers fabricants et les numéros correspondants.

(1) Construit d'après les indications de M. le docteur Malassez.

Tableau des grossissements obtenus par la combinaison des oculaires et des objectifs mesurés à la distance de 250 millimètres (CHEVALIER).

| OBJECTIFS | SANS TIRAGE. | | | AVEC TIRAGE. | | |
| | OCULAIRES. | | | OCULAIRES. | | |
	No 1.	No 2.	No 3.	No 1.	No 2.	No 3.
Nos 1............	23	30	50	30	40	70
2.............	50	75	130	80	100	180
3............	100	160	250	140	180	290
4.......	250	350	550	350	450	800
5.............	350	450	650	450	560	900
8............	380	500	800	550	700	1100
9.............	550	750	1300	700	800	1500
A immersion 7...	330	340	750	480	600	1000
— 8...	450	650	1100	600	800	1300
— 9...	500	700	1150	700	950	1550
— 10..	630	850	1500	850	1200	1900

Grossissements des objectifs (NACHET).

| NUMÉROS DES OBJECTIFS. | FOYERS équivalents en pouces anglais. | ANGLE d'ouverture et ouverture numérique. | OCULAIRES. | | | | PRIX. | |
			1	2	3	4	MONTURE FIXE.	AVEC LA correction
							fr.	fr.
Nos 1........	»	»	4	8	15	»	30	»
1a	»	·	25	35	50	»	10	»
2.......	2	»	30	40	60	»	20	»
2a	»	»	50	65	90	»	12	»
3.......	1	20°	80	100	140	»	20	»
4.......	1/2	40°	110	180	220	»	25	»
5.... ..	1/4	80°	180	260	350	»	30	»
6.......	1/7	120°	300	400	550	»	35	70
7......	1/9	120°	390	560	780	»	40	80
8.... ..	1/11	140°	510	740	1000	»	70	130
9.......	1/14	160°	650	980	1450	2100	100	150
COMBINAISONS A IMMERSION A L'EAU.								
Nos 8........	1/10	1.15	489	680	950	»	80	130
9........	1/14	1.16	650	989	1450	2100	100	150
10........	1/18	1.24	720	1029	1550	2400	»	200
COMBINAISONS A IMMERSION HOMOGÈNE.								
Nos 9	1/14	1.20	650	980	1450	2100	150	200
10........	1/20	1.25	780	1100	1580	2600	200	250
11...... .	1/25	1.25	1150	1460	2200	3150	»	350
12..	1/40	1.30	1420	1860	2700	4000	»	500

Grossissements des objectifs (Vérick).

OBJECTIFS	OCULAIRES.								PRIX.	FOYER ÉQUIVALENT eu pouces anglais.
	N° 1.		N° 2.		N° 3.		N° 4.			
									fr.	
N°s 0*....	4	12	»	»	»	»	»	»	40	»
00.....	12	16	»	»	»	»	»	»	20	2 1/2
0.... .	18	25	30	50	40	75	45	85	20	2
1.....	30	35	60	100	90	140	100	170	25	1
2....	60	100	80	150	120	220	130	250	25	1/2
3.... .	80	160	110	210	170	290	200	350	35	1/4
4.....	130	210	170	400	300	500	350	600	35	1/4
6....	170	290	220	400	330	500	550	650	35	1/6
7....	210	380	300	550	430	700	540	820	50	1/9
8...	300	570	400	650	540	880	650	1050	60	1/11
9....	320	590	440	740	600	1050	840	1300	75	1/12

NOUVEAU SYSTÈME A IMMERSION ET A CORRECTIONS A EAU.

OBJECTIFS	N° 1.		N° 2.		N° 3.		N° 4.		PRIX.	FOYER
N°s 8.....	300	570	400	650	540	880	650	1050	100	1/11
9.....	320	590	440	740	600	1050	840	1300	150	1/12
10.....	400	650	500	850	690	1250	950	1570	200	1/16
11.....	450	740	700	1010	820	1450	1200	1800	250	1/18
12.....	500	860	600	1100	900	1600	1300	2000	300	1/20
13.....	650	950	850	1350	1200	1700	1700	2500	350	1/25
15.....	750	1200	900	1600	1350	1750	1800	3000	450	1/30

IMMERSION HOMOGÈNE A HUILE.

OBJECTIFS	N° 1.		N° 2.		N° 3.		N° 4.		PRIX.	FOYER
N°s 9....	320	590	440	740	600	1050	840	1300	150	1/12
10.. .	400	650	500	850	690	1250	950	1570	200	1/16
12.....	500	860	600	1100	900	1600	1300	2000	300	1/20
13... .	650	950	850	1350	1200	1700	1700	2500	350	1/25

Nota. — Les faibles grossissements s'obtiennent à l'aide du corps du microscope raccourci, et le chiffre plus élevé avec le corps complètement tiré.

La longueur du tube est dans le premier cas de 145 millimètres, et dans le second de 200 millimètres.

Grossissements des objectifs (Prazmowski).

SYSTÈME.	OCULAIRES.						PRIX.	FOYER ÉQUIVALENT		ANGLE D'OUVERTURE.
	N° 1.	N° 2.	N° 3.	N° 4.	N° 5.	N° 6.		en pouces.	en millim.	
							fr.			
N° 1	15	20	25				20	2	48	»
2	25	30	45	»			20	1	24	»
3	50	60	80	120			30	3/4	18	»
4	60	70	90	140			30	1/2	12	80°
5	100	125	160	240			35	1/4	6	120°
6	150	180	240	350			40	1/5	5	120°
7	200	240	300	450	600	700	40	1/6	4	140°
8	250	300	400	600	800	1000	50	1/9	2.7	150°
9	350	400	550	860	1100	1400	75	1/11	2.2	160°
SYSTÈMES A IMMERSION ET CORRECTION DANS L'EAU.										
N° 9	410	480	630	950	1300	1550	150	1/12	2	120°
10	520	600	750	1100	1500	1800	200	1/16	1.05	120°
13	820	950	1170	1700	2370	3100	350	1/25	1	120°
15	1040	1200	1500	2200	3000	3600	450	1/33	0.75	120°
18	1560	1800	2250	3300	4500	5400	600	1/50	0.05	»
NOUVEAUX SYSTÈMES, QUATRE LENTILLES.										
N° 5	100	125	160	240			50			130°
7	200	240	300	450	600	700	60			150°
8	250	300	400	600	800	1000	75			160°
9	340	400	550	860	1100	1400	90			170°

Microscopes étrangers.

Sous peine d'être incomplet et même injuste, nous ne saurions passer sous silence les modèles des deux fabricants suivants :

Carl Zeiss, à Iéna. — La réputation de cette maison n'est plus à faire. Nous avons dans notre laboratoire son modèle n° IV.1 et nous ne pouvons qu'en faire le plus grand éloge.

Le n° 1 (fig. 66) est un magnifique instrument ayant beaucoup d'analogie avec les modèles correspondants des fabricants français.

Il est muni d'un pied lourd en forme de fer à cheval, avec charnière pour le renversement dans la position horizontale avec arrêt.

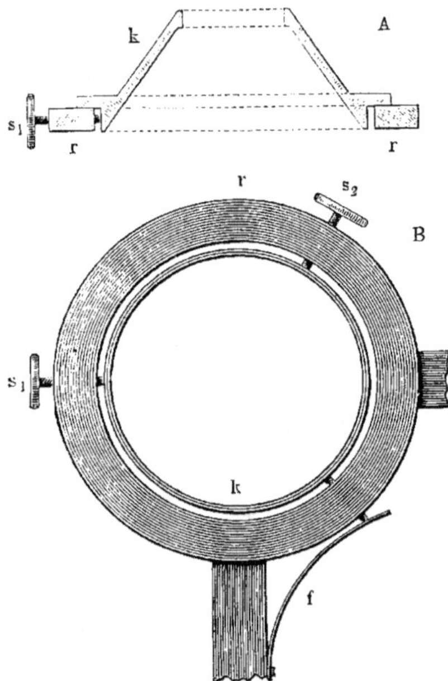

Fig. 65. — Coupe et plan du « substage » (grandeur naturelle).

Toute la partie supérieure, platine incluse, est mobile autour de l'axe optique; la mise au point s'opère au moyen d'un mouvement rapide par crémaillère et d'un mouvement lent par vis micrométrique; cette dernière porte une division; le tube à tirage est divisé en millimètres.

L'éclairage est produit d'abord par l'appareil d'éclairage Abbé avec un système condensateur d'une ouverture numérique de 1,20 et ensuite (au lieu de cet appareil Abbé) par le miroir ordinaire combiné avec un appareil : « substage » (fig. 65).

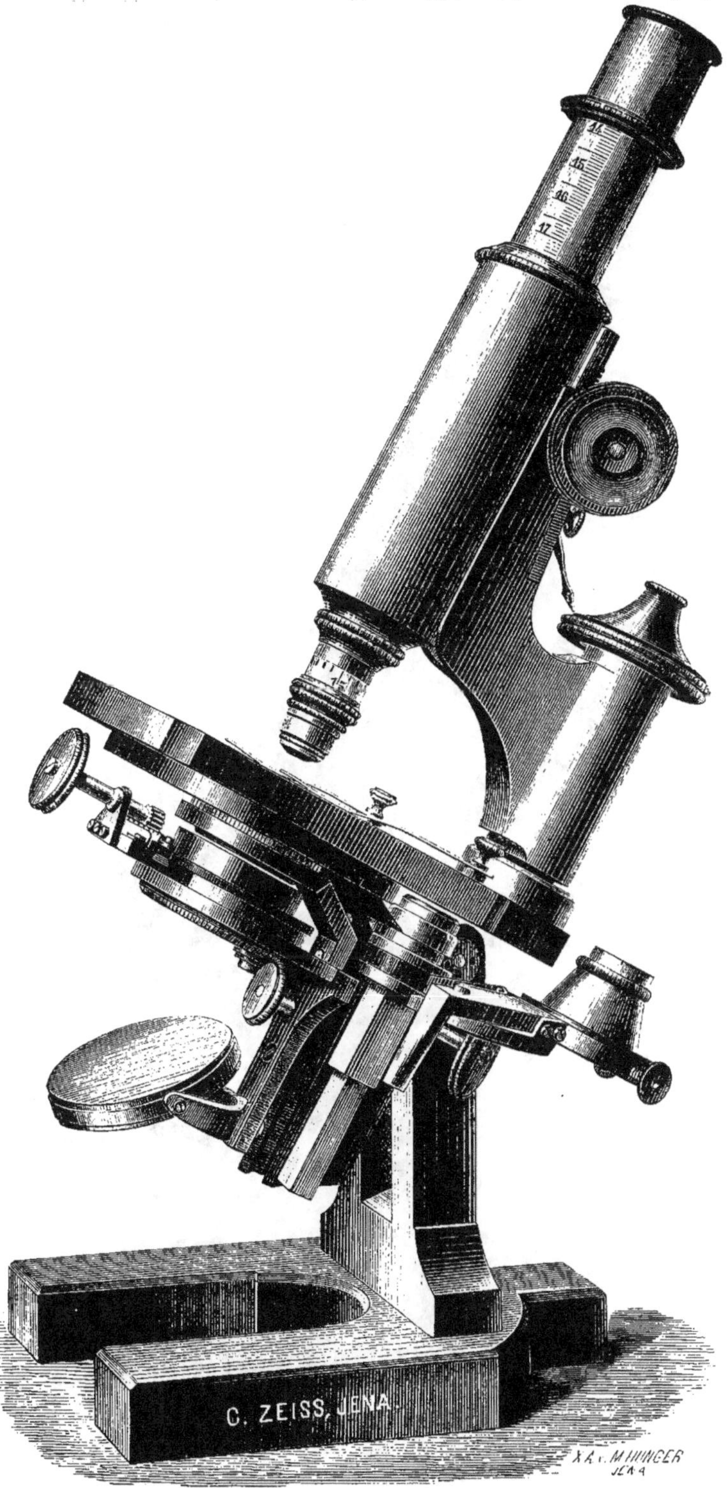

Fig. 66. — Modèle n° 1 (2/3 grandeur naturelle).

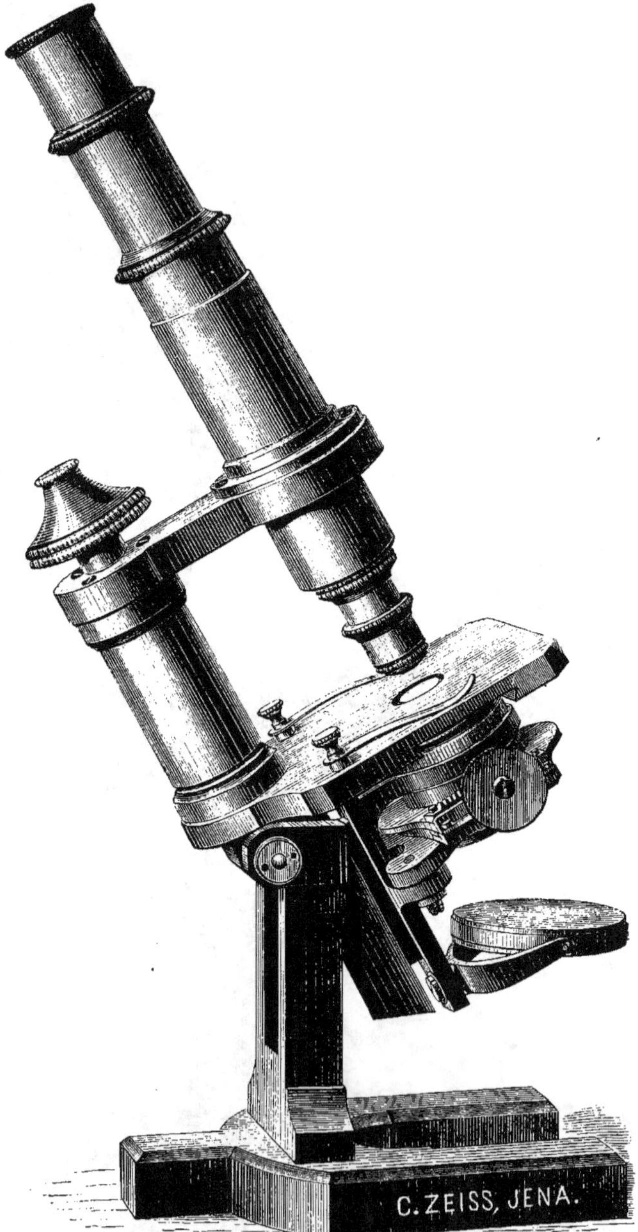

Fig. 67. — Modèle n° Vᵃ (2/3 grandeur naturelle).

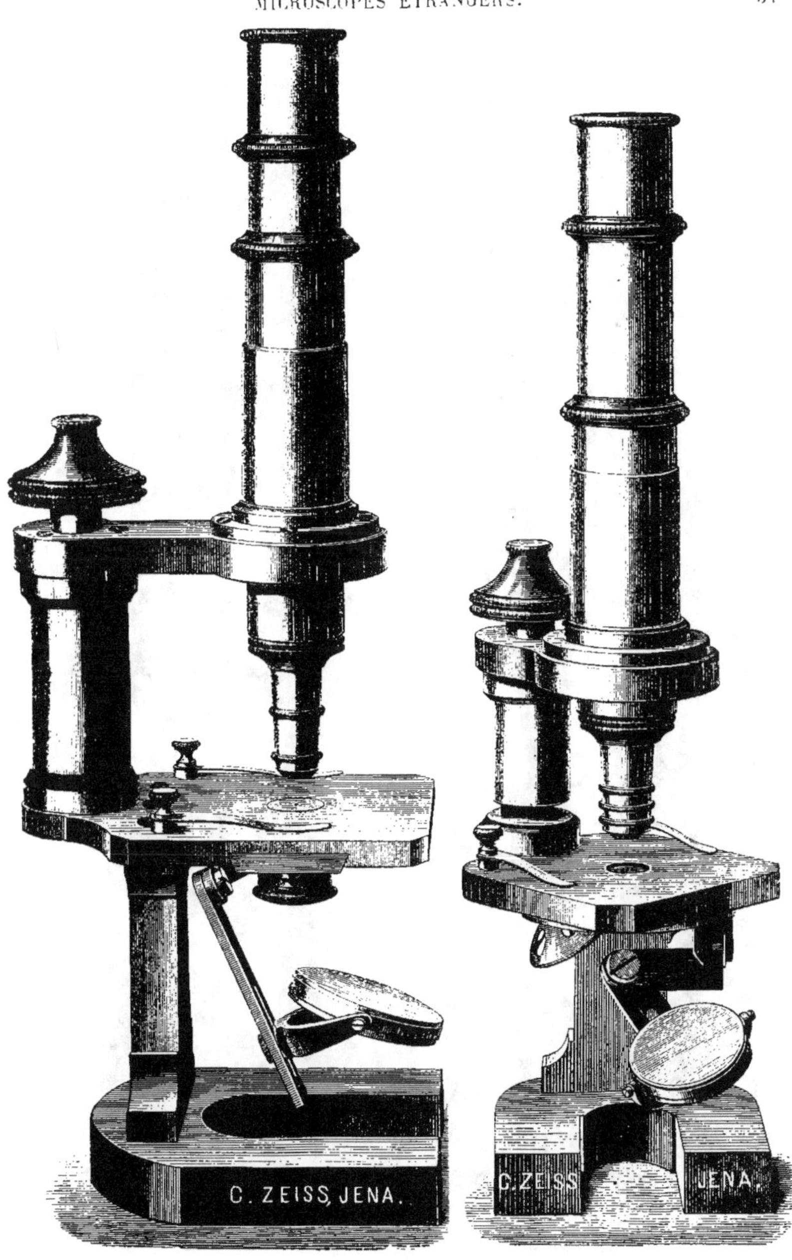

Fig. 68. — Modèle n° Vᵇ.　　　　Fig. 69. — Modèle n° VI.

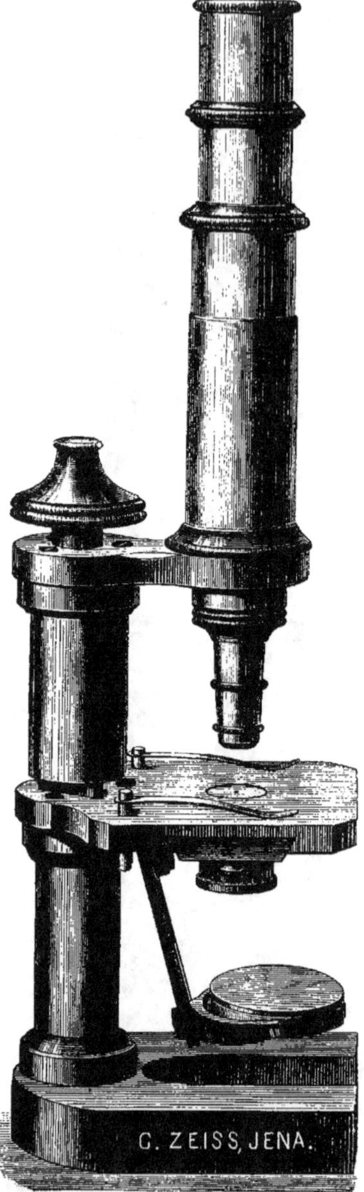

Fig. 70. — Modèle n° VIIa.

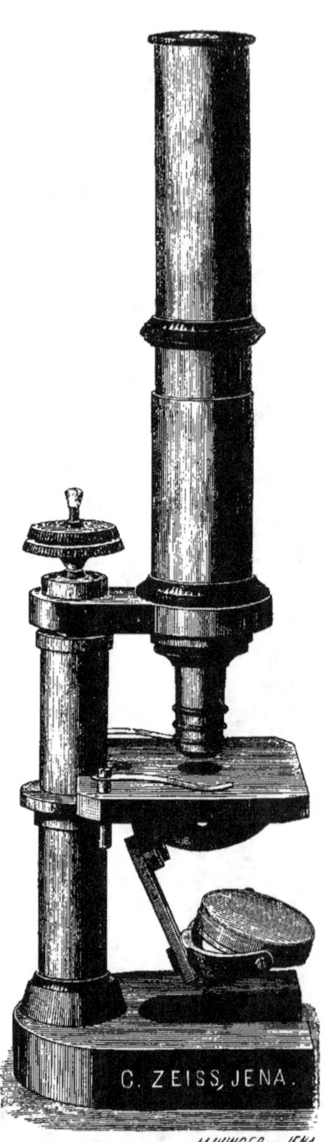

Fig. 71. — Modèle n° VIII.

Ce dernier est placé, au moyen d'un levier à articulation, entre le miroir et la platine, et peut être monté et descendu à l'aide d'une crémaillère ; il est muni d'un mécanisme à centrage dans lequel on peut placer les diaphragmes à cylindre et autres appareils.

Le prix de cet instrument est de 375 francs.

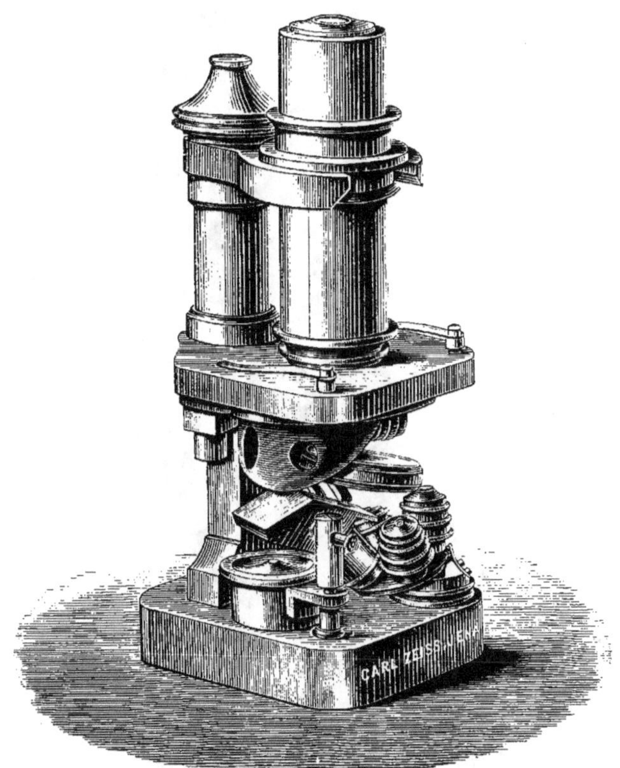

Fig. 72. — Microscope de voyage.

(Voir plus loin pour les objectifs, dont on variera le choix à sa convenance.)

N° Vᵃ (fig. 67). De même que le précédent, il peut être muni d'un éclairage Abbé. C'est un modèle fort commode pour les étudiants.

Le prix est de 187 fr. 50 ct, sans l'appareil Abbé, de 118 fr. 75.

Entre ces deux modèles il existe plusieurs intermédiaires, tous plus ou moins recommandables à un point de vue particulier.

Les personnes qui voudraient un microscope moins cher pourront choisir un des modèles suivants (fig. 68 à 71).

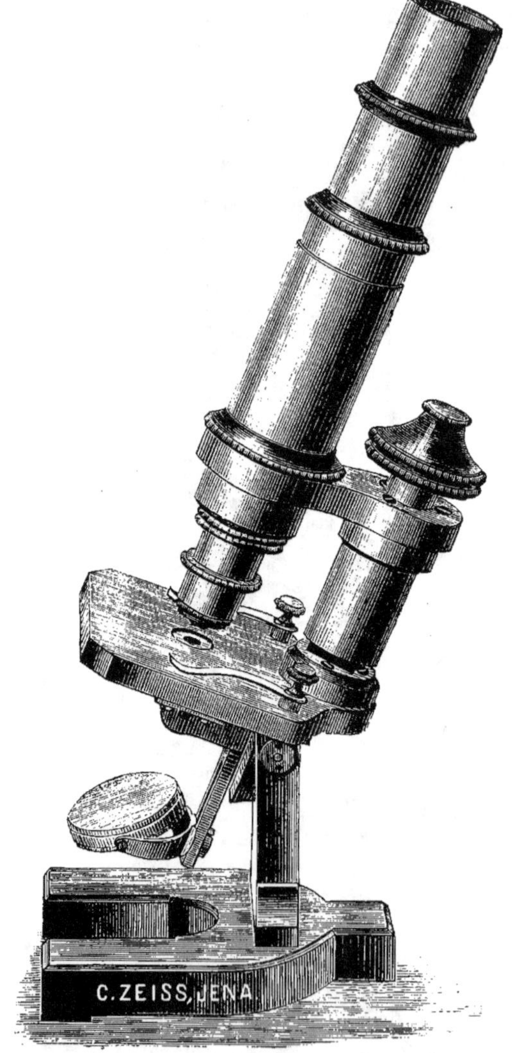

Fig. 73.

N° VI^a (fig. 68). Il ne peut recevoir l'appareil Abbé, mais il est possible d'y adapter un condensateur spécial, qui à la rigueur peut suffire. Prix : 93 fr. 75.

N° VI. Pied en forme de fer à cheval. Hauteur 27 centimètres, grandeur de la platine 63^{mm} × 69. Platine tournante sans charnière à inclinaison. Mouvement rapide par glissement. Tube sans tirage. Plaque diaphragme circulaire. Prix : 93 fr. 75 (fig. 69).

Pour l'usage courant dans les laboratoires, il existe encore deux modèles, n°s VII^a et VIII, dont le prix est aussi modeste que possible (75 et 60 fr.). Le premier est construit de façon à pouvoir recevoir un appareil condensateur (fig. 70 et 71).

Mentionnons enfin le petit modèle portatif de voyage (fig. 72 et 73) construit dans le style du modèle n° VI. Il est extrêmement gracieux et commode; il peut en même temps servir de loupe à dissection. Il peut recevoir tous les objectifs et n'a qu'une dimension très restreinte : il tient dans une boîte de 21 centimètres de haut sur 10 de largeur et de profondeur.

Son prix est de 225 francs.

Quant aux objectifs, nous en donnons ci-après la liste générale :

Nous avons eu l'occasion d'examiner les objectifs à immersion homogène. Ils sont excellents et possèdent une distance frontale si grande, que le 1/18 en particulier peut être employé encore avec des couvre-objets très épais.

M. Zeiss conseille de ne se servir que de l'huile de cèdre (*Juniperus virginiana*) préparée chez lui, ses objectifs étant réglés pour son degré de réfraction. Tout liquide d'indice différent donnerait, on le comprend, des résultats imparfaits.

En résumé, un excellent choix serait : le microscope n° V^a et quatre objectifs : AA (38 diam.), DD (175), F (405) et un objectif homogène selon le prix que l'on veut y mettre.

C'est le modèle qu'adoptent généralement les étudiants.

Grossissement des objectifs de Zeiss, d'Iéna, avec l'emploi des oculaires de Huyghens.

(Ces grossissements sont calculés pour une longueur du tube de 155 millimètres.)

OBJECTIFS.	OCULAIRES.					OUVERTURE NUMÉRIQUE et ANGLE D'OUVERTURE dans l'air.	FOYER ÉQUI-VALENT.	PRIX.	
	No 1.	No 2.	No 3.	No 4.	No 5.			MONTURE FIXE.	AVEC LA correction
							mm.	fr.	fr.
a_1......	7	11	15	22	»	»	40	15 »	»
a_2......	12	17	24	34	»	»	36	15 »	»
a_3......	20	27	38	52	»	»	28	15 »	»
a^*......	»	4-12	7-17	10-24	»	»	42-28	50 »	»
aa......	22	30	41	56	75	0.17 (20°)	27	33 75	»
A......	38	52	71	97	130	0.20 (24°)	18	30 »	»
AA.....	38	52	71	97	130	0.31 (36°)	18	37 50	»
B......	70	95	130	175	235	0.34 (40°)	11	37 50	»
BB.....	70	95	130	175	235	0.50 (60°)	11	52 50	»
C......	120	145	195	270	360	0.42 (50°)	7	45 »	»
CC.....	120	145	195	270	360	0 71 (90°)	7	60 »	»
D.....	175	230	320	435	580	0.60 (74°)	4.3	52 50	»
DD.....	175	230	320	435	580	0.82 (110°)	4.3	67 50	92 50
E......	270	355	490	670	890	0.85 (116°)	2.8	82 50	107 50
F.......	405	540	745	1010	1350	0.85 (116°)	1.85	105 »	130 »

IMMERSION A L'EAU.

OBJECTIFS.	No 1.	No 2.	No 3.	No 4.	No 5.	OUVERTURE	FOYER ÉQUIVALENT.	MONTURE FIXE.	AVEC LA correction
G.......	260	340	470	640	855		3.0	112 50	137 50
H......	320	430	590	805	1075		2.4	137 50	162 50
J.......	430	570	785	1070	1430	11.5-1.17	1.8	180 »	205 »
K......	570	760	1045	1425	1900		1.35	» »	250 »
L.......	770	1030	1415	1930	2570		1.0	» »	337 50

IMMERSION A L'HUILE.

OBJECTIFS.	No 1.	No 2.	No 3.	No 4.	No 5.	OUVERTURE	FOYER ÉQUIVALENT.	MONTURE FIXE.	AVEC LA correction
1/8.....	260	340	470	640	855		3.0	300 »	337 50
1/12....	380	505	695	950	1265	1.25-1.30	2.0	400 »	450 »
1/18....	605	810	1110	1515	2020		.25	500 »	562 50

Ernst Leitz, à Wetzlar. — Nous allons passer successivement

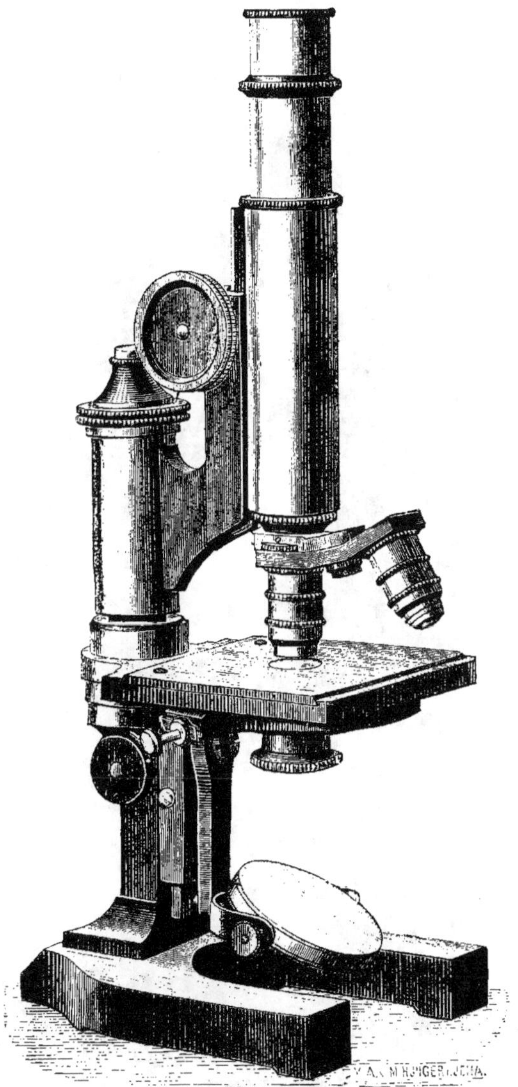

Fig. 74. — Stativ n° II.

en revue les modèles de cette maison, particulièrement recomman-

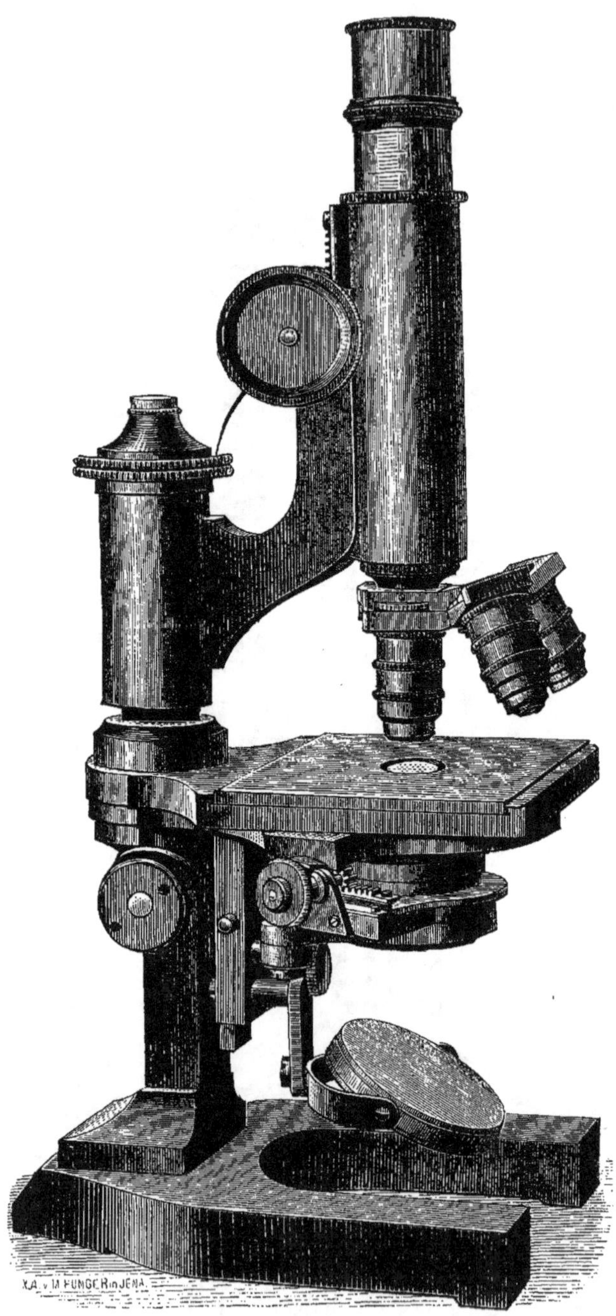

Fig. 75. — Stativ nᵒ Iᵃ.

dable. Ils sont à la fois simples, pratiques, et réunissent toutes les
conditions désirables pour la facilité des manœuvres, soit au laboratoire, soit dans le cabinet du médecin.

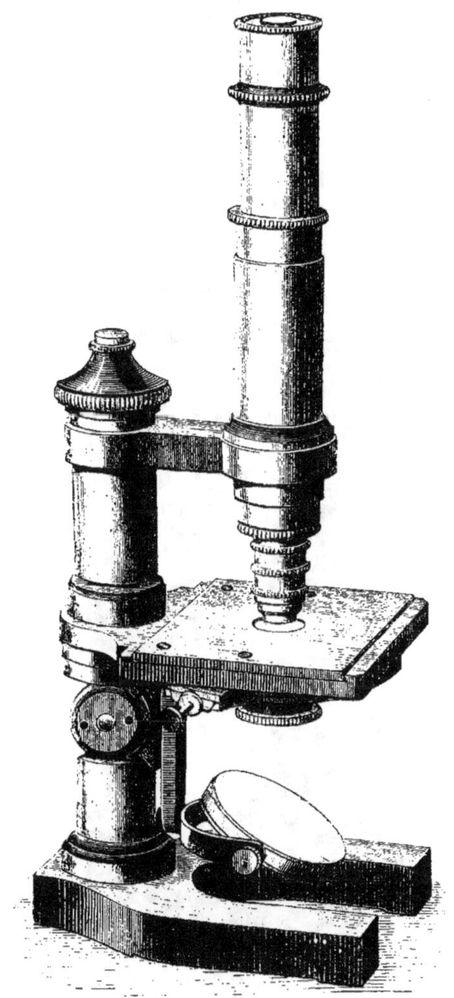

Fig. 76. — Stativ n° III (1,2 grandeur naturelle).

Quant à la partie optique, elle est irréprochable.

1° Le grand microscope (Stativ n° I) comprend tous les perfectionnements désirables. Il est à platine tournante et possède un éclairage Abbé, avec mouvements variés des diaphragmes et faculté de faire monter ou descendre tout le système.

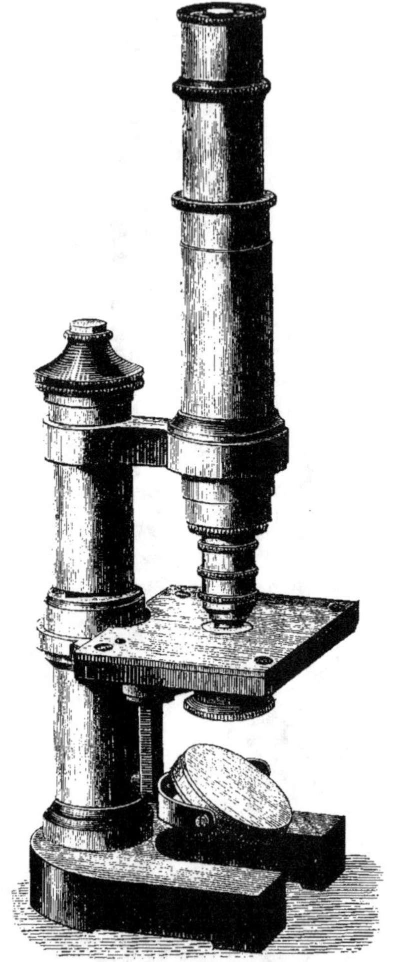

Fig. 77. — Stativ n° III (1/2 grandeur naturelle).

Il possède de plus une crémaillère pour le mouvement rapide, ainsi qu'un revolver porte-objectif, un appareil de polarisation, deux micromètres (oculaire et objectif).

Il est muni des systèmes 1, 2, 3. 4. 5, 6, 7. 8. 9. Immersion 9.
Immersion à huile 1/12 et 1/20 avec quatre oculaires.

Le grossissement varie de 20 à 2.400 diamètres.

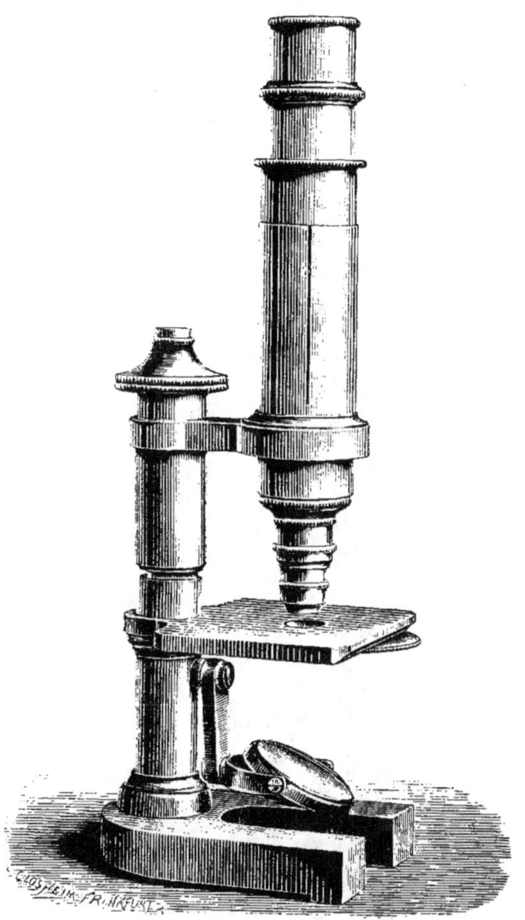

Fig. 78. — Stativ n⁰ IV (1 2 grandeur naturelle).

Son prix est de 1,250 francs.

2⁰ Le modèle suivant (Stativ n⁰ 1ᵃ), plus simple, présente les
mêmes avantages (fig. 75).

Il possède les systèmes 1, 3, 7 et 1/12 immersion à huile avec quatre oculaires.

Il donne des grossissements variant de 50 à 1,500 diamètres.

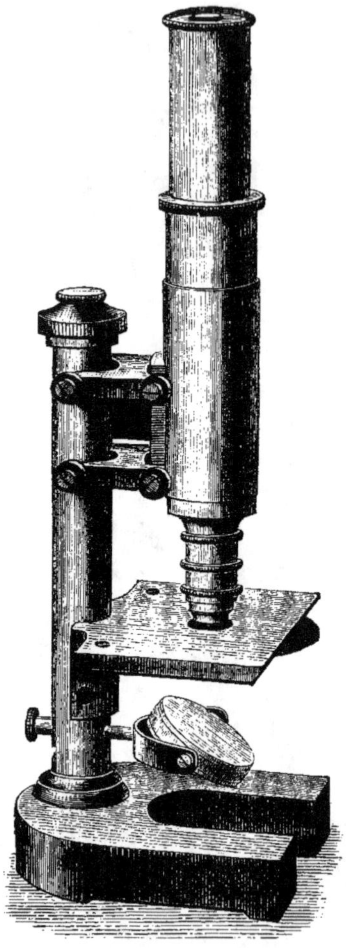

Fig. 79. — Stativ n° V (1/2 grandeur naturelle).

Ce modèle, que nous possédons et que nous employons fort souvent, nous paraît excellent à tous égards. Il peut aussi bien servir pour les études d'histologie animale que pour celles de microgra-

phie végétale. Le 1/12 immersion à huile donne des images magnifiques. C'est certainement un des meilleurs objectifs pour les recherches de bactériologie.

Son prix est de 500 francs.

M. Leitz possède encore des instruments plus simples pouvant
convenir aux personnes qui ne voudraient pas dépasser une certaine
somme.

La composition optique est aussi bonne que dans les microscopes
de prix plus élevés et, d'ailleurs, il est possible de les compléter
ultérieurement en ajoutant les accessoires dont on peut avoir
besoin.

3° (Stativ n° II). Trois systèmes : 1.3, 7 et 1 12 immersion à huile ;
20 à 1000 diamètres (fig. 74 .

Très suffisant pour les recherches courantes d'histologie et de
bactériologie.

Le prix est de 412 fr. 50.

4° (Stativ n° III). Deux systèmes : 3, 7 et 1 /12 immersion à huile ;
70 à 100 diamètres. Instrument très portatif et très maniable
Prix : 265 fr. (fig. 76 et 77 .

5° (Stativ n° IV). Systèmes 3, 6, 8. Grossissements de 70 à 800 diamètres. Prix : 156 fr. 25 (fig. 78).

6° Enfin, il existe un dernier modèle (Stativ n° V,. avec les systèmes 3 et 7, donnant des amplifications de 70 à 600 diamètres.

Le prix est de 87 fr. 50 (fig. 79 .

TECHNIQUE MICROSCOPIQUE.

Grossissements d'objectifs de Leitz, de Wetzlar.

OBJECTIFS.	DISTANCE FOCALE en milli-mètres.	ANGLES D'OUVERTURE.	GROSSISSEMENTS AVEC LES OCULAIRES.						PRIX.
			N° 0.	N° 1.	N° 2.	N° 3.	N° 4.	N° 5.	fr.
Nos 1....	47	0.11 (10°)	20	25	30	40	50	60	18 75
2....	30	0.15 (16°)	30	35	40	65	85	95	18 75
3....	17	0.26 (30°)	50	65	75	115	150	175	18 75
4....	14	0.45 (54°)	60	75	90	140	180	210	31 25
5....	5.8	0.80 (100°)	140	180	210	330	425	500	31 25
6....	4.4	0.80 (100°)	180	235	275	435	555	650	37 50
7....	3 2	0.85 (110°)	250	325	380	600	770	900	37 50
8...	2.5	0.87 (115°)	320	415	480	765	980	1150	50 »
9....	2.2	0.87 (120°)	360	465	540	850	1095	1280	87 50

IMMERSION A L'EAU.

OBJECTIFS.	DISTANCE FOCALE en milli-mètres.	ANGLES D'OUVERTURE.	N° 0.	N° 1.	N° 2.	N° 3.	N° 4.	N° 5.	PRIX.
Nos 9...	2.1	1.10	385	500	580	915	1175	1475	93 75
10...	1.7	1.15	470	610	710	1120	1435	1680	125 »
11..	1.3	1.15	645	800	920	1460	1875	2200	162 50
12...	1.05	1.17	840	1035	1200	1965	2445	2500	219 »

IMMERSION A L'HUILE.

OBJECTIFS.	DISTANCE FOCALE en milli-mètres.	ANGLES D'OUVERTURE.	N° 0.	N° 1.	N° 2.	N° 3.	N° 4.	N° 5.	PRIX.
Nos 1/12.	2.0	1.25	400	525	610	1000	1300	1400	125 »
1/16	1.6	1.25	500	650	755	1200	1550	1800	187 50
1/20.	1.2	1.25	665	865	1000	1590	2040	2500	250 »

CHAPITRE V

DU MANIEMENT DU MICROSCOPE

Nous connaissons les pièces qui entrent dans la composition d'un microscope. Voyons maintenant les conditions de son fonctionnement.

Nous supposons que celui qui nous fait l'honneur de nous lire débute dans la carrière : nous choisissons, en conséquence, un exemple fort simple.

A ceux qui, plus avancés dans la science, pourraient sourire, nous leur rappellerons qu'ils ont passé par la même période d'initiation et que peut-être, s'ils eussent rencontré un guide aussi simple que ce petit manuel a la prétention de l'être, ils auraient évité bien des écueils sur leur route.

Rappelons-nous cet adage toujours vrai : *indocti discant, ament meminisse periti.*

Cela admis, supposons que l'on veuille examiner une aile de mouche.

On commence par prendre une plaque ou lame de verre, et, après avoir déposé au centre une petite goutte d'eau, on y plonge l'objet à examiner (car il ne faut jamais opérer à sec), puis on se procure de petites lamelles de verre mince, et après en avoir choisi une, que l'on essuie bien, on la dépose, en la saisissant avec une pince, et en évitant ainsi de la ternir avec les doigts, sur la gouttelette d'eau, de façon à enfermer l'aile de mouche entre la plaque de verre et la lamelle. Cela fait, on comprime légèrement avec le manche d'un instrument quelconque de façon à éliminer latéralement le liquide qui serait en excès, liquide que l'on peut absorber à l'aide de quelques fragments de papier à filtrer.

Telle est la première partie de l'opération et toujours la même, quel que soit l'objet à observer.

Prenant ensuite le microscope, on dispose le miroir en le dirigeant vers la lumière (soit celle du jour, soit celle d'une lampe), le faisant osciller en tout sens, et, en tâtonnant, de façon qu'en plaçant l'œil à l'oculaire, on aperçoive le champ de l'instrument éclairé et brillant. Puis, on choisit l'objectif qui doit être vissé à l'extrémité inférieure du tube du microscope et qui varie selon le grossissement que l'on veut obtenir.

C'est alors qu'on interpose la plaque supportant l'objet à examiner entre l'orifice de la platine et l'objectif.

Il ne s'agit plus, pour avoir une image nette, que de mettre au point, ce qui se fait en abaissant très lentement le tube glissant, jusqu'à ce qu'on aperçoive à peu près clairement les contours de l'objet, et en tournant légèrement dans un sens ou dans un autre la vis micrométrique qui surmonte la colonne, jusqu'à ce que les détails apparaissent avec une pureté parfaite.

Il arrive souvent que les commençants, en manœuvrant trop brusquement le tube glissant, écrasent la préparation. Nous leur indiquerons un petit moyen qui leur évitera ce désagrément. Il consiste à abaisser d'abord le tube de façon que la lentille touche la lamelle, et à le relever ensuite graduellement, en gardant l'œil à l'oculaire jusqu'à ce que l'image soit visible. On laisse alors le tube, et tournant la vis micrométrique dans un sens ou dans l'autre, on achève de mettre au point. Nous ajouterons que deux ou trois jours d'exercice suffisent à l'étudiant pour acquérir la sûreté de main suffisante pour manœuvrer son instrument sans craindre d'altérer la préparation.

Nous avons choisi, pour notre premier exemple, l'examen d'un objet d'une certaine étendue, ce qui fait que l'on est presque sûr de le rencontrer dans le champ du microscope ; mais si nous prenons un fragment de cheveu, par exemple, ou un globule sanguin, il y a beaucoup de chances pour que d'abord l'on n'aperçoive rien. Dans ce cas, on devra, d'une main, faire osciller la lame de verre portant l'objet, et de l'autre abaisser lentement le tube du microscope. Quand on sera presque au foyer, en continuant de faire mouvoir la préparation, on verra une foule de points s'agiter dans le champ de l'instrument. En tâtonnant quelque temps, on ne tardera pas à voir l'objet se présenter sous les yeux.

Le petit moyen suivant aidera quelquefois : la lamelle que l'on emploie pour couvrir, bien que nettoyée soigneusement, conserve presque toujours quelque impureté à sa surface (un grain de poussière, un filament de linge). En abaissant le tube, on arrivera à découvrir ces petits corps avant d'apercevoir l'objet. On en conclura que l'on est presque au point, et en abaissant encore quelque peu, on finira par tomber juste.

Nous le répétons, ces petites manipulations sont fort simples et deviennent, en quelques jours, tout à fait automatiques.

Les détails précédents bien compris (et l'élève devra manipuler pour s'exercer), surgit la question du choix de l'objectif à employer.

Quand on commence, on s'imagine que l'on voit beaucoup mieux avec un fort grossissement qu'avec un plus faible. C'est une grave erreur; et nous allons démontrer qu'il est de la plus haute importance de choisir tel ou tel objectif dans des cas déterminés.

Si, pour continuer notre exemple, nous examinons l'aile de mouche avec un grossissement de 15 diamètres, nous la verrons entière avec les poils qui hérissent sa surface, et nous aurons une bonne idée de sa structure et de sa constitution histologique. Si, au contraire, nous employons, tout d'abord, un grossissement de 1,000 diamètres, nous verrons tout simplement dans le champ du microscope un poil ou deux, et il faudra être bien perspicace pour reconnaître l'objet en question.

S'il s'agit d'un diagnostic pathologique, un exemple bien simple nous fera comprendre l'importance des observations à l'aide d'objectifs faibles.

Prenons d'un côté une coupe de bourgeon charnu, composée uniquement d'éléments cellulaires embryonnaires et une coupe de carcinôme, composée d'éléments cellulaires, contenus dans des lacunes de tissu conjonctif.

Voit-on, de suite, à quelle erreur de diagnostic on peut être exposé.

Si, prenant le carcinôme, on l'examine à 500 diamètres, on tombera peut-être sur les cellules seulement et on sera exposé à porter le diagnostic de tissu embryonnaire, tandis qu'avec un grossissement moins fort, on aurait reconnu de suite qu'il y avait bien des cellules, mais qu'elles n'étaient pas seules et prenaient une gravité exceptionnelle, par le stroma alvéolaire même qui les contenait.

Comment reconnaître le numéro de l'objectif à employer? Le moyen est fort simple : commencer par le numéro le plus faible et essayer successivement tous les objectifs jusqu'au plus fort. On aura, d'abord, une vue d'ensemble qui permettra de noter certains points à examiner de préférence à certains autres, et c'est sur ces derniers qu'on braquera ensuite les objectifs les plus forts.

Nous ajouterons qu'avec l'expérience (car l'expérience joue, comme en toute chose, un grand rôle en micrographie) on acquiert vite le tact nécessaire pour juger à première vue du grossissement que l'on doit appliquer dans un cas déterminé.

Il nous reste à parler des objectifs à correction et immersion, au point de vue de la mise au point.

Objectifs à correction. — « Dans ce genre d'objectifs, tels qu'ils sont construits actuellement par la plupart des fabricants, les deux dernières lentilles (par rapport à l'œil regardant à travers l'oculaire) occupent entre elles une position invariable. Elles peuvent monter ou descendre, en conservant toujours leur distance réciproque primitive, le long d'un tube intérieur portant la première lentille et cela à l'aide du collier molleté. muni intérieurement d'un pas de vis.

« Lorsqu'on fait tourner ce collier dans un sens (en vissant), on rapproche les deux dernières lentilles de la première ; en lui imprimant un mouvement contraire (en dévissant), on les éloigne.

« La petite languette que porte l'objectif limite la course de ces deux genres de rotation. Lorsqu'elle se trouve au milieu de la fente, l'espace vide est le même au-dessus et au-dessous et la correction est réglée pour des lamelles couvre-objets d'une épaisseur moyenne, soit un septième de millimètre.

« Quand la languette touche le bord inférieur de la fente, les lentilles étant aussi rapprochées que possible, la correction convient aux épaisseurs de verre les plus fortes que l'objectif puisse souffrir. Il va sans dire que si la languette butte contre le bord supérieur de la fente, le contraire a lieu.

« M. Prazmowski, dans ces dernières années, a imaginé des objectifs à correction double pour les très forts grossissements. Ils ont pour but de modifier, selon les besoins, les distances qui existent entre les trois lentilles. » (Van Heurck, *Le Microscope*.)

Que la correction soit simple ou double, la manœuvre de mise au point est la même : on commence, le curseur étant au milieu de la fente, par mettre au point la préparation, à l'aide de la vis micrométrique. Puis, sans lâcher cette dernière, on tourne le collier tout doucement dans un sens et l'on fixe un objet très fin. Si les détails s'améliorent, on continue jusqu'à ce que l'on ait un maximum de netteté.

Sinon, on revient au point de départ et l'on continue dans l'autre sens.

Il faut, chaque fois que l'on touche au collier, remettre au point avec la vis micrométrique.

Objectifs à immersion. — Le maniement est le même que ci-dessus avec cette différence qu'on interpose une goutte d'eau entre la lentille frontale et la préparation.

Pour cela, on en dépose d'abord, à l'aide d'une tige de verre, une gouttelette sur la préparation et une autre sur la lentille, après avoir eu soin de retirer le tube pour pouvoir en tourner l'extrémité inférieure en haut. Puis on l'abaisse doucement, jusqu'à ce que les deux gouttes se confondent.

Il ne reste plus qu'à mettre au point jusqu'à ce qu'on obtienne le maximum de netteté.

Avec les objectifs à immersion homogène, le liquide employé est généralement l'huile de cèdre.

On devra prendre grand soin d'éponger les objectifs après chaque opération, surtout si l'on emploie de l'eau qui pourrait laisser des dépôts salins à sa suite et continuer à les rayer.

Éclairage du Microscope.

La pièce dans laquelle on travaille devra être orientée, autant que possible, au nord ou à l'ouest; s'il en était autrement, il faudrait établir aux fenêtres des rideaux blancs destinés à modérer l'intensité de la lumière.

On devra également disposer devant le miroir du microscope un écran en carton percé de trous en arrière desquels on pourra fixer des plaques de verres de différentes nuances.

La lumière blanche du ciel est celle qui donne les meilleurs résultats. Un ciel bleu est moins favorable. Jamais on ne devra observer directement à la lumière solaire.

Quand on se sert de faibles grossissements, on emploie le miroir plan. Le miroir concave est réservé pour les objectifs plus puissants.

La lumière directe est la plus employée. Cependant, dans quelques cas et surtout lorsqu'il s'agit de l'étude des diatomées, il est nécessaire de recourir à l'*éclairage oblique*. On l'obtient en faisant sortir le miroir de l'axe de l'instrument et en l'inclinant latéralement par rapport à la platine.

Les rayons qui tombent à sa surface sont donc réfléchis de manière à pénétrer obliquement dans la préparation que l'on se propose d'examiner.

On doit dans ce cas débarrasser la platine de tous les diaphragmes ou condensateurs et laisser son orifice absolument vide.

Si l'on se livre le soir à l'étude, ce qui peut se faire parfaitement, sans le moindre inconvénient, il est de toute nécessité d'avoir un bon éclairage. La lampe à pétrole, avec sa lumière blanche, est la meilleure. On devra posséder une grande loupe, que l'on disposera, au besoin, devant la flamme pour diriger la clarté sur la place où l'on manipule. On trouvera chez MM. Prazmowski et Vérick des modèles de lampes d'un usage parfait.

Lumière monochromatique. — Depuis quelque temps, dit le Dr Van Heurck, les micrographes, surtout ceux qui s'occupent de l'étude des Diatomées, se servent d'un éclairage spécial pour l'étude des stries difficilement visibles. Ils emploient la lumière monochromatique, c'est-à-dire qu'ils ne font usage que d'un seul des rayons du spectre, et c'est le rayon bleu qui est préféré comme permettant d'obtenir le maximum d'effet. La lumière monochromatique peut s'obtenir de plusieurs façons : d'abord en décomposant la lumière blanche par un prisme, ensuite en tamisant la lumière à travers une cuvette contenant une solution de sulfate de cuivre ammoniacal. On installe dans la fenêtre une planche portant une monture de microscope solaire dont on enlève l'objectif et le focus, on introduit dans l'appartement un rayon de soleil que, à l'aide du miroir articulé du microscope solaire, on fait tomber sur le miroir placé obliquement du microscope d'étude. La cuve est mise tout près du microscope solaire et la solution employée doit être d'un beau bleu suffisamment foncé. C'est cette méthode d'opérer que nous avons employée pendant longtemps, mais depuis que nous possédons l'excellent condenseur du professeur Abbé, nous n'avons plus besoin d'une installation aussi compliquée. Nous nous contentons de placer le diaphragme aussi excentriquement que possible et de recevoir les rayons solaires sur le miroir plan après leur avoir fait traverser 3, 4 ou 5 verres d'un bleu foncé que l'on place simplement à quelques centimètres de distance devant le microscope. Le nombre des verres bleus doit être proportionné à l'intensité de la lumière solaire, et l'on s'abrite de la lumière superflue à l'aide d'un écran de carton.

CHAPITRE VI

DES TEST-OBJETS

On nomme *test-objets* des préparations spéciales consistant en objets d'un diamètre extrêmement petit et dont les détails, vu leur délicatesse, ne peuvent être perçus qu'avec des objectifs à la fois de premier choix et d'une grande puissance.

Ce sont, en un mot, des objets d'épreuve à l'aide desquels on peut juger la valeur des objectifs d'un microscope.

Parmi eux, il en est un certain nombre d'assez simples et destinés à l'essai des grossissements faibles ou moyens (*Lepisma saccharina* L., *Pieris Brassicæ*, *Hipparchia Janira*, *Pygidium* de la puce) et d'autres plus difficiles (*Pleurosigma angulatum*, *Grammatophora subtilissima*, *Surirella gemma* et *Amphipleura pellucida*).

1° *Lepisma saccharina*. — Ce sont les écailles qui recouvrent le corps d'un petit insecte de la famille des Thysanoures. Elles sont de deux formes différentes : les unes arrondies à stries longitudinales et à stries obliques par rapport aux premières, les autres coniques. Les premières sont plus difficiles à résoudre.

C'est un test qui convient pour des amplifications de 100 à 150 diamètres.

2° *Pieris brassicæ*. — Ce test consiste dans les écailles des ailes du grand papillon du chou. Avec un grossissement de 3 à 400 diamètres, on distingue deux séries de lignes : les unes transversales, les autres longitudinales.

Difficile pour voir nettement les détails.

3° *Hipparchia Janira*. — Ce papillon fournit également un test assez difficile à résoudre. Les écailles présentent deux sortes de lignes longitudinales et transverses, très rapprochées. La distance qui les sépare est de 1/1200 de millimètre environ.

A étudier dans la lumière oblique. Dans la lumière directe avec 200 diamètres, on ne peut voir que les stries longitudinales.

4° *Pygidium de la puce*. — C'est une sorte de plastron qui se trouve à la partie postérieure du corps de cet animal. Il présente une trentaine d'aréoles contenant à leur partie centrale un poil long et rigide, et entourés de petites élévations cunéiformes.

C'est un bon test pour les objectifs de moyenne force.

Les élevures cunéiformes doivent être vues terminées en pointe et non arrondies.

Le D⁰ Van Heurck le recommande spécialement.

Les quatre tests suivants sont empruntés à la carapace de diverses diatomées.

5° *Pleurosigma angulatum*. — C'est un des types qui accompagnent le plus souvent les microscopes. Examiné à la lumière directe, et avec un grossissement moyen, sa surface paraît lisse; mais si l'on fait intervenir la lumière oblique on voit apparaître un réseau de trois systèmes de lignes se croisant sous un angle de 60°.

En employant les plus forts objectifs, ces lignes se résolvent en une série de petites perles.

6° *Grammatophora subtilissima*. — Cette diatomée présente sur son bord des lignes longitudinales et transversales. Ces dernières exigent, pour être nettement aperçues, des amplifications considérables et d'excellents objectifs.

7° *Surirella gemma*. — C'est un des tests les plus difficiles à examiner. On devra chercher à distinguer deux sortes de lignes, les unes perpendiculaires à la ligne centrale, faciles à voir dans la lumière directe, et les autres, perpendiculaires aux premières et visibles seulement dans la lumière oblique et avec les plus forts objectifs.

La surface du test se résout alors en une série de petites perles allongées, disposées alternativement.

8° *Amphipleura pellucida*. — C'est actuellement, dit le D⁰ Van Heurck, auquel on doit tant d'excellents travaux sur les diatomées et de savantes recherches, la diatomée la plus difficile à résoudre. Elle possède des valves lancéolées à trois carènes dont une médiane ou dorsale et les deux autres marginales. Il n'y a pas de nodule central, mais deux nodules terminaux allongés qui terminent la carène dorsale.

Ce n'est que dans ces derniers temps que l'amphipleura a acquis son importance comme test, et ce, grâce aux perfectionnements considérables que certains objectifs ont reçus. En ce moment même, ce test ne peut guère encore être résolu, dans les conditions ordinaires d'éclairage, que par certains objectifs hors ligne, tels que le nouveau 1/8ᵉ de Powell et Lealand et le 1/10ᵉ de Spencer.

Sauf avec ces objectifs, la façon la plus certaine et la plus facile d'en obtenir la résolution, c'est de se servir de la lumière monochromatique. Alors on peut sans beaucoup de peine, avec la plupart des bons objectifs des opticiens cités plus haut, faire apparaître les fines stries transversales, avec le simple emploi du miroir placé obliquement. La résolution en perles est beaucoup moins facile.

Il a régné une grande diversité d'opinions sur le nombre de stries transversales que l'on peut y compter par millimètre. Le nombre en a été exagéré, et l'on a été jusqu'à prétendre qu'il y en avait 150,000 par pouce. Ce nombre varie, en réalité, selon la dimension des frustules. Il est en moyenne de 3,700 par millimètre.

Nous terminerons ce chapitre en disant quelques mots des tests de Möller et de ceux de Nobert.

Tests de Möller. — Cet habile préparateur (à Weddel, Holstein) fournit des plaques contenant une vingtaine de diatomées rangées les unes à côté des autres et présentant des difficultés d'observation de plus en plus considérables.

Ces petites séries sont excellentes pour le contrôle journalier des divers objectifs.

Test de Nobert. — Cet opticien est parvenu à tracer sur des lames de verre des lignes tellement rapprochées, que l'on a peine à croire que la main de l'homme puisse arriver à une telle perfection et créer une telle merveille de mécanique.

Ce test se présente comme une préparation microscopique ordinaire. Les lignes sont tracées au centre d'un couvre-objet en verre appliqué sur un porte-objet, en forme de préparation.

Il est divisé en trente groupes.

Dans le premier, l'espace d'un millimètre contient 413 lignes, dans le quinzième 2,215, et dans le trentière 3,544.

L'opinion est très partagée sur la valeur réelle de cet instrument comme moyen d'épreuve. On lui reproche de ne pas donner toujours une précision suffisante, par suite de la différence dans le verre employé et à cause du plus ou moins de pression de la pointe de diamant pour tracer les lignes.

On comprendra facilement combien ces nuances sont peu importantes en présence de l'extrême finesse des lignes, et quant à nous, nous sommes d'avis que c'est un des meilleurs appareils auxquels on puisse recourir pour mesurer le pouvoir définissant de tel ou tel objectif.

Comme conclusion à ce chapitre, nous conseillerons vivement aux personnes qui désirent acheter un microscope, de ne pas faire cette dépense sans recourir à l'expérience d'un guide capable de vérifier les objectifs et de déterminer leur valeur réelle.

C'est ainsi qu'il ne faut jamais, sans les faire contrôler, acheter des instruments d'occasion. Tel microscope qui était bon il y a dix ou quinze ans est fatalement inférieur aujourd'hui. Les objectifs d'ailleurs s'altèrent à la longue par une sorte d'oxydation du baume de Canada qui réunit les lentilles, et perdent de leur limpidité.

Nos élèves savent que nous sommes toujours à la disposition de ceux qui auraient besoin d'un conseil à ce sujet.

CHAPITRE VII

On comprend sous ce nom les procédés employés pour connaître le diamètre réel des objets observés au microscope.

On est convenu d'adopter comme unité le millième de millimètre qu'on représente par la lettre grecque μ. C'est ainsi qu'on dit que les hématies ont 7 millièmes de millimètre de diamètre ($7\,\mu$).

Avant de choisir des sujets délicats, il sera bon, pour s'exercer, d'opérer sur des objets d'un certain volume, un cheveu par exemple.

Nous décrirons deux procédés :

1° *Procédé de mensuration au moyen du micromètre objectif et du micromètre oculaire.* — On commence par se procurer un micromètre objectif. C'est une petite lame de verre sur laquelle on a gravé au diamant deux traits distants d'un millimètre et entre lesquels, au moyen d'une machine à diviser, on a tracé cent divisions. Il en résulte donc que l'espace compris entre deux petites lignes = 1 centième de millimètre.

Ces divisions sont invisibles à l'œil nu, mais, en plaçant la plaque où elles sont tracées sur la platine du microscope et en l'examinant avec l'objectif n° 5 par exemple, on les aperçoit fort distinctement.

Ce premier point établi, on remplace l'oculaire ordinaire dont on vient de se servir par un oculaire micrométrique. Il diffère du premier en ce qu'il contient une plaque de verre portant des divisions plus espacées que dans le micromètre objectif, mais également distantes. En mettant l'œil à cet oculaire, on les aperçoit facilement, grossies qu'elles sont par la lentille.

Il s'agit de savoir quel espace les sépare.

Regardant alors dans le tube du microscope, on remarque que les traits du micromètre oculaire sont superposés à ceux du micromètre objectif, et si l'on fixe 10 divisions par exemple du premier, on verra qu'elles correspondent à 3 divisions du second ou 3 centièmes de millimètre.

Une division du micromètre oculaire vaudra donc $0^{mm},03 : 10$ ou $0^{mm},003$.

Ce qu'on vient de faire avec l'objectif n° 5, on le fera avec les autres, et on établira un tableau donnant la série des grossissements du micromètre oculaire avec tel et tel système.

Pour connaître le diamètre d'un objet, la chose est dès lors très facile. Il suffit de le considérer avec l'oculaire micrométrique, et si le cheveu dont nous parlions au début exige, pour être recouvert, 22 divisions de l'oculaire, il aura pour diamètre 3 millièmes de millimètre $\times$ 22 ou $0^{mm},066$.

Si les lignes de l'oculaire micrométrique n'étaient pas parallèles au grand axe de l'objet observé, on le tournerait un peu de façon à les ramener dans une direction convenable.

Pour mesurer le diamètre d'objets plus fins, on fait osciller la lame de verre qui les supporte jusqu'à ce que, par le tâtonnement, on soit arrivé à faire coïncider l'image de l'objet avec un nombre exact de divisions de l'oculaire micrométrique.

2° *Procédé de mensuration par la chambre claire.* — On place le micromètre objectif sous le microscope et on met au point. Appliquant alors la chambre claire sur l'oculaire, on dessine sur le papier l'image de quelques-unes des divisions. Si l'espace qui sépare chacune d'elles est un millimètre par exemple, il est clair que l'on aura affaire à un grossissement de cent diamètres.

Enlevant le micromètre objectif et y substituant l'objet dont on veut connaître le diamètre, on le dessine également à la chambre claire. Mesurant les dimensions de l'image obtenue, on divise le chiffre par 100 et on a le diamètre exact de l'objet.

CHAPITRE VIII

OUTILLAGE DU MICROGRAPHIE

Les études micrographiques exigent un assez grand nombre d'instruments. Nous ne sommes pas de l'avis de ceux qui prétendent qu'avec un rasoir et deux ou trois aiguilles, on peut faire toutes les recherches désirables. Si l'on veut avoir des résultats satisfaisants, il faut, au contraire, être parfaitement outillé et posséder des instruments de qualité supérieure. Nous allons les décrire successivement :

1° *Table de travail.* — La première condition est de se procurer une table solide et un peu massive, qui ne soit pas susceptible d'oscillation au passage des voitures et que l'on disposera devant une fenêtre, de façon que le jour arrive directement sur le microscope pendant le travail. Cette table sera recouverte d'une plaque de glace posée sur une couche de ouate, destinée à l'empêcher de se briser, dans le cas où l'on viendrait à s'appuyer sur elle.

Un excellent procédé consiste à étendre une couche de plâtre sur laquelle on dépose la plaque de glace qui, lorsque la masse est solidifiée, se trouve fixée parfaitement d'aplomb et acquiert ainsi une grande solidité.

Il est bon de glisser sous cette lame de glace une plaque de carton partagée en quatre carrés, teintés de couleurs différentes (rouge, vert, noir et blanc, par exemple). Les objets que l'on examine ressortent mieux, dans certains cas, quand on les manie au-dessus d'un fond de telle ou telle couleur.

C'est sur cette table que l'on disposera les principaux instruments de travail, en évitant toutefois l'encombrement qui gêne les mouvements. Nous recommanderons également les plus grandes précautions de propreté dans les manipulations. La poussière est l'ennemie du micrographe et surtout de celui qui débute. Souvent il voit dans une préparation des objets qui attirent son attention et qu'il croit appartenir à la pièce qu'il examine ; ce ne sont le plus souvent que des corps étrangers de la nature la plus variée.

Il est bon que la table soit munie de tiroirs et entourée d'un petit rebord, pour empêcher les instruments de tomber.

2° *Lames de verre*. — On doit en avoir une provision. Elles seront rodées sur les bords, de façon à ne pas blesser les doigts, et plutôt minces qu'épaisses. On choisira le verre que les vitriers appellent « extra-mince ». Les dimensions devront toujours être les mêmes, de manière que la même boîte puisse contenir toutes les préparations.

Le format généralement adopté est le suivant : 72 à 75 millimètres de longueur et 24 à 25 de largeur.

Inutile d'ajouter que le verre doit être de premier choix, bien blanc et qu'il ne doit présenter à sa surface ni stries, ni bulles d'air.

Ces lames et les lamelles dont nous allons parler se trouvent chez tous les opticiens.

3° *Lamelles*. — Ce sont des plaques de verre très mince dont on se sert pour recouvrir l'objet à examiner, préalablement plongé dans l'eau ou dans un liquide quelconque. Elles sont destinées à le préserver de la poussière et surtout à produire une surface parfaitement plane, de façon que tous les points d'une préparation se trouvent ensemble au foyer de l'objectif. Les opticiens les livrent toutes coupées, soit sous forme de plaques carrées, soit sous forme de disques. On doit en posséder de ces deux formes. Nous verrons plus loin dans quels cas on doit choisir l'une ou l'autre.

Pour s'en servir, il est nécessaire qu'elles soient absolument propres. Pour arriver à ce résultat, on les fera tremper pendant quelques heures dans un mélange à parties égales d'eau et d'acide azotique ou chlorhydrique, et on les plongera ensuite dans de l'alcool simple. C'est de ce dernier bain qu'on les retirera pour les essuyer, au fur et à mesure des besoins. Plus que les lames de verre, il est indispensable qu'elles soient sans défauts.

Pour les essuyer sans les casser, il faut beaucoup de précautions. On les saisira entre le pouce et l'index, recouverts d'un linge, et on les fera rouler entre ces deux doigts sans trop de force, de telle sorte que tous les points de la surface soient frottés successivement.

4° *Porte-réactifs*. — Ainsi que nous le verrons tout à l'heure, le micrographe emploie à chaque minute un certain nombre de réactifs chimiques, qu'il doit constamment posséder à sa portée. Les flacons ordinaires se renversent facilement, aussi M. Ranvier a-t-il imaginé un petit appareil fort simple, mais dont l'utilité et la commodité sont de tous les instants. Il consiste en un cristallisoir bouché d'une plaque de liège percée de trous, dans lesquels entrent à frottement doux de petits flacons à pipette. Le tout est recouvert d'une cloche de verre, pour préserver de la poussière. Les flacons sont au nombre de six. Dans le chapitre suivant, nous dirons quels sont les réactifs que le micrographe doit toujours avoir à sa disposition sur sa table de travail.

Pour se servir de cet appareil, rien de plus simple : on n'a qu'à saisir la pipette en bouchant l'orifice avec la pulpe du doigt et à déposer sur la lame de verre la goutte de réactif qui tend à s'en échapper ; puis on la replonge tout naturellement dans le flacon auquel elle appartient. Il n'y a aucune perte de temps, et les flacons sont toujours bouchés. C'est un des accessoires les plus indispensables.

Ces appareils, ainsi que tous les objets de verrerie, se trouvent chez Leviel, rue de l'Ancienne-Comédie, n° 21, ou chez Cogit, 17, quai Saint-Michel.

5° *Chambre humide*. — Autre appareil fort utile. C'est une petite étagère formée de quatre montants de bois reliés en carré par des tringles de verre.

Les coupes que l'on ne peut monter de suite et qui ne pourraient se conserver à l'air libre sans se dessécher sont reçues sur des plaques de verre, que l'on dépose sur les traverses, et tout l'appareil est enfermé sous une cloche reposant sur une assiette contenant une certaine quantité d'eau.

Les préparations, étant ainsi maintenues dans un air humide, se conservent sans altération pendant deux ou trois jours.

Nachet construit un modèle encore plus commode. C'est une sorte de petite vitrine contenant dans sa partie inférieure une capsule remplie d'eau, et dont les parois sont garnies de rainures dans lesquelles on glisse les préparations que l'on veut conserver. Nous recommanderons encore le modèle de M. Cogit, extrêmement simple et très bon marché.

6° *Microtomes.* — Les tissus à étudier, pour être perméables à la lumière, doivent être réduits en tranches ou lamelles excessivement minces (1/20° ou 1/40° même de millimètre d'épaisseur), sinon il serait impossible à l'œil de reconnaître l'agencement de leurs éléments constitutifs, par suite de leur tassement les uns sur les autres. Il faut donc pouvoir obtenir une tranche qui ne contienne qu'une épaisseur ou deux au plus de ces éléments. Pour atteindre ce résultat, dans beaucoup de cas et surtout lorsqu'on a acquis l'habitude nécessaire, on peut couper, à main levée, des tranches assez minces, mais on n'est jamais sûr de réussir du premier coup et surtout de pratiquer une section à l'endroit voulu. On a donc cherché à remédier par des procédés mécaniques à cette inexpérience des doigts, et c'est dans ce but qu'on a imaginé les microtomes.

Nous passerons successivement en revue les modèles des divers fabricants :

1° *Grand modèle de M. Nachet* (fig. 80 et 81). — Ce nouveau microtome se distingue des anciens modèles par plusieurs innovations. Le chariot qui porte le rasoir glisse sur une *plaque d'agate* bien dressée : il est muni de quatre pivots de la même matière donnant une friction absolument régulière et d'une douceur remarquable, sans qu'il soit besoin d'aucun lubrifiant : deux galets roulants, situés sous la règle d'agate, assurent l'adhérence parfaite de ce chariot sur son plan de glissement.

Le porte-objet est attaché à un mécanisme élévateur micrométrique qui n'est autre que le mécanisme à prisme des mouvements lents des grands microscopes, incliné de façon à ralentir encore plus l'élévation et à permettre de faire des coupes aussi fines que pourront les exécuter les lames de rasoirs les plus parfaites et la nature des tissus. Une disposition mécanique spéciale à la vis assure l'absence absolue de temps perdu ; le compteur placé sur la tête de la vis indique donc très exactement l'épaisseur de la section ; en plus, le mouvement d'ascension de la pièce est obtenu automatiquement par le moyen suivant : à chaque course du porte-rasoir, un levier, frappé à son extrémité, met en marche une roue à rochet, dont l'arbre porte une vis tangente actionnant le bouton de la vis

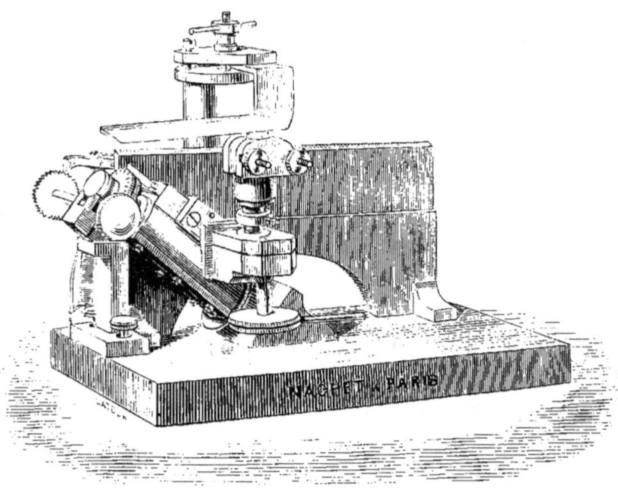

Fig. 80. — 1/5 de grandeur.

de rappel, de sorte que, à chaque rencontre du levier et du chariot, la vis fonctionne de 1/500 de millimètre.

Si l'on veut faire avancer la pièce d'une plus grande quantité, il n'y a qu'à répéter le choc léger de l'extrémité du levier. Tous les mécanismes sont d'une solidité telle qu'il n'y a pas de trépidations possibles dans l'appareil.

Ce microtome en outre permet de faire les *coupes dans l'alcool* par une installation additionnelle très simple et entièrement nouvelle. Une cuve en métal, percée au centre d'une large ouverture (fig. 80), garnie d'une membrane en caoutchouc souple, est placée sur des supports au-dessus de l'appareil micrométrique ; le caout-

chouc est perforé d'un trou dans lequel on engage l'arbre vertical
porteur de la pince des objets ; le rebord de cet arbre, s'appliquant
sur une partie inférieure fixée au mouvement lent, vient serrer et
rendre étanche la poche de caoutchouc. Dans ces conditions,
l'objet ajusté ne dépasse pas le niveau de la cuve qu'on remplit
d'alcool.

Pour pénétrer facilement dans la couche de liquide, le rasoir est
construit à étage, c'est-à-dire que le plan de la lame est plus bas que
la queue d'environ 3 centimètres et vient plonger et manœuvrer
dans le liquide. On conçoit que rien ne gêne les mouvements, la

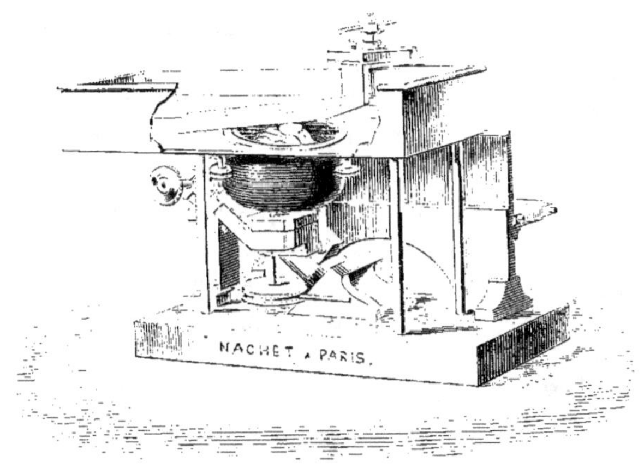

Fig. 81. — Disposition pour couper dans l'alcool.

cuve n'étant en contact avec l'appareil élévateur que par la membrane de caoutchouc, qui peut céder des quelques millimètres nécessaires à la marche du mouvement lent. La pince adoptée est
l'étau simple à deux vis : elle est montée sur une boule genouillère
d'assez grand diamètre pour développer une surface de compression de 12 centimètres carrés, au moyen d'une vis de serrage à levier, lui donnant une fixité complète : et lorsqu'on incline une
pièce à couper, elle reste toujours voisine de l'axe du système de
serrage.

La pince peut être remplacée avec la plus grande facilité par une
platine à congélation.

L'appareil complet avec deux pinces, la cuve à alcool et le rasoir, est du prix de 300 francs.

C'est un fort bon modèle, permettant d'exécuter rapidement nombre de coupes extrêmement fines.

2° *Petit modèle de Nachet* (fig. 82). — C'est le plus simple de tous et celui que nous conseillons dans nos cours. Avec un peu d'habitude il permet de faire de très bonnes coupes.

Il consiste tout simplement en un tube surmonté d'une plate-

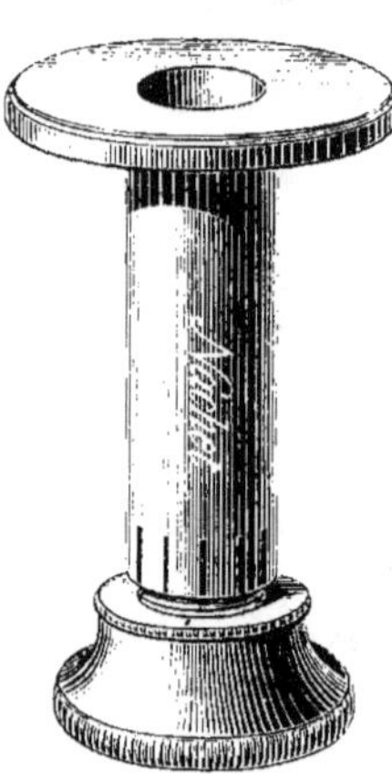

Fig. 82.

forme, dans lequel pénètre à vis un autre tube plein qui glisse à frottement doux. Lorsque les deux tubes sont entrés inégalement l'un dans l'autre, il reste une cavité où se place l'objet à couper (nous verrons, au chapitre des coupes, la manière de le fixer), et en vissant graduellement le tube plein, on fait dépasser cet objet d'une quantité extrêmement minime. Le tranchoir, rasant alors la plate-forme, enlève tout ce qui dépasse, c'est ce que l'on appelle « faire une coupe ».

Tout est réuni dans ce petit instrument : maniement facile, coupes minces, modicité du prix. Tout micrographe doit le posséder.

Nachet vient d'ailleurs d'apporter à ces instruments un heureux perfectionnement. Autrefois la platine, qui est en cuivre, était simplement nickelée. Il en résultait, malgré toutes les précautions, des inégalités de surface fort préjudiciables à la bonne exécution des coupes.

Aujourd'hui, formée d'une plaque de nickel massif, elle est mathématiquement planée et le fonctionnement de l'appareil est alors irréprochable.

3° *Modèle de M. Favre* (fig. 83). — Ce système, dû à M. Lelong, a été copié depuis par un grand nombre de fabricants.

Il est très commode, et surtout très rapide. Son prix est de 60 francs.

Cet appareil consiste en deux plaques verticales AA, laissant entre elles un espace à moitié comblé par un plan incliné sur lequel glisse une pièce B destinée à contenir l'objet à couper que l'on place dans la cavité C, où elle est fixée par pression au moyen de la vis D, qui permet, en attirant ou en reculant la portion E, qui sert de pince, d'augmenter ou de diminuer la cavité.

A l'autre extrémité de l'appareil est une vis F qui vient buter contre le plan incliné et le pousse dans la direction de la flèche. On comprend qu'il arrive un instant où l'objet dépasse la platine GG. Au moyen d'un rasoir, on enlève cette portion pour égaliser la

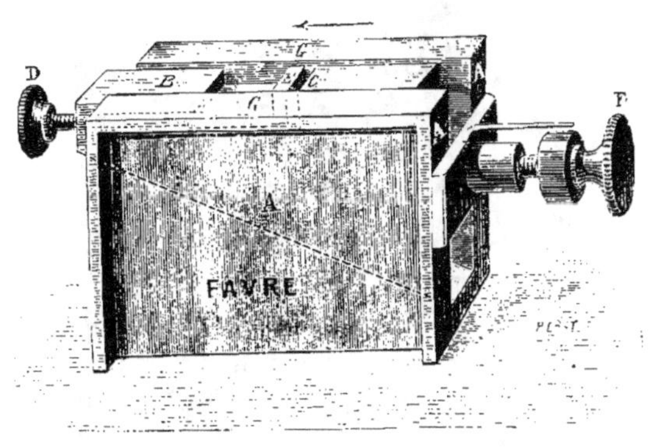

Fig. 83.

pièce, et, recourant alors à la vis micrométrique F, on le fait de nouveau dépasser d'une ou deux divisions de façon à obtenir enfin une coupe suffisamment mince (1).

4° *Modèles de M. Vérick.* — Cet habile opticien a construit plusieurs appareils remarquables à divers titres :

A. *Le grand modèle Rivet* perfectionné (fig. 84) se recommande tout particulièrement aux histologistes. Il est destiné aux laboratoires. Il se compose d'une double glissière, l'une A horizontale et l'autre B la croisant sous un angle fort aigu. La glissière A reçoit le bloc E, qui porte le rasoir. La glissière B reçoit deux pièces

(1) Chez M. Favre, fabricant d'instruments de chirurgie, rue de l'École-de-Médecine, n. 1.

distinctes : 1° le bloc D, destiné à supporter la pince porte-objet;
2° la vis micrométrique C.

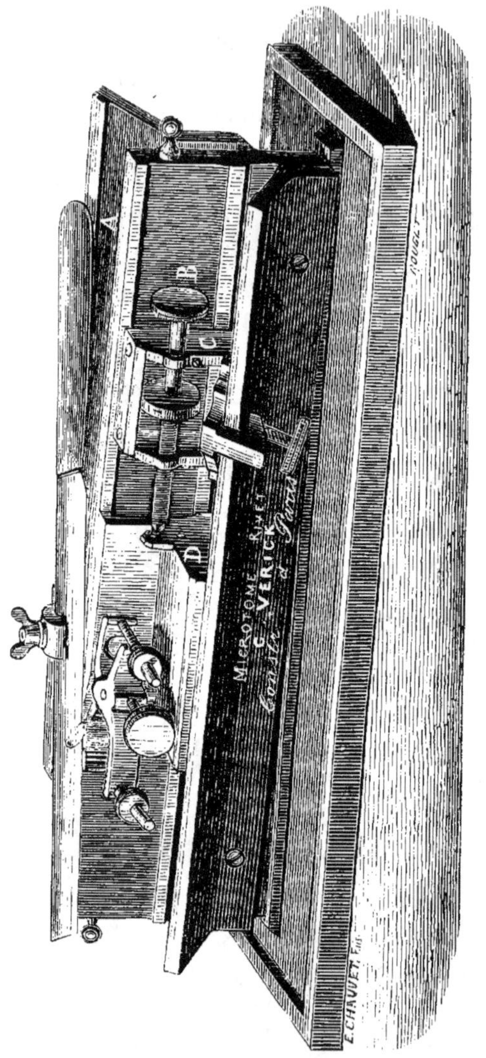

Le rasoir est fixé sur le bloc E, le dos de la lame étant placé dans
la rainure de la pièce E. La vis est serrée et le maintient solidement dans une position fixe, parfaitement horizontale.

La pièce E, qui se glisse à volonté sous la lame du rasoir, permet de diriger en bas le tranchant et d'en modifier l'angle d'incidence sous lequel il attaque la pièce à couper. Celle-ci sera collée sur un morceau de liège d'une forme appropriée à la surface duquel il est bon de tracer avec un bon scalpel quelques rainures superficielles. On dépose sur la surface sèche de ce bouchon une couche d'une solution de gomme fort épaisse.

Le fragment à examiner y est placé dans la position convenable, et le tout est mis à durcir dans de l'alcool à 90° pendant vingt-quatre à quarante-huit heures. Veut-on pratiquer les coupes du fragment durci, — il suffit de fixer le bouchon qui le porte dans la pince porte-objet ; — celle-ci est placée à la hauteur convenable, et, après avoir aplani la surface du fragment avec un rasoir ordinaire, on fixe la vis micrométrique C de façon à ce que sa pointe soit au contact du bloc D. Chaque tour complet de la vis micrométrique élève le porte-objet 1/100° de millimètre.

Il suffit alors d'humecter d'alcool fort, avec un pinceau, la face supérieure du rasoir. Et celui-ci, mené rapidement dans la glissière B, sectionne à chaque voyage une coupe mince de la pièce à examiner. Cette coupe est cueillie avec un pinceau sur la lame du rasoir et déposée dans un vase rempli d'eau.

On peut régler à volonté l'épaisseur des coupes en faisant avancer plus ou moins la vis micrométrique.

Un mouvement automatique qui élève chaque fois le porte-objet de 1/100° de millimètre est adapté au petit modèle de ce microtome. Cette ascension s'exécute par le choc du bloc de la glissière A sur un petit levier qui, par une disposition simple, transmet son mouvement de va-et-vient à une vis verticale.

Il est aisé, avec cet instrument, de pratiquer des coupes immédiates des tissus à examiner. M. Vérick joint en effet à ce modèle un appareil à réfrigération qui se monte sur le bloc porte-objet. Le fragment à examiner doit être assez mince. On le place sur la petite tablette métallique quadrillée de rainures et on fait alors agir le jet d'un pulvérisateur à éther au-dessous de cette tablette.

L'eau qui imbibe le fragment de tissu suffit, en se congelant, à le fixer sur le porte-objet. Les coupes sont pratiquées comme sur des fragments durcis par les méthodes ordinaires.

Elles doivent être reçues dans un cristallisoir rempli d'eau bouillie et légèrement alcoolisée. Il est bon, avant de les monter dans la glycérine, d'en fixer les éléments cellulaires en les laissant quelques heures dans l'alcool au tiers ou dans une solution d'acide picrique.

B. *Microtome de Roy*. — M. Vérick a perfectionné cet appareil sous la haute direction de M. Malassez, qui en a fait en quelque sorte un instrument nouveau.

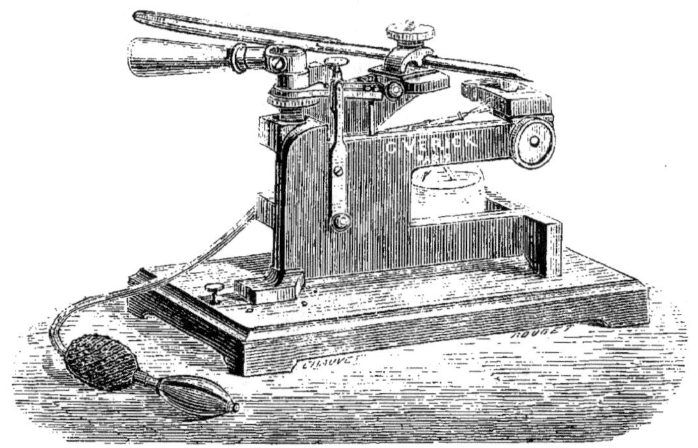

Fig. 85.

Ce modèle présente, entre autres avantages, celui d'exécuter les coupes automatiquement, dans l'eau et dans l'alcool et d'épaisseur comme de direction voulues. C'est un instrument précieux pour les besoins ordinaires de l'histologie normale ou pathologique. Le nom de M. Malassez qui le recommande nous dispense d'en faire un plus grand éloge.

1° MONTAGE DES OBJETS A COUPER. — Les objets à couper, au lieu d'être saisis simplement entre les branches de la pince comme dans l'ancien appareil, sont fixés dans un tube métallique dont la partie supérieure a extérieurement la forme d'un segment de sphère ; et c'est cette partie sphérique qui est placée entre les branches de la pince, lesquelles ont été dans ce but creusées intérieurement en gouttière ; il en résulte une sorte d'articulation en genou qui permet de donner au tube, et par conséquent à l'objet qu'il contient, l'inclinaison voulue.

A l'intérieur du tube se trouve une pièce métallique verticale en forme de gouttière : elle est maintenue à son extrémité inférieure par une tige horizontale qui traverse librement les deux côtés opposés du tube. L'objet à couper se place entre sa concavité et le côté correspondant du tube, et on le serre à volonté en tournant un écrou que porte de ce côté et en dehors du tube la tige horizontale ; c'est une sorte d'étau parallèle (1).

Si l'objet est insuffisamment résistant, on peut le pincer ainsi directement ; sinon, et c'est le cas le plus fréquent, on doit l'enclaver au préalable dans une substance protectrice : carotte ou navet, moelle de Chine, de sureau ou de ferdinanda, foie ou cerveau durcis, etc. ; ou bien l'enrober dans de la cire, de la paraffine, de la gélatine, du collodion ou de la colloïdine, etc. ; mais le mieux est de le coller sur un morceau de liège, de bois ou de métal à surface rugueuse, lequel supporte la pression. Le bois est préférable, et nous fournissons à cet effet de petits cylindres de différents calibres. Le collage de la pièce s'obtient, soit avec la colle liquide à froid des papetiers, soit avec l'une des substances d'enrobage généralement employées. On peut placer plusieurs objets différents sur le même morceau de bois et faire les coupes simultanément, ce qui économise beaucoup de temps. Quel que soit le procédé de fixation employé, les objets à couper doivent *peu dépasser* les parties qui les maintiennent afin d'avoir le plus de fixité possible.

2° PLACEMENT DU RASOIR. — On peut avec le microtome de Roy se servir de n'importe quel rasoir. On le place à plat à l'extrémité de la pièce mobile, le tranchant tourné en dehors, et on le fixe au voisinage du manche par une sorte de mors qui en embrasse solidement le dos et se serre au moyen d'un écrou et d'une vis à pression.

On peut, avant de le fixer, lui donner différentes positions selon les besoins de la section. — 1° Le mors et ses accessoires, le rasoir

(1) Il a été présenté après plusieurs mois d'essai à la Société de Biologie, séance du 23 juin 1883 ; voyez aussi *Archives de physiologie*, n. du 15 novembre 1884.

par conséquent, peuvent être approchés ou éloignés de l'objet à couper. — 2° Ces diverses parties tournant autour de la vis de serrage, on peut placer le rasoir plus ou moins perpendiculairement à la pièce mobile, de façon qu'il fasse un angle plus ou moins aigu avec la ligne de mouvement et coupe, soit en glissant, soit en pressant. — 3° En enfonçant plus ou moins sur son dos une plaque métallique en forme de coin, on peut lui donner une inclinaison variable par rapport au plan de section et le faire mordre peu ou beaucoup.

3° SECTIONS AUTOMATIQUES D'ÉPAISSEUR DÉTERMINÉE. — En faisant aller et venir la mannette qui commande la vis micrométrique, on fait remonter ou descendre celle-ci, et par conséquent la pièce mobile qui porte le rasoir ; le sens du mouvement produit dépend de la position donnée à l'encliquetage. Quand donc on a des coupes à faire, on commence par faire monter le rasoir jusqu'à ce qu'il soit un peu au-dessus de l'objet à couper, puis on renverse l'encliquetage de façon que le mouvement de va-et-vient de la mannette produise un mouvement de descente. La descente voulue étant produite, on fait la section ; puis, ayant ramené le rasoir à sa position de départ, on produit une nouvelle descente, suivie d'une nouvelle section et ainsi de suite.

Si l'on veut obtenir automatiquement des coupes d'épaisseur déterminée, on porte la mannette contre le buttoir et on applique sur elle le ressort en le mettant verticalement. Cela étant, supposons qu'une coupe vienne d'être faite, et que l'on ramène le porte-rasoir à sa position de départ, contre la pièce qui porte la pince et la vis micrométrique; avant d'y arriver, il va pousser la mannette et faire ainsi tourner la vis micrométrique d'une certaine quantité ; les dispositions sont telles que cette avancée correspond à $1/50^e$ de tour, et comme la vis a un pas de $1/2$ millimètre, le rasoir se trouve baissé de $1/100^e$ de millimètre ; ce sera donc là l'épaisseur de la future coupe. Puis, pendant que commence le mouvement de section, la mannette abandonnée par le porte-rasoir et poussée par le ressort vient se réappliquer contre le buttoir, tandis que s'échappe un cran de la roue dentée, en sorte que tout se trouve remis en place ; aussi, quand le rasoir sera ramené à sa position de départ, il produira le même mouvement de descente. Ainsi

donc chaque aller et retour du rasoir déterminera une descente
de 1/100ᵉ de millimètre et donnera une coupe de cette épaisseur.

Pour avoir des coupes plus épaisses, de 2/100ᵉ de millimètre
par exemple, on ramène le porte-rasoir à sa position première et
on commence le mouvement de section ainsi qu'il a été dit plus
haut ; mais on s'arrête avant que le rasoir n'ait touché la pièce,
aussitôt que la mannette est venue se placer contre le buttoir et
qu'un cran de la roue dentée s'est échappé, et l'on ramène une

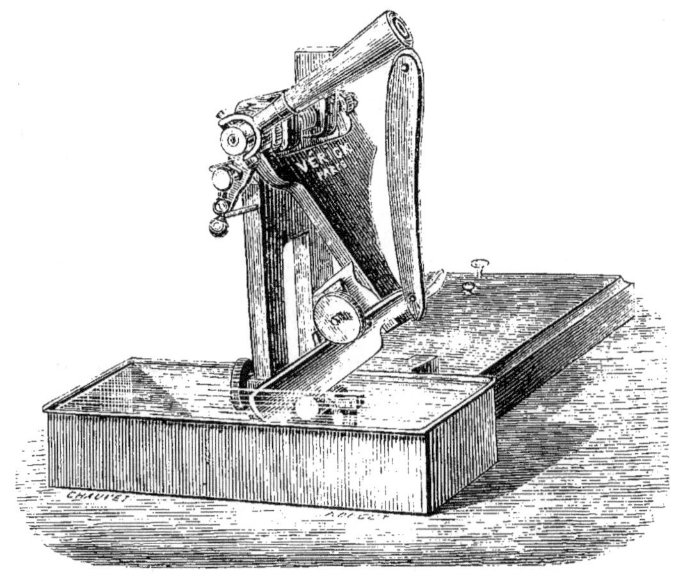

Fig. 86.

seconde fois le rasoir à sa position première, ce qui produit une
nouvelle descente de 1/100ᵉ de millimètre ; c'est alors seulement
que l'on fait la coupe, laquelle aura par conséquent une épaisseur
de 2/100ᵉ de millimètre. Pour obtenir une coupe de 3/100ᵉ, il
faudrait ramener trois fois de suite le porte-rasoir à sa position
de départ avant de faire la section ; pour une coupe de 4/100ᵉ,
quatre fois, et ainsi de suite.

4° COUPES DANS L'EAU OU DANS L'ALCOOL. — Si l'on veut faire des
coupes dans l'eau ou dans l'alcool, on appuie sur le bouton qui se

trouve sur la planchette du microtome à côté du pied voisin de la vis micrométrique et dégage ce pied ; soulevant alors l'appareil de ce côté, on le fait tourner autour de deux autres pieds comme axe et on le place dans une position verticale. L'objet à couper et le rasoir se trouvent ainsi en bas, en dehors de la planchette. Un baquet de forme convenable rempli d'eau ou d'alcool a été placé à ce niveau de façon que l'objet plonge complètement dans le liquide. Les coupes se font comme il a été dit plus haut, et à chaque mouvement on les voit se détacher et tomber dans le liquide (fig. 86).

5° Congélation. — La pince qui sert à maintenir l'objet est remplacée par la plaque à congélation, ce qui se fait facilement grâce à une vis de pression qui se serre et se desserre à la main. Pour produire le froid, on peut employer le procédé habituel de l'éther projeté par un appareil de Richardson à la face inférieure de la plaque. Au-dessous de celle-ci se trouve un réservoir métallique muni d'un petit conduit par lequel on recueille la partie du liquide qui n'a pas été vaporisée.

Au lieu d'éther, M. Malassez conseille le chlorure de méthyle (1) qui, étant volatil à la température et à la pression ordinaires, ne nécessite pas l'emploi, toujours assez fatigant, d'un vaporisateur, et donne plus rapidement un froid beaucoup plus intense, sans altérer davantage les tissus.

Il faut faire ajouter au bec des siphons grands ou petits qui contiennent ce liquide, un tuyau d'étain enveloppé d'un tube en caoutchouc ou de toute autre substance isolante, et se terminant par un ajutage. Après avoir tourné celui-ci dans la direction de la face inférieure de la plaque, on ouvre le robinet modérément et pendant un très court instant. Le chlorure de méthyle projeté avec force se vaporise rapidement. Il faut avoir eu le soin de fermer avec un petit

(1) Cette substance se vend chez les fabricants de produits chimiques, dans des siphons en verre comparables aux siphons d'eau de Seltz, ou dans de grands cylindres en bronze. Les siphons en verre sont évidemment moins solides, et laissent perdre plus facilement le chlorure ; mais ils sont beaucoup plus faciles à manier. On doit éviter avec soin les chocs et la chaleur, en raison de la haute tension à laquelle se trouve le chlorure de méthyle. Cependant les vapeurs en sont relativement moins dangereuses que celles d'éther, et une fois le siphon acheté, le prix de revient est bien moindre.

cône de bois le tuyau du réservoir afin que le chlorure en excès (on
ne saurait le recueillir) y reste et que, se vaporisant, il continue à
donner du froid, qui se communique à la plaque par les côtés du
réservoir. La congélation envahit peu à peu la pièce. Si le premier
jet de chlorure ne suffit pas pour la geler complètement, on en lance
un second, également très modéré et de très courte durée. En général la pièce est trop gelée, et il faut attendre un peu avant de la couper ; les coupes doivent se faire lentement au début, afin que le rasoir coupe et dégèle tout à la fois : puis, au fur et à mesure que la
congélation devient de moins en moins intense, on les exécute de
plus en plus rapidement.

On peut faire les coupes en laissant le microtome horizontal,
mais il est plus commode, une fois la congélation obtenue, de le
placer verticalement comme s'il s'agissait de couper dans un liquide ;
on dispose alors au-dessous de la plaque à congélation un vase
contenant un peu d'eau récemment bouillie, ou salée, ou alcoolisée
(avec de l'eau ordinaire, les coupes s'entoureraient de fines bulles
d'air). Si les coupes restent bien gelées, elles se détachent du rasoir
comme le feraient des coupes sèches et tombent d'elles-mêmes dans
le liquide où elles se dégèlent et se déroulent ; celles qui sont faites
plus lentement ou sur des tissus moins congelés, se dégèlent au contact du rasoir et y adhèrent ; on les projette alors dans l'eau à l'aide
d'un pinceau ou du doigt, soit une à une, soit quand il y en a un
certain nombre d'accumulées sur le rasoir.

Nota. — Il peut arriver à ce microtome deux sortes de dérange-
ments, auxquels il est bon de savoir remédier soi-même.

1° La descente automatique du rasoir peut ne plus se produire ;
la vis micrométrique, après avoir été tournée par le porte-rasoir,
ne reste plus en place lorsque celui-ci fait le mouvement de section :
elle se laisse entrainer par le ressort, retourne à la position qu'elle
occupait et remonte par conséquent de la quantité dont elle était
descendue. — Cet accident tient à ce que la vis micrométrique
n'est plus suffisamment serrée dans les écrous brisés qui la supportent ; il suffira donc de tourner un peu les vis de serrage de ces
écrous.

2° Les coupes, pour une avancée égale de la vis micrométrique, se trouvent d'épaisseurs très différentes, il arrive même que le rasoir ne morde pas. — Si la pièce et le rasoir sont solidement fixés, ce dont il faut commencer par s'assurer, ce dérangement tient à ce que l'articulation à pivot, qui relie le porte-rasoir à la vis micrométrique, s'est relâchée, comme on peut le vérifier en fixant d'une main le corps de l'instrument et en secouant de l'autre le porte-rasoir. On y remédiera en serrant la vis qui constitue le pivot inférieur de cette articulation.

5° *Modèle de MM. Thury et Amey* (1) (fig. 87). Ce microtome a

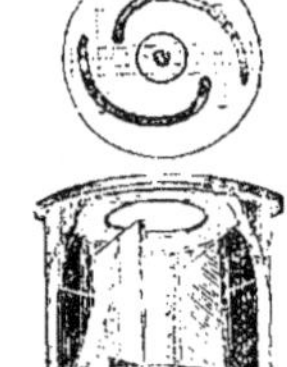
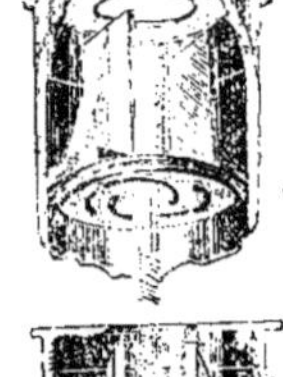
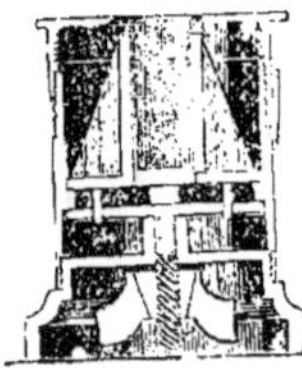

été construit par ces habiles fabricants, sur les indications du docteur Eternod, professeur à l'Université de Genève.

Il se rapproche un peu du modèle de Ranvier, en ce sens qu'il est formé d'un manchon métallique surmonté d'une platine absolument plane, percée d'un orifice central, au milieu duquel est une pince à trois branches, s'écartant ou se rapprochant à volonté, à l'aide d'un écrou et destinée à saisir l'objet et à l'immobiliser dans l'axe de l'instrument.

Nous possédons cet appareil, que nous employons fréquemment dans notre laboratoire et qui nous donne d'excellents résultats.

Nous pourrions encore citer plusieurs autres modèles. Mais nous terminerons par les deux microtomes suivants que l'on pourra se procurer

Fig. 87.

chez Zeiss, à Iéna, et qui donnent avec une grande simplicité d'excellents résultats.

6° *Modèles de Zeiss, d'Iéna.* — A. Le premier est le modèle de Kœrtin modifié (fig. 88). Le rasoir se fixe au moyen d'une pince sur un chariot qui glisse sur un plan horizontal. Le rasoir se laisse ajuster par des vis au chariot qui le porte. En reconduisant le rasoir, on peut le lever pour éviter un contact avec la préparation ; on peut l'enlever complètement avec le chariot de l'appareil sans changer d'ajustement. L'objet est tenu dans une pince mobile sur deux axes pour

(1) A Genève, 12, chemin des Sources. — Plain palais.

varier l'inclinaison de la préparation suivant toutes les directions. La pince se trouve sur un second chariot et elle est soulevée par une vis micrométrique perpendiculaire à la direction de la coupe.

Le tambour divisé de la vis micrométrique donne l'épaisseur de coupe en 1/100° de millimètre. Toutes les parties sont nickelées. Le tout se trouve sur une plaque large en fer.

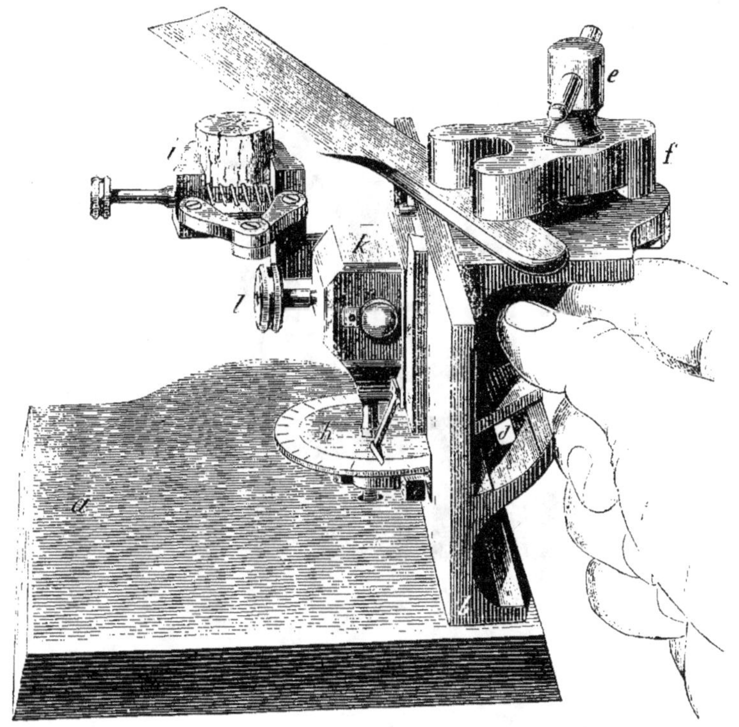

Fig. 88.

Le prix avec rasoir est de 137 fr. 50.

On peut y ajouter une boîte en métal nickelé pour la congélation, se plaçant au lieu de la pince d'objet et un pulvérisateur; le prix est alors augmenté de 18 fr. 75 (fig. 88).

B. Le second modèle, plus simple, rentre dans le type des microtomes à tube ordinaires, mais présente une stabilité considérable qui permet une manipulation très facile (fig. 89).

7° *Aiguilles*. — On doit en posséder un assortiment.

Les unes sont à manche fixe, les autres sont maintenues dans des porte-aiguilles, ce qui permet de les changer rapidement quand elles se cassent ou quand elles sont rouillées.

Nous employons, pour notre usage, de petits instruments très simples adoptés par les horlogers. Ils consistent en un manche de bois auquel est adapté un tube de cuivre, dans lequel on coule de la cire à cacheter, au milieu de laquelle on fixe l'aiguille.

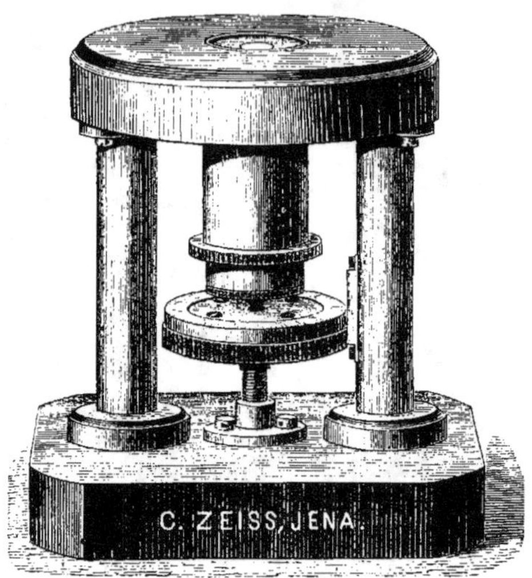

Fig. 89.

Il existe également un modèle à virole excessivement commode et d'un prix fort modéré (1).

Il est un genre de porte-aiguilles encore plus simple. Ce sont des tubes de verre de 1 millimètre ou 2 de diamètre, contenant à une de leurs extrémités un peu de cire à cacheter, dans laquelle on implante facilement la première aiguille venue en la chauffant préalablement avec une lampe à alcool.

La cire s'introduit dans le tube de la façon suivante : on la fait

(1) Daussy, rue de Valois, 2.

fondre dans une petite capsule sur un feu doux, et quand elle est
bien liquéfiée, on trempe une des extrémités du tube porte-objet en
aspirant par celle opposée jusqu'à ce que la cire liquide soit montée
de 1 ou 2 centimètres. On laisse refroidir et on fixe l'aiguille.

On ne peut trouver rien de plus économique que ces petits instruments, qui permettent de changer les aiguilles à la moindre défec-
tuosité.

8° *Scalpels.* — Il est nécessaire d'en avoir un certain nombre à
sa disposition, afin de pouvoir, ainsi que cela arrive à chaque moment, diviser les pièces que l'on se propose d'étudier.

9° *Rasoirs.* — On peut dire de cet instrument qu'il est la base de
toute recherche micrographique. C'est le plus important de tous, et
nous ne saurions trop recommander de ne pas hésiter à se procurer
les meilleurs, quel que soit leur prix. Il est impossible de faire des
coupes avec des instruments imparfaits.

Nous avons essayé ceux de tous les fabricants à peu près, et nous
en avons trouvé de bons chez tous ; seulement il faut les choisir soi-
même, et ne pas se laisser donner le premier venu. Ceux de Luer,
rue Antoine-Dubois, sont fort bons, mais très chers.

Nous avons fait établir par la maison Favre (1), dont la complai-
sance, quand il s'agit de faire quelque essai, est bien connue, un
certain nombre de modèles, et nous avons adopté définitivement
un type excellent, recommandable par la délicatesse de son tranchant et la modicité de son prix.

Un bon rasoir devra réunir les conditions suivantes : lame aussi
longue que possible, excavée en dessous et à tranchant droit dans
toute son étendue.

Nous ne saurions trop engager à s'exercer dans l'art du repassage.
Il faudra tout d'abord se procurer une bonne pierre. Malheureusement le prix en est toujours assez élevé (20 à 30 francs). On sera
bien récompensé de cette dépense par les résultats obtenus, et d'ailleurs, si l'on ne possède pas de rasoirs parfaitement affilés, il est
inutile d'essayer de faire des coupes, qui seraient fatalement défectueuses.

(1, Rue de l'École-de-Médecine, 1.

Pour se servir de la pierre, on emploie généralement l'huile de pieds de bœuf, mais elle a un inconvénient, celui de laisser sur la lame une trace graisseuse. On fera donc mieux de lui substituer la glycérine additionnée d'eau et d'un peu d'alcool, mélange qui fait mieux adhérer la lame sur la pierre et permet de lui donner un fil plus parfait.

Dans le cas où l'on ne saurait repasser soi-même, il ne faudrait pas hésiter à faire souvent réparer ses instruments par un homme de la profession.

Il sera bon également d'avoir un cuir à rasoir, sur lequel on passera la lame après le repassage, pour enlever le morfil et la redresser.

Ce cuir devra être entretenu toujours souple et pour cela frotté fréquemment avec certaines pâtes que l'on pourra se procurer chez les marchands spéciaux.

10° *Ciseaux*. — Une paire de grands ciseaux, dits de dissection, et deux paires de petits ciseaux fins suffiront. Il est bon d'en posséder également une paire avec les extrémités arrondies.

11° *Pinces*. — Elles seront à pointes fines et allongées, à ressort très doux. Il est nécessaire d'en avoir au moins deux paires.

On trouvera, chez Aubry (1), des pinces à bout d'iridium, présentant cet immense avantage d'être inattaquables par les acides, et des aiguilles construites avec la même matière. Elles sont malheureusement d'un prix très élevé.

Pour les usages courants du laboratoire, il existe chez les quincailliers des pinces communes, dites presselles, qui coûtent extrêmement bon marché et qui rendent les mêmes services que les modèles précédents.

12° *Scie*. — Nécessaire pour faire des sections de corps durs, d'os par exemple. La meilleure est la scie des tabletiers. Les lames se changent facilement, et l'on peut y adapter tous les numéros, depuis la lame la plus forte jusqu'à la plus ténue.

Une petite scie, dite à phalange, est très commode pour sectionner les morceaux de sureau, employés dans la fixation des pièces que l'on veut couper dans le microtome.

(1) Boulevard Saint-Michel, 6.

13° *Tournette.* — Petit instrument employé pour faire les cellules dans lesquelles on enferme les coupes microscopiques.

Il en existe plusieurs modèles. D'une façon générale. l'appareil consiste en un plateau circulaire tournant sur son axe et muni de deux valets destinés à fixer la lame de verre sur laquelle on se propose de tracer la cellule à l'aide d'un pinceau trempé dans le bitume de Judée.

On devra, dans le choix de cet instrument, exiger un plateau aussi lourd que possible et l'essayer pour voir s'il tourne suffisamment longtemps.

M. Cogit possède un bon modèle. basé d'ailleurs sur le même type que celui de Nachet et Vérick.

14° *Pinceaux.* — Il est utile d'en avoir un certain nombre. On les choisira à monture métallique et à pointe fine. Ils servent à transporter les coupes microscopiques sur le porte-objets. à les étaler, etc.

Ils servent encore pour la confection des cellules à l'aide du bitume.

15° *Moelle de sureau.* — On devra en faire une provision. On la trouve chez les marchands d'objets d'horlogerie. Il faut la choisir bien blanche et bien homogène. Elle sert à fixer dans le microtome les corps sur lesquels on veut faire des coupes.

16° Enfin la liste des objets nécessaires au micrographe sera complétée par les instruments suivants qu'il doit posséder en certaine quantité et avoir constamment sous la main : lampe à alcool, trépied en fil de fer surmonté d'une plaque de métal, verres de montre. soucoupes de porcelaine blanche. tubes bouchés, épingles, papier à filtrer. entonnoirs, etc.

Nous terminerons ce chapitre en engageant les personnes qui s'occupent de micrographie à rendre une visite à *M. Cogit.* 17. *quai Saint-Michel.*

Ils trouveront là une foule de petits accessoires tous plus utiles les uns que les autres. que ce spécialiste fait venir un peu de tous les pays.

Nous avons remarqué notamment toute une collection de modèles variés de boîtes pour préparations et de petits meubles appropriés.

L'un d'eux, du prix de 40 francs, est susceptible de contenir 600 fiches.

Il existe également de petites boîtes de poche contenant lames et lamelles et permettant de recueillir au lit du malade tous les produits destinés à faire ultérieurement des recherches de bactériologie.

Ses cristallisoirs à fermeture hermétique au moyen d'une rainure circulaire du couvercle emboîtant le pourtour du vase sont absolument parfaits. On peut y conserver pendant fort longtemps des pièces baignant dans l'alcool sans craindre l'évaporation.

On peut également trouver dans cette maison tous les réactifs colorants, ou autres, employés en histologie animale ou végétale et un assortiment de tous les genres de verrerie employés dans un laboratoire de micrographie.

CHAPITRE IX

DE L'EMPLOI DES RÉACTIFS CHIMIQUES EN HISTOLOGIE

Avant d'aborder l'étude de chaque agent chimique en particulier, il est bon d'entrer dans quelques généralités relativement à leur rôle général et à leur importance dans les recherches histologiques.

Lorsqu'un débutant regarde dans le tube d'un microscope, il ne voit pas nettement les détails, ou plutôt il aperçoit tant d'objets réunis, qu'il n'en distingue aucun spécialement, et que, pour lui, une préparation microscopique n'a aucune signification et forme en quelque sorte une image indéchiffrable. D'où vient ce résultat ? C'est qu'il a sous les yeux trop d'objets à la fois et que chacun d'eux contribue à rendre obscur le voisin. Il en résulte donc qu'une des premières préoccupations doit être de séparer ces parties les unes des autres, pour mieux les étudier individuellement.

De même qu'en chimie, un liquide complexe étant donné, on arrive par des séries de réactions à isoler les substances qui s'y trouvent mélangées, de même, en histologie, on arrive à isoler les uns des autres les éléments constitutifs d'un tissu ou d'un liquide organique.

Précisons les faits, et, pour cela, prenons un exemple. Supposons qu'ayant pratiqué dans la peau une section suffisamment mince, nous nous proposions d'en connaître la constitution histologique. Si nous l'examinons sans intermédiaire de réactif, nous apercevons une surface opaque, sur laquelle nous ne distinguons, en réalité, que deux couches, l'une qui correspond à l'épiderme, l'autre au derme. Quant aux détails intimes de ces deux couches, la pièce est trop opaque pour que nous puissions rien déterminer d'une façon absolue.

Si nous venons alors à faire agir sur la préparation une goutte d'acide acétique, le coup d'œil change aussitôt, et d'opaque qu'elle était, la pièce devient immédiatement transparente. Nous apercevons maintenant, dans les deux couches primitives, un certain nombre de détails invisibles avant l'action du réactif. Ainsi, la première couche, ou couche épidermique, nous laissera voir ses cellules superficielles aplaties, et ses cellules profondes polyédriques. La deuxième couche, ou derme, montrera un fin réseau de fibrilles entre-croisées (fibres élastiques), plongées dans une gangue hyaline (tissu conjonctif de la peau ou derme proprement dit).

Si, avant de faire agir l'acide acétique, nous avons coloré la pièce par le carmin, nous constaterons, en plus, que les cellules profondes de l'épiderme possèdent un noyau, et qu'il en est de même pour le tissu conjonctif du derme, dans lequel on reconnaît, alors, un grand nombre de ces éléments.

Nous voyons ainsi que la chimie, au moyen de certains réactifs, nous donne les moyens de faire apparaître des éléments qui, sans eux, passeraient inaperçus.

Il serait donc superflu d'insister davantage sur l'importance de cette branche des études histologiques.

Remontant, en effet, à une époque peu éloignée, quelle certitude présentaient les études microscopiques? Il est bien évident que les observateurs étaient fort sujets à caution, car leur arsenal technique se réduisait à bien peu de chose, et, par suite, on voyait dans le microscope les objets d'une façon tellement vague, que l'esprit, peu satisfait, était disposé à accuser l'instrument de donner des résultats erronés. Il fallait, en réalité, accuser l'expérimentateur, qui n'avait d'ailleurs à sa disposition aucun moyen d'action suffisant pour faire luire la vérité d'une façon indiscutable.

Cet état de choses s'est prolongé jusqu'au jour où la technique s'est enrichie de la solution de carmin, qui permettait de colorer certains objets, et de la glycérine, qui donnait la faculté de rendre les pièces plus transparentes, et, par cela même, permettait à l'œil de plonger dans leur épaisseur, pour en reconnaître les détails.

On voit donc, d'après ce qui précède, combien, en histologie, les procédés chimiques, la technique, en un mot, présentent d'importance. On peut hardiment affirmer que l'avenir et les progrès de cette science sont intimement liés au perfectionnement des manipulations pratiques et des méthodes.

On ne s'étonnera pas dès lors de nous voir donner à ce sujet un grand développement.

Réactifs en particulier et Classification. — Les réactifs usités en histologie sont assez nombreux, et chaque expérimentateur s'est ingénié à en découvrir de nouveaux. Nous ne décrirons que ceux journellement employés, renvoyant, pour plus de détails, aux traités généraux et surtout au magnifique ouvrage de M. le professeur Ranvier (1), que tout travailleur soucieux de perfectionner ses études ne devra jamais manquer de consulter. Nous y avons, pour notre part, puisé si fréquemment que nous ne saurions témoigner à son auteur trop de reconnaissance pour les savants renseignements que nous y avons recueillis.

Les réactifs, selon leurs propriétés, peuvent se diviser en cinq classes : 1° isolants; 2° colorants; 3° altérants; 4° durcissants; 5° inoffensifs.

Expliquons ces différents termes :

1° *Réactifs isolants.* — On comprend, sous ce nom, les réactifs qui permettent de séparer dans une préparation les éléments les uns des autres, en détruisant le ciment ou la gangue qui les soudent les uns aux autres.

Exemple : Si on prend un morceau d'une muqueuse quelconque, celle de l'intestin, je suppose et qu'on la plonge pendant vingt-quatre heures dans l'alcool au tiers, on remarque qu'au bout de ce temps les cellules épithéliales ont perdu leur cohésion et sont devenues libres. Elles nagent, alors, dans le liquide de la préparation. Elles sont isolées.

Si, au lieu d'une muqueuse, on prend un petit morceau de muscle, il suffit, après macération, d'écarter, avec une aiguille, les faisceaux primitifs, pour les isoler les uns des autres. La trame

---

1 Ranvier, *Traité technique d'histologie*, chez Savi, boulevard Saint-Germain.

conjonctive qui les unissait s'est trouvée ramollie et a été en quelque sorte supprimée par l'action du réactif.

2° *Réactifs colorants*. — Ce sont des réactifs destinés à rendre visibles des éléments qui, sans cette intervention et en raison de leur pâleur, resteraient noyés et dissimulés dans la trame d'une préparation.

Exemple : Une coupe de peau, étant examinée au microscope, présente deux couches. Si l'on vient à la traiter par le picro-carminate, on remarque que certains points, qui n'étaient pas visibles précédemment, se colorent de préférence à certains autres, et tranchent alors sur la masse. Le picro-carmin est la cause de cet effet, et l'on dit que le réactif a agi par élection, c'est-à-dire qu'il a choisi, pour se fixer sur eux, certains éléments, de préférence à certains autres.

Si nous traitons la même coupe de peau par l'acide osmique, nous constaterons que certains endroits se colorent en noir, et nous en conclurons que nous avons affaire à des vésicules adipeuses, lorsque nous saurons que cet acide se réduit et devient noir au contact des matières grasses.

3° *Réactifs altérants*. — Ils permettent de se débarrasser, d'une façon générale, de tous les éléments nuisibles à l'observation (graisse, matières calcaires, etc., etc.).

Exemple : Supposons qu'il s'agisse de faire des coupes dans une tumeur en voie de calcification ; il est bien évident que les meilleurs instruments s'émousseraient, si l'on voulait opérer directement. Il faut donc commencer par se débarrasser de la matière dure dont elle est infiltrée. On la met, dans ce but, en macération dans l'acide chromique ou dans l'acide chlorhydrique qui agissent comme réactifs altérants.

Qu'on veuille étudier une pièce riche en graisse, un foie graisseux, par exemple, où tous les éléments sont masqués par les gouttes huileuses qui ont infiltré la pièce, on la traitera par une série de réactifs (alcool et essence de girofles), qui, dissolvant la matière grasse, laisseront apparaître dans ses détails la trame même de l'organe. L'alcool et l'essence joueront dans ce cas le rôle de réactifs altérants.

4° *Réactifs durcissants*. — La plupart des tissus doivent être étudiés à l'aide de sections minces ou coupes, que l'on observe par transparence, et pour arriver à les obtenir, il est nécessaire de donner à la pièce une consistance telle qu'elle puisse en quelque sorte se laisser raboter. Si l'on essayait de faire des sections dans la pièce naturelle, sa mollesse ne permettrait d'obtenir que des tranches trop épaisses et complètement inutiles pour l'étude. On a donc cherché et trouvé des réactifs qui donnent aux tissus animaux une consistance telle, qu'on peut en enlever des épaisseurs aussi minces qu'on le désire (1/40ᵉ de millimètre, par exemple) et même beaucoup moins.

L'acide chromique et l'alcool sont les réactifs durcissants par excellence.

3° *Réactifs inoffensifs.* — Nous avons vu, plus haut, que la première précaution, quand on veut étudier une coupe ou un objet quelconque, est de le plonger dans un milieu ou véhicule liquide, et de ne jamais l'examiner à sec. On se sert, en général, de l'eau, mais on remarque que ce liquide défigure et rend méconnaissables les objets en les déformant. Exemple : qu'on prenne du sang et qu'on l'étende d'eau, on ne tarde pas à constater que les globules changent de forme, et, de discoïdes qu'ils sont, deviennent vésiculeux et incolores. L'eau agit chimiquement sur eux, et, par conséquent, est un mauvais véhicule, puisqu'elle ne leur laisse pas leur aspect normal. On a donc cherché des liquides sans action sur les éléments histologiques, et on a reconnu que certains produits organiques (sérum, eau de l'amnios, etc.) jouissaient de cette propriété. Ce sont des réactifs dits inoffensifs.

Examinons maintenant chaque réactif en particulier. Mais, auparavant, constatons qu'il est impossible de les décrire dans l'ordre de la classification précédente. En effet, certains d'entre eux ont des propriétés mixtes. L'acide chromique, par exemple, à la dose de 1/100ᵉ en solution, agit comme durcissant, tandis que, dans la proportion de 1/500ᵉ, il agit comme isolant. Le sérum iodé, qui agit comme liquide inoffensif, est isolant lorsqu'on l'emploie comme liquide de macération, etc.

Notre but, en présentant la classification ci-dessus, a donc été de donner seulement une idée des propriétés générales des réactifs.

1° EAU. — Par son importance, l'eau tient la première place. Elle doit être filtrée, car, sans cette précaution, elle contient, presque toujours, des corps étrangers qui troubleraient l'observation. Il est même bon de se servir, de préférence, d'eau distillée, que son bas prix met à la portée de tous. On la vérifiera avec certains réactifs pour constater sa pureté. Le nitrate d'argent ne devra donner aucun précipité, signe qu'elle ne contient pas de chlorure, et l'eau de baryte indiquera, s'il y en a, la présence des carbonates.

C'est le liquide qu'on emploie, le plus souvent, comme véhicule, pour examiner les coupes extemporanément ; c'est dans l'eau, d'ailleurs, qu'on les laisse tomber pour les déplisser, les séparer de la surface du rasoir sans les briser et leur permettre de se dégommer.

On y a recours également pour diluer les mucus, et observer leurs éléments histologiques ; les matières fécales ne peuvent être étudiées que préalablement étendues d'eau, qui isole ainsi les divers produits.

Bien que dans la majeure partie des cas l'eau puisse être considérée comme un liquide inoffensif, on n'oubliera pas que quelquefois elle pourrait avoir sur certains tissus des effets malfaisants. C'est ainsi que la rétine serait absolument dénaturée par ce véhicule. Il en serait de même des tissus embryonnaires à leur extrême début. On devra dans ce cas lui préférer un autre véhicule.

Le motif qui fait qu'on l'emploie journellement, c'est qu'elle possède un indice de réfraction tel que les corps qui y sont plongés ne sont, au microscope, ni trop, ni trop peu transparents.

Entrons dans quelques détails à ce sujet :

Les objets sont toujours examinés par la lumière transmise, qui se réfracte plus ou moins en les traversant. Généralement, la lumière passe d'un milieu moins réfringent dans un milieu plus réfringent, par exemple à travers l'eau qui sert de véhicule, et ensuite à travers la coupe. Elle est donc, dans ces préparations, réfractée en raison de l'indice de réfraction de l'objet étudié, par rapport à celui du véhicule.

Or, on sait que les contours des objets sont d'autant plus accentués que leur indice de réfraction est plus éloigné de celui que possède le fluide qui les baigne.

L'eau, par la proportion de son indice, donne aux corps qui y sont plongés un degré de transparence suffisant.

Une expérience, facile à faire, laisse voir de la façon la plus nette l'influence des indices.

Prenez trois flacons contenant, le premier de l'eau, le second de la glycérine, le troisième du baume de Canada. Plongez un agitateur en verre dans chacun de ces flacons. Il sera très visible dans le premier, moins accentué dans le second, et, pour le voir dans le troisième, il faudra examiner avec la plus grande attention. L'explication de ce fait est facile en comparant les indices ci-dessous.

Eau....................	1.336		
Glycérine............	1.475	Verre................	1,538
Baume	1.528		

La différence entre l'indice du verre étant plus grande avec l'eau qu'avec le baume, l'agitateur sera plus apparent dans le premier cas que dans le second. Si l'on venait à plonger le verre dans un liquide ayant le même indice que lui, il deviendrait invisible. C'est ce qui fait que le cristallin plongé dans l'eau ne présente plus que des contours à peine perceptibles.

Nous expliquerons plus loin et par la suite quelles sont les applications pratiques à tirer de ces propriétés physiques.

Quand l'eau simple ne peut être employée par suite de son action chimique sur certains tissus, on lui substitue alors l'eau albumineuse, le sérum iodé ou tout simplement l'humeur aqueuse du cristallin. Il est toujours facile de s'en procurer sur les grenouilles.

2° GLYCÉRINE. — Après l'eau, c'est le réactif le plus souvent employé. Elle sert à donner aux objets de la transparence et agit également comme agent conservateur. Nous verrons que, dans la plupart des cas, c'est dans ce fluide qu'on monte et qu'on conserve les préparations.

Ce qui fait qu'elle donne de la transparence, c'est qu'elle possède un indice fort élevé et très rapproché de celui de la plupart des tissus qui ont, en général, des indices considérables, et l'on n'oubliera pas que plus les indices sont voisins, plus les objets deviennent transparents.

Elle doit être aussi pure que possible et dépourvue d'eau. Quelquefois, on l'emploie mélangée avec de la gélatine. Il faut qu'elle soit absolument neutre.

Ce réactif doit toujours être à portée de la main, sur la table de travail.

3° ALCOOL. — C'est un réactif que l'on emploie sous trois formes différentes, et dont les propriétés varient avec le degré de concentration.

a. *Alcool ordinaire ou à 36°.* — C'est dans ce liquide qu'on conserve toutes les pièces destinées à l'examen microscopique. Il a la propriété de fixer les éléments dans leur forme, sans se combiner pour cela avec le protoplasme des cellules et ne modifie en aucune façon l'affinité que peut avoir tel ou tel tissu pour les matières colorantes.

A ce titre, il tient la première place dans un laboratoire.

Son seul inconvénient est de s'évaporer très rapidement et de nécessiter une surveillance incessante des flacons qui le renferment. Autant que possible, il sera donc bon d'employer les fermetures à l'émeri, qui, bien qu'assez coûteuses, procureront à la longue une économie notable.

L'alcool ordinaire sert encore à mouiller la lame du rasoir, au moment où l'on s'en sert pour pratiquer les coupes. La fine lamelle enlevée par l'instrument nage dans la petite quantité de liquide restée à la surface et se développe ensuite sans accident dans le cristallisoir plein d'eau où il est d'usage de la recueillir.

Enfin, pour repasser les rasoirs ou autres instruments, on pourra utilement employer un mélange d'eau, d'alcool et de glycérine, qui possède sur l'huile l'avantage de ne pas graisser la lame et de s'essuyer facilement.

Nous verrons plus loin, en parlant des matières colorantes, que l'alcool sert pour beaucoup d'entre elles de véhicule de dissolution.

b. *Alcool absolu.* — Excellent réactif pour le durcissement rapide des tissus.

A ce sujet, nous donnerons un petit procédé qui permet d'obtenir en quelques heures, pour une tumeur, par exemple, une consistance telle qu'il est possible de pratiquer des coupes suffisantes pour établir un diagnostic.

Il consiste à prendre un petit flacon contenant 30 grammes environ d'alcool absolu, à y plonger un fragment de la pièce à examiner et à mettre le tout dans sa poche.

Au bout de trois ou quatre heures, pendant lesquelles le liquide a forcément été agité par la marche et les mouvements en général, l'objet est assez dur pour permettre de l'étudier.

C'est également par l'alcool absolu qu'on achèvera le durcissement des pièces ayant macéré dans la solution de gomme.

On a encore recours à l'alcool absolu pour enlever l'eau des préparations qu'on se propose de monter dans les milieux résineux, et, comme véhicule, quand il s'agit d'observer des éléments fortement chargés de graisse qui ne seraient pas mouillés par l'eau.

c. Alcool dilué ou alcool au tiers. — C'est un réactif que Ranvier, le premier, a préconisé, et qui présente en effet de sérieux avantages dans un grand nombre de cas. Nous ne saurions mieux faire que de résumer le mémoire publié par lui dans les *Archives de physiologie* (2ᵉ série, 1874, t. I, p. 781).

Ainsi que nous le verrons plus loin, la technique possède un certain nombre de réactifs, qui jouissent de la propriété de dissocier les éléments histologiques, et, bien qu'avec eux on obtienne souvent de bons effets, ils donnent, cependant, des résultats inférieurs au réactif de Ranvier.

Voici comment on le prépare : on introduit dans un flacon un volume d'alcool à 36° (on a soin de vérifier son degré de concentration à l'alcoomètre de Cartier; selon la force, on ajoute de l'eau ou de l'alcool absolu) et deux volumes d'eau distillée. On agite, et le mélange obtenu constitue ce que nous appellerons l'alcool au tiers.

Le mode d'action de ce réactif est fort simple. Par l'alcool qu'il contient, il fixe les éléments dans leur forme, tandis que l'eau du mélange se charge de dissocier et de séparer les cellules, en détruisant le ciment qui les unit.

Nous verrons plus loin comment on emploie ce réactif pour étudier les éléments constitutifs d'une tumeur ou d'une membrane épithéliale.

Notons, en passant, que les pièces, ainsi traitées, ont conservé toutes leurs affinités pour les matières colorantes qu'on serait tenté ultérieurement de faire agir sur elles.

L'alcool au tiers, dit Ranvier, a sur le protoplasma cellulaire une action très favorable pour l'étude des éléments délicats. En coagulant les matières albuminoïdes protoplasmiques, il fixe les cellules dans leur forme, tout en augmentant leur solidité, de telle sorte qu'il devient possible de les isoler sans les altérer. Cette dissociation est d'autant plus facile que l'albumine intercellulaire et le mucus n'étant pas coagulés par l'alcool, il se produit, par la simple macération dans le liquide, un ramollissement de toutes les matières qui sont comprises entre les cellules.

En outre, l'alcool au tiers modifie les qualités optiques du protoplasma et permet de distinguer nettement les noyaux qu'il contient. Comme il fixe également ces noyaux dans leur forme, il devient facile d'en étudier les détails.

4° ACIDE ACÉTIQUE. — Celui dont on se sert généralement est l'acide acétique cristallisable.

Cependant, pour certaines opérations, et entre autres pour la neutralisation de la masse carminée dans les injections, nous préférons de beaucoup l'acide *ordinaire du commerce*, dont l'action est moins énergique.

L'acide cristallisable possède deux propriétés différentes, selon les doses des solutions.

a. Mélangé à l'eau, dans la proportion de 2 p. 100, il possède une action isolante.

On l'utilisera, par exemple, pour débarrasser la peau de son épiderme, quand on se proposera de rechercher les corpuscules du tact, ou bien pour séparer la couche musculeuse intestinale de la couche glandulaire, quand il s'agira d'étudier les divers plexus nerveux de ces régions. Il sert encore, lorsqu'on le fait agir sur le tissu conjonctif, à faire apparaître les fibres élastiques, en gonflant et rendant plus transparent le tissu dans lequel elles sont plongées.

b. En solution, dans la proportion de 5 p. 100, il constitue un liquide dissociant, auquel on aura souvent recours, pour gonfler le tissu conjonctif qui réunit les acini d'une glande, et disséquer, ainsi, ces derniers plus facilement.

Sa propriété principale est de faire apparaître les noyaux, partout où ils existent, en rendant plus transparentes les cellules et, au contraire, en condensant la substance des noyaux, ce qui les fait, alors, ressortir dans la masse du tissu.

L'acide acétique sert encore à ramollir les coupes faites sur des pièces desséchées. On doit, dans ce cas, l'employer en solutions extrêmement diluées, et avoir soin de laver les pièces, une fois l'effet obtenu, afin d'arrêter l'action du réactif.

Il sert, enfin, à enlever les sels calcaires dont certains tissus sont imprégnés, et c'est à lui qu'on a recours pour fixer le carmin sur les noyaux des pièces qui ont macéré dans la solution ammoniacale.

5° ACIDE CHROMIQUE. — Était très employé autrefois. Son rôle est aujourd'hui fort diminué par suite de l'introduction de nouveaux réactifs plus faciles à manier.

Il présente d'ailleurs un inconvénient fort grave, celui de former avec les tissus organiques une véritable combinaison chimique, qui a pour inconvénient de modifier et même d'annihiler leur tendance à l'élection de certaines matières colorantes.

Toutes les fois qu'il sera possible de remplacer ce réactif par un autre, on ne devra pas hésiter et on n'oubliera pas qu'une préparation sera toujours d'autant plus nette, qu'elle sera mieux colorée.

Quoi qu'il en soit, il possède les cinq propriétés indiquées plus haut, selon les doses auxquelles on l'emploie. C'est ainsi qu'il est successivement inoffensif, isolant, colorant, altérant et durcissant. Considérons-le à ces divers points de vue.

a. *Liquide inoffensif.* — A la dose de 1/5000ᵉ, on peut l'employer comme véhicule, pour étudier la plupart des éléments ou tissus délicats qu'il n'altère pas sensiblement. Il produit, en effet, une légère coagulation qui, dans ce cas, conserve la forme de l'élément.

b. *Liquide isolant.* — L'acide chromique possède cette propriété en solution à 1/2500ᵉ. On laisse macérer l'objet qu'on veut dissocier pendant un temps plus ou moins long (24 à 48 heures en général), après quoi on peut, avec une aiguille, isoler les éléments. Dans ce cas, l'acide est en proportion suffisante pour amener une sorte de combinaison chimique entre lui et les tissus, tandis que l'eau de la solution agit sur la substance inter-cellulaire pour la ramollir et la dissoudre.

L'alcool au tiers donnera, en général, de bien meilleurs résultats.

c. *Liquide colorant.* — Peu employé dans ce but. Ce n'est que dans les cas exceptionnels qu'on s'en sert. On possède d'autres matières colorantes d'un effet plus sûr et plus rapide. Toutefois, on l'applique, quelquefois, à la coloration de certaines cellules munies de cils vibratiles, dont il augmente le degré de réfringence, et qu'il rend, ainsi, plus perceptibles. Les muscles, macérés dans ce réactif, présentent également une striation très nette.

d. *Liquide altérant.* — Quand il s'agit d'étudier une pièce imprégnée de substances minérales, une tumeur d'origine osseuse ou certaines tumeurs calcifiées, par exemple, fibrômes ou sarcômes, il serait impossible de pratiquer, en suivant la règle habituelle, des coupes dans un tissu aussi résistant; il faut le ramollir.

Pour cela on se sert d'une solution d'acide chromique à 1/100ᵉ qui fait disparaître tous les éléments calcaires ou phosphatés et permet alors de traiter la pièce comme les tissus mous habituels.

Il sera prudent, après cette opération, de la laver, pendant une heure, dans une eau courante pour faire disparaître les dernières traces d'acide qui pourraient détériorer le rasoir.

e. *Liquide durcissant.* — C'est à ce point de vue que l'acide chromique est un réactif précieux. Mais, pour réussir, il est indispensable d'observer strictement les prescriptions que nous allons donner.

Supposons qu'il s'agisse de durcir la moelle épinière d'un sujet adulte:

On préparera 5 litres d'une solution d'acide au 1/1000ᵉ (il est nécessaire d'opérer sur une grande masse de liquide), au milieu de laquelle on suspendra la moelle à l'aide d'un fil passé dans le bouchon du bocal.

On l'y laissera séjourner huit jours. Au bout de ce temps, on remplacera la première solution par une autre plus forte (1/500ᵉ), et on laissera de nouveau la pièce macérer huit jours.

Enfin on terminera par une solution au 1/250ᵉ, dans laquelle la moelle achèvera son durcissement, ce qui exigera, en moyenne, une période de six semaines.

On la surveillera tous les deux ou trois jours, et lorsqu'elle aura acquis la dureté suffisante, on la retirera et on la fera dégorger dans l'eau pendant un jour ou deux, après quoi on pourra la conserver dans l'alcool pour y faire des coupes au fur et à mesure des besoins.

Une bonne précaution à prendre est d'entailler la moelle tous les 2 ou 3 centimètres, de façon à permettre à l'acide de diffuser plus facilement dans l'épaisseur des tissus. D'une façon générale les morceaux que l'on veut faire durcir ne devront pas dépasser le volume d'un centimètre cube.

Une dernière recommandation est d'ajouter un peu de glycérine à la solution. De cette façon les pièces ne risquent pas d'être friables et acquièrent une sorte de malléabilité qui permet plus facilement d'y pratiquer les coupes nécessaires. L'acide chromique, dans certains cas, est préférable à l'alcool. Pour les centres nerveux entre autres, on arrive à un durcissement tel qu'on obtient des coupes beaucoup plus fines. Cependant, les manipulations ultérieures sont plus compliquées.

L'acide chromique doit être acheté cristallisé et conservé dans des flacons bien bouchés. Pour plus de commodité, on le dissout en solution à 1/100ᵉ. De la sorte, rien n'est plus facile que d'obtenir, au moment voulu, le degré de concentration nécessaire.

Notre savant maître, M. le Dʳ Luys, a donné un procédé excellent destiné à rendre transparentes les coupes de système nerveux, qui lui ont servi pour ses magnifiques travaux. Nous en parlerons longuement.

Pour conclure, la règle est donc de commencer par des solutions faibles, qu'on augmente graduellement, d'employer une grande quantité de liquide par rapport à la pièce à durcir, et enfin de bien connaitre le titre de la solution employée. Il ne faudra pas, comme on l'indique quelquefois, se contenter d'une solution ayant telle ou telle couleur; on devra, au contraire, mesurer exactement la quantité de sel qui s'y trouve dissous.

6° BICHROMATE DE POTASSE OU D'AMMONIAQUE. — Mêmes propriétés que l'acide chromique, mais à des doses dix fois plus fortes. L'action aussi est plus lente, mais les pièces durcies ne sont jamais friables.

Un des grands inconvénients des solutions chromiques pour la préparation des pièces de tissu nerveux, c'est la lenteur des résultats cherchés. Il est souvent indispensable cependant de pouvoir faire un examen rapide d'une pièce intéressante, qui perdrait toute sa valeur s'il fallait attendre deux ou trois mois.

Voici un procédé qui nous donne de bons résultats et qui abrège tous les temps de l'opération.

On fait macérer la pièce à durcir pendant huit jours dans les solutions, soit d'acide chromique, soit de bichromates (qui sont préférables), en ayant soin de changer le liquide tous les deux jours.

Puis on les lave convenablement et on achève le durcissement en les plongeant dans un flacon plein d'alcool absolu que l'on change généralement deux fois. La pièce prend une consistance suffisante en une huitaine de jours.

Le bichromate entre dans la composition du liquide de Muller, qu'on emploie si souvent dans les laboratoires et dont voici la formule :

<pre>
Eau ....   100 parties.
Bichromate de potasse...............   2   —
Sulfate de soude....................   1   —
</pre>

On pourra conserver dans ce liquide la plupart des pièces destinées à l'étude ; cependant nous lui préférons de beaucoup l'alcool, qui ne modifie en rien l'élection ultérieure des matières colorantes et permet d'obtenir de bien plus belles préparations.

Les pièces injectées au bleu de Prusse gagneront, au contraire, à être conservées dans la liqueur de Muller, qui rendra leur teinte plus vive et plus foncée.

Enfin, au point de vue économique, on le préfère, vu son bas prix, à l'alcool qui s'évapore si facilement.

7° ACIDE PICRIQUE. — On en fera une solution saturée, en mettant au fond d'un flacon rempli d'eau des cristaux en excès.

Ce réactif sert dans plusieurs cas.

Concentré, il durcit les tissus, mais l'action est moins énergique qu'avec l'acide chromique. De plus elle n'est pas la même, chimiquement parlant, ainsi que le fait observer Ranvier. Tandis que le premier se combine avec les tissus pour former une sorte de tannage, l'acide picrique produit une modification beaucoup moins complète et ne se combine pas, ce que l'on constate facilement, puisque les coupes des tissus durcis de la sorte se décolorent en les plongeant dans l'eau.

Les fragments mis à durcir ne devront pas dépasser 1 centimètre cube au maximum.

Employé en solution au centième, l'acide picrique constitue un bon liquide de macération pour opérer de petites dissociations.

Mais c'est surtout comme altérant que l'acide picrique est précieux. C'est le réactif auquel on aura recours pour décalcifier la plupart des pièces, pourvu qu'elles ne soient pas trop dures.

Il les ramollit en quelques jours et non seulement ne s'oppose pas à la coloration des coupes, mais encore prédispose les tissus à une élection plus intense des couleurs.

8° ACIDE PHÉNIQUE. — Utile pour empêcher les moisissures de se produire dans les flacons contenant des pièces immergées dans l'acide chromique ou le bichromate de potasse. Il suffit de quelques gouttes pour obtenir ce résultat. S'emploie aussi pour conserver les pièces histologiques à l'air, sous une cloche, lorsque le temps manque pour les étudier immédiatement.

9° POTASSE ET SOUDE. — Ces deux réactifs sont d'un usage assez restreint. On les utilise pour ramollir les cellules de l'ongle, qu'on arrive ainsi à isoler. Les solutions employées sont de 35 p. 100. Si on diminue la proportion de la substance alcaline, elles sont altérantes.

10° AMMONIAQUE. — C'est le dissolvant du carmin. Nous en reparlerons, quand nous traiterons des teintures.

Il possède les mêmes propriétés que la potasse et la soude, mais il est moins énergique.

On l'emploie avantageusement pour étudier les végétaux parasites (*oïdium albicans*, *tricophyton*, etc.).

11° ACIDE OSMIQUE. — Cet acide se trouve dans le commerce sous forme de cristaux verdâtres que, vu leur facile altérabilité, on a soin d'enfermer dans des tubes scellés à la lampe. Il possède des propriétés fortement toxiques et doit, en conséquence, se manier avec la plus extrême prudence. On l'emploie en solution à 1/100.

Pour faire cette préparation, on agira de la façon suivante :

Après avoir choisi un flacon à l'émeri que l'on a soin de nettoyer scrupuleusement à l'acide sulfurique et à l'alcool, on y introduit 100 grammes d'eau distillée. Alors, brisant, à l'aide d'une lime triangulaire, l'extrémité du tube effilée à la lampe, on ne se donne pas la peine de retirer l'acide, mais on précipite le tout au fond du flacon où la solution s'opère tout naturellement.

Ce réactif possède la propriété de colorer la graisse en noir par la réduction de l'acide à l'état métallique.

Il colore également les tubes nerveux et permet, de la sorte, de suivre leur trajet et d'observer leur terminaison.

Il agit aussi comme réactif durcissant, mais à condition que les fragments soient aussi petits que possible.

Il possède de plus la précieuse propriété de fixer dans leur forme les éléments histologiques et, par suite, permet d'étudier facilement les tissus les plus délicats. Nous verrons plus loin son application à l'examen de la rétine.

Il n'a qu'un seul inconvénient, c'est qu'il diminue dans une notable proportion les tendances naturelles des tissus à l'élection des matières colorantes.

On peut alors, dans certains cas, commencer par colorer les pièces et ne faire agir l'acide que postérieurement.

12° ESSENCES. — Autrefois on n'employait guère que l'essence de térébenthine.

Mais, si son prix est excessivement minime, en revanche elle présente, comme grave inconvénient, d'exiger des tissus, pour les éclaircir, une parfaite déshydratation, ce qui rend les opérations beaucoup plus longues.

Aujourd'hui on emploie un certain nombre d'autres produits : l'essence de girofle, celle d'origan, de lavande ou de bergamote.

Elles sont beaucoup plus rapides comme action et de plus possèdent, en général, une odeur plus agréable que celle de la térébenthine.

13° Baume de Canada. — C'est une résine extraite d'un mélèze (*Abies canadensis*) et dont on se sert pour le montage des pièces dans les milieux résineux, lorsqu'on se propose de leur donner une grande transparence.

On peut lui substituer également des produits analogues (térébenthine, gomme Dammar, mastic, etc.).

Le baume de Canada, desséché complètement, s'emploie souvent en solution chloroformée, ou dissous dans le xylol. Nous verrons son usage dans les recherches bactériologiques.

Tels sont les principaux réactifs.

Nous décrirons à leur suite un certain nombre de substances qui, bien que moins importantes, n'en sont pas moins indispensables dans un laboratoire.

A. Éther sulfurique et chloroforme. — Le premier est employé pour débarrasser certains objets de la graisse qui peut gêner l'observation, tels que les cheveux sur lesquels on se propose de rechercher la présence des spores.

Le second est un excellent véhicule pour dissoudre les résines.

B. Créosote. — Sert à éclaircir les tissus, par suite de son indice de réfraction fort élevé. Susceptible de se mélanger avec la glycérine.

C. Sérum iodé. — Pour le préparer, dit M. le professeur Ranvier, il faut opérer de la façon suivante :

On se procure de l'eau de l'amnios provenant d'un animal gravide, et on y ajoute une forte proportion de teinture d'iode. Il se forme un précipité d'iode, on filtre, et l'on a une solution fortement iodée. On verse tous les deux ou trois jours un peu de cette solution fortement iodée dans le sérum ordinaire, qui est ainsi préservé de la putréfaction.

Il est à remarquer qu'au début l'iode se dissout très lentement dans le sérum, mais si l'on continue son action, une partie de cet

iode ne tarde pas (au bout de quinze jours à trois semaines) à se
transformer en iodures ; ces iodures contribuent alors à dissoudre
une nouvelle quantité d'iode, et par suite on peut avoir au bout
d'un à deux mois un sérum très fortement iodé. C'est ce sérum très
fortement iodé et présentant une couleur brun foncé qui est le
meilleur liquide pour ioder un sérum frais.

Il est nécessaire d'avoir dans un laboratoire différents sérums
plus ou moins fortement iodés ; on se sert des uns ou des autres
suivant les effets variés qu'on désire obtenir.

Ce sont des réactifs dissociants : on devra, en tout cas, n'opérer
que sur des morceaux inférieurs au volume d'un pois.

Si le sérum se décolore pendant la macération de la peau, on
ajoute de nouveau quelques gouttes de sérum fortement iodé. —
C'est l'addition successive de nouvelles quantités d'iode qui constitue la clef de cette méthode de dissociation.

D. Chlorure de sodium. — Sert à fabriquer les sérums artificiels.

Pour cela, on fait une solution de blanc d'œuf dans cinq à six
fois son volume d'eau et on y ajoute 3 à 4 p. 100 de chlorure de
sodium. Après quoi on filtre.

Ce liquide permet d'étudier pendant un certain temps des éléments anatomiques vivants qui, sans cette précaution, s'altére-
raient aussitôt au contact de l'eau.

E. Acide azotique. — Excellent réactif pour la dissociation des
fibres lisses de l'intestin.

On fait une solution à 20 p. 100 dans laquelle on laisse quelques
heures macérer le fragment d'intestin.

On lave ensuite, et il suffit d'employer les aiguilles pour séparer
les uns des autres les éléments musculaires. Les glandes de Lieberkühn se trouvent également isolées.

On l'emploiera également, à la dose de 10 p. 100, comme altérant pour décalcifier certains tissus résistants.

F. Acide sulfurique. — Quatre à cinq gouttes mélangées avec
30 grammes d'eau constituent un excellent liquide pour dissocier
en vingt-quatre heures les fibres du cristallin (Ranvier).

G. Acide chlorhydrique. — Employé quelquefois comme agent dissociant.

Ludwig l'a utilisé pour isoler les canalicules urinipares. Il chauffe des fragments de rein pendant six ou huit heures, au bain-marie, dans un mélange d'alcool à 40° avec 1 p. 300 ou 1 p. 400 d'acide concentré. Puis il les fait macérer pendant plusieurs jours dans l'eau distillée, jusqu'à ce qu'il arrive à séparer les tubes.

H. Acides tartrique et formique. — Employés avec le chlorure d'or pour l'étude des éléments nerveux.

I. Chlorate de potasse. — En mélangeant ce sel à l'acide azotique, on obtient un milieu dans lequel on peut dissocier une foule de tissus.

Pour cela, on prend un tube à expérience, un peu large, de 10 centimètres de longueur environ, et on y introduit une pincée de chlorate. On place sur cette couche l'objet à dissocier et on verse par dessus 1 centimètre cube d'acide azotique.

Puis on chauffe avec précaution sur une lampe à alcool. Il se dégage peu à peu des vapeurs fort désagréables, et après une ou deux minutes de coction, on jette le tout dans un cristallisoir plein d'eau, préparé à cet effet. Il ne reste plus qu'à choisir les fragments les plus convenables pour les dissocier avec les aiguilles.

Il est indispensable de faire cette petite opération dans une pièce isolée ou mieux en plein air, les vapeurs étant susceptibles de détériorer les instruments.

De plus il faudra tenir le tube au-dessus de la flamme à l'aide d'une longue pince en bois et diriger l'orifice dans un sens opposé à celui qu'on occupe, parce qu'il se produit quelquefois de petites explosions, qui projettent le liquide bouillant.

En observant ces précautions, il n'existe en réalité aucun danger.

Nous verrons en botanique quels magnifiques résultats sont obtenus par ce procédé.

J. Chlorure de palladium. — Ce sel est employé assez rarement. Il est conseillé par Exner, de Vienne, pour l'étude du tissu musculaire et des muscles lisses en particulier.

On fait une solution à 8 ou 10 p. 100 et on y ajoute une trace d'acide chlorhydrique.

Les coupes devront être lavées largement à l'eau distillée avant d'être montées à la glycérine. Sans cette précaution, elles se coloreraient en noir.

K. Paraffine. — Sert à luter les préparations que l'on ne tient pas à conserver définitivement. On peut également s'en servir pour enrober certains tissus sur lesquels on veut pratiquer des coupes.

M. Cornil recommande la paraffine chloroformée. Les pièces durcies dans l'alcool absolu sont placées dans la paraffine dissoute par le chloroforme. L'excès de chloroforme s'évapore, et il reste une masse à demi solide qui se conserve pendant plusieurs semaines. Après un séjour d'un jour dans cette masse, la pièce est placée dans de petites boites en carton mince qu'on remplit de paraffine. Cette dernière, devenue solide, est montée dans le microtome.

L. Cire a cacheter. — Elle doit être malléable; on la fait dissoudre dans l'alcool absolu et on l'étend, comme lut définitif, à la surface de la paraffine, employée comme ci-dessus.

M. Bitume de Judée. — La meilleure substance pour enfermer les préparations.

Pour préparer la solution, on le pulvérise finement dans un mortier, puis on le recouvre d'une couche d'essence de térébenthine qui le dissout en quelques jours.

On peut activer l'opération en chauffant au bain-marie.

Suivant les besoins, on y ajoute plus ou moins d'essence et, afin de le rendre plus siccatif, on le mélange avec 20 p. 100 de son poids de mixtion des doreurs (huile de lin cuite).

Les flacons qui le contiennent seront tenus rigoureusement fermés. La solution aura une consistance telle, qu'une goutte prise avec le pinceau se détache nettement, sans filer.

N. Gélatine. — Fait la base des masses à injection. On l'emploie en solutions chaudes qui se solidifient par le refroidissement.

On peut aussi la mélanger avec la glycérine et l'appliquer à la conservation des coupes. Dans ce cas, on fait chauffer le mélange et on en dépose une goutte sur la préparation. On applique la petite lamelle, qui se trouve fixée au moment de la solidification.

O. GOMME ARABIQUE. — D'un usage courant pour le durcissement des pièces.

On en fait une solution ayant la consistance du sirop de sucre. Nous verrons les détails dans un chapitre spécial.

P. CELLOÏDINE. — Substance introduite depuis peu dans la technique et excellente pour enrober les objets, surtout en vue de coupes d'une certaine étendue.

Elle remplace avantageusement le collodion.

Voici comment on doit procéder :

On coupe la celloïdine en petits fragments et on la fait dissoudre dans de l'éther sulfurique pur. Il faut noter la quantité d'éther employée. Quand on a obtenu ainsi une solution épaisse, on y ajoute une quantité d'alcool absolu égale en volume à l'éther employé. Cette solution mère sert à en préparer d'autres plus diluées, en y ajoutant un mélange par parties égales d'alcool absolu et d'éther. Il est bon d'avoir au moins deux solutions : l'une fort épaisse, l'autre à peu près de la consistance des solutions de gomme qui servent d'ordinaire à durcir les tissus. Les fragments de tissus doivent être mis frais dans l'alcool absolu et déshydratés complètement; on les place alors dans la solution faible de celloïdine pendant quatre à huit jours suivant leur volume. Puis on les colle sur un bouchon avec la solution épaisse, et on laisse le tout durcir dans de l'alcool à 90°. Les coupes doivent être montées dans le baume du Canada. On peut, par ce procédé, obtenir des coupes de la totalité du globe oculaire.

CHAPITRE X

DES AGENTS COLORANTS

On emploie fréquemment, en histologie, un certain nombre de substances colorantes, dans le but de faire ressortir spécialement tel ou tel élément, en lui communiquant une teinte particulière, tandis que les voisins restent réfractaires à toute coloration. Tel est le cas du picro-carminate d'ammoniaque, par exemple, qui jouit de la propriété de teinter en jaune toutes les parties épithéliales anciennes, tandis que les cellules des régions plus jeunes se montrent avec leurs noyaux imbibés de couleur rose. Il se produit, dans ce cas, ce que l'on appelle « une élection », c'est-à-dire que tel élément affecte pour une couleur plus d'affinité que pour telle autre. C'est par un phénomène analogue qu'une pièce, plongée dans l'acide osmique, se colore en noir dans certaines régions, tandis que les autres parties sont insensibles au même réactif. Il est utile, également, de noter que les éléments ne se colorent pas de la même façon, selon que la pièce a été conservée ou durcie dans tel ou tel réactif. Ainsi, les pièces ayant subi l'action de l'acide chromique, ne laissent que difficilement les noyaux de leurs cellules se colorer par la teinture de carmin, tandis que les mêmes pièces, durcies dans l'alcool, absorbent rapidement la même teinture. Les pièces imprégnées de nitrate d'argent absorbent difficilement le carmin, même quand la solution a été légère, et se montrent presque complètement réfractaires à l'imbibition, lorsque la solution a été plus concentrée, ou lorsque l'action du réactif s'est prolongée longtemps.

Le nombre des matières colorantes est fort élevé. Malheureusement beaucoup d'entre elles sont sans utilité pour les recherches micrographiques, par suite de leur manque d'élection. Tel est le cas de la plupart des couleurs d'aniline, qui teignent les tissus d'une manière uniforme sans se fixer sur un point plutôt que sur un autre.

Nous décrirons seulement ici celles que l'on emploie dans les recherches courantes d'histologie, nous réservant de parler des autres, soit dans le chapitre traitant de la recherche des bacilles, soit dans la deuxième partie de cet ouvrage, consacrée à la botanique, où au contraire elles trouvent de nombreuses et magnifiques applications.

1° *Teinture de carmin.* — C'est, avec le picro-carmin, le réactif colorant le plus souvent employé.

Il a la propriété de se fixer sur un grand nombre d'éléments et de présenter vis-à-vis d'eux de grandes différences d'affinité. Il en résulte des teintes très variées dans l'ensemble du tissu. Il colorera, par exemple, le tissu conjonctif en rose clair, les noyaux du même tissu en rose foncé, le corps de Malpighi en rouge intense, etc., etc.

Un point sur lequel nous ne saurions trop insister, c'est que, pour arriver à un résultat satisfaisant, il est nécessaire que la solution soit aussi neutre que possible. Si, en effet, le carmin est dissous dans un excès d'ammoniaque, les tissus se gonflent, et il y a obstacle à la localisation de la matière colorante. Il se produit une diffusion générale de la solution, qui, ne possédant plus de propriété élective, teint uniformément toute la pièce.

Ajoutons que le même inconvénient se produirait si l'on employait une solution trop concentrée.

Nous préparerons cette solution de la manière suivante :

On prend une certaine quantité de carmin de première qualité dans le commerce, il est désigné sous le n° 40), un gramme, par exemple, et après l'avoir trituré finement dans un mortier, on le délaye avec un peu d'eau distillée, de façon à obtenir une bouillie grossière. Ensuite on verse, goutte à goutte, de l'ammoniaque, jusqu'à ce que la solution soit opérée, ce que l'on reconnaît à ce que le liquide devient d'une teinte rouge foncé. Cela fait, on ajoute définitivement 100 grammes d'eau distillée, et on abandonne le produit à l'air libre jusqu'à ce que l'odeur ammoniacale ait complètement disparu.

On a, en effet, remarqué que la propriété élective du carmin était d'autant plus marquée que ses solutions étaient moins chargées d'ammoniaque.

On filtre enfin définitivement et on conserve dans un flacon débouché ; chaque fois que l'on veut s'en servir, il est bon de recourir au filtrage, le liquide laissant toujours déposer plus ou moins de carmin.

Nous conseillons de colorer lentement les coupes, et, pour cela, de se servir de solutions affaiblies. On étendra la teinture-mère avec plus ou moins d'eau distillée, de façon à obtenir un liquide ayant la couleur de la fleur de pêcher, et on laissera dans ce bain les pièces pendant vingt-quatre ou quarante-huit heures.

L'élection sera généralement bonne et compensera l'inconvénient de la perte de temps nécessitée par cette manipulation.

Pour colorer une coupe, si la solution est plus concentrée, on fera la réaction directement sur la lame porte-objet, ou dans un verre de montre où elle sera plongée jusqu'à ce qu'elle ait pris une teinte convenable. Le temps d'immersion ne doit pas dépasser quelques minutes, sinon la matière colorante se déposerait sous forme de granulations et ne laisserait plus percevoir que des détails confus.

Le carmin se fixe surtout sur les noyaux, qui deviennent alors très apparents sur une coupe, quand on la traite par l'acide acétique. Mais, même sans l'intervention de ce réactif, il différencie parfaitement certains tissus, en les colorant en rouge. Dans une coupe de peau, par exemple, il teinte fortement le tissu conjonctif du derme, en laissant les fibres élastiques incolores.

Son action varie selon que les coupes proviennent de pièces conservées dans tel ou tel liquide. C'est ainsi que celles qui ont subi l'action de l'alcool se laissent parfaitement colorer, tandis que, conservées dans l'acide chromique, elles sont plus réfractaires à l'imbibition. On se servira donc, dans le second cas, de solutions plus fortes que dans le premier.

Si l'on veut colorer des pièces traitées par le nitrate d'argent,
il peut arriver que l'on n'obtienne que difficilement l'élection du
carmin ; ce cas se présente quand on s'est servi de solutions
argentiques trop fortes : il en est de même pour l'acide osmique.
Ces divers détails deviendront d'ailleurs familiers par la pratique.

Disons enfin que, pour garder intacte la teinte du carmin sur
une préparation, il est bon que le milieu dans lequel on la conservera soit légèrement acide. M. Ranvier conseille dans ce cas la
glycérine additionnée de 1 p. 100 d'acide formique.

Dans les livres de technique, on trouvera plusieurs formules de
préparation pour la solution de carmin. Il est inutile de les essayer :
elles sont généralement mauvaises ou ne présentent aucun avantage sur celle que nous venons d'indiquer, laquelle a le double
mérite d'être fort simple à préparer et de donner de fort belles
colorations.

2° *Picro-carminate d'ammoniaque.* — C'est à M. Ranvier que
nous devons, sinon la découverte, du moins la vulgarisation d'un
réactif qui donne d'admirables résultats dans la pratique histologique.

Ce réactif possède, de plus que le carmin, la propriété de colorer les pièces en deux couleurs ; il jouit, en un mot, d'une propriété élective double.

On se rendra compte immédiatement de l'importance de ce réactif en examinant son action sur une coupe de peau.

La couche cornée, les glandes, les fibres élastiques et les parois
des vaisseaux seront plus ou moins teintés en jaune, tandis que le
reste du tissu offrira toutes les nuances, depuis le rouge foncé
jusqu'au rose tendre.

Si l'on voulait ne conserver que l'action élective du carmin, il
suffirait de plonger la coupe dans l'eau, qui rendrait incolores, en
dissolvant l'acide picrique, toutes les parties teintées en jaune.

Voici comment on le prépare. « On verse dans une solution
saturée d'acide picrique du carmin dissous dans l'ammoniaque,
jusqu'à saturation ; puis on évapore dans une étuve. Après réduction des quatre cinquièmes, la liqueur refroidie abandonne un
dépôt peu riche en carmin, qui est séparé par filtration. Les eaux-

mères évaporées donnent le picro-carminate solide, sous la forme d'une poudre cristalline de la couleur de l'ocre rouge. Cette poudre doit se dissoudre entièrement dans l'eau distillée. Une solution au centième est la plus convenable. »

Nous avons essayé ce mode de préparation et n'en avons obtenu que d'assez mauvais résultats.

Voici comment nous procédons depuis plusieurs années dans notre laboratoire.

On prend quelques grammes de carmin que l'on triture dans un mortier et que l'on délaye dans une petite quantité d'eau. Puis on ajoute de l'ammoniaque en proportion quelconque pour opérer la solution.

On a d'autre part une solution concentrée d'acide picrique que l'on verse goutte à goutte jusqu'à ce que le mélange ait acquis à peu près la couleur « du sang ».

En cet état, la masse étant ammoniacale, il est nécessaire de la laisser s'évaporer à l'air libre jusqu'à ce que toute odeur ait disparu, ce qui demande quatre ou cinq jours en été et un peu plus en hiver. Si l'on négligeait cette précaution, on aurait les mêmes inconvénients signalés plus haut, c'est-à-dire absence d'élection.

Un très bon moyen pour favoriser l'évaporation consiste à verser la masse ammoniacale dans un large plat à photographie de façon à étendre la surface d'évaporation.

Pour empêcher la production des moisissures, on ajoute à la solution quelques gouttes d'acide phénique.

On obtient de la sorte une liqueur d'une teinte rouge intense, mais qui dépose à la longue et que l'on doit filtrer chaque jour avant de l'employer.

En résumé, le picro-carmin est certes la meilleure teinture colorante et celle que nous conseillons d'adopter presque exclusivement pour l'usage courant du laboratoire. Non seulement les préparations conservent leur belle teinte indéfiniment, mais la couleur devient même plus intense en vieillissant.

Nous possédons des coupes datant de plus de vingt ans qui certes ne laissent rien à désirer comme intégrité de coloration.

3° *Hématoxyline.* — On obtient avec cette matière de magnifiques préparations. Elle se fixe surtout sur les parties épithéliales et les noyaux, qu'elle colore en violet.

Voici le mode de péparation indiqué par Ranvier : on fait une première solution avec

$$
\begin{array}{ll}
\text{Hématoxyline} & 0,35 \\
\text{Alcool absolu} & 10
\end{array}
$$

et une seconde solution avec

$$
\begin{array}{ll}
\text{Alun} & 0,10 \\
\text{Eau distillée} & 30
\end{array}
$$

On les mélange ensemble, et il se produit un liquide d'un beau violet.

Ce produit s'altère en vieillissant. La matière colorante se fonce et se précipite.

Nous préférons de beaucoup la formule qui nous a été communiquée par notre savant et excellent confrère le Dr Bellangé, et dont il s'est servi avec tant de succès dans ses intéressantes recherches sur les lésions histologiques de la cirrhose du foie.

Voici son mode de préparation :

On prend 1 gramme d'hématoxyline en poudre, que l'on fait dissoudre dans 50 grammes d'alcool absolu. Puis on ajoute 1 gramme d'ammoniaque, et on fait évaporer au bain-marie jusqu'à ce que l'on cesse de percevoir l'odeur ammoniacale.

Cela fait, on mélange le liquide restant avec 250 grammes d'une solution d'alun concentrée.

Généralement il se forme un précipité que l'on fait disparaître en ajoutant quelques gouttes d'acide acétique.

On possède alors un liquide lilas clair qui ne colore que faiblement, mais dont la puissance tinctoriale s'accroît de jour en jour en le laissant débouché à l'air libre.

Il finit même par être tellement actif qu'il ne faut pas le laisser plus de quelques secondes en contact avec les coupes, sous peine d'avoir une coloration trop foncée.

Si nous continuons à prendre la peau comme exemple, nous verrons que la couche de Malpighi nous laisse apercevoir admirablement tous les noyaux de ses cellules, que le tissu conjonctif est coloré en violet clair et montre ses noyaux plus foncés, que les glandes sudoripares enfin sont parfaitement limitées par une teinte spéciale et que tous les éléments tranchent également sur le fond clair de la préparation.

Si nous désirons rendre incolore le tissu conjonctif et par conséquent faire ressortir encore plus nettement tous les éléments inclus, nous n'aurons qu'à plonger la coupe préalablement colorée avec le réactif, dans une solution très légère d'acide acétique, jusqu'à ce qu'elle prenne une teinte rougeâtre et soit presque décolorée.

On la retirera rapidement et on arrêtera l'action de l'acide en l'immergeant dans un cristallisoir rempli d'eau.

On obtient de la sorte de superbes préparations.

On peut encore produire une coloration double en plongeant d'abord la coupe dans le picro-carmin qui se fixera sur le tissu conjonctif, en la lavant, la colorant à l'hématoxyline et la traitant comme ci-dessus par l'acide acétique.

C'est grâce à ce procédé que nous avons pu obtenir la netteté de l'épreuve photographique jointe à ce volume, représentant un corpuscule de Pacini, dont on aperçoit tous les plus petits éléments nucléaires.

M. Renaut (1), dans un mémoire consacré à cet agent colorant, donne deux formules de préparation.

C'est, dit-il, le seul réactif qui permette d'obtenir de bonnes élections sur les pièces traitées par les solutions chromiques ou les solutions d'acide osmique.

1° *Glycérine hématoxylique.* — Voici comment on la prépare :

On prend de la glycérine absolument pure, très sirupeuse, car elle va être légèrement diluée, et on la charge à saturation d'alun de potasse. L'alun d'ammoniaque ne convient pas; il empêche l'hématoxyline de passer du rouge au violet.

Dans cette solution concentrée, on verse goutte à goutte une solution concentrée d'hématoxyline dans l'alcool à 36° Cartier ou 90° centésimaux.

(1) Renaut, *Étude sur l'hématoxyline et l'éosohématoxyline* (*Archives de Physiologie*, 1881, p. 641).

Le mélange des deux solutions est effectué au fur et à mesure à l'aide d'un agitateur. Très rapidement le mélange prend une vive coloration violette. Quand on juge cette dernière suffisante, ce qui arrive ordinairement quand on a ajouté à la glycérine alunée un quart de son volume total de solution alcoolique d'hématoxyline, on cesse de verser cette dernière. On reconnaît du reste que la quantité d'hématoxyline est trop considérable lorsque le liquide se trouble ou lorsqu'une goutte du mélange, ajoutée à une goutte d'eau placée sur une lame de verre, tourbillonne avec l'eau et se réduit en grains violets. Il faut alors ajouter de la glycérine saturée d'alun jusqu'à ce que le mélange ne tourbillonne plus et ne précipite plus en présence de l'eau.

On filtre sur le papier, et l'on conserve le réactif dans un flacon à large ouverture obturé par un papier percé de trous d'épingles. Au bout de quelques semaines, la coloration violette s'est beaucoup accrue, l'alcool du mélange s'est en partie évaporé. Quand il n'existe plus d'odeur alcoolique appréciable, on filtre une seconde fois et l'on conserve le liquide en vases bouchés; il reste indéfiniment limpide, tout en continuant à se foncer.

On s'en sert comme véhicule pour conserver et teinter à la fois les préparations. Dans le cas de pièces sortant de solutions chromiques, cinq à dix minutes suffisent. Dans le cas où elles auraient subi l'action de l'acide osmique, il faudrait compter quelques heures.

2° *Eosine hématoxylique.* — Ce réactif donne une coloration double, comme le picro-carminate. Voici, d'après M. Renaut, son mode de préparation :

« On prend 200 ou 300 grammes de glycérine sirupeuse saturée d'alun de potasse et l'on y verse goutte à goutte une solution aqueuse concentrée d'éosine soluble dans l'eau. On agite le mélange; dès qu'il cesse d'être transparent, on reconnaît qu'il a dissous l'éosine à saturation. Ce point est rapidement atteint, car l'éosine est très peu soluble dans la glycérine alunée.

Si l'on voulait obtenir un réactif très éosiné, on n'opérerait pas de cette façon. J'ai reconnu que l'éosine dissoute à saturation dans la glycérine salée ne précipite pas sensiblement avec la glycérine alunée. On mélangerait donc les deux glycérines de façon à obtenir l'intensité de coloration désirée.

Quelle que soit la façon dont on ait opéré, on filtre sur le papier Joseph et l'on obtient une solution claire offrant une teinte rose vif à la lumière transmise et possédant une belle fluorescence d'un jaune vert à la lumière réfléchie.

Dans cette glycérine éosinée, on ajoute peu à peu la solution alcoolique saturée d'hématoxyline, *en opérant absolument comme si l'on voulait obtenir de la glycérine hématoxylique.*

Le mélange devient rapidement d'un beau violet pourpre et doit conserver une fluorescence verte appréciable. Si cette dernière s'effaçait, on devrait ajouter de la glycérine alunée et éosinée jusqu'à ce qu'elle reparût nettement. On filtre une seconde fois sur le papier. Si le réactif est bien préparé, le filtre se teint en violet très intense et montre au-dessous de la zone du violet une large bordure rose vif due à la diffusion plus rapide de l'éosine.

Ce réactif donne une magnifique coloration aux pièces traitées par l'acide chromique ou les chromates.

Si on veut les monter au baume, on les déshydrate par l'alcool et l'essence de girofle préalablement éosinés. »

4° *Purpurine.* — Ce réactif est dû à M. le professeur Ranvier, qui a fait à ce sujet un mémoire étendu que l'on pourra consulter dans les *Archives de physiologie*, n° 6, 1874.

On le prépare de la manière suivante :

Une solution d'alun dans l'eau distillée à 1 p. 200 est portée à l'ébullition dans une capsule de porcelaine, on y ajoute une petite quantité de purpurine broyée avec un peu d'eau distillée. La dissolution s'opère en quelques minutes. Il doit rester un excès de purpurine non dissoute, ce qui indique que la solution est concentrée. On filtre à chaud, en recueillant le liquide dans un flacon, où l'on a mis de l'alcool à 36° de Cartier. L'alcool doit être en quantité telle, qu'il forme le quart en volume du mélange total. La liqueur que l'on obtient ainsi est fluorescente et d'un beau rouge orangé. On peut la conserver dans un flacon bouché, mais, au bout d'un mois, il se forme un léger précipité, et elle a perdu un peu de ses propriétés colorantes ; il vaut donc mieux préparer les solutions de purpurine au moment même où l'on doit s'en servir.

5° *Fuschine ou rouge d'aniline.* — Peu employé. Sa belle nuance avait fait concevoir des espérances que la pratique n'a pas justifiées. En effet, la fuchsine, de même que les autres couleurs d'aniline, teinte uniformément les éléments, mais, ainsi que le fait remarquer Ranvier, ne possède pas d'élection. Si certaines cellules montrent leurs noyaux plus colorés que le corps même, cela vient de ce qu'il possède plus de matière et qu'il est plus épais. On ne s'en sert donc que rarement, dans le cas où l'on veut, par exemple, colorer des éléments déjà dissociés ou pour les études de bactériologie.

Il faudra éviter d'employer des solutions trop concentrées.

6° *Eosine* (1). — Ne présente également que des applications fort limitées, que nous signalerons plus loin dans l'étude des tissus élastique et conjonctif.

La solution d'éosine la plus convenable est celle de 1 p. 100. Le véhicule peut être l'eau distillée ou l'alcool au tiers.

Cette solution est vivement colorée en rouge et teint les tissus avec une extrême rapidité. Une demi-minute ou une minute suffisent dans la plupart des cas.

La préparation est ensuite lavée dans l'eau distillée ou simplement filtrée et montée dans la glycérine salée.

<pre>
Glycérine............................ 99
Sel marin............................   1
</pre>

Il faut éviter la glycérine acide qui précipite l'éosine.

De plus, dans la glycérine salée, on fera dissoudre un peu d'éosine, de façon que, conservées dans ce milieu, les préparations ne se décoloreront jamais.

D'une façon générale, l'éosine soluble dans l'eau « colore avant tout et dans tous les tissus le protoplasma cellulaire dont elle suit et délimite exactement les contours. Inversement un petit nombre

____

(1) Renaut, *Éosine* (*Archives de Physiologie*, 1877, p. 214).

seulement de noyaux sont teints en rouge par le réactif : ce sont les noyaux de tous les endothéliums. La plupart des autres noyaux et en particulier ceux des épithéliums et ceux des muscles striés et lisses ne sont point colorés d'une manière spéciale. »

M. Cornil préconise également l'éosine pour l'étude des champignons parasitaires de la peau.

7° *Bleus d'aniline.* — Les uns sont solubles à l'eau, d'autres seulement à l'alcool. Ils seront également cités dans les quelques cas rares où l'on y a recours.

Les solutions de ces diverses matières colorantes (fuchsine, éosine, bleus d'aniline, etc.) doivent être à 1 ou 2 pour 100.

8° *Bleu de quinoléine.* — Ce réactif, dont la puissance colorante est fort intense, donne dans beaucoup de cas d'excellents résultats. Son prix est assez élevé.

Pour le préparer, on en fait dissoudre un gramme dans 100 grammes d'alcool à 36°, et la solution opérée, on l'étend de son volume d'eau.

Il est nécessaire de bien surveiller l'action de cette matière colorante dont la puissance tinctoriale est telle, qu'elle ferait facilement disparaître sous son intensité tous les détails histologiques de la coupe en expérience.

Elle colore en bleu tous les éléments graisseux et donne aux fibres conjonctives des teintes variables selon l'âge et l'épaisseur des tissus.

9° *Noir Collin.* — Recommandé par M. le Docteur Luys qui, grâce à lui, a obtenu les magnifiques photographies de coupes de moelle que tout le monde a pu admirer.

C'est, en effet, un excellent agent colorant pour le tissu nerveux en particulier. Il n'a qu'un inconvénient, mais que l'on peut éviter avec un peu de pratique, c'est d'obscurcir légèrement les préparations.

On l'emploie en solution au 100°. Les coupes doivent y séjourner pendant vingt-quatre heures et être bien lavées avant d'être montées définitivement.

Nous reparlerons plus loin de cette substance.

10° *Iode.* — Réactif important pour déceler la matière amyloïde ou la matière glycogène. La première se colore sous l'influence de l'acide sulfurique en violet, et la seconde directement en rouge plus ou moins foncé.

On fait une solution d'iodure de potassium à 2 p. 100 qu'on sature ensuite avec des cristaux d'iode. On filtre, et on a soin de laisser un peu d'iode en excès.

Telles sont les substances colorantes d'un usage courant. Elles sont parfaitement suffisantes et ce n'est qu'exceptionnellement qu'on aura besoin de recourir à d'autres agents.

CHAPITRE XI

DES IMPRÉGNATIONS

Sous ce nom, on comprend un ordre d'opérations applicable surtout à l'étude des épithéliums et qui consiste à colorer d'une façon spéciale la matière intercellulaire qui réunit les éléments. C'est Recklinghausen qui, le premier, a employé dans ce sens certains réactifs dont nous allons parler.

Nitrate d'argent. — Si l'on soumet à l'action d'une solution argentique une membrane recouverte d'épithélium, on voit, au bout de quelques instants, la surface devenir laiteuse, et, en l'exposant à la lumière, on remarque, à l'examen microscopique, que tous les espaces intercellulaires sont colorés en noir, par réduction du nitrate d'argent à l'état métallique. Tous les détails de la pièce deviennent ainsi de la plus grande netteté. Mais, pour arriver à ce résultat, il est indispensable de se conformer à certaines règles, sans lesquelles il est impossible d'obtenir de résultats parfaits.

Certains auteurs préconisent l'emploi de solutions fortement concentrées et les préfèrent aux solutions faibles. Nous avons expérimenté les unes et les autres, et nous avons observé que les imprégnations étaient beaucoup plus belles et plus régulières avec des solutions légères. Nous conseillerons donc d'employer des liquides contenant 1 gramme de nitrate d'argent pour 300, 400 ou même 1000 grammes d'eau distillée. Dans ce cas, pour obtenir rapidement ces solutions, il est bon d'en faire une première au centième, et, selon les besoins, on ajoute à un volume donné, deux, trois, quatre parties d'eau distillée, ce qui donne la proportion du 300°, du 400°, etc.

Le choix de la solution étant fait, on opérera de la manière suivante : Supposons qu'il s'agisse d'observer l'épithélium du mésentère. Après avoir enlevé les intestins en masse, on en sépare un fragment avec la portion de mésentère adhérente, et on l'étend sur une plaque de liège avec des pinces, en ayant soin de fixer les divers points avec des épingles, de façon que la membrane soit parfaitement tendue, et ne présente pas d'anfractuosités qui seraient autant de centres où l'argent viendrait se déposer, et formerait plus tard des dépôts et des taches. Cette première opération terminée, on se place dans l'obscurité et on verse avec une pipette ou mieux une seringue, qui balaye mieux les corps étrangers, de l'eau distillée à la surface de la pièce. On se propose ainsi de la nettoyer parfaitement, et d'enlever les globules blancs ou les cellules détachées qui pourraient y être adhérents. Puis, avec une seringue de verre, en ayant soin de tenir la plaque de liège inclinée, on l'arrose avec le liquide argentique (1 pour 300 ou 1 pour 500). Comme la solution employée à cette dose n'est pas d'un prix élevé, et qu'on n'a pas besoin de l'économiser, on la laisse couler sur la pièce, jusqu'à ce qu'elle présente un aspect blanc laiteux, prouvant que l'imprégnation est opérée. On laisse alors égoutter, et on enlève le nitrate d'argent en excès, en plaçant, quelques instants, la plaque de liège au-dessous d'un robinet d'eau distillée. Il ne reste alors qu'à exposer la pièce à la lumière solaire, sous l'influence de laquelle l'argent se réduira à l'état métallique et colorera en noir les espaces intercellulaires.

Il est préférable de choisir, si la chose est possible, une lumière intense. La réduction est plus rapide et les images plus nettes. On peut cependant, avec une lumière diffuse, obtenir d'assez bons résultats. Toujours est-il qu'on attendra que la surface devienne brunâtre. La réduction est alors complète.

Pour conserver les pièces, on les lavera à l'eau distillée, et, comme une épreuve photographique ordinaire, on les fixera avec une solution d'hyposulfite de soude dans la proportion de 2 p. 100.

S'il s'agissait d'une membrane délicate, comme l'épiploon, par exemple, on pourrait, pour la nitrater, la tendre au-dessus du goulot d'un flacon comme la peau d'un tambour, ou mieux, au bout d'un tube à large diamètre, qui permet de laver facilement.les deux faces. Nous ne saurions trop insister sur la disposition préalable de la pièce, condition indispensable pour obtenir une belle imprégnation.

Si l'on veut nitrater une glande, on commencera par faire dans l'organe une section bien nette avec un rasoir trempé dans l'eau distillée, et, après avoir lavé la surface, on y versera la solution argentique. Le restant de l'opération est le même que ci-dessus. On pourra de même injecter la solution dans le conduit excréteur. La manipulation sera la même s'il s'agit d'étudier l'épithélium d'un vaisseau.

On se rappellera que l'imprégnation doit être faite avec des solutions faibles si l'on se propose ensuite de colorer les noyaux des cellules.

M. Ranvier a employé les solutions d'acide oxalique pour fixer dans ce cas le carmin sur les noyaux.

Dans ces derniers temps, au lieu du nitrate d'argent, on s'est servi des lactate et oxalate d'argent, et on a obtenu des résultats plus nets et plus réguliers. Il est bon de faire de nouvelles expériences à ce sujet.

Chlorure d'or. — Ce sel donne de fort bons résultats, toutes les fois qu'il s'agit d'étudier les terminaisons des filets nerveux dans les divers organes.

Cependant, si l'on ne se conforme pas absolument aux règles que nous indiquons plus bas, on risque de n'obtenir que des résultats défectueux.

1er *Procédé.* — La pièce est plongée d'abord dans du jus de citron fraîchement exprimé et filtré à travers de la flanelle ; après un séjour de 5 minutes, on la lave à l'eau distillée et on la place pendant 15 à 20 minutes dans une solution de chlorure d'or à 1 p. 100.

Au sortir du chlorure d'or, et après l'avoir de nouveau lavée, on obtient la réduction de l'or, soit en plaçant le fragment ainsi traité à la lumière diffuse dans de l'eau acidulée (2 gouttes d'acide acétique pour 50 grammes d'eau distillée), soit à l'obscurité dans un mélange de 1 partie d'acide formique et 4 d'eau (Ranvier).

2ᵉ *Procédé*. — Moins certain que le précédent, mais donnant, quand il réussit, d'excellents résultats.

Il consiste à placer de très petits fragments de la pièce à étudier dans un mélange de 4 parties de chlorure d'or à 1 ou 2 p. 200 et 1 partie d'acide formique; le mélange, ayant été préalablement porté à l'ébullition et refroidi, les fragments doivent y séjourner 10 à 15 minutes; puis, après avoir été lavés, être soumis à l'action de l'eau acidulée et réduits à la lumière. Si après cette manipulation le tissu n'était pas assez coloré, on le plongerait pendant un temps plus ou moins long dans une solution de chlorure double d'or et de potassium à 1 p. 1000.

Acide osmique. — Nous avons déjà parlé de ce réactif, mais on comprendra qu'il doive être cité ici, comme agent d'imprégnation.

CHAPITRE XII

PROCÉDÉS POUR ÉTUDIER LES TISSUS

M. Ranvier, dans son traité de *Technique*, si clair et si précis, insiste avec raison sur l'importance des méthodes en histologie, et avance cette opinion, que nous partageons complètement d'ailleurs, que l'avenir de cette science est lié à la découverte de nouveaux procédés ou de nouveaux agents chimiques ou bien au perfectionnement des anciennes méthodes. Nous n'insisterons pas davantage sur ce point dont on reconnaîtra, plus tard, toute l'importance.

Il existe dans les tissus histologiques un grand nombre de variétés ; les uns sont formés de filaments intriqués en tous sens ; d'autres sont composés de cellules plus ou moins adhérentes. Dans d'autres, on remarque un mélange de ces deux éléments ; ou bien, comme dans certains liquides, le sang, par exemple, les éléments sont flottants et libres entre eux.

De là, des méthodes différentes d'examen. Étudions donc, successivement, les divers cas qui peuvent se présenter dans la pratique.

a. *Tissus à éléments mobiles.* — S'il s'agit d'un liquide tenant en suspension des éléments (sang, salive, etc.), il suffira d'en prendre une gouttelette qu'on déposera sur la lame porte-objet, et après avoir recouvert d'une lamelle, on observera directement. Il faudra avoir soin de ne pas mettre de liquide en excès, parce qu'alors ces éléments seraient vus sur une trop grande épaisseur et se masqueraient mutuellement. On pourra également, s'ils sont trop nombreux, diluer le liquide avec du sérum iodé, ou, mieux, avec un liquide organique frais, tel par exemple que celui qu'on obtient par une ponction abdominale. Si l'on se propose d'étudier les propriétés d'une cellule flottant dans un liquide, un globule blanc de batracien, je suppose, on aura soin de border la lamelle avec de la paraffine. de façon à empêcher l'évaporation.

b. *Filaments, éléments allongés*, etc. — Si nous avons affaire à des filaments, de petits tendons ou de petits muscles. certaines précautions seront indispensables pour leur examen. Il faudra les empêcher de se contracter. Pour cela. on les fixera par leur extrémité sur la lame de verre au moyen de paraffine ou de cire à cacheter, ce qui permettra ensuite de faire agir sur eux tel réactif que l'on désirera.

c. *Membranes*. — Dans le cas où l'on aurait à examiner la structure d'une membrane. on aura soin de l'étendre, ainsi que nous l'avons déjà dit. Le procédé le plus simple consiste à la placer sur une lame de verre et à dessécher légèrement un des bords avec les doigts, de façon à le faire adhérer à la plaque. On tire ensuite dans le sens opposé, et on produit de même une adhérence. C'est ce que M. Ranvier appelle le procédé de la demi-dessiccation.

d. *Organes : objets plus complexes. en général.* — Tant que l'histologiste n'a pas affaire à des tissus plus compliqués, les manipulations, on le voit. ne sont pas très difficiles ; mais s'il doit reconnaitre la texture d'un tissu complexe, il devra recourir à d'autres méthodes.

Supposons, par exemple. qu'on veuille étudier une glande sudoripare :

Après avoir coupé une tranche, aussi mince que possible, de la peau. on s'assurera. avec un faible grossissement, qu'elle contient l'objet cherché ; puis. la transportant sous le microscope muni d'un grossissement un peu plus fort (n° 3 de Nachet), on cherchera, avec des aiguilles qu'on appliquera à chaque extrémité, à débarrasser la glande du tissu conjonctif qui la maintient fixée. Cette petite opération semble fort difficile au début, parce que le microscope renverse les objets et qu'il faut manœuvrer dans le sens opposé à celui qu'on se propose, mais il suffit de quelques heures de tâtonnement pour acquérir la sûreté de main nécessaire. et, au moyen de tiraillements légers dans un sens ou dans l'autre, on ne tarde pas à isoler le petit corps qu'on peut ensuite soumettre à toute la filière ordinaire des manipulations (coloration, montage au baume ou à la glycérine, etc., etc.).

Quand l'objet cherché est suffisamment volumineux, on peut se dispenser de la dissection sous le microscope, et opérer de la façon suivante : Après avoir déposé la pièce à étudier sur une lame de verre, on dispose cette dernière sur un verre de montre qui permet à la lumière de passer au-dessous d'elle et rend beaucoup plus net le jeu des aiguilles. Ou bien on projette sur elle à l'aide d'une loupe un jet de rayons lumineux.

Puis, usant des aiguilles, comme nous l'avons dit plus haut, on arrive, par de petits tâtonnements, à isoler le point désiré. On pourra également, si le tissu est composé de fibres parallèles, en fixer une extrémité, et isoler ces fibres, en glissant entre elles la pointe d'une aiguille, de manière à effilocher le tissu, comme s'il s'agissait d'un écheveau de fil.

Nous recommandons aux commençants, pour s'habituer au maniement des aiguilles, l'exercice suivant : On coupe des cheveux en petits fragments, et après en avoir déposé un certain nombre dans une goutte d'eau sur le porte-objet, on cherche à les isoler et à les ranger verticalement et parallèlement les uns à côté des autres. Cette petite manœuvre est excellente, pour donner à la main la sûreté qui permettra, plus tard, des manipulations plus délicates.

Dans un livre déjà ancien et trop peu connu, Lacauchie préconise une méthode qui, dans un grand nombre de cas, donne d'excellents résultats. Si l'on injecte de l'eau dans les vaisseaux d'un animal, de manière à produire un œdème artificiel, on remarque que les tissus deviennent plus transparents et laissent voir les petits organes (glandes, glomérules glandulaires et adipeux, etc.) qui sont plongés dans leur épaisseur. M. Ranvier, modifiant ce procédé, emploie ce qu'il appelle les injections interstitielles, et obtient, dans certains cas, des résultats qu'on chercherait vainement à produire autrement. Voici comment on opère :

Proposons-nous de faire l'étude du tissu conjonctif, composé, comme on sait, de faisceaux fibreux intriqués en tous sens, dont l'ensemble constitue une sorte de feutrage compacte :

On prend une seringue de Pravaz, munie d'une canule piquante, et, glissant la pointe au milieu du tissu, on pousse brusquement une certaine quantité d'eau. Sous cette influence, les fibres sont en quelque sorte disséquées et écartées par le liquide, et donnent naissance à une boule d'œdème, dont on enlève alors, avec des ciseaux, un petit fragment qu'on porte rapidement sous le microscope, après l'avoir déposé sur une plaque de verre et recouvert d'une lamelle.

Il est nécessaire d'opérer rapidement ; autrement, l'œdème, amené par cette opération, ne persiste pas, et les fibres reviennent sur elles-mêmes reprendre leur ancienne position. On peut, dans quelques cas, obtenir un effet constant en injectant, à la place d'eau, de la gélatine qui se coagule par le refroidissement, et fixe alors les fibres dans leur nouvelle position. On peut également injecter, par ce procédé, divers réactifs dans les tissus (alcool 1/3, picro-carminate, acide osmique, etc.).

Rappelons enfin que, dans la plupart des cas, à l'aide des réactifs isolants, on possède les moyens de dissocier presque tous les tissus, afin de pouvoir étudier séparément leurs éléments constituants.

C'est ainsi que, si l'on fait macérer un petit fragment d'intestin dans de l'alcool au 1/3 ou dans le sérum iodé, on obtient, au bout de peu de temps, une désagrégation complète des cellules épithéliales.

CHAPITRE XIII

DES COUPES MICROSCOPIQUES

Les procédés que nous venons de décrire ont pour but d'isoler les éléments les uns des autres ; mais sont insuffisants pour donner une idée exacte de la structure du tissu dont ils font partie. Il faut, pour que l'examen soit complet, connaître les rapports mutuels de ces divers éléments. On a recours alors aux sections minces qui permettent de les voir en place, et de suivre leur groupement dans toute l'épaisseur du tissu.

Nous ne saurions trop insister sur l'importance des coupes en histologie. Les commençants devront porter tous leurs efforts et toute leur attention de ce côté. Ce n'est que lorsqu'ils seront arrivés à de bons résultats dans ce sens qu'ils pourront réellement travailler utilement et faire une sérieuse analyse. On nous pardonnera donc d'insister beaucoup sur des détails qui pourront, d'abord, paraître puérils, mais dont on reconnaîtra, plus tard, toute l'importance.

Voyons quelles phases nous devrons traverser pour arriver à l'analyse d'un tissu quelconque : la peau, par exemple.

1° DURCISSEMENT DE LA PIÈCE. — On conçoit que si l'on voulait directement sectionner un tissu aussi peu résistant, de façon à en obtenir une coupe mince, la pièce fuirait devant le tranchant du rasoir.

On n'obtiendrait qu'une section trop épaisse et qui probablement serait fort inégale et, par cela même, impropre à l'observation. Il est donc nécessaire, avant tout, d'obtenir une consistance plus ferme. Pour cela, divers procédés sont en usage.

a. *Durcissement par l'alcool absolu.* — Ce moyen est bon, surtout si l'on est pressé. On commence par couper la pièce en petits fragments d'un centimètre cube environ, et aussi réguliers que possible; puis on les plonge dans un tube contenant de l'alcool à 36°; on laisse cet alcool pénétrer les tissus et se substituer à l'eau de combinaison, ce qui demande une heure environ; après quoi, on l'enlève et on le remplace par de l'alcool complètement absolu. La pièce séjourne dans ce dernier liquide jusqu'à ce qu'elle ait atteint la dureté convenable; il faut, en général, plusieurs heures.

Nous avons dit, plus haut, qu'il fallait éviter que la pièce vînt reposer sur le fond du vase, parce que les matières, déplacées par l'alcool, s'accumulant autour d'elle, formaient une sorte de bain qui l'empêchait de durcir; le fragment doit être suspendu au bouchon à l'aide d'un fil.

Par ce procédé, on arrive à faire de bonnes coupes, mais les tissus ne sont jamais aussi durs que par les manipulations suivantes.

b. *Durcissement par l'acide chromique.* — Nous avons donné, plus haut, les détails relatifs à ce mode de durcissement. Nous insisterons de nouveau sur les soins minutieux que l'on doit apporter au dosage de l'acide et sur la nécessité d'employer de grandes quantités de liquide.

c. *Durcissement par la gomme, l'acide picrique et l'alcool.* — C'est le procédé le plus employé. Nous allons le décrire en détail. La pièce à durcir étant coupée en petits fragments, aussi réguliers que possible, et ne dépassant pas 1 ou 2 centimètres cubes au plus, on les plonge, pour commencer, dans un bain d'alcool ordinaire, où on les laisse environ vingt-quatre heures. Cette première opération a pour objet d'enlever l'eau de combinaison et de fixer dans leur forme les éléments histologiques. Puis, on les retire, et on les fait macérer de nouveau, pendant le même temps, dans une solution concentrée d'acide picrique. Il est bon, pour être sûr de la concentration absolue, de laisser au fond du vase des cristaux en excès. Cet acide agit là dans un double but; il enlève l'alcool absorbé par la pièce, et, par sa propriété spéciale, contribue à la durcir encore.

L'expérience nous a montré que ce deuxième temps de l'opéra-

tion n'est pas indispensable. Nous le supprimons donc complètement maintenant, ce qui simplifie la durée totale de la manipulation.

C'est alors qu'intervient une troisième opération. On fait une
dissolution de gomme arabique, jusqu'à consistance sirupeuse, et
on y ajoute une forte proportion d'acide picrique. Les pièces, retirées du second bain, y sont plongées et y demeurent quelques
jours. Il est préférable de prolonger l'opération; elles se gorgent
de gomme qui s'infiltre entre toutes les mailles et dans toutes les
anfractuosités.

Quand on juge que l'imbibition est complète, on les retire de la
gomme, on les laisse égoutter, puis on les plonge dans un quatrième bain d'alcool absolu, où on les abandonne jusqu'à ce qu'elles
aient atteint la consistance voulue. Le phénomène qui se passe
en ce cas est fort simple : la gomme se coagule sous l'influence de
l'alcool, et forme, en quelque sorte, une charpente intérieure qui
donne de la fermeté aux tissus.

Une fois durcies, les pièces peuvent être conservées, pour les
besoins, dans un flacon rempli d'alcool.

d. *Durcissement par la dessiccation.* — Si l'on se propose seulement de voir les relations mutuelles des divers éléments d'un tissu,
on peut employer un moyen expéditif qui suffit dans ce cas. Après
avoir laissé la pièce macérer, quelques heures, dans l'alcool ordinaire, on la retire du bain, et on l'expose à l'air libre, où elle ne
tarde pas à se durcir et à acquérir une solidité suffisante pour
permettre d'y faire des coupes ; mais il ne faut pas chercher, dans
ces pièces, de fins détails de structure, les éléments étant plus ou
moins altérés. On aura soin, si l'on adopte ce procédé, de ne point
trop faire durcir les pièces, et de faire les coupes aussi minces que
possible ; il faut viser à obtenir une fermeté analogue à celle de la cire.

Depuis plusieurs années, nous employons un procédé qui donne,
dans beaucoup de cas, d'excellents résultats. On commence par
faire la solution suivante :

Eau......................................	100	grammes.
Glycérine................................	50	—
Solution de gomme fortement sirupeuse....	200	—
Sirop de glucose.........................	100	—
Acide phénique..........................	1	

Le mélange étant bien opéré, on ajoute 100 grammes d'alcool ordinaire. La liqueur est d'abord trouble, mais elle ne tarde pas à devenir limpide. On filtre, alors, à travers une flanelle, et on fait macérer dans ce bain les pièces pendant deux ou trois jours. Au bout de ce temps, on les retire et on les suspend à l'air libre, dans un courant d'air chaud ou dans une étuve.

Elles acquièrent une consistance onctueuse et se coupent en sections extrêmement minces. De plus, elles se conservent indéfiniment, sans jamais changer de consistance, et sont toujours prêtes au moment du besoin; on peut les garder dans des boîtes. Nous possédons de la sorte une série de pièces injectées (moelles, cerveaux, langues, etc.), préparées depuis plusieurs années, et aussi bonnes, pour l'étude, que le premier jour.

e. *Durcissement par congélation.* — Nous avons parlé à l'article *Microtome* de la disposition adoptée par M. Vérick pour pouvoir pratiquer des coupes sur les objets congelés. Nous n'y reviendrons pas, mais nous indiquerons un procédé plus simple, fort suffisant dans un grand nombre de cas, et qui nous permettra d'employer le petit microtome habituel de Nachet.

Étant donné un fragment de tissu frais à couper, on le fixe, comme nous l'avons indiqué, dans la cavité de l'instrument avec des morceaux de moelle de sureau comprimée et on plonge le tout dans l'eau. Le sureau se gonfle et maintient solidement l'objet à couper.

Cela fait, on prend une boîte en bois quelconque (une boîte à cigares est excellente pour cet usage), on y dépose le microtome chargé, un flacon de 100 grammes rempli d'alcool ordinaire et le rasoir destiné aux coupes.

Puis on remplit tous les vides avec un mélange de glace pilée et de sel marin. On laisse quelques minutes et ensuite on retire rapidement l'instrument dans lequel la pièce est congelée.

Il suffit alors d'exécuter les coupes, comme d'habitude, en se servant du rasoir et de l'alcool refroidi à la même température.

On possède plus que le temps nécessaire pour obtenir une dizaine de coupes avant que la pièce ne soit dégelée.

Elles sont reçues dans un cristallisoir contenant de l'eau, où elles reprennent leur aspect naturel.

Le procédé de la congélation peut s'appliquer à un grand nombre de tissus et rend dans certains cas de sérieux services. On pourra l'employer lorsqu'on désire faire un examen immédiat d'une pièce pathologique provenant d'une opération. Les coupes, cependant, ne seront jamais aussi fines que par les autres procédés décrits précédemment.

Les pièces étant suffisamment durcies, étudions les instruments dont on se sert pour y pratiquer des coupes fines.

2° INSTRUMENTS DESTINÉS A FAIRE LES COUPES OU MICROTOMES. — Dans certains cas, s'il s'agit d'un examen superficiel, on peut faire, à main levée, des coupes dans la pièce durcie. Pour cela, on la serre entre le pouce et l'index de la main gauche, appuyée sur une table, et, avec un rasoir de la main droite, également appuyée, on cherche à opérer une section aussi fine que possible. Au bout de quelque temps d'exercice, on acquiert une sûreté de main suffisante pour obtenir des résultats passables; mais on n'est jamais sûr de réussir une coupe du premier coup, et il peut se faire ainsi qu'on anéantisse un point intéressant à étudier. On a donc cherché, par des procédés mécaniques, à remédier à cette lacune, et on se sert, dans ce but, d'instruments spéciaux appelés microtomes, qui fixent solidement la pièce à étudier, et, au moyen d'une vis, la font dépasser, à volonté, d'une faible épaisseur au-dessus d'une platine parfaitement polie et plane. On conçoit alors qu'avec une lame de rasoir il devient facile de couper la portion qui dépasse, et d'obtenir, de la sorte, de fines lamelles de tissus.

Nous ne parlerons pas de nouveau de ces instruments que nous avons décrits précédemment.

Celui que nous employons journellement est le petit modèle à tube de Nachet.

Cet appareil consiste en deux tubes rentrant l'un dans l'autre. Le tube intérieur plein monte dans l'extérieur de quantités très faibles, au moyen d'un pas de vis que l'on tourne, plus ou moins, à l'aide d'un bouton. Le tube extérieur est muni d'une plate-forme ou platine parfaitement plane que rase l'instrument tranchant chaque fois que l'on veut opérer une coupe. C'est dans la cavité tubulaire, laissée entre les deux tubes, que se fixe l'objet à couper avec certaines précautions que nous indiquerons bientôt.

Ce modèle est le plus simple, et permet d'obtenir facilement des coupes d'un centimètre carré, qui sont parfaitement suffisantes dans le plus grand nombre des cas.

Quant aux instruments dont on se sert pour couper, on choisira de bons rasoirs à lame large et épaisse, un peu excavée en dessous. On en trouvera d'excellents chez Favre, fabricant d'instruments de chirurgie, rue de l'École-de-Médecine, n° 1.

3° PROCÉDÉS POUR FIXER LES PIÈCES A COUPER DANS LES MICROTOMES. — Il existe plusieurs procédés ; le plus employé est le suivant :

Prenons comme exemple un morceau d'une tumeur quelconque amené par les procédés précédemment décrits au degré de durcissement convenable. Avec un rasoir, on régularise autant que possible sa forme, de façon à le rendre cubique. (Il est préférable de ne pas dépasser un centimètre en tous sens, les coupes étant d'autant plus difficiles à obtenir minces que le volume de la pièce est plus considérable.)

Alors, on se procure de la moelle de sureau bien blanche (1) et qu'on a soin de choisir bien homogène.

Les bâtons sont d'une longueur telle qu'on les divise d'abord en quatre parties égales, puis chacune de ces dernières en deux autres. On obtient ainsi huit fragments que l'on comprime avec les doigts de façon à les aplatir.

Pour couper la moelle, on pourrait employer n'importe quel instrument tranchant, mais l'usage de la scie est préférable.

Cela fait, on prend le microtome et en montant ou abaissant le tube intérieur, on aménage une cavité suffisante où l'on dépose le petit cube de l'objet à couper. Il reste alors à le fixer de façon qu'il soit solidement maintenu. On prend les petits morceaux de sureau comprimé et on s'en sert pour caler la pièce dans la cavité de l'instrument. Quand elle commence à ne plus remuer, on peut, en glissant un scalpel parallèlement à la paroi interne du microtome, comprimer encore la moelle et profiter de l'espace obtenu pour

(1) Chez Daussy, fabricant d'instruments d'horlogerie, rue de Valois, n° 2.

glisser un nouveau coin. On arrive de la sorte à avoir une fixité relative, mais qui serait cependant encore incomplète. C'est alors que l'on termine l'opération en plongeant l'appareil dans une soucoupe contenant de l'alcool qui gonfle la moelle et fixe l'objet aussi solidement que s'il était pris dans un moule fait exprès. On conçoit qu'en faisant monter le tube intérieur, on fera saillir plus ou moins tout ce système au-dessus de la platine.

Si l'on a affaire à un corps cylindrique, la moelle épinière par exemple, on peut, pour la fixer dans le microtome, user du procédé suivant : on choisit un morceau de sureau d'un diamètre légèrement supérieur à celui du tube du microtome, et avec une lime dite « queue de rat » on pratique un trou cylindrique tel que le cordon médullaire ne puisse s'y introduire. Alors, au moyen d'un tube de verre que l'on passe à l'intérieur, on comprime le sureau en roulant le tout sur une table. Le trou s'élargit et permet l'introduction de la moelle. On place le morceau de sureau contenant la pièce dans le microtome et on fait gonfler comme précédemment. L'objet se trouve en quelque sorte serti et parfaitement immobilisé.

On peut enfin dans certains cas enfermer la pièce dans de la paraffine qu'on coule dans la cavité du microtome ; mais cette substance a l'inconvénient de laisser des débris dans les coupes, et pour que le petit bloc à couper soit maintenu solidement, il est nécessaire que sa surface soit sèche, autrement elle ne mord pas sur lui. C'est d'ailleurs un procédé plus long que le précédent et qu'on emploiera plus rarement quand on aura pris l'habitude du premier.

Nous avons parlé plus haut de l'enrobage à l'aide de la celloïdine, nous n'y reviendrons pas.

4° Manière d'effectuer les coupes. — L'objet étant solidement fixé dans le microtome, on soulève la vis, de façon à le faire dépasser légèrement au-dessus de la platine ; puis, tenant l'appareil de la main gauche et de façon qu'il soit bien vertical, on enlève tout ce qui dépasse au moyen d'un rasoir. Cette première section a pour but d'égaliser la surface de la pièce, afin d'obtenir ensuite des coupes parallèles et régulières.

On place alors à sa gauche un cristallisoir rempli d'eau pour recevoir les coupes au fur et à mesure, et à droite, une soucoupe remplie d'alcool ordinaire, destiné à mouiller à chaque section la lame du rasoir. On doit avoir également à sa portée un petit pinceau et une aiguille, pour enlever, si besoin est, les coupes qui resteraient adhérentes à la lame.

Cela fait, on donne un petit tour de vis et on fait monter l'objet. Prenant alors le rasoir, on le plonge dans l'alcool et on le relève doucement de façon qu'il reste une certaine couche de ce liquide à sa surface. Puis, on enlève tout ce qui dépasse par une section franche et d'un mouvement régulier et sans secousse. La coupe, à mesure qu'on l'exécute, nage dans l'alcool resté sur la lame et évite ainsi de se briser, ce qui arriverait, si l'on opérait à sec. Il ne reste plus qu'à plonger l'instrument dans le cristallisoir pour qu'elle se sépare aussitôt et flotte dans le liquide.

Pour obtenir les coupes, la lame du rasoir doit être tenue bien horizontalement et avancer non pas perpendiculairement à la pièce, mais bien obliquement. Dans le premier cas, le tranchant relèverait l'objet sans le couper. On doit opérer un mouvement de faux en faisant avancer vers soi le talon de l'instrument.

Les pièces une fois reçues dans l'eau y sont abandonnées pour donner à la gomme dont elles sont imbibées le temps de se dissoudre. Puis on les reprend pour les examiner et les soumettre à tel ou tel réactif que l'on désire.

Pour éviter de les briser en les maniant, on plonge dans le cristallisoir la lame de verre qui servira de porte-objet, et au moyen d'un pinceau ou d'une aiguille, on amène à son centre la coupe que l'on a choisie. On l'y maintient appuyée, et relevant doucement le verre, elle flotte un moment et s'étale à mesure qu'on le retire de l'eau. C'est sur le porte-objet, qu'on pourra faire le plus souvent l'essai des teintures ou des réactifs.

Nous avons supposé jusqu'ici que nous avons affaire à des corps trop mous pour être coupés, mais le contraire peut se présenter. Si nous voulons, par exemple, faire des sections d'os, il faudra naturellement recourir à d'autres procédés que nous allons indiquer :

L'os étant bien desséché et débarrassé de toute matière graisseuse, on commence, à l'aide de la scie, par en détacher une lamelle aussi mince que possible.

Pour l'amener au degré de transparence nécessaire à l'examen microscopique, on l'use en la frottant sur diverses pierres.

On se sert d'abord d'un grès ordinaire, puis on continue sur un morceau de pierre ponce et une pierre d'Amérique.

Le plus simple est de maintenir la lamelle osseuse avec la pulpe du doigt et de la retourner de temps en temps pour l'user également.

Quand elle est arrivée au degré de transparence voulue, on termine l'opération en la polissant sur ses deux faces avec une agate emmanchée sur une armature spéciale.

Nous reviendrons, au chapitre suivant, sur la manière de monter et d'observer ces sortes de coupes.

Enfin il peut arriver qu'on ait affaire à des tissus naturellement assez durs pour être coupés, tels que les cartilages. Dans ce cas, les pièces n'ont aucune préparation à subir, et les sections se font très facilement. Les manipulations sont les mêmes que pour les objets durcis.

CHAPITRE XIV

DU MONTAGE DES PIÈCES DESTINÉES A ÊTRE CONSERVÉES EN PRÉPARATIONS MICROSCOPIQUES

Les pièces histologiques peuvent être montées dans diverses substances, variables selon le but que l'on veut atteindre, mais avec indication parfaitement nette dans tel cas déterminé.

Si l'on se propose de conserver une coupe injectée, de façon à ne voir que les vaisseaux, on pourra la plonger dans un milieu résineux ; mais par suite de la transparence exagérée que donne ce procédé, on ne distinguera plus les autres éléments histologiques.

Si, au contraire, on cherche à conserver intacts dans la préparation les rapports des vaisseaux avec les autres éléments, on enfermera la pièce dans un milieu liquide, la glycérine en général, qui donnera un peu moins de transparence et permettra de mieux voir le groupement mutuel de ces éléments, par suite de la différence de réfringence inhérente à chacun d'eux.

Enfin, dans certains cas rares, les préparations d'os, il faut s'abstenir de monter les pièces dans un milieu solide ou liquide, qui, en s'infiltrant dans les cavités, chasserait l'air qui s'y trouve et leur ferait perdre ainsi leur aspect caractéristique.

Nous allons décrire ces trois méthodes :

1° MONTAGE DES PIÈCES DANS LES MILIEUX RÉSINEUX. — Pour mieux fixer les idées, prenons un exemple et proposons-nous de monter de la sorte une coupe de moelle épinière.

On commence d'abord par la colorer pendant 5 à 6 minutes avec le picro-carminate, après quoi on la jette dans un cristallisoir rempli d'eau pour la débarrasser de l'excès de matière colorante. C'est le premier temps de l'opération.

Le second consiste à enlever l'eau dont la coupe se trouve imbibée et qui serait un obstacle, par sa non-miscibilité, à son introduction dans le milieu résineux, le baume de Canada en général. Pour cela on la plonge dans un verre de montre contenant de l'alcool ordinaire, où on l'abandonne cinq minutes environ. Au bout de ce temps, on laisse écouler l'alcool en inclinant le verre de montre et en maintenant la coupe au moyen d'un pinceau.

On remplace alors l'alcool ordinaire par de l'alcool absolu qui achève d'enlever l'eau qui existe encore dans la pièce et la rend complètement anhydre. Si la pièce a été colorée au picro-carminate, il est bon, pour la déshydrater, d'employer de l'alcool contenant de l'acide picrique en solution. Sans cette précaution on perdrait le bénéfice de l'élection double.

Il s'agit maintenant de l'éclaircir, ce qu'on obtient en remplaçant l'alcool absolu par un troisième bain d'essence de girofles, dans lequel on la laisse jusqu'à ce qu'elle soit devenue parfaitement transparente.

Le troisième temps de l'opération consiste à recouvrir de baume la plaque de verre qui recevra la coupe devenue transparente.

Après l'avoir scrupuleusement nettoyée avec un linge bien propre, on dépose au centre, à l'aide d'un agitateur en verre, une goutte de baume de moyenne grosseur, mais plutôt trop grosse que trop petite. Le volume d'un pois suffit en général. D'un autre côté, on a nettoyé également une lamelle sur laquelle on dépose de la même façon une petite goutte du même liquide. Puis on place lame et lamelle (les faces recouvertes de baume regardant en haut naturellement) sur une plaque de cuivre, maintenue par un trépied au-dessus de la flamme d'une lampe à alcool, à mèche courte, pour que la chaleur soit moins forte et puisse se modérer plus facilement. Le baume fond alors, et on ne tarde pas à voir de vapeurs blanches dues à l'évaporation de l'huile essentielle. On continue à chauffer jusqu'à ce que la surface se couvre de marbrures. C'est le moment d'arrêter l'opération. On retire du feu la plaque supportant la lame et la lamelle et on laisse refroidir. On reconnait que la cuisson du baume a été insuffisante à ce que si l'on en prend une parcelle sur la pointe d'une aiguille, il ne poisse plus les doigts quand il est refroidi.

Le quatrième temps de l'opération est le plus difficile. Il s'agit de transporter la coupe, sans la briser, au centre de la lame de verre couverte de baume. Pour y arriver commodément, il y a un petit « tour de main » fort commode, que nous allons indiquer.

La pièce étant plongée dans l'essence de girofles, on glisse au-dessous d'elle un papier fin glacé et, en la maintenant au moyen du pinceau, on laisse écouler l'essence. La coupe adhère alors légèrement au papier et devient ainsi facilement maniable. On la sort du verre de montre et on la laisse égoutter. Puis, sans attendre qu'elle soit complètement sèche, on applique sur elle la plaque de verre par sa face couverte de baume, en ayant soin d'appuyer légèrement dans la partie occupée par la préparation, qui se fixe alors sur le baume, tandis qu'on peut, au contraire, facilement enlever le papier qui n'est pas adhérent.

La pièce étant ainsi disposée sur la surface résineuse, il reste à la recouvrir définitivement de la lamelle. On vérifie une dernière fois si elle n'a pas séché complètement, dans lequel cas on dépose à son centre, avec un pinceau, une très petite goutte d'essence : puis, saisissant avec une pince la lamelle préparée au baume, on la dépose doucement sur la coupe. On comprend qu'en chauffant alors le tout légèrement, les deux surfaces du baume se confondront, emprisonnant entre elles la préparation.

Mais pour que l'opération soit bien faite, il faut chauffer très légèrement et retirer la lame aussitôt qu'on voit les deux surfaces se fusionner, autrement on aurait des bulles d'air, ou bien la pièce se ratatinerait.

Il ne reste plus qu'à appuyer légèrement avec un manche de scalpel pour aider au mélange des deux couches.

Si le baume n'est pas assez liquide, on chauffe encore un peu et l'on presse de nouveau. Une préparation ainsi faite se conserve indéfiniment.

Généralement, le baume a été employé en excès et se répand sur le porte-objet. On en enlève le plus possible avec un scalpel chauffé, et on achève de nettoyer le reste avec un linge imbibé de chloroforme ou tout simplement d'essence de pétrole, qui coûte beaucoup moins cher. Ce genre de monture a cet avantage, que quelques minutes suffisent pour que la préparation soit achevée et maniable. On peut la transporter immédiatement sans crainte de l'altérer.

Tel est le procédé dans tous ses détails.

Une simplification peut néanmoins être appliquée dans la plupart des cas. C'est celle qui consiste à supprimer la préparation du baume sur la lamelle. Le plus souvent, à la condition que la quantité de baume déposé sur la lame soit suffisante, la lamelle adhère naturellement.

Il existe un autre procédé de montage au baume. Au lieu de faire l'opération à chaud, on opère à froid. Pour cela, on fait dissoudre dans la benzine ou le chloroforme du baume de Canada préalablement desséché à l'air, et on plonge directement dans cette solution l'objet à conserver. On pourra encore se servir de xylol comme disolvant.

Au bout de quelques jours, le baume devient suffisamment ferme et la lame se trouve fixée par la petite quantité de matière qui s'est épanchée autour d'elle. Toutefois, les pièces ainsi préparées ne sont pas aussi solides que celles obtenues à chaud. Ce procédé est celui que l'on doit préférer pour les coupes délicates.

Pour préparer les solutions balsamiques on procédera de la manière suivante :

On commencera par faire chauffer le baume au bain-marie, pendant plusieurs heures, pour permettre à l'huile essentielle de s'évaporer, condition sans laquelle il ne deviendrait jamais solide : puis, quand une goutte jetée sur une lame de verre deviendra parfaitement dure par le refroidissement, on y ajoutera alors du chloroforme, de la benzine ou du xylol, de façon à obtenir une solution de consistance sirupeuse.

2° MONTAGE DES PIÈCES DANS LES LIQUIDES. — Ce mode de conservation, qui s'applique aux fines structures, est moins compliqué que le précédent et permet de monter en quelques instants une préparation d'une façon aussi belle qu'inaltérable. Nous décrirons plusieurs temps dans l'opération.

a. *Confection des cellules.* — On entend sous ce nom de petits cercles de bitume que l'on trace avec la tournette, sur la lame de verre destinée à supporter la préparation. On conçoit qu'en passant plusieurs couches successives, on arrive à leur donner une certaine épaisseur, et à obtenir en quelque sorte une petite cuvette parfaitement adhérente au verre. C'est dans cette cavité que l'on place la coupe à conserver.

Mais entrons dans quelques détails. Après avoir bien nettoyé la lame de verre, on la fixe sur le plateau de la tournette au moyen des valets, et l'on s'assure que l'appareil manœuvre bien.

Dans le cas contraire, il faudrait enlever le plateau et lubréfier les surfaces avec un peu d'huile de pieds de bœuf.

Prenant alors, avec un pinceau, du bitume dissous dans l'essence, de façon qu'il en reste une petite gouttelette en suspension, on imprime à l'instrument un mouvement rotatoire et on abaisse immédiatemment le pinceau, de façon à rencontrer la lame de verre, où l'on inscrit un premier cercle. On donne ensuite deux ou trois autres couches jusqu'à ce que l'on obtienne une profondeur suffisante.

Pour faciliter la direction du pinceau et reconnaître l'endroit où il faut l'appliquer, la platine de la tournette présente à son centre un point de repère, autour duquel sont tracés des cercles concentriques plus ou moins grands et que l'on vise avec le pinceau au moment de faire la cellule. On donne, en général, à la bande de bitume une largeur de 3 ou 4 millimètres.

Nous conseillons de conserver le bitume dans un vase à large ouverture, en ayant soin de faire au bouchon une légère entaille pour permettre d'y laisser le pinceau plongé. On le conserve de la sorte toujours prêt pour les besoins, et on évite ainsi le dessèchement au contact de l'air, qui sans cette précaution ne manquerait pas de se produire. On devrait dans ce cas lui redonner la fluidité nécessaire en ajoutant quelques gouttes d'essence de térébenthine.

Il ne faut pas oublier que le bitume préparé à point doit, lorsqu'on en prend au bout du pinceau, s'échapper sous forme de goutte bien nette et sans filer ou sans que la petite masse s'allonge.

Les plaques portant des cellules défectueuses seront nettoyées à l'aide de l'essence de pétrole.

Les cellules, une fois faites, doivent être laissées à sécher quelques heures avant de s'en servir, autrement, comme on le verra plus loin, le bitume s'écraserait. Pour la plupart des coupes, deux couches suffisent et, en les faisant le matin, elles sont prêtes à être employées le soir.

Dans ces derniers temps, nous avons adopté un procédé plus expéditif : les cellules sont, au fur et à mesure de leur confection, exposées au-dessus d'une lampe, jusqu'à ce que l'essence de térébenthine soit évaporée. En se refroidissant, elles se solidifient suffisamment pour être utilisées immédiatement.

On reconnaîtra qu'elles sont à point lorsque, étant refroidies, le doigt appliqué à leur surface laissera seulement sa trace sans emporter de matière.

Il est important de ne pas pousser trop loin la dessiccation, sans quoi le bitume deviendrait cassant et s'opposerait par suite à l'adhérence de la lamelle.

Nous avons décrit au « chapitre des réactifs » la manière de préparer le bitume. Nous conseillerons de n'employer que l'essence comme dissolvant, et de laisser de côté la benzine, qui a la propriété de sécher trop vite et par cela même de rendre le bitume cassant et susceptible de s'écailler.

b. *Des liquides conservateurs.* — Le plus généralement employé et le meilleur certainement est la glycérine. Les pièces peuvent s'y maintenir presque indéfiniment sans altération. Nous ne saurions trop en conseiller l'usage.

Nous employons quelquefois le mélange suivant : on fait à chaud une solution concentrée de gélatine dans l'eau distillée, et après l'avoir filtrée sur une flanelle, on ajoute au liquide obtenu partie égale de glycérine. Pour s'en servir on fait chauffer le flacon au bain-marie, et, après en avoir déposé une goutte sur la lame de verre, on y plonge la petite coupe en la recouvrant immédiatement d'une lamelle. Par le refroidissement la préparation devient solide et peut être conservée quelque temps de la sorte. Il est possible d'ailleurs de faire après coup une bordure de bitume, mais ce genre

de monture ne doit être employé que provisoirement, en attendant
qu'on puisse assurer plus solidement la conservation de la pièce. Il
est bon d'ajouter à ce mélange quelques gouttes d'acide phénique
qui empêchent les moisissures de se produire.

On a proposé un grand nombre de liquides conservateurs, mais
la multiplicité des formules n'est nullement justifiée par l'expérience. La glycérine simple suffit dans la plupart des cas. Cependant elle ne convient pas lorsqu'il s'agit de certains objets
délicats comme les globules sanguins par exemple. Dans ce cas,
nous avons recours au liquide suivant, qui donne d'assez bons résultats :

Sublimé	1	partie.
Chlorure de sodium	2	—
Eau	200	—

Quand il s'agit d'objets très transparents, comme les éléments du
corps vitré, on peut employer la liqueur de Muller.

Nous ferons quelques recommandations au sujet de la glycérine.
Comme cette substance est très avide d'eau, il est indispensable,
lorsqu'on a affaire à des tissus délicats, de faire agir le réactif lentement et progressivement. Pour cela on plonge d'abord la coupe
dans un mélange d'eau et de glycérine et on diminue graduellement
la proportion d'eau jusqu'à ce que l'on arrive à employer la glycérine pure. De la sorte on évite le ratatinement de la pièce.

c. *Inclusion de la coupe dans la cellule.* — Les coupes nageant,
comme nous l'avons dit, dans un cristallisoir rempli d'eau, au fur
et à mesure qu'on les obtient, on y plonge une lame portant une cellule de bitume, solidifiée à point, et à l'aide d'un pinceau ou d'une
aiguille on amène celle qu'on a choisie au centre de la cavité.

Cela fait, on la retire doucement en la faisant flotter et en la
maintenant pour qu'elle ne s'échappe pas.

On y dépose alors deux ou trois gouttes de picro-carminate, qu'on
laisse agir pendant trois ou quatre minutes.

Au bout de ce temps, qui peut sans inconvénient être beaucoup
augmenté, on laisse écouler l'excès de la matière colorante et on
ajoute une ou deux gouttes de glycérine.

Alors, saisissant avec une pince une lamelle de verre mince coupée en forme de disque et qu'on a eu soin de nettoyer d'avance, on la dépose légèrement sur la goutte du liquide contenant la préparation. On appuie doucement avec le manche d'un scalpel, en ayant soin de presser également de tous côtés, et l'on chasse latéralement l'excès du liquide.

Quand le disque de verre arrive au contact de la cellule, il s'y fixe légèrement, mais il faut compléter l'opération par la petite manipulation suivante, qui consiste, au moyen d'une pression, à faire adhérer plus intimement la lamelle avec le bord de la cellule. On dépose pour cela à sa surface un morceau de verre destiné à empêcher de la briser, et on comprime le tout entre les mors d'une pince en bois à pression continue. On trouve ces petits instruments dans le commerce sous le nom d'épingles américaines.

On en fabrique actuellement en métal qui sont encore préférables. Leur prix est excessivement minime (0 fr. 60 la douzaine) (1).

On comprend ce qui se passe : sous l'influence de la pression, le liquide en excès s'échappe de tous côtés, et la lamelle, pénétrant légèrement dans l'épaisseur de la cellule, s'y trouve en quelque sorte sertie comme un verre de montre dans sa monture métallique.

On laisse agir quelque temps la presse et on achève la préparation de la manière suivante : le morceau de verre qui adhère par capillarité à la lamelle est enlevé en le faisant glisser tangentiellement, ou mieux en plongeant le tout dans l'eau et en introduisant une aiguille entre lui et la lamelle.

Sans cette précaution, on risquerait d'entraîner cette dernière et tout serait à refaire.

Il ne reste plus qu'à laver la préparation, la sécher, nettoyer avec de l'essence de pétrole le bitume qui dépasse la lamelle, et à en appliquer par dessus une dernière couche définitive.

Ce modèle de montage semble assez compliqué. Il n'en est rien cependant.

Il ne faut pas plus de trois à quatre minutes pour achever complètement une pièce. On voit donc qu'il n'y a pas à craindre de perte de temps et qu'il y a, au contraire, tout avantage à s'habituer

(1) Chez Girot, quincaillier, quai de la Mégisserie, n° 10.

à conserver les objets que l'on prépare, et que l'on peut être bien
aise de pouvoir consulter à un moment donné.

Dans beaucoup de laboratoires, on monte les pièces à la paraffine et à la cire à cacheter.

La coupe étant déposée sur le porte-objet au milieu d'une goutte
de glycérine, on ajoute une lamelle carrée et, avec de petits fragments de papier à filtrer, on absorbe l'excès du liquide.

Puis on essuie bien la préparation et, avec un morceau de fer
chauffé à une lampe à alcool, on dépose sur le pourtour de la lamelle
une petite quantité de paraffine fondue, que l'on prend au fur et à
mesure des besoins, sur un morceau que l'on doit toujours avoir à
sa portée.

On peut commencer par laisser tomber quatre gouttes à chaque
angle de la lamelle, afin d'éviter la possibilité d'un glissement. On
achève de remplir le reste, comme ci-dessus.

La paraffine se solidifie rapidement et on consolide la bordure
en passant par dessus quelques couches de cire à cacheter en solution dans l'alcool absolu.

Nous ne sommes pas très partisan de ce mode de montage, dont
la solidité ne peut être comparée à celle du précédent et qui d'ailleurs comporte plus de temps d'exécution.

Pour classer les pièces, il est bon d'avoir des boîtes munies de
petites rainures en bois qui maintiennent les verres et les empêchent de se briser par les chocs. Ce procédé suffit, si l'on n'a qu'un
petit nombre de préparations. Mais si l'on veut donner plus d'extension à sa collection, nous conseillerons de faire construire un meu-
ble, avec tiroirs peu profonds, dans lequel on a l'avantage de
déposer les préparations à plat et de les embrasser ainsi d'un coup
d'œil.

Les personnes que la chose intéresserait pourront voir dans
notre laboratoire le modèle que nous avons fait construire pour
notre usage.

On trouvera chez Cogit, 17, quai Saint-Michel, tout un assortiment de boîtes construites à cet effet.

CHAPITRE X V

DES INJECTIONS HISTOLOGIQUES

Les procédés généraux de technique que nous avons indiqués précédemment suffisent pour étudier les principaux éléments qui entrent dans la constitution d'un tissu, mais ne donnent qu'une idée généralement assez vague sur sa plus ou moins grande vascularisation. Il est alors nécessaire de recourir à d'autres méthodes et d'employer le système des injections dans les vaisseaux, d'une matière colorante, qui permet d'en reconnaître la distribution, de constater la forme des mailles et surtout les rapports avec les autres éléments. L'importance de ces recherches n'échappera à personne. Il est, en effet, indispensable, quand on veut faire l'étude complète d'un tissu, de connaître à fond le mode de distribution des vaisseaux dans sa trame, après quoi seulement on peut avoir une idée nette de sa nutrition et de son rôle physiologique. Mais, pour arriver à ce résultat, il faut une grande expérience et de nombreux tâtonnements. L'art des injections est entouré de difficultés, et ce n'est qu'à la longue et en suivant ponctuellement les règles que nous allons indiquer, qu'on obtiendra des résultats satisfaisants. Il ne s'ensuit pas que cette partie de la technique soit inabordable à la plupart des travailleurs. Nous voulons seulement insister sur ce point, qu'il faut beaucoup de patience et de persévérance et ne pas se décourager si, comme la chose est inévitable, on manque ses premiers débuts; on sera d'ailleurs bien récompensé plus tard, car de toutes les préparations histologiques, aucune ne donne plus de satisfaction qu'une belle injection.

Nous étudierons : 1° les appareils destinés aux injections; 2° les instruments accessoires ; 3° les matières à injection et leur mode de préparation ; 4° le manuel opératoire ; 5° l'examen des pièces injectées et leur conservation.

1° APPAREILS DESTINÉS AUX INJECTIONS. — Le plus simple et celui dont on s'est servi dès l'origine est la seringue. A la rigueur, on peut obtenir par son moyen des résultats passables, mais à la condition d'avoir une grande expérience et de connaître à fond les causes qui font réussir ou manquer l'opération. En effet, avec cet instrument on est exposé à pousser trop ou trop peu, et de plus la main donne forcément des secousses qui, généralement, ont pour résultat la rupture des vaisseaux. Il est de plus presque impossible de soutenir longtemps l'effort, et les vaisseaux, se distendant trop rapidement, ne résistent pas à la pression et laissent échapper le liquide à injection. Nous ne conseillons pas aux commençants de débuter de la sorte. Il leur sera préférable de se familiariser d'abord avec les appareils à pression continue, qui leur « feront la main » beaucoup mieux.

En tout cas, on choisira un modèle de la contenance de 200 grammes environ et on s'assurera que le piston fonctionne bien. Il devra être à double parachute, et le corps de l'instrument sera muni d'un robinet s'ouvrant et se fermant à frottement doux. Il portera à sa partie supérieure deux anneaux pour servir de points d'appui aux doigts qui poussent l'injection.

L'extrémité inférieure de la seringue se termine par un bout conique, destiné à entrer dans la canule qu'on fixe dans le vaisseau dont on a fait choix.

Les canules que l'on rencontre dans le commerce sont de diverses sortes. Les unes, coniques dans toute leur longueur, doivent être rejetées, parce que souvent, lorsqu'elles ont pénétré dans le vaisseau et au moment où l'on fait la ligature qui doit les maintenir, elles fuient en arrière sous la pression du fil. Les autres sont au contraire cylindriques dans toute leur longueur, avec une partie supérieure évasée, dans laquelle pénètre l'ajutage de la seringue. Ce sont celles que l'on doit préférer. On aura soin que leur surface soit bien polie, pour qu'elles puissent pénétrer facilement, et au moyen d'une lime, on tracera deux ou trois sillons pour que le fil puisse mieux les fixer en y pénétrant.

Il est utile d'avoir des canules variées, depuis les plus fines jusqu'à celles qui présentent un diamètre de 1 millimètre environ. Il faudra en prendre le plus grand soin et les laver après chaque opération, à l'eau d'abord et à l'alcool ensuite. On les empêche de se rouiller intérieurement, ce qui aurait souvent pour inconvénient de permettre à des parcelles de la masse à injection de s'arrêter et d'engorger le trajet. Pour plus de sûreté, il sera bon d'introduire un fil d'argent dans l'intérieur du tube.

Les plus belles injections se font avec des appareils à pression continue. Il en existe plusieurs modèles, mais la plupart présentent des inconvénients. Un des plus anciens, imaginé par Ludwig, consiste en un flacon à deux tubulures contenant la matière a injection. L'une des tubulures est munie d'un tube à entonnoir plongeant jusqu'au fond du flacon. L'autre donne passage à un tube en verre, coudé à angle droit, se continuant avec un conduit en caoutchouc, destiné à introduire le liquide dans l'organe et muni à cet effet, à son extrémité libre, d'un robinet pouvant s'ajuster sur la canule fixée dans le vaisseau à injecter. Ce dernier tube ne plonge dans le flacon que jusqu'au niveau de la face inférieure du bouchon.

Pour faire marcher l'appareil, on le remplit complètement en versant par l'entonnoir des doses successives de mercure; ce métal, en s'accumulant au fond du flacon, refoule la masse à injection par en haut et la force à pénétrer dans l'organe.

Ce procédé, comme on le voit, est assez simple, mais il a cependant de graves inconvénients. Le premier est que le mercure étant mélangé à la masse se salit et rend le nettoyage de l'appareil difficile; le second est que ce métal coûte fort cher et qu'il en faut une assez grande quantité pour exécuter une injection.

On a donc cherché à imaginer d'autres instruments, et s'il en est de bons, comme celui du Dr Defois, ils ont l'inconvénient d'être chers, d'un maniement compliqué et difficiles à entretenir en bon état à cause de la multiplicité des soupapes. Ils ne donnent pas d'ailleurs de résultats supérieurs à celui que nous avons adopté et que nous expérimentons avec succès depuis 1868, et par son prix modéré, il est plus accessible que les modèles précédents à la plupart des travailleurs (fig. 90).

Cet appareil consiste en une sphère de cuivre B, destinée à emmagasiner de l'air comprimé et munie d'un tube en S (A) con-

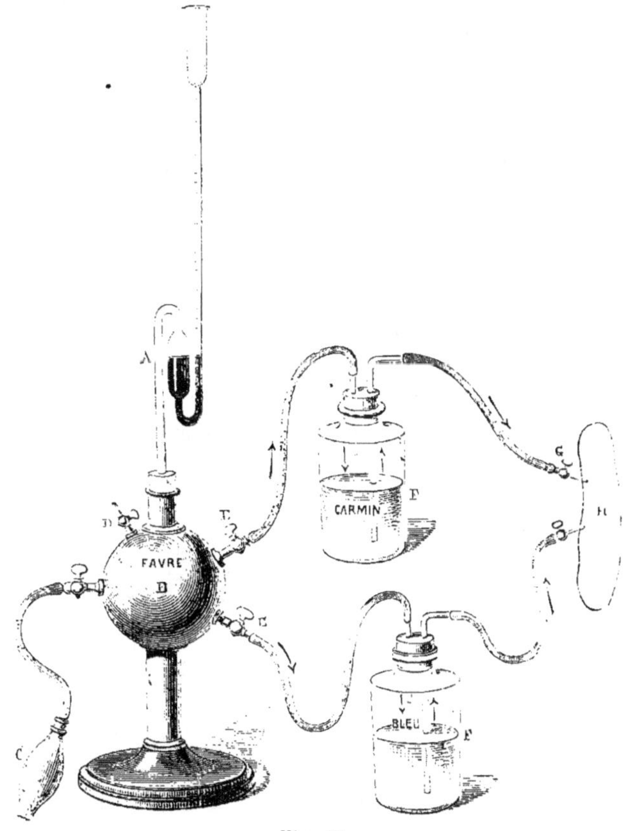

Fig. 90.

tenant du mercure et servant de manomètre. A cette sphère sont fixés quatre robinets : le premier reçoit le tube de la pompe aspirante et foulante en caoutchouc C; le deuxième, D, sert de régulateur pour la pression ; les deux autres, E.E. communiquent avec deux flacons FF. contenant l'un du carmin, l'autre du bleu et dans l'intérieur desquels ils transmettent la pression. Enfin, de ces deux flacons partent deux tubes en caoutchouc, munis de canules que l'on fixe, soit dans la veine G et l'artère H d'un organe, soit dans l'artère et dans un canal glandulaire.

Cet appareil est fort simple, puisqu'il suffit, pour le mettre en action, de presser sur la poire en caoutchouc, en observant, toutefois, la pression indiquée par le manomètre.

Les injections obtenues par ce système ne laissent rien à désirer. Les vaisseaux les plus fins, ceux de la rétine, de l'épiploon du chat, de la moelle, sont complètement remplis. Nous en reparlerons plus loin quand nous indiquerons la manière de pratiquer l'injection.

2° INSTRUMENTS ACCESSOIRES. — Nous comprendrons, sous ce nom, un certain nombre d'ustensiles dont on a besoin dans le cours de l'opération.

a. *Pinces à pression continue.* — Ce sont de petites pinces fort utiles lorsqu'il se produit une fuite par rupture d'un petit vaisseau. En pinçant immédiatement le point où se produit l'accident, on empêche la perte de la masse à injection. Il est nécessaire d'en avoir un certain nombre : une demi-douzaine suffit ; il sera bon d'en prendre quelques-unes coudées. Les mors devront être plats et non munis de piquants comme les serres-fines.

b. *Aiguille de Deschamps courbée.* — Sert, quand on a découvert le vaisseau, à glisser sous lui les fils destinés aux ligatures et à la fixation de la canule. Dans la plupart des cas, une simple pince, passée sous le vaisseau quand il est isolé, suffit pour attirer le fil à soi.

c. *Mandrins pour déboucher les canules.* — Il est bon d'avoir toujours à sa disposition du fil métallique d'argent ou d'acier, que l'on introduit dans les canules, quand elles sont engorgées. Si l'on n'arrivait pas, par ce procédé, à les déboucher, on pourrait y faire pénétrer de petites tiges métalliques, très fines, que l'on trouve chez les fabricants d'instruments d'horlogerie, sous le nom d'équarrissoirs ; il y en a de tous les formats : leur prix minime permet d'en avoir une provision.

d. *Cuves.* — Servent pour plonger les animaux dans l'eau tiède pendant l'opération ; celles en zinc carrées sont les plus commodes.

On se procurera enfin du fil ciré, et on aura à sa portée tous les instruments habituels de dissection : pinces, scalpels, sonde cannelée, etc. Un petit instrument, fort utile, est un stylet en argent, à tige mousse, semblable à celui qu'on emploie pour le cathétérisme des points lacrymaux. Il sert, au moment d'introduire la canule dans le vaisseau, à frayer la voie, en vérifiant si l'incision est bien nette et si la tunique celluleuse n'est pas refoulée dans l'intérieur.

3° MATIÈRES A INJECTION. — Nous arrivons au point le plus important. Si quelquefois on peut réussir une injection avec des instruments imparfaits, on peut être assuré d'un échec certain, si la masse que l'on emploie n'est pas parfaitement préparée. Nous ne saurions donc trop engager l'expérimentateur à se conformer de tout point aux règles qui vont suivre. Les détails les plus futiles sont, dans ce cas, d'une importance capitale.

Autrefois on ne faisait guère usage que des matières opaques qu'on mélangeait avec de la térébenthine. On se servait généralement de vermillon ou de bleu de Prusse : mais on n'obtenait ainsi que des injections obscures, et les pièces, préparées de la sorte, ne laissaient pas voir les fins détails de la structure. On y a renoncé à peu près de nos jours, et on les a remplacées par des matières transparentes.

Dans une masse à injection, il y a deux choses à considérer : le véhicule et la matière colorante.

1° *Véhicule*. — Il peut être toujours liquide (glycérine, alcool, etc.), ou bien liquide seulement à chaud, et susceptible de se prendre en masse par le refroidissement (gélatine).

Les véhicules liquides ne sont que rarement employés. On conçoit, en effet, qu'un organe injecté de la sorte laissera, lorsqu'on y pratiquera des sections, s'échapper en tous sens la matière colorante. Les vaisseaux se videront et la pièce ne sera plus qu'incomplètement injectée. On peut, il est vrai, en plongeant la pièce dans certains liquides (alcool pour le carmin, acide chromique pour le bleu), fixer à peu près la couleur dans les conduits où elle a pénétré : mais on n'obtient jamais de la sorte d'aussi bons résultats qu'avec les véhicules à la gélatine.

Ceux qui voudraient essayer la première méthode emploieront le mélange suivant :

Glycérine....................................	2 parties.
Eau...	1 —
Alcool......................................	1 —

Indiquons ici que ce liquide ne saurait convenir si l'on injecte un animal mort récemment ; car il contracte les vaisseaux et ne pénètre pas dans les plus fines ramifications.

Le véhicule qu'on choisira de préférence est la solution de gélatine ou colle de Paris. Cette substance se trouve dans le commerce sous forme de feuilles allongées et minces ; on la choisira bien blanche et aussi pure que possible ; quand on voudra s'en servir, on la plongera pendant quelques heures dans de l'eau distillée, où elle se gonflera en absorbant une certaine quantité de liquide ; on la retirera alors, on la laissera égoutter, et la chauffant dans une capsule au bain-marie, elle se liquéfiera dans son eau d'absorption. On obtient ainsi un liquide filant, solidifiable par le froid, et qu'on peut rendre plus ou moins fluide, en y ajoutant la quantité d'eau désirable.

Étudions maintenant les substances colorantes et nous verrons avec chacune comment on l'incorpore à la gélatine.

2° *Matières colorantes*. — A. *Carmin*. — C'est sans contredit la substance qui donne les plus belles injections, mais sa préparation exige, pour que la réussite soit complète, les plus minutieuses précautions, et malgré tout le soin apporté, les insuccès ne sont pas rares. Voici comment on exécute cette masse :

On prend 10 grammes de carmin (c'est la quantité nécessaire pour une masse totale de 3 à 400 grammes) qu'on triture dans un mortier pour le réduire en poudre fine et on le délaye avec un peu d'eau distillée pour en faire une bouillie grossière.

Cela fait, on ajoute 15 grammes d'ammoniaque pour opérer la solution. On a soin en même temps de tourner la masse avec le pilon pour aider à rendre le mélange homogène. La couleur du carmin, de rose qu'elle était, devient rouge intense.

Il s'agit d'incorporer ce liquide à la solution de la gélatine qu'on a fait fondre, comme nous l'avons dit ci-dessus, au bain-marie. Pour cela on l'agite constamment avec une baguette de verre tandis qu'on verse goutte à goutte la solution carminée. Quand toute la masse semble bien homogène, on a une solution de gélatine fortement ammoniacale, et si on l'injectait en cet état dans les vaisseaux, on n'obtiendrait qu'une diffusion du carmin dans les tissus, le liquide transsudant de toutes parts à travers les vaisseaux. Il y aurait une imbibition et non une injection. Il faut, pour empêcher ce résultat fâcheux, neutraliser la masse avec de l'acide acétique. Cette partie de l'opération est la plus difficile et, nous le répétons, manque souvent, malgré les plus grandes précautions.

Voici comment on opérera :

On prend 20 grammes d'acide acétique ordinaire dont on fait deux parts : 15 grammes d'un côté et 5 de l'autre.

On mélange les 15 premiers grammes avec 150 grammes d'eau tiède et on verse cette solution goutte à goutte et en agitant constamment dans la gélatine carminée. L'odeur ammoniacale s'affaiblit peu à peu et il arrive un moment où elle cesse presque complètement d'être perceptible.

On prend alors les 5 derniers grammes d'acide que l'on mélange également avec 150 grammes d'eau tiède et on achève de neutraliser la masse, jusqu'à ce que l'odeur ammoniacale ait complètement disparu.

Il faut alors s'arrêter. Si on continuait à verser de l'acide, on amènerait la précipitation du carmin et la masse serait perdue sans ressource. On s'en aperçoit à ce que, après examen au microscope, le carmin est devenu de nouveau granuleux.

Il ne reste plus alors qu'à filtrer, ce qui se fait au moyen d'une flanelle, et à tenir, jusqu'au moment où l'on va s'en servir, la masse à injection plongée dans un bain d'eau à 35 ou 40°.

En opérant de la façon que nous venons d'exposer, on a de grandes chances de réussir. Nous conseillons de s'en tenir à cette formule et de laisser de côté les autres recettes indiquées dans les traités de technique. Elles ne présentent aucune certitude, et nous avons autrefois suffisamment expérimenté la chose à nos dépens pour tâcher d'éviter à ceux qui liront ce livre de passer par les mêmes épreuves.

Nous insistons sur un point de détail capital, à notre avis : c'est d'employer exclusivement de l'acide acétique ordinaire et non de l'acide cristallisable.

Depuis que nous avons adopté ce liquide, nous ne manquons jamais nos opérations.

Nous avons imaginé un tour de main qui diminue beaucoup les causes d'insuccès. Au lieu de préparer d'un seul bloc toute la masse dont on a besoin, nous opérons par fraction de 50 à 60 grammes. Il est bien plus facile dans ce cas d'agiter constamment la solution à mesure qu'on verse l'acide, et si l'on manque une de ces fractions, la perte est insignifiante. A mesure que chaque petite dose est neutralisée, on la réunit dans un flacon avec les doses précédentes. Nous sommes convaincu qu'une des conditions indispensables est d'agiter vigoureusement la masse en versant l'acide. Ce procédé n'est guère plus long que celui que nous avons décrit précédemment et l'on n'est pas exposé, quand on ne possède pas l'expérience suffisante, à perdre d'un coup toute la masse de carmin.

B. *Bleu soluble*. — On trouvera également dans les ouvrages spéciaux de nombreuses formules d'injections bleues. Quand elles ne sont pas ridicules, comme nous pourrions en citer quelques-unes, elles ne donnent que des résultats incomplets. Voici le procédé que l'on emploie généralement en Allemagne et qui ne laisse rien à désirer quand on se conforme bien aux règles que nous allons indiquer.

On pèse 50 grammes de persulfate de fer qu'on fait dissoudre dans 1,000 grammes d'eau distillée, et 100 grammes de cyanoferrure de potassium qu'on dissout également dans 1,000 grammes du même liquide. Les deux solutions sont ensuite mélangées dans un troisième flacon de deux litres de capacité où se produit aussitôt un précipité abondant de bleu de Prusse insoluble, qu'on reçoit sur un filtre de papier, où on le laisse égoutter. La suite de l'opération consiste à laver ce précipité avec de l'eau distillée versée en petite quantité à la fois jusqu'à ce que le liquide commence à bleuir au-dessous du filtre de papier. A partir de ce moment le liquide coulera bleu et donnera du bleu soluble. On peut alors ou dessécher à l'étuve ce qui reste sur le filtre et l'avoir à l'état solide, ou bien faire passer de petites quantités d'eau distillée et obtenir de suite une solution de bleu concentré.

Le mieux est de jeter le précipité sur une chausse en feutre et de verser par-dessus de grandes quantités d'eau distillée.

Tout le secret de la fabrication du bleu consiste dans un lavage suffisant.

On pourra, quand on se croira arrivé au point voulu, prendre un peu de bleu qu'on essayera avec la gélatine. S'il donne lieu à une coagulation, c'est qu'il n'est pas assez lavé et on continue l'opération, pour recommencer l'épreuve un peu plus tard.

On arrête alors le lavage; à l'aide d'une spatule, on gratte le bleu à la surface de la chausse et on le conserve dans un flacon bien bouché.

Les solutions de bleu de Prusse devront être concentrées.

Pour opérer le mélange d'injection, on fera chauffer dans deux capsules, à la même température, d'un côté le bleu, de l'autre la gélatine, et on versera le premier dans la seconde, en tournant constamment avec un agitateur de verre. Dans le cas où l'on aurait des précipités, il faudrait chauffer quelque temps pour les faire disparaître. L'ordre de mélange est fort important.

De même que pour le carmin, on filtre et on maintient au bain-marie jusqu'au moment du besoin.

Il arrive quelquefois que l'animal injecté au bleu pâlit peu à peu et se trouve presque décoloré quand l'opération est terminée. Cela vient de ce que cette couleur s'affaiblit au contact des substances alcalines et du sang en particulier. Mais on lui rend sa teinte première en faisant macérer les pièces dans le bichromate de potasse ou dans une solution légère d'acide chromique.

Notons, en passant, que lorsqu'on a terminé l'opération et qu'on a les mains maculées de taches de bleu de Prusse, on pourra les faire disparaitre à l'aide d'une eau légèrement ammoniacale.

S'il s'agissait de carmin, on prendrait du chlore ou une solution chromique légère.

C. *Nitrate d'argent.* — S'emploie lorsqu'on veut démontrer la présence d'un épithélium à l'intérieur des vaisseaux. Dans ce cas on fait une solution de gélatine qu'on mélange à une solution de nitrate d'argent à 1 pour 300 ou 1 pour 500, dans la proportion de 2 de la première pour 3 de la seconde.

Cette opération doit se faire dans l'obscurité, et ce n'est qu'après la solidification de la gélatine qu'on exposera les pièces à la lumière. Il faudra se garder de les plonger avant ce temps dans aucun liquide. On pourra les conserver dans l'alcool et les monter, après en avoir fait des coupes, comme toute autre préparation, dans la glycérine ou dans le baume de Canada.

On trouve dans les livres l'indication d'autres matières colorantes, les couleurs d'aniline, par exemple. Ces couleurs ne valent rien. Elles transsudent à travers les vaisseaux, et le fait est d'autant plus malheureux qu'elles donnent une teinte admirable.

Il faudra également se méfier des masses à base de collodion, d'un maniement difficile et qui passent également à travers les vaisseaux. On ne peut d'ailleurs pas les faire durcir dans l'alcool, qui absorberait la matière colorante.

4° MANUEL OPÉRATOIRE DE L'INJECTION. — Voyons maintenant comment nous allons faire pénétrer une masse à injection dans les vaisseaux d'un animal.

Supposons qu'il s'agisse d'injecter un chat, par exemple.

La première question qui s'impose à l'esprit est le choix du vaisseau. Généralement on prend la carotide externe ou la fémorale. Ces deux vaisseaux sont facilement accessibles et peuvent être découverts sans autre lésion que l'incision de la peau qui les recouvre. On pourrait également aller chercher la crosse de l'aorte, mais il faudrait ouvrir la cage thoracique, et les lésions produites, assez considérables, seraient cause plus tard de nombreuses fuites par les embouchures des intercostales sectionnées. Nous choisissons généralement la fémorale.

1° *Dénudation du vaisseau.* — Après avoir fait un pli à la peau dans la partie la plus élevée de la cuisse, on pratique une boutonnière en enlevant avec des ciseaux toute la partie tendue. Immédiatement on aperçoit le faisceau vasculo-nerveux. Le nerf est en dehors, la veine en dedans et l'artère reconnaissable à sa teinte rosée entre les deux. On dilacère, avec les doigts ou le bout d'une sonde cannelée, le tissu conjonctif qui les réunit, et glissant un stylet au-dessous de l'artère, on achève de l'isoler dans une certaine étendue, un centimètre environ.

2° *Placement des fils à ligature.* — Au moyen d'un stylet aiguillé courbe qu'on glisse sous le vaisseau, on passe deux fils. L'un inférieur, destiné à empêcher le sang de revenir en arrière, après l'incision, est noué de suite et lie l'artère en arrière de la canule. L'autre, supérieur, fixera la canule quand elle aura pénétré.

3° *Introduction de la canule.* — C'est le moment le plus difficile et il faut quelquefois pour cette petite opération une grande sûreté de main. Après avoir vérifié si la canule n'est pas bouchée, on la place, munie de son robinet, sur la seringue et on la remplit d'eau. Cette précaution est de la plus haute importance. S'il entrait de l'air dans le système circulatoire de l'animal, l'injection marcherait avec une extrême lenteur ou même finirait par s'arrêter et ne pénétrerait plus à un moment donné. Quand le robinet se trouve ensuite fermé, l'eau reste maintenue dans la canule, qui se trouve prête à être introduite. On prend alors un petit scalpel à lame longue et bien coupante, et ponctionnant légèrement l'artère, on y fait une petite ouverture, qu'on élargit ensuite en y glissant une pointe de ciseaux fins de façon à obtenir un orifice d'environ un millimètre. Reste à placer la canule, ce qui est assez difficile. Nous avons l'habitude à ce moment d'introduire d'abord dans l'artère le petit stylet en argent dont nous avons parlé plus haut et qui a le triple avantage de dilater légèrement le vaisseau, de montrer que la lumière est libre de tout corps étranger et de rendre la petite ouverture un peu plus béante. Saisissant alors de la main gauche le fil inférieur qui oblitère l'artère, on tire légèrement sur lui de façon à tendre le vaisseau et de la main droite, appuyant verticalement sur l'incision le bout de la canule, on cherche à pénétrer par de petits mouvements de rotation. On la relève alors légèrement et on la pousse dans le vaisseau jusqu'à la profondeur d'un centimètre environ. Il n'y a plus alors qu'à la maintenir en la liant avec le fil supérieur.

Il est bon, pour empêcher les tiraillements, de fixer la partie supérieure portant le robinet à la cuisse de l'animal au moyen d'un fil qui fait le tour du membre.

4° *Manière de faire pénétrer la masse.* — La solution de carmin ou de bleu étant bien filtrée et tenue au bain-marie, on l'introduit dans l'un des flacons F de l'appareil à pression continue. Ce flacon doit avoir une capacité de 500 grammes environ. Des lignes gravées au diamant indiquent le volume du liquide. On le remplit, et comme le tube de caoutchouc qui en part contient de l'air, on commence par s'en débarrasser en faisant sortir une certaine quantité de matière par l'orifice G. C'est alors le moment de réunir ce tube à la canule, ce que l'on doit faire avec beaucoup de précaution et en prenant bien garde de faire des mouvements de traction.

Si l'on injecte en deux couleurs, on prendra les mêmes précautions pour le second flacon.

Il ne reste plus qu'à produire de la pression dans l'appareil pour faire pénétrer le liquide. On ferme les robinets EE, et faisant jouer la poire en caoutchouc, on fait monter le mercure jusqu'à une hauteur de 10 à 15 centimètres. On ouvre alors les robinets EE et l'injection commence. À mesure que la masse pénètre, la colonne baisse, et il faut avoir soin, par de nouvelles pressions sur la poire, de la maintenir à la même hauteur. Il faut très peu de temps, quelques minutes, pour apercevoir la coloration se manifester sur les conjonctives et sur la langue.

On reconnaît d'ailleurs que l'opération marche bien à ce que le mercure baisse dans le manomètre, et surtout à ce que la quantité du liquide coloré diminue dans le flacon.

Si la solution gélatineuse est très épaisse, on maintiendra l'animal dans un bain chauffé à 35 ou 40°. Mais il ne faut pas dépasser cette température, sous peine d'amener une rigidité des vaisseaux qui s'opposerait à l'introduction de la masse de l'injection.

La quantité de liquide nécessaire pour que tous les vaisseaux d'un animal de moyenne taille, un chat par exemple, soient remplis, est de 3 à 400 grammes environ. Il ne faut pas arrêter l'opération tant que cette quantité n'a pas pénétré. Pour un lapin, on peut compter un peu moins; 200 grammes pour un cochon d'Inde. Ces chiffres ne peuvent qu'être approximatifs.

L'expérience seule apprendra le moment où l'on doit s'arrêter. D'une façon générale, il vaut mieux dépasser le point convenable que rester en deçà, bien qu'il puisse se produire une rupture de vaisseau dans un point quelconque, ce que l'on reconnaît à ce que la colonne de mercure, qui ne baissait plus que lentement, s'abaisse brusquement, ainsi que le niveau du liquide dans le flacon. L'injection se trouve alors fatalement terminée.

Un fait sur lequel nous insisterons est le suivant : si l'on injecte un animal mort depuis deux ou trois jours, bien qu'il semble suffisamment conservé, la paroi de l'estomac et du cæcum est souvent altérée et les fuites qui se produisent par les orifices des vaisseaux ramollis sont si considérables que l'injection est forcément manquée.

Il peut arriver que l'on injecte un organe isolé. On aura soin dans ce cas de lier préalablement tous les vaisseaux qui pourraient avoir été coupés. S'il s'agit d'un membre, on fera bien, après avoir introduit la canule dans l'artère, de faire en arrière d'elle une compression générale des tissus. Pour cela rien ne vaut un tube de caoutchouc que l'on enroule plusieurs fois en tendant chaque tour.

Si l'on voulait injecter un cobaye, les artères des membres étant trop petites pour admettre une canule, on choisit l'aorte, mais il faut, comme nous l'avons dit, faire un grand nombre de ligatures et avoir toujours à sa portée des pinces à pression pour arrêter une fuite aussitôt qu'elle se dévoile.

Quand les animaux sont encore plus petits, la grenouille par exemple, un reptile, l'injection se fait en introduisant directement la canule dans le cœur. Il est nécessaire dans ce cas de se servir, vu le peu de résistance des vaisseaux, d'une colonne mercurielle de 1 ou 2 centimètres seulement et de prolonger longtemps l'opération.

Jusqu'ici nous n'avons considéré que l'injection d'un organe en une seule couleur. Si l'on voulait remplir les artères en rouge et les veines en bleu, on commencerait par pousser la masse bleue dans les veines, jusqu'à ce que la teinte apparaisse légèrement à sa surface, et laissant un instant cette masse se solidifier, on pousserait ensuite, aussi longtemps que possible, la solution rouge par l'artère.

S'il s'agit d'un trajet glandulaire à injecter en même temps que les vaisseaux, on se sert à la fois des mêmes flacons qu'on fait manœuvrer conjointement sous la même pression.

5° *Examen et études des pièces injectées.* — L'injection terminée, on ferme le robinet adhérent à la canule et on enlève l'appareil, laissant la canule en place, jusqu'à ce que l'animal soit refroidi et que la gélatine soit solidifiée, ce qui exige deux ou trois heures. On l'ouvre alors et on examine s'il est réussi ou non. Il est facile de le constater en examinant un petit fragment d'épiploon. Toutes les franges vasculaires doivent être dans ce cas complètement injectées, et comme les vaisseaux en sont très fins, si cette partie de l'animal est réussie, il est probable qu'il en sera de même du reste.

On enlève ensuite les intestins, on y fait passer un courant d'eau pour les laver et on les conserve dans l'alcool simple, si la pièce est injectée au carmin, ou dans l'alcool légèrement acidulé, si on s'est servi d'une masse bleue. On peut également, dans ce dernier cas, faire usage comme agent conservateur d'une solution aqueuse de bichromate de potasse à 10 p. 100. Ce liquide contribuera à rehausser l'intensité du bleu.

Les gros organes seront également détachés et, après avoir été lavés, plongés dans les mêmes liquides. Les reins seront, par précaution, vu leur épaisseur, coupés transversalement. Quant aux centres nerveux, il sera bon d'ouvrir le crâne et le canal médullaire et de les extraire le plus vite possible. Enfin les membres seront conservés dans l'alcool.

Ce dernier liquide est préférable parce qu'il ne s'oppose pas par la suite à l'intervention des agents colorants dont on serait tenté de se servir. On se rappelle au contraire que le bichromate par son action chimique sur les tissus rend cette intervention plus difficile.

Pour étudier les pièces injectées, on en fera des sections minces en suivant les règles habituelles. C'est dire qu'on emploiera également les mêmes procédés de durcissement, d'éclaircissement, de conservation, etc.

Faisons observer seulement, en ce qui concerne la conservation, que le baume de Canada sera presque toujours adopté pour le montage des pièces injectées. Si l'on se servait de glycérine, il faudrait l'aciduler légèrement, surtout pour les pièces colorées en bleu.

Nous aurions encore à traiter de la manière d'injecter les lymphatiques ; mais, comme notre livre est surtout un manuel destiné à montrer aux commençants les principales manipulations, surtout

les plus simples, et que ces sortes d'injections sont fort difficiles,
nous les renverrons aux traités de Frey, de Robin, et surtout à
l'excellent traité de *Technique microscopique* du professeur Ranvier, qui leur donneront à ce sujet tous les éclaircissements désirables. Il s'en faut de beaucoup, d'ailleurs, qu'on puisse pour ce
genre de vaisseaux donner des règles aussi sûres que celles qui
concernent les artères, les veines ou les canaux glandulaires. Il
reste encore de nombreuses recherches à faire pour perfectionner
les méthodes employées aujourd'hui, et leur donner ce cachet de
certitude qui leur manque complètement pour le moment.

CHAPITRE XVI

DU DESSIN DES PRÉPARATIONS MICROSCOPIQUES

L'observateur qui se livre à des recherches suivies doit être en mesure de fixer sur le papier les images qu'il aperçoit dans le champ du microscope.

S'il est un peu familier avec l'art du dessin, rien n'est plus facile, les éléments histologiques présentant en général des contours d'une grande simplicité.

Avec l'exercice et même sans connaissances spéciales, on arrive rapidement, quand on possède bien la notion du sujet que l'on examine, à faire des croquis suffisamment exacts.

Cependant, dans certains cas, il est bon de recourir, pour plus d'exactitude, à des moyens mécaniques qui permettent de reproduire assez fidèlement l'image aperçue dans le microscope.

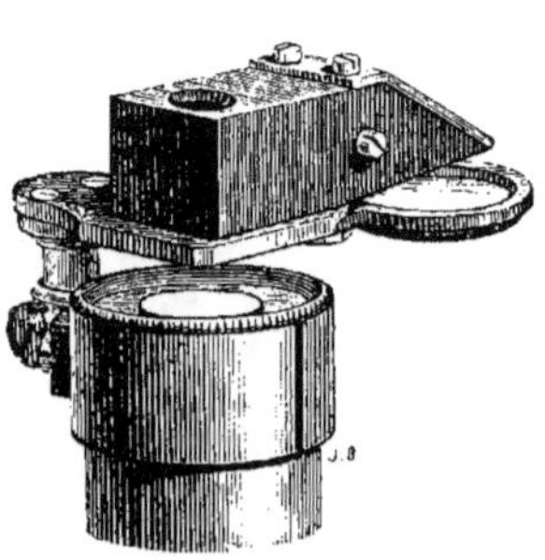

Fig. 91.

L'instrument employé dans ce but est la chambre claire. Le modèle dont nous nous servons (fig. 91) est celui de Nachet. Il consiste en un prisme monté dans une pièce munie d'une bague que l'on place sur le tube du microscope au-dessus de l'oculaire.

Par suite de la marche des rayons lumineux (et pour ceux qui voudraient en connaître la théorie, nous renvoyons aux traités de Physique), l'œil qui plonge dans le microscope à travers la chambre claire aperçoit l'image de l'objet sur un papier que l'on a eu soin de disposer dans ce but à côté de l'instrument. Il est alors possible, avec un crayon, de suivre les contours de l'ombre projetée.

En employant le modèle (fig. 92) on peut se servir d'un microscope inclinant.

M. Vérick possède également une chambre claire, construite sur les conseils de M. Malassez.

Elle est à angle variable. Elle se règle à volonté à 18° et à 45° par la rotation d'un bouton indiqué sur la figure.

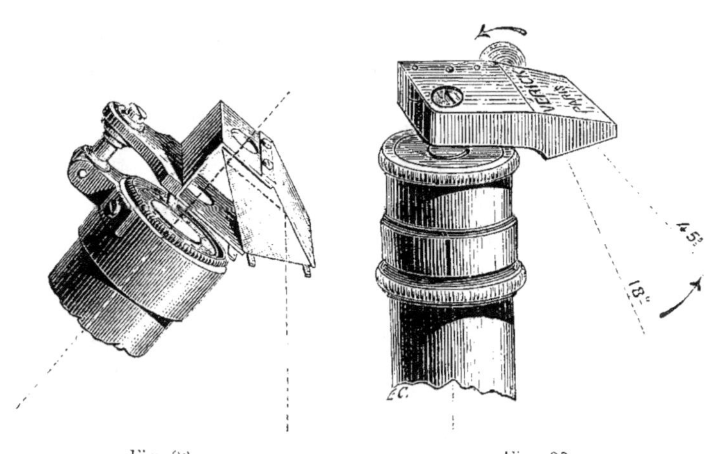

Fig. 92.   Fig. 93.

1° A 18° elle n'est autre que la chambre claire commune. Son inconvénient est d'obliger, pour obtenir une image exacte sur le côté du microscope, de dessiner sur un plan incliné.

2° Il est avantageux de l'employer à 45°, d'incliner le microscope lui-même à 45° et de placer la chambre claire de façon à dessiner en arrière du pied de l'instrument (fig. 93).

On obtient ainsi sans fatigue, sur le plan horizontal, un dessin parfaitement exact.

Telle est la théorie du dessin à la chambre claire, dont le maniement semble très facile. Dans la pratique, il n'en est pas ainsi. En général, le commençant éprouve une grande difficulté à percevoir à la fois le crayon et l'image de l'objet. Cela provient de ce qu'en général ce dernier est trop éclairé. En faisant varier l'intensité de la lumière fournie par le miroir du microscope, on améliorera la visibilité de la pointe du crayon. Il faudra veiller à ce que l'objet reçoive moins de lumière que le papier sur lequel on dessine.

Nous recommanderons également de bien tailler les crayons et de leur donner une pointe aussi effilée que possible. On arrive à ce but, avec la plus grande facilité, en les usant sur un papier d'émeri ou une lime fine. Les meilleurs sont ceux de graphite, que l'on peut se procurer chez tous les papetiers.

Ces conditions remplies, on tracera les traits du dessin que l'on aperçoit, sans que la pointe quitte le papier et en tirant, autant que possible, le trait d'un seul coup, sans s'arrêter. C'est le moyen d'avoir un croquis passable. Il ne faut pas s'attendre cependant à faire ainsi une œuvre d'art. La chambre claire n'a d'autre but que de permettre de faire une esquisse grossière, de poser en quelque sorte les jalons de l'objet qu'on examine, à charge plus tard d'achever, à tête reposée, le dessin de chaque élément en particulier.

Pour percevoir bien nettement l'objet et le crayon, il faut se placer verticalement au-dessus de l'oculaire muni de sa chambre claire et de tâcher, à l'aide des deux yeux, de voir en même temps l'image, l'objet et le crayon. Si l'on ne distinguait pas tout d'abord la pointe de ce dernier, on le ferait monter ou descendre alternativement sans cesser de regarder, jusqu'à ce qu'on puisse apercevoir sa silhouette au niveau du papier.

L'image obtenue, il reste à connaître ses dimensions. M. Malassez a publié un petit procédé aussi simple que pratique pour arriver à ce résultat.

« Rien n'est plus facile, dit cet habile observateur, que de faire d'emblée et à la chambre claire un dessin d'un grossissement voulu. On commence par mesurer micrométriquement la longueur d'une partie quelconque de la préparation à dessiner ; on multiplie cette longueur par le grossissement voulu, puis on marque sur le papier à dessin deux points distants l'un de l'autre de la longueur trouvée. Regardant alors le papier à dessin à l'aide de la chambre claire, on baisse ou on monte, soit le tube rentrant du microscope soit le papier à dessin, jusqu'à ce que l'image de la partie mesurée se trouve exactement comprise entre les deux points ci-dessus. Le dessin fait dans cette position aura évidemment le grossissement voulu. » (Malassez, *Archives de physiologie*, 1876, p. 84.)

Nous pourrions parler également d'autres modèles de chambre claire, mais ils sont plus compliqués et aucun ne donne plus nettement l'image simultanée de l'objet et du crayon.

CHAPITRE XVII

MATÉRIEL DU LABORATOIRE

Parmi les élèves qui fréquentent mon laboratoire, il en est beaucoup qui, étant étrangers, sont bien aises, lorsqu'ils quittent la France, d'emporter avec eux le matériel nécessaire pour continuer leurs études histologiques.

Aussi ne manquent-ils pas de m'interroger sur un sujet qui, pour eux, est de la plus haute importance, dans l'impossibilité où ils se trouvent de se procurer chez eux les objets nécessaires à leurs recherches.

Je crois donc leur rendre service en mettant sous leurs yeux un aperçu des instruments et accessoires usités dans un laboratoire d'histologie : d'un côté les objets indispensables, de l'autre ceux dont on peut à la rigueur se passer ou que l'on pourra acquérir au fur et à mesure des besoins.

J'indique par des lettres de renvoi les adresses des fournisseurs :

(a Chez Vérick, 2, rue de la Parcheminerie ou Bézu, Hauser et Cⁱᵉ, successeurs de Prazmowski, 1, rue Bonaparte.

(b) Chez Nachet, 17, rue Saint-Séverin.

(c) Chez tous les quincailliers.

(d) Quai de la Mégisserie, nº 8, Girot.

(e) Chez Cogit, 17, quai Saint-Michel.

(f) Chez Favre, 1, rue de l'Ecole-de-Médecine.

(g) Chez Aubry, 2, boulevard Saint-Michel.

(h) Chez Coquelin, 24, boulevard Saint-Michel.

(i) Chez Georges, papetier, 35, rue Saint-Denis.

(k) Chez Leviel, 21, rue de l'Ancienne-Comédie.

DÉSIGNATION DES OBJETS.	Indispensables.		Accessoires.	

1° Optique proprement dite.

DÉSIGNATION DES OBJETS.	Indispensables.		Accessoires.	
Microscope. (Il est difficile de fixer un prix, cet instrument variant dans des limites fort étendues.) En moyenne pour un bon modèle	300	»(1)	»	»
Microscope simple	60	»	»	»
Chambre claire	30	»	»	»
Revolver porte-objectif	25	»	»	»
Prisme redresseur	»	»	35	»
Loupe Coddington	»	»	8	»
Appareil photo-micrographique	250	»	»	»
Loupe de Brucke	18	»	»	»
Appareil binoculaire	»	»	160	»
— de polarisation	»	»	60	»
Microscope de démonstration (b)	»	»	80	»
Micromètre oculaire au 160e	10	»	»	»

2° Accessoires.

DÉSIGNATION DES OBJETS.	Indispensables.		Accessoires.	
Lampe à pétrole avec loupe (a)	»	»	30	»
Tournette (b)	10	»	»	»
Ecran (a)	»	»	»	»
Lames (500) (b)	25	»	»	»
Lamelles (500) (b)	20	»	»	»
Réchaud à pétrole pour le baume (c)	8	»	»	»
Plaque de cuivre pour le baume (c)	3	»	»	»
Epingles américaines (50) (d)	3	»	»	»
Microtome simple (Nachet)	15	»	»	»
— plus compliqué (à choisir)	»	»	150	»
Boîte à préparations, par 200 (e)	8	»	»	»
Moelle de sureau (50 paquets) (e)	20	»	»	»
Filtres Laurent	5	»	»	»
Rasoirs (deux) (f)	10	»	»	»
Cuir à repasser (f)	3	»	»	»
Pierre d'Amérique (f)	20	»	»	»
Scalpels (six) (f)	6	»	»	»
Aiguille à pointe d'iridium inoxydable (g)	»	»	7	»
Pinces (deux) (f)	3	»	»	»
Ciseaux ordinaires (deux) (f)	5	»	»	»
— fins (f)	3	»	»	»
Scie pour couper la moelle de sureau (f)	8	»	»	»
Scie de tabletier pour les os (c)	3	»	»	»
Etau pour maintenir les os (c)	»	»	4	»
Pinceaux assortis (h)	5	»	»	»
Etiquettes gommées (i)	5	»	»	»
Chambre humide (c)	3	»	»	»
Agate pour polir les os (c)	3	»	»	»
A reporter	887	»	534	»

(1) Ce chiffre peut être réduit à la rigueur à 200 francs.

DÉSIGNATION DES OBJETS.	POIDS en grammes.	Indispensables.	Accessoires.
2° Accessoires *suite).*			
Report.............	»	887 »	534 »
INJECTIONS :			
Appareil à pression continue (f............	»	» »	60 »
Seringue (f.................	»	» »	15 »
Six canules assorties (f.................	»	» »	12 »
Six pinces à pression continue (f.........	»	» »	12 »
Stylet argent (f.................	»	» »	2 50
Deux casseroles étamées (c.............	»	» »	6 »
3° Verrerie (k).			
Nécessaire de Ranvier.................	»	6 »	» »
100 tubes bouchés.................	»	10 »	» »
50 flacons à l'émeri de 30 gr...........	»	20 »	» »
100 flacons à large ouverture, bouchon liège, de 60 gr.................	»	20 »	» »
12 verres de montre.................	»	2 »	» »
12 soucoupes.................	»	3 »	» »
12 cristallisoirs.................	»	5 »	» »
Lampe à alcool.................	»	2 50	» »
Baguettes de verre assorties.............	»	1 »	» »
6 entonnoirs assortis.................	»	3 »	» »
6 baquets de verre à fermeture hermétique de Cogit (i).................	»	» »	10 »
4 cuvettes à photographie.................	»	8 »	» »
2 verres gradués.................	»	5 »	» »
1 porte-entonnoirs.................	»	5 »	» »
6 capsules porcelaine.................	»	10 »	» »
Cloche pour recouvrir le microscope......	»	» »	10 »
4° Produits chimiques (k).			
Acétate de soude.................	100	» 90	» »
Acide acétique.................	100	» 60	» »
— azotique.................	100	» 35	» »
— borique.................	50	» »	» 50
— chlorhydrique.................	1000	1 25	» »
— chromique.................	100	2 »	» »
— formique.................	100	2 75	» »
— osmique.................	1	8 »	» »
— oxalique.................	100	» »	1 50
— phénique.................	100	0 80	» »
— picrique.................	500	3 50	» »
— pyrogallique.................	100	» »	5 50
— sulfurique.................	100	0 40	» »
— tartrique.................	100	» »	1 25
A reporter.........	»	1008 05	670 25

4° **Produits chimiques** (suite).

DÉSIGNATION DES OBJETS.	POIDS en grammes.	Indispensables.	Accessoires.
Report	"	1008 05	670 25
Alcool à 36°	5 litres.	18 "	" "
— absolu	2 —	16 "	" "
Alun	200	" 80	" "
Ammoniaque	1000	1 50	" "
Aniline	100	3 "	" "
Azotate d'argent	50	8 "	" "
Baume du Canada ordinaire	100	2 "	" "
— — sec	100	3 50	" "
Benzine	100	" "	" 30
Bitume de Judée	500	1 25	" "
Bromure de potassium	100	1 25	" "
Celluloïde	100	3 "	" "
Chlorate de potasse	100	" "	" 30
Chloroforme	100	1 "	" "
Chlorure de calcium pur	250	" 75	" "
— d'or	2	4 50	" "
— de palladium	1	" "	4 50
— de sodium pur	250	" 50	" "
Chromate d'ammoniaque (bi-	100	1 80	" "
— de potasse (bi-	500	2 50	" "
Créosote	50	" "	1 50
Cyanoferrure de potassium	1000	4 "	" "
Essence de girofle	100	4 75	" "
— d'origan	100	" "	4 50
— de térébenthine	1000	2 50	" "
Éther sulfurique	500	3 "	" "
Gélatine	500	4 "	" "
Glu marine	100	" 70	" "
Glycérine	1000	4 "	" "
Gomme arabique pulvérisée	1000	5 "	" "
— Damar	100	" "	" 50
Hyposulfite de soude	1000	" 60	" "
Iode	50	2 "	" "
Iodure de potassium	50	2 25	" "
Noir Collin	50	1 75	" "
Oxalate de potasse neutre	1000	3 "	" "
Paraffine	100	" "	" 50
Pierre ponce entière pour user les os	1000	" 60	" "
Potasse caustique	100	2 40	" "
Soude caustique	100	2 40	" "
Sublimé corrosif	100	1 25	" "
Sulfate de fer	1000	" 50	" "
Sulfate de sesquioxyde de fer (per-sulfate)	500	1 50	" "
Sulfate de soude	100	" 35	" "
COULEURS *e*.			
Alkanna (teinture)	1 flacon.	1 50	" "
Bleu marine	10	" 50	" "
A reporter	"	1125 95	682 35

DÉSIGNATION DES OBJETS.	POIDS en grammes.	Indispensables.		Accessoires.	
4° Produits chimiques (*suite*).					
Report.............	»	1125	95	682	35
Bleu de méthylène..................	20	3	»	»	»
— de quinoléine...............	1	2	70	»	»
Brun de Bismark......................	20	1	»	»	»
Carmin............................	100	9	»	»	»
Coccinine.......	10	1	»	»	»
Coralline..........................	10	1	»	»	»
Eosine à l'eau......................	10	2	»	»	»
— à l'alcool..	10	1	»	»	»
Fuchsine.......	50	2	»	»	»
Hématoxyline.....	2	2	20	»	»
Magdala (rose).....................	2	»	»	3	»
Nigrosine..........................	10	2	»	»	»
Safranine.......	10	2	»	»	»
Vert d'aniline......................	10	2	»	»	»
— d'iode....	10	2	»	»	»
— de méthyle...................	10	2	»	»	»
Vésuvine	10	»	50	»	»
Violet de méthyle..................	10	1	»	»	»
— de gentiane.................	10	1	»	»	»
TOTAL............	»	1163	35	685	35

Tel est en résumé l'ensemble des instruments ou produits indispensables dans un laboratoire pour les recherches journalières.

Mais on conçoit que si l'on veut s'occuper spécialement de bactériologie par exemple, il sera nécessaire d'ajouter à cette liste une foule d'objets (étuves, vases gradués, ballons de verre, etc., etc.); et surtout deux accessoires fort importants : un objectif à immersion homogène (200 fr. au moins) et un éclairage d'Abbé (40 fr. environ).

Nous conseillons dans ce cas de recourir au *Traité des bactéries* de M. le professeur Cornil, où l'on trouvera à ce sujet tous les renseignements désirables.

CHAPITRE XVIII

DE LA PHOTOGRAPHIE MICROSCOPIQUE

Cette branche des études micrographiques est entrée depuis quelque temps dans une voie de perfectionnement qui, tout en laissant encore beaucoup à désirer, permet cependant d'obtenir déjà de fort beaux résultats.

Il est inutile d'insister sur l'importance de cette méthode.

En effet, mieux que le dessin, où l'artiste donne toujours un peu carrière à sa fantaisie, la photographie fixe les images, et ne laisse aucun doute sur l'exactitude des objets représentés.

De plus, par la rapidité des procédés actuels, on peut, en quelques heures, obtenir la reproduction de détails qui, dessinés, exigeraient plusieurs journées de travail.

Dans notre laboratoire de la Charité, nous avons une installation complète nous permettant, lorsque la chose est nécessaire, de reproduire une série de préparations.

Nous pouvons ainsi, pendant les leçons de clinique de M. Trélat, faire passer sous les yeux des élèves des planches représentant les détails que décrit le professeur.

Ajoutons cependant que les photographies, quelque bien réussies qu'elles puissent être, ne dispensent pas de l'observation directe des préparations au microscope.

Sans être fort difficile, la photomicrographie exige une grande expérience et de nombreux tâtonnements. Il ne faut pas espérer réussir du premier coup. Mais, avec un peu de persévérance et d'observation, on arrivera rapidement à des résultats satisfaisants·

Nous allons successivement décrire les appareils employés et les diverses manipulations.

Nous ne saurions trop recommander aux personnes qui désireraient se perfectionner dans cette branche de la photographie, de lire les deux excellents traités de MM. Moitessier et Vialanes (1), auxquels nous avons fait de nombreux emprunts et grâce auxquels nous avons pu éviter bien des tâtonnements.

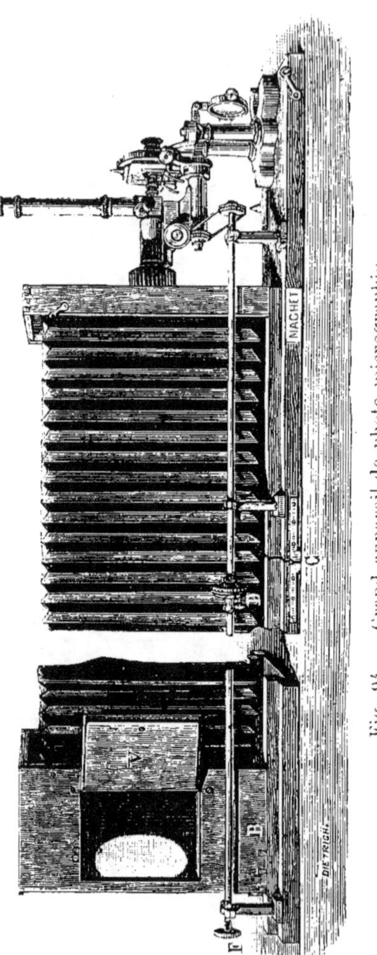

Fig. 94. — Grand appareil de photo-micrographie.

1° DES APPAREILS. — Nous conseillérons ceux de MM. Nachet et Vérick.

a. *Grand modèle de Nachet.* — Il peut recevoir tous les systèmes de microscopes. Il est formé d'une table solide à rainures très exactement faites pour laisser glisser la partie B de la chambre noire entraînant le soufflet jusqu'à une distance de 2 mètres avec *arbre latéral* divisé en deux parties et terminé, près du microscope, par une poulie A, sur laquelle s'engage une petite corde qui met en mouvement le bouton du *mouvement lent*. Si l'on veut n'opérer qu'à petite distance, on replie la table au moyen de la charnière (C); c'est dans cette dispo-

(1) Moitessier, *Photographie appliquée aux recherches micrographiques.* Baillière, 1866. — Vialanes, *Photographie appliquée aux études d'anatomie microscopique.* Gauthier-Villars, 1886.

sition qu'on laisse habituellement l'appareil; pour *opérer à grande distance*, on développe la table et l'on réunit l'extrémité de la tige mobile F au bouton D, sur lequel est pratiquée une coulisse à serrage rendant solidaires les deux tiges, dont la partie extérieure repose sur une borne guide qu'on peut démonter à volonté pour laisser replier la table. *La mise au point* s'effectue, soit sur le verre dépoli, soit à l'intérieur, soit sur un bristol, comme l'a indiqué M. Moitessier, en observant l'image par la fenêtre pratiquée latéralement et qui peut être fermée par la porte V. La chambre noire peut recevoir tous les châssis, depuis le quart de plaque jusqu'à la plaque entière (18 × 24). La réunion du microscope avec la partie antérieure de la chambre noire est obtenue par un système particulier de tubes de cuivre, n'admettant pas de lumière extérieure, et rendant indépendants le microscope et le bois de la chambre noire; on peut adapter à l'intérieur du corps les verres correcteurs ou oculaires spéciaux qu'on désirerait appliquer. Le prix de cet instrument est de 250 francs.

M. Nachet a construit un modèle spécial pour cette chambre noire. Il est établi très solidement pour être employé horizontale-

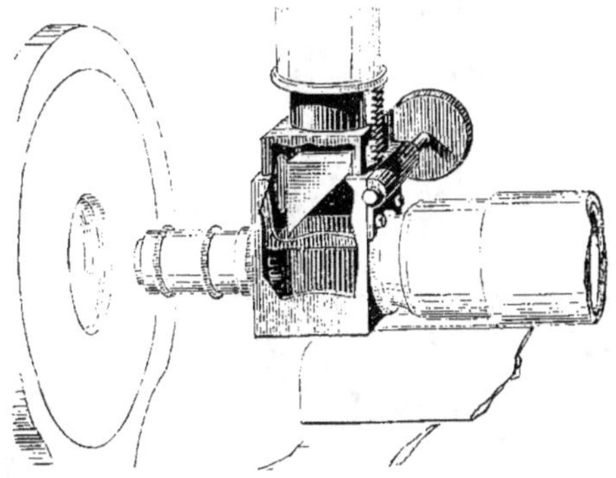

Fig. 95. — Disposition permettant la vision simultanée dans l'oculaire et sur le châssis.

ment et porte une crémaillère, la vis de rappel et la platine mobile; de plus il possède un accessoire important, c'est une boîte rectangulaire contenant un *prisme à réflexion totale* qu'on peut à volonté placer devant l'objectif ou élever pour laisser passer l'image dans le corps; dans le premier cas, l'image arrive dans le corps vertical

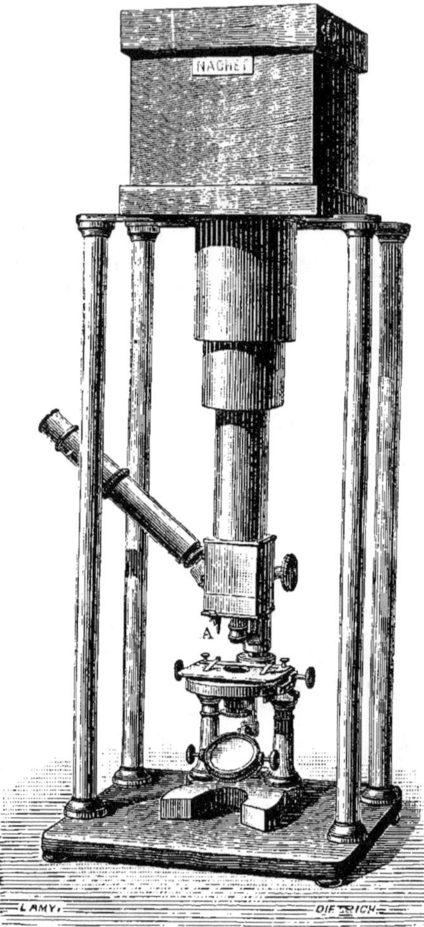

et l'on peut ainsi diriger la lumière, chercher facilement le meilleur point de la préparation, la disposer comme on le désire ; cela fait, on relève le prisme et il n'y a plus qu'à achever la mise au point sur la glace dépolie. Sans objectifs, 400 francs.

Nous citerons encore le modèle pour obtenir des épreuves instantanées, fort utiles, quand on examine des animaux microscopiques vivants; il est

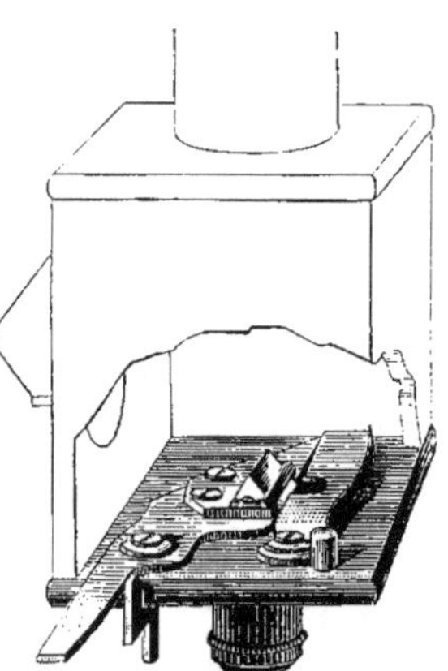

Fig. 96.

Fig. 97. — Microscope photographique pour épreuves instantanées.

basé sur le principe du microscope à deux corps. Au-dessus de l'objectif (fig. 96) un prisme dirige l'image dans le corps oculaire placé sur le côté ; les observations se font donc comme

dans un microscope inclinant ordinaire. La chambre noire, montée
solidement sur des colonnes, contient la glace sensible qui ne reçoit aucune lumière, le prisme réflecteur servant lui-même d'obs-
turateur à l'objectif.

L'observateur, pendant qu'il étudie, a le doigt posé sur la dé-

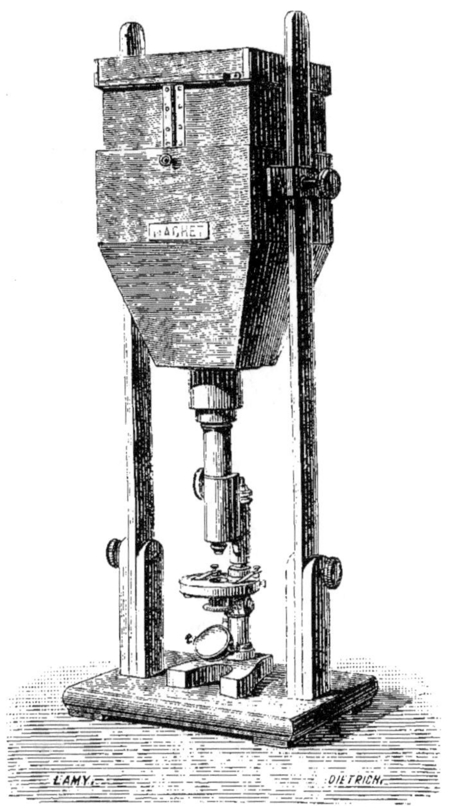

Fig 98. — Chambre noire verticale.

tente A; aussitôt qu'il est satisfait de la formation de l'image, une
légère pression chasse le prisme, laisse passer l'image pendant un
temps infiniment court. Avec une lumière vive, soleil, lumière
électrique, lumière oxhydrique, les épreuves sont réussies facilement. La mise au foyer se trouve établie par une disposition spé-

ciale contenue dans le corps oculaire, à l'aide de laquelle chaque observateur doit régler sa mise au point une fois pour toutes, de façon que lorsque l'image est complètement nette dans l'oculaire, elle est aussi au foyer sur la glace gélatinée.

L'appareil seul, sans objectifs. le microscope enfermé dans une boîte solide en acajou, 500 francs.

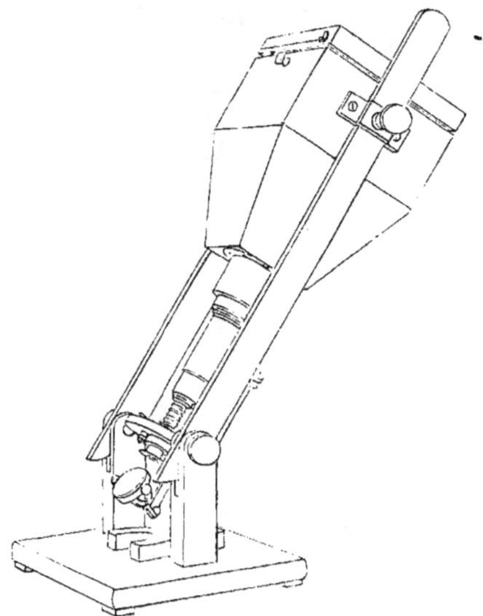

Fig. 99. — Chambre noire inclinée.

Enfin, on pourra encore choisir les appareils plus simples que nous indiquons ci-dessous.

b. *Grand modèle de M. Vérick* (fig. 100). — Construit sur les indications du Dr Roux, il est excessivement commode et précis. C'est celui dont nous nous servons au laboratoire de la Charité et nous en sommes absolument satisfaits.

L'appareil est disposé sur un banc de fonte, et jouit ainsi de toute la stabilité nécessaire.

Le microscope est fixé sur une platine tournante, de sorte qu'on peut étudier à loisir la préparation et choisir le point à photographier.

La chambre noire présente un tirage de $1^m,20$. — Elle est fixée en avant à la colonne C, qui porte le tube du microscope. Ce tube reçoit à volonté les oculaires, les diaphragmes et les objectifs que l'on juge convenables.

La partie postérieure de la chambre noire est fixée au chariot E, mobile le long d'une rainure parfaitement dressée.

La plaque porte-châssis A s'adapte à la partie postérieure de la chambre noire. — Le châssis présente d'un côté la glace dépolie, de l'autre la glace sensible. — Ce dernier compartiment est fermé par un rideau métallique. — La plaque dépolie et la plaque sen-

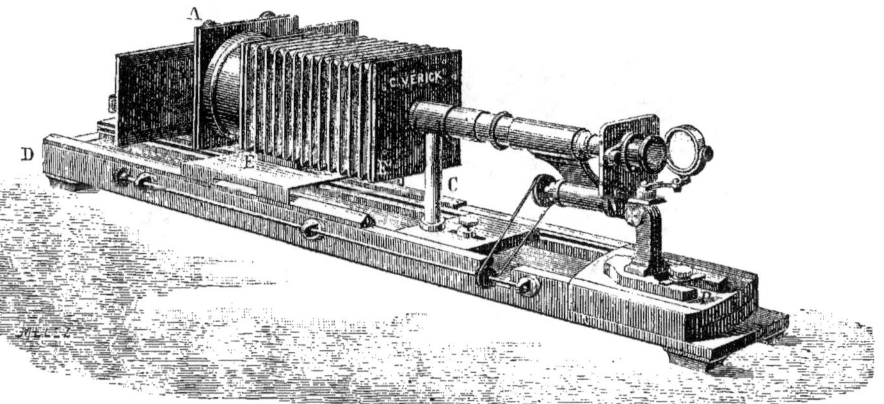

Fig. 100.

sible sont rigoureusement sur le même plan et la substitution se fait avec une parfaite exactitude.

La mise au point se fait à l'aide d'une tige de métal qui commande la vis micrométrique. Une règle divisée permet de mesurer la profondeur de la chambre noire.

La chambre noire peut recevoir le quart-de-plaque (9 cent. sur 12) ou la demi-plaque (13 cent. sur 18).

Cet appareil est construit pour recevoir tous les modèles de microscopes.

Son prix est de 400 francs.

Un petit modèle, fort commode aussi, est le suivant (fig. 101). Il s'adapte à la place de l'oculaire sur le tube du microscope.

Pour la mise au point, il est nécessaire de régler d'abord la loupe à tirage F (fig. 102).

A cet effet, l'appareil étant placé en haut du tube du microscope dépourvu d'oculaire, il suffit de placer dans la glissière C un carré de verre, sur la face inférieure duquel on a collé des écailles de papillon, par exemple. La loupe est placée de telle sorte que la face plane s'applique exactement sur le bord supérieur E de la glissière C. On la met alors au point, sur les écailles de papillon, comme s'il s'agissait d'un oculaire, au moyen du glissement de son tube à tirage, que l'on fixe en serrant la vis latérale.

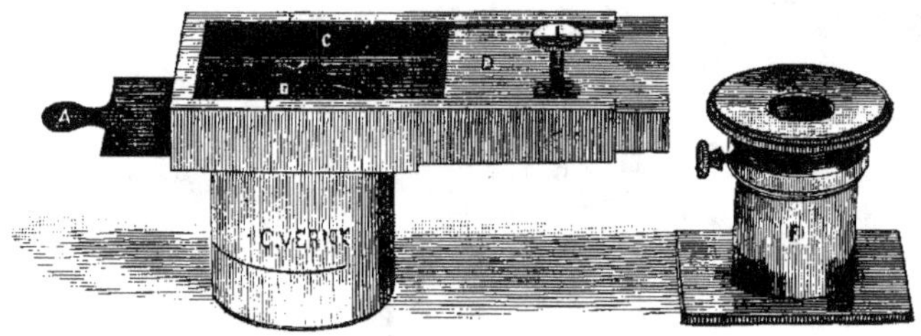

Fig. 101.   Fig. 102.

La loupe, ainsi réglée, ne peut servir qu'à la même personne pour la mise au point de la plaque sensible.

Dès que l'on a choisi le point à photographier, il faut placer en D, dans la glissière C, la plaque sensible tournée vers l'objectif, et assurer son contact avec la paroi inférieure de la glissière en serrant légèrement la vis H. L'image de l'objet est mise au point en appliquant de nouveau en E la loupe F, réglée à l'avance par la même personne, et en s'en servant comme d'un oculaire.

Pour obtenir l'épreuve photographique, on ferme alors le rideau métallique AB. On glisse, en faisant mouvoir de droite à gauche le bouton H, la plaque sensible au-dessus du tube du microscope, et il suffit de tirer le rideau AB pour obtenir l'épreuve en quelques secondes.

On peut prolonger de chaque côté la glissière C, de façon à pouvoir y loger plusieurs plaques sensibles et obtenir 2, 3 ou 4 épreuves successives.

Prix de l'appareil pour 1 plaque sensible........ 50 francs.
      —   2   —   .... 52 —
      —   3   —   .... 54 —
      —   4   —   .... 56 —

M. Vérick fournit les verres sensibles au prix de 1 franc la douzaine.

2° DES PRÉPARATIONS. — Nous ne saurions trop insister sur le soin que l'on doit mettre dans l'exécution des préparations destinées à être photographiées.

Pour le travail courant du microscope, une pièce plus ou moins bien montée peut à la rigueur suffire.

S'il existe des points défectueux, l'œil s'habitue à ne pas les voir et ne s'arrête qu'aux endroits intéressants.

En photographie, de telles préparations ne peuvent être d'aucune utilité. Il est, en effet, indispensable que la coupe soit absolument parfaite, très mince, très bien colorée et surtout dépourvue de corps étrangers. Car les moindres accidents sont reproduits et déprécient immédiatement l'épreuve obtenue.

Avant d'inclure la coupe, soit dans la glycérine, soit dans le baume, il faudra donc toujours l'examiner à un faible grossissement, et si l'on observait à sa surface quelque corps étranger (poussière, filament de linge, poil, etc.), on se servirait d'une aiguille fine ou d'un petit pinceau manœuvré sous le microscope pour aller le chasser.

On peut photographier toutes les préparations montées par les méthodes que nous avons indiquées plus haut.

Plus l'élection sera accentuée, plus le cliché sera net et détaillé.

Nous employons fort souvent le traitement par l'hématoxyline et l'éclaircissement par l'acide acétique, qui dans le cas de coupes minces donne de merveilleuses élections.

C'est d'après une préparation traitée de la sorte qu'a été obtenue la planche photographiée qui accompagne cet ouvrage.

Il est de la plus haute importance que les coupes soient absolument planes. Ce sera donc le cas, pour les monter, de recourir à l'application des épingles américaines, qu'on laissera en place un peu plus longtemps que dans les autres préparations.

Le choix de la couleur importe relativement peu, si l'on a soin d'interposer en avant de la source lumineuse un verre jaune, ainsi que le conseille M. Vialanes.

Au point de vue de l'étude des bactéries, la microphotographie peut rendre de grands services, bien qu'il y ait lieu à de nombreuses critiques.

Voici comment M. Cornil apprécie la valeur de ce procédé :

« La photographie est assurément le mode le meilleur et le plus fidèle de reproduction des bactéries. Cependant, sans vouloir en diminuer les grands avantages dans l'étude des bactéries, on doit néanmoins en signaler les difficultés et les imperfections. Il serait exagéré de nier la possibilité de reproduire les micro-organismes autrement que par la photographie. Il est vrai que ce procédé permet de mesurer, mieux que tout autre, leurs dimensions. En reproduisant par exemple par la photographie les divisions du micromètre objectif, il suffit de comparer ces dernières avec les bactéries obtenues avec le même appareil et le même grossissement, pour connaître exactement leur diamètre. D'un autre côté on ne peut pas bien photographier les préparations montées dans le baume du Canada ; on est obligé de les conserver dans l'eau, la glycérine ou l'acétate de potasse, si elles ont été colorées par le brun de Bismark, le violet de méthyl ou la fuchsine.

« Par la photographie, on peut obtenir des images qu'on ne voit pas à l'œil nu parce que la plaque photographique est plus sensible que l'œil humain, ce qui permet de donner aux lecteurs la certitude de la réalité des objets. Mais ses désavantages sont nombreux. Elle est difficile, elle exige un très bon appareil, de l'habileté, beaucoup de temps. Avec les forts grossissements, la lumière n'est pas toujours suffisante pour fournir de bonnes images. La limite des objets devient parfois peu précise. On a toujours un très petit champ visuel ; on ne réussit pas ou l'on réussit très difficilement à reproduire à la fois les bactéries et les tissus, de telle sorte que les uns et les autres y perdent. »

On voit par ce qui précède que la technique de la microphotographie laisse encore de nombreuses lacunes à combler.

3° SOURCES LUMINEUSES. — Nous employons uniquement la lumière oxhydrique. Nous possédons un gazomètre contenant constamment 250 litres d'oxygène, de façon que nous pouvons obtenir une lumière étincelante à quelque moment que ce soit.

Nous nous servons de la lampe de Duboscq, qui est fort commode et qui possède tous les mouvements désirables pour le centrage de l'appareil.

Quand on a terminé l'opération, on remet le bâton de chaux vive sur lequel on projetait l'oxygène dans sa boîte métallique, de façon à le faire servir plusieurs fois de suite.

Mais comme ce mode d'éclairage n'est pas à la portée de tout le monde, on peut le remplacer à la rigueur par une forte lampe à pétrole. La chaleur développée est dans ce cas fort désagréable et rend quelquefois le travail très difficile.

Aujourd'hui que la lumière électrique tend à se généraliser, on emploie une petite lampe à incandescence que l'on place au foyer du condensateur.

M. Vialanes possède un modèle spécial auquel il a fait appliquer ce mode d'éclairage et dont il fait grand éloge (1).

Quelle que soit la source lumineuse, il sera bon d'interposer entre elle et l'objet soit une cuve d'alun, soit un verre jaune.

4° MISE AU POINT. — Nous sommes censés, une fois pour toutes, dans nos descriptions, nous servir du modèle de Vérick.

Après avoir redressé le microscope, on le fait pivoter sur sa platine mobile, de manière à pouvoir l'éclairer au moyen d'une lampe placée latéralement sur une table, voisine du banc de fonte sur lequel glisse la chambre noire.

On choisit le point de la préparation que l'on veut reproduire et, à l'aide des valets, on l'immobilise complètement.

On incline de nouveau le microscope et on introduit son tube dans l'orifice de la chambre noire.

Une question se présente alors. Doit-on, oui ou non, conserver l'oculaire ?

Nous nous prononcerons pour l'affirmative. L'image est plus étendue, les détails sont plus nets. Le seul reproche à faire à cette

____

(1) Dumaige, rue de la Bûcherie, n° 9.

méthode, c'est qu'on perd ainsi une grande quantité de lumière et que le temps de pose est plus considérable.

Mais ces petits inconvénients sont compensés par les résultats obtenus.

Reprenons notre manœuvre :

Le microscope étant définitivement relié à la chambre noire, on l'éclaire convenablement (pétrole, lumière oxhydrique ou électrique). Pour cela, on détourne le miroir qu'on rabat en dehors et on veille à ce que le foyer lumineux soit bien placé dans l'axe de l'appareil. On reconnaît qu'il en est ainsi quand le cercle lumineux projeté sur la glace dépolie présente un contour absolument net.

On obtiendra ce résultat par une série de tâtonnements.

Il ne reste plus qu'à mettre au point la préparation.

On écarte ou on rapproche plus ou moins le soufflet de la chambre noire, selon la dimension que l'on veut donner à l'objet, et à l'aide de la longue vis micrométrique placée latéralement le long du banc de fonte et qui actionne celle du microscope, on achève de mettre au point.

C'est une des parties difficiles de l'opération.

La glace dépolie possède un grain trop épais qui masque les plus fins détails.

M. Pilarski, le dessinateur distingué que tout le monde connaît, nous a indiqué un tour de main fort simple pour pallier cet inconvénient : il consiste à passer légèrement une couenne de lard sur le verre dépoli, il devient transparent et la préparation se montre aussi nette que primitivement avec le microscope.

Pour achever de la mettre au point, il ne suffit pas de l'apercevoir clairement sur le verre dépoli ; il ne faut pas oublier que l'image se formera au niveau de la face antérieure de ce verre et qu'il s'en faut, par conséquent, de son épaisseur, pour qu'elle soit absolument nette, en arrière.

Voici comment on procédera : à l'aide d'un diamant, on tracera quelques lignes légères sur la face antérieure du verre dépoli et à l'aide d'une loupe à tirage, appliquée sur l'autre face, on cherchera à les voir nettement. Quand on y sera arrivé, on fixera le tube de la loupe dans cette position, à l'aide de la bague de pression, pour que le foyer ne change plus.

Il est clair alors que l'image projetée sera au point sur la face
antérieure de la lame dépolie lorsqu'en regardant avec la loupe
par derrière, on en apercevra nettement les détails, puisqu'on distinguera en même temps les traits tracés au diamant.

Quant au tirage à donner au soufflet, il ne faut pas l'exagérer,
attendu qu'on aurait alors une image d'autant moins nette qu'elle
serait plus amplifiée.

On ne doit guère dépasser 40 à 50 centimètres. Si les préparations
sont très minces, on peut adopter ce maximum de distance ; pour les
autres, nous conseillons de la réduire proportionnellement à leur
épaisseur.

Il va sans dire que, pour mettre au point, on rapprochera ou on
éloignera également plus ou moins le condensateur, dont tout microscope doit être muni à cet effet.

C'est dans le tube de cet instrument que nous glissons un diaphragme portant une petite plaque de verre jaune.

5° TEMPS DE POSE. — Nous touchons à la question la plus grave.

Dans tous les ouvrages, on indique des procédés plus ou moins
compliqués pour résoudre ce problème. En réalité, il est impossible
de donner des renseignements précis, attendu qu'il n'existe pas
deux préparations identiques, ni comme épaisseur, ni comme intensité de coloration et que ce qui s'appliquait à l'une ne conviendra
nullement à la seconde.

L'expérience seule permettra de régler sa conduite et de régula-
riser les manœuvres.

Il n'est qu'un seul moyen réellement pratique, c'est de faire
d'abord une épreuve sur un morceau de glace sensible (on les partage en quatre à l'aide d'un diamant) en notant le temps de pose et
de tâtonner ainsi en variant la durée d'exposition, jusqu'à ce que le
petit cliché obtenu soit satisfaisant.

On impressionne alors définitivement une plaque entière, en
ayant soin d'opérer de la même manière que sur le fragment qui a
donné la meilleure image.

Plus tard, quand on sera plus expérimenté, on jugera, d'après
l'aspect de la préparation, du temps de pose nécessaire. D'une façon
générale, voici quelques renseignements approximatifs.

	Sans verre jaune.	Avec verre jaune.
Objectif 3 de Nachet........	4 à 5 secondes.	1 minute.
— 2 de Vérick........	10 —	2 —
— 6 de Vérick..... ..	20 à 30 —	4 à 5 —

En opérant dans ces limites, on ne commettra pas de grandes erreurs et on pourra facilement rectifier les choses.

Un cliché bien posé doit mettre une minute ou deux avant de laisser voir l'image, et celle-ci doit se développer alors rapidement et avec de belles teintes noires.

Si le cliché est gris, l'exposition a été trop longue.

Nul ne peut échapper aux insuccès du début. Nous nous ferons toujours un plaisir de communiquer aux personnes désireuses de se livrer à ce genre d'études tous les renseignements acquis par notre expérience propre, heureux de leur aplanir un peu les difficultés de la route.

Continuons notre opération.

Le temps de pose étant décidé pour la préparation que nous voulons reproduire, il s'agit d'introduire la plaque sensible dans le châssis.

Il va sans dire que l'on manœuvre dans une pièce aussi peu éclairée que possible par un double verre rouge et que le paquet de plaques doit être soigneusement renfermé dans sa boite, après chaque prélèvement.

La glace est immédiatement glissée dans la rainure, la face sensible tournée dans un sens tel qu'elle regarde la préparation, lorsque le châssis sera en place.

On jette un dernier coup d'œil sur le verre dépoli, pour s'assurer qu'il ne s'est pas produit de dérangement dans l'appareil et on glisse le châssis jusqu'à ce que la partie qui contient la glace sensible ait pris la place de la plaque dépolie.

On intercepte avec un écran de carton l'arrivée de la lumière dans la chambre noire, on tire le volet et, soulevant l'écran, on laisse pénétrer le faisceau pendant le temps fixé d'avance et que l'on surveille à l'aide d'une montre à secondes.

Il faut se tenir toujours prêt à abaisser l'écran, quand la pose est finie.

6° ORGANISATION DU LABORATOIRE DE MICROPHOTOGRAPHIE. — C'est le
cas de dire quelques mots sur l'organisation spéciale du laboratoire.

La pièce dans laquelle on manipulera devra être aussi grande
que possible et possédera un robinet coulant à jet continu, les
lavages étant une des conditions les plus indispensables au succès
des opérations photographiques.

Moins la fenêtre sera grande, mieux ce sera. Elle devra être bouchée à l'aide de papier noir ou mieux d'étoffe de caoutchouc, à
l'exception d'une portion qui sera munie d'un volet mobile percé
d'une ouverture de 20 à 30 centimètres carrés, garnie d'un double verre rouge et au-devant de laquelle on laissera retomber un
fragment d'étoffe noire pour supprimer complètement la lumière.

On ne saurait trop insister sur l'absolue nécessité de travailler
dans un endroit mathématiquement obscur. Un trou d'aiguille laissant passer un atome de lumière blanche suffit pour que les plaques soient voilées. Tous nos insuccès du début étaient liés à un
manque de précautions en ce sens : souvent on croit qu'une pièce
est obscure, tandis qu'elle est parfaitement éclairée par des rayons
pénétrant, soit sous les portes, soit sous les joints des fenêtres. Il
faut s'enfermer un quart d'heure, et lorsque l'œil est habitué au
noir, on fait la chasse (qu'on me passe cette expression) à tous les
trous microscopiques et brillants que l'on aperçoit alors nettement
et qu'on ne soupçonnait nullement auparavant.

Une petite tablette doit être posée devant le châssis au verre
rouge, place où l'on développera le cliché, et il faut avoir à sa portée sur une petite table les instruments ou les réactifs suivants, qui
ne doivent jamais changer de place afin de pouvoir toujours les
retrouver malgré l'obscurité.

Ce sont : 1° Un porte-entonnoirs à trois places (oxalate de potasse, sulfate de fer, hyposulfite de soude). Les trois entonnoirs
devront être étiquetés et ne servir qu'à l'usage indiqué.

2° Deux cuvettes plates également étiquetées, l'une pour recevoir
le mélange d'oxalate de potasse et de fer, l'autre pour l'hyposulfite.

3° Deux verres gradués, l'un de 200 centimètres cubes, l'autre
de 100.

Quant aux flacons contenant les solutions à employer, ils seront
placés sur une petite tablette à la disposition du travailleur.

Nous avons oublié de dire que la chambre noire et son support devaient être placés dans une chambre pouvant être rendue obscure à volonté, lors des manipulations de la mise au point.

Pour cette dernière opération, on aura recours également au voile noir habituel des photographes, dont on s'enveloppera pour vérifier le plus ou moins de netteté de l'image sur la glace dépolie.

Les autres manipulations générales (préparation des solutions, égouttage et séchage des plaques, etc.) se feront dans une pièce particulière où l'on s'abstiendra de balayer, afin d'éviter la poussière qui se fixerait sur les clichés.

7° DU CHOIX DES PLAQUES. — Il est très délicat de donner son opinion sur ce sujet, sans s'exposer à causer de graves préjudices aux fabricants.

Nous dirons qu'après les avoir essayées à peu près toutes, il en existe quelques marques que nous préférons, ce sont celles de MM. Dorval, Garcin, Thiébaut et Bernaert.

Ces dernières, parfaites à tous égards, nous donnent en ce moment de fort bons clichés.

Nous disons « en ce moment » (nous espérons qu'elles continueront à être toujours aussi soignées) parce que nous avons eu d'autres plaques provenant de maisons que nous ne pouvons pas citer, malheureusement pour nos lecteurs, et qui ne présentaient aucune égalité de fabrication. Le débutant sera fixé à ce sujet et devra rejeter toutes les plaques présentant des taches ou des éraillures.

Nous conseillons de choisir des plaques de moyenne sensibilité, la rapidité n'étant utile que si l'on photographie, par exemple, des infusoires en mouvement.

8° DÉVELOPPEMENT DES IMAGES. — La plaque sensible ayant été exposée à la lumière, ainsi que nous l'avons indiqué plus haut et selon le temps réglementaire supposé d'avance, on obture le châssis et on s'enferme dans la pièce obscure pour procéder au développement.

On aura préparé d'avance les deux solutions suivantes :

N° 1. Oxalate de potasse.............................. 300 grammes.
      Eau distillée................................... 1000   —

Faire dissoudre à chaud et laisser refroidir avant de s'en servir.

Cette liqueur se conserve indéfiniment. On peut donc en préparer d'avance une quantité quelconque.

N° 2. Sulfate de fer pur............................ 300 grammes.
    Eau distillée................ 1000   —

Faire dissoudre également à chaud et ajouter alors une ou deux gouttes d'acide sulfurique. Le liquide, au lieu d'être jaunâtre, prend une belle teinte vert émeraude.

Il ne se conserve que fort peu de temps. On peut lui rendre ses propriétés premières en y ajoutant de nouveau quelques gouttes d'acide.

N° 3. Hyposulfite de soude........................ 150 grammes.
    Eau simple ...., ... 1000   —

Faire dissoudre à froid.

Pour faire apparaître l'image, on procédera de la façon suivante :

On mesurera dans le grand verre gradué 150 centimètres cubes de la solution n° 1 que l'on versera dans la cuvette destinée au développement et on y ajoutera, en mélangeant les deux liquides, goutte à goutte, 50 centimètres cubes de la solution n° 2, mesurés dans le petit verre gradué.

On agitera, en faisant osciller la cuvette en diverses directions, de façon que le mélange soit parfait.

Après quoi, sortant la plaque de son châssis, on la plongera d'un seul coup dans la cuvette, et on la recouvrira d'une feuille de carton pour la préserver, même de la lumière rouge.

On peut l'abandonner sans crainte huit à dix minutes dans ce bain, qu'il est bon d'agiter constamment; au bout de ce temps, il n'y a pas d'inconvénient à la regarder par transparence, et si les noirs sont bien visibles par derrière, on arrête l'opération en la lavant soigneusement sous un robinet modérément ouvert, pendant deux ou trois minutes.

Il ne reste plus qu'à fixer le cliché en l'immergeant dans la solution n° 3, où on le laissera jusqu'à ce qu'il soit éclairci et ne présente plus de traînées blanches à sa face postérieure (5 minutes en moyenne).

On lave de nouveau et on oublie la plaque pendant plusieurs heures dans une boîte à rainures munie en bas d'un orifice métallique pour laisser écouler l'eau que l'on fait couler par sa partie supérieure.

Quand on juge que toute trace d'hyposulfite a dû disparaître, on la retire de la boîte de lavage et on la dépose sur un égouttoir, où elle doit sécher à l'abri de la poussière.

Il peut arriver que, pour une raison ou une autre, les clichés manquent de vigueur, on les renforcera de la façon suivante :

On préparera deux solutions :

N° 4. Eau..................................... 1000 grammes.
      Bichlorure de mercure................... 50   —

Agiter et laisser déposer.

N° 5. Ammoniaque............................ 25 cent. cubes.
      Eau 100   —

Mélanger.

On immerge le cliché trop faible dans la solution n° 4; l'image se voile et devient blanchâtre.

On surveille la nuance, et lorsque la surface a revêtu une teinte gris perle, on lave sous le robinet pendant deux à trois minutes.

On verse alors d'un seul coup sur la glace la solution n° 5, qui éclaircit de nouveau l'image et il ne reste plus qu'à laver le cliché pendant deux ou trois heures dans une eau courante.

9° Tirage des positifs sur papier. — Les négatifs étant bien secs, ce qui demande au moins vingt-quatre heures, en été, rien n'est plus simple que d'obtenir des épreuves positives.

Pour cela, on achète du papier sensibilisé que l'on trouve préparé d'avance chez les fabricants d'accessoires photographiques (1), et après en avoir coupé une feuille du format désiré on applique le côté sensible sur la face antérieure du négatif et on place le tout dans un châssis que l'on expose à la lumière.

On surveille l'impression, et lorsque l'épreuve a pris la teinte chocolat, on arrête l'opération.

(1) Mme Baur. rue de Valois, n° 8.

Il ne reste plus qu'à la fixer, ce que l'on fait de la façon suivante :

L'épreuve lavée à l'eau pendant quinze à trente minutes est plongée dans un bain de virage dont nous donnons la formule et qui présente le privilège précieux de se conserver fort longtemps.

On fait une première solution, dite de réserve de

Chlorure d'or............................. 1 gramme.
Eau 100   —

On prend ensuite 1 litre d'eau ordinaire, dans laquelle on dilue 20 grammes de blanc d'Espagne, en y ajoutant 50 centimètres cubes de la solution d'or.

On agite et on laisse reposer jusqu'au lendemain.

Lorsque l'épreuve a pris une teinte convenable, on la lave à l'eau pendant quelques instants et on la fixe en l'immergeant huit à dix minutes dans un bain d'hyposulfite de soude à 20 ou 25 p. 100.

Il ne reste plus qu'à la rincer complètement pendant plusieurs heures dans un courant d'eau incessamment renouvelée.

On la laisse sécher et on la fixe ensuite sur un bristol, au dos duquel on a collé un papier blanc, précaution sans laquelle il se produirait un gondolage fort déplaisant à l'œil.

On nous pardonnera de ne pas entrer dans de plus grands détails à ce sujet. On trouvera toutes les indications nécessaires dans les traités de photographie, parmi lesquels nous citerons spécialement celui de Monckowen.

Terminons ce chapitre en disant quelques mots de la coloration appliquée aux épreuves positives.

On se procurera des couleurs à base d'albumine (1), et grâce à leur secours, tout en donnant à chaque détail la teinte qui lui convient, on pourra au besoin corriger les petites imperfections du cliché.

Les noyaux, notamment qui quelquefois sont un peu flous, pourront être de la sorte accentués avec une netteté absolue.

____

(1) Raygondaud, place Saint-André-des-Arts.

La photographie microscopique est loin d'avoir donné tout ce qu'on peut attendre d'elle, et nous engageons ceux qui nous liront à diriger, s'ils en ont le temps, leurs recherches dans cette direction. Il y a là certainement matière à l'exécution de travaux intéressants et variés.

LIVRE II
TECHNIQUE APPLIQUÉE

Dans la première partie de cet ouvrage, nous avons décrit les méthodes de technique générale. Notre but, dans cette seconde partie, est d'étudier succinctement les divers tissus ou systèmes histologiques et de donner les moyens de vérifier chaque détail, microscope en main.

CHAPITRE PREMIER
DES ÉLÉMENTS PRIMITIFS

Celui qui, pour la première fois, observe au microscope une préparation histologique, remarque tout d'abord que les objets qui frappent son regard ne possèdent pas la même apparence : les uns revêtent la forme de fibres allongées (tissu conjonctif sous-cutané) : d'autres sont canaliculés (tubes nerveux, tubes du rein, capillaires, etc.) : quelques-uns présentent des contours plus ou moins accentués (granulations, noyaux, etc.) ou bien peuvent affecter des formes plus régulières et même géométriques (cellules épithéliales. cristaux, etc.).

De la cellule.

C'est la forme la plus répandue et celle que l'on rencontre dans la plupart des tissus.

Pour s'en faire une idée, on observera au microscope le résidu que l'on obtient, en raclant la langue avec un scalpel. On apercevra dans le champ de l'instrument de larges plaques munies d'un noyau central avec nucléole et infiltrées de granulations.

Pour mieux faire ressortir le noyau, on pourra le colorer en délayant le produit du raclage dans une goutte de picro-carminate.

Toute la cellule est là : membrane d'enveloppe, noyau, nucléole et granulations. On pourra observer les mêmes détails sur les algues rougeâtres qui tapissent la base des murs humides (Protococcus, etc.).

Un bon type de cellule est obtenu également en raclant un fragment de tumeur épithéliale, macéré dans l'alcool au tiers ou dans le sérum iodé pendant vingt-quatre heures.

Forme des cellules. — Très variée. On rencontrera les principales variétés dans les exemples suivants :

Discoïde. — Globules du sang de l'homme (fig. 103).

Ovoïde. — Globules du sang des batraciens.

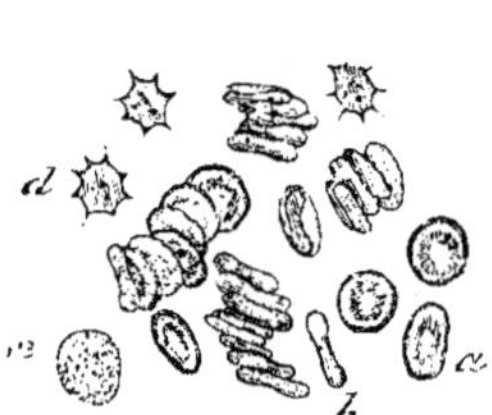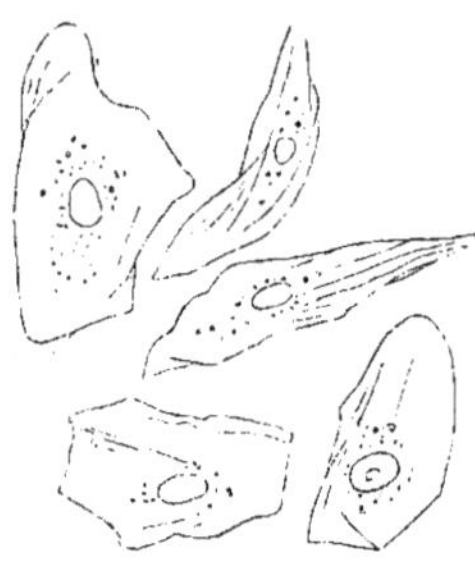

Fig. 103. — Hématies (homme). — *a*, *b*, hématies normales; *c*, leucocyte; *d*. hématie crénelée. — Gross. 1/580 (Cadiat).

Fig. 104. — Cellules cornées de l'épithélium lingual (Cadiat).

Polygonale. — Épithélium buccal, qu'on obtiendra en raclant avec l'ongle la face interne de la joue (fig. 104) ou la surface de la langue.

Conique. — Épithélium vibratile qui tapisse le pharynx de l'homme, de la grenouille, ou celui que l'on obtient en raclant les branchies de l'huître (fig. 105).

Cylindrique. — Épithélium intestinal, après macération pendant vingt-quatre ou trente-six heures dans l'alcool au 1/3.

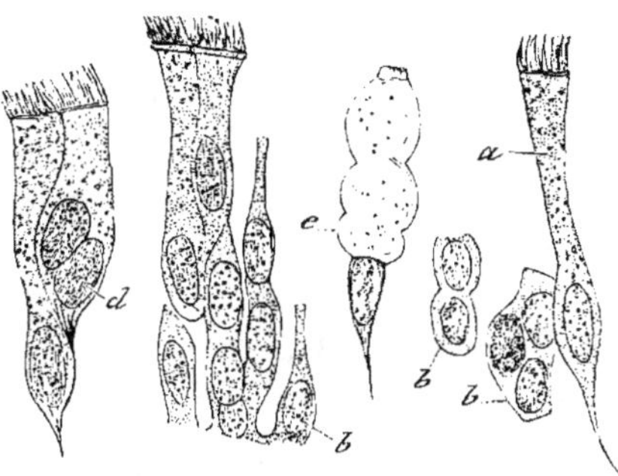

Fig. 105. — Cellules épithéliales de la trachée de l'homme. — *a*, grande cellule ciliée; *b*, *c*, petites cellules en voie de développement, appartenant à la couche profonde; *d*, cellule de la couche superficielle, avec deux noyaux; *e*, cellule caliciforme (Cadiat).

Étoilée. — Cellules nerveuses isolées par dissociation de la moelle épinière d'un animal dans le même liquide.

CONTENU DES CELLULES. — On rencontre quelquefois des cristaux d'hématoïdine.

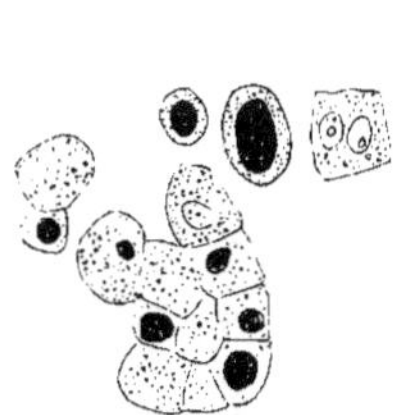

Fig. 106. — Épithélium de la glande mammaire pendant la lactation. Les gouttes de matières grasses colorées par l'acide osmique se voient au centre des cellules (Cadiat).

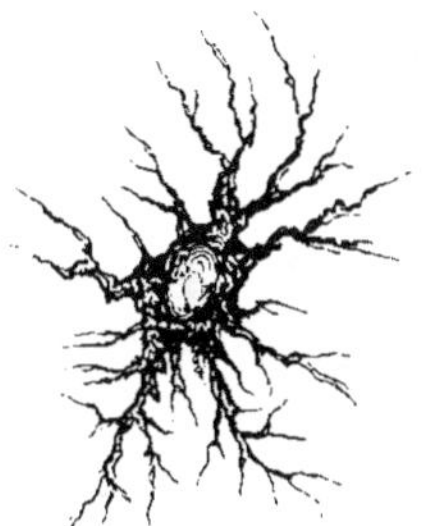

Fig. 107. — Chromoblaste du mésentère de la grenouille. — Gross. 1/350 (Cadiat).

Certaines cellules adipeuses, après la mort, montrent des cristaux de margarine disposés en étoiles.

Mais le plus souvent elles contiennent :

1° De la graisse en granulations plus ou moins grosses (cartilage, mamelle). — Il est facile avec l'acide osmique, qui les colore en noir, de constater leur nature. Elles sont également solubles dans l'alcool absolu et les essences (fig. 106).

2° Du pigment (choroïde, cellules pigmentées du mésentère de la grenouille (fig. 107), tumeurs mélaniques) sous forme de granulations résistant à presque tous les réactifs.

3° Des granulations azotées.

4° Des grains de chlorophylle dans les cellules végétales.

Les granulations contenues dans les cellules sont animées d'une sorte de mouvement de translation sur place.

Ce phénomène, que l'on peut observer dans un certain nombre de cas, est connu sous le nom de *mouvement brownien*.

Pour le produire, il suffira de délayer dans l'eau une petite quantité de gomme-gutte et d'observer la solution au microscope, on apercevra une innombrable quantité de petites molécules brillantes s'agitant en tous sens et donnant à la préparation un aspect de scintillement.

Les grosses cellules de la salive fournissent également un bon sujet d'étude.

Pour compléter l'étude de la cellule, on devra étudier quelques types végétaux (spores de fougères, de lycopodiacées, grains de pollen, etc.).

CHAPITRE II

1° Tissu conjonctif.

C'est le tissu que l'on rencontre le plus abondamment distribué dans l'organisme. Il n'est pas une région du corps où l'on ne puisse le trouver, bien que ses formes et son apparence varient à l'infini. C'est lui, en quelque sorte, qui forme la trame ou la gangue au milieu de laquelle sont plongés les divers organes.

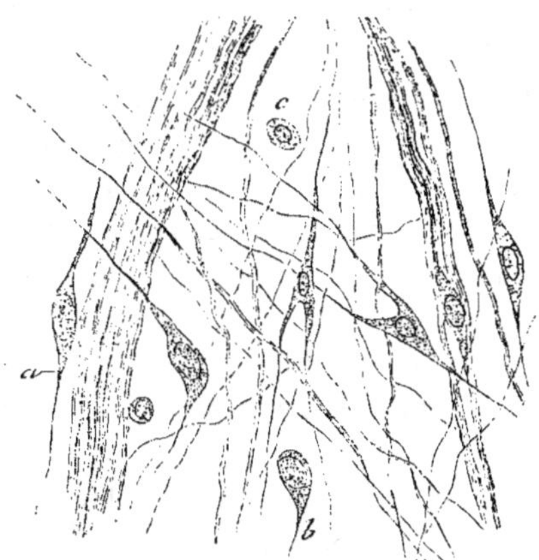

Fig. 108. — Tissu conjonctif. — *a, b*, cellules conjonctives; *c,* cellules lymphatiques (Cadiat).

Son étude est donc de la plus haute importance, beaucoup de productions pathologiques ayant leur point de départ dans ce tissu.

Envisagés d'une façon générale, les éléments qui le constituent sont :

1° Un élément fondamental, la fibre conjonctive ou faisceau conjonctif, composé lui-même d'éléments plus petits ou fibrilles primitives.

Pour en bien comprendre la constitution, on ne peut mieux faire que de le comparer à un écheveau de fil : l'ensemble constitue le faisceau proprement dit et chaque fil représente une fibrille primitive.

2° Des cellules aplaties (cellules fibro-plastiques de Robin, cellules conjonctives des autres auteurs) (fig. 108, *a*, *b*);

3° Des cellules lymphatiques (fig. 108, *c*);

4° Des fibres élastiques;

5° Des vésicules adipeuses.

Tels sont les divers éléments que l'on rencontre, à l'état adulte.

Nous allons les passer successivement en revue et donner les procédés pour pouvoir les étudier d'abord à l'état embryonnaire.

Développement du tissu conjonctif. — On choisira un embryon de bœuf de 15 à 20 centimètres de longueur, et après avoir fait à l'aide des doigts un pli à la peau du dos, on injectera à l'aide d'une seringue munie d'une canule piquante une certaine quantité de sérum fortement iodé de manière à produire une boule d'œdème, dont on enlèvera à l'aide des ciseaux un fragment que l'on étudiera après l'avoir étalé sur une plaque de verre et recouvert d'une lamelle mince.

On constatera alors qu'il existe dans le tissu deux sortes d'éléments :

a, des cellules plates, rarement rondes, se terminant par des prolongements libres ou bien s'anastomosant mutuellement entre elles au moyen de filaments plus ou moins ramifiés.

Cet aspect est souvent fort net dans les tumeurs myxomateuses.

b, des cellules lymphatiques rondes, identiques à celles que l'on rencontre dans le tissu adulte et se colorant en jaune plus ou moins intense, ce qui permet de les différencier des éléments précédents, lesquels restent incolores.

Nous rattacherons au tissu conjonctif embryonnaire le *tissu muqueux* du cordon ombilical, où il est représenté par des cellules à protoplasme granuleux, envoyant en tous sens des prolongements s'anastomosant avec ceux qui émanent des cellules voisines.

Pour vérifier ces détails, on choisira un cordon ombilical aussi frais que possible, que l'on plongera pendant quelques heures dans l'alcool absolu et que l'on fera durcir par les procédés habituels.

Une méthode excellente consiste à prendre un morceau du cordon de 8 à 10 centimètres de long, sur la partie inférieure duquel on applique une forte ligature, puis à injecter par un des vaisseaux quelques centimètres cubes de solution d'acide osmique à 1 0/0, de façon à le distendre.

On applique à l'autre extrémité une seconde ligature pour empêcher le réactif de refluer, et on le laisse ainsi deux ou trois heures ; on peut ensuite faire durcir la pièce et pratiquer des coupes comme ci-dessus.

On emploiera comme réactif colorant le picro-carminate, et les coupes pourront être conservées dans la glycérine.

Ce tissu donnera également de belles préparations en examinant celui que l'on rencontre autour des cartilages de la tête de la raie ou chez les céphalopodes.

On le colorera par la solution iodée ou le picro-carminate.

Dérivés pathologiques. — On peut les grouper sous les deux types sarcome et myxome.

1° *Sarcome.* — Ce sont des tumeurs formées uniquement d'éléments conjonctifs embryonnaires, au milieu desquels existent des vaisseaux également embryonnaires, sans interposition d'aucun tissu adulte.

Ces vaisseaux ne possèdent pas de parois propres et sont en quelque sorte creusés dans le tissu même de la tumeur dont les éléments sont écartés pour leur donner naissance.

Ce genre de néoplasme présente tous les degrés de développement, depuis la cellule arrondie, jusqu'à l'élément transformé en corps fibro-plastique.

Les principaux types sont les suivants :

A. *Sarcome globo-cellulaire ou encéphaloïde*. — Caractérisé par de

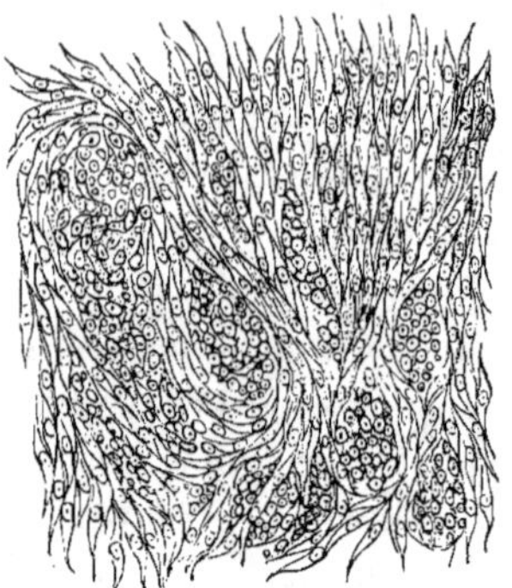

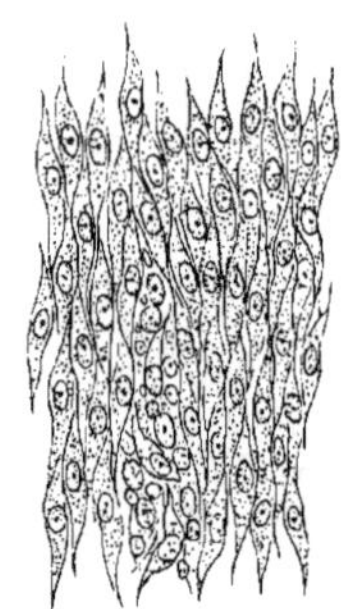

Fig. 109. — Coupe microscopique d'un sarcome fuso-cellulaire ; elle représente des
faisceaux de cellules fusiformes ayant, les
uns par rapport aux autres, une direction
perpendiculaire. — Gross. 220.

Fig. 110. — Dessin microscopique d'un sarcome fuso-cellulaire avec éléments plus volumineux que ceux de la figure
109. — Gross. 220.

petites cellules arrondies, réunies par une substance intercellulaire

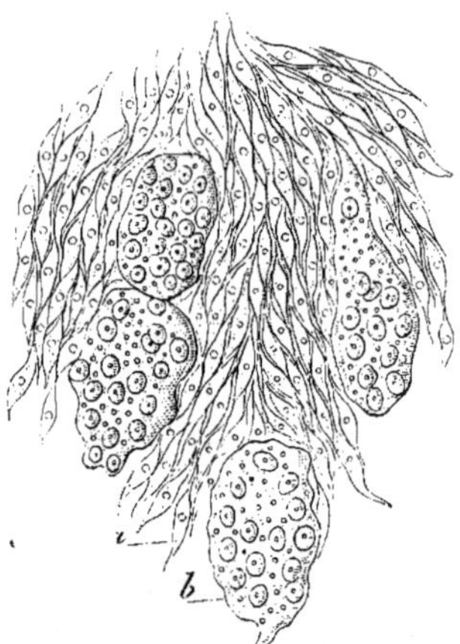

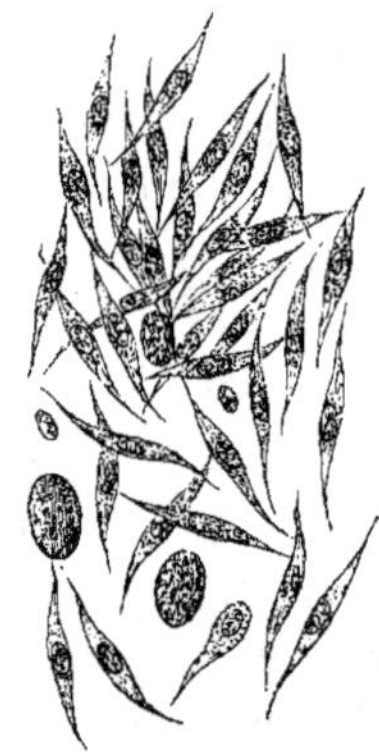

Fig. 111. — Dessin microscopique d'un sarcome embryonnaire composé de cellules
fusiformes et de cellules à noyaux multiples (Myéloplaxes de Ch. Robin).

Fig. 112. — Cellules fusiformes
pigmentées et amas de granulations mélaniques (sarcome
mélanique fuso-cellulaire).

molle. L'ensemble présente un aspect se rapprochant de la pulpe
cérébrale plus ou moins ramollie.

B. *Sarcome fasciculé* ou *fuso-cellulaire*. — Les cellules, au lieu d'être arrondies, se sont effilées et donnent au tissu l'aspect d'éléments imbriqués les uns sur les autres (fig. 109 et 110).

On rencontre donc ici une évolution plus avancée, dans laquelle les cellules tendent à s'effiler pour se transformer en fibres conjonctives, sans cependant y parvenir.

C. *Sarcome myéloïde*. — Fréquent au voisinage des os et remarquable par la quantité de cellules à noyaux multiples ou myéloplaxes que l'on rencontre au milieu de son tissu (fig. 111).

D. *Sarcome ossifiant*. — Variété dans laquelle, au milieu des éléments déjà précédemment décrits, se montrent des travées plus ou moins abondantes de tissu osseux de nouvelle formation.

E. *Sarcome mélanique*. — Remarquable seulement par la teinte plus ou moins foncée de leurs éléments constituants, lesquels ont été envahis et infiltrés par de la matière mélanique (fig. 112).

Ces divers tissus pathologiques subiront les manipulations suivantes :

1° On commencera par en prélever un fragment de la grosseur d'un pois que l'on plongera pendant vingt-quatre heures dans l'alcool au tiers, afin d'obtenir la dissociation des éléments, puis on montera dans la glycérine, après coloration au picro-carminate.

Il sera bon de faire agir lentement la glycérine, afin de ne pas amener la déformation des éléments. Pour cela, on aspirera doucement le picro-carminate, en plaçant à l'un des bords de la lamelle un petit morceau de papier à filtre et en déposant la glycérine au bord opposé.

2° Le restant de la pièce sera plongé dans un flacon contenant de l'alcool fort et durci par les procédés ordinaires. Coloration au picro-carminate et montage à la glycérine.

S'il s'agit d'un cas de sarcome ossifiant, il faudra d'abord décalcifier la pièce et pour cela recourir à l'acide picrique concentré, ou mieux à l'acide formique en solution à 30 p. 100.

Le sarcome mélanique devra spécialement être sectionné en coupes fort minces, sous peine de ne pas avoir une transparence suffisante pour l'observation.

2° *Myxome*. — Tumeurs généralement molles, ressemblant à de la gélatine et tremblotantes. Constituées par les mêmes éléments que nous avons décrits dans le tissu muqueux, c'est-à-dire des cellules étoilées, anastomosées par leurs prolongements ou plus rarement rondes, mais en tout cas plongées dans une substance fondamentale hyaline et quelquefois granuleuse.

On rencontre dans la masse un assez grand nombre de vaisseaux et souvent des fibres élastiques, assez nombreuses pour former des réseaux fort élégants et fort compliqués. On peut en rencontrer une variété, dite lipomateuse, par suite de l'abondance des éléments adipeux au sein du tissu même de la tumeur.

Les procédés d'examen sont les mêmes que pour le sarcome, seulement les coupes devront être lavées après l'action du picro-carminate, ce réactif ayant la propriété de se précipiter au contact de la substance colloïde.

Sans cette précaution, on aurait des préparations défectueuses par suite des molécules de carmin qui se déposeraient à sa surface.

Tissu conjonctif lache adulte. — Autrefois quand on voulait examiner ce tissu, on se contentait d'en saisir un fragment avec une pince ; on le déposait sur une lame dans une goutte d'eau et l'on recouvrait d'une lamelle, en ayant soin de comprimer légèrement.

Ce procédé brutal ne permettait de voir qu'un inextricable lacis de fibres entre-croisées en tous sens et par cela même indéchiffrables.

Cependant il suffit encore lorsqu'on veut simplement se rendre compte de son existence dans une préparation.

On complétera dans ce cas l'examen, en traitant légèrement la préparation par l'acide acétique pour l'éclaircir et pour faire apparaître les fibres élastiques que leur ténuité ne permettait pas d'abord d'apercevoir, plongées qu'elles sont dans la masse des fibrilles conjonctives. Cet acide, en éclaircissant la pièce, montrera du même coup les nerfs, les vaisseaux et la graisse.

Mais, lorsqu'on veut faire une étude plus approfondie et plus rigoureuse du tissu qui nous occupe, il est indispensable de recourir à d'autres procédés.

Le meilleur de tous et le plus commode est celui que M. Ranvier décrit sous le nom de *méthode des injections interstitielles* ». Nous y aurons recours dans un grand nombre de circonstances.

Voici comment on opère :

On prend un lapin ou tout autre animal. (Le lapin est préférable parce que son tissu conjonctif est très développé.) Après avoir fait sur toute la région du ventre et du thorax une incision longitudinale, on saisit un des bords de la plaie et on écorche l'animal de façon à mettre à nu la région dorsale. A mesure qu'on tire la peau, on voit se soulever le tissu conjonctif.

Alors, avec une seringue remplie d'eau distillée et munie d'une canule piquante qu'on y glisse obliquement, on pousse brusquement une injection dans son épaisseur. Aussitôt on voit se produire une soufflure, une boule d'œdème amenée par l'eau qui se répand en tous sens. Si la boule n'est pas assez grosse, on la pique de nouveau après avoir rechargé la seringue.

Qu'arrive-t-il dans ce cas? Sous l'influence de cette pression brusque, les fibres sont écartées et en quelque sorte disséquées par l'eau. Il en résulte qu'elles deviennent par cela même plus visibles. n'étant plus recouvertes les unes par les autres.

Pour pratiquer l'examen. il est de toute nécessité de manipuler rapidement. Dans ce but. on commence par nettoyer scrupuleusement une lame de verre et une lamelle que l'on tient à sa portée.

Cela fait, on saisit à l'aide d'une pince un fragment de la boule qu'on excise et qu'on dépose rapidement sur la plaque préparée. On recouvre de la lamelle et on observe rapidement. On comprend que si l'on ne mettait pas autant de promptitude dans l'opération, le liquide interposé entre les fibrilles conjonctives s'écoulerait, et l'on perdrait tout le bénéfice de l'injection interstitielle.

On aperçoit alors avec la plus grande netteté les divers éléments composant le tissu.

Préparés de la sorte, on remarquera que les faisceaux sont striés selon leur longueur, et on pourra mesurer leur diamètre, qui d'ailleurs est variable. La striation est encore plus nette quand on a fait l'injection avec le sérum iodé. On la voit également bien sur des pièces macérées dans l'acide picrique en solution concentrée ou dans une solution d'acide osmique à 1 p. 100, après dilacération avec les aiguilles (Ranvier).

Si l'on fait ensuite agir une goutte d'acide acétique, les faisceaux se gonfleront sous l'influence du réactif et présenteront de distance en distance des étranglements, dus à des fibres qui les serrent à la manière d'un anneau et qui affectent quelquefois une disposition en spirale autour du faisceau.

On constatera, en faisant usage du carmin que ces fibres annulaires ou spirales ne sont pas de nature élastique, puisqu'elles se colorent avec ce réactif (Ranvier).

Les faisceaux conjonctifs ont une enveloppe. M. Ranvier, pour la rendre évidente, conseille de faire des coupes transversales sur des pièces présentant ce tissu à l'état de fibres parallèles, un tendon par exemple, et de colorer les coupes par le carmin; l'obserservation se fait ensuite dans la glycérine additionnée d'acide formique à 1 p. 100.

Les fibres élastiques se voient avec la plus grande netteté sur des fragments de tissu conjonctif pris dans une pièce injectée au sérum. On remarquera qu'elles sont droites et non onduleuses. Ce dernier état, quand il se présente, est dû à ce que les fibres ne sont plus fixées par leurs extrémités et reviennent sur elles-mêmes.

Ces fibres élastiques se colorent en jaune par l'acide picrique quand on a fait agir le picro-carminate, tandis que le reste du tissu prend la teinte rosée (Ranvier).

Enfin, le même auteur fait remarquer que si l'on veut spécialement étudier le réseau élastique d'un organe, on traitera les coupes par une solution de potasse à 10 p. 100 qui fera apparaitre les fibres en détruisant tout le tissu ambiant.

Il nous reste à parler des cellules spéciales qu'on trouve dans le tissu conjonctif (fig. 108, *a*, *b*).

La première précaution pour les observer est de les fixer dáns leur forme, et surtout d'éviter l'action de l'acide acétique qui les gonfle et les rend méconnaissables.

Le meilleur agent fixatif est le nitrate d'argent à 1 p. 1000 (Ranvier) en injection interstitielle. Cette solution maintient la forme des cellules, qu'on peut ensuite, sans crainte de déformation, traiter par d'autres réactifs.

Une boule d'œdème étant ainsi produite, on prend un fragment qu'on soumet à l'action du picro-carminate et qu'on traite par la glycérine. Les cellules se montrent alors sous forme de lames irrégulières, plus ou moins allongées et munies d'un seul noyau. Elles sont très minces.

Quant à leurs rapports avec les faisceaux de tissu conjonctif, on constatera qu'elles leur sont accolées, mais n'existent pas dans toute leur étendue. Il y a des espaces où elles manquent totalement.

En faisant des coupes transversales de tendons durcis par le procédé habituel, on verra que les noyaux dépendant de ces cellules sont accolés aux sections répondant aux faisceaux. Pour cela, on les colorera au carmin, et on les traitera par la glycérine additionnée d'acide formique dans la proportion de 1 p. 100.

On pourrait également, dit Ranvier, voir ces cellules après des injections de sérum iodé, d'alcool au tiers ou de picro-carminate, mais elles sont moins nettes.

M. Renaut (1) a employé l'éosine pour l'étude du tissu conjonctif : il préconise deux méthodes différentes :

1° *Injection interstitielle d'éosine faible.* — On fait dans le tissu conjonctif lâche de l'aine d'un mouton, d'un chien ou d'un lapin adulte, une injection d'éosine en solution dans l'eau à 1 p. 500. Il se forme une boule d'œdème d'un beau rose, dont on enlève un fragment que l'on porte avec des ciseaux sur une lame dans une goutte de glycérine salée et que l'on comprime légèrement après l'avoir recouvert d'une lamelle. Au bout de quelques heures l'élection est faite.

On observe alors que les faisceaux conjonctifs sont restés incolores, les fibres élastiques sont colorées en rouge carmin.

Les cellules fixes du tissu conjonctif se montrent dans une pareille préparation, sous la forme de lames de protoplasma granuleux, colorées en rose pâle et offrant un noyau vésiculeux nucléolé teint par ce réactif en rouge de carmin magnifique.

1. Renaut, *Mémoire sur l'éosine*, Archives de Physiologie, 1877, p. 219.

Cette méthode est bonne pour mettre en évidence les éléments cellulaires du tissu conjonctif et pour les séparer des faisceaux de fibres conjonctives et élastiques, mais elle est insuffisante pour déterminer leur forme exacte et leur disposition d'ensemble par rapport à la substance fondamentale dans laquelle ils sont contenus.

En effet, tous ces éléments sont plissés ou enroulés sur leurs bords, et l'on ne peut avoir ainsi aucune notion exacte de leur forme et de leur contour.

2° *Injection interstitielle d'éosine à 1 p. 100 dans l'alcol au tiers.* Cette méthode a pour objet de déterminer le plus exactement possible la forme et les rapports réciproques des cellules fixes du tissu conjonctif.

On opérera de préférence sur le tissu lâche sous-cutané du mouton adulte, où tous les éléments ont des dimensions considérables.

L'injection étant faite, et il n'est pas utile d'avoir de grosses boules d'œdème, on en retranche un petit fragment comme précédemment, et on le dépose sur la lame de verre. Puis on laisse tomber une goutte de glycérine salée et légèrement chargée d'éosine sur la lamelle, que l'on applique sur le fragment, en évitant toute compression.

Dans une semblable préparation les cellules se présentent sous la forme de grandes plaques irrégulières de protoplasma granuleux, renfermant un noyau et présentant à leur périphérie des prolongements protoplasmiques nombreux, filiformes, ou membraniformes, pleins et rayonnant dans des directions diverses.

D'après le docteur Renaut, dont nous conseillons de lire le mémoire si intéressant et que nous ne pouvons que signaler ici, la majeure partie des cellules fixes du tissu conjonctif lâche sont isolées les unes des autres et communiquent entre elles par des lames ou des prolongements protoplasmiques pleins, de manière à constituer un réseau cellulaire plus ou moins complet.

Si l'on veut prendre connaissance des relations des cellules par rapport aux faisceaux, il faudra recourir à la troisième méthode indiquée par le même auteur.

3° *Coloration d'une lame mince de tissu conjonctif lâche, tendue sur la lame de verre et fixée dans sa forme.* — On fait une incision au pli de l'aine sur la peau d'un lapin adulte et l'on aperçoit un certain nombre de lames de tissu conjonctif, transparentes comme du verre et tendues entre la peau et les aponévroses des muscles abdominaux.

Sans tirailler la préparation, on place au-dessous d'une de ces lames une plaque de verre bien propre qui lui sert de soutien et on arrose avec de l'alcool à 36° Cartier. Au bout de quelques secondes, les éléments sont fixés dans leur forme. Avec des ciseaux, on retranche autour de la plaque tout le tissu qui la dépasse, et on obtient ainsi la lame connective étalée et fixée, ce que l'on complète par une demi-dessiccation de quelques minutes.

La coloration est alors opérée à l'aide d'une solution d'éosine dans l'eau à 1 p. 100 et rendue persistante par l'introduction de glycérine salée à 1 p. 100 et chargée d'éosine.

On voit alors que les cellules fixes sont isolées les unes des autres; beaucoup sont réunies par des prolongements; sur d'autres les prolongements sont nettement rompus. Les cellules sont placées entre les faisceaux. Leur portion centrale repose ordinairement sur deux ou trois d'entre eux. Les prolongements lamelleux et filiformes partis du corps cellulaire ne suivent pas régulièrement la direction des faisceaux conjonctifs, ils les contournent, s'intriquent avec eux et vont dans un plan inférieur ou supérieur se terminer par rupture ou s'anastomoser avec leurs similaires émanés de cellules placées au-dessus ou au-dessous de celles dont ils sont eux-mêmes partis.

Telles sont les méthodes générales d'examen.

Dérivés pathologiques. — Nous décrirons successivement :

1° L'inflammation, au point de vue général ;

2° Le fibrome ;

3° Le carcinome ;

4° Les gommes ;

5° Les tubercules.

1° *Inflammation proprement dite.* — MM. Cornil et Ranvier conseillent, pour avoir une idée bien nette des phénomènes inflammatoires, de recourir à l'irritation expérimentale des tissus.

Voici comment on devra procéder : on prendra un lapin ou tout autre animal, et après avoir mis à nu la cage thoracique, on pratiquera une entaille à la surface des cartilages costaux, de façon à enlever une lamelle du tissu. Au bout de quelques jours, l'animal sera sacrifié et la partie blessée immergée pour être conservée dans un flacon d'alcool contenant 20 p. 100 d'acide picrique.

Si l'on vient à faire des sections intéressant toute l'épaisseur de la pièce, on remarquera qu'il s'est développé à sa surface un tissu embryonnaire formé de petites cellules et qu'en pénétrant plus profondément, les éléments anciens du cartilage ont proliféré et donné naissance à des cellules dans l'intérieur desquelles on peut suivre toutes les phases de la multiplication par division des noyaux.

On pourra également vérifier les mêmes phénomènes dans l'inflammation de l'épiploon du rat ou du cobaye, à la suite d'une injection de quelques gouttes d'une solution de nitrate d'argent au 100ᵉ.

Si l'on examine cette membrane vingt-quatre heures après l'opération, on remarquera un changement considérable dans son aspect. Au lieu du revêtement épithélial composé de cellules plates accolées à la surface de ses travées, on observera de gros éléments cellulaires à un ou plusieurs noyaux, faisant saillie entre les mailles du tissu et provenant de la prolifération des noyaux par suite des phénomènes inflammatoires.

Les faits qui précèdent sont faciles à observer, à cause de la simplicité des tissus qui en sont l'objet et qui ne possèdent pas de vaisseaux, mais il faudra également étendre les expériences à ceux qui sont vasculaires, les os, par exemple, et le tissu conjonctif.

Dans le premier cas, on amènera l'irritation en perforant l'os à l'aide d'un fil qu'on laissera en place deux ou trois jours, après quoi on séparera un petit fragment de la portion irritée qu'on fera décalcifier en l'immergeant dans une solution d'acide formique au tiers, jusqu'à ce qu'il puisse être sectionné avec le rasoir. Cinq jours suffisent généralement ; on fera durcir alors la pièce par la gomme et l'alcool absolu, et on pratiquera des coupes minces qui seront montées dans la glycérine après coloration, soit par la purpurine, soit par le picro-carminate.

On remarquera alors dans la préparation les détails suivants :
tous les éléments de la moelle sont modifiés et ont donné naissance
à du tissu embryonnaire par suite de la multiplication de leurs
noyaux.

On observera surtout les myéloplaxes où le phénomène est particulièrement accentué, ainsi que les vésicules adipeuses.

Devant cet envahissement inflammatoire le tissu osseux disparait
et les cellules osseuses, se
multipliant à leur tour, viennent apporter leur appoint
au tissu qui tend à se substituer à l'ancien.

Les mêmes phénomènes
s'observeront dans le tissu
conjonctif enflammé.

Les cellules plates commenceront d'abord par augmenter de volume et leur
noyau ne tardera pas à se
fragmenter entraînant avec
lui une portion du protoplasma. Il se formera ainsi
un grand nombre d'éléments
embryonnaires. Les vésicules adipeuses se multiplieront de même, par résorp

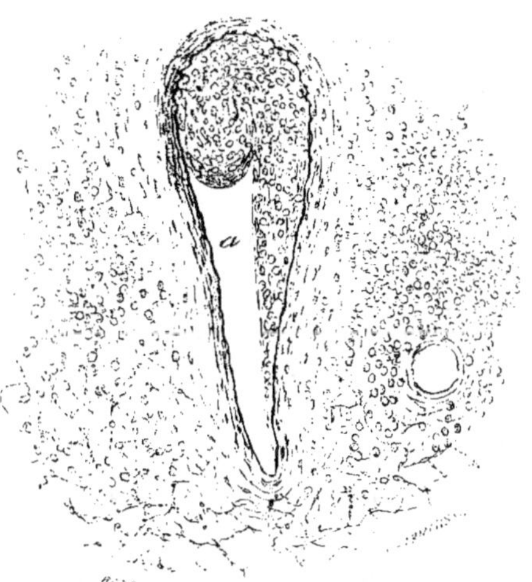

Fig. 113. — Tissu embryonnaire inflammatoire au milieu duquel existe un vaisseau
dont la paroi est le siège d'une prolifération cellulaire abondante (Lancereaux).

tion de la graisse et division de leur noyau. Enfin les vaisseaux
montreront dans leur intérieur leurs cellules endothéliales gonflées
et donnant naissance à de nouveaux noyaux (fig. 113).

Plus tard, ces éléments embryonnaires, en se développant, donneront naissance à du tissu conjonctif adulte (fig. 114).

Tels sont les principaux points relatifs à l'inflammation. On
complétera cette étude par l'observation de la *diapédèse* des globules blancs, dont le passage à travers les parois vasculaires
semble jouer un rôle si important dans le phénomène qui nous
occupe.

On procédera de la façon suivante :

On se procurera une plaque de liège de 10 centimètres de long et de large, sur laquelle on pratiquera à l'aide d'une lime queue-de-rat une petite ouverture de 1 centimètre de diamètre.

On prendra une grenouille, animal particulièrement commode pour ce genre d'expériences, et après l'avoir renversée sur le dos, on la fixera dans cette position à l'aide d'épingles enfoncées dans la peau des pattes. On aura soin de faire correspondre la partie inférieure de l'abdomen avec l'orifice de la plaque, et de ne pas pratiquer l'incision plus haut, afin de ne pas donner passage aux viscères (foie, poumon, oviducte) qui viendraient gêner l'observation.

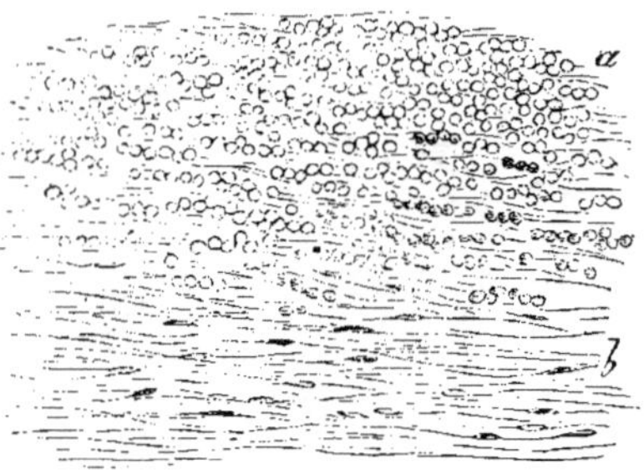

Fig. 114. — Tissu embryonnaire en voie de développement. — *a*, cellules embryonnaires ; *b*, fibrilles conjonctives de nouvelle formation (Lancereaux).

Cela fait, on attire au dehors une anse intestinale qu'on étend comme une peau de tambour, à l'aide d'épingles, au-dessus de l'ouverture du liège.

Tout d'abord on aura un merveilleux coup d'œil.

Les globules rouges, entraînés avec une rapidité vertigineuse, circulent, comme un torrent, au milieu des vaisseaux.

Les globules blancs, au contraire, beaucoup plus lents dans leur marche, suivent la paroi à laquelle ils semblent adhérer légèrement.

Puis ils sont entraînés à leur tour et remplacés par les suivants.

Au bout de deux ou trois heures, la circulation se ralentit et les globules blancs commencent à rester stationnaires, accolés à la paroi des vaisseaux, où ils forment de petits amas.

Peu à peu ils se déforment, envoient de petits prolongements dans l'épaisseur de la paroi du vaisseau et ne tardent pas à sortir après s'être effilés.

Ce phénomène s'observe assez facilement, et peut être suivi dans toutes ses phases.

Il sera bon également de vérifier les mêmes phénomènes sur les cornées de grenouille, à la surface desquelles on aura pratiqué une cautérisation au nitrate d'argent pour déterminer l'inflammation artificielle.

2° *Fibrome*. — Caractérisé par la présence du tissu conjonctif dense sans interposition d'aucun autre tissu.

Les tumeurs de cette nature sont dures, bosselées, nacrées et ne donnent pas de suc en raclant à l'aide d'un scalpel leur surface de section. Les vaisseaux sont peu abondants et les fibres élastiques manquent presque toujours (fig. 115).

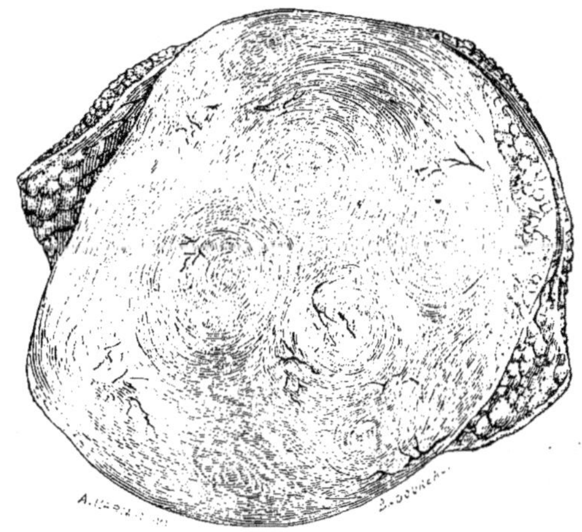

Fig. 115. — Fibrome adulte sous-cutané développé à la partie antérieure de l'abdomen.

Pour les étudier, on emploiera les moyens de durcissement habituels et les coupes seront montées dans la glycérine, après coloration au picro-carminate. On pourra les traiter également par l'acide acétique dilué pour fixer le carmin sur les noyaux.

On obtient alors (fig. 116) un tissu étoilé, dont les cellules semblent anastomosées entre elles et former des mailles circonscrivant les faisceaux de tissu conjonctif constituant la tumeur.

Dans le cas où la tumeur présenterait des points calcifiés, on aurait préalablement recours à l'acide picrique en solution concentrée, dans laquelle on laisserait la pièce macérer une huitaine de jours.

Nous rapprocherons des fibromes certaines tumeurs de la mamelle, dans lesquelles les canaux galactophores s'élargissent en formant des kystes plus ou moins étendus et dont le tissu ambiant est hypertrophié de façon à donner naissance à des bourgeons venant proéminer dans l'intérieur de ces cavités.

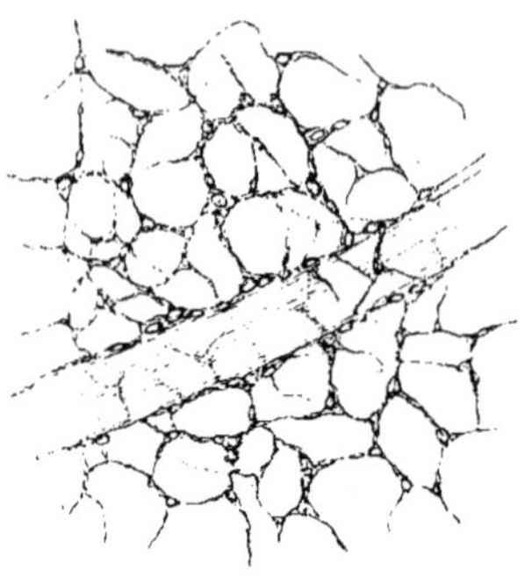

Fig. 116. — Coupe à travers un fibrome, après action de l'acide acétique. Une fibre de tissu conjonctif est vue longitudinalement; d'autres fibres, sectionnées perpendiculairement à la première, laissent entre elles des espaces dans lesquels existent des noyaux et une enveloppe étoilée qui semble formée par leurs parois (160 diam.) (Lancereaux).

On les reconnaît facilement à la coupe. Les surfaces de section ne rendent pas de suc au raclage, et de plus présentent un grand nombre de fentes anastomosées et donnant à la tumeur une sorte d'aspect fendillé.

Ce sont les fibromes papillaires végétants des auteurs.

3° *Carcinome.* — Tumeurs très fréquentes, caractérisées par un stroma fibreux alvéolaire, formé de faisceaux conjonctifs anastomosés et circonscrivant des cavités de forme et de volume variables, contenant des cellules libres entre elles. Les cavités communiquant les unes avec les autres, il en résulte une sorte de tissu fibreux caverneux, que l'on pourrait, comme aspect grossier, assimiler à celui que l'on obtiendrait en pratiquant une section dans une éponge.

Quant aux cellules contenues dans les cavités, elles présentent les formes et les dimensions les plus variées (fig. 117).

Pour étudier ce genre de tumeur, on procédera de la façon suivante :

1° Un fragment sera plongé dans l'alcool au tiers pendant vingt-quatre heures pour dissocier les éléments et les isoler les uns des autres.

On le dissociera alors dans une goutte de picro-carminate, et la préparation se terminera par un montage à la glycérine.

2° Il sera bon, pour voir le stroma fibreux, de chasser les cellules avec le pinceau.

Mais, pour bien réussir cette préparation, il faut préalablement faire macérer le fragment pendant vingt-quatre heures dans l'alcool au tiers, qui détruit la cohésion générale, et ensuite le faire durcir par les procédés habituels.

Les coupes n'auront pas besoin d'être excessivement minces.

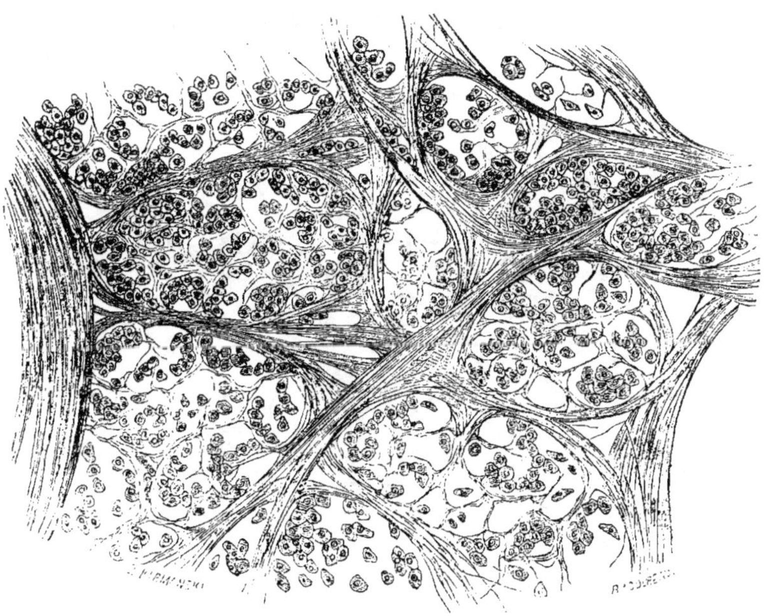

Fig. 117. — Coupe microscopique d'un carcinome généralisé. Des tractus conjonctifs circonscrivent des alvéoles de dimensions variables, renfermant des cellules polygonales munies d'un gros noyau sphérique. — Gross. 80.

3° Enfin, on fera des sections générales comme d'habitude, que l'on montera dans la glycérine après coloration au picro-carminate ou à l'hématoxyline. Ce dernier réactif est excellent dans ce cas.

Les principales variétés des carcinomes sont :

a. Le carcinome fibreux (fig. 117) remarquable par l'abondance de son stroma conjonctif et quelquefois par ses amas de fibres élastiques dispersés dans la tumeur comme des houppes de crin que l'on aurait roulé dans les mains. On les reconnaît de suite à leur coloration jaune verdâtre après l'action du picro-carminate.

C'est à cette variété qu'appartient le squirrhe.

b. Le carcinome médullaire ou encéphaloïde, dans lequel le tissu conjonctif est beaucoup plus lâche et les cellules moins nombreuses.

Il présente des vaisseaux beaucoup plus nombreux que dans la variété précédente.

c. Le carcinome colloïde (fig. 118), remarquable par son aspect gélatiniforme dû à une substance colloïde épanchée entre tous les éléments.

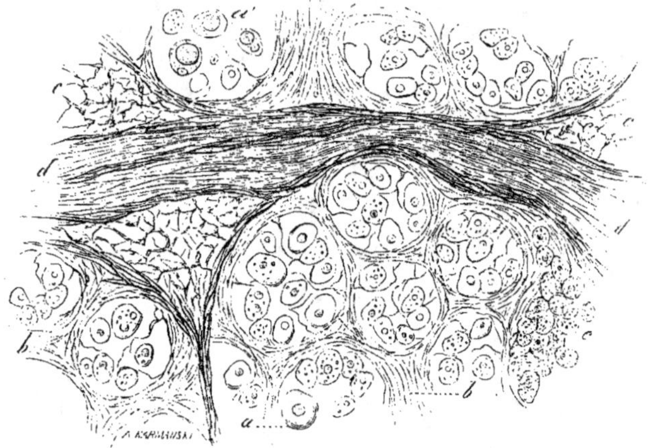

Fig. 118. — Carcinome colloïde de l'estomac. — *a a'*, cellules épithéliales infiltrées de substance colloïde; *b b*, *d d*, travées conjonctives; *c c*, tissu alvéolaire avec disparition des cellules épithéliales. — Gross. 160 (Lancereaux).

Dans cette variété, tous les éléments semblent disséqués et écartés les uns des autres par l'infiltration de ladite substance.

d. Le carcinome mélanique, avec les mêmes caractères que ci-dessus, mais avec des granulations pigmentaires infiltrées dans l'épaisseur des éléments.

Notons que ces divers carcinomes peuvent subir les transformations caséeuse, graisseuse, calcaire, etc.

4° *Gommes.* — Composées de petites nodosités formées de cellules très variées de forme et de dimension et ne donnant pas de suc au raclage.

Elles sont généralement mal limitées, se confondant insensiblement avec les tissus où on les rencontre et sont plus ou moins vasculaires, caractère qui fait défaut
dans les tubercules (fig. 121).

Les procédés d'étude sont les
mêmes que ceux indiqués plus
haut.

3° *Tubercules*. — Ils sont généralement assez faciles à reconnaître.

Sur une coupe fine examinée à un
faible grossissement, ils se montrent
sous forme de masses granuleuses
arrondies ou irrégulières par suite
de la fusion d'autres masses voisines

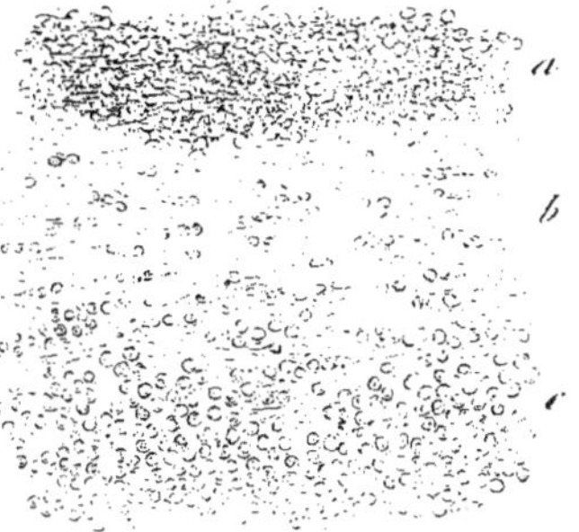

Fig. 121. — Coupe microscopique
d'une nodosité gommeuse (Lancereaux).

et possédant au centre un élément particulier, dit *cellule géante*.

Il ne faudra jamais manquer de faire l'examen général à l'aide
d'un faible grossissement. On reconnaîtra de suite la lésion à l'aspect général du tissu au milieu duquel s'observeront de suite de
petits ilots rosés, contenant au centre une masse colorée générale-
ralement en rouge, avec un nombre variable de petits noyaux
rosés.

On les distinguera de la gomme en ce que les vaisseaux ne les
pénètrent jamais et s'arrêtent à la périphérie des nodosités.

Il ne faudra pas négliger, quand on pourra disposer d'un membre entier amputé pour une lésion tuberculeuse quelconque, de l'injecter dans le but de vérifier le mode de distribution des vaisseaux.
Dans ce cas, on choisira de préférence le bleu de Prusse, afin de
pouvoir employer ensuite le picro-carmin à la coloration des
préparations.

Nous conseillons également de commencer l'étude du tubercule
par des pièces contenant le tissu conjonctif à l'état de simplicité,
telles que les os par exemple et de ne l'étudier que plus tard dans
le poumon, où la multiplicité des tissus rend les détails beaucoup
moins nets.

On comprendra que dans un manuel destiné surtout à la technique, nous laissions de côté toutes les questions théoriques relatives

au tubercule, renvoyant pour plus amples détails aux traités spéciaux d'histologie pathologique.

Voyons maintenant quelles sont les modifications d'aspect du tissu conjonctif dans les régions où on le rencontre, et quels sont les organes qu'il concourt à former.

Nous étudierons successivement : 1° les tendons ; 2° les ligaments ; 3° les membranes fibreuses ; 4° les séreuses ; 5° le derme ; 6° le tissu qui entre dans les muqueuses ; 7° celui des membranes du cerveau ; 8° celui qu'on rencontre dans le système vasculaire.

A. **Tendons.** — Ils sont constitués par des faisceaux longitudinaux de fibres conjonctives et ont été soigneusement étudiés par Ranvier, qui a donné pour leur étude d'excellents procédés.

On choisit d'abord un tendon aussi fin que possible, afin de pouvoir l'observer par transparence (ceux de la patte de la grenouille ou de la queue de la souris sont excellents) (fig. 120), et on le tend sur la plaque en le fixant par ses deux extrémités avec de la paraffine, de façon qu'il ne puisse changer de forme sous l'action ultérieure des réactifs.

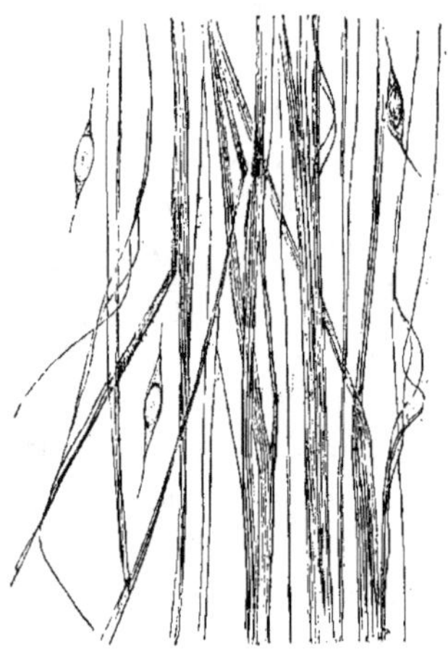

Fig. 120. — Fibres conjonctives des tendons (Cadiat).

Après l'avoir traité par le picrocarminate, qu'on laisse agir une demiheure, en le maintenant dans une chambre humide, on le lave avec de l'eau distillée et on le recouvre d'une lamelle sous laquelle on fait pénétrer quelques gouttes de glycérine légèrement acidifiée par l'acide formique.

On remarque alors à sa surface une série de cellules longitudinales et incurvées en forme de tuiles. Elles présentent un noyau fortement coloré et sont munies d'une *crête* destinée à s'unir aux cellules voisines.

Ces crêtes se voient encore mieux quand on a fait macérer les tendons dans l'alcool absolu pendant vingt-quatre heures.

Ce réactif fixe les éléments dans leur forme. Le même résultat s'obtient également au moyen de l'acide osmique en solution à 1 p. 100.

Dans ces deux cas, on traite d'ailleurs comme précédemment les préparations par le picro-carminate et la glycérine acidifiée.

On aura recours également à la dissociation à l'aide des aiguilles, ce qui permettra quelquefois de voir les faisceaux recouverts de leurs cellules spéciales.

Pour étudier la *structure générale* du tendon, il est indipensable d'y pratiquer des coupes transversales.

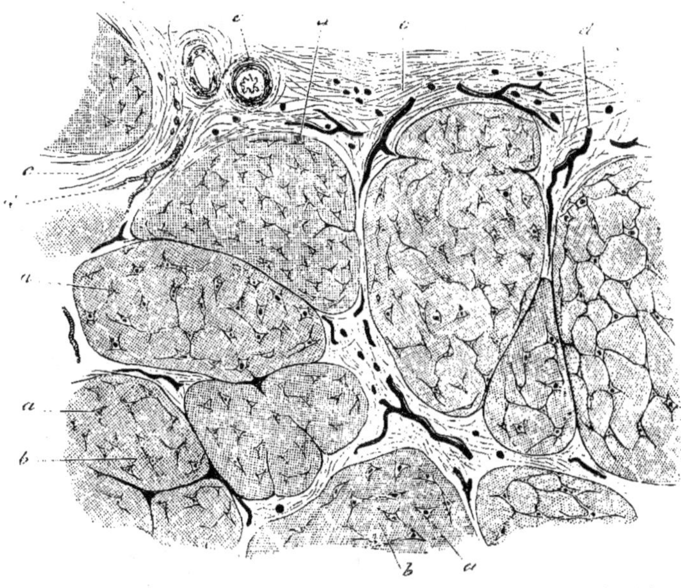

Fig. 121. — Coupe d'un tendon pris sur un fœtus à terme. Entre les faisceaux primitifs se trouvent des cloisons de tissu conjonctif avec des vaisseaux sanguins. — *a. a*, cellules conjonctives; *b*, faisceaux de fibres compris entre ces figures; *c*, cloisons de tissu conjonctif; *d*, vaisseaux sanguins; *e*, artère (Cadiat).

M. Ranvier conseille le procédé suivant : après avoir plongé pendant vingt-quatre heures un petit tendon dans une solution d'acide osmique à 1 p 100, on le lave à l'eau distillée et on le met se colorer dans le picro-carminate pendant vingt-quatre heures. On le lave de nouveau; au bout de ce temps, on le colle sur un morceau de moelle de sureau au moyen d'une solution épaisse de gomme arabique, et le tout est mis durcir dans l'alcool absolu.

Quand la pièce est assez ferme, on pratique des coupes transversales que l'on monte ensuite dans la glycérine.

On obtient ainsi (fig. 121) des *images étoilées* qui, à première vue, semblent être des cellules anguleuses anastomosées, et qui ne sont autre chose que le vide existant (triangle sphérique) entre trois faisceaux cylindriques accolés.

Renaut (1), dans ses recherches sur les tendons, a combiné l'action de l'hématoxyline avec celle du nitrate d'argent.

On n'oubliera pas non plus de vérifier la disposition de l'*endothélium* qui recouvre le tendon. Pour le mettre en évidence, on aura recours à l'imprégnation par le nitrate d'argent en solution au 300e. Ce procédé permettra de constater la présence à sa surface de petites cellules légèrement onduleuses.

Pour isoler les *fibrilles* de tissu tendineux, on dissociera avec des aiguilles des tendons qui auront macéré un jour dans l'acide osmique à 1 p. 100 ou dans une solution concentrée d'acide picrique (Ranvier).

Enfin, par l'ébullition prolongée, on constatera qu'il existe dans les tendons de nombreuses fibres élastiques reconnaissables à ce qu'elles ne se colorent pas sous l'influence de la solution de carmin.

Sur des pièces injectées, la surface des tendons montrera un réseau vasculaire à larges mailles, bien que l'ensemble du tissu soit cependant très peu riche en vaisseaux.

Sur des coupes transversales de tendons injectés, on remarquera quelques capillaires pénétrant dans la partie centrale de l'organe.

B. **Ligaments.** — Leur structure se rapproche beaucoup de celle des tendons, et les procédés d'examen sont les mêmes. Il sera bon d'étudier la manière dont ils s'unissent aux os. Pour cela, on choisira, selon le conseil de M. Ranvier, le ligament rond d'un petit

(1) Renaut, *Archives de physiologie*, p. 238, 1877.

mammifère, et après l'avoir détaché ainsi qu'une portion de l'os auquel il adhère, on fera macérer le tout pendant quelques jours dans une solution concentrée d'acide picrique pour opérer la décalcification. Après durcissement selon les procédés habituels, on fera des coupes intéressant toute l'épaisseur de la pièce et l'on remarquera que dans le voisinage de l'insertion, les cellules normales du ligament cèdent leur place à des cellules cartilagineuses. Pour bien les voir, on colorera la préparation par la purpurine et on montera dans la glycérine.

C. **Membranes fibreuses.** — Elles sont formées par des faisceaux de tissu conjonctif entre-croisés en tous sens et possèdent, comme les tendons, des fibres élastiques, mais plus grosses et en plus grand nombre. Elles sont peu riches en vaisseaux sanguins.

Nous comprendrons sous ce titre :

a. Les membranes d'enveloppe de certains viscères (dure-mère, péricarde, ovaires, testicules, reins, rate, etc.). Dans certaines régions on trouve quelques fibres lisses facilement reconnaissables à leur coloration jaune orange sous l'influence du picro-carminate.

b. Les aponévroses des muscles, qui se continuent à l'intérieur avec du tissu conjonctif lâche.

c. Le périnèvre, avec de nombreuses fibres élastiques.

d. Le périoste et le périchondre, dont la structure est analogue aux organes précédents.

Les procédés d'examen sont les mêmes que ceux déjà décrits à l'occasion des tendons.

D. **Membranes séreuses.** — Elles sont en général formées par des faisceaux de tissu conjonctif entre-croisés en différents sens et mélangés de fibres élastiques fines. Dans quelques-unes, comme le mésentère, les vaisseaux sont peu abondants; ils sont, au contraire, assez nombreux dans l'épiploon.

Quant à leur surface, elle est tapissée d'une couche endothéliale.

On devra donc étudier successivement les principaux types : le mésentère et l'épiploon et ensuite quelques autres séreuses, comme le péricarde, la plèvre, le péritoine, la tunique vaginale.

M. Ranvier (1) a donné d'excellentes méthodes pour l'analyse de ces tissus, et nous allons en résumer les points principaux.

a. MÉSENTÈRE. — Le lapin se prête très bien à cette étude. Après avoir ouvert le ventre de l'animal, on attire au dehors une anse d'intestin avec le mésentère adhérent et on étale la membrane sur une plaque de verre. On peut déjà se faire ainsi une idée de sa structure générale. On aperçoit en effet un enchevêtrement de fibres conjonctives et élastiques et des noyaux plus ou moins nombreux.

Mais pour que l'examen soit aussi net que possible, il est indispensable d'opérer avec plus de précision.

La première précaution à prendre est de tendre le tissu de façon que les éléments conservent la situation qu'ils avaient normalement. Pour cela, on consultera les procédés que nous avons indiqués dans la première partie.

Le meilleur est de tendre la membrane en faisant sécher légèrement les bords par la pression des doigts. Quand un côté est sec, on tire et on appuie sur le bord opposé. On a de la sorte une surface complètement rigide, et au centre de laquelle on peut faire toutes les réactions, sans avoir à craindre de rétraction des tissus.

On fera agir ensuite le picro-carminate qui colorera non seulement les fibres conjonctives, mais encore les cellules propres de ces fibres.

Quant aux cellules endothéliales, on les traitera par la solution de nitrate d'argent au 500ᵉ, qui permettra seulement de voir nettement leur forme.

Vu la faiblesse de la solution employée, on pourra colorer au carmin les noyaux de ces cellules ou faire usage de l'hématoxyline.

M. Ranvier a démontré que *le mésentère est formé de deux feuillets :* le procédé employé par lui est le suivant : on introduit une pipette de verre au voisinage d'un gros vaisseau dans le tissu du mésentère, qui à ce niveau est un peu plus épais, et on insuffle.

(1) Ranvier, *Traité technique d'histologie*, p. 367.

On constate que la partie superficielle contient seulement des fibres conjonctives et des fibres élastiques, tandis que la couche sous-jacente sert de soutien aux vaisseaux lymphatiques et sanguins.

b. ÉPIPLOON. — Cette séreuse présente des particularités curieuses (fig. 122).

Pour l'étudier, on commencera par la tendre le plus complètement possible sur une plaque de liège percée à son centre d'une cavité, et on la traitera par le nitrate d'argent au 300° ou au 500°.

Il faudra avoir soin, avant de faire agir la solution argentique, de bien laver la surface avec de l'eau distillée versée pendant quelques minutes sur les deux faces.

Par ce procédé, on fera apparaitre une *surface endothéliale*, indiquée par des lignes noires, séparant les cellules. Quant aux noyaux, ils deviendront visibles en traitant la pièce par le picro-carminate, pendant un temps plus ou moins long, selon le degré de la solution argentique que l'on aura employée.

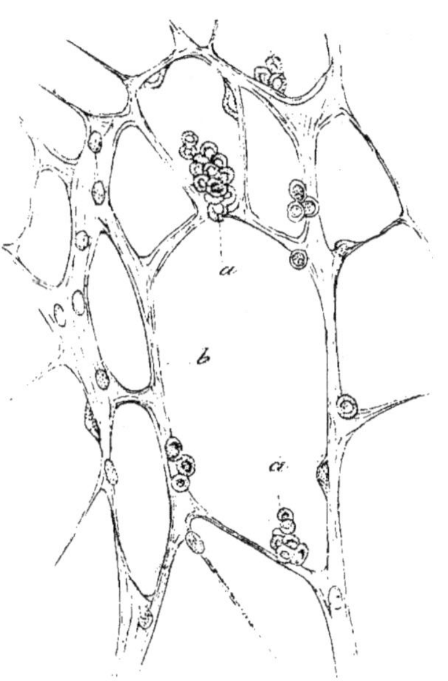

Fig. 122. — Réticulum du grand épiploon. — *a*, grappes de cellules épithéliales; *b*, travées formées par le tissu de la séreuse (Cadiat).

On ne confondra pas les noyaux des cellules endothéliales, qui sont assez volumineux, avec ceux qui appartiennent à la couche conjonctive de la membrane.

On pourra également user de la solution d'hématoxyline, laquelle teindra les noyaux d'une façon plus intense que les fibres conjonctives.

Enfin, sur des pièces injectées, on étudiera la forme des vaisseaux disposés en petites houppes fort élégantes. Il sera bon d'injecter au bleu de Prusse soluble, ce qui permettra ensuite de colorer les éléments nucléaires au picro-carminate.

Ces pièces devront être conservées dans la glycérine légèrement acidifiée par l'acide formique.

c. Les mêmes procédés d'observation sont applicables aux autres séreuses : péricarde, plèvre, etc.

Pour de plus amples renseignements, nous conseillons de lire l'article *Tissu conjonctif* du traité d'histologie de M. Ranvier, où, l'on trouvera des développements qui dépasseraient les limites que nous nous sommes imposées.

E. **Derme**. — Nous en parlerons plus loin en traitant des méthodes d'examen de la peau.

F. **Tissu conjonctif des muqueuses.** — En général, il est assez lâche et possède un grand nombre de vaisseaux dans son épaisseur, ainsi qu'on peut le constater sur des coupes verticales d'intestin injecté. Il affecte une forme réticulée, avec faisceaux entre-croisés.

G. **Tissu conjonctif spécial de certaines membranes.** — Dans le cerveau (pie-mère, plexus choroïde) et dans l'œil (choroïde) on observe un tissu conjonctif lâche, soutenant un grand nombre de vaisseaux. On emploiera pour son étude les mêmes procédés que ceux décrits précédemment.

H. **Tissu conjonctif du tissu vasculaire.** — On le rencontre non seulement dans l'endocarde, mais encore dans les artères, les veines, les lymphatiques.

Pour en prendre connaissance, on fera des sections transversales de ces vaisseaux, après durcissement dans l'alcool absolu. On montera dans la glycérine les pièces colorées préalablement par le picro-carminate.

On remarquera qu'il est plus ou moins riche en fibres élastiques, et extrèmenent lâche dans la couche externe des artères et des veines.

I. Enfin, pour compléter l'étude du tissu conjonctif, on devra l'observer dans le cordon ombilical, sur des coupes transversales colorées au picro-carminate et à l'éosine par le procédé de Renaut et dans les ganglions lymphatiques, où il présentera un aspect réticulé caractéristique.

Dans ce dernier cas, il faudra traiter les coupes par le pinceau pour chasser les cellules et faire apparaître le stroma.

2° Tissu élastique.

Très abondant dans l'économie, et très inégalement distribué.

Ses fibres possèdent une réfringence considérable qui permet toujours de le distinguer facilement. De plus, après l'action du picro-carminate sur une coupe où ce tissu se trouve représenté, il est immédiatement caractérisé par la coloration jaune de ses éléments.

Il est réfractaire à la plupart des réactifs chimiques. C'est ainsi que ni l'eau, ni l'alcool, ni l'éther, ni les acides n'ont d'action sur lui ; il est coloré en jaune par l'acide nitrique.

La potasse, en solution concentrée, gonfle et pâlit, mais sans les dissoudre, les fibres élastiques ; ce n'est qu'à la longue ou par une coction prolongée qu'elles finissent par disparaître.

Le procédé le plus simple pour en prendre une idée générale est de les étudier dans le tissu conjonctif. On opérera de la façon suivante :

Après avoir mis à découvert le tissu conjonctif lâche de la peau d'un lapin, on pratique une injection interstitielle d'eau distillée. Puis, comme nous l'avons déjà décrit, on en sépare, avec les ciseaux, un petit fragment qu'on étale sur une lame de verre, en le recouvrant d'une lamelle. On observe alors un grand nombre de filaments enchevêtrés en tous sens ; mais si l'on vient à faire agir une goutte d'acide acétique, on change immédiatement l'aspect de la préparation, qui prend une apparence hyaline uniforme, excepté en certains points où l'on distingue des fibres élastiques ondulées ou enroulées en spirales ; ces fibres n'étaient pas visibles d'abord, parce qu'elles ont à peu près le même indice que les fibres conjonctives, mais l'acide acétique venant modifier ces dernières, sans agir sur les fibres élastiques, celles-ci deviennent alors apparentes (fig. 123).

On pourra encore étudier le tissu élastique sur des coupes verticales de peau, traitées par l'acide acétique, et où il se montrera sous forme d'une trame fort élégante.

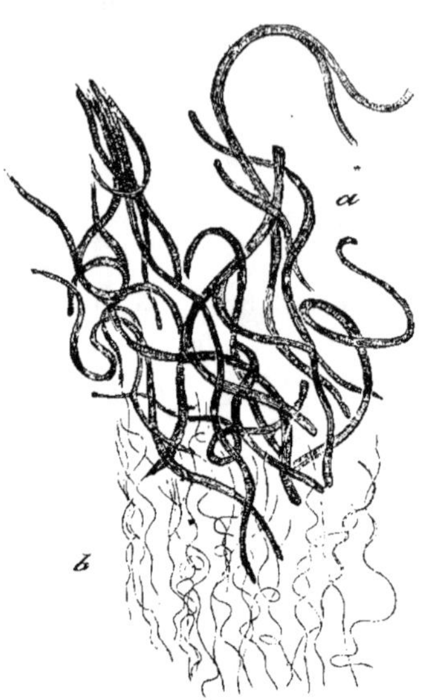

Fig. 123. — Fibres élastiques. — *a*, fibres dartoïques ; *b*, fibres fines (Cadiat).

M. Balzer (1), pour isoler le tissu élastique et en faire reconnaître jusqu'aux fibrilles les plus fines, emploie un procédé qui consiste à éclaircir d'abord les tissus par la potasse et la soude et à colorer ensuite par l'éosine.

Il indique deux procédés :

A. Au sortir de l'eau distillée, la coupe fine de la peau est colorée sur la lame de verre à l'aide de l'éosine à l'alcool. Au bout de quelques minutes la coupe est lavée sur la lame de verre à l'aide de la solution de soude ou de potasse à 40 p. 100, pour enlever l'éosine non fixée. Elle est ensuite montée dans la solution de potasse à 40 p. 100.

C'est là le procédé le meilleur. Une fois la préparation terminée, la potasse agit en éclaircissant le tissu conjonctif et les épithéliums. Elle met en relief les fibres élastiques qui prennent une coloration d'un rouge violacé très intense. Elle fixe l'éosine sur les fibres élastiques comme l'acide acétique fixe le carmin sur les noyaux des cellules. Les fibres élastiques les plus fines apparaissent avec la plus grande netteté : on dirait qu'elles ont été injectées.

Si l'on voulait détruire les éléments sauf le tissu élastique, on plongerait la préparation dans une solution de potasse à 10 p. 100.

B. Dans un second procédé, on suit un ordre inverse. On com-

<hr>

(1) Balzer, *Recherches techniques sur le tissu élastique*, Archives de physiologie, 1882, p. 315.

mence par faire agir la solution caustique sur la coupe ; puis quand
on juge suffisante la destruction des tissus étrangers, on colore à
l'éosine et on monte dans la potasse à 40 p. 100 ou dans une solution d'acétate de potasse.

Cette méthode permet l'emploi d'autres matières colorantes que
l'éosine.

Après avoir lavé la coupe pour la débarrasser de la solution
caustique, on peut colorer à l'aide du picro-carminate, ou de l'a-
cide picrique ou de toute autre matière colorante et monter la
coupe dans la glycérine.

La première méthode donne les meilleurs résultats.

Le tissu élastique affecte trois formes différentes :

A. Fibres élastiques fines. — C'est l'aspect qu'il revêt dans le
tissu conjonctif, dans le derme, dans le tissu sous-jacent du péritoine (fig. 125).

B. Fibres élastiques anastomosées. — Dans les membranes
fibreuses et les ligaments, elles sont anastomosées entre elles, et
souvent bifurquées à leur extrémité.

Certains organes, comme les ligaments intervertébraux, sont
uniquement constitués par du tissu élastique
(fig. 124).

Müller propose, pour les étudier, de recourir au procédé suivant :

« Il plonge la pièce dans un mélange d'àl-
cool et d'éther pendant plusieurs heures, et
il fait bouillir ensuite la substance dans l'eau
pendant une journée entière, afin de séparer
les parties grasses et le tissu conjonctif. Le
jour suivant, il fait bouillir la pièce dans
l'acide acétique faible, puis, au bout de quinze
heures environ, dans l'eau qui enlève l'acide
acétique. Enfin, pour avoir un tissu qui se

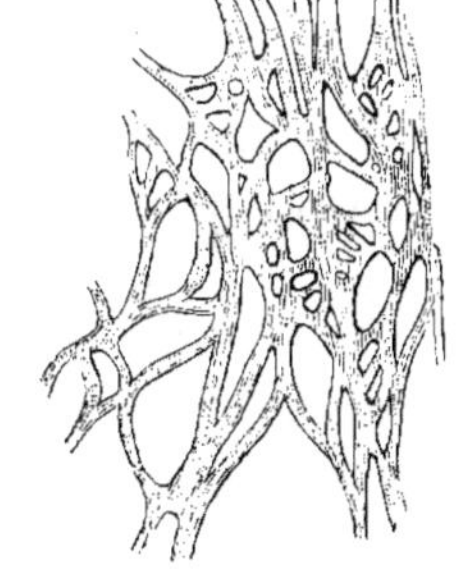

Fig. 124. — Fibres élas-
tiques des ligaments
jaunes (Cadiat).

prête complètement à l'étude, il le fait bouillir de nouveau dans
une solution de potasse jusqu'à ce qu'il commence à se dissou-

dre. La pièce est alors lavée à l'acide acétique; on enlève l'eau, par un séjour plus ou moins prolongé dans l'alcool absolu et on exécute les coupes.

C'est ainsi qu'on étudiera le ligament cervical, les ligaments jaunes et généralement tous les organes formés de tissu élastique compact.

C. LAMELLES ÉLASTIQUES. — On rencontre cette forme dans la tunique moyenne des artères ; ce sont des plaques plus ou moins épaisses, présentant des orifices de distance en distance. Pour étu-

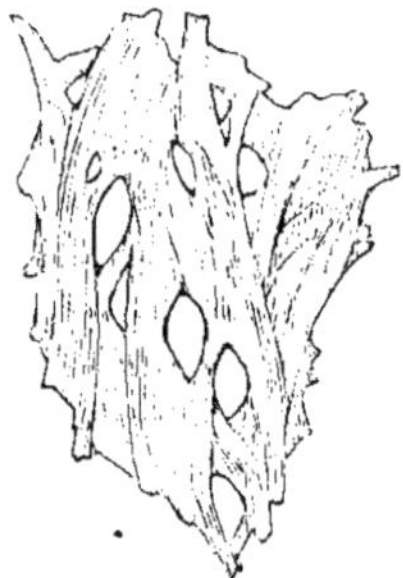

Fig. 125. — Lamelles élastiques (Cadiat).

dier cette variété, on traitera des morceaux d'artère par la potasse concentrée qui dissoudra tout le tissu, sauf la partie élastique (fig. 125).

Les fragments restants seront lavés ensuite à grande eau et examinés dans la glycérine.

Enfin, nous conseillerons de traiter par l'acide picrique, en solution concentrée, les coupes que l'on suppose contenir des fibres élastiques; elles se coloreront fortement et leurs contours deviendront plus accentués.

Le tissu élastique ne forme point de tumeurs. Il ne joue jamais qu'un rôle secondaire.

Cependant, dans certaines variétés de carcinome de la mamelle, il se fait remarquer par son abondance. On le rencontre alors en petites masses composées de nombreuses fibrilles intriquées en tous sens et comparables à des masses de crins que l'on aurait roulées dans la main.

La réaction précédente les fait immédiatement distinguer au milieu du tissu rose ambiant.

3° Tissu adipeux.

Très répandu dans l'économie, il ne présente aucune difficulté d'examen (fig. 126).

On commencera par faire, dans la peau et dans le tissu graisseux sous-jacent, des coupes fines que l'on plongera dans le picro-carminate; on les retirera alors, et on les éclaircira par la glycérine. On constatera que le tissu est formé de vésicules ovales ou polygonales, si elles sont fortement pressées, séparées par des travées de

tissu conjonctif, qui se colorent en rose, tandis que les cellules graisseuses restent jaunes; si la pièce a suffisamment subi l'action du picro-carminate, on aperçoit dans chaque vésicule un noyau rose accolé à la paroi. Dans le cas où ce noyau ne serait point apparent, on laisserait, pendant vingt-quatre heures, les pièces dans de la

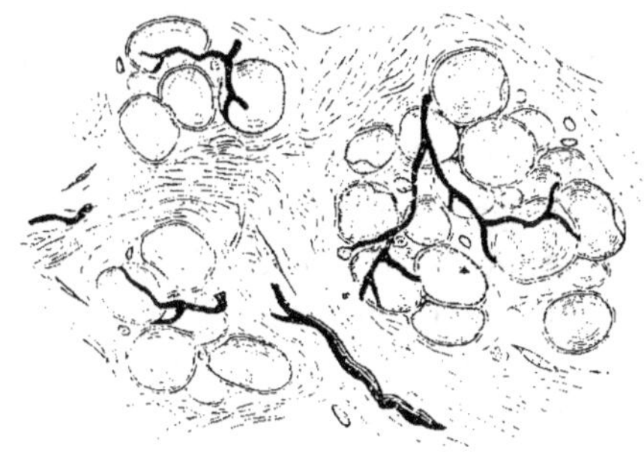

Fig. 126. — Vésicules adipeuses du panniculе sous-cutané de la dernière phalange (Cadiat).

glycérine additionnée de picro-carminate, pour lui donner le temps de se colorer.

L'hématoxyline donne également de bons résultats en prenant soin de colorer longuement les coupes et en les traitant ensuite par une solution légère d'acide acétique afin de les éclaircir.

Il sera indispensable de se servir d'une solution ancienne, qui possède un pouvoir colorant beaucoup plus énergique.

M. Ranvier préconise une méthode qui permet de voir, d'un seul coup, tous les éléments constitutifs d'une vésicule adipeuse.

Il pratique une injection interstitielle de nitrate d'argent, à 1 pour 1000, dans le tissu cellulo-adipeux d'un animal fraîchement tué, et, détachant de la boule d'œdème ainsi produite une fine lamelle, il l'examine rapidement.

La cellule présente alors un double contour, la graisse remplit une partie de la cavité et le protoplasme, qui occupe la partie disponible, se montre avec un noyau vésiculeux muni d'un ou deux nucléoles.

On peut également recourir, pour voir les vésicules adipeuses, au bleu de quinoléine en solution alcoolique. Les cellules se colorent en bleu. Cette coloration, dit M. Ranvier, persiste et devient même plus intense, si la préparation est soumise ensuite à l'action d'une solution de potasse à 40 pour 100.

Ces pièces peuvent parfaitement se conserver dans la glycérine.

Il peut arriver que, par suite de l'abondance de la graisse, les détails dont nous venons de parler sont peu accentués. On aura recours alors, pour éclaircir la pièce, au procédé suivant :

Les coupes étant colorées comme precédemment, on les plongera pendant un quart d'heure dans de l'alcool ordinaire, et pendant une demi-heure dans de l'alcool absolu; on les traitera alors par l'essence de girofle qui dissoudra la graisse, et laissera voir, de la façon la plus nette, les vésicules munies de leur noyau; on pourra ensuite monter ces coupes dans le baume de Canada.

Si le noyau n'était pas parfaitement coloré par le réactif, on le rendrait plus net en traitant la préparation par l'acide acétique dilué où la glycérine formiquée à 1 p. 100.

Nous conseillerons de commencer l'étude du tissu adipeux par les régions où il est peu abondant.

M. Ranvier choisit la région dorsale d'un jeune lapin, et emploie une méthode analogue d'examen.

Nous avons déjà parlé de l'acide osmique, qui possède la propriété de colorer en noir les vésicules adipeuses ; on devra étudier son action.

Après avoir fait, dans le tissu lâche du dos, une injection interstitielle de ce réactif au 100ᵉ, on détachera de la boule d'œdème un fragment qu'on étudiera dans la glycérine; on remarquera alors que chaque vésicule contient un certain nombre de sphères, ainsi que des granulations colorées en noir. Quant au noyau, il n'est généralement pas visible, et pour l'apercevoir, on traitera la pièce par le picrocarminate ou l'hématoxyline. On se souviendra que l'action doit être prolongée assez longtemps, l'acide osmique ayant la propriété de diminuer l'affinité des tissus pour les matières colorantes.

Le même procédé est applicable toutes les fois qu'ayant une cellule sous les yeux, on suppose que les noyaux ou nucléoles sont

de nature graisseuse. En faisant agir la solution d'acide osmique
au 100°, on obtient, dans ce cas, une coloration noirâtre. Il arrive
souvent que dans une préparation l'acide a agi dans la partie centrale où la coloration est intense, tandis qu'à la périphérie l'action
a été moins vive. Il y a alors une teinte moins accentuée qui fait
mieux ressortir les détails généraux.

Pour étudier la disposition des vaisseaux, on aura recours à des
pièces injectées.

Rien n'est plus joli, comme disposition de réseaux, que ceux
qu'on observe dans un lobule adipeux. On pourra choisir dans ce
but l'épiploon du chat ou du lapin.

Ils forment des anses autour de chaque vésicule adipeuse, mais
comme la graisse masque les contours des vaisseaux, on traitera la pièce par l'essence de girofle, qui éclaircira la préparation.

L'injection aura lieu à l'aide de la gélatine colorée en bleu ou en
rouge par le carmin, et les préparations seront colorées de préférence par l'hématoxyline.

Il arrive enfin que certaines cellules présentent des cristaux de
margarine. Nous conseillons de monter ces sortes de pièces dans
la glycérine, où elles se conservent très bien, et de les examiner à
la lumière polarisée, qui permettra de bien mieux reconnaître la
nature des cristaux.

Dérivés pathologiques. — Ce tissu est susceptible de donner
naissance à des tumeurs plus ou moins volumineuses, dont le diagnostic ne présente généralement pas de difficultés.

Elles sont molles, donnant le sentiment d'une fausse fluctuation,
généralement globuleuses, plus rarement diffuses et étalées sous la
peau, par exemple, en masses mamelonnées irrégulières (fig. 127).
Elles sont formées uniquement de tissu adipeux, avec un stroma
conjonctif variant depuis le myxome jusqu'au fibrome.

Ces tumeurs sont susceptibles de se rencontrer dans de nombreux
points de l'économie. Leur siège le plus commun est la peau, où elles
peuvent acquérir un volume considérable.

On observe encore les lipomes dans d'autres organes, estomac, intestin, où ils sont généralement pédiculés ; dans les glandes et les muscles, plus rarement dans les os.

Pour étudier ces tumeurs, on devra les faire durcir par les procédés habituels et, vu leur mollesse, employer une solution épaisse de gomme arabique.

Les coupes seront montées dans la glycérine, après coloration au picro-carminate ou bien déshydratées et montées au baume de Canada.

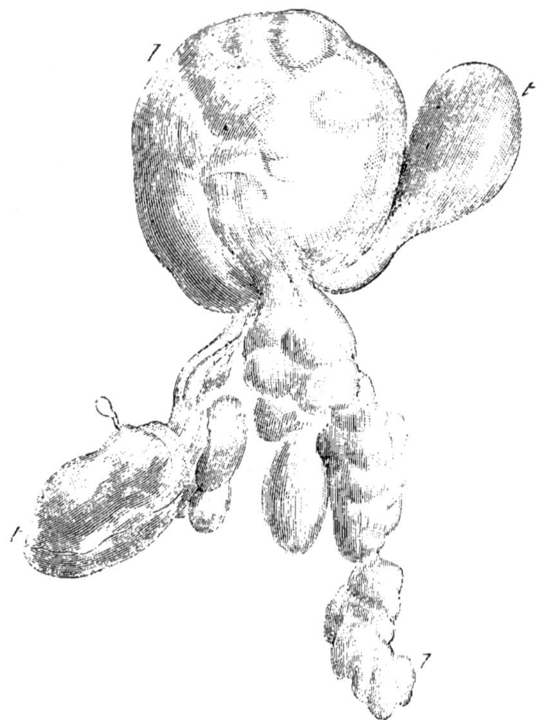

Fig. 127. — Lipome en grappe du scrotum.

L'hématoxyline donne de fort bons résultats.

On pourra également faire usage de l'acide osmique en solution au 100ᵉ, les coupes étant préalablement colorées.

On distingue plusieurs espèces de lipomes :

1° *Lipome proprement dit*. — Le tissu adipeux domine, et les lobules ne sont séparés que par une quantité minime de tissu conjonctif.

2° *Lipome fibreux.* — Dans lequel le tissu conjonctif est relativement abondant, et forme une sorte de stroma dont les vides sont remplis de cellules adipeuses.

3° *Lipome myxomateux.* — Les vésicules adipeuses sont séparées par du tissu muqueux.

Notons que quelquefois ces sortes de tumeurs présentent des points calcifiés.

Pour les étudier, on devra, dans ce cas, faire macérer quelque temps les fragments dans une solution concentrée d'acide picrique ou d'acide formique au tiers.

4° Tissu cartilagineux.

Étudié d'une façon générale, le cartilage se présente sous la forme d'un tissu composé de matière amorphe, hyaline, contenant dans sa masse des cellules spéciales.

Pour s'en faire une idée, on prendra un morceau de cartilage intercostal de l'homme, et après y avoir pratiqué des coupes aussi fines que possible, on les examinera dans une goutte d'acide picrique concentré, et non dans l'eau, qui déformerait les cellules. On constatera qu'elles sont formées d'une membrane d'enveloppe contenant un protoplasme au milieu duquel apparaissent un ou deux noyaux avec nucléoles.

On distingue un certain nombre de variétés de cartilages, que nous allons étudier successivement :

A. **Cartilage embryonnaire.** — On l'examinera sur de jeunes embryons, soit de l'homme, soit des animaux. On le choisira à l'extrémité de la diaphyse des os longs. C'est également ce cartilage qu'on rencontre dans les enchondromes et le cal des fractures.

Pour l'étudier on plongera les fragments pendant vingt-quatre heures dans l'alcool absolu, et on pratiquera des coupes aussi minces que possible qu'on traitera par la solution d'acide picrique concentré. L'acide osmique à 1 pour 300 donne aussi d'excellents résultats (Ranvier).

On pourra également les colorer au moyen de la purpurine, en les laissant une journée en contact avec la matière colorante.

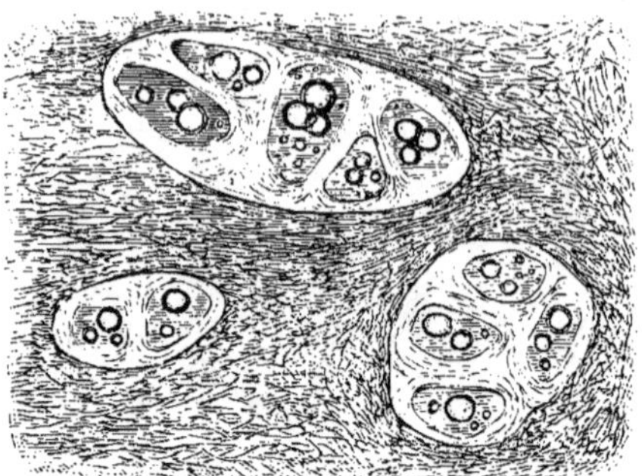

Fig. 128. — Cartilage costal (chien adulte) (Cadiat).

Il sera bon de faire des sections tangentielles à la surface du cartilage, et d'autres perpendiculaires.

B. Cartilage hyalin. — Il est caractérisé par une substance homogène creusée de cavités contenant des cellules. On choisira pour l'étude celui des cartilages costaux où les cellules sont fort apparentes (fig. 128) et très grandes, celui des surfaces articulaires avec des cellules plus petites et allongées, le cartilage du nez, etc. (fig. 129).

Cette forme se rencontre encore dans les grands cartilages des

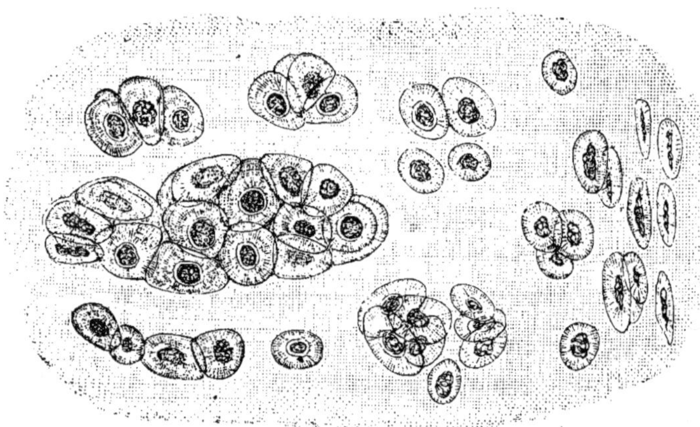

Fig. 129. — Cartilage de la cloison (homme) (Cadiat).

organes de la respiration, dans toutes les symphyses du voisinage des os, dans le crochet de l'apophyse ptérygoïde, et au point d'insertion du tendon d'Achille sur le calcanéum.

On pratiquera des coupes très fines sur ces divers cartilages (avec leur consistance naturelle, il est inutile de les faire durcir) et on les traitera par l'*acide picrique concentré* qui a la propriété de faire ressortir admirablement les noyaux et d'empêcher leur ratatinement.

La solution iodée donne de fort bons résultats. Elle permet, en colorant fortement le protoplasma des cellules, de le distinguer immédiatement de la substance hyaline qui est beaucoup moins teintée.

On emploie la formule suivante : on fait dissoudre 2 grammes d'iodure de potassium dans 100 grammes d'eau distillée, et, la solution opérée, on ajoute de l'iode en quantité telle, qu'il reste des cristaux au fond du flacon.

La coloration disparait malheureusement lorsqu'on monte les pièces dans la glycérine.

On devra également colorer les noyaux des cellules. Pour cela rien ne convient mieux que la *solution de purpurine* que Ranvier a préconisée dans ces derniers temps. Voici comment il la prépare : il fait bouillir un gramme d'alun dans 100 grammes d'eau distillée et y ajoute de la purpurine broyée et délayée dans une petite quantité d'eau. L'ébullition continue, et il s'en dissout une partie. On filtre à chaud et on reçoit la liqueur qui s'écoule dans un flacon où on a mis préalablement 60 centimètres cubes d'alcool à 36 degrés de Cartier : on obtient ainsi une solution de couleur rose orangé, douée d'une fluorescence très marquée et qui possède la propriété non seulement de colorer les éléments, mais encore de les fixer dans leur forme.

Les pièces ainsi préparées peuvent être conservées dans la glycérine.

M. Ranvier conseille d'étudier ce cartilage sur la *sclérotique* de la grenouille, où il est très facile à observer et où il présente ses caractères distinctifs de la façon la plus nette.

On commencera par enlever l'œil au moyen de ciseaux courbes et, après l'avoir fendu en deux, on passera un pinceau sur les fragments pour séparer les membranes internes. Cela fait, on examinera la sclérotique au milieu de l'humeur aqueuse qu'on aura eu soin de recevoir préalablement sur la lame porte-objet. On bordera à la paraffine et on observera avec un grossissement de 300 diamètres. On pourra également faire agir l'acide picrique et la purpurine.

Le cartilage de la tête du fémur de la grenouille est aussi très utile à étudier.

Une matière colorante qui donne encore de bons résultats est le *bleu de quinoléine;* seulement il faut avoir soin de n'employer que des solutions peu concentrées; sans cette précaution on ne distinguerait plus les détails. Par ce moyen, les noyaux des cellules se trouvent colorés en bleu, mais d'une façon moins intense que la substance hyaline. On conserve ensuite les pièces dans la glycérine.

Il sera bon d'essayer l'action de l'*acide osmique* en solution au 300e, qui colore en noir les granulations graisseuses qu'on trouve souvent dans les cellules.

C. Cartilage calcifié. — On le rencontre au-dessous des cartilages articulaires, aux extrémités des épiphyses des os longs et au niveau des points d'ossification des cartilages.

Pour pratiquer des coupes dans de semblables tissus, il est indispensable de les débarrasser des parties résistantes, qui ébrécheraient les instruments.

Le meilleur procédé pour atteindre ce but est le suivant :

On fait une solution d'*acide chromique au* 500e et on y plonge un fragment de la pièce qu'on se propose d'étudier. Il est de toute nécessité que ce fragment ne dépasse pas quelques millimètres de côté. Au bout de vingt-quatre heures de macération, on renouvelle le liquide et, en général quarante-huit heures après le début de l'opération, la pièce est devenue assez malléable.

On la plonge quelques heures dans l'eau pour enlever l'acide en excès et on achève le durcissement par un séjour plus ou moins prolongé dans l'alcool absolu.

Il est une autre méthode également fort recommandable. Au lieu d'acide chromique, on se sert d'*acide picrique*, qui donne les mêmes résultats, mais avec cette différence que la pièce décalcifiée ne perd pas son affinité pour les matières colorantes.

De plus il faut se souvenir que, lorsqu'on se propose de la traiter par cet acide, elle doit être aussi petite que possible.

Dans le cas où la consistance n'est pas assez considérable, on plongera la pièce quelques heures dans la gomme, puis un temps égal dans l'alcool absolu, pour lui donner la fermeté suffisante. On laisse ensuite les coupes dans l'eau pour les dégommer et leur permettre ainsi de mieux subir l'action des milieux colorants. Elles sont conservées dans la glycérine.

M. Ranvier emploie dans le même but le procédé suivant :

« La pièce qu'on se propose de décalcifier est placée, dit-il, dans une solution de *bichromate d'ammoniaque* pendant une semaine, puis dans une solution abondante d'*acide chromique à 2 pour* 1000, Lorsqu'elle est complètement ramollie. on la laisse pendant vingt-quatre ou quarante-huit heures dans l'eau, que l'on renouvelle constamment; puis, quand on a ainsi enlevé tout l'acide contenu dans le tissu, on la plonge pendant trois ou quatre jours dans une solution de gomme ayant la consistance d'un sirop peu épais. On la porte ensuite dans l'alcool fort, qui lui donne au bout de vingt-quatre ou trente-six heures une consistance suffisante pour y pratiquer des coupes fines. Elles sont laissées vingt-quatre heures dans l'eau pour se dégorger et ensuite vingt-quatre ou quarante-huit heures dans la purpurine pour les colorer. »

On se rappellera que pour obtenir un bon résultat avec les solutions d'acide chromique ou picrique, il est indispensable d'employer de grandes quantités de liquide pour de petites pièces et de changer souvent les solutions.

On préférera l'acide picrique, qui a la propriété de ne pas modifier les affinités pour les matières colorantes, tandis que l'acide chromique au contraire détruit la tendance à la coloration, ou du moins l'atténue beaucoup.

Nous avons obtenu encore de bons résultats par la macération pendant vingt-quatre ou quarante-huit heures dans une solution d'acide formique au quart ou au tiers.

D. **Fibro-cartilage**. — Se rencontre dans les ligaments intervertébraux et dans les cartilages intercostaux (fig. 130).

On peut l'étudier facilement dans ce dernier tissu.

Pour cela, des coupes fines étant pratiquées, on les traite par le picro-carminate, qui nuance en rouge toute la partie fibreuse et laisse la partie ambiante à peu près incolore.

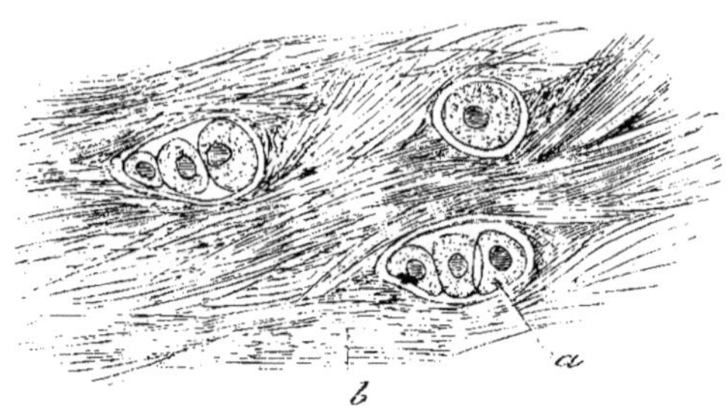

Fig. 130. — Fibro-cartilage. — *a*, cellules cartilagineuses; *b*, fibres conjonctives (Cadiat).

L'hématoxyline donne également dans ces cas d'assez bons résultats.

On remarquera que le périchondre se confond insensiblement avec la masse du cartilage et que les noyaux de la périphérie, d'abord allongés et filiformes, deviennent de plus en plus vésiculeux jusqu'à la partie centrale, où se montrent alors les grosses cellules à plusieurs noyaux.

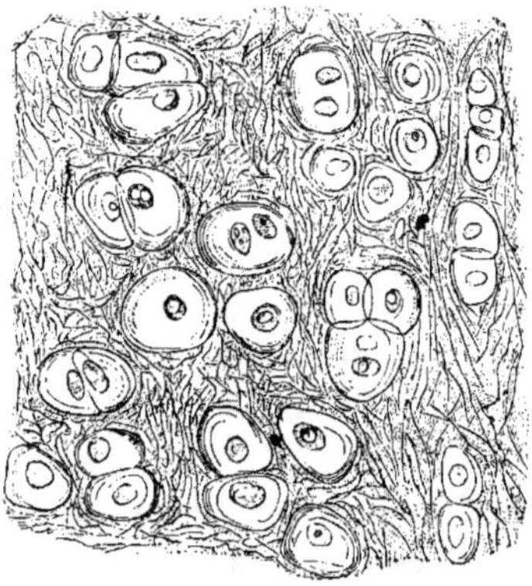

E. Cartilage réticulé. — On l'observe dans l'épiglotte, les cartilages aryténoïdes, les cartilages de Wrisberg et de Santorini, et dans ceux de l'oreille et de la trompe d'Eustache (fig. 131).

Ces divers tissus, formés de parties de consistance différente,

Fig. 131. — Cartilage réticulé (Cadiat).

ne se laissent pas couper aussi facilement que les précédents. Il est nécessaire de les durcir.

Le meilleur agent dans ce cas est l'alcool absolu, où on laisse la pièce pendant vingt-quatre heures. Les coupes pratiquées à l'aide d'un microtome sont ensuite plongées pendant quelques instants dans le picro-carminate, qui colore en jaune les fibres élastiques et en rose les noyaux des cellules.

Les coupes d'épiglotte dans toute son épaisseur donnent de fort belles préparations.

Enfin, pour terminer ce qui a rapport au tissu cartilagineux, nous ferons remarquer qu'il ne possède ni nerfs ni vaisseaux. Les surfaces articulaires présentent à leur périphérie une membrane fibreuse, appelée *périchondre*, dans laquelle serpentent des vaisseaux qui se terminent en anses fort élégantes à la périphérie du cartilage. On devra étudier ces détails sur des pièces injectées.

Dérivés pathologiques. — Le tissu cartilagineux se rencontre sous les diverses formes que nous venons de décrire dans certaines tumeurs que l'on nomme « *Enchondromes* » (fig. 132).

Elles sont habituellement dures, bosselées, à plusieurs lobes séparés par une quantité variable du tissu conjonctif, et généralement dépourvues de vaisseaux, à moins que le tissu conjonctif ambiant ne forme en quelque sorte des bourgeonnements qui pénètrent quelquefois assez profondément dans sa masse.

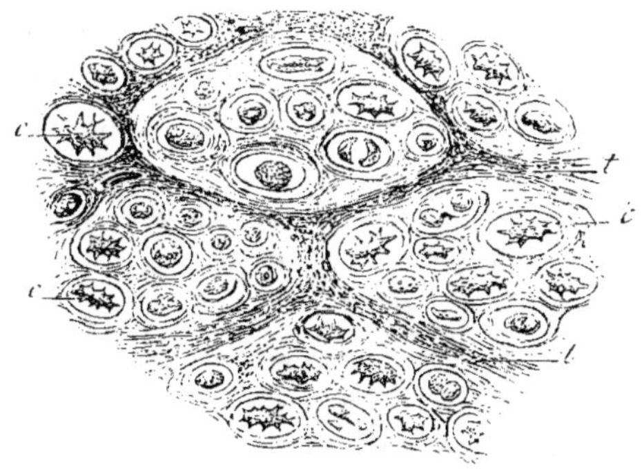

Fig. 132.

Dans certaines tumeurs de la parotide ou du testicule, il n'est pas rare de trouver mélangées toutes les variétés de cartilages. Le plus souvent alors il existe en même temps une notable proportion de tissu embryonnaire, destiné, ainsi que le fait remarquer M. Cornil, à donner naissance à de nouveaux centres de formation cartilagineuse.

Les enchondromes peuvent se rencontrer dans la plupart des tissus de l'économie.

Leur étude ne présente pas de difficultés. On fera durcir les pièces par les procédés habituels, et les coupes seront colorées soit à la purpurine, soit à l'hématoxyline.

Les colorations doubles avec ces deux dernières couleurs fournissent de fort belles préparations.

Si le tissu était en voie de calcification, il faudrait recourir à la macération dans l'acide picrique en solution concentrée ou à l'acide formique au tiers.

5° Tissu osseux.

Nous étudierons d'abord le tissu osseux proprement dit; puis nous y adjoindrons, comme annexe, la moelle, le périoste, les membranes synoviales et les ligaments articulaires.

A. **Tissu osseux proprement dit**. — Envisagé d'une manière générale, le tissu osseux est formé d'une substance fondamentale dense, plus ou moins stratifiée, traversée par des canalicules vasculaires et creusée d'une multitude de petites cavités microscopiques, appelées ostéoplastes; ces dernières renferment des cellules spéciales, dites cellules osseuses, et sont munies d'une foule de prolongements anastomosés les uns avec les autres.

Pour observer ces détails, il est indispensable de pratiquer des coupes minces dans les os.

Nous allons décrire le procédé généralement employé.

La première condition pour faire une belle préparation est de se procurer un os complètement lavé et débarrassé de la graisse dont il est normalement imprégné. Le meilleur moyen est de le faire macérer longtemps dans l'eau, en ayant soin de la changer souvent; mais comme cette opération demande un temps très long, il sera préférable de choisir chez un naturaliste un os bien blanc et bien sec, et appartenant autant que possible à un sujet adulte. On devra rejeter les os offrant à leur surface des îlots jaunâtres et transparents dus à de la graisse encore maintenue dans le tissu.

Le choix de l'os étant fait, on le fixe dans un étau, et on enlève toute la partie qui dépasse, puis le faisant remonter légèrement, on sépare d'un second coup de scie, une nouvelle lamelle. On cherchera à l'obtenir aussi mince que possible, ce qui simplifie la besogne; mais comme elle sera néanmoins toujours trop épaisse, il faut lui faire subir un certain nombre de préparations pour l'amener à la minceur désirable.

On commencera par la frotter sur une pierre d'émeri bien plane ou tout simplement sur un bloc de grès, comme s'en servent les menuisiers, en ayant soin de la retourner de temps en temps, pour que les deux faces s'usent bien régulièrement et bien parallèlement.

La pierre doit être toujours recouverte d'une couche d'eau. On ne doit jamais frotter à sec.

J'ai remarqué qu'une solution concentrée d'acide picrique activait l'opération. Le mieux est de maintenir la petite coupe avec la pulpe du doigt et de l'amincir par un mouvement circulaire. On l'examine de temps en temps, et quand elle commence à laisser percevoir ses détails, on la lave et on achève l'amincissement en la frottant sur un morceau de pierre ponce aussi compacte que possible et bien plan.

Pour obtenir cette surface bien plane, il faut frotter ensemble successivement trois morceaux. Si l'on n'en prenait que deux, les inégalités de l'un s'adapteraient à celles de l'autre, et l'on aurait toujours une face inégale.

Quand la coupe est devenue presque transparente, on la lave alors à l'eau distillée pour enlever les impuretés, et ensuite deux ou trois fois à l'alcool absolu pour la déshydrater complètement.

Cela fait, on la laisse dessécher complètement pour permettre à l'alcool de s'évaporer et à l'air de rentrer dans les canalicules.

Il ne reste plus qu'à la polir, ce qui se fait en passant à sa surface un brunissoir en agate, ou simplement en la frottant à sec sur une pierre d'Amérique à grain fin et serré.

Cette dernière opération est indispensable et a pour but de faire disparaître les stries occasionnées par l'usure sur la pierre ponce.

Il s'agit maintenant de la monter d'une façon définitive. Il y a deux moyens : le procédé à sec et le procédé par le baume de Canada.

Le *procédé à sec* est le plus simple ; il consiste à enfermer la coupe entre la lame et la lamelle, purement et simplement, sans addition d'aucun liquide. L'air qui remplit les canalicules les fait apparaître en noir. L'occlusion peut se faire, soit en fermant la préparation avec de la gomme arabique, soit en collant un petit cadre de papier sur la lamelle. Pour que la coupe soit réussie, il faut qu'elle soit suffisamment mince et que le polissage soit parfait ; autrement, elle apparaîtrait couverte de stries dirigées en tout sens.

Le second procédé, celui du *montage dans le baume*, est plus délicat, et exige un coup de main facile d'ailleurs à saisir : la coupe étant bien polie et desséchée, on passe sur l'une de ses surfaces d'abord une petite couche de gomme arabique en solution épaisse. Le pinceau doit en être à peine imprégné de façon à n'en laisser qu'une couche extrêmement mince.

On fait sécher cette première face, au-dessus d'une lampe, par exemple et on répète la même opération pour la seconde. On comprend alors que l'air se trouve ainsi emprisonné dans toutes les cavités (ostéoplastes ou canalicules).

On dépose ensuite une petite quantité de baume sur une plaque porte-objet ainsi que sur une lamelle, et on fait cuire jusqu'à ce qu'il soit très dur en se refroidissant.

Il ne reste plus qu'à appliquer la coupe d'os gommée sur le baume du porte-objet, recouvrir avec la lamelle chargée de baume et chauffer le tout.

La pièce se trouve de la sorte enfermée entre les deux couches de résine ; on termine en nettoyant la préparation, qui montre admirablement tous les détails, si l'on a bien suivi toutes les instructions.

On a cherché à *colorer*, par une sorte d'injection interstitielle, les canalicules osseux, et on y est arrivé par la méthode suivante, qui est due à M. Ranvier.

Cet opérateur emploie le *bleu d'aniline soluble dans l'alcool.*

La coupe d'os étant usée et amincie, comme nous l'avons dit, on la plonge pendant quelques heures dans la solution alcoolique, qu'on fait ensuite évaporer au bain-marie. La coupe est alors retirée et usée de nouveau sur une pierre mouillée avec une solution à 2 p. 100 de chlorure de sodium, qui diminue la solubilité du bleu.

Quand elle est arrivée au degré voulu, on la lave avec la même solution, et on la conserve au baume ou dans la glycérine.

On remarque quelquefois que la couleur bleue ne pénètre pas dans toutes les ramifications ; cela vient de ce que, par le frottement, une foule de petites molécules ont obstrué les orifices des canalicules. On remédiera à cet état, en raclant légèrement avec un scapel les deux surfaces de la lamelle avant de la plonger dans le bleu.

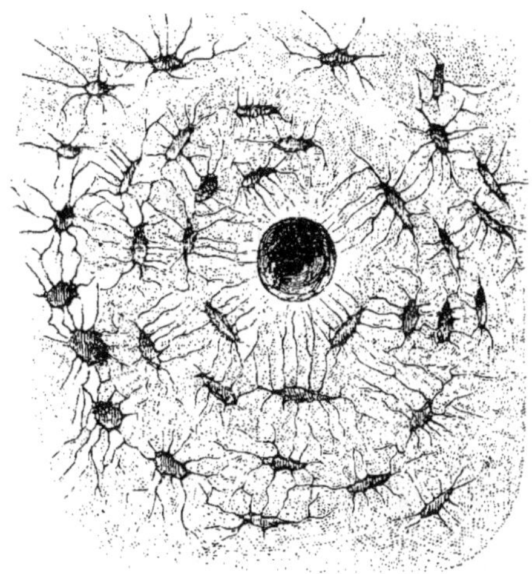

Fig. 133. — Coupe d'un système de Havers, pour montrer les ostéoplastes, les canalicules osseux et le canal de Havers (Cadiat).

Reprenons l'étude des divers détails relatifs au tissu osseux.

Si l'on fait une section transversale (fig. 133) dans un os long, un fémur, par exemple, la préparation montrera à l'œil une série de trous, inégalement espacés et de forme assez irrégulière, selon le sens de la coupe ; ce sont les canaux de Havers ; puis des zones concentriques entourant ces ouvertures et présentant dans leur épaisseur de nombreux ostéoplastes ; ce sont les lamelles qui servent d'étui aux canaux de Havers ; enfin, à la périphérie de la coupe, une zone formée également de plusieurs couches, constituant une enveloppe générale. On remarquera que les petitscanaux, qui partent des ostéoplastes, viennent se jeter dans les canaux de Havers.

Si la section, au lieu d'être faite en travers, a passé, au contraire, par l'axe longitudinal de l'os, on conçoit que le coup d'œil changera : au lieu de voir des lumières de canaux coupés en travers, on rencontrera de longs tubes plus ou moins ramifiés ; ce sont les canaux de Havers, mais vus dans leur longueur. Quant aux ostéoplastes, leur aspect n'a pas changé

Pour mieux distinguer les canaux de Havers, il est un procédé qui donne de bons résultats, et qui consiste à colorer la coupe d'os par le carmin. Pour cela, une fois qu'elle est bien polie, on la plonge pendant vingt-quatre heures dans une solution ammoniacale de *carmin*, où on la laisse bien s'imbiber ; puis on la retire, on la lave et on l'use de nouveau sur la pierre. La couche de carmin déposée sur ses deux faces disparaît, et il ne reste de coloré que le pourtour et l'intérieur des canaux de Havers. On peut également traiter ainsi les coupes transversales ou longitudinales ; sur ces dernières, les canaux de Havers se montreront sous formes de tubes ramifiés et anastomosés.

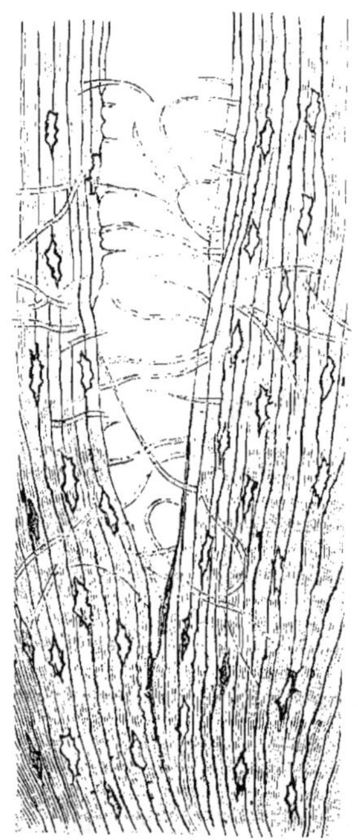

Fig. 134. — Fibres de Sharpey (Cadiat).

Le tissu osseux est doué de la double réfraction, ce qui se vérifie facilement par la polarisation.

Quand on examine les lamelles osseuses, situées sous le périoste, on rencontre, dans cette région, un système particulier de fibres, décrites par les auteurs sous le nom de *fibres de Sharpey* (fig. 134).

Elles sont formées de restes de substance conjonctive, ayant persisté après le développement des lamelles, et dépendant par conséquent du périoste ; aussi trouve-t-on qu'elles sont constituées, soit par du tissu conjonctif, soit par du tissu élastique. Dans le premier cas, elles se dissolvent dans les acides ; dans le second, elles résistent aussi bien aux acides qu'aux solutions alcalines.

On ne les rencontre que dans les lamelles formées aux dépens du périoste ; elles manquent, en conséquence, dans celles qui entourent le canal médullaire et les canaux de Havers ; elles sont surtout visibles et faciles à étudier chez les poissons et les amphibies.

Pour les observer, on ramollira les os par macération dans l'*acide chlorhydrique*, et on les mettra en évidence en arrachant les lamelles, au moyen d'une pince ; on les isolera ainsi quelquefois sur une assez grande longueur.

Il nous reste maintenant à étudier les *corpuscules osseux ;* mais on comprendra que pour des éléments aussi délicats, il soit nécessaire d'employer d'autres moyens que ceux que nous venons d'indiquer. Un des meilleurs est celui qui consiste à ramollir l'os dans une solution acide, afin de pouvoir y pratiquer des coupes minces.

M. Ranvier préconise, comme le meilleur liquide de décalcification, un mélange, à parties égales, d'eau et d'acide chlorhydrique ; ce mélange convient mieux que l'acide chromique, qui décalcifie, il est vrai, parfaitement, mais qui a l'inconvénient de produire dans les préparations des cristaux ou des granulations.

On reconnaît que la décalcification est achevée, quand les fragments ont acquis une souplesse et une élasticité complètes, et qu'ils se laissent couper avec le rasoir. On les fait alors macérer dans l'eau quelques heures pour enlever les dernières traces d'acide, et on peut ensuite les traiter comme les pièces habituelles, pour en faire des coupes qu'on colorera, soit avec le picro-carminate, soit avec la purpurine, où on les laissera vingt-quatre ou quarante-huit heures.

Outre l'acide chlorhydrique, on peut encore employer l'*acide picrique*, qui donne les meilleurs résultats, mais à la condition que le morceau soit excessivement petit et ne dépasse pas quelques millimètres de côté.

Quel que soit le procédé employé, on fera des coupes aussi minces que possible, et après les avoir colorées à la purpurine, on observera les corpuscules à un fort diamètre. On constatera alors qu'ils contiennent une cellule plus ou moins ratatinée et un noyau assez volumineux, se colorant fortement sous l'influence du réactif.

M. Chevassu (1), pour voir les prolongements protoplasmiques des corpuscules étoilés des os, conseille la technique suivante.

L'os est décalcifié par l'acide picrique en solution concentrée, les fragments ne doivent pas dépasser 4 ou 5 millimètres d'épaisseur.

La décalcification terminée, le fragment est durci par la gomme et l'alcool.

Puis les coupes sont colorées par le carmin acétique de Schweigger-Sedel. Il faut douze heures pour que la coloration soit complète. La préparation est placée pendant ce temps dans la chambre humide. On peut aussi la recouvrir d'une lamelle, la luter à la paraffine, ce qui permet de suivre sous le microscope les progrès de la coloration et de voir quand elle est suffisante. A ce moment, on enlève la paraffine et on substitue au carmin acétique quelques gouttes de glycérine colorée avec le même carmin.

Sur une coupe ainsi colorée, les cellules osseuses et les canalicules primitifs sont très nettement colorés en rouge.

Cette méthode montre les mêmes détails que sur les os desséchés et traités par le bleu d'aniline insoluble dans l'eau.

On pourrait également employer l'*éosine hématoxylique*.

Avec cette dernière couleur, on voit que les canalicules osseux ne sont pas vides, mais qu'ils contiennent une substance qui se teinte en violet, tandis que le corps cellulaire est rouge pur et le noyau violet foncé.

Les vaisseaux des os sont assez difficiles à étudier. On devra se servir dans ce cas de pièces injectées au bleu de Prusse soluble et qu'on fera décalcifier dans l'acide picrique ou l'acide chromique.

(1) Chevassu, *Note sur les prolongements protoplasmiques des corpuscules étoilés des os*, Archives de physiologie, 1881, p. 195.

Outre l'étude de l'os complètement formé, il y a encore une question fort intéressante à traiter, c'est celle de leur développement.

On coupera de petits fragments comprenant l'os et le cartilage d'ossification, puis on les mettra macérer quelques heures dans l'alcool absolu pour fixer les éléments. On les plongera ensuite pour les décalcifier dans une solution d'acide picrique, et lorsque la pièce sera devenue malléable, on la durcira par les procédés habituels.

Nous avons dit que l'acide chromique donnait en général des précipités dans les cellules. Cependant on peut quelquefois l'employer, parce qu'il est plus énergique que l'acide picrique. Mais le plus grave inconvénient est de diminuer considérablement l'affinité des cellules pour les matières colorantes. La solution employée doit être à 2 ou 4 pour 1000.

M. Ranvier fait observer que les pièces traitées par l'acide chromique ont conservé la faculté de se colorer par la purpurine, et il indique la manière suivante de procéder.

La pièce à décalcifier est placée, dit-il, dans une solution de bichromate d'ammoniaque pendant une semaine, puis dans une solution abondante d'acide chromique à 2 pour 1000. Lorsqu'elle est ramollie, on la plonge dans l'eau pendant quelques heures pour la faire dégorger, puis dans une solution épaisse de gomme arabique, où on la laisse jusqu'à ce qu'elle tombe au fond du vase. On la retire alors, on la met dans l'alcool absolu et on obtient au bout de deux ou trois jours une pièce suffisamment solide pour qu'il soit possible d'y pratiquer des coupes minces qu'on colorera ensuite avec le picro-carminate ou la pupurine.

On prendra les plus grandes précautions pour faire les sections qui sont quelquefois difficiles, vu la différence de fermeté des diverses couches. Il est indispensable que les pièces soient parfaitement durcies.

Pour compléter la technique du tissu osseux, nous ferons observer que, s'il s'agit de coupes à pratiquer dans des os spongieux, il est nécessaire de modifier un peu les procédés généraux. Comme ce ce tissu serait trop fragile et s'écraserait sous l'action de la scie, on commence par le plonger dans une solution épaisse de gomme, et quand il en est bien imbibé, on le retire et on le dépose dans l'alcool, qui solidifie la gomme et donne plus de solidité à la pièce.

On en coupe alors des lamelles par le même procédé que pour le tissu compact et on les use sur la pierre; seulement, au lieu de se servir d'eau, on emploie l'alcool pour la mouiller. La pièce suffisamment amincie est jetée dans l'eau, où elle achève de se dégommer.

B. Moelle des os. — C'est une substance pulpeuse, molle, qui remplit les cavités osseuses. Elle est tantôt jaunâtre, tantôt rougeâtre.

La première se trouve dans les os longs des animaux adultes. Elle doit sa couleur à la graisse qu'elle contient. La seconde se rencontre dans les épiphyses, les os courts et les os plats et surtout dans les corps vertébraux, les os de la base du crâne et le sternum.

La moelle présente à étudier des cellules spéciales qu'on nomme médullocelles, des cellules à noyaux multiples ou myéloplaxes (fig. 135), des cellules adipeuses, et un tissu conjonctif lâche qui sert de soutien aux nerfs et aux vaisseaux.

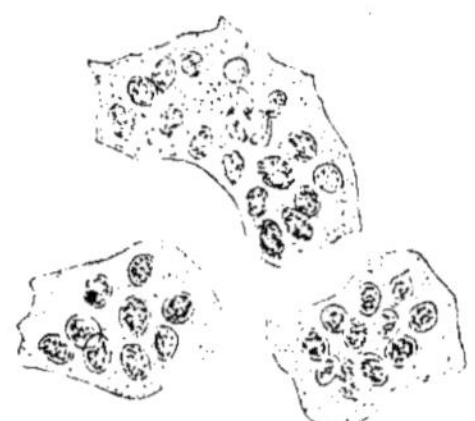

Fig. 135. — Myéloplaxes (Cadiat).

Pour prendre connaissance de ces divers détails, on choisira un os long d'un animal fraîchement tué, et après l'avoir fracturé légèrement avec un marteau, on en extraira des fragment de moelle qu'on étudiera en les dilacérant dans une goutte de sérum.

On pourra également faire macérer pendant 24 ou 48 heures des fragments de moelle dans l'alcool au tiers, ce qui permettra d'isoler facilement les cellules. Les éléments seront ensuite colorés avec une goutte de picro-carminate et examinés dans la glycérine.

On remarquera que toutes les cellules ne sont pas semblables : les unes sont globuleuses et présentent un noyau coloré en rouge, ce sont les *médullocelles;* les autres, plus grosses et de forme plus ou moins irrégulière, laissent voir dans leur intérieur plusieurs noyaux : ce sont les cellules décrites dans les auteurs sous le nom de plaques à noyaux multiples ou *myéloplaxes.*

Enfin il existe des cellules adipeuses présentant le plus souvent
un noyau coloré et qu'on peut d'ailleurs reconnaître facilement par
la réaction de l'acide osmique.

Ces cellules de la moelle sont douées du mouvement amiboïde.
On peut facilement l'observer sur la moelle d'un animal à sang
froid. Nous décrirons plus loin, quand nous parlerons du sang, les
moyens employés pour observer ces phénomènes.

C. Périoste. — C'est la membrane qui recouvre le corps des os.
Elle est fortement vasculaire et présente une couleur plus ou moins
jaunâtre, quelquefois blanchâtre.

Son épaisseur est variable selon les régions où on l'examine :
épais dans les points où il se continue avec les tendons ou les aponévroses et dans ceux où il n'est recouvert que par la peau, il est
au contraire mince et transparent dans les régions où il donne
naissance directement à des fibres musculaires sans l'intermédiaire
de tendons.

Dans les points où les os sont recouverts par une muqueuse
(voûte palatine, cavités nasales), le périoste se confond complètement avec le derme de la muqueuse et ne peut en être séparé.

Pour étudier le périoste, on en séparera des fragments au moyen
d'un scalpel fort qui raclera l'os et on les fera durcir par les procédés habituels, puis on y pratiquera des coupes fines qui montreront que cette membrane est formée de deux couches entièrement
unies, mais de structure différente : la plus superficielle est formée
de tissu conjonctif, entremêlé de cellules adipeuses et contient les
nerfs et les vaisseaux du périoste. La plus profonde présente des
fibres élastiques et n'est que très peu vasculaire. Elle est seulement
traversée par les vaisseaux et les nerfs qui se rendent dans le tissu
osseux.

Les coupes seront colorées avec le picro-carminate et examinées
dans la glycérine. Il sera indispensable d'étudier également des
pièces injectées pour se rendre compte de la richesse vasculaire de
la couche superficielle.

Le trajet des nerfs sera facilement suivi en traitant la membrane
bien tendue par la solution d'acide osmique au centième.

D. Membranes synoviales. — Ce sont des membranes qui enveloppent les articulations et contribuent à maintenir les rapports entre les surfaces de frottement. Elles sont plus ou moins épaisses et souvent recouvertes extérieurement de couches fibreuses superposées.

On fera durcir ces membranes et on y pratiquera des coupes verticales qu'on traitera par le picro-carminate et la glycérine.

On devra étudier les connexions de ces capsules fibreuses avec les os et les cartilages. On commencera dans ce cas par séparer de petits fragments à la limite des points d'insertion, et on les fera macérer pendant plusieurs jours dans une solution concentrée d'acide picrique ou d'acide formique au tiers qui ramollira la substance

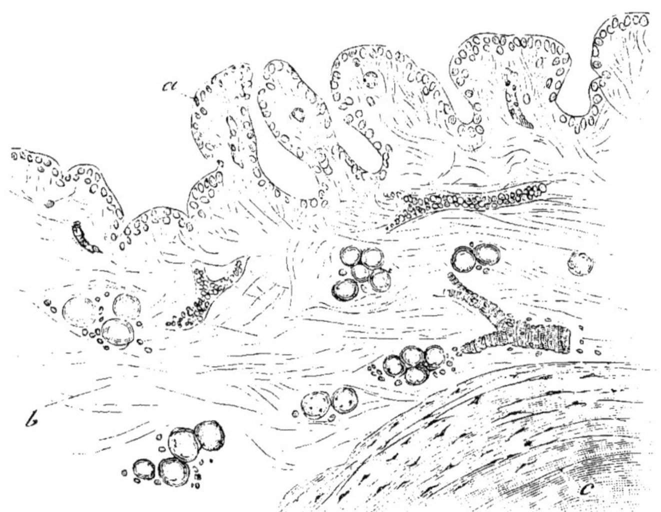

Fig. 136. — Coupe de la synoviale du genou au niveau du ligament latéral interne. — Cette préparation a été faite avec la synoviale du genou d'un supplicié de vingt cinq ans. — *a*, tissu de la synoviale avec des végétations villiformes ; *b*, tissu conjonctif sous-séreux renfermant des vésicules adipeuses et interposé entre la synoviale et le ligament latéral interne (Cadiat).

osseuse et permettra de pratiquer des coupes intéressant à la fois les deux tissus. Les morceaux devront être fort petits et ne pas dépasser un demi-centimètre cube. On remarquera également que ces membranes synoviales se confondent souvent avec le périoste.

Au point de vue de leur structure histologique, elles sont formées de deux parties (fig. 136) :

1° Une couche de *tissu conjonctif* à faisceaux parallèles dans la partie interne, à fibres serrées et présentant des noyaux allongés, avec fibres élastiques fines et dans la couche externe des faisceaux entre-croisés avec fibres élastiques fines et quelquefois un certain nombre de vésicules adipeuses.

Ces divers détails, nous le répétons, s'observent facilement sur des coupes verticales, colorées par le picro-carminate et traitées ou non par l'acide acétique.

2° Une couche d'*épithélium pavimenteux simple ou stratifié* à larges cellules munies d'un noyau. On traitera cette surface par le *nitrate d'argent* en solution au 300° ou même au 500°, afin de mieux distinguer le groupement des cellules. Puis on fera apparaître ensuite le noyau en laissant la pièce macérer un temps plus ou moins long dans une solution de carmin neutre.

Si l'on peut disposer d'une pièce injectée, on constatera que les membranes synoviales sont également pourvues de vaisseaux, peu nombreux néanmoins.

La surface interne présente souvent des saillies que l'on désigne sous le nom de « *franges synoviales* ». Elles offrent, contrairement aux membranes synoviales, une grande richesse vasculaire. De nombreux capillaires forment des anses fort élégantes sur le bord de ces petits organes, qui sont d'ailleurs formés de tissu conjonctif assez compact et recouverts de l'épithélium dont nous venons de parler. On trouve parfois dans leur intérieur des cellules cartilagineuses.

Ces franges sont elles-mêmes surmontées quelquefois de petites saillies secondaires qui ne sont pas vasculaires et sont formées de tissu conjonctif compact ou même d'épithélium condensé, ainsi qu'on peut facilement le constater sur des coupes intéressant l'épaisseur du tissu.

Quant au liquide qu'on trouve dans l'intérieur des capsules, « *la synovie* », elle ressemble beaucoup au mucus et présente au microscope des cellules épithéliales libres, souvent atteintes de dégénérescence graisseuse, des noyaux de cellules, des granulations graisseuses et quelquefois des globules sanguins et lymphatiques, le tout nageant dans un fluide qui se trouble par l'influence de l'acide acétique.

Pour compléter enfin l'histoire des membranes synoviales, on devra étudier la distribution des nerfs dans leur épaisseur et recourir alors à l'acide osmique en solution au centième.

E. Ligaments articulaires. — Leur structure varie selon les régions. Dans les membranes qui unissent les os de la voûte du crâne, chez les enfants, on constate une texture conjonctive à fibres parallèles et à noyaux allongés.

Dans d'autres régions, et ce sont les plus répandues, les os sont maintenus par des ligaments ayant exactement la structure du tissu fibreux.

Les éléments élastiques qu'on rencontre dans les ligaments jaunes des arcs vertébraux et dans le ligament cervical postérieur sont formés de fibres longitudinales très serrées. On devra les étudier sur des coupes transversales. Elles sont unies entre elles par un tissu conjonctif lâche, peu abondant. On devra les isoler en les faisant bouillir dans une *solution de soude à* 35 p. 100. Quand la pièce semble ramollie, on arrête l'action du réactif en la plongeant dans l'eau. Pour l'étudier, on la dissociera sur une lame de verre et on l'observera dans la glycérine picriquée.

Les ligaments intervertébraux présentent une structure spéciale : ils devront être étudiés au moyen de coupes verticales et de coupes transversales. Ils sont formés de trois parties : 1° de couches concentriques de fibro-cartilage avec tissu conjonctif blanchâtre ; 2° d'une masse centrale molle, principalement formée de fibro-cartilage ; 3° de deux couches de cartilage immédiatement appliquées sur les os.

Les couches concentriques sont formées extérieurement de tissu conjonctif, plus en dedans de couches alternatives de tissu conjonctif et de fibro-cartilage. Ce dernier tissu se compose d'une trame fibreuse serrée, dépourvue de fibres élastiques au milieu de laquelle on découvre de petites cellules de cartilage allongées et disposées en séries.

La substance centrale est formée de fibro-cartilage mou et de tissu conjonctif et laisse voir de plus les vestiges de la corde dorsale.

Dans la symphyse pubienne, on trouve à la périphérie un vrai tissu cartilagineux avec substance fondamentale homogène, contenant des cellules mères volumineuses et au centre un tissu d'apparence fibreuse. Ces divers détails se vérifient facilement sur des coupes transversales.

On rencontre également dans cette région des capsules cartilagineuses de très grande dimension et incrustées de sels calcaires.

Pour terminer, nous dirons quelques mots des cartilages interarticulaires que l'on rencontre dans les articulations du genou et du maxillaire inférieur. On y trouve un tissu fibreux dense, à fibres entre-croisées en divers sens et peu distinctes, et des cellules cartilagineuses disposées en séries longitudinales.

Les diverses préparations relatives aux détails qui précèdent sont faciles à faire. Elles consistent la plupart en sections verticales et horizontales et devront être examinées dans la glycérine après avoir été colorées par la purpurine ou le picro-carminate.

Les tissus qui contiennent les éléments cartilagineux seront colorés par l'acide picrique.

On pourra également, dans certains cas, traiter les préparations par le bleu de quinoléine, mais on ne devra pas oublier que, vu la grande puissance de coloration de ce réactif, il est indispensable de l'employer en solution très diluée. Les coupes seront, après avoir été lavées, conservées dans la glycérine.

Dérivés pathologiques. — Le tissu osseux donne naissance à des tumeurs, appelées « *ostéomes* », qui peuvent être plus ou moins compactes ou même spongieuses selon leur siége et leur origine. Elles possèdent des canaux de Havers.

Leur développement se fait sous le périoste aux dépens de la prolifération des cellules médullaires de la région. Il sera donc utile d'étudier ces tumeurs en faisant des coupes intéressant à la fois leur tissu et le périoste ambiant.

Les procédés seront les mêmes que pour le tissu osseux.

On trouve encore dans certains cas des formations osseuses développées de toutes pièces dans des tissus, où on ne les rencontre jamais normalement. C'est ainsi que des îlots osseux ont été observés quelquefois dans le tissu musculaire, dans la dure-mère ou dans des tumeurs de la parotide ou des testicules. On a même noté la présence du tissu osseux au sommet des poumons, dans la choroïde, le foie, etc.

Les pièces de cette nature seront décalcifiées par l'acide picrique ou l'acide formique au tiers, afin de pouvoir faire des coupes intéressant les parties osseuses et le tissu ambiant.

De plus, le tissu osseux peut être envahi par la plupart des tumeurs que nous avons décrites à la suite du tissu conjonctif : sarcomes divers, myxome, lipome, carcinome, tuberculose, gommes, chondromes, etc., etc.

Il nous reste à parler de l'ostéite, de la nécrose et de la carie, ainsi que de la formation du cal dans les fractures.

A. *Ostéite.* — Elle est toujours précédée par des phénomènes de congestion que l'on reconnaîtra sur des coupes à ce que les capillaires sont légèrement dilatés, remplis de globules sanguins et à l'abondante prolifération de cellules embryonnaires, vivement colorées en rouge par le picro-carminate.

On observe souvent de petites hémorrhagies interstitielles dues à la rupture des capillaires, dont les parois sont naturellement peu consistantes et ne sont d'ailleurs aucunement maintenues par le tissu lâche qui les environne.

Ces premiers phénomènes sont suivis de deux autres, qui marchent parallèlement : 1° la destruction des trabécules osseuses par l'envahissement des cellules embryonnaires, lesquelles viennent éroder les parois en formant des échancrures qui, au fur et à mesure qu'elles s'agrandissent, arrivent à faire communiquer entre elles les cavités médullaires voisines et à donner naissance à ce que l'on appelle les lacunes de Howship ;

2° La formation de nouvelles travées osseuses qui se produisent surtout dans les régions avoisinant l'inflammation.

MM. Cornil et Ranvier (1) distinguent quatre sortes d'ostéites :
1° *L'ostéite simple.* — Caractérisée par le retour de la moelle à

(1) Cornil et Ranvier, *Manuel d'histologie pathologique*, p. 39.

l'état embryonnaire avec congestion et tuméfaction du périoste, agrandissement des canaux de Havers et formation de travées osseuses prenant naissance sous le périoste, aux dépens de la moelle embryonnaire de la région;

2° *L'ostéite raréfiante*. — Le tissu osseux est résorbé peu à peu par l'envahissement des cellules embryonnaires et le périoste ambiant ne donne pas naissance à de nouvelles formations osseuses;

3° *L'ostéite productive*, qui est le point de départ des masses dont nous avons parlé et qui constituent les tumeurs osseuses proprement dites.

Cette forme d'ostéite amène encore la production de ces travées osseuses irrégulières, appelées *ostéophytes* et qui se développent sous le périoste dans certaines inflammations chroniques ou bien la condensation générale du tissu osseux de façon à lui donner un aspect éburné.

Dans ce cas, sur des coupes pratiquées en divers sens, on remarquera que les lamelles se sont superposées de la façon la plus irrégulière et correspondant à des périodes inflammatoires séparées plus ou moins longtemps les unes des autres.

4° Enfin l'*ostéite phlegmoneuse diffuse* ou *ostéo-myélite*, que l'on observe surtout chez les jeunes sujets et qui est surtout caractérisée par la production d'une grande quantité de pus.

On a décrit dans ces derniers temps un *microbe particulier* que l'on pourra rechercher par les méthodes indiquées plus loin.

B. *Nécrose*. — La nécrose correspond à une période plus avancée de l'ostéite.

Lorsque les travées osseuses ont été séparées entièrement par l'envahissement des bourgeons embryonnaires, certains fragments se trouvent absolument isolés au milieu d'un tissu embryonnaire et constituent alors ce que l'on appelle un *séquestre*.

Les préparations dans ce cas seront les mêmes que précédemment.

C. *Carie*. — Caractérisée d'après MM. Cornil et Ranvier par deux périodes distinctes :

« Dans la première, les cellules osseuses subissent la transforma-

tion graisseuse, sans qu'il y ait eu auparavant le moindre phénomène inflammatoire.

« Dans la seconde, les trabécules osseuses, frappées de mort dans
leurs éléments cellulaires, forment autant de petits corps étrangers
qui déterminent autour d'eux une inflammation suppurative. »

Voici le procédé (1) que ces deux auteurs conseillent pour étudier
ces sortes de pièces :

« On enlève les sels calcaires des trabécules par une macération
de quelques minutes dans l'acide chlorhydrique affaibli; on lave
ensuite avec de l'eau distillée et on fait l'examen après avoir ajouté
de l'acide acétique à la préparation. A l'aide de ce procédé, on
reconnaîtra la présence de granulations et de gouttelettes graisseuses dans les corpuscules osseux, mais on ne pourra apprécier
nettement l'état de leurs noyaux. Pour cela les trabécules osseuses
sont placées pendant vingt-quatre heures dans une *solution d'acide
chromique à 2/1000*. Elles sont alors devenues très souples, ce qui
indique qu'elles sont privées de leurs sels calcaires. On les lave,
puis on les dépose sur une lame de verre ; on ajoute alors quelques
gouttes d'une solution foncée de rouge d'aniline dans l'acide acétique. Au bout d'une minute, on les lave dans l'eau distillée et on
fait l'examen dans ce dernier liquide. A l'aide d'un grossissement
de 300 diamètres, on constate que quelques corpuscules ont conservé leur noyau, que celui-ci est devenu irrégulier et est entouré de
granulations graisseuses; mais généralement les corpuscules contiennent simplement de la graisse. On remarque même que certaines
trabécules n'ont pas un seul de leurs corpuscules muni de son noyau.

D. *Du cal.* — Les phénomènes observés sont de deux sortes : si
la fracture est compliquée de plaie, on observe la même évolution
que dans l'ostéite. S'il n'existe pas de communication avec l'air
extérieur, il se produit un cal cartilagineux qui s'ossifie ensuite.

MM. Rigal et Vignal (2) conseillent d'employer pour l'étude des
pièces les procédés suivants :

(1) Cornil et Ranvier, *Manuel d'histologie pathologique*, p. 408.
(2) Rigal et Vignal, *Recherches sur la formation du cal*, 1881, Archives de
physiologie, p. 419.

On commence par fixer les éléments de l'os en le plongeant dans une solution de *bichromate d'ammoniaque* à 2 *p.* 100 pendant huit jours, puis on le place dans une solution d'*acide chromique* à 2 *p.* 100.

Malgré la faiblesse relative de la solution, la décalcification s'y opère assez vite, si l'on a soin d'ouvrir le canal médullaire aux deux bouts en réséquant les cartilages articulaires, et de suspendre la pièce à l'aide d'un fil au milieu de la solution.

Il faut employer beaucoup de liquide. La décalcification marche plus vite. et l'on a observé que par la suite les préparations étaient d'autant plus belles.

La décalcification opérée, on enlève l'excès d'acide chromique en mettant les pièces vingt-quatre heures dans l'eau que l'on renouvelle plusieurs fois; puis on leur donne une consistance suffisante en les plaçant dans la solution de gomme habituelle, puis dans l'alcool fort.

Les coupes sont colorées au picro-carmin ou à la purpurine et montées, soit dans la glycérine pure, soit dans la glycérine avec 1 p. 100 d'acide formique.

L'hématoxyline ne donne pas de résultats bien satisfaisants.

Par contre le *bleu de quinoléine* colore la substance osseuse en bleu clair et le cartilage en violet foncé. C'est le réactif par excellence du cartilage, ainsi que M. Ranvier l'a fait remarquer. Elle n'a qu'un inconvénient, c'est son peu de stabilité qui fait qu'elle disparaît après quelques jours.

6° **Tissu épithélial.**

Ce tissu présente une importance toute particulière, et mérite d'être étudié avec les plus grands détails; il est extrêmement répandu dans l'économie et se présente sous les formes les plus variées, selon les régions où on l'examine.

Nous le diviserons en trois catégories :

1° L'*épithélium pavimenteux*, lequel peut être *simple*, c'est-à-dire formé par un seul rang de cellules, ou *stratifié*, c'est-à-dire composé d'un nombre de couches plus ou moins nombreuses de cellules superposées;

2° L'*épithélium cylindrique*, formé de cellules plus allongées dans un sens que dans l'autre, et qu'on rencontre surtout dans les organes splanchniques ;

3° L'*épihtélium vibratile*, dont les cellules sont munies de cils animés de mouvements spéciaux.

1° ÉPITHÉLIUM PAVIMENTEUX.

a. **Epithélium pavimenteux simple.** — C'est l'espèce la plus répandue dans l'organisme ; il est constitué par des éléments cellulaires aplatis, pâles, de forme plus ou moins irrégulière, groupés les uns à côté des autres, et adhérents entre eux au moyen d'un ciment intercellulaire. Les cellules, de dimensions variables, sont tantôt franchement polyédriques, comme dans l'épithélium buccal, ou bien allongées, comme on l'observe à la surface interne des vaisseaux.

Elles ont généralement un noyau très net, et quelquefois un ou plusieurs nucléoles ; elles peuvent aussi contenir des granulations de nature graisseuse.

On trouve cette variété d'épithélium dans un grand nombre de points : les lymphatiques et les vaisseaux sanguins, ainsi que les cavités du cœur, les sacs séreux, les synoviales, les bourses muqueuses, les gaines tendineuses ; on le rencontre encore dans l'œil, à la face postérieure de la cornée et à la face antérieure de l'iris ; dans l'oreille interne, où il tapisse les canaux semi-circulaires et le vestibule. Enfin, c'est lui qu'on rencontre dans les alvéoles pulmonaires.

Pour étudier ces divers éléments il est nécessaire de recourir à plusieurs manipulations.

En général, la première opération consiste à *dissocier* les surfaces épithéliales, de façon à détruire le ciment intercellulaire qui réunit les cellules. Plusieurs procédés sont également bons ; celui que nous employons le plus fréquemment est la macération, dans l'*alcool au tiers*, pendant vingt-quatre ou quarante-huit heures.

Une muqueuse d'une petite étendue, langue, œsophage, estomac, intestin, vessie de la grenouille ou un fragment de muqueuse de mammifère ayant 1 centimètre de côté est placé dans 8 ou 10 centimètres cubes de la solution d'alcool.

Vingt-quatre heures après il suffit de racler la surface de la muqueuse avec un scalpel pour enlever des lambeaux d'épithélium qui, agités dans une goutte d'eau sur la lame porte-objet, fournissent des préparations où les cellules séparées les unes des autres, se présentent avec les moindres détails de leurs formes et de leur structure.

Pour faire des préparations permanentes de cellules dissociées, il suffit d'agiter le fragment épithélial dans *une goutte de picro-carminate à 1 p. 100 et de faire pénétrer lentement la glycérine.*

Pour colorer avec les couleurs d'aniline et le bleu de quinoléine, il est d'abord nécessaire de faire avec ces matières colorantes des solutions convenables.

Pour cela, il faut dissoudre une certaine quantité de ces substances dans un mélange d'alcool à 36° et d'eau distillée dans la proportion d'un à deux. Le sulfate et l'acétate de rosaniline aussi bien que le bleu d'aniline soluble dans l'eau, seront simplement mélangés à la solution d'alcool. Le bleu d'aniline insoluble dans l'eau et le bleu de quinoléine, seront d'abord dissous dans de l'alcool à 36°, et l'on ajoutera à cette solution deux fois son volume d'eau distillée.

Ces solutions seront filtrées. On en mettra sur la lame de verre une goutte, dans laquelle on agitera le lambeau d'épithélium modifié par l'action de la solution alcoolique.

Dans le cas où les cellules contiendraient des granulations graisseuses, ce qui arrive quand elles sont anciennes, on en reconnaîtrait la nature en leur faisant subir l'action de *l'acide osmique au 100°*, qui, comme on le sait, jouit de la propriété de colorer la graisse en noir, par réduction de l'osmium.

On peut encore, pour dissocier les cellules épithéliales, recourir au sérum iodé.

Voici comment on le prépare : on se procure du sérum naturel, du sang ou de l'amnios, ce qui est facile dans les grandes villes où existent des abattoirs, et le liquide est recueilli dans un flacon au fond duquel on a déposé des cristaux d'iode. On agite le mélange de façon que tout le liquide se trouve successivement saturé d'iode ; cette opération doit être renouvelée souvent pour empêcher la formation des moisissures.

On peut encore recourir au procédé suivant : au lieu d'employer de l'iode en paillettes, on verse une forte proportion de teinture d'iode dans le flacon contenant le sérum, et on filtre la solution dans laquelle s'est produit un précipité. Cette solution, fortement iodée, versée tous les jours, en petite quantité, dans le sérum, le préserve de la putréfaction.

M. Ranvier fait observer qu'au début, l'iode se dissout très lentement dans le sérum, et que ce n'est qu'à la longue qu'il devient de plus en plus riche en iode. Pour dissocier une surface épithéliale, on en sépare un petit fragment qu'on y laisse macérer pendant vingt-quatre ou quarante-huit heures, et après ce temps, on peut, au moyen du raclage, enlever un nombre suffisant d'éléments pour les étudier.

Si, la macération n'ayant pas été assez prolongée, les cellules ne se dissociaient pas, on devrait ajouter un peu de sérum fortement iodé, et laisser agir de nouveau le réactif.

Le sérum iodé, de même que l'alcool au tiers, n'entrave nullement l'action ultérieure des matières colorantes.

On pourrait encore se servir de l'acide chromique très dilué, comme agent de macération ; mais les résultats sont moins nets. Il se forme dans les cellules un précipité granuleux, et leur affinité pour les matières colorantes est beaucoup affaiblie.

Nous venons de voir la manière d'étudier les épithéliums, dans le but de constater la forme de leurs éléments ; mais il est une seconde opération aussi importante, qui consiste à les étudier en place. Il faut pratiquer, dans ce cas, l'imprégnation par les sels d'argent.

Voici le procédé que nous avons adopté et qui donne d'excellents résultats : supposons qu'on veuille observer la surface épithéliale de la vessie, par exemple. Après avoir séparé l'organe, en évitant le contact du sang, on le plonge dans l'eau distillée, où on l'agite

quelques minutes pour bien le laver, puis on le retire et on l'étend
sur une plaque de liège, en ayant soin de fixer les bords avec des
épingles. Quand la membrane est bien étendue, on l'arrose de nouveau avec de l'eau distillée, qu'on laisse tomber goutte à goutte, et
on l'asperge ensuite avec une solution de *nitrate d'argent*, à
1 *p.* 300, *ou mieux* 1 *p.* 500. On continue l'action du réactif jusqu'à
ce qu'on aperçoive une teinte laiteuse. On lave alors pour enlever
l'excès du sel d'argent, et on expose à la lumière pour que la réduction puisse s'opérer.

On obtient de la sorte de magnifiques images. Pour les conserver
ensuite, on traite la préparation par une légère solution d'hyposulfite de soude, qui enlève le sel d'argent en excès, et les pièces
peuvent être conservées dans la glycérine.

Nous recommandons d'user de préférence de solutions faibles.
Nous avons, dans certains cas, obtenu d'excellents résultats avec
des solutions au millième. En hiver, lorsque le ciel est brumeux, on
peut user de solutions au centième; mais il faut alors laisser le
réactif fort peu de temps en contact avec la pièce. On n'obtient
d'ailleurs jamais de la sorte d'aussi bons résultats, et les lignes de
séparation des cellules sont souvent empâtées.

Dans ces derniers temps, nous avons employé pour nos imprégnations un petit appareil qui donne d'excellents résultats. Au lieu
de laisser tomber goutte à goutte le nitrate d'argent, nous mettons
la préparation dans un flacon muni de deux tubes, l'un effilé et
l'autre communiquant avec une poire en caoutchouc. En faisant de
la pression, on vaporise le liquide argentique qui agit plus régulièrement sur la pièce, et balaye d'ailleurs tous les dépôts d'albu-
minates, au moment même où ils sont formés.

On peut adopter le petit instrument dont se servent les dessina-
teurs pour fixer le crayon.

Le procédé que nous venons d'indiquer ne saurait convenir
lorsqu'il s'agit d'étudier l'épithélium qui tapisse un vaisseau ou un
canal glandulaire. On doit, dans ce cas, recourir à l'injection. Nous
avons d'ailleurs décrit le procédé à l'article : *Injections au nitrate
d'argent*.

Les solutions seront faibles, et la masse devra être gélatineuse, afin que les parois ne s'affaissent pas l'une sur l'autre, ce qui empêcherait de distinguer la forme des cellules.

Les pièces choisies pour l'injection devront être parfaitement fraîches, sous peine de n'avoir que des résultats incomplets, l'épithélium se détachant avec la plus grande facilité. Il arriverait, dans ce cas, que les couches sous-jacentes seraient colorées d'une façon diffuse.

Si l'on se proposait d'observer les surfaces épithéliales au point de vue de leurs rapports avec les couches qui les supportent, il serait nécessaire de pratiquer des coupes verticales sur des pièces durcies.

Le procédé habituel par la gomme, l'acide picrique et l'alcool peut suffire à la rigueur; mais nous avons remarqué qu'il donne des résultats inférieurs à celui qui consiste à durcir les pièces en les plongeant dans l'alcool absolu. Dans ce dernier cas, les cellules sont plus nettement limitées et l'élection des couleurs s'y fait d'une façon plus accentuée.

On devra, pour faire durcir une membrane épithéliale, avoir soin de la fixer sur une petite plaque de bois ou de liège avec des épingles. On évitera ainsi le ratatinement des éléments qui les rendrait plus tard méconnaissables.

Nous avons généralement conseillé, comme matière colorante, le *picro-carminate;* mais on pourra employer également l'*hématoxyline,* qui donne de fort belles préparations, et a une grande affinité pour tous les tissus épithéliaux. Le meilleur moyen consiste à laisser longtemps la coupe en rapport avec la matière colorante et à la ramener ensuite à la teinte voulue en la lavant dans une solution acétique très diluée, jusqu'à ce que tous les éléments deviennent bien nets et bien limités.

Si la préparation est suffisamment éclaircie, le tissu conjonctif ambiant doit être absolument incolore.

Il faudra prendre soin, une fois la coloration achevée, de bien laver la pièce à l'eau distillée, avant de la monter définitivement.

Quant à la conservation des préparations d'épithéliums, elle peut avoir lieu dans la glycérine, selon les procédés ordinaires, ou bien dans le baume de Canada.

Dans ce dernier cas, les opérations de déshydratation et d'éclair-

cissement devront être faites, la surface parfaitement tendue et
fixée sur une plaque de liège ; on devra monter les pièces dans le
baume, à froid ou très faiblement chauffé, pour éviter que la préparation ne vienne à se crisper.

En étudiant chaque organe isolément, nous reviendrons d'ailleurs souvent sur la manière d'observer les divers épithéliums.

b. **Épithélium pavimenteux stratifié.** — Il se présente sous le
même aspect que le précédent, seulement il est formé par la superposition de plusieurs couches de cellules. Entre l'épithélium pavi-

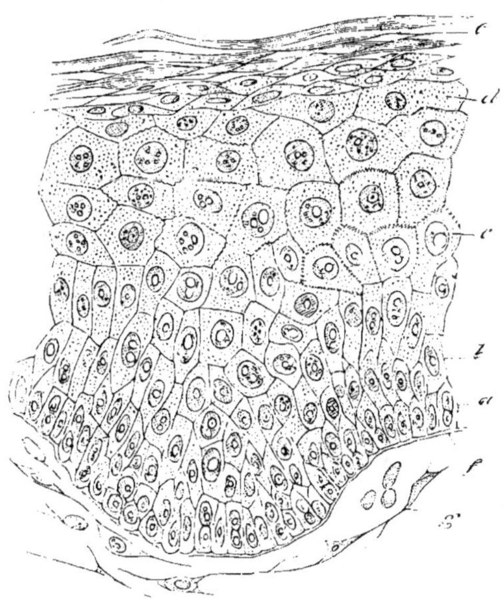

Fig. 137. — Coupe de l'épiderme du prépuce. — *a*, petites cellules de la couche
de Malpighi : un certain nombre accusent des signes de segmentation;
b, cellules un peu plus avancées; *c*, cellules polyédriques crénelées sur les
bords; *d*, cellules superficielles s'aplatissant pour former la couche cornée ;
e, couche cornée (Cadiat).

menteux simple et l'épithélium stratifié, on trouve tous les degrés
intermédiaires (fig. 137).

Assez mince dans les synoviales articulaires, l'appareil urinaire,
il est au contraire très épais dans la cavité buccale, la conjonctive

oculaire, le pharynx, l'œsophage, les organes génitaux de la femme.

Pour observer la forme de l'épithélium buccal, il existe un procédé fort simple, qui consiste à gratter, avec l'ongle, la face interne des joues. Le petit amas de cellules que l'on amène ainsi est délayé dans une goutte de picro-carminate et étudié dans la glycérine.

Quelquefois, les cellules contiennent du pigment : on devra choisir celles de la choroïde du mouton, les cellules de l'uvée, dont la disposition affecte la forme d'une superbe mosaïque. La teinte noire est due à la présence de granulations abondantes, lesquelles sont douées du mouvement brownien ; ces cellules possèdent un noyau que l'on peut apercevoir lorsque le pigment n'est pas très abondant.

On ne négligera pas non plus l'étude de la peau du nègre où l'on pourra se rendre compte facilement de la distribution du pigment.

Les cellules pavimenteuses stratifiées sont quelquefois munies de dentelures, disposées comme une roue d'engrenage. Cette forme se montre dans l'épiderme de la peau (nous y reviendrons plus loin), ou souvent dans certaines tumeurs épithéliales, comme *l'épulis de la gencive*, par exemple.

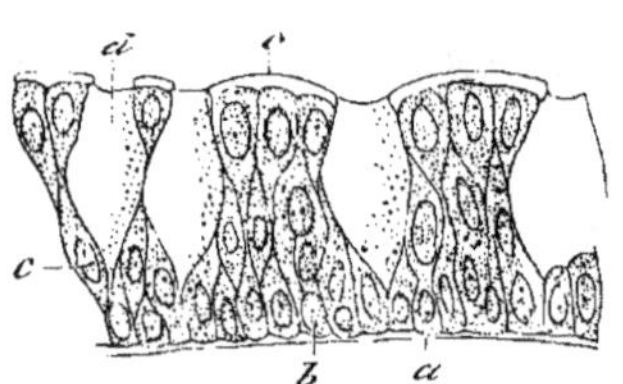

Fig. 138. — Cellules épithéliales de la muqueuse intestinale du chat. — *a*, *b*, petites cellules de la couche profonde ; *c*, plateau ; *d*, cellules caliciformes (Cadiat).

2° ÉPITHÉLIUM CYLINDRIQUE.

Cette forme se rencontre sur les muqueuses. On la trouve dans toute l'étendue du tube digestif (fig. 138) et des glandes qui en dépendent, puis dans les canaux galactophores, le canal lacrymal, quelques régions des organes génitaux internes.

On devra l'étudier dans toutes ces régions par les procédés que nous avons décrits plus haut.

Cet épithélium est *caractérisé* par des cellules plus longues que larges et groupées les unes à côté des autres sur une seule couche. Il peut arriver qu'une des extrémités de la cellule soit effilée, on a affaire en ce cas à l'épithélium *conique*. Chaque cellule contient un noyau, placé le plus souvent à la partie moyenne et quelquefois un nucléole. Le corps est généralement granuleux.

Quant à la forme et au volume, ils sont variables selon les régions où on les examine.

Sur l'épithélium de l'intestin, préparé par dissociation, on remarquera que chaque cellule est munie d'un petit rebord épais qu'on appelle le *plateau*, formé d'une substance protéique coagulée et distincte de la membrane cellulaire.

Il y a enfin une variété dont nous parlerons à propos de l'intestin, ce sont les cellules *caliciformes*.

Les cellules épithéliales de l'intestin grêle montrent très nettement, après quelques jours de macération dans l'alcool au tiers, leur plateau strié ou décomposé en bâtonnets. Ce plateau n'est nullement coloré par le *bleu de quinoléine*, non plus que le noyau et le nucléole de la cellule, tandis que ce réactif colore le protoplasme en bleu clair, un peu plus sombre dans la partie comprise entre le noyau et le plateau et en bleu intense toutes les granulations graisseuses contenues dans le protoplasme au moment de la digestion intestinale.

Le *bleu d'aniline soluble* agit d'une toute autre façon que le réactif précédent sur la cellule épithéliale de l'intestin. Il ne colore pas les granulations graisseuses, il produit une teinte bleue plus ou moins forte sur le noyau, le nucléole et le protoplasme, détermine immédiatement au-dessous du plateau un liséré bleu foncé et colore le plateau en bleu clair.

Si la solution de bleu est trop forte ou si elle a trop agi, la cellule tout entière est teintée en bleu foncé et il n'y a plus la moindre élection de la matière colorante sur telle ou telle partie de l'élément.

Nous décrirons également avec l'épithélium cylindrique la variété dite *à cils vibratiles* (fig. 139).

Pour observer facilement ces cellules, on les prendra sur le pharynx de la grenouille. Après avoir ouvert largement la gueule de l'animal, on racle avec un scapel l'épithélium qui entoure la glotte et on dépose les fragments enlevés dans une goutte d'humeur aqueuse obtenue en crevant l'œil. On voit immédiatement un grand nombre de cellules munies de cils vibratiles s'agitant avec une extrême rapidité ; sous l'influence du courant ainsi produit, les petites granulations qui nagent dans le liquide sont attirées en tous sens et servent à montrer la direction du mouvement.

Si l'on a soin de clore la préparation avec la paraffine, le mouvement peut se prolonger plusieurs heures de suite.

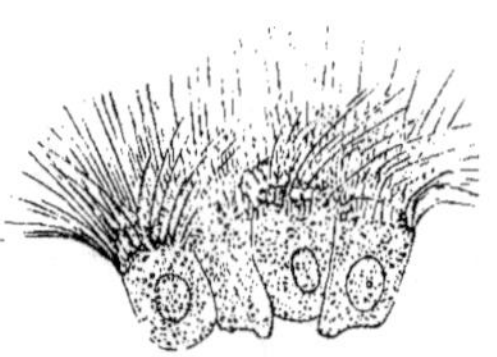

Fig. 139. — Cellules à cils vibratiles des branchies de la moule commune (Cadiat).

On obtient également de fort belles cellules vibratiles en raclant la face interne du manteau de l'huître et en faisant l'observation dans de l'eau salée.

On remarquera, si l'on fait agir du *picro-carminate* ou toute autre matière colorante sur ces cellules, que le noyau ne se colore pas tant que les cils vibratiles gardent leurs mouvements ; mais aussitôt que celui-ci cesse, la matière colorante diffuse dans la cellule.

Les cellules à cils vibratiles colorées dans le *bleu de quinoléine* ont leur noyau incolore, leur protoplasme coloré en bleu d'autant plus foncé, qu'on se rapproche davantage du plateau.

Celui-ci et les cils qui en portent sont incolores. Avec le *bleu d'aniline soluble*, le noyau et le protoplasme sont légèrement colorés en bleu, le plateau est coloré en bleu plus foncé et les cils sont incolores.

Le *rouge d'aniline* colore toute la cellule d'une manière diffuse. Le *bleu insoluble* ne la colore pas du tout.

Chez l'homme, l'épithélium vibratile s'observe en divers points : il recouvre la muqueuse des voies respiratoires à partir de la base de l'épiglotte, sauf les cordes vocales inférieures. Après avoir tapissé la trachée et les bronches, en diminuant successivement d'épaisseur, il n'est plus formé, dans les fines ramifications bronchiques, que par une seule couche de cellules à cils vibratiles.

La muqueuse nasale est également tapissée par de l'épithélium à cils vibratiles, à partir du point où se terminent les cartilages du nez.

L'utérus en présente aussi jusqu'à la moitié inférieure du col.

On le rencontre·dans les vaisseaux efférents et l'épididyme, ainsi que dans les cavités du cerveau chez le nouveau-né. Chez l'adulte, cet élément disparaît presque complètement.

Enfin il se montre encore dans la trompe d'Eustache et la caisse du tympan.

Quel que soit son siège, cet épithélium forme des couches simples ou superposées dont la surface est couverte de cils flottants. Les cellules sont généralement cylindriques et ne présentent de cils que sur la couche superficielle.

Le *nombre des cils* varie entre 10 et 30. On conçoit que, pour les observer facilement, il sera indispensable de recourir à de forts grossissements. Le 9 à immersion de Nachet donne de fort belles images et suffit amplement.

Leur *longueur* varie beaucoup, mais ils ne sont jamais aussi longs chez l'homme que chez les animaux inférieurs. Ils sont fort délicats et ne persistent pas longtemps après la mort.

On étudiera très bien les cellules en les examinant dans le *sérum iodé*. Elles s'isoleront facilement après 24 ou 48 heures de macération dans ce liquide, et leur noyau se colorera sous l'action du *picro-carminate*.

Elles devront être conservées dans la glycérine que l'on aura soin de faire pénétrer doucement entre la lame et la lamelle, pour ne pas crisper de suite les cellules, qui sont fort délicates.

Notons enfin que les mouvements vibratiles sont fort curieux et très faciles à observer sur un grand nombre d'infusoires, qu'on trouvera toujours abondamment en été dans les eaux verdâtres.

Il nous resterait à parler des ongles et des poils, mais nous y reviendrons, lorsque nous étudierons le système cutané.

Dérivés pathologiques. — Le tissu épithélial donne naissance à des tumeurs d'aspect assez varié, que l'on peut distinguer en deux classes : les épithéliomes et les papillomes.

Épithéliomes.

On les partage en trois catégories : épithéliomes pavimenteux, tubuleux et cylindriques.

1° *Épithéliomes pavimenteux.* — Ils sont généralement formés de masses lobulées, quelquefois granulées comme les choux-fleurs. La couleur à la coupe est grise ou rosée, par suite des cloisons de tissu fibreux que l'on peut y rencontrer plus ou moins abondamment.

Si l'on pratique un grattage, on obtient (fig. 140) des quantités de cellules aplaties, cornées, avec ou sans noyaux et des masses arrondies, appelées *globes épidermiques*, et composées de couches concentriques d'épithélium plus ou moins dégénéré.

Tous ces éléments *se colorent*, surtout les globes épidermiques, *en jaune par le picrocarminate.*

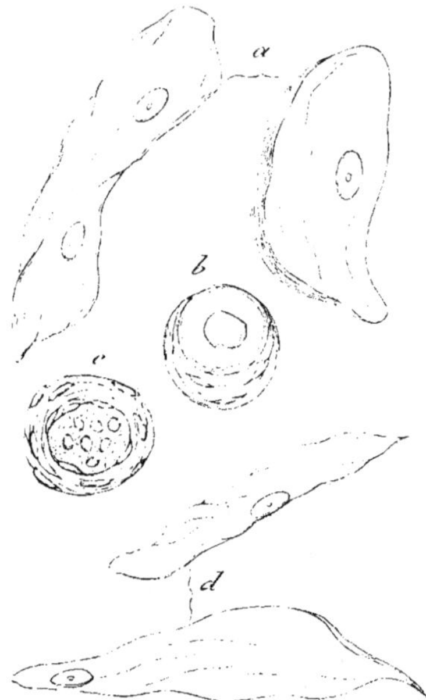

Fig. 140. — *a*, *d*, cellules épithéliales libres ; *b*, *c*, mêmes cellules concentriquement disposées autour de noyaux centraux et formant des globes sphériques ou épidermiques.

Quant au tissu de la tumeur proprement dite que l'on fera durcir par les procédés habituels, et surtout dans l'alcool absolu, il se montre comme formé d'îlots ou lobules plus ou moins irréguliers ou plus ou moins volumineux, composés de cellules polyédriques accolées et contenant dans leur masse des globes caractéristiques (fig. 141).

On ne remarque que de rares vaisseaux et seulement dans les cloisons de tissu conjonctif qui séparent les divers lobes de la tumeur. Ce tissu peut d'ailleurs offrir tous les caractères de développement, depuis le plus embryonnaire, jusqu'au type fibreux compact.

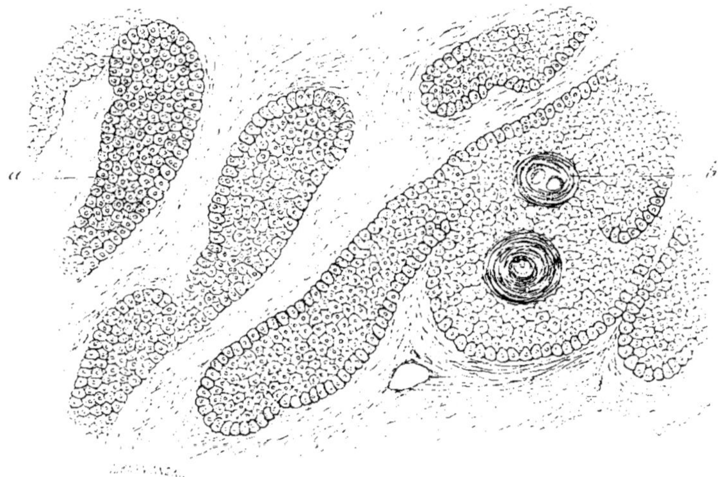

Fig. 141. — *a*, masse épithéliale irrégulière; *b*, globes épidermiques.

Ces sortes de tumeurs s'observent dans un grand nombre d'organes ou de tissus.

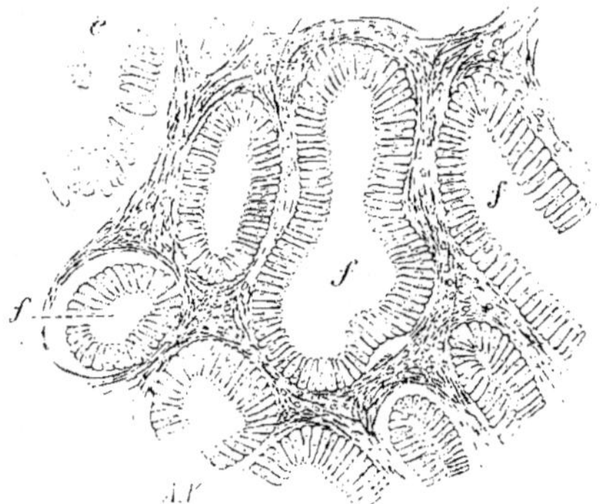

Fig. 142. — Coupe microscopique d'un épithéliome cylindrique du rectum. — *f f f*, cavités des tubes; *e*, cellules épithéliales (Tiré de l'*Atlas d'anat. pathol.* de Lancereaux).

2° *Épithéliomes tubuleux.* — Ils ne sont pas aussi fréquents que les précédents. Ils affectent la forme de tubes épithéliaux ramifiés dans l'épaisseur des tissus et ne *présentent jamais de globes épidermiques.*

Ils prennent souvent naissance aux dépens des glandes sudoripares.

C'est dans ce type que l'on doit classer certaines tumeurs du maxillaire qui ont été décrites sous le nom *d'épithéliomes kystiques,* bien qu'elles présentent en certains points des transformations cornées de leurs cellules.

3° Enfin *les épithéliomes cylindriques,* que l'on reconnaît à leurs ramifications sous forme de tubes tapissés d'une ou de plu-

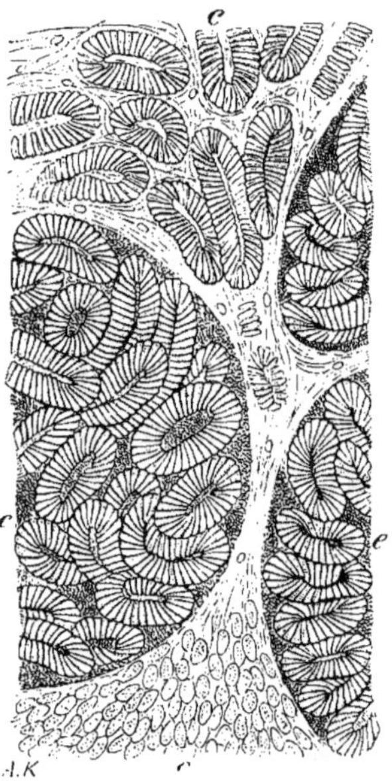
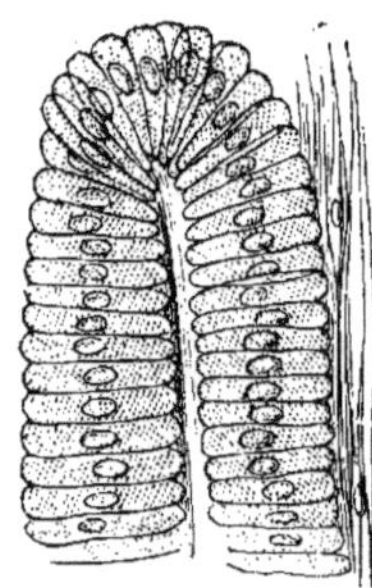

Fig. 143. — Coupe microscopique d'un épithéliome cylindrique secondaire du foie. — *e e e,* épithéliums cylindriques disposés en forme de tubes glandulaires ; *c,* cellules hépatiques de la circonférence d'un lobule aplaties et comprimées. A côté, existe un tube cylindrique isolé vu à un grossissement plus fort (400 diamètres) (*Atlas d'anat. pathol.* de Laucereaux).

sieurs couches de cellules épithéliales cylindriques. On ne les rencontre guère que dans les endroits où il existe normalement de l'épithélium de ce type, c'est-à-dire sur les muqueuses de l'estomac ou de l'intestin (fig. 142).

Exceptionnellement, on les a signalés quelquefois dans l'ovaire ou dans le foie (fig. 143).

Ces sortes de tumeurs seront étudiées après avoir été durcies par l'alcool absolu, colorées par l'hématoxyline et traitées par la solution acétique diluée qui montrera distinctement l'état plus ou moins embryonnaire du stroma fibreux.

Papillomes.

Les papillomes sont des tumeurs caractérisées par l'hypertrophie des papilles normales de la région et de leur revêtement épithélial.

Pour faire le diagnostic exact de ces sortes de tumeurs, on aura soin de pratiquer des *coupes* minces et surtout bien *perpendiculaires* à la surface de la peau ou de la muqueuse; sans cette précaution, on serait exposé à obtenir des aspects qui pourraient faire confondre avec les épithéliomes.

D'une façon générale, pour prononcer le nom de *papillome*, comme le fait observer M. Cornil, il faut que la base des papilles soit absolument normale et ne présente ni travées glandulaires, ni alvéoles de carcinomes, ni îlots d'épithelium.

Les coupes pourront être montées dans la glycérine ou le baume de Canada, après avoir été colorées, soit par le picro-carminate, soit par l'hématoxyline. La première matière permettra surtout d'observer les granulations d'éléidine. Avec la seconde, on aura de superbes élections sur les noyaux des cellules.

Les papillomes se divisent en deux classes : papillomes proprement dits ou cornés, dans lesquels nous rangeons les cors, les verrues, les cornes et certains nævi, et les papillomes muqueux, que l'on est susceptible de rencontrer à la surface de la plupart des muqueuses.

Les pièces seront durcies de préférence dans l'alcool absolu.

7° **Tissu glandulaire.**

L'étude des glandes ne peut guère se séparer de celle des organes où elles se trouvent. Nous ne donnerons donc ici que des généralités, nous réservant d'indiquer les procédés techniques employés, au fur et à mesure que nous rencontrerons les diverses variétés.

Dans toute glande il existe trois choses à considérer : *a*) une membrane propre, en général amorphe, mince et transparente ; *b*) une substance glandulaire proprement dite, enveloppée par la membrane amorphe et constituée par des cellules spéciales ; *c*) des vaisseaux entourant d'un réseau plus ou moins développé la substance glandulaire.

A. **Membrane propre.** — Si l'on fait bouillir un morceau de rein, par exemple, dans une solution étendue d'acide chlorhydrique, on ne tarde pas à voir les tubes glandulaires se dissocier, et il est facile d'en isoler quelques-uns. On remarquera qu'ils se présentent alors sous forme de tubes transparents, sans structure appréciable. Sous l'influence de l'ébullition, la substance glanduluire a été dissoute et il ne reste plus que la membrane propre, anhyste et transparente.

On devra comparer les diverses membranes glandulaires. Leur épaisseur varie. Dans certaines glandes on trouve une couche de tissu conjonctif destiné à les renforcer, et quelquefois des fibres lisses, comme dans les glandes sudoripares de l'aisselle.

Ces détails se vérifieront facilement sur des coupes verticales.

La membrane propre possède une solidité et une élasticité considérables ; elle résiste longtemps à l'action des acides faibles et des dissolutions alcalines étendues.

Comme disposition, elle affecte *trois variétés principales :*

1° Elle revêt la forme d'un tube fermé par une de ses extrémités. Ce tube peut être court, ainsi qu'on l'observe dans la muqueuse intestinale, ou bien s'allonger plus ou moins, comme dans les glandes sudoripares (fig. 144 et 145). Dans quelques organes comme le rein et le testicule, les conduits glandulaires ont une longueur considérable.

2° La deuxième variété comprend un groupe de glandes compo-

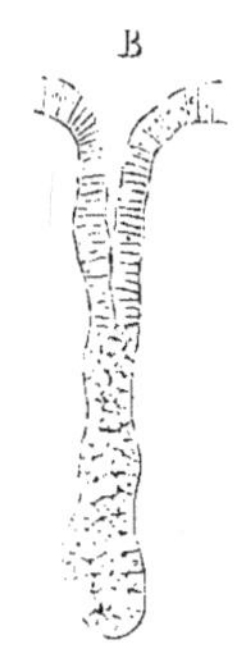

Fig. 144. — Glande en tube de l'intestin (Cadiat).

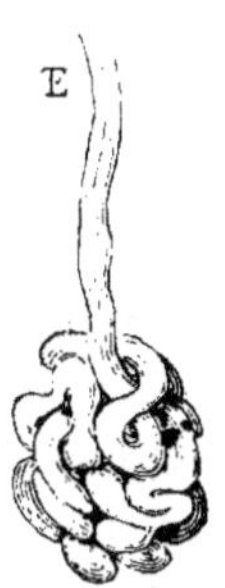

Fig. 145. — Glomérule de glande sudoripare (Cadiat).

sées de petites vésicules groupées les unes à côté des autres, isolées comme dans l'œsophage ou réunies par séries, comme dans les

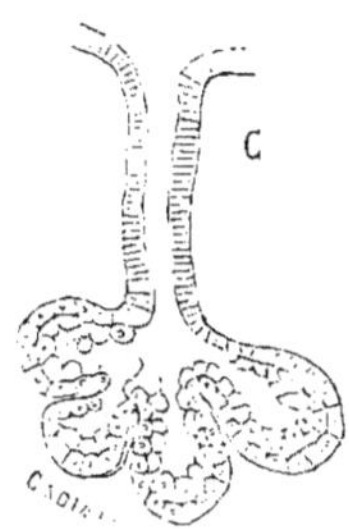

Fig. 146. — Glande en grappe simple (Cadiat).

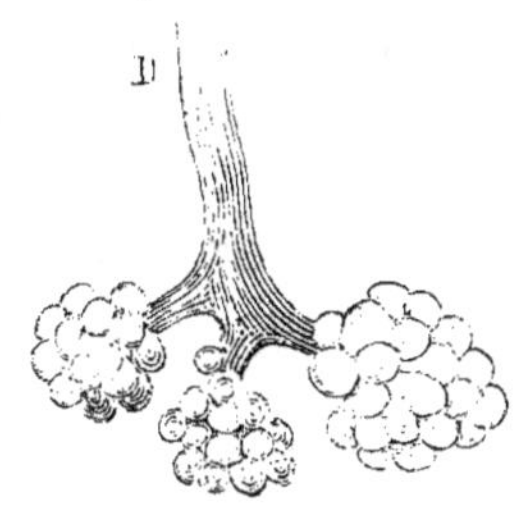

Fig. 147. — Glande en grappe composée (Cadiat).

glandes de Brunner. C'est la disposition qu'on observe dans les glandes dites en grappe (fig. 146 et 147).

3° La troisième variété comprend les glandes composées de capsules, fermées de toutes parts et entourées de tissu conjonctif : le corps thyroïde, par exemple, ou l'ovaire.

B. **Substance glandulaire.** — Elle est formée de cellules groupées la plupart du temps sans ordre ou quelquefois affectant l'aspect d'un épithélium, avec forme polyédrique. Elles sont disposées en couches simples ou stratifiées.

Les cellules propres de la glande devront être étudiées à l'orifice des canaux excréteurs, où l'on pourra suivre leur transformation en cellules épithéliales.

Elles peuvent être petites, sphériques ou arrondies, dans l'ovaire, par exemple, ou plus volumineuses, comme les glandes sébacées de la peau et les glandes de Meibomius.

Dans le foie, elles sont polyédriques; ou cylindriques, comme dans la muqueuse utérine, l'estomac ou l'intestin.

Elles sont munies d'un noyau; quelquefois, mais rarement, on en trouve deux. Elles sont tantôt homogènes, tantôt granuleuses.

Pour vérifier toutes ces particularités, on recourra à la méthode déjà si souvent mentionnée de la macération dans l'alcool au tiers et on colorera les cellules dissociées par le picro-carminate.

Nous recommandons spécialement la solution d'hématoxyline, qui colore admirablement tous les éléments glandulaires et épithéliaux.

C. **Vaisseaux.** — Il faudra enfin, sur des pièces injectées, rechercher la disposition des vaisseaux qui forment généralement de fort beaux réseaux et dont la forme varie beaucoup selon le groupement des éléments glandulaires. On trouvera dans les glandes en grappe, où les culs-de-sac sont de forme sphérique, un réseau capillaire à mailles, semblable à celui des cellules adipeuses. Le pancréas fournira de bons exemples. Le réseau se montrera dans l'estomac sous forme de vaisseaux rectilignes placés entre les glandes et s'anastomosant à la surface de façon à circonscrire des mailles au milieu desquelles se voient les orifices glandulaires.

On préférera l'*injection au bleu de Prusse*, qui laissera ensuite la faculté de colorer les éléments nucléaires avec le carmin ou le picro-carminate.

Les *nerfs* des glandes peuvent se poursuivre jusqu'à une certaine distance dans l'épaisseur de l'organe, mais leur terminaison n'est pas connue. Cette étude présente d'ailleurs de grandes difficultés.

Pflüger et Boll conseillent d'employer, pour éclaircir les pièces, la *solution de potasse* à 35 p. 100. Le premier de ces auteurs engage à laisser les glandes dans la solution pendant une demi-heure, jusqu'à ce que les tissus soient devenus bruns. Lorsque la réaction est à point, on doit, en examinant les artères, apercevoir nettement leurs muscles lisses.

Les diverses méthodes de traitement par le *chlorure d'or* trouveront ici de nombreuses applications. On devra se servir de pièces aussi fraiches que possible.

Dans les glandes, on trouve encore des fibres musculaires lisses, surtout dans le conduit excréteur et quelquefois autour des follicules, comme dans l'estomac. On en a observé également dans le tissu conjonctif qui enveloppe les culs-de-sac glandulaires, comme la prostate et les glandes de Cowper, et dans l'épaisseur même des glandes (glandes sudoripares de l'aisselle).

Au point de vue morphologique, nous diviserons les glandes en trois catégories :

1° GLANDES EN TUBE. — On les étudiera dans les régions suivantes : les glandes de Bowmann dans la région olfactive, les glandes de Lieberkühn de l'intestin grêle, les glandes en follicules du gros intestin, les glandes gastriques et utérines. Dans ces diverses régions, la forme générale est celle d'un tube droit.

Dans les glandes enroulées en tube, on remarque les glandes sudoripares, cérumineuses et conjonctivales.

2° GLANDES EN GRAPPES. — Elles comprennent toutes les petites glandes des membranes muqueuses (glandes buccales, glandes de Brunner, de Meibomius) ou des glandes plus volumineuses, comme la glande lacrymale, les glandes salivaires, le pancréas, les glandes mammaires, la prostate.

3° Enfin dans la troisième catégorie se placent les glandes ou vésicules closes, comme le corps thyroïde ou l'ovaire.

La plupart des procédés de technique décrits au chapitre des épithéliums sont applicables ici. Nous ne les répéterons donc pas.

8° **Tissu musculaire strié.**

Ce tissu est extrêmement répandu dans l'économie.

C'est lui qui constitue tous les muscles du tronc, des membres et de l'œil. Il se trouve encore dans un grand nombre de viscères : la langue, le pharynx, la partie supérieure de l'œsophage, dans les organes génitaux et dans le diaphragme et enfin dans le cœur, avec certaines modifications.

Son élément fondamental est la *fibre musculaire*, composée d'une enveloppe, le *sarcolemme* ou *myolemme*, qui laisse apercevoir des noyaux et qui contient la substance musculaire proprement dite, laquelle est contractile.

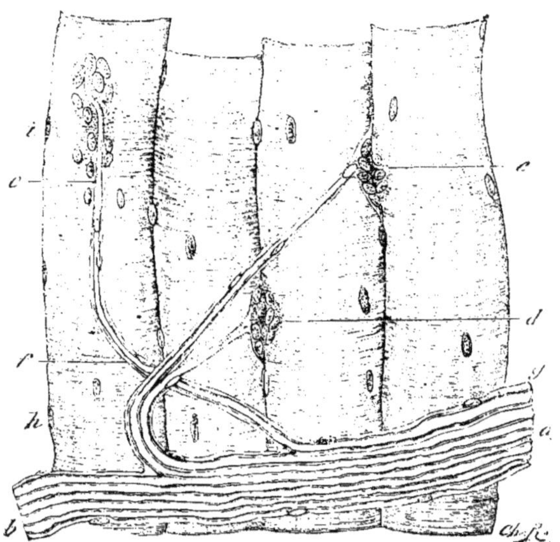

Fig. 148. — Terminaisons des nerfs moteurs dans les muscles striés (dessin de Ch. Robin). — *a*, *b*, faisceaux de tubes nerveux avec le périnèvre et la gaine de Schwann ; *c*, *d*, *e*, plaques motrices avec leurs noyaux ; *f*, tube nerveux isolé se dirigeant vers une plaque motrice ; *h*, *i*, noyaux du myolemme (Cadiat).

Cette fibre musculaire affecte la forme d'un filament allongé, cylindrique, non ramifié, excepté dans les muscles du cœur.

Son enveloppe est une membrane homogène, transparente, présentant à sa face interne des *noyaux* ronds ou ovalaires. Le nombre en est assez considérable et ils sont disséminés sans ordre.

Quant à la masse musculaire, elle présente deux sortes de *stries*, les unes transversales très visibles et très régulièrement espacées, les autres longitudinales, plus ténues et également parallèles entre elles (fig. 148).

Les faisceaux primitifs sont groupés les uns à côté des autres pour former des faisceaux secondaires, dont l'ensemble constitue le muscle. Ils sont réunis par du tissu conjonctif, au milieu duquel se développe le système vasculaire. Enfin on y trouve également des *nerfs*.

Nous allons successivement passer en revue les moyens employés pour vérifier ces divers détails.

La première opération pour prendre connaissance de la structure d'un muscle consiste à le dissocier en ses éléments primitifs. Le meilleur réactif pour arriver à ce but est le *bichromate de potasse en solution à* 10 p. 100. Un fragment de muscle qu'on y a laissé macérer pendant quelques jours se laisse ensuite facilement dissocier. Les éléments nucléaires peuvent être parfaitement colorés par le picro-carminate et la préparation conservée dans la glycérine additionnée d'acide formique.

Pour dissocier les fibres primitives d'un muscle macéré, on commence par en séparer un petit fragment, en prenant garde de ne pas le froisser. Puis on le dépose dans une goutte d'eau sur le porte-objet et, à l'aide de deux aiguilles sur la platine du microscope, en se servant d'un objectif grossissant trente à quarante fois, on isole peu à peu chaque fibrille de sa voisine. Il faut avoir soin de disposer sur la lame porte-objet le petit faisceau à dissocier transversalement devant soi, afin de pouvoir faire glisser les pointes des aiguilles entre les fibrilles et parallèlement à leur grand axe. Si l'on agissait autrement, on serait forcé d'appuyer sur elles avec les aiguilles, et on les romprait.

Quand on en a isolé une ou deux, on les dépose dans une goutte de picro-carminate, qu'on laisse agir quelques minutes et on ajoute une goutte de glycérine légèrement acidulée avec l'acide formique ou l'acide acétique.

Cette préparation permet de voir parfaitement les noyaux du sarcolemme (fig. 148, *h, i*). On aperçoit également les stries transversales, mais nous indiquerons tout à l'heure, pour les mettre en évidence, un meilleur procédé.

On peut également employer comme agent de dissociation l'*acide chromique au* 2000°; mais, en ce cas, les noyaux se colorent beaucoup moins facilement.

Le *sérum iodé* donne encore de bons résultats.

Nous avons employé quelquefois pour dissocier des muscles le procédé de l'*injection interstitielle*. Ce moyen réussit parfaitement, soit qu'on emploie de l'eau ou de l'alcool au tiers.

Pour étudier les *stries*, bien qu'on puisse les observer facilement sur des muscles frais, aucun réactif ne donne des résultats plus nets que l'*acide osmique*. On choisira, par exemple, une main et on l'injectera, par la radiale ou la cubitale. La solution au 200° est parfaitement suffisante. Les muscles sont légèrement durcis, et en faisant macérer quelques fragments dans l'alcool au tiers, on arrivera facilement à en isoler les fibres primitives.

Les stries sont également très apparentes sur des muscles soumis à la coction. Un morceau de bœuf bouilli donne de superbes préparations.

Pour voir le *myolemme* indépendamment de la substance musculaire qu'il contient, nous traitons un fragment de muscle par le *bleu de quinoléine*, et faisant agir la solution de potasse à 35 p. 100, nous dissolvons la substance incluse sans attaquer son enveloppe. Les noyaux restent visibles et en indiquent parfaitement les limites.

Les auteurs préconisent encore, pour voir la striation transversale, un certain nombre de réactifs :

Frey indique l'acide acétique à 1 p. 100, l'acide chlorhydrique, de 1 p. 200 à 1 p. 2000, le carbonate de potasse, le chlorure de calcium et le suc gastrique.

M. Ranvier donne un procédé spécial pour étudier le sarcolemme : « Si des faisceaux musculaires, dit-il, enlevés à un muscle encore vivant, sont placés sur une lame de verre et recouverts d'une lamelle, il suffit d'y ajouter un peu d'eau au moment où l'on fait

l'observation, pour la voir pénétrer par diffusion au-dessous du
sarcolemme, le détacher de la substance musculaire et le soulever.
Il apparaît alors sur le bord du faisceau primitif comme une ligne
fine et continue qui représente sa coupe optique. En faisant agir
sur la même préparation de l'acide acétique, on voit, en observant
l'extrémité coupée de l'un des faisceaux, la substance musculaire
devenue transparente, se gonfler et s'échapper au niveau de cette
extrémité, sous forme d'un bourgeon irrégulier, plus ou moins volumineux et vaguement strié en long. Le sarcolemme ne se laisse
pas gonfler par le réactif, et refoulé par le bourgeon, il forme immédiatement au-dessous de lui une série de plis transversaux. »

Les fibres musculaires primitives étudiées, il s'agit de voir leur
groupement pour former les faisceaux secondaires; il faut dans ce
cas recourir aux coupes transversales (fig. 149).

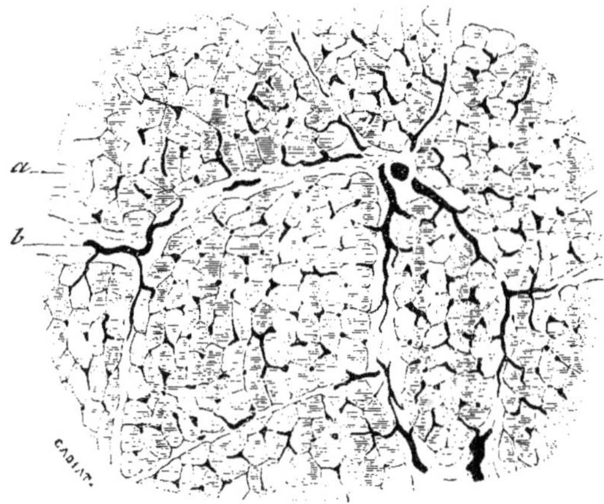

Fig. 149. — *a*, faisceaux striés coupés en travers; *b*, vaisseaux sanguins.

On choisira un muscle longitudinal, aussi frais que possible, et on
le plongera dans l'alcool absolu pendant vingt-quatre heures, puis
dans la gomme picriquée, jusqu'à ce qu'il soit convenablement imbibé, ce qu'on reconnaîtra à ce qu'il gagnera le fond du flacon. On
le retirera alors, et après avoir enlevé l'excédent de gomme, on le
replongera dans l'alcool jusqu'à ce qu'il soit convenablement durci.

On y pratiquera des coupes minces transversales, qu'on étudiera dans la glycérine, après les avoir colorées au picro-carminate. Sur ces préparations, les ilots musculaires seront teints en jaune, tandis que les cloisons de séparation seront colorées en rose. On pourra faire apparaitre les petits noyaux du myolemme en traitant la pièce par l'acide acétique.

Nous avons obtenu également de très beaux résultats par l'emploi de la solution d'hématoxyline.

Quant aux vaisseaux, on devra les étudier sur des pièces durcies, au moyen de coupes verticales et de coupes transversales. Si les pièces sont injectées en bleu, on pourra les durcir sans inconvénient dans la gomme picriquée : mais, si on s est servi de carmin, il faudra employer la gomme simple, sous peine de décolorer la préparation.

On pratiquera donc des coupes dans les deux directions.

Sur les coupes transversales, on constatera la disposition des vaisseaux dans le tissu conjonctif qui unit les faisceaux et on remarquera qu'ils ne pénètrent jamais dans les fibres.

Sur les coupes verticales, on étudiera la forme des mailles, formées de rectangles allongés et on constatera que les vaisseaux circulent verticalement entre les faisceaux primitifs, autour desquels ils envoient des anastomoses latérales.

Les préparations injectées devront être montées dans le baume, après avoir été éclaircies par l'essence de girofle.

Ces quelques manipulations suffiront pour donner une idée de la structure de la fibre musculaire.

Mais nous allons, pour compléter cette étude, entrer dans quelques détails approfondis.

Nous avons dit tout à l'heure que les muscles étaient composés de faisceaux primitifs. Ceux-ci sont eux-mêmes formés de fibrilles d'une extrême ténuité. Lorsque avec un fort grossissement on examine une coupe transversale de muscle, on remarque une élégante mosaïque à la surface de chaque coupe de faisceau primitif. Chaque polygone de la mosaïque représente une section de fibrille et l'ensemble de ces polygones constitue ce que l'on appelle les champs de Cohnheim (fig. 150).

Les meilleures coupes dans ce cas sont celles que l'on pratique
dans un muscle congelé et que l'on traite ensuite par le *chlorure
de sodium à 1/2* p. 100.

Pour isoler ces fibrilles et les voir dans leur longueur, on aura
recours à des muscles conservés dans l'alcool et
surtout aux muscles d'animaux inférieurs. Ceux
du protée sont excellents, mais malheureusement
l'animal est fort rare.

Kölliker recommande de faire macérer les muscles huit ou quinze jours dans l'eau additionnée
d'un peu de *sublimé* pour empêcher la putréfaction. La macération dans les liquides buccaux
produit le même effet.

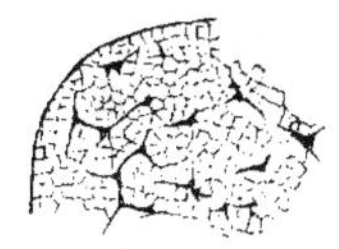

Fig. 150.—Champs
de Cohnheim
(muscles de lé-
zard) (Cadiat).

Si l'on fait macérer un muscle dans une solution d'acide *chlorhydrique à* 1 p. 1000, on remarque en pratiquant la dissociation que
les faisceaux musculaires se partagent en disques empilés les uns
au-dessus des autres comme des pièces de monnaie. Ce sont les
disques de Bowmann.

On peut donc conclure que les faisceaux primitifs ne sont composés ni de fibrilles ni de disques, mais d'éléments placés bout à
bout et dont chaque disque ne contiendrait qu'une épaisseur.

Kölliker emploie, pour obtenir les disques, la macération dans
l'acide acétique très dilué (5 gouttes pour 100 grammes d'eau).

M. Ranvier préconise le procédé suivant : « Un muscle enlevé à
un mammifère que l'on vient de sacrifier est soumis à la congélation, puis on y pratique avec un rasoir bien tranchant des coupes
qui doivent être très minces et parallèles à l'axe des faisceaux. On
les dissocie sur une lame de verre dans une goutte de picro-carminate. En étudiant alors la préparation avec des grossissements de
150 à 500 diamètres, on reconnaît la décomposition des faisceaux en
disques.

Quant aux fibrilles, elles sont unies par une substance liquide
contenant des granulations. On les observe très bien sur des muscles de grenouilles examinés dans l'humeur vitrée.

Nous avons dit que les faisceaux primitifs étaient unis entre eux
par du tissu conjonctif et que par leur réunion ils formaient le

muscle. Ce tissu conjonctif contient des fibres élastiques simples ou anastomosées, qu'on met facilement au jour en traitant les coupes par l'acide acétique. C'est lui qui constitue le *périmysium*. On y trouve également quelquefois des cellules adipeuses.

Nerfs. — Les nerfs sont fort importants à étudier au point de vue de leur terminaison dans les muscles.

Lorsqu'on examine les faisceaux musculaires on voit de suite que les fibres nerveuses ne viennent les toucher qu'en des points très limités, sans s'étendre parallèlement à leur direction.

Pour contrôler ces détails, on choisira une grenouille de petite taille, et après avoir incisé la peau sur toute la face ventrale, on apercevra immédiatement les nerfs, sous forme de filaments fins s'étendant aux muscles. On séparera un fragment à l'endroit où le nerf vient se jeter et on le plongera dans l'acide osmique à 1 p. 100, jusqu'à ce que la pièce soit devenue noirâtre. On le retirera alors, on le lavera à l'eau distillée et on l'observera dans la glycérine, après l'avoir traité par l'acide acétique.

Au moyen de l'acide osmique qui colore, comme on sait, les nerfs en noir, on peut assez facilement suivre le trajet du cylinder axis.

On constate alors que le nerf vient s'épanouir à la surface du muscle sous forme d'une plaque terminale munie de noyaux (fig. 148 *c, d, e*).

Mais il est encore un grand nombre de points qui exigent de nouvelles recherches pour être élucidés.

Kölliker donne, sur la technique de cette partie de l'histologie, des détails assez étendus. Il conseille de choisir les muscles des petits mammifères, ou les petits muscles de l'homme ou bien le muscle cutané de la grenouille, qu'on traitera par l'acide acétique étendu (pour 100 grammes d'eau 8 à 10 gouttes d'acide acétique concentré d'une densité de 1,04). Au bout de deux ou trois heures de macération, l'effet s'est produit.

Il préconise encore une solution d'acide chlorhydrique à 1 p. 1000 et surtout une solution étendue d'acide acétique dans laquelle on a plongé un estomac de grenouille, d'où il résulte une sorte de suc gastrique artificiel.

Il a également obtenu de bons résultats en traitant les préparations par le nitrate d'argent.

Mais le procédé qui, en somme, donne les meilleurs résultats, est
celui qui consiste à les traiter par le *chlorure d'or*.

Pour cela, on prend les muscles minces et naturellement transparents comme ceux du ventre de la grenouille et on les plonge
pendant une demi-heure dans du jus de citron filtré à travers une
flanelle. Au bout de ce temps, on les retire, on les lave à l'eau distillée et on leur fait subir l'action du chlorure d'or au 100° pendant
une heure ou deux.

On pratique enfin un dernier lavage et on les abandonne jusqu'au
lendemain dans un tube contenant une solution d'acide formique au
tiers.

Ils deviennent alors complètement violets et leurs éléments se
laissent facilement diviser par les aiguilles ; on en prend de petits
fragments et à l'aide d'un faible grossissement, on cherche à
trouver des filets nerveux.

Quand on les a rencontrés, on les dissocie le mieux possible à
l'aide des aiguilles jusqu'à ce que l'on arrive au niveau de la plaque
terminale.

Ces sortes de préparations se conservent dans la glycérine, mais,
tôt ou tard, elle finissent par s'altérer.

On pourra employer également les méthodes préconisées par le
Dr Hénocque dans ses recherches sur la terminaison des nerfs dans
les fibres lisses.

9° Tissu des muscles lisses.

Les muscles lisses sont fort répandus dans l'économie ; mais contrairement aux muscles striés et à l'exception de l'utérus, on ne les
rencontre jamais réunis en masses volumineuses.

Ils sont constitués par des cellules allongées, effilées à leurs extrémités et pourvues d'un noyau en forme de bâtonnet plus ou
moins onduleux et tout à fait caractéristique (fig. 151).

Pour l'étude de ce tissu, on choisira une région où il est abondant, la couche musculaire de l'intestin, et on opérera de la manière suivante :

Après avoir partagé l'intestin en fragments de 2 ou 3 centimètres de côté, on les plonge pendant vingt-quatre heures dans
un mélange d'eau et d'acide acétique dans la proportion de

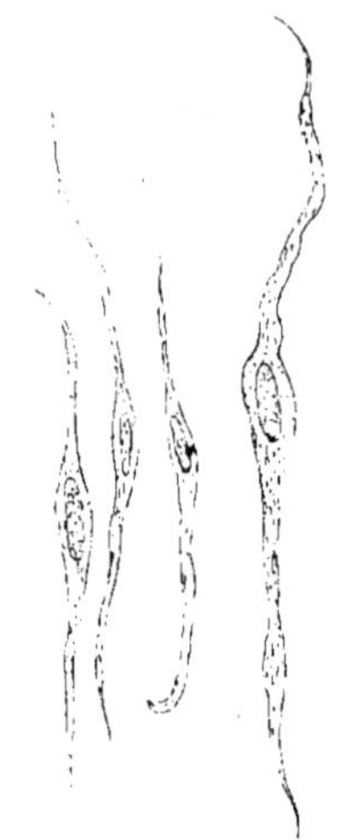

Fig. 151. — Fibres
lisses de l'artère
crurale d'un chien.
— Grossissement
1/350 (Cadiat).

1 p. 1000. Les deux couches musculaires se
gonflent et deviennent transparentes. On lave
alors la pièce dans l'eau distillée et on l'étale sur
une feuille de liège, en maintenant les angles
au moyen d'un certain nombre d'épingles. Il
va sans dire que la face musculaire doit être
en haut.

Il ne reste plus qu'à détacher la couche des
muscles en la saisissant sur les bords avec des
pinces à mors un peu larges. On commence
par dégager un petit fragment, et, en opérant
des tractions légères, on divise avec un scapel
le tissu conjonctif qui l'unit à la couche glandulaire.

Cette membrane étudiée dans la glycérine,
après avoir été traitée par le picro-carminate,
laisse voir de la façon la plus nette les fibres
musculaires, surtout sur les bords de la préparation.

La macération dans une *solution d'acide ni-
trique* à 20 p. 100 donne d'excellents résultats. Après un séjour de
vingt-quatre heures dans ce liquide, les éléments musculaires se
dissocient avec la plus grande facilité. Il suffit de les écarter sous
le microscope avec la pointe d'une aiguille.

Malheureusement ils ne sont plus guère susceptibles de coloration.

L'alcool *au tiers* permet d'arriver au même but, ainsi que les
solutions de nitrate d'argent au 100°, qui font apparaître les noyaux.

M. Ranvier donne pour l'étude de ce tissu un certain nombre de
procédés :

La dissociation s'opérera facilement en remplissant des fragments d'anse intestinale avec une solution de *bichromate de potasse ou d'ammoniaque* à 2 p. 100 et en plongeant ensuite la pièce
dans une grande quantité de réactif. Au bout de vingt-quatre

heures, il est possible d'isoler des lambeaux qui seront dissociés avec des aiguilles sur la platine du microscope.

Pour avoir des vues d'ensemble, *la vessie de la grenouille macérée dans l'alcool au tiers* et lavée au pinceau pour se débarrasser de l'épithélium, est étendue sur une plaque de verre par le procédé de la demi-dessication, puis colorée au picro-carminate et montée dans la glycérine.

On aperçoit alors des travées jaunes correspondant aux muscles et des noyaux colorés en rose.

Au lieu de picro-carminate, on se servira d'hématoxyline qui, ainsi que nous l'avons déjà dit maintes fois, se fixe surtout sur les noyaux et colore dans ce cas en violet plus clair le corps des éléments musculaires.

Ces détails seront fort nets en opérant sur des couches de l'intestin disséquées après macération pendant vingt-quatre heures dans l'alcool au tiers.

Les *imprégnations au nitrate d'argent* sont également très utiles. On remplira une anse intestinale avec une solution au 1000ᵉ et on la plongera dans une solution à 1 p. 500. Lorsque l'action du sel d'argent se sera produite, on distinguera, dit M. Ranvier, les cellules musculaires, incolores ou faiblement teintées, séparées par des lignes noires produites par un dépôt d'argent dans le ciment intercellulaire.

M. Ranvier conseille encore de *faire l'examen de la veine jugulaire du lapin* par le même procédé. Voici comment il opère :

« La veine étant dégagée dans toute sa longueur, on y applique une ligature à la partie supérieure du cou, on y fait une incision longitudinale à la partie inférieure et lorsqu'elle a été vidée de tout le sang qu'elle contenait, au moyen d'une pipette introduite par l'ouverture et fixée avec un fil, on la distend par une solution de nitrate d'argent à 1 p. 500. Lorsque l'imprégnation est produite, la solution de nitrate d'argent est enlevée et la veine, insufflée et fermée par une seconde ligature, est enlevée et soumise à la dessication. Quand elle est bien sèche, on en découpe des portions qui sont étalées sur une lame de verre, éclaircies à l'essence de girofle et montées dans le baume de Canada. »

On devra enfin faire des sections transversales sur des fragments d'anses intestinales desséchées. Les coupes seront reçues dans l'eau pour les ramollir et montées dans la glycérine avec 1 p. 100 d'acide formique, après coloration au picro-carminate.

Le tissu musculaire lisse est très riche en *vaisseaux ;* leur disposition en mailles rectangulaires est tellement caractéristique, qu'on les reconnaîtra facilement dans les régions où ils existent.

On pourra faire de fort belles préparations en montant dans le baume de Canada la membrane musculaire de l'intestin injectée et isolée, d'après les procédés que nous avons donnés.

Si la matière employée est le bleu de Prusse soluble, on fera apparaître les noyaux, en les colorant par le picro-carminate ou l'hématoxyline.

Il nous reste enfin à parler des *nerfs*. Cette partie si importante a été étudiée, avec le plus grand soin, par le Dʳ Hénocque (*Du mode de distribution et de la terminaison des nerfs dans les muscles lisses. Thèse pour le doctorat,* 1870), et nous ne saurions mieux faire que de transcrire ici un résumé détaillé de ce mémoire.

Une condition indispensable pour l'étude du tissu qui nous occupe est de n'employer que des organes frais et soumis au réactif avant l'apparition de la moindre altération cadavérique. Il faut employer des organes pris au moment de la mort.

Sur l'homme, les recherches sont plus délicates, et le plus souvent suivies d'insuccès, la plupart des objets d'étude étant recueillis dans les autopsies et se trouvant déjà dans un état de décomposition relative.

On devra mettre à contribution les pièces provenant des opérations, lesquelles fourniront seules, pour l'homme, des matériaux sérieux.

Une recommandation importante est de choisir des couches musculaires aussi minces que possible. La vessie de la grenouille, le mésentère, le ligament large, sont excellents pour l'étude.

Pour rendre transparentes les couches musculaires lisses, Frankenhœuser conseille d'employer l'acide pyroligneux ; mais, ainsi que le fait remarquer M. Hénocque, ce réactif demande des précautions toutes particulières. On l'emploiera, en général, de la façon suivante :

On laisse macérer, pendant quelques heures, les parties d'organes à examiner dans une *solution d'acide pyroligneux, au 10°*, puis on porte les parties les plus fines, destinées aux préparations, dans un mélange formé de deux parties de glycérine et une d'acide pyroligneux ; c'est dans ce liquide qu'on examine les préparations, lesquelles s'éclaircissent de plus en plus avec le temps.

Le *chlorure d'or* est le réactif préféré par l'auteur du mémoire cité. Le sel double, c'est-à-dire le chlorure d'or et de potassium, doit être choisi particulièrement, son action étant plus régulière.

Il est difficile, dit-il, de poser une règle absolue dans l'emploi du chlorure d'or. L'épaisseur des tissus et des conditions encore mal connues viennent souvent troubler l'exactitude la plus parfaite dans les procédés. Aussi, comme dans le cours des préparations on n'est pas toujours maître d'agir avec une grande précision, il est bon d'utiliser plusieurs solutions et à des titres différents.

Si l'on emploie la solution de chlorure d'or au 100°, une macération d'une demi-heure suffit pour une épaisseur de tissu de 1 millimètre : avec le chlorure d'or et de potassium, on peut prolonger la macération pendant une heure et plus.

On peut juger que l'action du réactif est complète, lorsque les tissus ont pris une teinte jaune pâle. Les préparations retirées de la macération sont alors portées dans une coupelle renfermant de l'eau distillée légèrement acidulée avec l'acide acétique. Il reste à attendre que la coloration violette, par dépôt d'or métallique, soit effectuée.

Il faut un temps assez variable, quelquefois trois et quatre jours, pour les préparations un peu épaisses. Le dépôt ou la coloration sont souvent irréguliers, mais on n'utilise que les parties les mieux colorées.

M. Hénocque a préconisé un nouveau procédé plus rapide.

La lumière ne semble pas agir sur la durée de la réduction ; mais la chaleur l'active certainement. On fait donc chauffer les préparations dans l'eau distillée, pendant douze à vingt-quatre heures. Pour cela, on emploie de petits flacons, bouchés à l'émeri, remplis d'acide tartrique en solution concentrée.

Les préparations sont déposées dans le flacon, et celui-ci est plongé dans de l'eau à une température voisine de l'ébullition : au bout d'un temps variable, de quinze ou vingt minutes au plus, souvent moins, les préparations ont pris une belle teinte variant du rouge vif au violet foncé ; de plus, elles sont ramollies et s'étalent, se compriment ou se dissocient avec la plus grande facilité. On arrive, par des tâtonnements, à saisir le moment le plus propice pour retirer les préparations ; en chauffant trop longtemps, on obtient un dépôt granuleux et noir qui met obstacle à l'étude.

Le chlorure d'or colore également les nerfs, les ganglions, les fibrilles nerveuses les plus fines, ainsi que les nodules et points terminaux ; il colore aussi les fibres musculaires lisses, noyaux et cellules, mais d'une façon moins intense.

On devra donc l'employer aussi pour la simple étude du tissu.

L'*acide osmique*, enfin, donne de très bons résultats, ainsi, d'ailleurs, que dans tous les cas où l'on recherche des terminaisons de nerfs. On doit employer la solution au 200ᵉ ou au 300ᵉ.

Les procédés décrits ci-dessus ont été surtout adoptés dans l'étude des couches musculaires de l'intestin et de la vessie.

Mais on devra examiner également les nerfs sur les vaisseaux. Les reptiles et les batraciens se prêtent parfaitement à ces recherches. On aura aussi d'excellents résultats en examinant, sur de jeunes chiens, la carotide et ses branches.

L'utérus sera mis à contribution pour l'étude des fibres lisses. Pendant l'état de grossesse on séparera facilement de larges lambeaux, dont l'ablation sera facilitée par l'état de distension de l'organe.

Nous conseillons de lire le mémoire de M. Hénocque où l'on trouvera des développements qui ne sauraient avoir place ici.

Voyons maintenant quelles sont les régions où l'on rencontre le tissu musculaire lisse.

1° Dans le canal intestinal, il forme la *tunique musculeuse*, depuis la moitié de l'œsophage, où ses faisceaux sont encore mélangés de fibres striées, jusqu'au sphincter interne de l'anus, et présente des *faisceaux isolés* dans les villosités ;

2° Dans les *organes de la respiration*, on trouve des fibres lisses dans la paroi postérieure de la trachée, couche qui accompagne les bronches jusque dans leurs plus fines ramifications, sous la forme d'une membrane complète à fibres annulaires ;

3° Dans les *glandes salivaires*, on le rencontre dans le conduit de Warthon ;

4° Dans la *vésicule biliaire* et le *canal cholédoque;*

5° Dans la *rate*, où il se trouve mélangé au tissu conjonctif et aux fibres élastiques ;

6° Dans les *organes urinaires* où il forme une couche complète dans les uretères et la vessie, et où on le rencontre jusque dans les calices et le bassinet ;

7° Dans les *organes génitaux femelles* (oviducte et utérus où, pendant la grossesse, les fibres prennent d'énormes proportions ; vagin, corps caverneux des parties génitales externes, et ligaments larges);

8° Dans les *organes génitaux mâles* (dartos, épididyme, canal déférent, prostate et corps caverneux du pénis);

9° *Système vasculaire* (tunique moyenne de tous les vaisseaux, lymphatiques, glandes lymphatiques, tunique adventice de beaucoup de veines);

10° *Dans l'œil* (sphincter et dilatateur de la pupille);

11° Enfin dans *la peau*, où il forme de petits muscles annexés aux follicules pileux; dans le mamelon et dans beaucoup de glandes sudoripares et cérumineuses.

Quelles que soient les régions que l'on étudie, ce tissu devra être soumis aux procédés que nous avons indiqués plus haut.

Dérivés pathologiques. — Le tissu musculaire lisse donne naissance à des tumeurs, appelées *myômes*, qui sont généralement dures, bosselées, et de forme irrégulière. On les rencontre surtout dans l'utérus, où elles prennent quelquefois un développement considérable ; on les a observées également dans l'intestin, le scrotum, la peau de la mamelle, en un mot, dans toutes les régions où existe le tissu musculaire lisse à l'état normal.

Pour bien étudier ces tumeurs, on devra faire d'abord des dissociations, en laissant macérer pendant vingt-quatre heures de petits monceaux dans l'*acide azotique* à 20 p. 100, ce qui permettra de reconnaître immédiatement la forme allongée des éléments. Puis, des coupes en diverses directions que l'on colorera par divers réactifs : l'*hématoxyline* donne surtout de fort belles élections. Le *picro-carminate* aura cet avantage de teinter en jaune l'élément musculaire, tandis que les cloisons fibreuses qui séparent les faisceaux prendront une couleur rosée.

M. Cornil conseille également la *purpurine* qui se fixe uniquement sur le tissu musculaire sans colorer le tissu conjonctif.

Les myômes se reconnaîtront aux caractères mêmes du tissu musculaire lisse, on devra donc s'attacher à observer la forme des noyaux qui sont toujours plus ou moins contournés en S.

De plus, le tissu de ces sortes de tumeurs varie d'aspect sur une coupe, qui présente des faisceaux coupés en diverses directions. Tandis que les noyaux sont vus en long sur certains

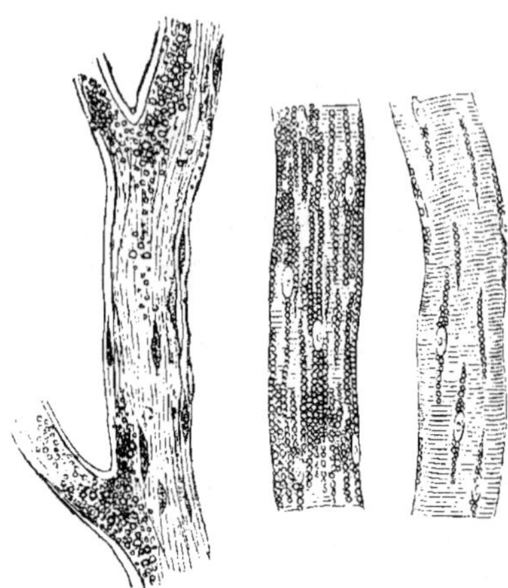

Fig. 152. — A gauche, artériole de la moelle épinière atteinte de dégénérescence graisseuse. A droite, deux fibres musculaires subissant la même dégénérescence ; l'altération débute au pourtour des noyaux et se continue entre les fibrilles.

d'entre eux, on ne les aperçoit sur les autres que dans le sens de leur coupe en travers, ce qui pourrait les faire prendre pour des cellules arrondies.

On peut dans les vieilles tumeurs observer certaines dégénérescences ; les transformations calcaire et graisseuse sont les plus communes (fig. 152).

N'oublions pas de mentionner que dans certaines tumeurs du testicule, assez rares d'ailleurs, on a trouvé quelquefois des fibres musculaires striées de nouvelle formation.

<h3 style="text-align:center">10° Tissu nerveux.</h3>

Ce tissu forme une masse centrale, cerveau et moelle épinière, d'où émergent les nerfs qui présentent sur leur parcours un certain nombre de renflements appelés ganglions.

Étudions d'abord les éléments du système nerveux.

On y rencontre : 1° des tubes nerveux à moelle ou sans moelle ; 2° des cellules spéciales.

Tubes nerveux. — Ce sont des filaments souples, cylindriques. Ils constituent l'élément principal des nerfs et de la substance blanche des organes centraux, mais on les rencontre également dans presque toutes les parties formées de substance grise et dans les ganglions.

Il y en a deux variétés : l'une, qui présente des tubes avec de la moelle, est la plus répandue ; l'autre se rencontre spécialement aux points de terminaison des nerfs dans les organes et dans le grand sympathique (fig. 153).

a. Tubes a moelle. — Ils sont limpides et diaphanes lorsqu'on les examine à la lumière transmise et blancs à la lumière réfléchie. Ils sont formés d'une enveloppe, la *gaine de Schwann*, et contiennent une substance molle, la *myéline*, au milieu de laquelle est plongé un filament appelé *cylinder axis* (fig. 154). Ces tubes, ainsi que l'a démontré M. Ranvier, présentent de distance en distance de nombreux étranglements qui seraient constitués par des sortes de diaphragmes percés au centre, partageant verticalement les tubes et interceptant la myéline à leur niveau en laissant passer seulement le cylinder.

La *gaine de Schwann* est une membrane transparente, élastique et très mince, immédiatement appliquée sur la myéline et, vu sa transparence, difficile à apercevoir.

La première opération pour étudier les nerfs consistera à les *dissocier* de façon à isoler quelques tubes. On choisira de préférence ceux des petits mammifères. Après en avoir enlevé un, on le fixera sur une lame de verre par ses deux extrémités au moyen de la paraffine et en s'aidant d'aiguilles, on dilacérera son enveloppe, de façon à mettre à nu les tubes qu'il renferme, lesquels se montreront sous la forme d'un chevelu. Il faudra agir avec beaucoup de précautions pour ne pas altérer la myéline par des tractions ou des pressions inutiles.

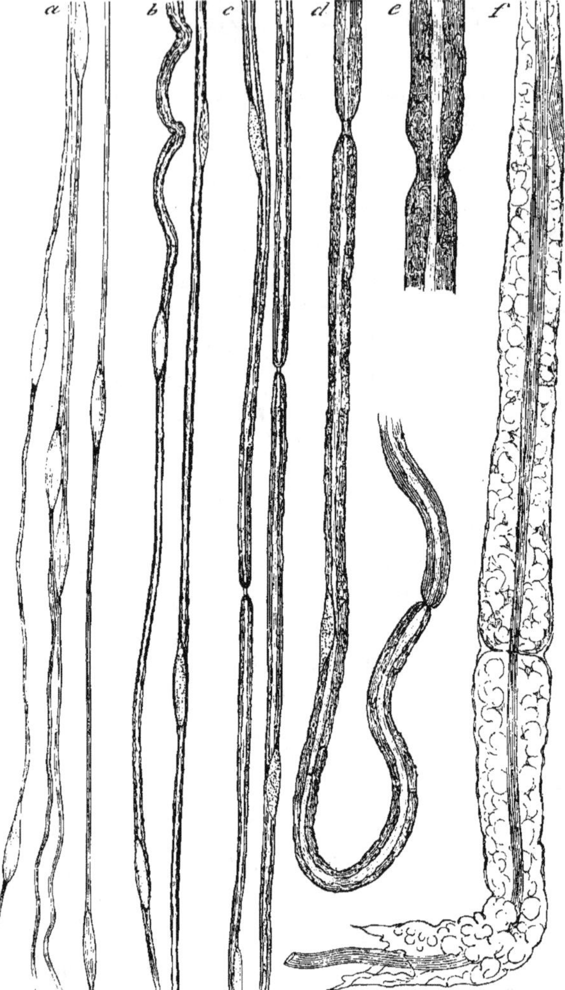

Fig. 153. — Éléments des nerfs : Gross. 1/580. — *a*, fibres de Remak ; *b*, petits tubes minces sans étranglements ; *c*, tubes minces avec étranglements ; *d*, tubes de moyenne dimension ; *e*, *f*, tubes larges (Cadiat).

Le milieu dans lequel on opérera sera soit le *sérum iodé*, soit le *nitrate d'argent* à 3 p. 1000 (1).

(1) Vignal, *Développement des tubes nerveux chez les embryons de mammifères*, Archives de physiologie, 1883, p. 513.

Les tubes isolés seront traités par le *picro-carminate*, qui ne tardera pas à colorer les éléments.

On remarquera qu'ils présentent, ainsi qu'il a été dit plus haut, des *étranglements* de distance en distance et que le cylindre-axe est plus coloré à ce niveau que dans la zone intermédiaire; cela est dû à la pénétration de la matière colorante.

Les extrémités des tubes laisseront souvent voir le cylinder axis dégagé de la myéline et coloré en rouge.

Sous l'influence du picro-carminate, on aperçoit facilement les *noyaux de la gaine de Schwann*. Ce sont des corps ovoïdes fortement colorés en rouge (fig. 154) et entourés d'une zone granuleuse. On conservera dans la glycérine les pièces ainsi colorées.

Quant à la *myéline*, c'est une substance homogène, analogue à une huile épaisse. Elle est formée en grande partie de matière grasse et c'est elle qui donne aux nerfs leur aspect nacré. Lorsqu'on comprime un fragment de tube nerveux frais entre deux lames de verre, on voit la myéline s'échapper sous forme de gouttelettes par les extrémités du tube. Elle est soluble dans l'essence de térébenthine et l'éther. C'est sur cette propriété qu'est basé l'éclaircissement des coupes de tissu nerveux qu'on se propose de monter au baume.

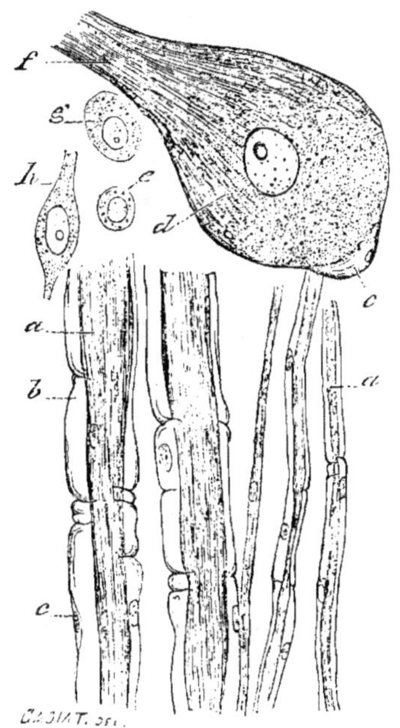

Fig. 154. — Éléments nerveux d'un crustacé (*Maia squinado*) : Gross. 1/180. — *a*, cylinder axis; *b*, gaine de Schwann ; *c*, noyaux de la gaine; *e*, *f*, *g*, *h*, cellules nerveuses (Cadiat).

L'*acide osmique* est un excellent réactif pour étudier les nerfs ; il jouit de la propriété de colorer en noir la graisse et la myéline.

Voici le procédé que donne à ce sujet M. Ranvier.

Ayant fait une solution d'acide au centième, on y plonge un nerf, pris sur un animal vivant. Il se colore aussitôt en noir et la teinte s'accentue de plus en plus, à mesure que l'opération se continue. Au bout de vingt-quatre heures, il est complètement opaque et se laisse alors facilement dissocier; mais il est indispensable de prendre de grandes précautions, car l'acide a rendu les tubes très friables et ils se cassent avec une extrême facilité. Il ne reste plus qu'à colorer, soit par le *picro-carmin* ou le *carmin à l'alun acide*, soit par la *purpurine*.

Dans les deux premiers cas, on laissera séjourner les préparations dans la chambre humide; dans le troisième, on les plongera dans un verre de montre contenant la purpurine, où on les abandonnera vingt-quatre heures.

La conservation se fera dans la glycérine.

Le tube nerveux ressemble alors, comme le dit M. Ranvier, à une algue segmentée de distance en distance par des lignes claires. Ces lignes correspondent aux étranglements et montrent que la myéline n'existe pas là, puisqu'il n'y a pas eu à ce niveau de réduction de l'acide osmique.

Le centre du tube nerveux est plus clair et cela tient à la présence du cylinder axis qui, n'étant que faiblement coloré par l'acide osmique, laisse passer la lumière, tandis que les parties latérales, formées de myéline ayant subi l'action du réactif, l'interceptent complètement.

Les noyaux de la gaine de Schwann deviennent très visibles après l'action de l'acide osmique. Ils apparaissent sous forme de corps lenticulaires, légèrement granuleux, faiblement colorés, se confondant par leur face externe avec la membrane de Schwann et refoulant la myéline qui leur forme une sorte de nid (Ranvier).

Tous les détails ci-dessus devront être vérifiés avec de forts grossissements; 5 à 600 diamètres sont nécessaires et il sera bon de recourir, pour les plus fins détails, aux objectifs à immersion.

Le *nitrate d'argent* a été employé par M. Ranvier pour étudier certains détails de la structure des nerfs. Il choisit de préférence les nerfs les plus fins. La souris donne d'excellents résultats. On prend ceux du thorax, et après les avoir lavés à l'eau distillée, on les plonge dans une solution de nitrate d'argent au 300°. Ils sont retirés au bout d'un quart d'heure, lavés de nouveau et étudiés dans la glycérine. Si l'on veut les conserver, il est nécessaire préalablement de les plonger quelques minutes dans une solution légère d'hyposulfite de soude qui fixe l'argentation, comme une épreuve de photographie.

Sous l'influence de ce réactif, on observe autour du nerf une *gaine connective* tapissée sur sa face interne d'un *épithélium à grandes cellules plates* et au-dessous les tubes nerveux dont on aperçoit les étranglements colorés en noir, ainsi que les cylinder axis qui présentent, de distance en distance, des épaississements plus ou moins considérables (fig. 155).

Le traitement par le nitrate d'argent permet encore de constater que *la myéline n'existe pas au niveau des étranglements annulaires*. En effet, sur des préparations bien dissociées, on remarque à la surface des filets nerveux des figures en forme « *de croix* » dont la branche transversale correspond à l'étranglement et dont la branche verticale est représentée par le cylindre axe ; si ce dernier est coloré, c'est que la solution argentique a réagi en ce point, ce qu'elle n'a pu faire dans le reste

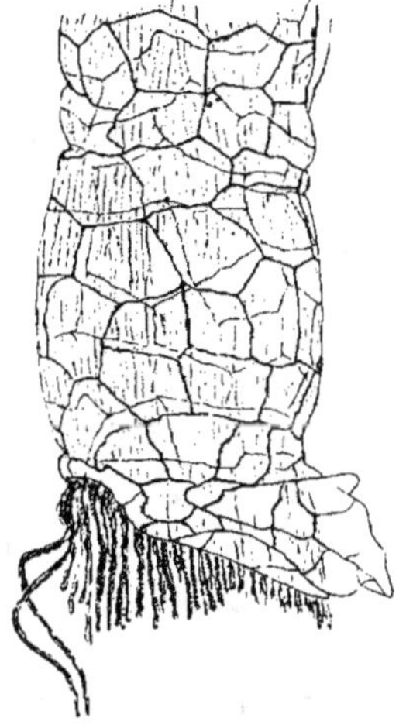

Fig. 155. — Faisceaux de tubes nerveux avec la gaine du périnèvre (préparation au nitrate d'argent) (Cadiat).

de son étendue, à cause de la myéline qui s'est opposée à la pénétration du réactif.

Les tubes nerveux sont enfin maintenus dans leurs rapports par une gaine fibreuse, qui envoie des prolongements entre les divers faisceaux. On devra, pour prendre connaissance de cette disposition, faire des coupes transversales et longitudinales sur des nerfs durcis dans la gomme et dans l'alcool.

Revenons sur certains détails de technique :

Kölliker préconise, pour montrer la membrane de Schwann, l'ébullition dans l'alcool absolu d'abord, et ensuite dans l'acide acétique. On obtient un résultat analogue en faisant bouillir les nerfs dans la soude ; mais, selon cet auteur, le meilleur moyen consiste à traiter les tubes nerveux par l'acide nitrique fumant, et à y ajouter ensuite de la potasse caustique. Sous l'influence de ces réactifs, on voit la graisse s'écouler du tube, sous forme de petites gouttes ; le cylindre ainsi se détruit, et il ne reste plus que la gaine vide, colorée en jaune, élargie, et dont les parois sont gonflées.

Pour voir la moelle nerveuse dans son intégrité, on pourra l'examiner sur un nerf encore vivant. Pour cela, on aura recours à la grenouille qu'on soumettra à l'expérience, en la fixant sur la platine du microscope.

On verra facilement le cylinder axis sur des nerfs frais, traités par l'acide acétique concentré. Le nerf se raccourcit immédiatement, et, par ses deux extrémités, s'échappent de gros fragments de la moelle, devenue granuleuse, ainsi qu'une foule de cylinder axis, sous la forme de filaments pâles et gonflés.

L'alcool, surtout bouillant, met en évidence le cylindre axe avec la même netteté ; il lui donne seulement plus de consistance et le ratatine.

Enfin, un certain nombre d'autres réactifs ont été préconisés dans ce but ; nous les citons pour mémoire : l'éther, l'acide chromique (Hannover), le sublimé (Purkinje, Czermak), l'acide gallique.

On tire aussi de bons résultats de l'emploi de l'iode ou d'une solution iodée d'acide iodhydrique (Lehman) ou du chloroforme (Pflüger).

Le cylinder axis sera également mis au jour facilement, en traitant les préparations par le chlorure d'or.

b. TUBES SANS MOELLE. — Quand on examine un filet nerveux se rendant à un muscle, on constate la structure que nous venons de décrire, mais au point où il va pénétrer dans l'organe, on remarque que la moelle disparaît, et que le tube n'est plus constitué que par son enveloppe et par le cylinder axis.

Cette modification histologique se rencontre dans un grand nombre de points ; c'est ainsi que se présentent tous les tubes nerveux des embryons.

Chez l'homme adulte, cette disposition se rencontre dans le nerf olfactif.

C'est également dans cette catégorie de nerfs qu'il faut ranger les *fibres de Remak*, qu'on rencontre dans le sympathique (fig. 154, *a*, *b*). Ce sont des fibres transparentes, souvent aplaties, d'aspect homogène, et présentant des noyaux allongés ou ovalaires, de distance en distance.

Les mêmes procédés, que nous avons déjà indiqués, seront appliqués ici.

Nous recommandons, avec Pflüger, l'emploi du collodion, qui donne le moyen de faire apparaître fort nettement les cylinder axis.

Cellules nerveuses. — On en distingue de deux sortes : les unes munies de prolongements ou cellules *multipolaires;* les autres sans prolongements ou *apolaires* (fig. 156).

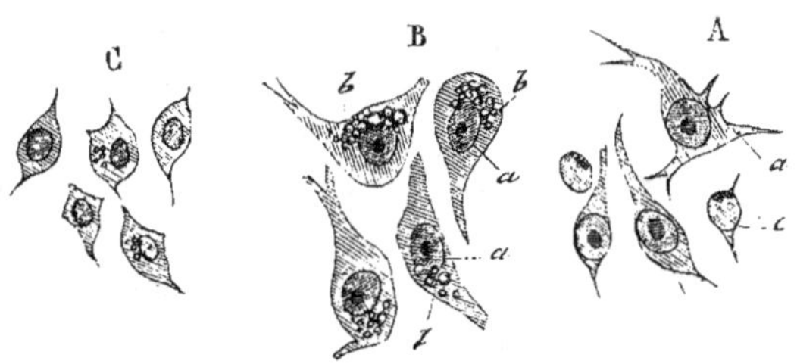

Fig. 156. — Cellules nerveuses : Gross. 1/350. — A, du corps strié; B, couche optique (homme); C, circonvolutions du bœuf (Cadiat).

Les dimensions de ces cellules varient de 0^mm,09 à 0^mm,018. Le corps cellulaire présente une forme sphérique, ovale ou réniforme; il contient un noyau sphérique, vésiculeux, avec un nucléole arrondi, quelquefois deux. Ce noyau disparaît facilement sous l'influence de l'acide acétique.

Quant à la cellule, elle contient un protoplasma granuleux, de nature protéique, avec molécules graisseuses, facilement reconnaissables par la réaction de l'acide osmique, et quelquefois des granulations pigmentaires (fig. 156).

Ces cellules nerveuses se trouvent placées dans la substance grise des centres nerveux, au milieu de la substance conjonctive fondamentale qui sert de support aux éléments nerveux.

Cette disposition se vérifie sur des coupes transversales de moelle, colorées par le carmin et éclaircies ensuite par l'essence de girofle.

Pour étudier les cellules nerveuses, il est nécessaire de les *isoler*. On choisira un fragment de tissu nerveux, et on le fera macérer, pendant quelques jours, dans du *sérum iodé*, ou mieux dans l'*alcool au tiers;* quand il paraîtra suffisamment ramolli, on en dissociera quelques parcelles qu'on agitera sur le porte-objet, dans une goutte de sérum iodé. On devra prendre les plus grandes précautions pour ne pas rompre les prolongements cellulaires. Il est indispensable de ne faire que des tractions aussi légères que possible ; il vaut même mieux opérer la dissociation, en laissant tomber goutte à goutte, avec une pipette, du sérum iodé sur le fragment grossièrement dilacéré.

Dans les cas heureux, on réussit ainsi à isoler quelques cellules, et il est possible alors de leur faire subir l'action des matières colorantes.

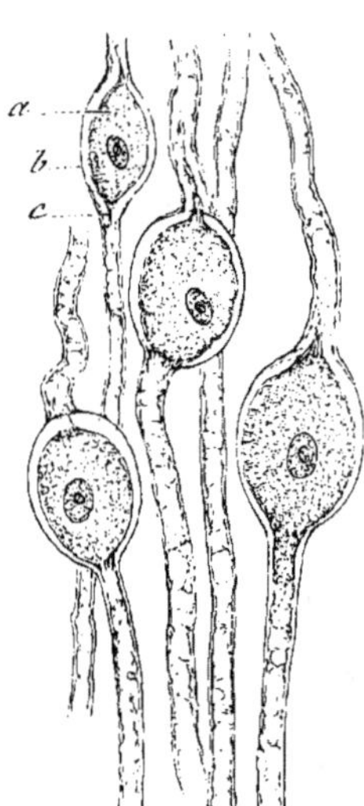

Fig. 157. — Cellules ganglionnaires des ganglions rachidiens de la raie. — *a*, cellule; *b*, gaine de Schwann ; *c*, cylindre axe (Cadiat).

Pour les conserver, sans que ces filaments soient exposés à se mélanger entre eux, *la dissociation sera faite dans la cellule même destinée à contenir la préparation.* Autrement, on ne pourrait que fort difficilement transporter d'un verre sur l'autre un objet aussi petit et aussi délicat.

Quand les prolongements flottent dans le liquide de la préparation, il peut arriver, au moment où l'on abaisse la lamelle, que la cellule soit entraînée par le mouvement du liquide, et alors les filaments s'embrouillent et la pièce devient obscure. Pour obvier à cet inconvénient, on laissera le liquide s'évaporer, jusqu'à ce que la pièce soit sur le point de se dessécher sans avoir encore cessé d'être humide. On appliquera alors la lamelle, et on fera passer au-des-

sous d'elle, par capillarité, le liquide conservateur, lequel humec-
tera ainsi la cellule, sans qu'il lui soit possible de la déranger.

Le Dr Vignal, dans son remarquable travail sur « *le développement des éléments de la moelle des mammifères* », donne pour étudier les cellules ramifiées un procédé peut-être un peu compliqué,
mais qui permet d'obtenir de fort belles préparations.

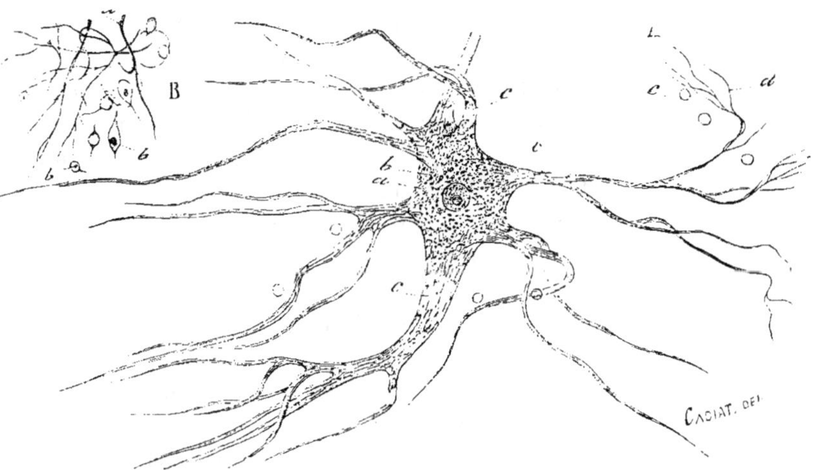

Fig. 158. — Cellule nerveuse de la corne antérieure de la moelle du bœuf. —
A, cellule nerveuse : Gross. 1/180. — *a.* noyau de cellule; *b*, corps cellulaire;
c, c, prolongements; *d*, subdivision des prolongements. — B, prolongements
de cellules et myélocytes dans la substance grise.

On commence, dit-il, par agiter le fragment de moelle que l'on se
propose d'étudier dans 15 centimètres cubes d'eau distillée, à laquelle on ajoute 1 centimètre cube de solution à 1 p. 100 de picro-
carminate.

Lorsque les éléments sont colorés, on reporte le tout dans un
autre tube contenant également 15 centimètres cubes d'eau distillée, additionnée de 1 centimètre cube de solution d'acide osmique
au centième.

On bouche le tube et on laisse l'acide agir vingt-quatre heures.

____

(1) Vignal, *Archives de physiologie*, 1884. p. 177.

Au bout de ce temps, les éléments sont tous précipités au fond du tube. On décante le plus possible à l'aide d'une pipette et on ajoute un peu d'eau distillée pour enlever l'excès d'acide osmique non réduit sur les éléments.

Lorsqu'ils sont de nouveau précipités, on décante et on verse par-dessus une quantité convenable de gélatine glycérinée, avec un peu d'acide phénique.

On chauffe alors légèrement pour liquéfier le mélange et on agite pour disperser les éléments dans la masse que l'on conserve jusqu'au moment de monter une préparation.

Pour cela, on chauffe légèrement en agitant et on en dépose une goutte sur le porte-objet. Lorsqu'elle est solidifiée, on applique la lamelle et en chauffant un peu, elle s'affaisse doucement et permet aux prolongements de s'étaler en tous sens.

Ils gardent cette position par la solidification de la masse lorsqu'elle est suffisamment refroidie.

Voici comment on prépare cette gélatine glycérinée :

On prend une quantité quelconque de gélatine, que l'on fait ramollir dans l'eau pendant deux ou trois heures. On fait fondre au bain-marie et on filtre au papier Berzelius.

Le liquide obtenu est mélangé avec son volume de glycérine qu'on aura préalablement chauffée plusieurs heures au bain-marie avec un peu d'acide arsénieux pour éviter la production des champignons.

Dérivés pathologiques. — Le tissu nerveux peut donner naissance à certaines tumeurs, appelées *névromes*. Elles se caractérisent par la présence d'un grand nombre de filets nerveux (tubes à moelle ou fibres de Remack) enchevêtrés dans toutes les directions et facilement reconnaissables à *leur coloration noire par l'action de l'acide osmique*. Ces éléments qui ont pris naissance de toute pièce sont généralement enfouis dans une gangue plus ou moins compacte de tissu fibreux, qui a pour conséquence de donner à ce genre de néoplasme une dureté assez considérable.

Les névromes sont douloureux à la pression. Ils sont relativement rares.

On a souvent confondu avec eux d'autres altérations ayant leur
siège sur le trajet des nerfs et qui ne sont le plus souvent que des
sarcomes ou des myxomes.

M. le professeur Trélat les désigne sous le nom de « *pseudo-
névromes* » et a eu l'occasion l'année dernière de faire plusieurs
cliniques à ce sujet.

On a signalé également quelques névromes présentant alors le
caractère du tissu des centres nerveux, c'est-à-dire des cellules,
mais ils sont excessivement rares.

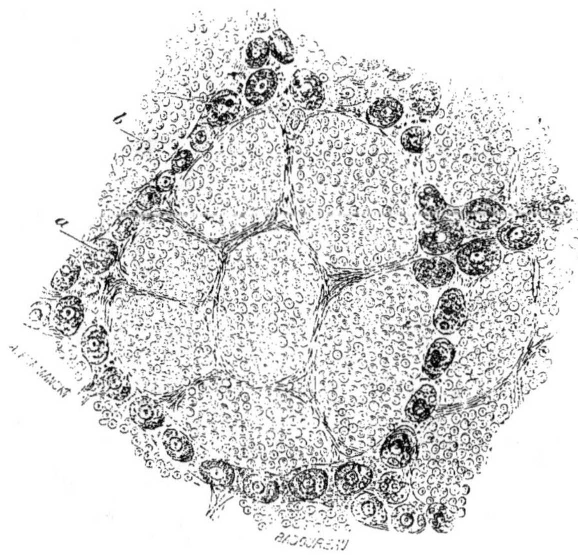

Fig. 159. — Coupe d'un névrome. — *a*, grosses cellules disséminées dans
stroma conjonctif; *b*, tubes nerveux coupés en travers.

Les nerfs peuvent être le siège de phénomènes inflammatoires.
Dans ce cas il y a lieu d'examiner la façon dont se comportent les
vaisseaux dans la zone conjonctive périphérique et dans les cloisons de la gaine propre. Pour cela, on pratiquera des coupes en
travers sur des nerfs durcis par les procédés indiqués plus haut.
On reconnaîtra facilement alors que ces canaux vasculaires sont
gorgés de sang et dilatés.

On remarquera toutefois que l'élément nerveux est demeuré

généralement normal, quelle que soit l'inflammation du tissu périphérique.

Dans le cas d'autopsie d'amputés, il ne faudra pas négliger d'examiner dans le moignon les extrémités des nerfs sectionnés, ce qui
permettra de se rendre compte du processus de cicatrisation.

L'acide osmique au 100° sera un excellent liquide de dissociation.

Enfin, il ne faut pas oublier que les faisceaux nerveux peuvent

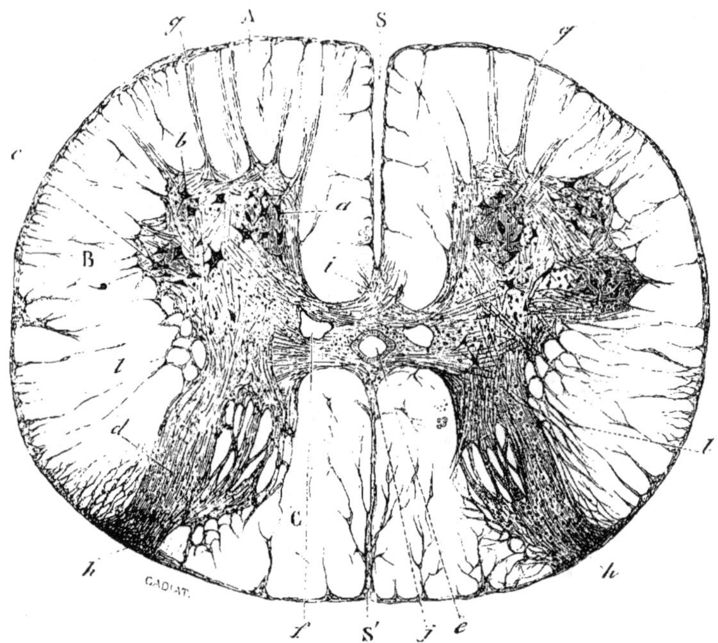

Fig. 160. — Coupe d'une moelle humaine au niveau de la région dorsale inférieur — A, B, C, cordons antérieurs latéraux et postérieurs ; S, sillon médiane
antérieur ; S', sillon postérieur ; a, b, c, groupes interne, antérieur et externe
des cellules de la corne antérieure ; d, corne postérieure et substance gélatineuse de Rolando ; e, canal central ; f, veines ; g, filets radiculaires de la
corne antérieure ; h, racines postérieures ; i, commissure blanche avec ses
fibres entrecroisées ; j, commissure grise ; l, filets sortant de la substance
grise et se rendant aux cordons latéraux.

être envahis par tous les néoplasmes en général qui, en progres-
sant, finissent par les englober dans leur masse.

Moelle épinière. — On devra d'abord chercher à se rendre compte de la stucture générale de l'organe.

Pour cela, on choisira une moelle bien durcie dans laquelle on pratiquera une coupe transversale que l'on colorera par le picrocarminate et qui sera montée au baume de Canada.

La coloration en deux couleurs par le procédé de Mathias Duval donnera des résultats encore plus nets.

On remarque en allant de dehors en dedans :

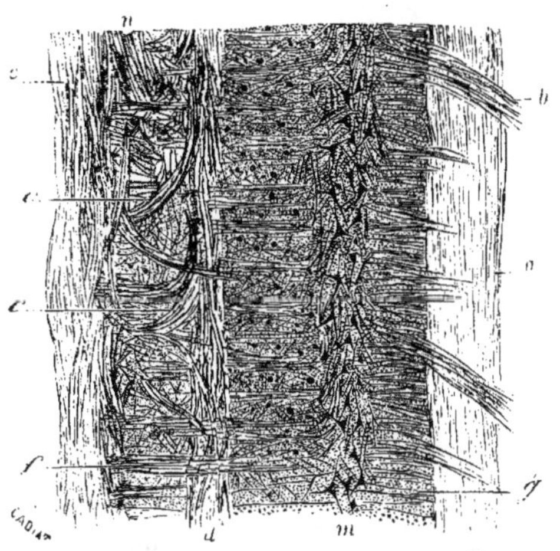

Fig. 161. — Coupe longitudinale et antéro-postérieure d'une moelle humaine passant sur la substance grise des cornes. — a, faisceaux antérieurs ; b, racines antérieures ; c, faisceaux postérieurs formés de fibres obliques et entre-croisées ; d, coupe longitudinale d'une portion des cordons latéraux ; e, fibres ascendantes se perdant dans les cordons latéraux et prenant leur origine dans la substance grise de la corne postérieure, ou faisant suite aux filets radiculaires ; f, fibres radiculaires marchant horizontalement dans la substance grise jusqu'aux cellules des cornes antérieures ; m, cellules de la corne antérieure ; n, fibres obliques des faisceaux postérieurs paraissant sortir de la substance grise.

1° La dure-mère ;

2° L'arachnoïde ;

3° Le tissu conjonctif sous-arachnoïdien ;

4° La pie-mère, qui semble se confondre avec la moelle elle-même ;

5° La moelle, composée d'une substance blanche périphérique et d'une substance grise centrale, disposée comme les quatre branches de la lettre H. Les deux branches antérieures constituent les cornes antérieures, les deux branches postérieures répondent aux cornes postérieures et la ligne horizontale de réunion, à la commissure.

Pour bien voir ces détails, on examinera la section à l'aide d'un très faible grossissement, 30 ou 40 diamètres.

a. Substance blanche de la moelle. — Elle est formée de tubes nerveux, dirigés dans le sens de la longueur de l'organe. Sur une

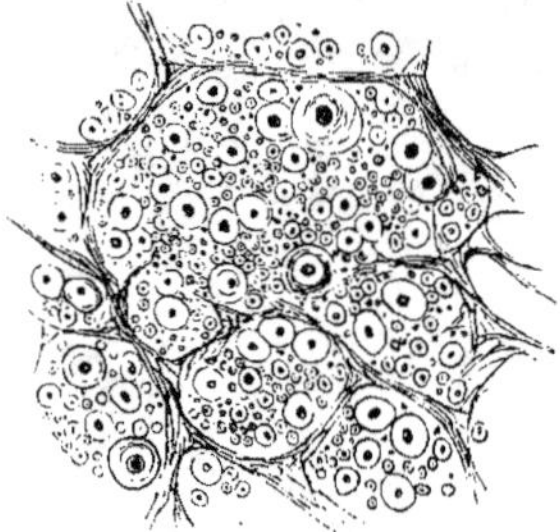

Fig. 162. — Coupe transversale de la substance blanche de la moelle (Cadiat).

coupe en travers, ils se montrent, après coloration au picro-carminate, sous forme de petits cercles avec un point rouge qui est la section du cylindre axe.

b. Substance grise de la moelle. — Forme les cornes antérieures et postérieures.

1° Cornes antérieures : on y rencontre des cellules très volumineuses et diversement ramifiées. Un seul prolongement ne se dichotomise pas ; il a reçu le nom de « Deiters ».

On trouve encore, à l'union des cornes antérieures et postérieures, des amas de cellules, correspondant aux colonnes de Clarke. Ce sont les *noyaux dorsaux de Stilling.*

2° Cornes postérieures. Les cellules sont plus petites, fusiformes, avec deux ou trois prolongements.

Les cornes postérieures s'étendent jusqu'à la surface de la moelle et se prolongent dans les racines postérieures.

c. Commissure de la moelle. — La commissure grise, placée en dedans de la commissure blanche, montre à sa partie centrale un canal, le *canal de l'épendyme*, à l'intérieur duquel se rencontre une couche de cellules cylindriques.

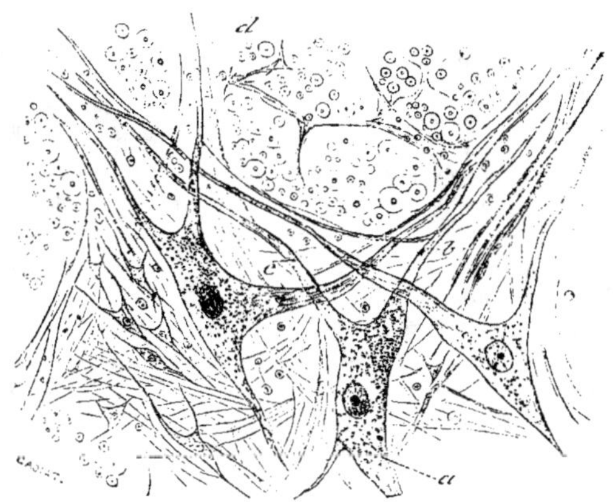

Fig. 165. — Substance grise de la corne antérieure d'une moelle de bœuf. — *a*, cellule nerveuse; *b*, cylindres d'axe traversant la matière amorphe; *c*, matière amorphe; *d*, substance blanche des cordons; *e*, prolongements de cellules pénétrant dans les filets radiculaires (Cadiat).

Enfin, tous les tubes de la substance blanche sont maintenus, ainsi que les vaisseaux qui se ramifient entre eux, par un tissu conjonctif spécial, appelé *névroglie*. Il est formé de fibres très allongées et très déliées, au milieu desquelles se montrent de nombreuses cellules arrondies de dimensions variées.

On étudiera enfin les cordons qui partent de la moelle et que l'on divise en antérieurs, postérieurs et latéraux.

Il sera nécessaire de faire des sections dans les diverses régions de la moelle.

Préparation de la moelle. — Pour durcir la moelle, il est indispensable de prendre les plus grandes précautions.

Nous allons décrire en détail la manière de procéder. On commence par la partager en fragments de 2 ou 3 centimètres de longueur, en ayant soin d'y joindre, à l'aide de fil, des étiquettes indiquant exactement la région. On les suspend dans un vase contenant une solution *d'acide chromique au* 500°, où on les laisse pendant une huitaine. Il est de toute nécessité de maintenir les

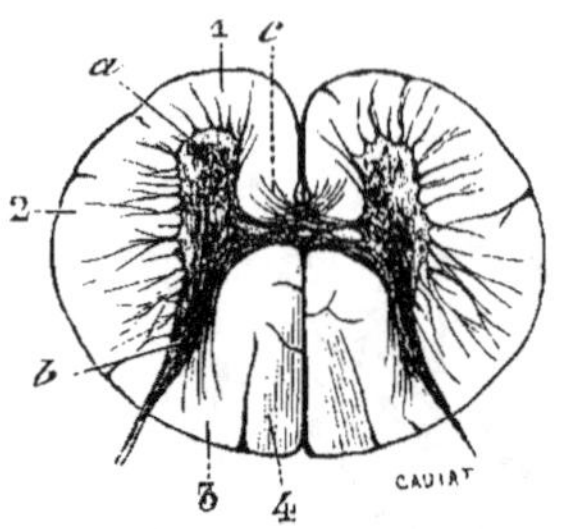

Fig. 166. — Coupe de moelle humaine au niveau de la région cervicale. — *a*, corne antérieure ; *b*, corne postérieure ; *c*, commissure blanche ; 1, faisceau antérieur ; 2, faisceau latéral ; 3, faisceau postérieur ; 4, cordon de Goll.

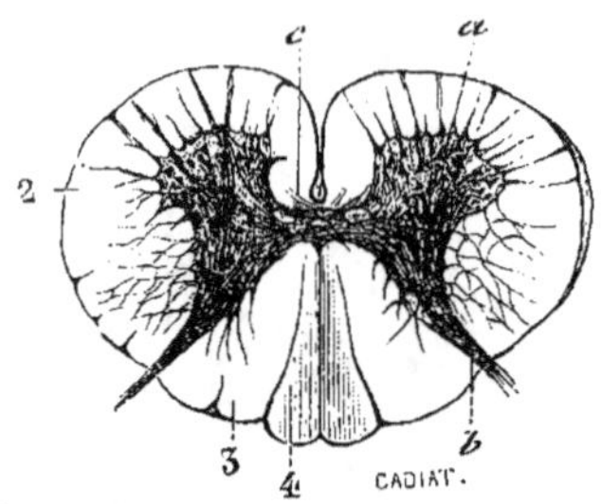

Fig. 167. — Coupe de moelle humaine au niveau de la partie supérieure de la région dorsale (Cadiat). — 1, 2, 3..., *a*, *b*, *c*, mêmes significations.

objets à durcir au centre du liquide afin d'éviter qu'ils reposent sur le fond du vase, ce qui empêcherait leur durcissement régulier.

Après ce premier bain, on les porte dans une seconde solution au 300°, où ils restent également huit jours, et enfin dans une dernière au 200°, où s'achève le durcissement, qui demande au moins un mois ou six semaines pour être complet.

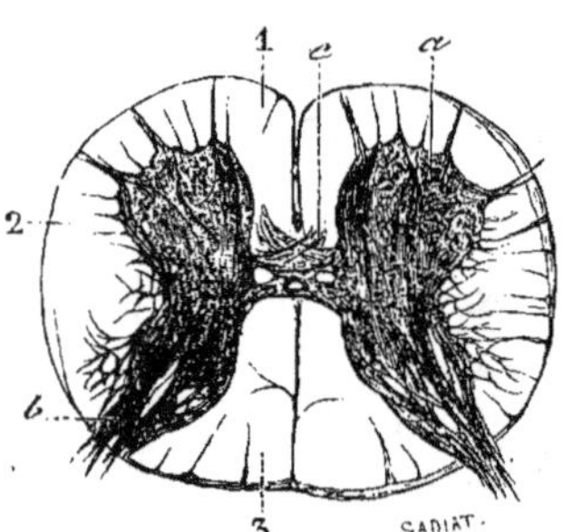

Fig. 168. — Coupe de moelle humaine au niveau de la région lombaire. — *a*, *b*, *c*, mêmes significations.

Il est de la plus haute importance de faire durcir les organes nerveux dans des vases larges et profonds, contenant 4 ou 5 litres de solution.

Si on voulait faire durcir le cerveau, on le partagerait de même en tranches de 1 centimètre environ d'épaisseur, et on éviterait qu'elles se touchent mutuellement ; on pourrait les déposer dans un cristallisoir et les séparer, d'après le conseil de M. Luys, par de petits fragments de liège.

Quand les pièces sont suffisamment durcies, on les retire du bain, on les lave et on les conserve, pour en faire des coupes, dans des flacons pleins d'alcool et qu'il faut avoir soin d'étiqueter. Il est bon d'ajouter un peu de glycérine pour éviter un durcissement exagéré, et laisser aux morceaux une certaine élasticité.

Les pièces, ainsi traitées, sont nécessairement opaques, et nécessitent, pour leur examen, des manipulations assez compliquées.

Un procédé plus rapide de durcissement est celui de Deiters :

On fixe les morceaux de moelle dans une solution de *bichromate de potasse à 2 pour* 100, où l'on les laisse pendant quinze jours.

On les porte au bout de ce temps dans une deuxième solution d'*acide chromique à 3 pour* 1,000 pendant quinze jours ou un mois, et on achève le durcissement à l'alcool absolu.

Ranvier préconise un excellent moyen pour obtenir colorés seulement les noyaux et les cylindres axes, sur des moelles traitées par les solutions chromiques.

Après avoir fait agir le picro-carminate, il les immerge pendant vingt-quatre heures dans :

Alcool............................ 2 parties.
Acide formique..................... 1 —

Si l'on se proposait d'étudier des moelles de jeunes enfants ou d'embryons, on pourrait employer pour les durcir, et en faire des préparations, le procédé suivant préconisé par le Dr Vignal.

« On plonge les pièces une heure ou deux dans un mélange à parties égales d'*alcool à* 90° et d'*acide osmique à* 1 *pour* 100.

Puis on les laisse ensuite dans l'*alcool à* 80° pour permettre la réduction de l'acide.

On les lave pour enlever l'alcool, puis on les colore en masse en les plongeant pendant quarante-huit heures dans le picro-carminate à 1 pour 100 ou dans l'hématoxyline.

Au sortir de la matière colorante, on les lave, puis on les durcit successivement avec alcool à 80°, à 90° et alcool absolu.

Pour exécuter les coupes, on aura recours, pour enrober les

pièces, à la solution de celloïdine, qui donne d'excellents résultats.

On l'emploiera en solution sirupeuse en y laissant les pièces vingt-quatre heures. On les fixera alors sur un morceau de sureau avec la même solution, puis on plongera le tout pendant vingt-quatre heures ou plus dans l'alcool à 86°.

Les coupes, faciles à obtenir, se monteront à la glycérine ou au baume. Dans ce dernier cas, on emploiera pour éclaircir l'essence de bergamotte ou le xylol, qui n'exercent aucune action sur la celloïdine, tandis que l'essence de girofle la dissoudrait.

Si on voulait se débarrasser de la celloïdine, qui ne gêne d'ailleurs aucunement, on la ferait disparaître avec quelques gouttes d'alcool et d'éther mélangés en parties égales.

M. le Dr Luys, dont tout le monde connaît les magnifiques travaux sur le système nerveux, emploie un procédé spécial pour rendre les coupes transparentes. Le but qu'il se propose est de les débarrasser de l'acide chromique interposé mécaniquement dans la trame et de les restituer ainsi dans leur état naturel, pour les placer ensuite dans des solutions éclaircissantes titrées, soit de glycérine, soit de sirop de sucre acidifié.

M. le Dr Luys a bien voulu nous autoriser à reproduire ici l'article qu'il a publié, en 1872, dans le *Journal de l'Anatomie* de Robin.

« Il est nécessaire, pour les opérations qui se commandent les unes les autres, d'avoir, préparées à l'avance :

1° Une solution concentrée de soude caustique dans de l'eau filtrée ;

2° Une solution d'acide chlorhydrique (2/3 d'acide pour 1/3 d'eau filtrée) ;

3° Des cuvettes plates en usage dans la photographie, ou des assiettes à fond plat.

On commence par placer la coupe entre deux petites feuilles de verre (pour qu'elle ne se déchire pas, ou ne vienne à se gondoler dans le cours des opérations qu'elle va subir) ; puis la mettant dans une cuvette, on y verse immédiatement la solution alcaline qui doit l'imbiber peu à peu ; on soulève la lame de verre, et l'on fait pénétrer le bain alcalin de tous côtés. A mesure que l'imbibition se fait, la pièce se gonfle et s'amollit : ses nuances deviennent plus accusées, et quand on juge le temps de l'imbibition suffisant, on la plonge immédiatement dans une seconde cuvette remplie d'eau filtrée. A ce moment, l'action de la soude se poursuit encore, la trame du tissu devient de plus en plus transparente, et menace même, si l'on n'a pas soin de maintenir les deux surfaces de verre qui les supportent bien en rapport, de voir des délabrements s'opérer.

C'est à ce moment qu'il convient d'arrêter l'action alcaline à l'aide de l'immersion subite dans la solution chlorhydrique.

On plonge de nouveau la pièce dans une cuvette où est déposée la solution acide.

Le tissu revient alors sur lui-même; il se crispe momentanément, et le mouvement de ramollissement est instantanément enrayé.

Après un séjour variable, suivant l'épaisseur de la pièce et la concentration du bain, séjour qui oscille de cinq à six minutes à un quart d'heure, on la plonge dans une cuvette pleine d'eau simple (toujours en ayant bien soin de la maintenir appliquée entre les deux lames de verre) pour la débarrasser de l'acide; on la laisse ainsi s'immerger pendant vingt-quatre heures, en prenant la précaution d'appliquer, sur le verre supérieur, un poids faisant une légère pression.

Voici ce qui se passe : le tissu de la pièce, sous l'influence de la solution alcaline, s'est véritablement gonflé; il a, par le fait de cette ampliation, écarté mécaniquement de ses interstices les cristaux d'oxyde de chrome qui sont ainsi devenus libres; d'un autre côté, l'acide chlorhydrique, en arrêtant le mouvement de dilatation, et en opérant une sorte de crispation de la trame, a exprimé, en quelque sorte, ces mêmes cristaux, et a agi ensuite, chimiquement, comme substance décolorante sur les portions d'acide chromique non encore passées à l'état d'oxyde de chrome.

La compression douce que l'on maintient pendant quelques jours favorise le mouvement d'expulsion des cristaux d'oxyde de chrome qui, peu à peu, abandonnent la trame du tissu, et se répandent dans l'eau du bain sous forme d'une poussière verdâtre.

En ayant soin de changer l'eau tous les jours, et de laver la pièce avec précaution, on peut ainsi faire disparaître toute trace de l'a-

cide chromique dans sa trame, et lui restituer sa coloration primordiale.

C'est ainsi qu'après avoir durci par l'acide chromique des tranches de cerveau, pour pouvoir en faire des coupes de 1 millimètre
d'épaisseur, à l'aide de son grand appareil à section, le Dʳ Luys a
pu les décolorer complètement, et obtenir la réapparition de l'aspect de la substance blanche et de la substance grise, avec leur état
naturel.

Pour les coupes de la moelle allongée et du bulbe, ces procédés
permettent d'obtenir des pièces d'ensemble, très transparentes, très

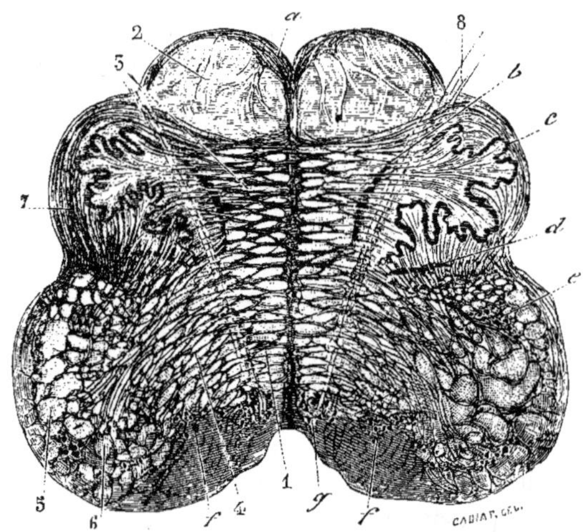

Fig. 169. — Coupe du bulbe au niveau des noyaux d'origine de l'hypoglosse.
— *a*, masses grises des pyramides antérieures ou noyau pyramidal antérieur ;
b, noyau juxta-olivaire antéro-interne ; *c*, corps frangé de l'olive ; *d*, noyau
juxta-olivaire ; *e*, noyaux disséminés de substance grise au niveau des
faisceaux de la racine descendante de la 5ᵉ paire ; *ff*, noyaux de substance
grise correspondant aux cornes postérieures ; *g*, noyaux moteurs, origines
de l'hypoglosse ; faisceaux blancs représentant la continuation des faisceaux
antérieurs de la moelle ; 2, coupe des pyramides se continuant avec les
faisceaux latéraux de la moelle ; 3, portion sensitive des pyramides ; 4, fibres
transversales ; 5, racine descendante de la 5ᵉ paire ; 6, faisceaux des corps
restiformes ; 7, fibres arciformes de l'olive passant, les unes en contournant
le corps frangé, les autres directement d'arrière en avant.

blanches, avec des contrastes suffisants et sans avoir à regretter
une altération de tissu (fig, 169) ».

La pièce, après avoir subi ces préparations successives, doit être alors placée, une fois qu'elle a été bien lavée, dans un milieu destiné à la rendre transparente pour être conservée.

Le Dr Luys emploie pour cet usage deux solutions également bonnes.

La glycérine constitue l'élément principal de la première; on l'additionne d'acide acétique ordinaire et on obtient ainsi une solution d'une densité qu'on fait varier, suivant que la pièce s'imbibe plus ou moins aisément, et suivant qu'elle a besoin d'être éclaircie par une dose de glycérine plus ou moins forte.

La seconde solution est du sirop de sucre ordinaire, que l'on mélange en proportions variables avec de l'acide acétique et de l'eau ou bien du sirop de glucose pour éviter les cristallisations.

Après avoir plongé les pièces dans un bain constitué par l'une ou l'autre de ces solutions, on les place entre deux verres et on les monte selon le procédé habituel.

Il va sans dire que ce procédé n'exclut nullement l'action ultérieure des matières colorantes.

Les coupes de moelle seront également montées dans le baume de Canada après les avoir colorées par le carmin, et éclaircies au moyen de l'essence de girofle. Il est de toute nécessité de faire les coupes aussi minces que possible. On y arrivera assez facilement en ayant soin de maintenir la lame du rasoir recouverte, pendant qu'on fait la section, d'une couche d'alcool. De plus, comme les coupes sont en général très fragiles, on prendra les plus grandes précautions pour les manier. Elles seront déposées dans l'eau et on devra les amener sur la lame du verre, où on les examinera, en les faisant flotter et en retirant graduellement la lame, au moment où elles commencent à y adhérer.

Ces coupes pourront être traitées successivement par tous les réactifs colorants dont nous avons déjà parlé; l'hématoxyline donne, dans certains cas, de fort beaux résultats.

Colorations doubles. — Dans ces dernières années, on s'est appliqué à différencier les éléments constituants du tissu médullaire au moyen de réactifs colorants se fixant sur tel ou tel département et laissant les voisins absolument incolores.

En première ligne, nous trouvons les deux méthodes préconisées par Weigert et qui donnent de magnifiques préparations.

Méthodes de Weigert. — 1er *procédé*. On commence par faire durcir la moelle épinière dans le liquide de Muller que l'on change tous les deux jours, pendant quinze jours et tous les cinq ou six jours seulement pendant deux autres semaines.

Les pièces sont retirées de la solution et lavées pendant vingt-quatre heures sous un robinet d'eau.

Le durcissement s'achève en les plongeant trois ou quatre jours dans l'alcool ordinaire et vingt-quatre heures dans l'alcool absolu.

Les coupes se pratiquent avec l'alcool absolu et sont reçues dans l'alcool ordinaire. Puis elles sont colorées à l'aide du mélange suivant :

Hématoxyline......................	1 gramme.
Alcool.	10 cent. cubes.
Eau distillée	90 — —

dans lequel on les chauffe au bain-marie à 40° pendant une heure ou une heure et demie.

Cela fait, on les lave pendant cinq minutes à l'eau distillée et on les décolore avec la solution suivante à froid :

Borax.............................	2 grammes.
Prussiate rouge de potasse..............	2gr,50
Eau	100 grammes.

pendant un quart d'heure ou une demi-heure suivant les effets obtenus.

Le reste de l'opération consiste à déshydrater les coupes et à les monter au baume, après éclaircissement par l'essence de girofle, si l'on a durci par la liqueur de Muller, ou au xylol, si l'on a durci par la celloïdine.

Par ce procédé que notre savant et excellent confrère, le docteur Kéraval, a constamment employé dans ses recherches sur le système nerveux, on obtient les résultats suivants :

1° Les fibres nerveuses sont colorées en violet noir ;

2° La substance fondamentale en jaune clair orangé ;

3° Les cellules nerveuses sont teintées en rouge foncé ou brunâtres ;

4° Les noyaux restent incolores.

2ᵉ *procédé*. — *a*. On fait tout d'abord une solution saturée de fuchsine, qu'on mélange jusqu'à concentration avec :

> Alcool absolu...................................... 1 partie.
> Eau distillée...................................... 3 —

b. On filtre 50 grammes de ce mélange, auxquels on ajoute :

> Solution ammoniale caustique à 1 p. 40.   0,025

et on y plonge les coupes.

Quand elles sont bien colorées, on les lave à l'eau distillée ; on les décolore avec une solution légère d'acide chlorhydrique à 2,5 ou 3 p. 100 ; on lave encore et après déshydratation et éclaircissement au xylol, on monte au baume.

Les fibres nerveuses sont colorées en rouge clair ; les noyaux de la névroglie et des vaisseaux sont brunâtres ou violet bleuâtre ; la névroglie et le tissu conjonctif, rouge ou rouge violet.

Méthode de Freund, de Vienne, 1884 (procédé au chlorure d'or).

1° Durcissement au bichromate de potasse ou au liquide d'Erlicki (voir précédemment), qu'on achève dans l'alcool absolu ;

2° Lavage des coupes à l'eau distillée ;

3° Immersion de trois à cinq heures dans solution aqueuse de chlorure d'or au 100ᵉ, additionnée de 1/2 à 1 volume d'alcool ;

4° On les retire pour les plonger deux ou trois minutes dans une lessive de soude (1 : 6 d'eau). Elles s'éclaircissent ;

5° On les fait passer ensuite dans une solution d'iodure ioduré de potassium à 10 p. 100. Elles prennent une coloration rosée qui se fonce en cinq à quinze minutes.

Les fibres nerveuses sont colorées en pourpre, en bleu ou en bleu noir. La substance grise, les vaisseaux et la névroglie demeurent presque incolores.

Méthode de Sahli (au bleu de méthyle et à la fuchsine acide).

Après avoir lavé les coupes dans l'eau, on les immerge pendant plusieurs heures dans une solution aqueuse concentrée de bleu de méthylène. On lave à l'eau, puis on les plonge cinq minutes dans une solution saturée de fuchsine acide.

Enfin on les lave à l'eau et on les passe dans une solution d'alcali caustique alcoolisé à 1 p. 100.

La substance grise est rouge.

La substance blanche bleue ou violette.

Les cylindres axes rouges.

La myéline, en partie bleue, en partie rouge près du cylindre axe.

M. Mathias Duval, dans ses belles et savantes recherches sur le système nerveux, emploie la combinaison de deux couleurs : le carmin et le bleu d'aniline, soluble dans l'alcool.

Par ce procédé, il obtient les résultats suivants :

1° Les cellules nerveuses et les cylindres d'axe sont d'un violet virant au rouge, c'est-à-dire dans lequel le carmin domine ;

2° Les vaisseaux sont d'un violet virant au bleu, c'est-à-dire dans lequel l'aniline domine ;

3° Les enveloppes de la moelle (pie-mère) ainsi que tous les prolongements conjonctifs au sein de la substance nerveuse, se colorent en bleu presque pur.

Altérations pathologiques. — Nous signalerons, parmi les plus importantes : la congestion, le ramollissement, la myélite.

a. Congestion. — C'est par elle que débutent la plupart des lésions.

Elle se caractérise par la *dilatation des vaisseaux,* qui sont gorgés de sang.

L'hémorrhagie médullaire, qui est assez rare, siège habituellement dans la substance grise et sur une coupe, on aperçoit une quantité plus ou moins considérable d'*éléments sanguins épanchés* entre tous les éléments, qui sont eux-mêmes en voie de désorganisation.

b. Ramollissement. — Il peut être dû à un foyer d'hémorrhagie cérébrale, qui a pour conséquence d'amener la dégénérescence des faisceaux médullaires, en relation avec cette région.

L'examen de la moelle fraîche montre en ce cas, sur une coupe en travers, une *coloration grise ou jaunâtre de la substance blanche*.

On fera durcir les pièces dans l'acide chromique, d'après les règles indiquées plus haut. « Sur les préparations faites à l'état frais, dit M. Cornil (1), on reconnaît de nombreux corps granuleux possédant un noyau et qui sont libres ou contenus dans les gaines périvasculaires et une atrophie ou une disparition presque complète des tubes nerveux. Dans les observations où la maladie remontait à une époque éloignée, les corps granuleux étaient moins nombreux et il existait un plus grand nombre de fibres et de cellules de la névroglie ou de cellules embryonnaires qu'à l'état normal : il y avait, en un mot, inflammation chronique de la moelle. »

Le ramollissement peut encore avoir pour cause une myélite. Dans ce cas, les tubes nerveux subissent la dégénérescence graisseuse et s'atrophient. Entre eux se trouvent de nombreux corps granuleux.

Myélite. — Les lésions varient dans la myélite aiguë et dans la myélite chronique.

1° *Myélite aiguë.* — Les vaisseaux sont plus ou moins dilatés et les tubes nerveux généralement granuleux. Il existe des exsudats fibrineux et des cellules lymphatiques épanchées dans les gaines périvasculaires des noyaux et de petites cellules de nouvelle formation dans les cornes et les commissures grises. Les cellules de Deiters sont plus nombreuses et plus visibles qu'à l'état normal.

« Les cellules nerveuses des cornes antérieures ont subi parfois une hypertrophie colossale, et peuvent atteindre jusqu'à 80 μ de diamètre. Elles sont remplies d'une matière colloïde, d'aspect vitreux, ou bien on y constate une ou plusieurs vacuoles pleines de liquide. Le noyau de ces cellules est plus ou moins modifié, leur nucléole a souvent disparu. Elles sont tantôt transparentes, tantôt granuleuses.

A côté des cellules hypertrophiées, on en trouve qui sont raccornies, atrophiées, sans noyaux, irrégulières, sans prolongements, se colorant mal par le carmin ou transformées en un amas de petites granulations.

(1) Cornil et Ranvier, *Manuel d'histologie pathologique*, p. 725.

Les cylindres d'axes sont hypertrophiés, variqueux, creusés de vacuoles ou granuleux. »

Le siège des lésions varie d'ailleurs beaucoup. La substance grise peut être atteinte autant que la substance blanche.

2° *Myélite chronique* (1). — On retrouve à peu près les mêmes lésions générales que celles que nous venons de décrire dans la myélite aiguë. Il reste à parler des modifications apportées par la *sclérose*.

Tout d'abord on reconnaît les parties sclérosées à leur couleur grise ou jaunâtre et à leur *demi-translucidité*.

« Les tubes nerveux sont réduits à leur cylindre axe et le tissu de la névroglie se tasse autour d'eux, les fibrilles de tissu conjonctif se rapprochent des tubes nerveux et présentent des ondulations qui les font paraître plus épaisses. Cette sorte de condensation des faisceaux de fibres de la névroglie, qui coïncide avec la diminution du diamètre des tubes nerveux, détermine presque constamment, surtout si la lésion est ancienne, un épaississement réel des faisceaux conjonctifs qui rayonnent du centre de la moelle à sa périphérie en accompagnant les vaisseaux, en séparant les faisceaux de la moelle par des cloisons plus épaisses que celles qui séparent normalement les tubes nerveux les uns des autres. Les cellules de la névroglie sont faciles à isoler; elles présentent un noyau volumineux. »

Dans le tissu des cornes de la moelle, la sclérose se manifeste au début par une plus grande abondance de petites cellules et ensuite par une formation nouvelle de fibrilles du tissu conjonctif, en même temps que les cellules nerveuses, d'abord tuméfiées ou granuleuses, comme dans toute myélite, s'atrophient ensuite peu à peu et finissent par disparaître.

Enfin les vaisseaux capillaires, les petites artères et les veinules montrent au début quelques corps granuleux en plus ou moins grand nombre dans leur gaine périvasculaire ou dans leur tunique externe. Plus tard leurs parois s'épaississent.

Nous ne pouvons nous étendre davantage sur ce sujet sans sortir de nos attributions. Cette question des altérations des centres

____

(1) Cornil et Ranvier, *Histologie pathologique*, p. 733.

nerveux comporte un grand développement. Nous conseillons de lire l'article de l'*Histologie pathologique* de MM. Cornil et Ranvier, où l'on pourra trouver tous les détails qui ne sauraient figurer dans ce manuel et auquel nous avons d'ailleurs largement emprunté.

Cerveau. — M. Cornil distingue cinq couches bien distinctes que l'on reconnaîtra facilement sur des coupes pratiquées perpendiculairement à la surface de l'organe.

Ce sont :

1° Couche contenant des *tubes à myéline* parallèles à la surface et quelques cellules disséminées dans une substance granuleuse ;

2° Couche contenant un grand nombre de *petites cellules pyramidales*, dont le sommet effilé est dirigé vers la surface de la circonvolution ;

3° *Cellules pyramidales*, quelques-unes de volume moyen, d'autres très volumineuses ou *cellules géantes*, aussi grandes que celles des cornes antérieures de la moelle.

Leur sommet regarde la surface du cerveau. Elles sont munies d'un grand nombre de ramifications et en présentent une, dirigée en bas, qui correspond à une racine de Deiters.

On trouve encore des tubes nerveux à moelle interposés à ces éléments :

4° Couche de *cellules globuleuses ;*

5° Couche de *cellules fusiformes*.

Les éléments que nous venons de décrire se rencontrent surtout dans les lobes frontal et pariétal. Dans les lobes occipital et sphénoïdal. les cellules pyramidales sont plus rares et les cellules géantes manquent absolument.

Pour l'étude du cerveau et du cervelet. on traitera les pièces par les mêmes procédés que ceux décrits pour la moelle épinière.

Pour la *dissociation de cellules*. M. Ranvier opère de la façon suivante. qui donne de bons résultats (1).

On prend un segment de cerveau ayant séjourné vingt-quatre

(1) Ranvier, *Névroglie. Archives de physiologie*, p. 181, 1883.

heures dans l'*alcool au tiers*. On en détache de petites portions et
on les agite avec de l'eau distillée dans un tube à expérience jusqu'à ce qu'elles soient dissociées ; on ajoute du *picro-carmin* pour
colorer les éléments ; puis on les laisse se déposer au fond du

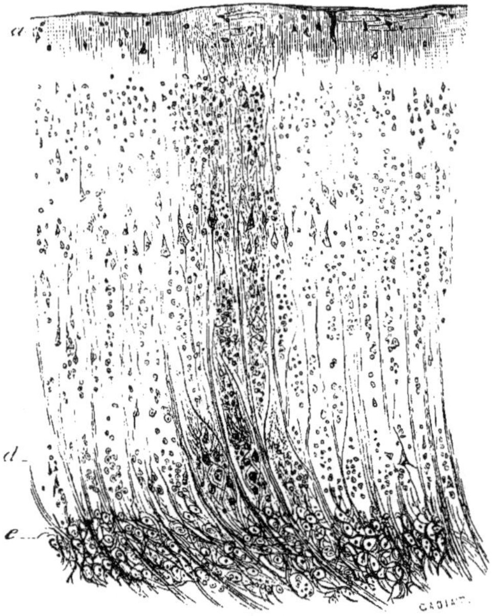

Fig. 170. — Coupe d'une circonvolution cérébrale, la pariétale ascendante. —
a, couches à tubes nerveux parallèles et à petites cellules ; *b*, couche des
petites cellules pyramidales ; *c*, couche des cellules géantes ; *d*, tubes nerveux
verticaux ; *e*, couches des cellules globuleuses et fusiformes.

tube. On les recueille au moyen d'une pipette et on les porte dans un
autre tube contenant de l'eau distillée à laquelle on ajoute de l'*acide
osmique* (quelques gouttes d'une solution au 100°). Lorsqu'ils ont
gagné le fond du vase, on les prend de nouveau avec la pipette
pour les examiner au microscope.

Il nous reste à parler du procédé employé par Betz (de Kief)
pour le durcissement du cerveau et qui nous a été communiqué
jadis par notre regretté maître le professeur Broca.

« Le cerveau, dépouillé de la pie-mère, est plongé dans l'alcool à

90° auquel on ajoute de la teinture d'iode jusqu'à ce que le liquide soit brun.

En quelques heures, l'iode est infiltré dans le cerveau et le liquide est presque décoloré. Chaque jour on ajoute de la teinture d'iode jusqu'à ce que le liquide soit brun. Au bout de cinq à six jours, le cerveau est plongé dans une solution de bichromate de potasse à 4 p. 100.

Le cerveau surnage d'abord, puis il va au fond. Alors on le

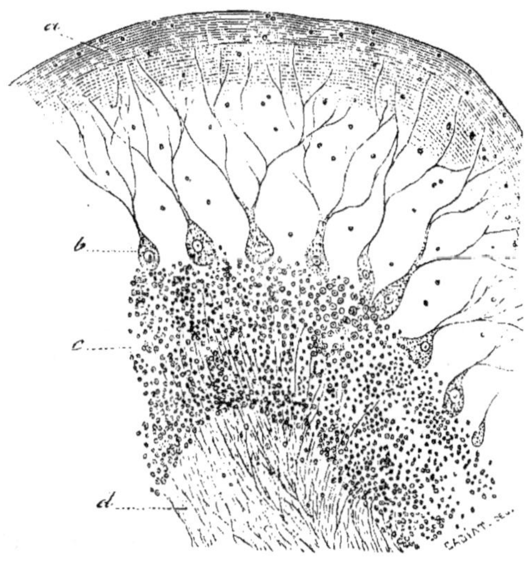

Fig. 171. — Coupe d'une circonvolution cérébelleuse de l'homme. — *a*, représente les deux couches superficielles ; *b*, cellules de Purkinje ; *c*, couche granuleuse de petites cellules rondes.

retire et on le met dans l'eau jusqu'à ce qu'il soit décoloré. On le conserve dans l'eau légèrement alcoolisée et on peut faire des coupes pendant plusieurs mois.

Pour les colorer, on fait une solution concentrée de carminate d'ammoniaque.

Cette solution doit être laissée au jour dans une chambre chaude pendant quelques semaines, jusqu'à ce qu'il se dégage « une mauvaise odeur ».

Alors, on la filtre, puis on attend encore quelques semaines et on la refiltre. On attend de nouveau quelque temps et on filtre encore.

Après ce troisième filtrage, le liquide ne s'altère plus et ne dépose plus de granulations. On peut alors le garder et s'en servir pendant des années.

Pour l'employer, on le dilue dans l'eau ordinaire.

Le carminate ainsi préparé pénètre très aisément dans la substance cérébrale. Il colore la substance grise et respecte la substance blanche ».

CERVELET. — On trouve, d'après Meynert, les couches suivantes :

1° Une couche assez épaisse, granuleuse, *pauvre en cellules ganglionnaires ;*

2° Une couche mince parcourue par des *tubes nerveux à moelle et des cellules fusiformes ;*

3° Une couche de *grosses cellules nerveuses, cellules de Purkinje,* qui envoient leurs prolongements protoplasmiques ramifiés dans les deux couches précédentes et qui possèdent un seul prolongement cylindre axile de Deiters, qui s'enfonce dans les couches profondes ;

4° Une couche granuleuse de *petites cellules rondes,* et enfin la substance blanche formée de *fibres nerveuses.*

Dérivés pathologiques. — On peut trouver dans le cerveau et le cervelet à peu près les mêmes lésions que dans la moelle épinière :

1° *Méninges.* — Nous étudierons la méningite simple et la méningite tuberculeuse.

Dans le premier cas, on trouve tous les phénomènes de l'inflammation : dilatation des vaisseaux, extravasations de globules sanguins.

La cavité de l'arachnoïde est distendue par une assez grande quantité de liquide tenant en suspension des globules blancs et rouges et des cellules épithéliales détachées de sa paroi. Elles ont un aspect granuleux, et peuvent devenir fort abondantes.

Si la lésion remonte à une certaine date, il peut se former du pus autour des vaisseaux, dont le tissu ambiant s'infiltre alors de nombreux éléments lymphatiques.

De plus, les vaisseaux se trouvent en quelque sorte moulés dans un exsudat fibrineux.

Dans le second cas ou méningite tuberculeuse, on retrouve les mêmes lésions, mais compliquées de la présence des tubercules, que l'on observe surtout le long des vaisseaux de la pie-mère.

On choisira pour les étudier les portions de la pie-mère voisines de la scissure de Sylvius. On agitera les lambeaux dans l'eau pour se débarrasser des fragments de pulpe cérébrale et on y distinguera, en regardant par transparence, de petits grains blanchâtres (Cornil).

Si l'on étudie une de ces granulations en particulier, on voit qu'elle est formée par des cellules lymphatiques ou embryonnaires accumulées autour d'un vaisseau sanguin. Les granulations volumineuses empiètent sur le tissu voisin et englobent complétement la gaine péri-vasculaire. Le vaisseau qui est au centre de la granulation est ordinairement oblitéré par un caillot fibrineux. On observe souvent sur un vaisseau plusieurs granulations disposées de distance en distance et lui donnant l'aspect d'un chapelet (Cornil).

Les vaisseaux présentent un épaississement notable de leur tunique interne.

Quant aux cellules géantes, elles sont assez rares dans la méningite tuberculeuse.

Notons que, parmi les tumeurs décrites précédemment, un grand nombre peuvent se rencontrer en cette région. C'est ainsi qu'on a signalé le fibrome, les gommes, le carcinome et l'épithéliome plus rarement, ainsi que le sarcome.

2° *Cerveau et cervelet.* — Il y a lieu d'étudier surtout la congestion et l'hémorrhagie cérébrale.

Congestion. — Couleur du tissu rose-violacée ou gris rosé, montrant à la coupe de nombreux points rouges, correspondant à des sections de petits vaisseaux plus ou moins dilatés.

En ces régions, on constate au microscope que les gaines périvasculaires sont le siège d'infiltrations pigmentaires et sanguines.

Hémorrhagie cérébrale. — Le plus souvent les parois des vaisseaux sont le siège d'une altération graisseuse ou athéromateuse.

On remarque un épanchement de globules rouges dans leur gaine lymphatique, qui est généralement dilatée.

Les tubes nerveux sont brisés ou dissociés ; mais lorsque l'hémorrhagie capillaire est récente, ils n'ont pas subi d'autre dégénérescence que la fragmentation de leur myéline.

Quand la lésion remonte à une date éloignée, on constate certaines transformations.

D'abord le sang subit une altération qui a pour effet de transformer l'hémoglobine en pigment rouge ou jaune, avec formation de cristaux d'hématoïdine. La fibrine se résorbe peu à peu.

Puis les éléments englobés dans le foyer ou situés à son voisinage subissent la dégénérescence graisseuse et leur myéline est réduite en granulations.

Lorsque le malade se rétablit et que le foyer se cicatrise, on observe une infiltration dans le tissu ambiant de la matière colorante du sang qui envahit les gaines péri-vasculaires. Ces mêmes éléments sont absorbés par les globules blancs.

Quant au ramollissement cérébral, il montre à l'examen microscopique des lésions absolument analogues à celles de la moelle et que l'on observe d'ailleurs par les mêmes procédés.

2° Nerfs.

Nous en distinguerons de deux sortes : les *nerfs cérébraux spinaux* ou de sensibilité et de mouvement, et les nerfs de la vie animale ou *grand sympathique*.

A. Nerfs cérébro-spinaux. — Ils sont constitués par de longs tubes accolés les uns aux autres et réunis par du tissu conjonctif. L'ensemble de l'organe est lui-même réuni dans une gaine conjonctive, où viennent se ramifier les vaisseaux.

Ces tubes ont la structure signalée au début de ce chapitre.

Pour voir la connexion de ces divers éléments, on fera durcir les nerfs dans l'*alcool absolu* ou dans l'*acide chromique* et on fera des sections transversales qui permettront de voir la façon dont

se comporte l'enveloppe fibreuse pour former des cloisons intérieures (fig. 170).

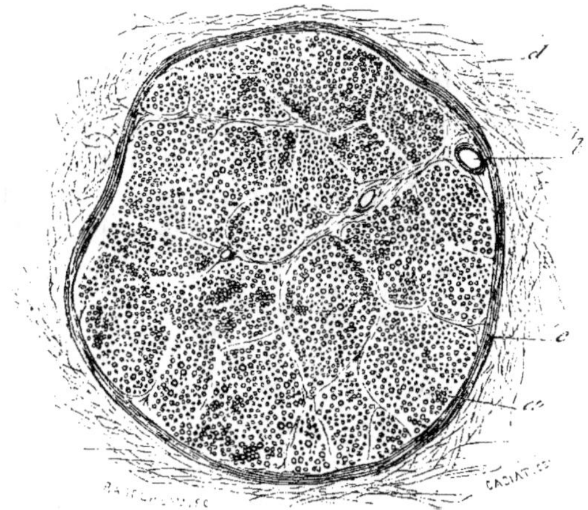

Fig. 170. — *a*, tubes nerveux ; *b*, vaisseaux sanguins renfermés sous la gaine
de périnèvre ; *c*, périnèvre ; *d*, névrilème.

Le montage se fera au baume, après coloration, soit par le *picro-
carminate*, soit par l'*hématoxyline*.

Le liquide suivant (1) donnera également de bons résultats. On
y plongera les nerfs aussi frais que possible.

<pre>
Bichromate de potasse à 1 demi p. 100........   10 parties.
Acide osmique à 1 demi p. 100..............   10   —
Solution aqueuse d'éosine à 2 p. 100   2   —
</pre>

Quant aux terminaisons, nous en parlerons à propos de chaque
organe particulier.

B. NERF GRAND SYMPATHIQUE. — Les mêmes procédés seront employés pour son étude.

On remarquera que ses branches sont parsemées de nombreux
ganglions.

Robin conseille d'étudier d'abord la *structure des ganglions chez
les poissons*, où leurs éléments sont facilement dilacérés.

(1) Vanlair, *Archives de physiologie*, 1885, p. 163.

Quant à ceux des vertébrés, on les fera durcir et on y pratiquera des coupes de façon à voir la disposition des tubes nerveux à l'entrée et à la sortie.

Il n'est pas toujours facile de couper d'aussi petits objets. Ce sera le cas de les mettre dans un fragment de moelle de sureau où on aura pratiqué en la comprimant latéralement une petite cavité. On y déposera l'objet, préalablement couvert d'une couche de gomme épaisse et on plongera le tout dans l'alcool où la moelle se gonflera; la gomme se coagulera et l'objet sera ainsi solidement maintenu.

Pour voir les éléments cellulaires, on dissociera les ganglions par macération dans *l'alcool au 1/3*.

Il sera bon de leur faire subir, pour étudier les prolongements cellulaires et les noyaux, le traitement par le *chlorure d'or*. On plongera le ganglion ramolli dans l'alcool au 1/3 dans un tube contenant une solution de chlorure double d'or et de potassium à 1 p. 10,000 et on le secouera. Au bout d'une heure, on décante la solution d'or, les éléments restent au fond du vase et on y ajoute de l'eau distillée. Tous les débris qui se déposent finalement sont versés sur une lame de verre, et parmi ceux-ci on découvre facilement au microscope, avec un faible grossissement, des cellules bien étalées et garnies de leurs prolongements. On distingue également d'une façon fort nette le noyau et le nucléole (Ranvier).

Les pièces peuvent être conservées dans la glycérine.

M. Vulpian a préconisé, pour durcir les ganglions, l'emploi du *perchlorure de fer à 45°* en solution au 30e pour commencer, en augmentant successivement la dose jusqu'au 12e environ.

M. Polaillon, pour distinguer les détails de structure des ganglions, a imaginé le procédé suivant, qui donne, paraît-il, de fort bons résultats :

Lorsque les ganglions ont été durcis dans une solution de perchlorure de fer, on y pratique des coupes qu'on laisse tremper pendant une journée dans l'eau distillée, que l'on renouvelle souvent, afin d'enlever la plus grande partie du composé ferrique qui les imbibe ; puis, les ayant transportées dans un verre de montre plein d'eau distillée, on y laisse tomber une goutte d'*acide gallique*. Après quelques minutes, la réaction commence, les bords de la coupe prennent une teinte d'un noir bleuâtre, et au bout d'une heure toute la coupe a la même coloration. Lorsqu'on l'examine au microscope, on voit que les cellules et les tubes ont pris une couleur noirâtre qui leur donne une grande netteté de contour. Les éléments nerveux sont seuls colorés, le tissu lamineux et la matière amorphe d'interposition ayant été lavés par le séjour dans l'eau distillée, tandis que les cellules ont conservé quelques traces de fer, qui permettent la réaction.

Le suc gastrique a été aussi employé par le Dr Faivre, de Lyon, pour isoler les éléments des ganglions. Mais l'alcool au tiers donne d'aussi bons résultats et est d'un emploi plus facile.

Notons enfin que tous les procédés généraux décrits pour la moelle sont également applicables aux ganglions.

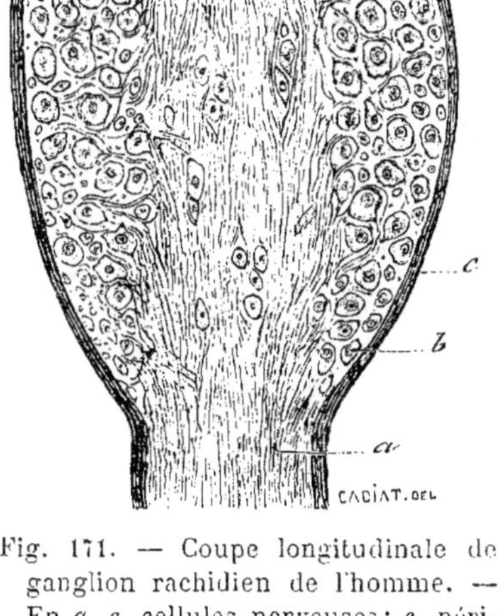

Fig. 171. — Coupe longitudinale de ganglion rachidien de l'homme. — En *a*, *c*, cellules nerveuses ; *c*, périnèvre entourant le ganglion.

Vaisseaux du tissu nerveux. — Pour compléter l'étude de ce tissu, on devra étudier la disposition des vaisseaux. Il faudra faire des préparations de petits filets nerveux pour montrer la disposition du réseau vasculaire qui les entoure.

Quant à la moelle et aux centres nerveux, on devra pratiquer des coupes sur des pièces injectées, afin de voir la différence de vascularisation entre la substance blanche et la substance grise.

Les injections sont assez difficiles à faire, à cause de l'extrême ténuité des vaisseaux. Il est nécessaire de soutenir longtemps la pression et d'employer des masses suffisamment pénétrantes. Mon appareil à injection donne dans ce cas d'excellents résultats. Les coupes devront avoir une certaine épaisseur et seront montées dans le baume de Canada.

LIVRE III

TECHNIQUE APPLIQUÉE A L'ÉTUDE DES DIVERS SYSTÈMES

Jusqu'ici nous avons étudié les tissus isolément, et avons indiqué les méthodes générales d'examen.

Nous considérerons maintenant les groupements formés par leur union mutuelle.

CHAPITRE PREMIER

DE LA PEAU

Quiconque a suivi un service de médecine ou de chirurgie a pu remarquer la fréquence des lésions inhérentes au système cutané. Les tumeurs les plus variées, les altérations les plus diverses, s'observent dans ce tissu. Il est donc de toute importance de connaitre parfaitement son histologie normale, sous peine de ne pouvoir interpréter les nombreuses modifications pathologiques qui se présentent journellement.

Nous étudierons successivement :

1° L'épiderme ;

2° Le derme ;

3° Les ongles ;

4° Les poils.

§ 1er. — Épiderme.

L'étude de l'épiderme est facile ; on pratiquera dans la peau, durcie par la méthode habituelle (alcool, acide picrique, gomme), ou simplement par macération dans l'alcool absolu, des coupes aussi minces que possible.

Après les avoir traitées par le picro-carminate, on constatera l'existence des couches suivantes, qui se différencient facilement par la manière dont elles se comportent avec l'agent colorant ; ce sont, en allant de dehors en dedans :

a. La *couche cornée proprement dite*, formée de cellules aplaties, sans noyaux et de couleur jaune rougeâtre ou jaunâtre.

b. Le *stratum lucidum* teinté en jaune soufre, sans structure apparente.

c. Le *stratum granulosum* composé de cellules remplies de granulations absorbant avidement le carmin et servant de limite bien tranchée entre le stratum lucidum et le corps de Malpighi proprement dit.

d. Le *corps de Malpighi* ou *couche muqueuse*, à cellules polyédriques fortement soudées entre elles et envoyant des prolongements entre les élevures du derme ou papilles.

On notera que les cellules les plus internes de cette couche sont perpendiculaires à la surface des papilles qu'elles recouvrent.

Les deux premières couches n'offrent rien de notable, il n'en est pas de même de la troisième (stratum granulosum).

M. Ranvier lui a consacré une étude spéciale et a reconnu que les granulations qu'elle présente sont constituées par une substance spéciale, à laquelle il a donné le nom d'*éléidine*.

Voici sa manière d'opérer (1) :

On durcira les pièces pendant vingt-quatre heures dans l'alcool à 36°, en ayant soin de ne pas prendre de fragments trop volumineux.

Les coupes seront reçues dans l'eau et colorées à l'aide d'une solution de *picro-carminate d'ammoniaque étendue à 1 p. 1000*.

____

(1) *Archives de physiologie*, 1884, p. 127.

Lorsque l'éléidine est colorée, ce qui se produit au bout de quelques minutes et ce dont on s'assure en examinant la préparation avec un grossissement faible, on ajoute une lamelle, on dépose sur un des bords de celle-ci une goutte de glycérine et l'on porte le tout sous une cloche formant chambre humide, afin que la glycérine diffuse lentement. Au bout de quelques heures, la préparation est exposée à l'air et l'eau en excès étant évaporée, on termine la préparation par les procédés habituels. »

M. Ranvier insiste beaucoup sur l'emploi du picro-carminate préparé selon sa méthode, qui donne des résultats que l'on ne saurait obtenir avec les picro-carmins ordinaires.

Il emploie également l'*hématoxyline*. Il fait durcir les pièces dans le bichromate d'ammoniaque ou la liqueur de Müller, d'abord, la gomme et l'alcool ensuite. Puis il colore avec le dépôt que donne la solution de Boehmer repris par l'alun à 1 p. 100.

Nous nous servons habituellement de la solution selon la formule du Dr Bellangé (page 133) qui nous donne de magnifiques colorations. Nous prenons la précaution d'injecter d'abord la peau à l'acide osmique à 1 p. 100 et les coupes faites, nous les plongeons dans la solution hématoxylique jusqu'à ce qu'elles présentent une teinte foncée.

On la ramène au degré voulu par macération dans une eau légèrement acidulée avec quelques gouttes d'acide acétique, puis on fait dégorger la coupe dans l'eau de façon à ne pas laisser d'acide susceptible d'agir ultérieurement.

On devra, lorsqu'on aura coloré les coupes par le picro-carminate, employer de la *glycérine neutre*, l'*acide formique* ou l'*acide acétique décolorant l'éléidine*. Si l'on a soin, après coloration, de les soumettre à l'action de l'acide osmique à 1 p. 100, cet accident ne se produit plus.

Les cellules de l'épiderme traitées par la *potasse* ou la *soude* (35 p. 100) se gonflent et laissent voir, au moins pour celles de la partie moyenne, des rudiments de noyaux.

On notera leur disposition stratifiée et ondulée. Sur des pièces macérées longtemps dans le bichromate de potasse à 20 p. 100, on peut même arriver à séparer facilement plusieurs feuillets.

La coloration des cellules épidermiques superficielles devra être étudiée sur la peau de certaines régions : mammelon des femmes enceintes, peau du scrotum, des petites lèvres, pourtour de l'anus, couche cornée du nègre.

Nous conseillerons à ceux qui se proposent de faire plus tard des recherches d'histologie pathologique, d'étudier comparativement, dans les diverses régions du corps, l'épaisseur de cette couche. Ils pourront de la sorte constater, ainsi que cela se présente fréquemment, que dans tel ou tel cas il y a hypertrophie de la région. Sans cette étude préalable, il serait impossible, dans un épithélioma au début ou dans un papillôme, de se faire une idée exacte du degré de l'altération faute de posséder des points de comparaison.

La jonction des cellules a lieu quelquefois par engrenage. Cette disposition s'observe facilement sur les coupes verticales dans certaines tumeurs (*épulis*, *kéloïdes*).

Selon M. Ranvier, la réunion a lieu au moyen de filaments s'étendant de l'une à l'autre. Les pièces étant durcies dans le bichromate d'ammoniaque, la gomme et l'alcool absolu, on pratique des coupes extrêmement fines que l'on laisse dégommer pendant vingt-quatre heures dans l'eau. On les examine au bout de ce temps dans *l'eau phéniquée* sans aucun réactif colorant et on les conserve dans ce même liquide.

Pour compléter l'étude de cette région, il est bon de faire quelques coupes dans une peau de nègre, afin de voir la disposition du pigment, dans les cellules de la couche profonde.

Enfin, pour se rendre bien compte de la façon dont l'épiderme recouvre le derme, on fera macérer des fragments de peau. Au bout d'un temps plus ou moins long, on pourra, par arrachement, isoler des lambeaux épidermiques qui permettront d'étudier la face profonde, et montreront les anfractuosités creusées par le sommet des papilles. On pourra même de la sorte enlever avec l'épiderme des fragments de tubes épithéliaux appartenant aux glandes sudoripares.

Les solutions qui permettent le plus facilement d'arriver à ce but sont les suivantes :

| Bichromate de potasse............ | 20 grammes. |
| Eau................................ | 100 — |

ou :

| Acide acétique .... | 1 gramme. |
| Eau .... | 100 — |

Après macération dans l'une ou dans l'autre, il suffit avec une pince de saisir un angle de l'épiderme pour en enlever un fragment plus ou moins étendu.

On peut également arriver au même but en arrachant l'épiderme d'un fœtus après quelques jours de putréfaction. Chacun de nous a pu constater à l'École pratique que lorsqu'on manie certaines pièces un peu anciennes, l'épiderme glisse sous les doigts et se détache. Ces fragments sont excellents pour l'étude.

On peut encore débarrasser les papilles de leur revêtement épithélial en faisant préalablement macérer des fragments de peau dans le *sérum iodé*.

On devra faire dans la couche épidermique des sections tangentielles, surtout au niveau des papilles, de façon à voir la manière dont elles pénètrent dans cette région. Ces sections seront surtout utiles sur des pièces injectées.

M. Ranvier conseille encore l'usage de l'*acide osmique* qui donne de très bons résultats pour délimiter les couches épidermiques. « Un très petit fragment de peau, bien dépouillé de tout le pannicule adipeux et ayant seulement 2 ou 3 millimètres de côté, est plongé pendant dix-huit à vingt heures dans 4 ou 5 centimètres cubes d'une solution d'acide osmique à 1 p. 100. On pratique alors des coupes minces que l'on observe dans l'eau ou dans la glycérine. La couche externe de l'épiderme et la couche profonde sont colorées en noir, la partie moyenne ne se laisse pas pénétrer par le réactif. Quant au corps muqueux de Malpighi, tous ses détails deviennent plus nets et les fibrilles du derme acquièrent une grande netteté. »

§ 2. — **Derme**.

Structure complexe. — Le derme présente à étudier :

a. Du tissu conjonctif ;
b. Du tissu élastique ;

c. Des muscles lisses ;

d. Des cellules graisseuses ;

e. Des vaisseaux sanguins ;

f. Des nerfs ;

g. Des lymphatiques;

h. Des glandes.

a. **Tissu conjonctif**. — Offre à considérer deux régions, l'une superficielle ou *couche papillaire*, l'autre profonde ou *derme proprement dit*.

La *couche des papilles* s'observera facilement sur des sections verticales de la peau. On devra faire les coupes aussi minces que possible. On constatera de la sorte qu'elles sont ou simples ou multiples et que les unes contiennent des vaisseaux, tandis que les autres sont occupées par des organes nerveux. Nous verrons plus loin comment on doit procéder pour observer ces divers détails.

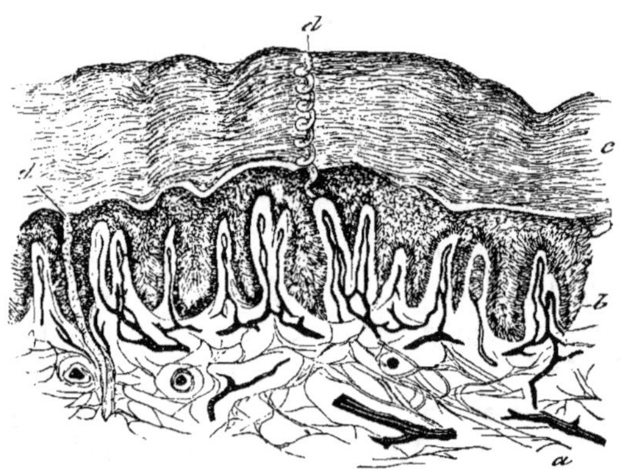

Fig. 172. — Coupe de l'épiderme au niveau de la phalangette. — *a*, derme ; *b*, couche de Malpighi ; *c*, couche cornée ; *d*, canaux de glandes sudoripares (Cadiat).

Si l'on tient à se rendre compte du nombre de papilles dans un espace donné, il sera nécessaire de faire des coupes tangentielles.

La couche profonde est formée de faisceaux conjonctifs plus ou moins serrés selon les régions et dont on vérifie facilement la disposition par une coloration au *picro-carminate*. On remarquera qu'en certains points ces faisceaux s'écartent pour loger des glandes ou des vésicules adipeuses.

M. Ranvier, pour bien reconnaître les cellules du derme et les éléments constituants des papilles, conseille d'employer le *chlorure d'or en solution au* 100°. On choisit un petit fragment de peau aussi fraiche que possible de quelques millimètres carrés, que l'on fait macérer dix minutes dans le jus de citron et une heure ou deux dans la solution aurique.

Au bout de ce temps on le lave et on amène la réduction de l'or en le plongeant à la lumière du jour dans une eau légèrement acidulée par l'acide acétique ou formique.

Le durcissement a lieu par les procédés habituels.

On obtient ainsi des *cellules colorées en violet* d'une façon analogue à celle de la cornée.

b. **Tissu élastique**. — Très abondant dans le derme de toutes les régions. Il est facile de constater sa présence : il suffit de traiter une coupe verticale de peau par l'*acide acétique* pour faire disparaitre tout le tissu conjonctif et faire apparaitre les fibres élastiques, qui dans la plupart des cas forment un tissu de la plus grande élégance.

On traitera également des coupes par l'*éosine et la potasse* selon le procédé décrit précédemment.

c. **Muscles lisses**. — Faciles à voir sur des sections verticales du cuir chevelu.

On les rencontre encore dans la peau de certaines régions (*scrotum, mamelon*).

On rend les détails très nets en plongeant les coupes dans de l'eau contenant quelques gouttes d'*acide azotique*.

Le meilleur moyen est de les colorer par le *picro-carminate* qui teinte en *jaune* les faisceaux musculaires, et en *rose* le tissu conjonctif ambiant.

L'*hématoxyline* se fixera également avec énergie sur les noyaux de fibres lisses qui seront alors reconnaissables à leur forme.

d. **Cellules adipeuses**. — Variables en nombre selon les régions, il est rare qu'on n'en rencontre pas quelques-unes, même chez les sujets émaciés. On ne les trouve que dans la partie profonde du derme, jamais dans la couche des papilles.

On traitera la peau par le *picro-carminate* pour colorer les noyaux des vésicules, et comme la matière grasse gênerait l'observation, on fera agir, après macération dans l'alcool absolu, l'essence de girofle, qui dissoudra la graisse, en respectant l'enveloppe et le noyau.

On aura également recours à l'*acide osmique* qui jouit de la propriété de se colorer en noir au contact des matières grasses. Une coupe de peau traitée par ce réactif laisse voir de la façon la plus nette ses vésicules adipeuses ou les granulations graisseuses qui peuvent se rencontrer dans son tissu.

Les *vaisseaux* du tissu adipeux ne peuvent être observés que sur des pièces injectées.

Nous avons décrit dans un chapitre précédent la technique de cette opération.

Il sera nécessaire de traiter la coupe par les agents éclaircissants, pour enlever la graisse qui masquerait le réseau et l'on préférera la *masse bleue comme injection*, parce que l'on pourra colorer en plus, au picro-carminate ou au carmin, les noyaux des vésicules.

Après la mort, il est fréquent de trouver dans les cellules adipeuses des aiguilles cristallines. Ce sont des cristaux de *margarine*. On les examinera à l'aide du polariscope, si l'on peut disposer de cet instrument. Elles sont, néanmoins, parfaitement appréciables avec les objectifs ordinaires.

e. **Vaisseaux sanguins.** — Pour les observer, il est indispensable de recourir à des pièces injectées. On pourra se servir de masses au carmin ou de masses au bleu de Prusse soluble. Ces dernières permettront de faire ressortir plus complètement, par l'action ultérieure du picro-carminate, les éléments englobés par les vaisseaux.

Sur des coupes verticales de la peau injectée, on devra vérifier la manière dont les vaisseaux se distribuent aux follicules pileux, aux glandes sudoripares, etc., où ils forment des réseaux très fins et très gracieux.

Puis on remarquera que, dans certaines régions, les doigts par exemple, les papilles sont remplies par des vaisseaux disposés en anses, émergeant de l'ensemble du réseau, qui forme une nappe horizontalement étendue sous la face profonde de l'épiderme.

On pourra facilement étudier ce réseau en faisant macérer des pièces injectées au *bleu soluble* dans une solution de *bichromate de potasse*. L'épiderme ne tardera pas à se détacher, et permettra

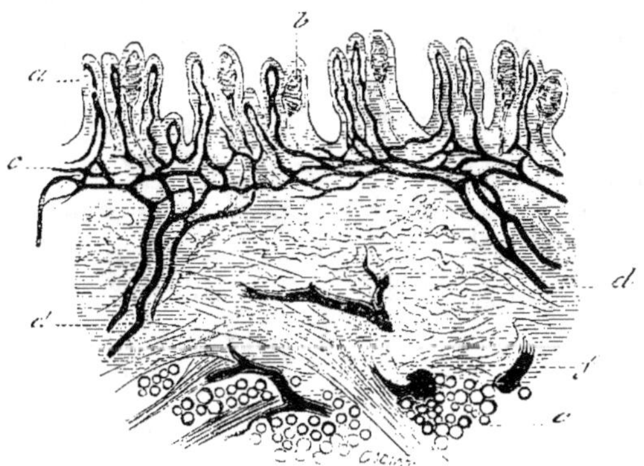

Fig. 173. — Coupe du derme au niveau de la dernière phalange de l'index. — *a*, papille vasculaire; *b*, papille nerveuse; *c*, réseau sanguin du corps papillaire; *d*, artères et veines se rendant à ce réseau; *e*, pannicule adipeux; *f*, vaisseaux profonds du derme.

d'étudier facilement le derme injecté dans lequel on fera des sections tangentielles.

On devra comparer la vascularité des diverses régions entre elles, et pour cela, faire des coupes en différents endroits de la surface cutanée.

f. **Des nerfs.** — Les nerfs de la peau constituent une des parties les plus intéressantes et les plus difficiles à étudier. Ils se terminent de trois manières principales : 1° sous forme de corpuscules du tact ou de Meissner; 2° sous forme de corpuscules de Pacini; 2° sous forme de bulbes terminaux ou corpuscules de Krause.

1° *Corpuscules du tact ou de Meissner*. — Ces corpuscules se rencontrent dans les papilles dépourvues de vaisseaux. Pour les observer, on choisira des fragments de peau aussi fraîche que pos-

sible, et après les avoir fait durcir par les procédés habituels, on y
pratiquera des coupes très fines, que l'on éclaircira par l'*acide*
acétique extrêmement dilué (3
goultes pour 30 grammes d'eau).

M. Rouget de Montpellier qui
a fait une étude spéciale de ces
terminaisons nerveuses (*Archives
de physiologie*, 1868, p. 591),
conseille la technique suivante :

« On fait macérer de très minces coupes pratiquées sur des
fragments de peau fraîche ou
desséchée, dans de l'eau ne contenant qu'une goutte d'acide acétique ordinaire pour 100 grammes d'eau ; on abandonne la pré-

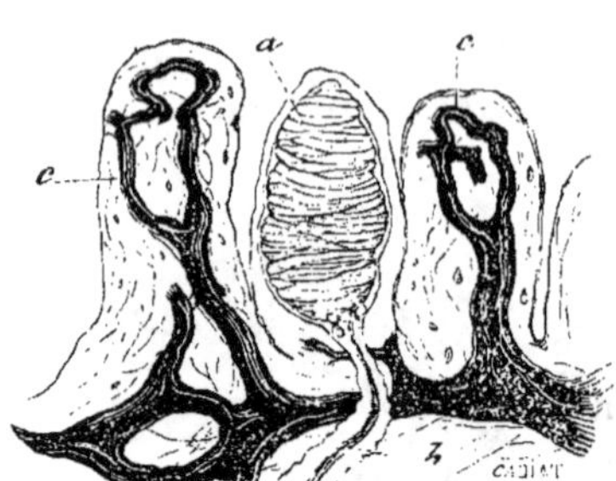

Fig. 174. — Papille du derme de la
3ᵉ phalange.— *a*, corpuscule de Meissner au centre de la papille ; *b*, tube
nerveux avec la gaine de Schwann ;
c, papille vasculaire (Cadiat).

paration pendant deux ou trois jours à une température de 20 à
25°, et on la lave ensuite à l'eau pure ; alors les papilles sont complètement dépouillées de leur revêtement épi-
thélial et se détachent avec une grande netteté
sur le bord de la coupe. Tout le tissu conjonctif est devenu transparent, ses corpuscules
et leurs prolongements ramifiés apparaissent
très nettement sur un fond homogène. Les
tubes nerveux dont le double contour obscur
est très accusé peuvent être très facilement
suivis jusqu'au corpuscule du tact et à sa surface ; mais en même temps le corpuscule lui-
même tranche d'une manière très nette sur le
fond transparent du blastème conjonctif de la
papille : il est très réfringent, d'aspect granuleux, obscur, et montre non seulement des
stries transversales, mais de véritables fibres
ou rubans à direction transversale entièrement
juxtaposés et sur le trajet desquelles sont dis-

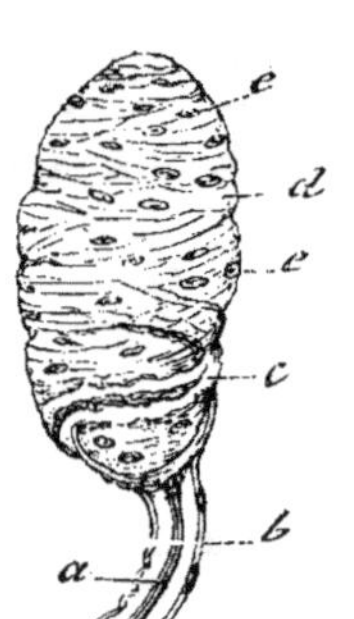

Fig. 175. — Corpus-
cule de Meissner de
l'homme. — *a*, tube
nerveux avec la myé-
line ; *b*, tour de spi-
rale du tube nerveux ;
c, noyaux du corpus-
cule (Cadiat).

posés les noyaux à direction également transversale ; tout l'ensemble
du corpuscule et des fibres nerveuses qui s'y rendent, présente un

aspect et surtout une réfringence très marquée qui indique déjà l'identité de nature du tissu fondamental des nerfs et du corpuscule. »

On fera ressortir les détails précédents en traitant la coupe par une solution moyennement concentrée d'acide azotique.

On devra éviter d'employer la soude ou la potasse, réactifs conseillés par certains auteurs, parce qu'ils altèrent trop la substance du corpuscule et des noyaux.

M. Ranvier, dans son traité de *Technique microscopique*, conseille le procédé suivant, basé sur l'emploi de l'*acide osmique* :

On choisira une main aussi fraîche que possible, et après avoir isolé une des artères collatérales, on y adaptera une canule par laquelle, avec une seringue en verre, on injectera, avec une assez forte pression, une solution d'acide osmique à 1 p. 100.

La peau devient grise, et, après avoir laissé reposer la pièce quelques heures, on la fait durcir par les procédés habituels, et on y pratique des coupes minces.

Sous l'influence du réactif, les filets nerveux et les corpuscules du tact se colorent en noir, et il est facile, de la sorte, de suivre leur trajet sur le corpuscule.

2° *Corpuscules de Pacini*. — Ces corpuscules s'observent facilement sur les nerfs cutanés des doigts de la main, sous forme de petits organes ovalaires, de 2 ou 3 millimètres de diamètre.

Pour étudier leur structure, on les traitera par l'*acide acétique* qui fera ressortir la série des couches emboîtantes de tissu conjonctif dont ils sont formés et fera également apparaître les noyaux.

L'*hématoxyline* donne, dans ce cas, de fort belles colorations, et se fixe sur les noyaux des couches concentriques.

Ces corpuscules possèdent un revêtement épithélial que l'on apercevra, en faisant agir une solution de *nitrate d'argent* à 3 p. 100.

Pour voir la terminaison de la fibre nerveuse, on choisira les corpuscules que l'on trouve abondamment dans le *mésentère du chat*, où ils se présentent sous forme de petites masses ovalaires hyalines et après en avoir séparé un, avec un fragment du tissu qui l'environne, on l'étudiera sans réactif en l'examinant avec 100 à 150 diamètres.

On apercevra nettement une série de couches concentriques, avec une zone centrale transparente, au milieu de laquelle vient se terminer la fibre nerveuse, par une extrémité renflée en bouton ou divisée en deux ou trois branches se terminant de même. La fibre

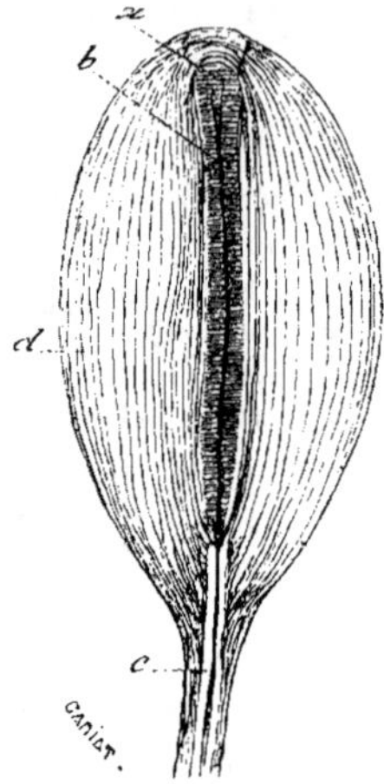

Fig. 176. — Corpuscule de Pacini. — *a*, bulbe central ; *b*, cylinder axis ; *c*, tube nerveux ; *d*, couches concentriques du périnèvre.

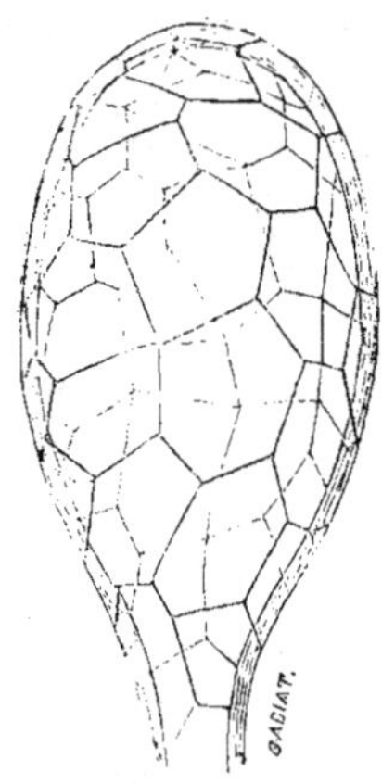

Fig. 177. — Corpuscule de Pacini, dont les cellules ont été mises en évidence par le nitrate d'argent.

nerveuse perd sa gaine au moment où elle pénètre dans la partie centrale de l'organe.

S'il s'agissait d'examiner ceux de l'homme on pratiquerait d'abord sur un doigt aussi frais que possible et sur les parties latérales une injection sous-cutanée d'acide osmique au 100ᵉ qui permettrait, en colorant la graisse en noir, de voir les petits corpuscules qui, eux, sont restés translucides.

On les fait alors durcir par les procédés ordinaires, et malgré leurs petites dimensions on arrive parfaitement à exécuter les coupes désirables.

On pourra enfin, dit M. Ranvier, employer la méthode du *chlorure d'or* ainsi que nous l'avons décrite déjà plusieurs fois. Il est possible qu'on obtienne une coloration tellement intense qu'il soit difficile de suivre le trajet de la fibre nerveuse. Dans ce cas, on laissera tomber sur le corpuscule une goutte de cyanure de potassium à 1 p. 100 qui fera disparaitre peu à peu la coloration.

Au moment où la teinte donnera les résultats les plus nets, on arrêtera l'opération en lavant à l'aide d'une solution légère d'acide formique.

Enfin les vaisseaux seront étudiés sur des pièces injectées. On verra qu'ils pénètrent dans l'épaisseur des capsules.

3° *Corpuscules de Krause.* — Nous en parlerons plus loin en détail.

g. **Lymphatiques.** — M. Ranvier conseille la méthode suivante pour obtenir en même temps l'injection des lymphatiques et celle des vaisseaux sanguins.

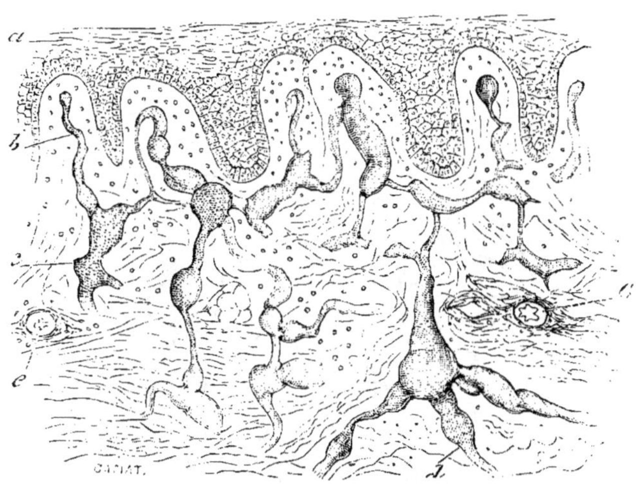

Fig. 178. — Lymphatiques de la peau de la dernière phalange d'un doigt. — *a*, épiderme; *b*, vaisseaux lymphatiques; *c*, vaisseaux plus profonds, formant de larges réseaux et munis de nombreuses valvules.

On remplit de bleu de Prusse soluble une seringue munie d'une canule piquante que l'on introduit sous l'épiderme. On pousse et si le liquide forme une nappe s'étendant régulièrement, l'opération est réussie. Autrement, on retire la canule et on ponctionne dans un autre point.

Quand on juge l'opération réussie, on pousse par une artère une injection au carmin gélatiné.

Il ne faut jamais commencer par les vaisseaux sanguins, parce qu'étant injectés ils sont tellement voisins que la canule les piquerait fatalement.

h. **Des glandes.** — Les glandes sudoripares se voient facilement sur des coupes verticales de peau, surtout à la pulpe des doigts.

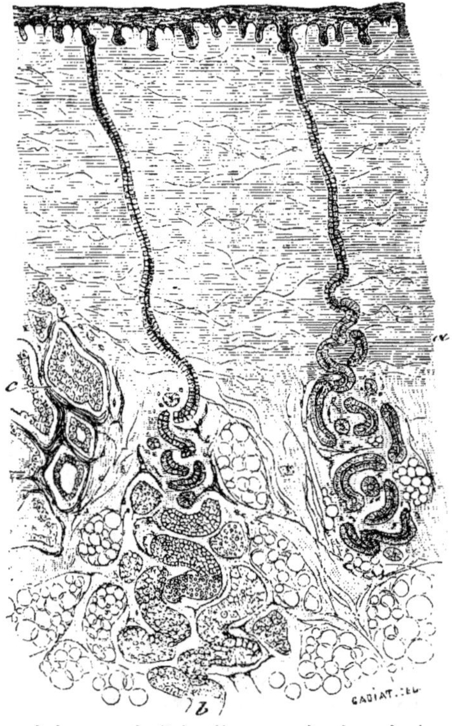

Fig. 179. — Coupe de la peau de l'aisselle. — *a*, glande sudoripare ; *b*, glomérule de glandes cérumineuses ; *c*, coupe d'une glande cérumineuse pour montrer les couches de la paroi.

Mais de la sorte, il est rare qu'on puisse suivre le trajet complet du tube excréteur depuis le peloton glandulaire jusqu'à l'épiderme.

Pour arriver à ce résultat, on *dilacérera* avec les aiguilles et sous le microscope, muni d'un objectif faible, des fragments de derme macéré pendant plusieurs mois dans une solution faible de *picro-mate*. Avec un peu d'adresse et de patience, on arrive de la sorte a isoler complètement une glande.

Pour en voir tous les détails, on la traitera par le *bicro-carmi-nate*, qui fera ressortir les noyaux de son épithélium qu'on pourra également étudier avec fruit en employant la méthode d'*impré-gnation par le nitrate d'argent*.

Un procédé qui pourra réussir est le suivant : Nous isolons la collatérale d'un doigt aussi frais que possible et, après y avoir

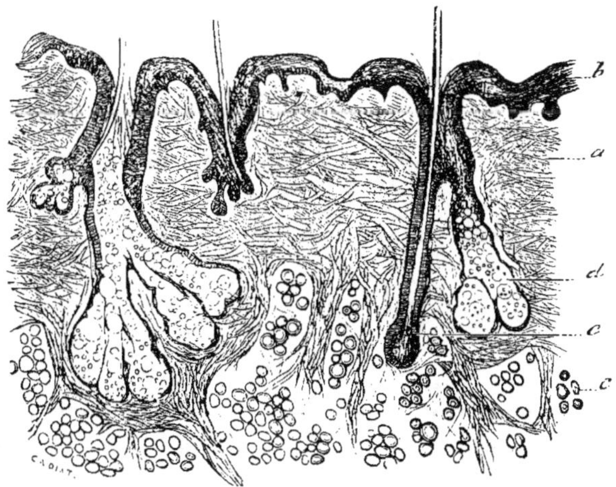

Fig. 180. — Coupe de la peau montrant les poils et les glandes sébacées. — *a*, derme avec sa trame élastique; *b*, couche épithéliale; *c*, vésicules adipeuses du pannicule adipeux; *d*, glandes sébacées; *e*, follicules pileux.

adapté une canule de verre ou mieux d'argent, nous poussons d'abord une injection d'eau distillée, destinée à laver les vaisseaux, après quoi nous substituons *une solution de nitrate d'argent au* 300°, que nous faisons pénétrer avec force, de façon à amener un œdème de l'organe. Cette opération, que l'on doit faire dans l'obscurité, étant terminée, on laisse reposer l'organe pendant une heure ou deux, afin que le nitrate puisse imprégner l'épithélium glandulaire.

Il reste à faire les coupes. Nous avons, dans ce cas, recours à la *congélation* pour durcir la pièce, et nous exposons à la lumière les coupes au fur et à mesure de leur exécution. Il va sans dire qu'il faut les recevoir dans l'eau distillée.

On peut les monter dans la glycérine, après les avoir traitées ou non par le *picro-carminate* ou la solution d'*hématoxyline*.

L'aspect des coupes varie beaucoup, le rasoir traversant le glomérule sous les incidences les plus variées.

Il en résulte qu'on observe des figures arrondies ou ovalaires et toutes les variétés entre ces deux formes.

On verra que ces glandes possèdent un revêtement épithélial simple dans la partie sécrétante et double dans la région qui correspond au canal excréteur. Puis une membrane propre doublée d'une couche de *fibres musculaires*.

Les *glandes sébacées* se voient de la même façon sur des coupes de peau faites dans les endroits couverts de poils. Les réactifs à employer sont les mêmes. On devra, pour en bien voir les détails, les traiter par l'*essence de girofle*, pour enlever la graisse qui masquerait sa structure.

On vérifiera également, sur des coupes verticales de peau injectée, la manière dont se comportent les *vaisseaux*.

§ 3. — Ongles.

Les ongles ne sont que des modifications épidermiques, et, de même que l'épiderme, présentent à étudier deux couches distinctes.

La plus superficielle ou *couche cornée* est plane dans sa partie la plus rapprochée de la racine, tandis que dans la partie moyenne elle offre de petites crêtes aiguës, séparées par des sillons, et correspondant à des dépressions de la couche profonde.

Cette disposition se voit facilement sur des coupes verticales de l'ongle. Ces coupes ne présentent aucune difficulté. Elles se feront très facilement en maintenant l'organe entre deux plaques de liège, et en se servant du petit appareil de M. Lelong. On pourrait également les obtenir au moyen du microtome ordinaire, mais il faudrait les fixer dans de la paraffine, parce que la moelle de sureau ne les maintiendrait pas suffisamment, et fléchirait au moment où la lame opérerait la section.

On constatera que les crêtes sont plus longues près des bords de l'ongle. Quant à l'épaisseur générale de la couche cornée, elle augmente à mesure qu'on s'éloigne de la racine. On aura donc soin de faire des coupes longitudinales pour vérifier ce dernier fait.

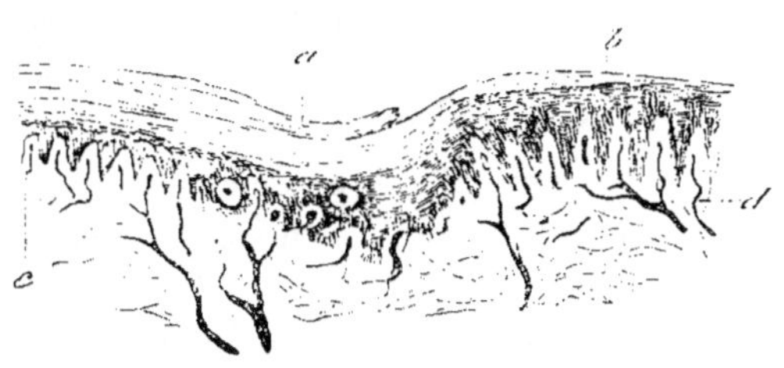

Fig. 181. — Coupe transversale de l'ongle. — *a*, ongle; *b*, couche cornée de l'épiderme des régions latérales; *c*, coupe des crêtes du lit de l'ongle (Cadiat).

La couche profonde ou *muqueuse* est intimement unie à la précédente, mais s'en distingue complètement par sa structure. Elle est molle, blanchâtre, et composée dans toute son épaisseur de cellules à noyaux.

Dans la partie profonde, elle est formée de plusieurs couches de cellules allongées, placées verticalement.

Chez le nègre, cette couche est noirâtre.

On étudiera des coupes verticales faites dans cette région en les colorant par le *picro-carminate* ou mieux par l'*hématoxyline* et on conservera les préparations, soit dans le baume, soit dans la glycérine.

On devra également *dissocier les cellules de la couche cornée* de l'ongle, afin de les étudier isolées. Pour cela, on coupera des tranches fines que l'on traitera par la *soude* ou l'*acide sulfurique*. Le premier de ces réactifs, employé à chaud, jouit de la propriété de les gonfler et de faire apparaître leurs noyaux. On verra que cette couche est formée de lamelles unies entièrement les unes avec les autres et composée de cellules aplaties, polygonales, munies de noyaux.

Une question importante est de montrer les rapports de l'ongle avec le derme sous-unguéal et l'épiderme cutané.

On séparera avec un fort scalpel tout le tissu situé au-dessus de l'os de la phalange unguéale et on le laissera dessécher à l'air libre. Quand il aura pris la consistance de la cire, on y pratiquera des coupes avec la plus grande facilité. Elles devront passer par la racine et comprendre le derme de la seconde phalange. Elles seront reçues dans de l'eau légèrement acidulée par l'*acide acétique*, où elles reprendront leur volume normal, et seront examinées dans la *glycérine*.

Si l'on opère sur de jeunes enfants, on pourra même à la rigueur obtenir des coupes comprenant toute l'épaisseur du doigt.

Enfin les *vaisseaux* de l'ongle feront l'objet d'une étude spéciale.

On devra les observer sur des coupes verticales de doigts injectés. Les anses vasculaires, très riches et très serrées, sont formées par des capillaires plus nombreux dans la partie moyenne de l'ongle que vers sa racine.

On prendra surtout une bonne idée de la richesse en vaisseaux de cette région, en examinant le lit de l'ongle sur un doigt macéré quelque temps dans l'alcool. L'ongle s'enlève avec la plus grande facilité, et en pratiquant une *coupe tangentielle*, on peut voir à plat la disposition des vaisseaux qui forment des sinuosités compliquées.

Quant au *derme unguéal*, il présente la même structure que celui de la peau, seulement la graisse manque presque totalement et les fibres élastiques sont plus abondantes, ce qui lui donne une grande densité.

§ 4. — Des poils.

Les poils se rencontrent à peu près sur toute la surface du corps de l'homme, mais varient beaucoup selon les régions où on les examine. On peut les partager en trois classes selon leur longueur et leur force : 1° la barbe, les cheveux ; 2° les poils courts et raides que l'on trouve à l'entrée des fosses nasales et du conduit auditif externe, les cils, les sourcils ; 3° les poils follets que l'on rencontre presque partout.

Quel que soit l'endroit où on les examine, ils présentent toujours une partie libre ou *tige*, et une portion cachée dans le derme, plus ou moins renflée, la *racine*.

Rien n'est plus facile que d'observer un poil. Il suffit de l'arracher brusquement et de l'examiner dans l'eau ou dans la glycérine.

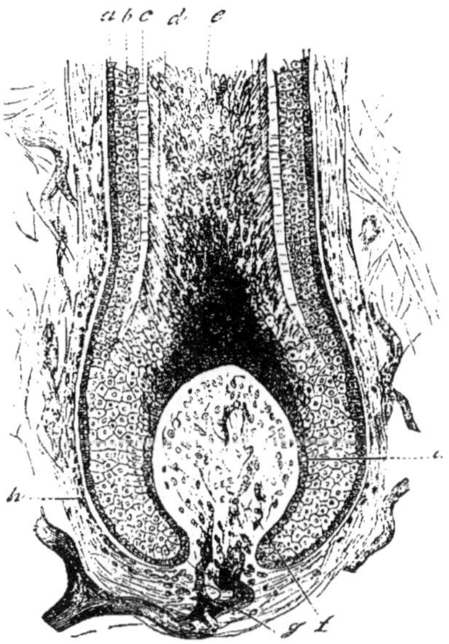

Structure du poil. — On trouve d'une façon générale trois couches : 1° *une couche épidermique* ; 2° *une couche corticale* ; 3° *une couche médullaire.*

Les rapports de ces diverses parties ne peuvent se vérifier que sur des coupes transversales.

Ces préparations sont fort difficiles à obtenir par les moyens indiqués dans les auteurs. La plupart du temps, les coupes ne sont pas faites perpendiculairement à la direction du poil, et sa forme, au lieu d'être ronde, est alors ovalaire.

Nous avons eu, il y a quelques années, l'occasion d'étudier la collection de cheveux de la Société d'anthropologie

Fig. 182. — Coupe longitudinale d'un follicule pileux. — *a*, couche de Malpighi (partie profonde formant la gaine externe de la racine et se continuant à la surface de la papille, pour former la couche médullaire du poil; *b*, 2° couche de la gaine externe de la racine ; *c*, gaine externe de la racine ; *d*, couche fibroïde du poil ; *e*, couche médullaire ou moelle ; *f*, la papille du poil; *g*, vaisseaux sanguins allant se ramifier dans la papille du poil; *h*, couche fibreuse vasculaire (Cadiat).

que notre regretté maître Broca avait bien voulu mettre à notre disposition, et nous avons dû imaginer un procédé de section qui nous permit d'obtenir des préparations irréprochables.

Supposons qu'on veuille pratiquer des *coupes transversales de cheveux.* On prend une plaque de verre et on dépose à l'une de ses extrémités une goutte de cire à cacheter, puis saisissant le cheveu dont on veut faire la coupe, on le fixe sur la cire en le faisant pénétrer au moyen d'une tige de fer ou d'une aiguille qu'on chauffe à la lampe.

On fait de même pour un second et un troisième, qu'on fixe les uns à côté des autres.

On prend ensuite un morceau de diachylon de la largeur de la plaque de verre et on l'applique à son extrémité opposée. L'adhérence a lieu facilement en appuyant avec la pulpe du doigt. On y dépose également une goutte de cire à cacheter, et reprenant chaque cheveu un à un, on le fixe avec la tige chauffée, par son autre extrémité, de façon à le faire adhérer à la bandelette de diachylon.

Chaque cheveu est disposé à côté de son voisin de façon qu'ils soient tous bien parallèles. Ils sont alors placés de la même façon que les cordes d'un violon.

Il s'agit de les fixer dans un milieu suffisamment solide pour les maintenir tels qu'ils sont placés et de façon qu'ils ne puissent revenir sur eux-mêmes et devenir onduleux.

Pour arriver à ce résultat, nous avons essayé beaucoup de substances, mais aucune ne vaut le collodion.

Voici comment on opère : les cheveux étant disposés de la façon décrite ci-dessus, on verse une couche de collodion entre les deux points où l'on a déposé les gouttes de cire. L'éther ne tarde pas à s'évaporer et il reste sur le verre une couche plus ou moins épaisse contenant les cheveux dans son épaisseur.

Il arrive quelquefois à ce moment que les cheveux se détendent et deviennent flexueux. C'est alors qu'on détache le diachylon et, le soulevant légèrement, on le fixe un peu plus loin en tirant sur les cheveux et en les tendant doucement.

On verse une nouvelle couche de collodion et on continue à opérer de la sorte jusqu'à ce qu'on ait une membrane d'un millimètre environ d'épaisseur.

On comprend que les cheveux seront ainsi disposés d'une manière tellement fixe qu'ils ne pourront aucunement bouger, quelle que soit la manœuvre imprimée à la couche de collodion.

On la laisse bien sécher et on procède à la coupe de la façon suivante :

Bien qu'on puisse à la rigueur se servir du microtome habituel, nous préférons de beaucoup cependant l'instrument de Lelong, qui permet de maintenir plus solidement l'objet à sectionner.

On coupe dans la plaque de collodion contenant les cheveux un petit carré de un centimètre environ et on l'enferme entre une petite planchette de bois tendre et une plaque de moelle de sureau : puis on fixe le tout entre les mors de la pince de façon que le système dépasse un peu le bord du plan incliné, mais soit maintenu bien fixe et bien immobile.

On opère alors pour faire la coupe, comme s'il s'agissait d'un objet ordinaire, et l'on comprend facilement que le rasoir qui appuie contre la plaque de bois ne peut manquer de couper net les cheveux puisqu'ils ne peuvent bouger ni dans un sens ni dans l'autre, maintenus qu'ils sont par le collodion qui les entoure rigoureusement.

On est sûr de la sorte d'avoir des sections absolument perpendiculaires au grand axe du cheveu.

On obtient par les coupes de petites lamelles de collodion renfermant dans leur épaisseur des tranches de cheveux. On les monte alors dans la glycérine ou mieux dans le baume de Canada, mais dans ce dernier cas il faut éviter de les mouiller avec de l'essence de girofle, qui dissoudrait le collodion et permettrait aux coupes devenues libres de se déplacer et de perdre leur position horizontale.

On a préconisé d'enfermer les cheveux dans de la gutta-percha. Ce procédé peut suffire à la rigueur, mais les sections obtenues sont loin d'être aussi régulières et aussi belles qu'avec le collodion.

Nous ne parlerons pas des autres méthodes, telles que d'enfermer les cheveux entre deux cartes à jouer ou dans de la paraffine. Elles ne donnent que des résultats incomplets.

Grâce à notre procédé, nous avons pu démontrer de la façon la plus nette la torsion des cheveux chez le nègre. En effet, les cheveux étant fixés dans le collodion, nous collons sur la plaque un petit morceau de liège taillé en triangle rectangle, et nous faisons les coupes en sectionnant conjointement le liège et le collodion. On comprend qu'il est possible ainsi de les orienter toutes dans le sens où elles se trouvent primitivement. On observe d'abord le grand axe d'une première coupe et un peu après à une certaine distance on en rencontre une dont la direction est exactement perpendiculaire à la première, ce qui démontre la torsion.

Nous avons pu, d'après l'examen d'un grand nombre de coupes, constater combien les formes varient avec les diverses races et peut-être serait-il possible, d'après l'examen des divers diamètres, qu'on peut ainsi mesurer avec la plus grande exactitude, d'établir une classification spéciale.

Étudions les diverses couches qui composent le poil :

1° *Couche épidermique*. — Lorsqu'on traite un poil par une solution de *soude à chaud*, on en sépare une pellicule transparente, excessivement fine, qui est l'épiderme et qui, avant l'action du réactif, adhère intimement à la couche profonde. Elle est quelquefois visible sans l'intervention de réactifs et se montre sous la forme de lignes onduleuses à la surface du poil.

Cette pellicule se divise alors en ses éléments constituants qui sont de *petites lamelles plates*, transparentes, à bords pâles, quadrilatères ou rectangulaires, *dépourvues de noyau*.

Elles ne se gonflent pas par les réactifs. Elles forment une membrane dont les éléments sont unis comme les tuiles d'un toit.

L'acide sulfurique permet d'obtenir par le raclage d'excellents résultats.

On remarquera que les cellules, à mesure qu'on approche du bulbe, deviennent de plus en plus accessibles à l'action de l'acide acétique.

2° *Couche corticale*. — Lorsque le poil a été traité à chaud par *l'acide sulfurique concentré*, on peut arriver à dissocier la couche corticale.

On obtient de la sorte de larges lambeaux, composés de *cellules plates, oblongues*, unies les unes aux autres, et *munies de noyaux allongés* qu'on peut isoler par la soude à chaud.

Cette couche présente encore à étudier des taches constituées par des *amas de pigment* réfractaires à l'action des alcalis et de petits espaces remplis d'air.

Les cellules corticales telles que nous venons de les décrire n'existent que dans la partie libre du poil, mais à mesure qu'on avance vers la racine, elles changent d'aspect et deviennent plus molles. Elles sont plus larges et les noyaux sont plus visibles. Ils apparaissent facilement sous l'action de l'acide acétique.

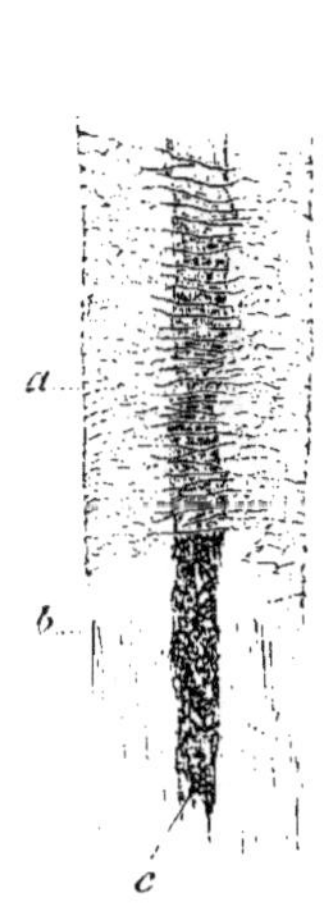

Fig. 183. — Poil de la barbe. — *a*, épiderme; *b*, couche formée de cellules épithéliales; *c*, moelle du poil (Cadiat).

Fig. 184. — Cellules épithéliales de la couche fibroïde ou écorce du poil (Cadiat).

A mesure qu'on descend et qu'on se rapproche du bulbe, les cellules deviennent de plus en plus petites et elles finissent par devenir complètement polygonales, en se chargeant de granulations pigmentaires.

3° *Substance médullaire*. — Elle manque quelquefois.

Quand on fait bouillir un cheveu blanc dans la soude, on peut, lorsqu'il est ramolli et en le comprimant légèrement, faire mouvoir les éléments qui sont dans le canal. On reconnaît de la sorte leur nature cellulaire.

Ce sont de petites cellules rectangulaires, quelquefois arrondies, contenant un noyau et quelques granulations graisseuses.

Nous allons voir maintenant comment le poil se comporte avec le derme dans lequel il est implanté.

On pratiquera d'abord des coupes verticales dans une région de la peau riche en poils, le *cuir chevelu* ou la *peau de la joue*, ce qui permettra de voir tout d'abord la disposition générale.

On constatera que le poil s'enfonce dans une dépression du derme, qu'il se termine en une partie renflée, le bulbe, et que dans la gaine qui l'entoure vient s'ouvrir l'orifice d'une glande sébacée.

Les coupes seront colorées au *picro-carminate*.

Dans le derme ambiant on reconnaîtra à leur coloration jaune la présence de fibres musculaires lisses.

Il existe deux sortes de poils, lés uns à *bulbe creux*, implantés sur une papille vasculaire, les autres à *bulbe plein*.

Une coupe de la partie profonde au niveau de la papille nous donnera les couches suivantes, en allant de dedans en dehors :

1° Le poil proprement dit;

2° L'épidermicule du poil, anhiste;

3° La cuticule de la gaine épithéliale interne, également anhiste;

4° Une couche de cellules, dites de Huxley;

5° Une couche de cellules plus petites (cellules de Henle);

6° La gaine épithéliale externe;

7° La couche conjonctive externe.

Les poils à bulbe plein n'ont pas de papilles ni de gaine épithéliale interne.

Ces divers détails se montrent facilement sur des coupes tangentielles. On colorera les cellules avec le *picro-carminate* ou l'*hématoxyline*. Enfin les pièces pourront être injectées avec le bleu de Prusse soluble, ce qui permettra de traiter en même temps par le carmin les éléments cellulaires.

Dans le livre II, à propos des tissus élémentaires, nous avons donné quelques notions d'histologie pathologique, mais nous ne saurions persister dans la même voie à propos des systèmes.

Notre but a été de fournir quelques indications pour reconnaître les altérations de tissus, que l'on rencontre journellement dans la pratique.

Nous ne saurions nous aventurer plus loin, sous peine de sortir de notre sujet.

D'ailleurs, il nous resterait bien peu de chose à dire, après le Traité si clair et si précis de MM. Cornil et Ranvier, et nous ne saurions mieux faire que d'en conseiller l'étude à ceux de nos lecteurs désireux de s'initier à l'anatomie pathologique.

Cependant, nous nous réservons, le cas échéant, de signaler les procédés d'investigation intéressant directement la technique.

Nous parlerons donc, à la suite de la peau, de la méthode du Dr Balzer, pour la recherche des Dermatophytes.

Etude des Dermatophytes (1). — 1° Quel que soit le produit à analyser (poil, squame ou fragment de godet, dans les cas de favus), on commence par se débarrasser de la graisse qui peut se rencontrer dans la pièce à étudier, à l'aide de l'éther ou de l'alcool absolu.

On colore ensuite, pendant quelques heures, dans la solution aqueuse ou alcoolique d'*éosine* ou de *bleu de quinoléine*, puis après avoir enlevé l'excès de couleur avec du papier à filtre, *on monte dans la potasse à 40 p. 100.*

2° Après avoir coloré avec la solution alcoolique d'éosine ou de bleu de quinoléine, *on monte dans le baume de Canada* dissous dans une grande quantité de chloroforme.

Cette méthode, presque aussi rapide que la première, permet de bien se rendre compte de la morphologie des parasites.

(1) Balzer, *Histologie des Dermatophytes* (*Arch. de Physiologie*, 1883, p. 467).

CHAPITRE II

APPAREIL DIGESTIF

§ 1. — Bouche.

Comme règle générale, pour étudier cette partie du tube digestif, on prendra des fragments de diverses régions (lèvres, gencives, plancher de la bouche, muqueuse palatine, voile du palais, partie centrale de la joue), et après les avoir fait durcir selon les procédés habituels, on pratiquera des *coupes verticales* que l'on traitera, soit par le *picro-carminate*, soit par l'*hématoxyline*. Ce dernier réactif est surtout fort utile pour montrer les diverses glandes buccales.

Dans le cas où l'on aurait surtout en vue l'étude des glandes, serait bon de fixer d'abord les épithéliums à l'aide d'une solution d'*acide osmique à* 1 *p.* 100.

La structure de la muqueuse de la bouche varie beaucoup selon les points où on l'examine. On constatera d'abord qu'elle se continue insensiblement, aux lèvres, avec le derme cutané, et des coupes verticales, intéressant ces deux tissus, montreront nettement la transformation successive des éléments.

La surface présente de petites papilles chez l'adulte. Chez le fœtus, on y remarque un développement épithélial tel, qu'elle semble hérissée de villosités.

La couche sous-muqueuse est formée d'un tissu conjonctif dont la densité varie beaucoup, mais dont la disposition en faisceaux est constante. Tandis qu'il est élastique et lâche au plancher de la bou-

bouche, il est au contraire fort serré dans les autres régions qui contiennent des glandes; on devra l'étudier en ces divers points.

Outre ce tissu, la muqueuse présente encore : 1° des *fibres élastiques fines* et peu nombreuses qu'on fera apparaître en traitant les coupes par l'acide acétique; 2° des *vésicules adipeuses;* 3° des *vaisseaux.* On devra les étudier sur des pièces injectées. Ils forment des anses en général simples ou quelquefois ramifiées (muqueuse gingivale, par exemple); 4° des *nerfs* dont on aperçoit facilement les sections sur des coupes verticales, après les avoir colorées au carmin. Pour suivre leur trajet, il sera bon de recourir aux solutions alcalines pour éclaircir la préparation (soude à 35 p. 100). Si la pièce dont on dispose est suffisamment fraîche, l'*acide osmique en injection interstitielle* donnera quelquefois de bons résultats.

Enfin la muqueuse buccale est tapissée d'une couche d'*épithélium pavimenteux stratifié*, composé de cellules polygonales à noyaux. Pour les observer on pourra, avec l'ongle, gratter la face interne de la joue. Elles se détachent facilement et en les examinant dans une goutte de picro-carminate, qu'on remplacera ensuite par la glycérine, elles laisseront voir leurs détails intérieurs. Elles se gonflent sous l'action de la soude et montrent ainsi également leurs éléments.

Pour voir la disposition stratifiée, on pratiquera des coupes verticales sur des morceaux de muqueuse durcie dans de l'alcool absolu.

Glandes de la muqueuse buccale. — On les étudiera dans les diverses régions, où elles varient beaucoup comme nombre et comme dimensions. Tandis qu'elles sont nombreuses dans les lèvres, elles sont au contraire fort rares dans la paroi des joues.

Nous avons eu l'occasion de les rechercher récemment, et nous avons constaté que, contrairement à l'opinion généralement admise, elles sont situées non pas au-dessus, mais au milieu et au-dessous de la couche musculaire.

Ce sont en tout cas des glandes acineuses. On les verra facilement en pratiquant des coupes verticales un peu épaisses, qu'on colorera avec l'*hématoxyline* et qu'on traitera par l'acide acétique; puis on les éclaircira par l'essence de girofle.

Sur les coupes heureuses, on pourra même suivre jusqu'à la muqueuse le canal excréteur.

Le même mode de préparation s'appliquera aux amygdales.

Si l'on dispose d'un sujet convenablement injecté, on suivra dans ces glandes la disposition des *vaisseaux* qui forment des arborisations fort élégantes.

On devra prendre pour types des glandes parfaitement saines, et pour cela, choisir de préférence de jeunes sujets.

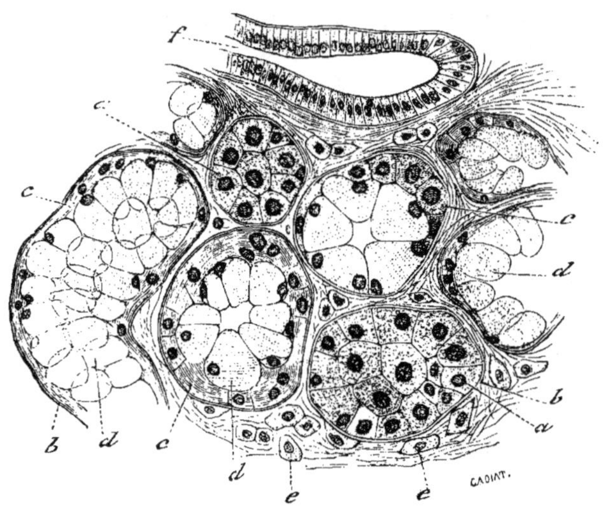

Fig. 185. — Coupe d'une glande salivaire sous-maxillaire d'un supplicié prise deux heures après la mort, et plongée immédiatement dans le liquide de Müller. — *a*, cul-de-sac rempli de petites cellules granuleuses ; *b*, paroi propre ; *c*, couche de petites cellules appliquées sur la paroi propre et prenant des aspects variables : dans certains culs-de-sac elles paraissent former une couche homogène parsemée de noyaux ; ailleurs, elles sont segmentées : ce sont là les célèbres demi-lunes de Gianuzzi ; *d*, cellules plus avancées dans leur développement, les unes ont encore leur noyau, les autres l'ont perdu, sont remplies de liquide et sont passées à l'état vésiculeux ; *e*, cellules conjonctives du tissu conjonctif intermédiaire ; *f*, conduit excréteur tapissé d'épithélium prismatique.

Nous rattacherons aux glandes buccales les diverses glandes salivaires (parotide, sous-maxillaires, sublinguales, etc.).

Leur étude est assez compliquée : ce sont des glandes en grappe composées. M. Ranvier conseille d'employer, pour les *durcir*, une *solution concentrée d'acide picrique*, qui donne de meilleurs résultats que la gomme et l'alcool. Les fragments doivent être très petits et séjourner vingt-quatre heures dans une solution, au fond de laquelle on laissera des cristaux en excès. On fera des coupes très fines que l'on colorera au picro-carminate et que l'on conservera dans la glycérine, mais en prenant la précaution de faire agir lentement ce dernier réactif, car il ratatine les cellules, et ne tarderait pas à les rendre méconnaissables. Pour arriver à ce résultat, on plonge les coupes dans la glycérine d'abord étendue d'eau, et on la laisse se concentrer lentement par évaporation.

On pourra encore durcir les pièces dans l'*alcool absolu* qui, mieux que par le procédé de la gomme et de l'alcool, permet d'obtenir ensuite une élection complète par l'action du picro-carminate.

Pour étudier ces glandes, on devra en faire macérer de petites portions dans l'*alcool au 1/3* pendant vingt-quatre ou quarante-huit heures, de façon à isoler les cellules épithéliales.

En raclant ensuite la surface des fragments, on obtiendra à l'état de liberté un certain nombre de cellules qui permettront de reconnaître, outre les éléments normaux, *les demi-lunes décrites par Giannuzzi*. On colorera les noyaux par le *picro-carminate*. On s'abstiendra, dans l'étude de ces glandes, d'employer l'acide acétique qui coagule le mucus, et rend la préparation opaque.

Les solutions étendues de soude seront aussi fort utiles.

Nous avons employé souvent avec succès la méthode d'imprégnation par les sels d'argent. On opérera de la façon suivante : Après avoir pratiqué, au moyen d'un rasoir mouillé d'eau distillée, une première section dans la glande, on l'asperge pendant quelques instants avec de l'eau distillée pour enlever toutes les parcelles ou les traces de mucus qui resteraient à la surface ; puis on l'arrose avec une solution de *nitrate au* 500ᵉ et l'on continue jusqu'à l'apparition d'une teinte laiteuse. On lave de nouveau pour enlever la partie de la solution qui ne s'est pas réduite, et en pratiquant des coupes dans le tissu durci, on peut constater de la façon la plus nette la disposition de l'épithélium dans les acini.

Outre les éléments dont nous venons de parler, les glandes buccales présentent encore à étudier la disposition des *vaisseaux* :

On prendra de petits fragments de pièces injectées au carmin ou mieux au bleu de Prusse, que l'on éclaircira à l'essence de girofle. Sur les pièces injectées en bleu, on pourra, en plus, faire agir le picro-carminate et obtenir de fort belles préparations colorées en deux teintes.

Quant aux *nerfs*, ou pourra, pour suivre leur trajet, faire macérer les glandes dans l'acide chromique en solution très diluée, selon le conseil de Pflüger, ce qui permettra ensuite de les disséquer facilement sous le microscope (Solution d'acide chromique à 1 p. 1000). — Une solution d'acide acétique très étendu, employée comme liquide macérateur, a donné également à cet auteur d'excellents résultats.

M. Ranvier conseille encore, pour durcir l'épithélium glandulaire, l'usage de l'acide chromique, mais en solution très faible (11/2 à 2 p. 100 en faisant observer que les dissolutions plus fortes amènent un précipité granuleux qui enlève toute netteté aux préparations. Le durcissement dans ce cas est fort lent (15 à 30 jours), et à la condition d'employer de grandes quantités de liquide pour des fragments très petits.

On pourra aussi, pour suivre le trajet des nerfs, utiliser l'*acide osmique*.

Enfin, dans certains cas, des *injections interstitielles d'eau ou d'alcool au 1/3* donneront d'excellents résultats pour écarter et disséquer en quelque sorte les acini de la glande. On pourra, par ce procédé, suivre assez facilement les rameaux nerveux dans la masse du tissu glandulaire.

Étude de la salive et des produits de la muqueuse buccale en général. — Pour faire l'examen de ce liquide, on procédera de la façon suivante : On en déposera sur une lame de verre une goutte que l'on délayera avec une quantité de *picro-carminate*, puis on recouvrira d'une lamelle et on abandonnera le tout sous une cloche humide pendant vingt-quatre heures. Au bout de ce temps, l'élection se sera produite et on pourra faire une préparation fixe en remplaçant doucement le liquide par la glycérine, que l'on absorbera en plaçant de petits morceaux de papier à filtre sur le bord opposé, de manière à établir un courant.

On ne verra ainsi qu'un petit nombre d'éléments. Le mieux est d'opérer en faisant un grattage sur la muqueuse linguale et en traitant le produit comme ci-dessus.

Enfin pour observer dans leur intégrité certains éléments, comme le *leptothryx*, par exemple, il sera nécessaire d'aller le chercher dans les points où il aura pu se développer à son aise, c'est-à-dire dans les interstices dentaires.

On devra examiner les préparations, d'abord avec un grossissement de 300 diamètres environ, puis avec les plus forts objectifs pour bien prendre connaissance des organismes les plus délicats.

Les bactéries de la salive se prépareront par la méthode suivante : Après avoir étalé à la surface d'une lamelle bien nettoyée une petite quantité de la matière prise entre deux dents, de préférence à la base, dans le sillon alvéolo-dentaire, on les plonge pendant quelques minutes dans une solution de violet de gentiane ou de violet de méthyle. Après quoi, on les lave rapidement dans l'eau distillée et on peut les examiner, soit dans la glycérine, soit en les déshydratant et en les montant au baume.

Les éléments observés dans la salive sont les suivants :

1° Cellules épithéliales ;

2° Globules blancs ;

3° Globules rouges ;

4° Granulations ;

5° Leptothryx ;

6° Bactéries ;

7° Spores ;

8° Corps étrangers.

1° *Cellules épithéliales.* — Elles se montrent sous forme de fines lamelles polygonales irrégulières, de 45 à 80 μ de diamètre, présentant souvent des plis à leur surface, ce qui leur donne un aspect strié. Les unes sont munies d'un noyau arrondi, plus ou moins granuleux, plongé dans son protoplasme infiltré de fines molécules grisâtres, les autres n'ont pas de noyau et sont absolument déformées. Elles sont souvent remplies de granulations graisseuses ou recouvertes de spores.

2° *Des globules blancs.* — Semblables à ceux que l'on observe dans le sang ou la lymphe ou bien sous forme de gros éléments cellulaires arrondis granuleux, contenant un grand nombre de *granulations moléculaires brillantes et animées du mouvement brownien.* Ces derniers dans certaines circonstances peuvent manifester le *mouvement amiboïde.*

On peut aussi trouver des globules blancs en voie de destruction.

L'acide acétique fait apparaître les noyaux.

3° *Globules rouges.* — Ne sont pas constants, mais se montrent fréquemment. Ils proviennent des gencives qui sont susceptibles de saigner avec la plus grande facilité.

On les reconnaît facilement dans le liquide à leur couleur rougeâtre, à leur aspect homogène et enfin à leur diamètre. En produisant de petits chocs à la surface de la lamelle, on peut d'ailleurs les faire nager en tournant sur eux-mêmes et on prend alors connaissance de leur forme aplatie, en les observant au passage sous leurs diverses incidences.

4° *Granulations.* — Très variables, de nature protéique ou graisseuse. Elles nagent librement et sont douées du *mouvement brownien.* Leur réfringence est assez considérable.

5° *Leptothrix buccalis.* — On le rencontre sous forme de filaments très fins disposés généralement sans ordre ou plus rarement en éventail.

On en trouve souvent des fragments détachés nageant librement dans le liquide de la salive. Ils sont constitués par une série de petits articles très rapprochés les uns des autres et ne sont jamais ramifiés. Ils sont brillants, réfringents, quelquefois assez pâles et susceptibles de se colorer en violet par l'action de l'iode.

Il est rare de voir les faisceaux bien isolés dans les préparations. Ils sont généralement empâtés dans des amas de granulations et de bactéries.

Le diamètre des fibrilles est de 1 à 2 μ.

Beaucoup d'auteurs sont tentés de voir dans le leptothrix, non une espèce botanique, mais un groupement spécial de bactéries.

6° *Bactéries*. — On en trouve toujours en abondance. Elles affectent trois formes principales :

1° Droites, allongées ou un peu ovoïdes, isolées ou réunies en chapelets plus ou moins longs ;

2° Arrondies et douées de mouvement brownien. Elles sont quelquefois en telle quantité que la place observée ressemble à une sorte de fourmilière ;

3° En spirale, analogues à de petits serpents et douées d'un mouvement rapide de reptation en spirale. On les désigne sous le nom de spirilles.

Ajoutons qu'on a aussi trouvé quelquefois des formes *en virgule*, analogues à celles observées dans le choléra.

7° *Des spores*. — Très réfringentes et accumulées sous forme de semis à la surface des cellules épithéliales desquamées. Ce sont des *micrococci*, germant et se développant sur ces éléments. Les cellules qui en sont couvertes ont un aspect grisâtre facile à reconnaître. Le noyau se trouve masqué le plus souvent. Quelquefois ces granulations sont simplement de nature graisseuse.

8° *Corps étrangers*. — On trouve enfin une foule de corps étrangers provenant de l'alimentation et dont on fera bien de prendre complètement connaissance, afin de ne pas s'exposer à des erreurs d'interprétation (fibres musculaires, trachées déroulables de végétaux, grains d'amidon, gouttes de graisse, filaments conjonctifs ou élastiques, etc.).

ALTÉRATIONS PATHOLOGIQUES DES MUQUEUSES BUCCALE ET LINGUALE ET DE LA SALIVE.

a. Muqueuse buccale et linguale. — On trouve souvent à la surface de la langue des malades des dépôts blanchâtres, dont la cause réside dans l'accumulation sur place de cellules épithéliales desquamées et devenues cornées. Elles sont mélangées avec de nombreux éléments, tels que bactéries, leptothrix, etc. Dans les cas de *psoriasis buccal*, ces dépôts prennent souvent une grande épaisseur.

Pour les *étudier* au microscope, on pourra les dissocier d'abord dans une goutte d'alcool au tiers, colorer ensuite avec le picro-carmin et faire passer doucement sous la lamelle une goutte de glycérine en aspirant au bord opposé avec un petit fragment de papier à filtrer.

La *coloration noirâtre* observée à la surface de la langue chez les typhiques est due à la présence de globules rouges plus ou moins altérés provenant, soit des gencives, soit de la langue qui se fendille en se desséchant.

Dans les cas d'inflammation de la muqueuse buccale, on peut rencontrer divers produits :

1° Dans la *stomatite aiguë* des globules blancs plus ou moins altérés et des cellules épithéliales. Ces dernières ne possèdent pas la même forme. Elles sont ou cornées et dépourvues de noyaux, quand l'inflammation est superficielle, ou bien avec noyaux et polyédriques, quand la lésion s'est étendue aux couches profondes.

2° Dans les *stomatites diphtéritiques*, outre les éléments précédents, des fausses membranes caractéristiques.

Pour les étudier, on aura recours, soit à la dissociation dans une goutte d'alcool au tiers, soit à des coupes pratiquées après durcissement dans l'alcool absolu, que l'on aura eu soin de renouveler plusieurs fois. La coloration s'obtiendra au moyen du picro-carmin et les coupes pourront être conservées dans la glycérine, qu'on fera pénétrer lentement entre la lame et la lamelle.

Ces fausses membranes présentent les caractères suivants : elles sont jaunâtres ou blanc sale, dures, résistantes et élastiques, difficiles à se séparer en petits fragments par les aiguilles.

Sur les bords seulement elles présentent parfois une transparence suffisante, et elles se montrent alors constituées par une substance brillante, offrant les réactions de la fibrine et disposée en un réseau dont les mailles, parfois assez larges, se rétrécissent d'autres fois au point de s'effacer entièrement en même temps que les travées s'épaississent. A l'intérieur de ces mailles on peut trouver, çà et là, quelque cellule encore jeune. Dans le liquide de la préparation on voit nager de ces cellules jeunes, des globules rouges du sang et des cellules épithéliales, pavimenteuses ou cylindriques, suivant la région où s'est formée la pseudo-membrane. Si l'on ajoute de l'acide acétique, la substance de l'exsudat gonfle et devient assez transparente, laissant voir alors, en plus ou moins grand nombre, les noyaux des cellules qu'elle enveloppait.

3° Dans les *amygdalites* simples inflammatoires il n'est pas rare de trouver à la surface de l'organe des exsudats plus ou moins résistants et que l'on pourrait confondre avec des produits de diphthérie ; mais on les distinguera facilement en ce qu'ils ne présentent pas l'aspect brillant mentionné ci-dessus et à leur composition complexe, consistant en un mélange de globules blancs, de globules rouges, de cellules épithéliales et de filaments de leptothryx, servant de gangue et formant un feutrage plus ou moins serré.

4° On rencontre enfin, surtout chez les jeunes enfants, des plaques blanches, constituées par un champignon, l'*oïdium albicans* (vulg : Muguet), qui se développe en plaques irrégulières, de volume et d'épaisseur variables, quelquefois assez adhérentes à la muqueuse, mais cependant sans recouvrir de partie ulcérée.

Les caractères de ce végétal sont les suivants : filaments lâches, blanchâtres ou jaune sale, cylindriques, allongés, droits ou incurvés en divers sens. Ils ont 3 µ à 4 µ de largeur sur 50 à 60 µ de longueur en moyenne, mais ils peuvent être beaucoup plus longs quand le développement est plus avancé.

Les bords sont foncés, nettement limités, ordinairement parallèles et l'intérieur du tube est hyalin et transparent.

Ces filaments sont formés de cellules allongées articulées bout à bout, et toujours ramifiés à l'état adulte.

Quant aux spores, elles sont sphériques ou un peu allongées, à bords nets et foncés et réfractent assez fortement la lumière. Elles contiennent au centre une fine poussière douée du mouvement brownien. Elles se mettent rarement en chapelet, au nombre de 2 à 4, à la suite l'une de l'autre. La plupart sont libres et adhérentes à la muqueuse buccale, à la surface de laquelle elles forment un amas serré.

Pour *étudier ces plaques de muguet*, il sera bon de les traiter d'abord par l'alcool, pour les laver et les déshydrater et ensuite par l'éther pour enlever les particules graisseuses qu'elles renferment dans leur épaisseur. Cela fait, on les montera dans la glycérine légèrement teintée par l'*éosine*.

On pourra également colorer par l'*hématoxyline*.

b. Altération de la salive. Crachats. — Les éléments rencontrés dans l'examen des crachats sont fort nombreux.

On devra tout d'abord se livrer à une étude approfondie des produits épidermiques tapissant la muqueuse buccale, la langue, le pharynx, les fosses nasales et les diverses régions du poumon (bronches et alvéoles). Pour cela, il conviendra de recueillir sur le cadavre, par le grattage, des produits prélevés dans ces diverses régions, qu'on colorera par le picro-carmin et dont on fera des préparations susceptibles d'être consultées comme étalons.

Ce sera le moyen de reconnaître sûrement et rapidement les éléments observés dans le champ du microscope.

Ils sont décrits à leurs chapitres respectifs.

D'une façon générale, on trouve dans les crachats les éléments suivants :

1° *Des cellules épithéliales de diverses sortes :* larges, aplaties (épithélium pavimenteux stratifié de la muqueuse linguale et buccale ou du pharynx); cylindriques avec cils vibratiles (trachée et fosses nasales); ovalaires, provenant des mêmes régions et situées au-dessous des précédentes; caliciformes, par suite d'une transformation muqueuse des cellules cylindriques. Enfin des cellules de deux natures, et que Bizzozero (1) décrit ainsi, sous le nom d'*épithélium alvéolaire :* « Les unes sont fortement aplaties, lamellaires, constituées par une substance claire, transparente, au sein de laquelle on trouve un noyau ovale, nucléolé, entouré de quelques granulations; les autres, placées entre les premières, sont grandes, ovales, formées d'un protoplasme granuleux qui souvent contient des gouttelettes graisseuses ou des granulations noires. On y trouve un ou deux noyaux ovales, vésiculeux, pourvus de nucléoles.

« La constatation de ces dernières cellules dans les crachats est

<hr>

(1) Bizzozero, *Manuel de microscopie clinique*, 2ᵉ édition, 1885, p. 244.

particulièrement importante. Cet épithélium repose sur la trame propre des parois alvéolaires. »

2° *Globules blancs.* — Très variables comme aspect et comme abondance, ils sont le plus souvent altérés et alors remplis de granulations graisseuses et déformés, en voie de désagrégation. Ce sont eux qui donnent aux crachats l'aspect jaune opaque que l'on rencontre dans les vieilles bronchites chroniques.

3° *Globules rouges.* — Ils proviennent généralement des capillaires tapissant les alvéoles et qui peuvent se rompre avec la plus grande facilité dans toutes les maladies inflammatoires.

On les rencontrera donc surtout dans la pneumonie, sous ses diverses formes et dans l'hémorrhagie pulmonaire.

Ils sont généralement suffisamment conservés pour être reconnus.

S'ils provenaient de l'estomac, on trouverait toujours associés avec eux certains produits qui permettraient tout de suite de reconnaître leur origine.

4° *Fibres élastiques.* — Éléments importants à constater.

Pour cela, on prendra de petites parcelles de crachats que l'on étalera délicatement à la surface d'une lame et qu'on observera directement dans une goutte d'eau. Il peut se faire que les fibres soient masquées par les cellules de toute sorte qui encombrent le champ du microscope. Il suffira alors d'ajouter une goutte d'acide acétique, que l'on fera pénétrer en soulevant le verre mince pour éclaircir la préparation et faire apparaître les fibrilles, s'il en existe.

On pourrait encore traiter par la *potasse* et l'*éosine*, ainsi que nous l'avons décrit plus haut.

Ces éléments se montrent sous forme de fibrilles homogènes, brillantes, incolores, limitées des deux côtés par un contour foncé, net et régulier ; elles ont 1 à 3 μ d'épaisseur. Elles sont quelquefois flexueuses et peuvent s'enrouler sur elles-mêmes ou se bifurquer.

5° *Corps étrangers.* — Très variables. Il est difficile de les décrire individuellement. On devra toujours songer à la possibilité de leur existence. C'est ainsi qu'on peut trouver toute la série des matières alimentaires, dont on fera bien d'étudier à part les principaux types.

6° *Parasites*. — Nous ne parlerons pas ici des bacilles, qui sont décrits dans un chapitre spécial, avec leurs méthodes d'examen.

Mais on trouve encore quelquefois certains autres parasites, soit végétaux, soit animaux.

Parmi les premiers il faut citer les filaments de *Leptothryx*, d'*Oidium albicans*, quelquefois le *Mucor mucedo* ou certains *Aspergillus*.

Parmi les seconds, on a noté les *sarcines*, certains infusoires (*Monas et cercomonas*) et enfin des débris d'*échinocoques*, provenant de kystes du foie qui se sont ouverts dans le poumon.

7° Enfin, dans la pneumonie, il existe encore des débris de *fibrine*, sous forme de filaments ramuleux, emprisonnant plus ou moins de globules blancs.

Langue. — L'étude n'en présente aucune difficulté. L'organe étant durci selon les procédés habituels, on pratiquera des coupes

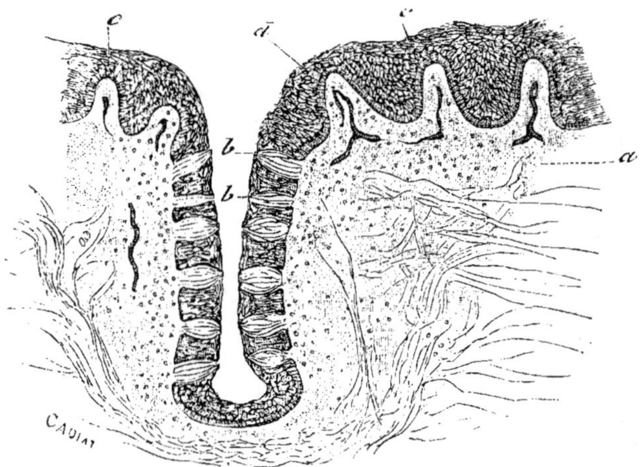

Fig. 186. — Coupe d'une papille caliciforme dans la langue d'un supplicié de trente ans environ, montrant les corpuscules du goût, dans le sillon de la papille composée. — *a*, papille composée surmontée de papilles secondaires ; *b*, corpuscules du goût ; *d*, épithélium périphérique.

verticales et longitudinales, de façon à voir l'entre-croisement des fibres musculaires.

Les *papilles* seront étudiées dans diverses régions afin de constater leur changement de forme.

Pour voir leur structure, la soude en solution étendue donne de bons résultats. Ce réactif éclaircit les coupes et montre non seulement la disposition de l'épithélium, mais encore permet de suivre dans la profondeur le trajet des fibres nerveuses.

On pratiquera aussi des coupes tangentielles pour se rendre

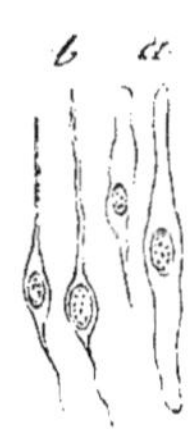

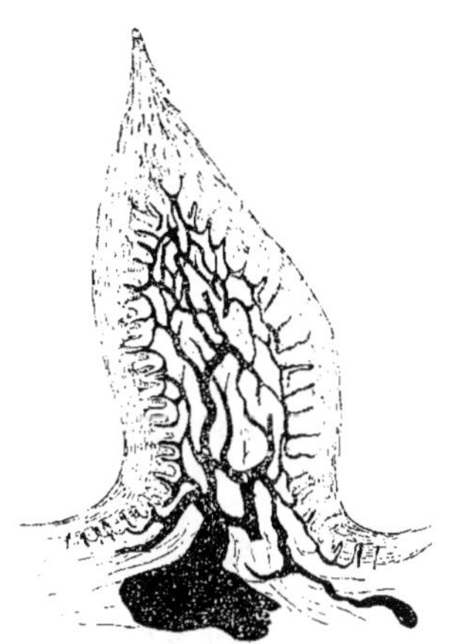

Fig. 187. — *a*, cellules de revêtement ; *b*, terminaisons nerveuses (Cadiat).

Fig. 188. — Papille composée de la langue du chien (Cadiat).

compte du nombre des papilles et de l'agencement des cellules épithéliales.

On devra faire également des sections dans un organe injecté, de façon à bien se rendre compte de la *vascularisation générale* et surtout de la disposition en anse des capillaires dans l'intérieur des papilles.

Une langue de chat ou de lapin convenablement injectée donne dans ce sens d'admirables préparations.

Les coupes ne devront pas être trop minces, afin de pouvoir observer les anses dans toute leur épaisseur. On les montera au baume pour leur donner plus de transparence.

Pour faire ressortir la striation des muscles, on pourra recourir avantageusement à l'*acide osmique en solution à* 1 p. 100. Il servira en même temps à montrer le trajet des fibres nerveuses et leur terminaison.

Il ne faudra pas oublier de rechercher dans la langue *la région glandulaire* dans laquelle on pratiquera des coupes verticales, qu'on traitera par le *picro-carminate* ou l'*hématoxyline*.

On devra observer ces glandes au voisinage de la base, sur les bords et à la racine de la langue.

§ 2. — Des dents.

Le tissu dentaire présente de grandes difficultés d'étude. Il est nécessaire de pratiquer des coupes dans diverses directions, et ces préparations sont toujours délicates.

On choisira d'abord des dents jeunes et fraîches. Ce sont les seules où les coupes ne se brisent pas.

On procédera de la façon suivante : après avoir fixé la dent dans un étau, on enlèvera une première tranche dans la direction voulue, soit avec une scie fine, soit avec un fil de fer fin tendu sur un archet et de la poudre d'émeri dit « 1 *minute* » en suspension dans l'eau.

La coupe ainsi obtenue est alors dégrossie et amincie également sur les deux faces, résultat auquel on arrive en la frottant sur un bloc de grès, soit avec le doigt, soit avec un bouchon bien plan.

Il s'agit alors de préparer d'abord une des faces et de bien la polir. On y arrive en l'usant graduellement avec des émeris de plus en plus fins et en terminant l'opération par un dernier polissage sur un drap bien tendu, imbibé d'eau et sur lequel on a répandu du rouge d'Angleterre.

Cette première face obtenue, on sèche bien la pièce et on la colle par cette surface sur un petit bloc de verre épais, soit avec du baume de Canada desséché, soit avec de la résine d'arcanson. Il ne reste plus qu'à préparer l'autre face, à laquelle on fait subir la même filière d'opérations.

Le petit bloc de verre a pour usage de pouvoir maintenir la coupe et de l'amincir également. Il permet de plus de suivre au microscope les progrès de l'opération, en examinant par transparence.

Quand la section est bien translucide et suffisamment polie, il ne reste plus qu'à dessécher et plonger le petit bloc de verre dans la benzine ou le chloroforme, pour détacher la mince lamelle.

Pour monter ces coupes en préparations définitives, on les lave avec soin et on les laisse dessécher. L'air s'infiltre alors dans les divers canalicules, et il suffit, pour observer les détails, de recouvrir la pièce avec une simple lamelle de verre qu'on fixe avec de la gomme ou avec un vernis épais.

Les coupes ainsi montées sont préférables à celles conservées dans les liquides ou les milieux résineux. Dans ces dernières l'air étant chassé des canalicules, la transparence est tellement considérable qu'il devient impossible de suivre leur trajet.

On pratiquera également des coupes intéressant les dents et les régions voisines en faisant macérer de petits fragments dans le *liquide de Kleinenberg*, formé d'acide sulfurique et d'acide picrique.

Voici comment on le prépare :

On mélange 100 parties de solution concentrée d'acide picrique a 3 volumes d'acide sulfurique concentré; il se forme un précipité qu'on retient sur un filtre.

M. Malassez, dans ses recherches sur le développement des *kystes paradentaires*, a obtenu de bons résultats de ce réactif.

On pourra colorer ensuite les coupes, avec les substances habituelles, en ayant soin de les laisser plongées dans l'eau que l'on changera plusieurs fois dans les vingt-quatre heures.

Mayer a conseillé également de remplacer l'acide sulfurique par l'*acide nitrique*. Il mélange 5 volumes d'acide nitrique avec 100 volumes d'eau et ajoute de l'acide picrique tant qu'il peut s'en dissoudre.

Si l'on se servait d'*acide chlorhydrique*, il faudrait porter la proportion d'acide à 8 p. 100.

La *safranine* et l'*hématoxyline* donnent dans ce cas de fort belles préparations.

Les dents se composent de trois tissus distincts : 1° l'ivoire, 2° l'émail, 3° le cément.

Les rapports de ces trois parties se vérifient facilement en faisant verticalement une section dans une dent.

1° *Ivoire*. — Sur une coupe de tissu dentaire on remarque que l'ivoire forme la partie centrale et n'est nullement visible à l'extérieur. Il est couvert dans la partie libre par l'émail et dans la partie profonde par le cément.

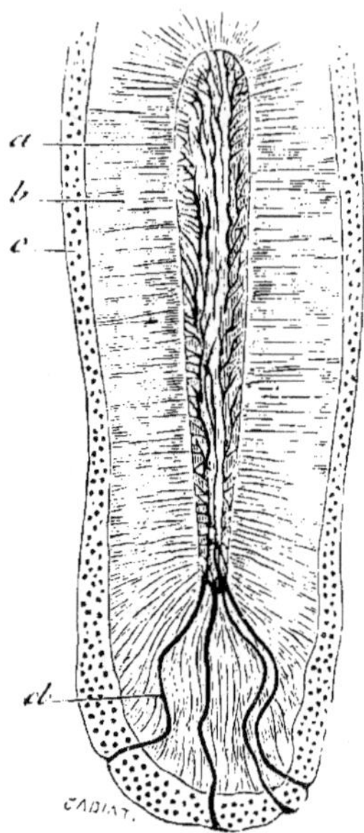

Fig. 189. — Coupe longitudinale d'une racine d'incisive de chat injectée. — *a*, bulbe dentaire; *b*, ivoire; *c*, couche de cément; *d*, vaisseaux sanguins de la racine (d'après Legros et Magitot).

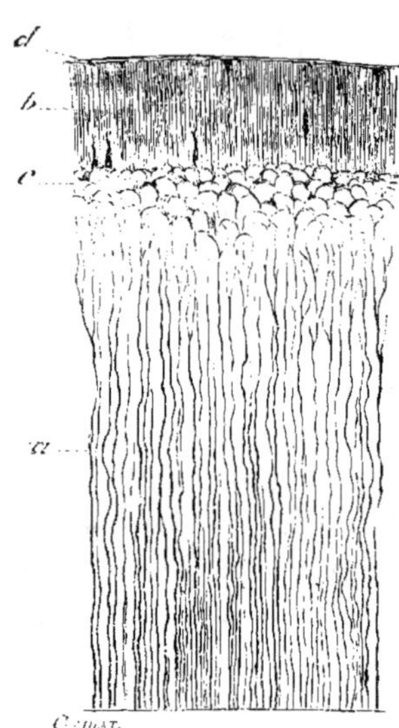

Fig. 190. — Coupe perpendiculaire de la surface de la couronne, sur une dent de jeune animal. — *a*, ivoire avec ses canalicules; *b*, émail; *c*, globules de l'ivoire; *d*, cuticule de l'émail.

La coupe étant suffisamment amincie, comme nous l'avons indiqué plus haut, on constatera que l'ivoire est parcouru par une foule de *canalicules*, qui viennent s'ouvrir dans la cavité dentaire et traversent toute l'épaisseur de la couche pour aboutir à la zone de l'émail et du cément.

Sur des sections en travers, ces canalicules laisseront voir une paroi propre, accusée par un double contour, et leur nombre est en général si multiplié, que les sections se touchent presque.

Leur trajet est onduleux, et ils envoient de nombreuses anastomoses.

On pourra les *isoler* en faisant macérer l'ivoire dans *l'acide chlorhydrique* pur ou légèrement étendu d'eau. Quand l'opération a été suffisamment prolongée, on lave la pièce pour enlever l'acide et on peut, à l'aide des aiguilles, les séparer et les observer ensuite dans la glycérine.

D'après Kölliker, il faut, si l'on veut isoler facilement les canalicules, laisser macérer la dent pendant huit jours dans l'acide concentré. S'il ne s'agit que de tranches minces, il suffit de douze à vingt-quatre heures de traitement par l'acide chlorhydrique ou sulfurique, ou de quelques heures de macération dans la soude ou la potasse caustique.

2° *Email.* — C'est la substance qui recouvre l'ivoire et qui est visible dans toute la partie libre de la dent.

L'épaisseur varie et se montre la plus forte dans la partie centrale de la couronne. Une coupe verticale laissera voir ces détails.

Sa surface est recouverte d'une mince pellicule très adhérente, appelée la *cuticule* et qu'on peut détacher, après macération dans *l'acide chlorhydrique.*

L'émail est d'une grande dureté, et c'est cette propriété qui rend si difficiles les préparations dentaires.

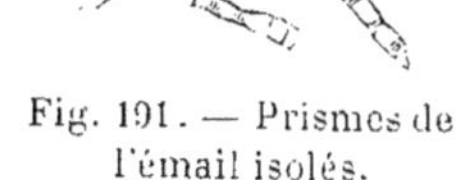

Fig. 191. — Prismes de l'émail isolés.

Il est composé de fibres ou *prismes* qu'on isolera en faisant macérer des dents jeunes dans *l'acide chlorhydrique.* Leur surface présente des stries transversales.

On observera ces particularités en examinant les pièces dans la glycérine.

3° *Cément.* — C'est une enveloppe de tissu osseux qui entoure la racine et dont l'épaisseur varie: elle est plus considérable à l'extrémité des racines. Elle se confond intimement avec l'ivoire, ce qui fait qu'avec un fort grossissement il est difficile de séparer ces deux couches.

Le cément présente exactement la structure de l'os : corpuscules osseux et substance amorphe, mais rareté des canaux de Havers et des vaisseaux.

Les corpuscules varient beaucoup de forme et se font surtout remarquer par la longueur de leurs prolongements.

Outre les parties dures des dents, il y a encore à considérer les parties molles, qui comprennent le *périoste alvéolaire*, le *germe dentaire* et la *gencive*.

Le *périoste alvéolaire* adhère fortement à la' racine et offre la même structure générale que dans les autres régions où on l'observe.

On y trouve cependant des nerfs nombreux ; les fibres élastiques manquent.

La *pulpe dentaire* remplit la racine de la dent. C'est une masse molle, rougeâtre, riche en vaisseaux et en nerfs. On y rencontre une substance conjonctive vaguement fibrillaire avec de nombreux corpuscules, et l'ensemble est recouvert d'une couche épithéliale formée de cellules cylindriques.

Enfin la *gencive* est un tissu très riche en vaisseaux et qui revêt le bord alvéolaire des mâchoires.

On pratiquera des coupes verticales qui permettront de constater qu'il existe de petites papilles simples recouvertes d'épithélium pavimenteux. Ces préparations seront colorées par le *picrocarminate* ou par l'*hématoxyline* et montées ensuite dans la glycérine.

Nous ne saurions trop conseiller aux personnes qui voudraient faire sur les dents des recherches approfondies, de recourir au mémoire de MM. Robin et Magitot (*Journal de la physiologie de l'homme et des animaux*, 1860-1861).

On y trouvera notamment, sur le développement des dents, des détails de technique qui ne sauraient figurer dans un ouvrage élémentaire.

§ 3. — Pharynx.

On en fera durcir quelques morceaux pris dans la partie supérieure et dans la partie inférieure, et on y pratiquera des coupes verticales qu'on colorera par le picro-carminate et qu'on étudiera dans la glycérine.

On constatera ainsi qu'il est formé de trois couches : une *couche muscul aire*, une *couche fibreuse*, à fibres élastiques plus fortes que

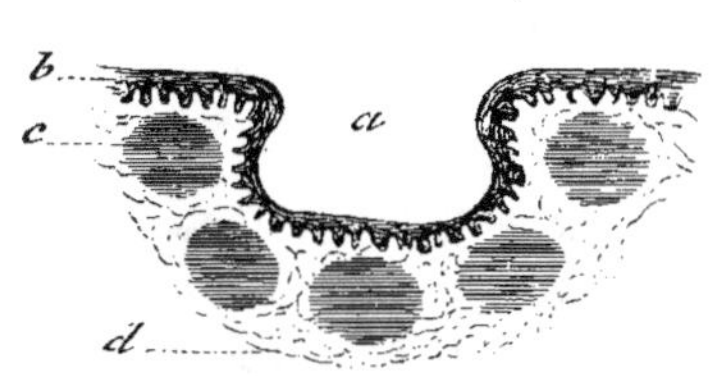

Fig. 192. — Amygdale de l'homme. — *a*, crypte de la muqueuse ; *b*, couche épithéliale avec ses papilles ; *c*, follicules clos de l'amygdale ; *d*, tissu conjonctif (Cadiat).

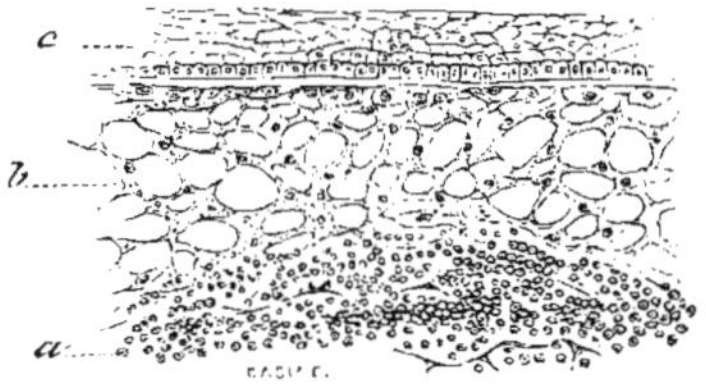

Fig. 193. — *a*, tissu de l'amygdale ; *b*, tissu réticulé de la muqueuse ; *c*, épithélium pavimenteux.

dans la muqueuse buccale et qu'on apercevra facilement en faisant agir l'acide acétique, et une *couche muqueuse*, la plus importante, qui contient une foule de glandes dans son épaisseur.

Ces *glandes* sont de deux sortes : les unes, en *grappe*, occupent la portion supérieure du pharynx, où elles forment une couche continue, diminuant à mesure qu'on descend vers l'œsophage.

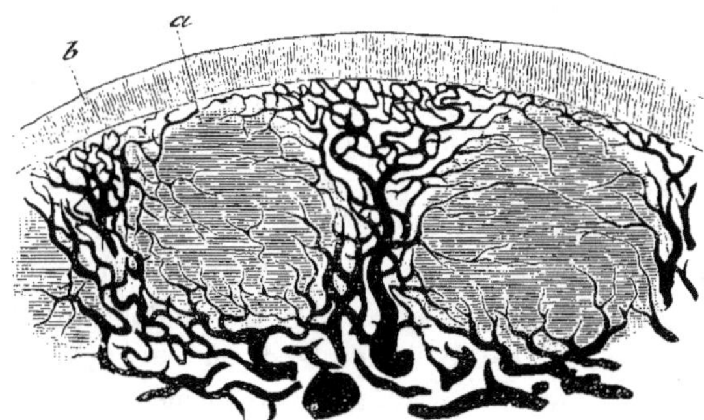

Fig. 194. — Follicules clos de l'arrière-cavité des fosses nasales injectées. — *a*, follicules ; *b*, épithélium prismatique de la muqueuse (Cadiat).

Les autres, *folliculeuses*, occupent la voûte et sont simples ou composées, comme les amygdales.

Pour bien se rendre compte de la distribution de ces diverses glandes, on pratiquera des coupes assez épaisses, qu'on colorera par l'*hématoxyline* et qu'on éclaircira par l'essence de girofle. Il sera préférable dans ce cas, et nous recommandons la chose d'une façon générale pour tous les tissus épithéliaux, de faire durcir les pièces dans l'alcool absolu. On obtient également de belles coupes en opérant sur des pièces congelées.

Le pharynx est recouvert d'une couche épithéliale bien différente suivant qu'on l'examine dans sa partie supérieure ou dans sa partie inférieure. Dans la première, on trouve des cellules vibratiles à la face postérieure de la luette et du voile du palais, au pourtour de l'orifice de la trompe d'Eustache et à la voûte du pharynx. Dans la partie inférieure, au contraire, il n'y a que de l'épithélium pavimenteux analogue à celui de la cavité buccale.

On observera facilement les cellules vibratiles en raclant avec un scalpel la paroi pharyngienne d'une grenouille et en recevant les parcelles enlevées dans une goutte d'humeur aqueuse. Le mouvement persistera longtemps si l'on a pris soin de clore la préparation avec de la paraffine.

Pour les conserver définitivement, on les fixera par l'acide osmique à 1 pour 100, et on colorera ensuite au picro-carminate en laissant la préparation vingt-quatre heures dans la chambre humide.

On obtient également de belles préparations en dissociant les cellules dans le sérum iodé qui rend granuleux le protoplasme des cellules. Le noyau, après coloration au picro-carminate, se teinte en rose vif tandis que les cils et le corps de la cellule restent légèrement jaunâtres (Ranvier).

On trouve enfin dans le pharynx des vaisseaux nombreux, formant un réseau à mailles allongées, et donnant naissance à des anses capillaires dans certains points de la partie inférieure où existent quelques élevures de la paroi, en forme de papilles rudimentaires.

Les nerfs sont aussi très nombreux et disposés en plexus. On pourra suivre leur trajet sur des pièces éclaircies par l'acide acétique ou traitées par l'acide osmique.

§ 4. — Œsophage.

Pour étudier cet organe, on choisira des pièces aussi fraiches que possible et on les fera durcir par le procédé déjà si souvent décrit (alcool, gomme picriquée et alcool).

Des coupes perpendiculaires à la surface permettront de vérifier les détails dans lesquels nous allons entrer.

Il sera bon d'étudier concurremment des pièces prises sur des animaux aussitôt après la mort et dans lesquelles les altérations cadavériques n'ont pas eu le temps de se produire.

On fera également macérer quelques lambeaux dans l'alcool au tiers pour isoler les cellules de l'épithélium, ou bien dans le sérum iodé.

Enfin, les coupes colorées au picro-carminate ou à l'hématoxyline seront observées et montées dans la glycérine. Elles devront être suffisamment minces.

L'œsophage présente à étudier, en allant de l'intérieur à l'extérieur :

1° Une couche épithéliale ; 2° une couche glandulaire ; 3° deux couches musculaires, l'une longitudinale, l'autre circulaire ; 4° enfin une tunique fibreuse.

La couche épithéliale est formée de cellules pavimenteuses, semblables à celles que l'on observe dans la cavité buccale.

La couche glandulaire, assez épaisse, présente des papilles coniques. Le derme est formé de tissu conjonctif entremêlé de fibres élastiques fines et de fibres musculaires lisses, avec quelques cellules adipeuses. Les fibres lisses sont facilement isolées, quand on fait macérer un fragment d'œsophage dans une solution d'acide azotique au 3°. Les glandes observées dans cette couche appartiennent à la classe des glandes en grappes. Elles sont plus nombreuses sur le tiers inférieur de l'œsophage.

Pour l'étude de ces glandes, ainsi que de celles de l'estomac et de l'intestin, M. Ranvier conseille deux méthodes : la dissociation et les coupes.

Dans le premier cas, il ne faut jamais dissocier dans l'eau, parce que les cellules se gonflent et les éléments éclatent, ne laissant que des débris informes et des noyaux.

Il faut recourir à l'alcool au tiers, au sérum iodé et aux solutions chromiques, qui, tout en ramollissant la matière intercellulaire, fixent les éléments dans leur forme.

L'autre méthode consiste à faire des coupes.

On durcira les glandes dans l'alcool ordinaire. L'alcool absolu est inutile ; il occasionne un retrait considérable des cellules superficielles, de sorte qu'il y a toujours une zone périphérique dans laquelle les éléments ne sont plus reconnaissables. L'alcool dit à 36° ou à 90° est préférable et il importe que le séjour de la glande

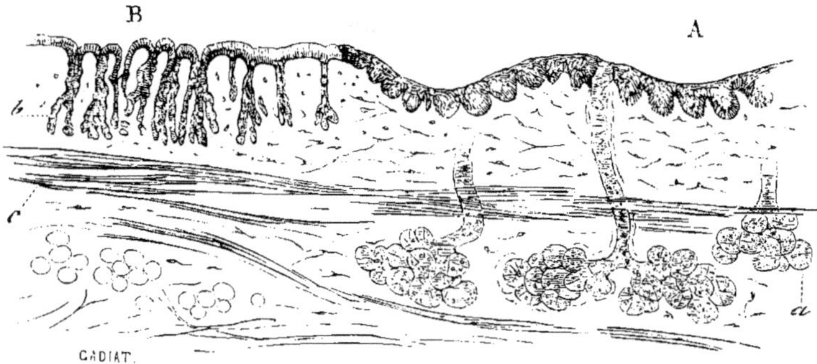

Fig. 195. — Muqueuse de l'œsophage au niveau de sa jonction avec la muqueuse de l'estomac. — A, œsophage ; B, estomac ; a, glandes sous-muqueuses de l'œsophage ; b, glandes intramuqueuses de l'estomac: c, fibres musculaires de la muqueuse intestinale, se continuant dans la muqueuse de l'œsophage.

dans l'alcool ne soit pas trop prolongé et seulement jusqu'à ce que le durcissement soit suffisant pour qu'on puisse faire des coupes. C'est alors qu'on obtient les meilleures préparations.

On place donc de tout petits fragments dans l'alcool et, au bout de quelques heures, on les retire pour les inclure et pour les couper. On ne doit pas non plus laisser celles-ci trop longtemps dans l'eau, parce que, malgré le durcissement, les éléments muqueux s'altèrent. Dès que les coupes sont faites, on les place dans l'eau pendant quelques secondes, on les dépose sur une lame de verre et on les colore avec l'hématoxyline ou mieux le picro-carminate.

On substitue lentement la glycérine et l'on obtient des préparations définitives.

On peut encore durcir les fragments de la glande dans le liquide de Muller, le bichromate de potasse ou d'ammoniaque.

La coloration par le carmin est alors plus difficile à obtenir, il faut employer l'hématoxyline. Le dépôt formé dans la formule de Bœhm est repris dans une solution d'alun à 1 p. 100.

L'éosine et l'hématoxyline donnent encore de meilleurs résultats. On monte au baume.

Une troisième méthode consiste à employer l'acide osmique. Là encore, il y a des détails de technique importants.

Si l'on se propose simplement de colorer les cellules à ferments, il faut laisser de très petits fragments de glande pendant vingt-quatre à quarante-huit heures dans une solution d'acide osmique à 1 p. 100; puis durcir dans l'alcool, etc.

Mais si l'on veut, après le traitement par l'acide osmique, colorer par l'hématoxyline ou le picro-carminate, il faut que les fragments ne séjournent que le moins possible dans l'acide osmique. Quelques heures suffisent pour que des fragments de 2 millimètres de côté soient pénétrés par le réactif dans toutes leurs parties.

On peut alors faire des coupes sans même placer les morceaux dans l'alcool. On mouille simplement le rasoir avec de l'alcool et on fait agir la matière colorante.

On monte dans la glycérine formiquée (1).

La couche musculaire est striée dans le tiers supérieur de l'œsophage jusqu'à son entrée dans le thorax. Les faisceaux sont quelquefois anastomosés entre eux. Plus bas, il y a un mélange de fibres striées et de fibres lisses et ces dernières augmentent à mesure qu'on avance vers l'estomac.

Quant à la couche fibreuse, elle contient un grand nombre de belles fibres élastiques.

Enfin, l'œsophage présente des vaisseaux qu'on devra étudier sur des pièces injectées. Ils forment un réseau lâche au-dessous de la couche glandulaire et envoient des anses simples qui pénètrent dans les papilles.

Des coupes verticales en donneront une idée très exacte, surtout si l'on prend soin de ne pas les faire trop minces.

(1) Ranvier, *Leçons professées au Collège de France*, 1883-1884; Pelletan, *Journal de micrographie*, 1884, p. 143.

On peut constater également la présence d'un certain nombre de nerfs à tubes minces dont on ignore la terminaison.

On usera dans ce cas de la solution d'acide osmique à 1 p. 100 ou des méthodes de coloration au chlorure d'or.

La muqueuse de l'œsophage de la grenouille fournira un bon sujet d'étude.

§ 5. — Estomac.

L'estomac comprend quatre couches : 1° une couche muqueuse contenant des glandes, des vaisseaux et des nerfs ; 2° une couche celluleuse ; 3° une couche musculaire ; 4° une couche séreuse.

Les procédés de durcissement pour étudier la muqueuse stomacale sont les mêmes que ceux employés pour l'œsophage. Ce sont eux également dont on devra se servir pour les autres départements du tube digestif. Nous n'y reviendrons donc plus pour ne pas nous répéter indéfiniment. Les pièces une fois durcies sont conservées dans l'alcool absolu. On n'oubliera pas qu'elles doivent avoir séjourné dans la solution de gomme picriquée un temps suffisant pour tomber au fond du vase, résultat qui indique qu'elles sont entièrement imprégnées de gomme.

M. Ranvier préfère le durcissement par l'alcool absolu, qui n'altère aucunement le contenu des cellules.

Les fragments d'estomac seront tendus sur des plaques de liège, à l'aide de petites épingles, et immergés dans la liquide durcissant. Sans cette précaution, on s'exposerait plus tard à ne pouvoir obtenir des coupes exactement perpendiculaires à la surface de la muqueuse, condition indispensable pour une bonne interprétation.

Dans le cas où l'on aurait affaire à l'estomac d'un animal de petite taille, on pourrait opérer de la façon suivante, applicable également aux diverses régions de l'intestin :

On sépare l'estomac avec un fragment d'œsophage en haut et le commencement de l'intestin grêle, sur lequel on place une ligature solide.

Puis une canule est introduite et fixée dans l'œsophage. Cela fait, on pousse dans l'organe une certaine quantité d'alcool absolu, de façon à le distendre et on applique un fil au-dessous de l'extrémité de la canule. Il ne reste plus qu'à plonger le viscère plein d'alcool dans un flacon à large ouverture rempli du même liquide.

Les coupes devront être reçues dans de l'alcool ordinaire et non dans l'eau qui possède l'inconvénient de gonfler les cellules par suite de la dilatation du mucus dont elles sont remplies.

Étudions les diverses couches :

1° *Couche muqueuse.* — On devra opérer sur des sujets aussi frais que possible, l'épithélium s'altérant avec la plus grande facilité. L'hiver sera donc la saison dans laquelle ces recherches donneront les meilleurs résultats. Cette couche présente des plis et des sillons que l'on mettra en évidence sur des coupes verticales, et des orifices glandulaires nombreux que l'on verra avec la plus grande netteté en pratiquant des coupes tangentielles à la surface.

Entrons à ce sujet dans quelques détails de technique, sur la manière d'exécuter ces préparations.

On commence par tailler un petit cube dans un bouchon de liège bien homogène ; puis, avec des ciseaux, on coupe dans un morceau de muqueuse stomacale durcie une bande large de un demi-centimètre et cinq ou six fois plus longue.

Cela fait, on la courbe sur le cube de liège de façon à recouvrir la face supérieure et on fixe chaque portion, rabattue sur les faces latérales, au moyen de petites épingles fines, connues en entomologie sous le nom de « camions ». On conçoit que si l'on assujettit ensuite la pièce, ainsi disposée, dans la cavité du microtome, on pourra, en la soulevant, enlever successivement plusieurs tranches parallèles.

On constatera que les orifices glandulaires sont très nombreux et de forme arrondie. Une coupe bien réussie aura l'apparence d'un crible.

La couche épithéliale sera étudiée en raclant des fragments de muqueuse macérée dans l'alcool au tiers ou le sérum iodé, et sur d'autres pièces prises sur l'animal aussitôt tué et qu'on fixera immédiatement, par immersion dans l'alcool absolu.

Cet épithélium est formé de cellules cylindriques ou coniques juxtaposées, renfermant un noyau très apparent, arrondi ou ovoïde. On les colorera par le picro-carminate.

On pourra également nitrater la muqueuse stomacale, en prenant les précautions de lavage sur lesquelles nous avons déjà si souvent insisté.

Au-dessous de l'épithélium, on trouve la couche glandulaire, proprement dite, composée de deux sortes de glandes :

Les premières, dites glandes à pepsine, sont les plus nombreuses.

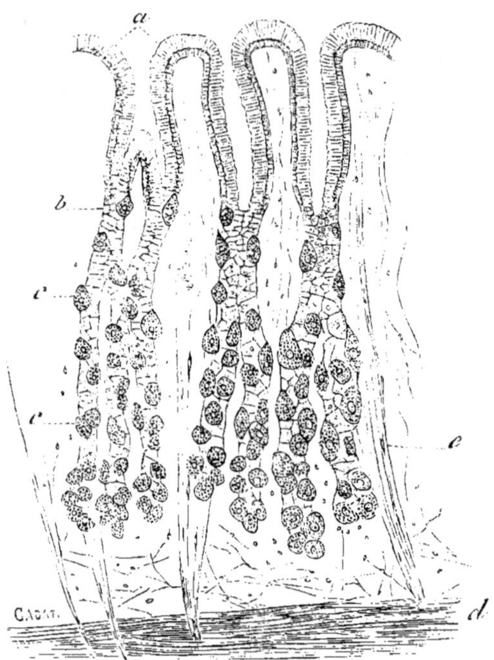

Fig. 196. — Muqueuse de la région cardiaque de l'estomac, glandes à pepsine. — *a*, orifices des glandes tapissés d'un épithélium cylindrique ; *b*, petit épithélium des culs-de-sac ; *c*, grosses cellules foncées ; *d*, fibres musculaires fines montant entre les glandes.

On les reconnaît à leurs cellules arrondies. Elles ont la forme d'utricules simples ou composées. On les aperçoit facilement sur des coupes verticales. Elles recouvrent, selon Sappey, toute la région splénique, toute la partie moyenne du viscère, ses deux courbures et s'avancent jusqu'au voisinage du pylore.

Les secondes, ou glandes muqueuses, se rencontrent dans la

région pylorique, tapissant le cul-de-sac de la petite tubérosité, mais ne s'avancent pas au delà de 4 à 5 centimètres.

Chaque glande d'ailleurs présente une membrane propre et est unie à la voisine au moyen de tissu conjonctif, dans lequel rampent un grand nombre de vaisseaux.

Enfin, au-dessous de la couche des glandes, existe une couche musculeuse, dite couche musculeuse de la membrane muqueuse et qui est formée de fibres entrelacées de tissu conjonctif ordinaire et de fibres lisses. Ces dernières pénètrent quelquefois entre les glandes.

2° *Couche celluleuse*. — Elle est formée de fibres de tissu conjonctif, disposé en faisceaux entre-croisés en tous sens. On y observe de nombreuses fibres élastiques et dans son épaisseur rampent un grand nombre de vaisseaux.

Les fibres élastiques sont très apparentes après l'action de l'acide acétique ou de l'acide picrique.

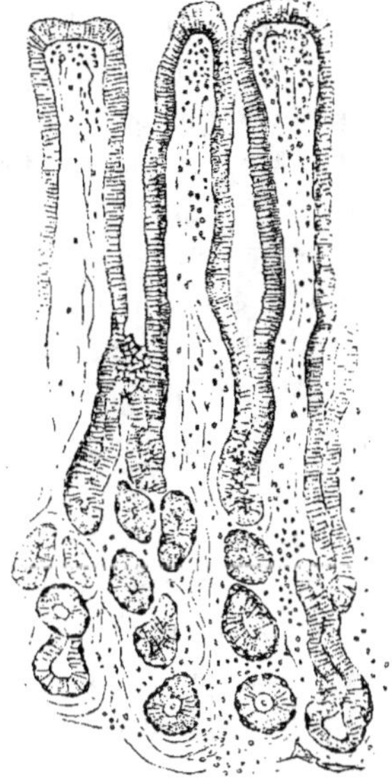

Fig. 197. — Glandes de la région pylorique de l'estomac, dites à mucus, chez l'homme. (Cadiat.)

Quant aux vaisseaux, ils seront observés sur des coupes verticales de pièces injectées, où ils forment d'admirables préparations.

Il sera bon d'injecter de préférence avec le bleu de Prusse, qui permettra de traiter ensuite les pièces par le picro-carminate.

On trouve aussi quelquefois dans cette couche quelques vésicules adipeuses et des nerfs qui se rendent dans la couche glandulaire.

3° *Couche musculaire*. — Elle est formée de trois plans de fibres lisses qu'on reconnaîtra facilement aux caractères indiqués plus haut.

Les coupes devront porter sur divers points de la paroi, l'épaisseur variant selon les régions.

L'hématoxyline permettra d'obtenir une élection remarquable sur les noyaux musculaires.

Pour étudier la disposition des vaisseaux de cette couche, on fera macérer dans de l'eau légèrement acidulée avec l'acide acétique un fragment d'estomac injecté, et après quelques heures, il sera suffisamment gonflé pour qu'il soit possible, avec des pinces, d'arracher quelques lambeaux de muscles lisses avec leurs vaisseaux.

L'alcool au tiers suffira dans beaucoup de cas pour arriver au même résultat.

Ces pièces devront être éclaircies par l'essence de girofle et seront montées au baume de Canada.

Dans le cas où l'on voudrait isoler complètement les fibres lisses, on emploierait comme agent de macération l'acide nitrique au 5°.

4° *Couche séreuse* ou *péritonéale*. — Elle est formée de fibres conjonctives et élastiques, enchevétrées en tous sens, de façon à former des faisceaux plus ou moins réguliers, et tapissée d'une couche de cellules épithéliales pavimenteuses, qu'on mettra facilement en évidence, en nitratant une pièce suffisamment fraîche.

§ 6. — Intestin grêle et gros intestin.

A. Intestin grêle. — Il présente les mêmes couches que l'estomac, mais avec des différences considérables de structure.

1° *La tunique séreuse* n'offre pas de particularité spéciale ;

2° *La tunique musculaire* ne se compose plus que de deux couches de fibres, l'une externe ou longitudinale, l'autre interne plus épaisse et circulaire.

Les vaisseaux sont les mêmes que dans la couche correspondante de l'estomac.

Quant aux nerfs, ils présentent une importance toute spéciale, et nous donnerons en détail les procédés employés pour les étudier.

Comme disposition, ils forment un vaste plexus étendu entre les deux couches de fibres, et renferment de nombreux ganglions microscopiques. C'est Auerbach qui le premier en a donné une bonne description.

Depuis cet observateur, plusieurs travaux importants ont paru
sur ce sujet et, entre autres, un mémoire très intéressant du Dr Hénocque, relatif à la distribution et à la terminaison des nerfs dans
les fibres lisses.

Nous allons l'analyser brièvement au point de vue des procédés

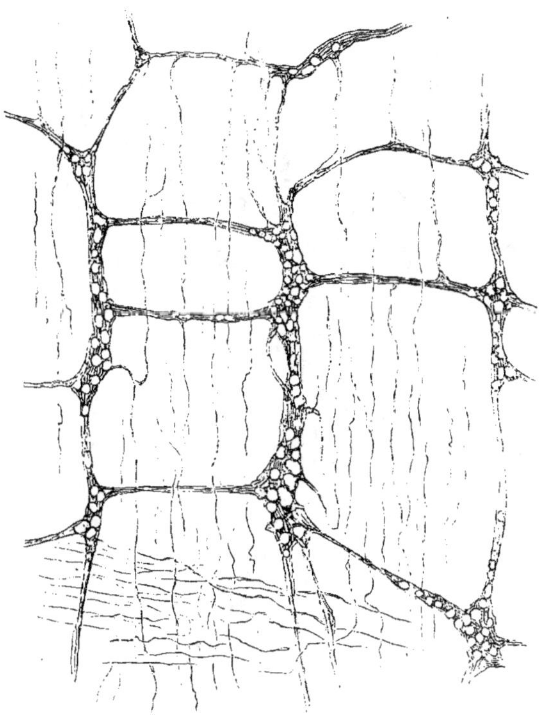

Fig. 198. — Ganglions et faisceaux du plexus d'Auerbach de l'intestin grêle
du chien, traités par le chlorure d'or. Les libres fines qui partent des ganglions et des faisceaux anastomotiques occupent les espaces situés entre les
faisceaux musculaires. Cadiat.)

techniques, qu'on pourra d'ailleurs étendre à tous les organes qui
contiennent ces éléments.

L'auteur conseille d'abord de ne se servir que d'organes très
frais. On ne doit autant que possible employer que des organes

pris sur l'animal qu'on vient de sacrifier. Cependant les autopsies pendant l'hiver donneront des matériaux qui, faute de mieux, pourront être utilisés.

Il sera bon de commencer par des recherches d'histologie comparée. Ce n'est que lorsqu'on sera familiarisé avec les procédés de technique, qu'on pourra faire les mêmes recherches chez l'homme.

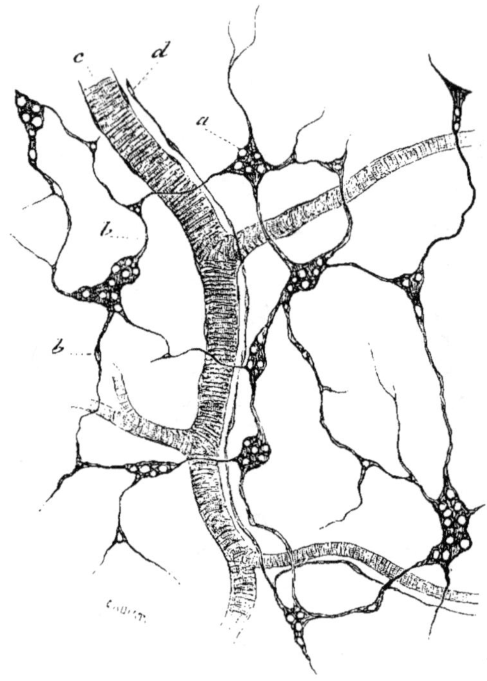

Fig. 199. — Plexus de Meissner. — *a*, ganglions; *b*, faisceaux anastomotiques; *c*, artère; *d*, fibre vaso-motrice accompagnant l'artère.

Certains animaux, le cobaye entre autres, par suite du peu d'épaisseur des organes, rendent les investigations plus faciles.

Parmi les réactifs conseillés par le Dr Hénocque, nous mentionnerons : l'acide pyroligneux, le chlorure d'or et l'acide osmique.

L'acide pyroligneux est un excellent réactif qu'on emploie de la manière suivante :

« On laisse macérer, dit l'auteur, pendant quelques heures

(de 4 à 6 suivant l'épaisseur), les parties plus fines destinées aux préparations, dans un mélange de glycérine (deux parties) et d'acide pyroligneux (une partie). C'est dans ce liquide qu'on examine les préparations, lesquelles s'éclaircissent de plus en plus, en les laissant macérer.

Le chlorure d'or est le réactif le plus souvent employé. On se sert de solutions au 500ᵉ ou au 200ᵉ : on peut encore y substituer le chlorure double d'or et de potassium qui donne des résultats plus constants et dont l'action est plus régulière.

On prend un fragment du tissu à étudier et on le plonge dans la solution aurique, pendant une ou deux heures jusqu'à ce que les tissus aient pris une teinte jaune pâle. La pièce est alors retirée et plongée dans de l'eau distillée, légèrement acidulée avec l'acide acétique, où on la laisse jusqu'à ce qu'il se produise, par réduction du sel d'or, une coloration violette plus ou moins intense. Le temps varie de deux à trois jours. »

Le Dʳ Hénocque a simplifié l'opération de la manière suivante : ayant remarqué que la chaleur active la durée de la réduction, il fait chauffer les préparations qui ont macéré pendant douze à vingt-quatre heures dans l'eau distillée acidulée. Pour cela, il se sert de petits flacons bouchés à l'émeri, et remplis d'acide tartrique en solution concentrée. Les préparations sont déposées dans le flacon et celui-ci est plongé dans de l'eau à une température voisine de l'ébullition. Au bout d'un temps variable, de quinze à vingt minutes au plus, souvent moins, les préparations ont pris une belle teinte variant du rouge vif au violet foncé : de plus elles sont ramollies et s'étalent, se compriment ou se dissocient avec la plus grande facilité. On arrive par des tâtonnements à saisir le moment le plus propice pour retirer les préparations ; en chauffant trop longtemps, on obtient un précipité granuleux et noir, qui met obstacle à l'étude.

Le chlorure d'or colore à la fois les nerfs, les ganglions, les fibrilles nerveuses les plus fines, ainsi que les nodules et points terminaux. Il colore également les fibres musculaires lisses, noyaux et cellules, mais d'une façon bien moins intense.

Quant à l'acide osmique, on l'emploie en solution aqueuse à 1 p. 400. On fait macérer les préparations pendant douze à vingt-quatre heures. Il colore les fibres lisses en brun clair, et en fait apparaître les noyaux. Il colore les ganglions et les nerfs, montre très bien les cylindres d'axe, mais il donne aux éléments nerveux un aspect variqueux jaunâtre, qui rend plus difficile leur distinction d'avec les fibres élastiques.

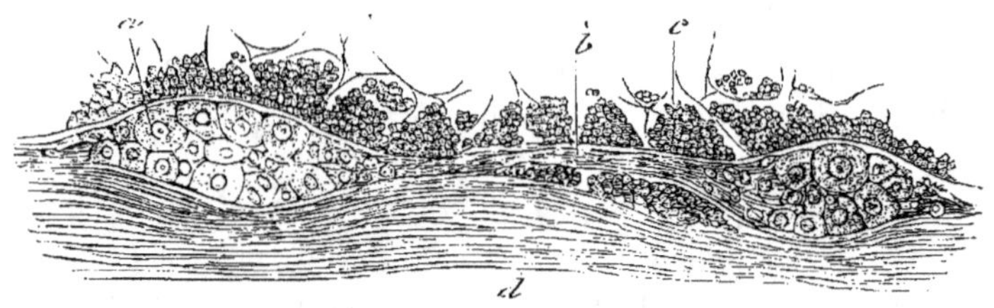

Fig. 200. — Nerfs et ganglions de la couche musculaire de l'intestin de l'homme. — *a*, ganglions nerveux; *b*, faisceaux de tubes nerveux; *c*, couche de fibres musculaires transversales; *d*, couche de fibres horizontales. (Cadiat.)

Malgré ces inconvénients, l'acide osmique donne, avec quelques tâtonnements, d'excellents résultats.

Pour rechercher les ramifications nerveuses, on se servira des objectifs 3 et 5 de Nachet, et les terminaisons s'observeront avec l'objectif 9 à immersion, qui donne des images d'une grande netteté.

Les pièces une fois traitées par un des réactifs ci-dessus, il reste à les disséquer, pour en étudier les détails.

Nous conseillerons le procédé suivant : on les étale sur une plaque de liège, préalablement recouverte d'une feuille de papier et on les tend en tous sens au moyen d'épingles. Puis, saisissant un des angles avec une pince, on cherche avec un scalpel à opérer un décollement de la couche musculaire longitudinale, opération généralement facile. Une fois ce résultat obtenu, avec le pinceau et le manche du scalpel, on achève l'isolement, au moyen de tractions légères. Les manipulations sont d'ailleurs facilitées par le ramollissement de la pièce au contact de l'acide tartrique.

Les lambeaux disséqués sont ensuite mis à digérer pendant quelque temps dans l'eau distillée, après quoi ils deviennent susceptibles de subir l'action de telle ou telle matière colorante.

Pour faciliter la dissociation, on peut en plus faire macérer les pièces vingt-quatre heures dans l'alcool au tiers.

Pour les détails de structure et la terminaison, nous renvoyons
au mémoire du Dr Hénocque.

3° *La tunique muqueuse* est plus complexe. Elle devra être étudiée
au moyen de sections verticales et tangentielles sur des coupes
convenablement durcies par le procédé indiqué plus haut. Ces
coupes, traitées par le picro-carminate ou l'hématoxyline, seront
conservées dans la glycérine ou le baume de Canada.

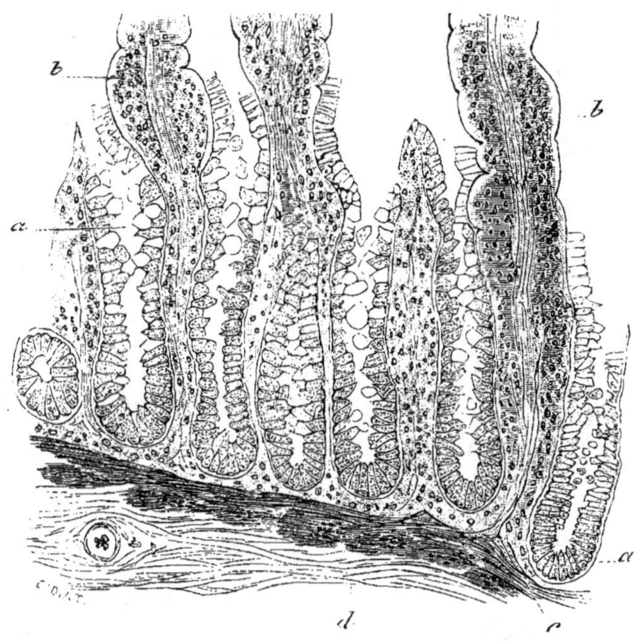

Fig. 201. — Glandes en tubes de la muqueuse intestinale d'un supplicié de
vingt-deux ans. — *a*, glandes avec un épithélium irrégulier, prismatique et
granuleux par places, ailleurs vésiculeux et transparent; *b*, villosité;
c, couche musculaire sous-muqueuse; *d*, tissu conjonctif sous-muqueux.

Cette couche offre à l'observation : *a*, des villosités; *b*, des glandes
en tube ou glandes de Lierberkühn; *c*, des follicules clos et des
glandes de Peyer; *d*, des glandes en grappe.

a. **Villosités.** — Pour en prendre une connaissance exacte, il
sera bon d'étudier d'abord un intestin injecté, au moyen d'un faible

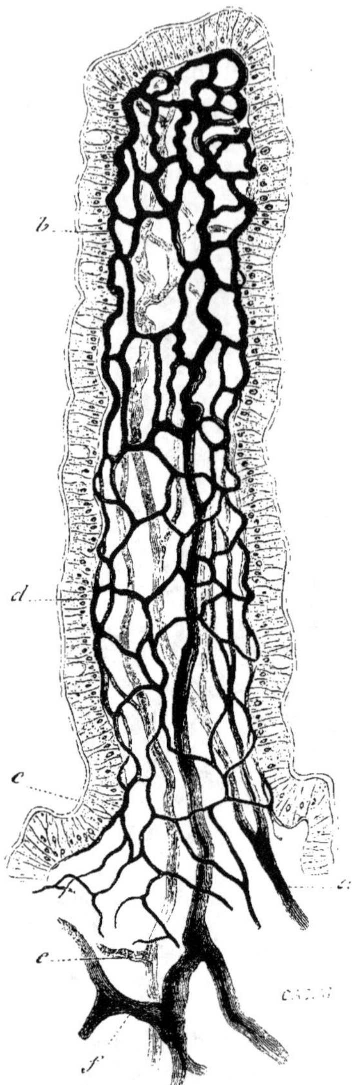

Fig. 202. — Villosité intestinale dont les vaisseaux sanguins ont été injectés. — *a, a*, artères; *c*, veines; *b*, réseau capillaire; *d*, épithélium prismatique; *c*, cellules caliciformes.

grossissement, n° 3 de Nachet, par exemple. Elles apparaîtront sous l'aspect de petites élevures flottant à la surface de l'intestin et d'une grande richesse vasculaire. Elles existent depuis l'orifice du pylore sur les valvules conniventes et dans les intervalles, jusqu'à la valvule iléocæcale. Leur forme varie un peu selon les régions de l'intestin. Elles sont plus longues dans le duodénum.

On étudiera spécialement leur tissu propre, formé d'une substance conjonctive riche en noyaux, qu'on mettra facilement en évidence, en les colorant au picro-carminate. On choisira de préférence des pièces non injectées. Les fibres lisses, qu'on observe également dans leur épaisseur, se reconnaîtront à la forme de leurs noyaux allongés dans le sens du grand axe de la villosité.

Le réseau vasculaire est d'une grande richesse. Les intestins d'animaux injectés donnent de magnifiques préparations. Le bleu de Prusse, en injection, permettra de colorer ensuite les pièces avec le picro-carminate.

Quant au réseau lymphatique, on arrivera assez facilement à l'injecter, en piquant les tissus avec une canule suffisamment fine, et en se servant d'une solution de nitrate d'argent au 300°. Les cellules endothéliales deviendront ainsi très visibles.

Enfin ces villosités sont tapissées d'une couche épithéliale de cellules cylindriques ou coniques qu'on isolera, après avoir fait macérer un lambeau d'intestin dans l'alcool au 1/3, pendant vingt-quatre ou quarante-huit heures. En raclant la surface avec un scalpel, on pourra enlever des lambeaux, qui permettront de voir l'agencement des éléments, et dont les moindres détails apparaîtront nettement, surtout si l'on fait agir le picro-carminate.

Les procédés de nitratation donneront aussi d'excellents résultats pour reconnaître la forme et les dimensions des cellules.

b. **Glandes en tube ou glandes de Lieberkühn.** — Elles ont la forme de tubes étroits et rectilignes, implantés verticalement dans la muqueuse. On constatera qu'elles sont formées d'une paroi propre, homogène, contenant intérieurement un épithélium plus ou moins sphérique.

Pour observer ces détails, on devra pratiquer dans l'intestin durci des coupes verticales et suffisamment minces, qu'on traitera par le picro-carminate.

Ces glandes sont accompagnées de vaisseaux nombreux, montant verticalement entre chacune d'elles et formant, par anastomoses, des mailles à la surface de l'intestin.

Pour les isoler, on se servira de l'acide nitrique à 20 p. 100. On laissera l'intestin macérer un jour ou deux et il suffira de séparer la couche muqueuse à l'aide d'un pinceau, qui enlèvera une sorte de bouillie que l'on dissociera dans une goutte de picro-carminate, auquel on substituera peu à peu de la glycérine, pour conserver définitivement.

c. **Follicules clos et glandes de Peyer.** — On les rencontre au bord libre de l'intestin, sous forme de plaques allongées dans le sens du grand axe. Le siège de prédilection est l'iléon, bien qu'on en trouve aussi dans la partie inférieure du jéjunum.

On aura soin de pratiquer des coupes verticales et tangentielles, sur les points de l'intestin qui en contiennent. Ces sections montreront qu'elles sont constituées par une membrane propre, contenant à son intérieur un réticulum délicat, dont les vides sont comblés de cellules lymphoïdes, et si les pièces sont injectées, on apercevra un magnifique réseau vasculaire composé d'anses, s'avançant circu-

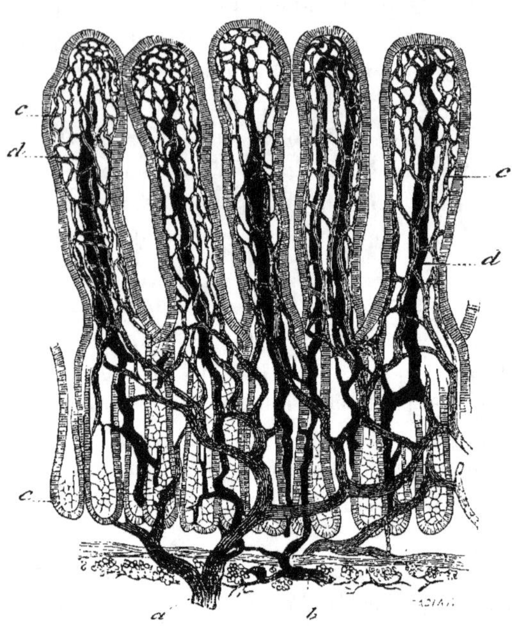

Fig. 203. — Reproduction exacte d'une double injection des vaisseaux sanguins et lymphatiques, sur la muqueuse intestinale du chien. Les vaisseaux lymphatiques, dans certaines villosités, se terminent en cul-de-sac ; les autres forment des anses. — *a*, artères ; *b*, lymphatique collecteur ; *c*, réseau capillaire sanguin ; *d*, lymphatique central ; *e*, glandes en tube.

lairement de la périphérie au centre, de façon à former une sorte de couronne.

Sur des coupes verticales, on verra que ces plaques sont recouvertes d'une couche de villosités.

d. **Glandes en grappes.** — On les trouve dans la première portion du duodénum ; elles sont moins abondantes dans la seconde et disparaissent complètement dans la troisième. Elles ne présentent aucune difficulté d'examen.

Les divers détails de structure de l'intestin grêle se montrent clai-

rement, sur des animaux fraîchement tués. Parmi ceux-ci, le chat
et le chien devront être préférés.

B. Gros intestin. — Nous ne décrirons pas, pour ne pas nous répéter, les diverses couches de cette portion du tube digestif.

Les tuniques séreuse, musculaire et celluleuse sont les mêmes

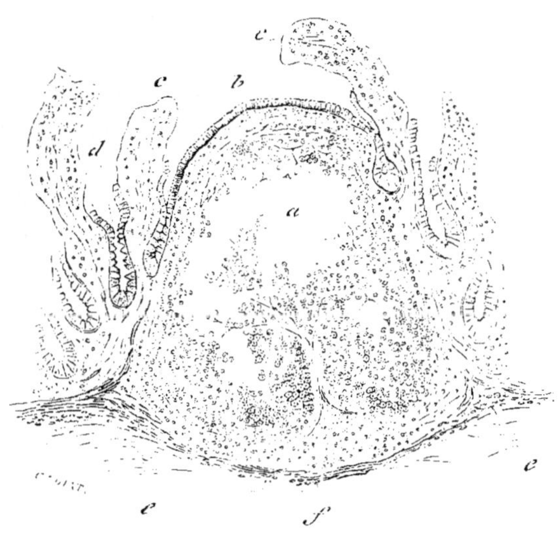

Fig. 204. — Follicule clos de l'intestin grêle de l'homme (supplicié de vingt-
deux ans) au niveau d'une plaque de Peyer : la plupart des éléments épithéliaux du follicule sont tombés et laissent voir le réticulum. — *a*, follicule
lymphatique; *b*, couche épithéliale de l'intestin; *c*, villosités; *d*, glandes de
Lieberkuhn; *e*, couche musculeuse passant au-dessous du follicule; *f*, tissu
sous-muqueux.

que dans l'intestin grêle et demandent pour être étudiées les mêmes
procédés de technique.

Seule, la couche muqueuse présente des différences. Elle est dépourvue de villosités et couverte d'une couche de cellules cylindriques, qu'on isolera par le procédé indiqué plus haut.

Quant aux glandes, elles consistent en tubes analogues à ceux de
l'intestin grêle et en follicules clos solitaires. Les premières présentent un orifice un peu plus évasé.

Quant aux vaisseaux, ils forment à la surface de l'intestin un ré-

-eau de mailles autour de chaque orifice glandulaire, et les nerfs affectent une disposition en tout semblable à celle observée dans l'intestin grêle.

A la suite de la muqueuse gastro-intestinale, nous parlerons des vomissements et des matières fécales.

Les substances que l'on est susceptible de rencontrer dans le tube digestif sont des mucus composés de cellules épithéliales, de globules blancs et de gouttelettes graisseuses ; des liquides, soit d'origine gastrique, soit d'origine pancréatique, qui ne contiennent normalement aucun élément en suspension et de la bile, qui colore en jaune la plupart des éléments.

L'acide azotique servira de réactif en colorant en vert les substances imprégnées de bile et en faisant successivement passer la couleur au bleu, au violet et au rouge.

Pas plus que les liquides précédents, la bile ne contient d'éléments figurés, mais elle peut entraîner quelques cellules du foie, à forme prismatique, telles qu'on en rencontre dans les gros canaux excréteurs.

Vomissements.

Il est souvent utile de faire l'analyse des matières expulsées par les vomissements. On peut y trouver de précieux éléments de diagnostic.

Au point de vue de la médecine légale, le contenu de l'estomac et le degré d'altération des produits qu'il contient peuvent donner de précieuses indications.

On peut donc observer :

1° Un liquide complexe, formé du mélange des produits de sécrétion de la muqueuse et de la salive provenant de la déglutition.

Naturellement, on rencontrera mélangés tous les éléments déjà décrits dans la salive (cellules épithéliales, parasites végétaux, globules blancs, etc.), plus ou moins altérés et plus ou moins reconnaissables ;

2° Des matières alimentaires, avec toutes les variétés possibles de composition (fibres musculaires, débris végétaux, etc.) ;

3° Produits complexes provenant de l'intestin et rejetés par l'estomac (matières fécales, calculs biliaires, bile, etc.);

4° Du sang et du pus;

5° Des lambeaux pseudo-membraneux;

6° Des parasites et autres corps étrangers.

Nous ne saurions mieux faire que d'emprunter le résumé qui va suivre au livre de notre savant maître, le Dr Mathias Duval [1] :

1° *Produits liquides de sécrétions.* — Caractérisés par les éléments de la salive. Le mucus se reconnaît à son aspect strié sous l'influence de l'acide acétique. Quelques gouttelettes de graisse.

Dans les vomissements cholériques, on rencontre quelques grains riziformes, mélangés avec des globules blancs et des granulations de toutes sortes.

2° *Matières alimentaires.* — Pour les examiner, on laissera déposer la masse dans un verre à expériences conique et on décantera le liquide surnageant. On ajoutera de l'eau deux ou trois fois en agitant la masse et on arrivera peu à peu à obtenir des produits solides à peu près purs; on observera alors des fibres musculaires presque digérées et ayant perdu leur aspect strié; des trachées déroulables, des débris de cellules végétales.

3° La réaction de l'acide nitrique fera reconnaitre la bile. Les matières fécales se distingueront à leur odeur et à l'état d'altération de leurs éléments.

De plus, on pourra trouver des débris de cellules prismatiques d'origine intestinale.

4° Le sang, plus ou moins altéré, est toujours facile à reconnaitre; les globules se montreront avec un aspect crénelé caractéristique. Ils seront quelquefois (cancer de l'estomac, par exemple) mélangés à des cellules isolées de diverses formes, pouvant mettre sur la voie du diagnostic.

Les globules de pus, par leur abondance, seront immédiatement reconnus et pourront appeler l'attention sur la possibilité de l'ouverture d'un abcès de voisinage.

On trouvera quelquefois des crochets provenant d'hydatides du foie et dont les foyers se sont frayé une voie jusqu'à la cavité stomacale.

(1) Mathias Duval et Léon Lereboullet. *Manuel du microscope dans ses applications au diagnostic et à la clinique.*

5° Dans les fragments de lambeaux pseudo-membraneux, on constatera les caractères décrits plus haut. Ils sont souvent mélangés avec des produits végétaux (oïdium, leptothryx, etc.).

6° Quant aux parasites, ils peuvent être fort variés (outre les précédents : sarcines, sporules de Torula, etc., et bactéries variées).

Matières fécales.

Pour faire ces sortes d'analyses, il sera nécessaire de se familiariser avec les aspects que présentent au microscope les divers tissus de l'économie et les principaux tissus ou éléments qui entrent dans la constitution des végétaux.

Il sera bon d'en posséder une collection afin de pouvoir, au besoin, établir quelques points de comparaison.

Lorsqu'il s'agira d'étudier des matières fécales, le mieux sera de les agiter vigoureusement avec de l'eau dans un flacon bien bouché, afin de dissocier mécaniquement les éléments, puis de verser le tout dans un verre à expériences conique où se formera un précipité dont on devra examiner les couches successives en faisant de chacune d'elles plusieurs préparations.

Les éléments que l'on trouve normalement sont :

1° Des cellules épithéliales provenant de diverses régions de l'intestin.

2° Des débris alimentaires plus ou moins modifiés par la digestion et plus ou moins reconnaissables, colorés généralement en jaune par les produits biliaires. Les fragments musculaires, entre autres, montrent encore quelques traces de striation et se présentent sous forme de petites plaquettes jaunâtres à bords irréguliers et souvent déchiquetés.

La graisse existe fréquemment, soit à l'état de gouttelettes libres ou bien sous forme de cristaux aciculaires, quelquefois fort abondants.

Les produits végétaux sont fort variés : on trouve généralement des lambeaux d'épiderme reconnaissables à leurs cellules polygonales, montrant quelquefois encore un noyau et des trachées déroulables, provenant de faisceaux vasculaires.

Nous avons eu l'occasion d'analyser un précipité fort abondant

d'une matière dure. qui avait été extrait après lavage d'une grande
quantité de matières. Il s'agissait de cellules lignifiées de fruits de
mauvaise qualité. On les distinguait de suite à leurs couches concentriques et à leur cavité centrale encore appréciable.

3° *Des parasites* (1. — On trouve des bactéries de formes variées et d'autres espèces tellement abondantes que le liquide qui
les contient est criblé d'éléments infiniment petits. agités du mouvement brownien.

Nous conseillons de consulter pour plus amples renseignements
l'ouvrage de M. Bizzozero. On y trouvera des détails fort intéressants sur le rôle joué par ces organismes dans l'économie animale.

4° Enfin divers cristaux (oxalate de chaux. cholestérine. etc.) provenant soit des matériaux de la nutrition, soit des liquides de la
digestion.

A l'état pathologique, on rencontre les mêmes éléments, mais
dans des proportions plus considérables.

C'est ainsi que les liquides sont beaucoup plus abondants et que,
dans certains cas, la proportion des cellules épithéliales est considérablement augmentée. On pourra reconnaître ainsi. d'après la
forme des éléments cellulaires. la présence de divers néoplasmes.

Quant aux œufs d'helminthes. ils sont assez fréquents et on
devra se familiariser avec leurs caractères en consultant les traités
spéciaux.

Tous ces éléments seront disposés dans l'eau ou la glycérine et
montés directement avec ou sans coloration.

ANNEXES DE L'APPAREIL DIGESTIF

Du foie.

C'est un des organes les plus difficiles à étudier. Il est indispensable d'opérer sur des pièces très fraîches et prises sur l'animal,
aussitôt qu'il vient d'être sacrifié. Certaines espèces devront être
préférées, le porc, par exemple, dont l'organe est formé de lobules
distincts et naturellement séparés. Pour les coupes, on opérera de

____

(1. Bizzozero et Firket. *Microscopie clinique.*

la façon suivante : le foie étant partagé en fragments de 1 centimètre cube, on les plongera dans l'alcool absolu, qui aura pour objet de fixer les éléments dans leur forme. Après vingt-quatre heures de séjour, on les retirera et on les fera macérer dans un flacon contenant une solution moyennement concentrée de gomme saturée d'acide picrique. Les fragments y séjourneront, jusqu'à ce qu'ils soient suffisamment imbibés pour gagner le fond du flacon. On les retirera alors, on les épongera légèrement et on les fera définitivement durcir, en les conservant dans l'alcool absolu qu'on aura soin de renouveler au moins une fois. On ne devra commencer les coupes que lorsque les pièces seront suffisamment durcies, ce qui demande plusieurs jours.

Un excellent procédé pour bien voir les cellules est le suivant :

Les fragments sont plongés et durcis dans le liquide de Flemming. Puis les coupes sont décolorées par l'alcool à 70°, où on les laisse pendant quelques jours, jusqu'à ce que l'alcool ne se teigne plus.

Alors on les colore avec le violet de gentiane pendant deux minutes.

<blockquote>
Violet de gentiane, solution saturée..... 1 portion.
Alcool au 1/3 ou eau distillée.......... 1   —
</blockquote>

Ensuite on les déshydrate avec de l'alcool légèrement aldéhydé et on monte au baume de Canada.

On peut encore se servir de la safranine que l'on prépare de la façon suivante :

<blockquote>
Alcool absolu................ 50 grammes.
Safranine 1   —
</blockquote>

On laisse reposer huit ou dix jours et on ajoute :

<blockquote>
Eau distillée................ partie égale.
</blockquote>

Les pièces étant durcies comme ci-dessus et les coupes exécutées, on les déshydrate par l'alcool absolu ou aldéhydé, après les avoir colorées par la safranine.

Il faut avoir soin d'éclaircir au xylol et non à l'essence de girofle, qui décolorerait.

Nous étudierons successivement : 1° l'enveloppe du foie ou capsule de Glisson ; 2° les lobules hépatiques ; 3° les canaux biliaires et la vésicule.

1° *Enveloppe du foie.* — Le foie se trouve entièrement enveloppé d'une membrane de nature conjonctive, dont on démontre facilement l'existence, au moyen de coupes perpendiculaires à la surface ; on traite ensuite ces coupes par le picro-carminate.

Cette membrane se ramifie dans toute l'épaisseur de l'organe et se montre colorée en rose sur des sections pratiquées en divers sens.

On remarquera qu'elle accompagne les vaisseaux et les canaux excréteurs et qu'elle sépare entre eux les divers lobules.

Elle est recouverte, à la surface du foie, par le péritoine, dont on pourra démontrer la structure spéciale et dont l'épithélium deviendra facilement visible, après le traitement par le nitrate d'argent au 300°.

2° *Lobules du foie.* — On constatera d'abord que leur forme est presque arrondie ou légèrement ovoïde. Des coupes, pratiquées en divers sens, montreront facilement ce détail et permettront de juger du nombre considérable d'ilots qui entrent dans la structure de l'organe.

Le lobule est constitué par un amas de cellules et par un enchevêtrement de divers vaisseaux ou canaux.

Étudions successivement ces divers éléments :

Les cellules hépatiques, groupées les unes à côté des autres,

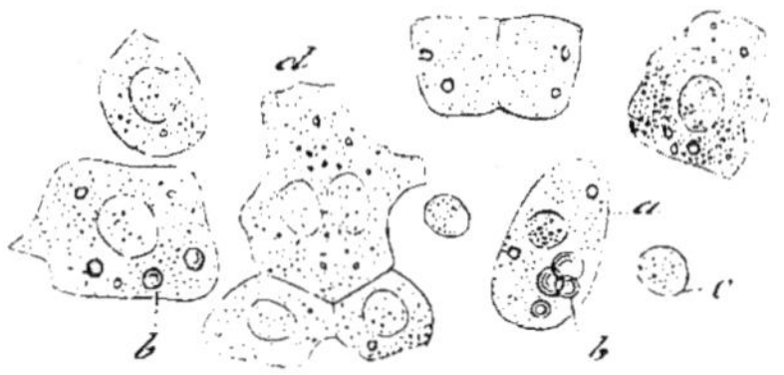

Fig. 205. — Cellules épithéliales du foie de l'homme à l'état normal. Dans le protoplasma on voit des gouttes de matière colorante biliaire. Gros. 1/580. (Cadiat.)

constituent le lobule. Elles sont assez volumineuses, polyédriques. Elles présentent une membrane d'enveloppe et un contenu liquide avec un noyau. On y trouve quelquefois des granulations graisseuses et pigmentaires.

Rien n'est plus facile que de les observer à l'état de liberté. On fait macérer un fragment de foie, pris sur un jeune animal, pendant vingt-quatre heures dans l'alcool au tiers, ou dans le sérum iodé et en raclant la surface avec une lame de scalpel, on isole un certain

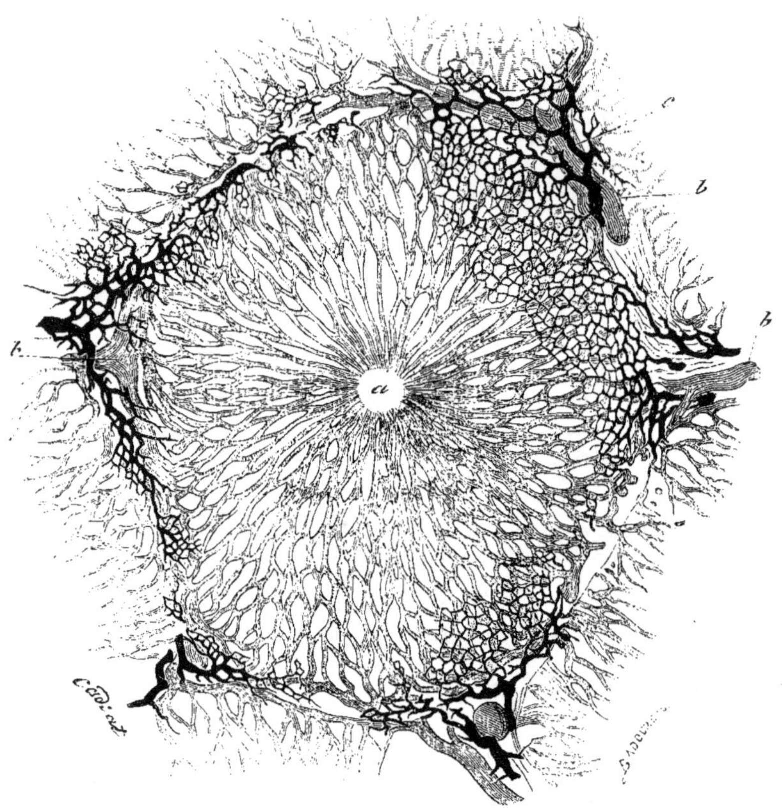

Fig. 206. — Lobule du foie du lapin: reproduction exacte d'une pièce dont les vaisseaux sanguins et biliaires ont été injectés. — *a*, veine sus-hépatique; *b*, rameau de la veine porte; *c*, canal biliaire. — A supposer que chaque maille du réseau biliaire circonscrive une cellule hépatique, on aurait sur cette figure la structure complète du lobule. (Cadiat.)

nombre de cellules qui, nageant alors dans le liquide de la préparation, permettent de voir, outre leur forme, tous les détails de leur structure. Si on a soin de faire agir le picro-carminate, les noyaux deviennent alors de la plus grande netteté.

On pourrait encore les isoler dans une solution légère d'acide
chromique.

Quelques réactifs donnent avec les cellules hépatiques des effets
caractéristiques : l'acide nitrique les colore en jaune verdâtre ; le
sucre et l'acide sulfurique en rouge. L'eau et l'acide acétique les
pâlissent. Les solutions alcalines les dissolvent.

Les cellules bien étudiées, il reste à prendre connaissance des
canalicules biliaires. Il sera nécessaire de les injecter. A la rigueur,
on peut, selon certains auteurs, les remplir de matière colorante
avec une seringue, mais leur paroi est si délicate, que nous avons
peine à croire qu'on puisse réussir à les injecter par un procédé
aussi brutal. Nous conseillerons d'employer dans ce but l'injecteur
que nous avons décrit plus haut et d'opérer avec une très faible
pression, surtout au début. Nous avons réussi avec du bleu de Prusse
soluble pur et sur un foie de lapin, pris sur l'animal tué par déca-
pitation. Si l'on ne réussit pas la première fois, il ne faudra pas se
décourager. Comme tous les canaux glandulaires, l'injection des
canalicules biliaires est difficile, et nul ne peut être sûr de réussir
au premier essai.

Les pièces injectées sont conservées dans l'alcool légèrement acidulé, pour éviter la décoloration du bleu, et durcies au besoin, d'a-
près les procédés généraux. Sur des sections bien faites, on pourra
colorer les pièces par le picro-carminate et voir ainsi nettement les
rapports des canalicules biliaires avec les cellules hépatiques.

Les coupes, faites en divers sens, montreront que les canalicules
se divisent et forment un réseau très délicat enveloppant un certain nombre de cellules.

On devra d'abord étudier un foie, dont le système glandulaire
seul est injecté. Ce n'est que lorsqu'on aura une bonne idée de la
distribution de ces conduits, qu'on devra alors rechercher la distribution des vaisseaux sanguins.

Ceux-ci devront être injectés isolément, ou concurremment avec
les canaux biliaires.

On commencera par la veine porte, qui, ne possédant pas de valvules, peut être facilement injectée, et si le liquide est poussé suffisamment longtemps, on injectera en même temps les veines sus-
hépatiques.

L'artère hépatique sera ensuite injectée à son tour, et par l'étude de la préparation. on constatera qu'elle est surtout destinée à la nutrition des organes canaliculés, tandis que la veine porte est le vaisseau qui joue dans le foie le rôle le plus important.

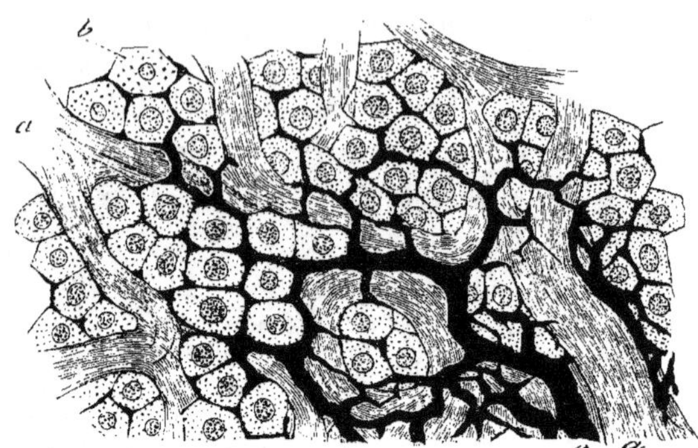

Fig. 207. — Une portion de foie dont les vaisseaux sanguins et biliaires ont été injectés. — *a*, capillaires sanguins; *b*, cellules hépatiques; *c*, capillaires biliaires circonscrivant une cellule dans chacune de leurs mailles. (Cadiat.)

Il sera bon d'injecter les deux vaisseaux à la fois : en rouge, l'artère hépatique; en bleu, la veine cave.

Une préparation devra également montrer les canalicules biliaires injectés en bleu et la veine en rouge, avec la gélatine carminée.

3° *Canaux excréteurs du foie et vésicule biliaire.* — Nous venons de parler des canaux biliaires en les considérant dans leur distribution.

Envisageons-les maintenant au point de vue de leur structure : ils sont formés d'une paroi propre, de nature conjonctive, présentant une certaine quantité de noyaux et de fibres élastiques.

Quand les canalicules atteignent, en pénétrant dans l'organe, un vingtième de millimètre environ, la paroi devient homogène et l'épithélium, de cylindrique qu'il était dans les parties plus larges, devient dès lors pavimenteux.

De nombreux capillaires s'y distribuent, provenant de l'artère hépatique.

Telle est la structure des conduits excréteurs en général ; dans leur dernier trajet, lorsqu'ils forment les canaux cholédoque, cystique et hépatique. on y trouve en plus, dans la paroi, quelques fibres lisses.

La vésicule biliaire présente une structure plus compliquée. Elle est formée de quatre couches : une externe ou péritonéale; une musculaire à fibres pâles, avec des noyaux peu visibles; une celluleuse, formée de tissu conjonctif avec fibres élastiques et quelques vésicules adipeuses, et enfin une muqueuse, qui est la plus importante.

Cette dernière, tapissée d'un épithélium cylindrique simple, présente à sa surface des sortes d'aréoles, dans l'épaisseur desquelles on constate, sur des pièces injectées, la présence d'un magnifique réseau vasculaire.

Il va sans dire que, pour vérifier ces détails, on pratiquera des coupes sur des pièces convenablement durcies, et que, pour observer les épithéliums, on nitratera, par les procédés indiqués, les divers départements des voies biliaires dont nous venons de parler.

Il nous resterait à parler des nerfs du foie, mais leur distribution étant fort mal connue, nous engagerons seulement les observateurs qui voudraient pousser leurs recherches de ce côté, à ne pas négliger pour cette étude les solutions de chlorure d'or et d'acide osmique.

Le foie des jeunes animaux et surtout celui du porc devront être choisis pour ces recherches.

Du pancréas.

« Pour étudier le pancréas on fera des dissociations à l'état frais dans le sérum artificiel ou l'humeur aqueuse; d'autres dissociations après traitement par l'acide osmique, le liquide de Muller, et on colorera au picro-carminate.

« Il faut noter que des coupes de pancréas, laissées quelques heures dans l'eau, laissent échapper leur épithélium, comme si la pièce avait été traitée par le pinceau. Après l'action de l'acide osmique, ces éléments sont définitivement fixés (1). »

(1) Arnozan et Vaillard. *Archives de physiologie*, 1884. p. 287.

Cet organe ne présente aucune difficulté d'examen. Il affecte la disposition d'une glande en grappe composée et, pour son étude, on pourra recourir aux méthodes générales indiquées au chapitre des glandes salivaires.

On le fera durcir dans l'alcool absolu et on pratiquera des coupes aussi minces que possible.

On remarquera que, de même que dans toutes les glandes composées, le pancréas est formé de lobules, présentant une paroi propre, tapissée d'épithélium pavimenteux.

Cet épithélium est souvent infiltré de nombreuses granulations graisseuses qui viennent gêner l'observation. On devra, pour observer les coupes, les traiter de la façon suivante : après les avoir reçues dans l'eau, on fera agir le picro-carminate qui colorera les noyaux de l'épithélium. Puis on les déshydratera en les faisant successivement passer dans l'alcool simple et l'alcool absolu ; après quoi, elles seront traitées par l'essence de girofle qui agira d'une façon double, en dissolvant la graisse et en éclaircissant la préparation. L'opération se terminera en montant les pièces au baume de Canada.

On pourra également recourir à l'imprégnation par le nitrate d'argent.

On ne négligera pas d'étudier les vaisseaux, qui forment dans cet organe des anses fort élégantes autour de chaque lobule. Pour cela, on devra choisir de petits animaux, chez lesquels, d'ailleurs, l'injection se fait avec la plus grande facilité.

Notons enfin, pour terminer, que les conduits excréteurs présentent dans l'épaisseur de leur paroi quelques glandes en grappe, assez petites, que l'on parviendra à observer en pratiquant dans ces régions des coupes verticales.

De la rate.

Cette glande s'étudiera sur des pièces injectées et non injectées.

Comme le tissu est très mou, on devra, pour arriver à y pratiquer des coupes convenables, s'attacher à obtenir un bon durcissement. Après avoir partagé la rate en petits cubes de 1 centimètre environ, on les plongera pendant vingt-quatre heures dans l'alcool absolu, puis on les transportera pendant le même temps dans une solution épaisse de gomme arabique picriquée. La consistance spongieuse du tissu permettra à la gomme de s'infiltrer, quelle que soit la densité de la solution. Le durcissement s'achèvera ensuite, en laissant les fragments séjourner plus ou moins longtemps dans l'alcool.

L'acide chromique donne également d'assez bons résultats, mais le maniement de ce réactif demande de grandes précautions.

Les coupes, faites aussi minces que possible, seront reçues dans l'eau, où on les laissera se dégommer pendant quelques heures. Elles seront traitées par le picro-carminate et conservées dans la glycérine ou le baume de Canada. Ce dernier procédé est excellent. Vu le grand nombre d'éléments cellulaires que contient ce tissu, il contribue beaucoup à éclaircir les pièces, et à donner ainsi de la netteté aux détails.

La rate présente à étudier : 1° une enveloppe fibreuse et séreuse ; 2° un parenchyme ; 3° la pulpe splénique ; 4° les vaisseaux et les nerfs.

1° *Enveloppe fibreuse et séreuse.* — Pour en prendre connaissance, on pratiquera des coupes à la surface de l'organe durci. Les sections, colorées au picro-carminate et traitées par la glycérine, montreront que cette enveloppe est formée de tissu conjonctif ordinaire assez condensé, avec de nombreux corpuscules et un riche réseau de fibres élastiques. Ces dernières seront surtout visibles, après l'action de l'acide acétique ou de l'acide picrique.

Chez l'homme, on ne rencontre pas de fibres lisses ; mais chez beaucoup d'animaux elles sont au contraire plus ou moins abondantes.

La rate est d'ailleurs un organe dont la structure varie selon les espèces animales. Aussi de ce que l'on observera en histologie comparée, ne faudra-t-il pas en conclure dans le même sens pour l'homme, d'une façon absolue.

2° *Parenchyme.* — L'étude de cette portion de l'organe demande des procédés particuliers. Le réticulum est tellement fin et délicat qu'il se trouve masqué par les nombreuses cellules que contiennent ses vacuoles.

La première condition, pour arriver à un bon résultat, est de pratiquer des coupes minces sur l'organe frais.

Ce sera le cas de recourir à la congélation, d'après les procédés indiqués plus haut.

On obtiendra ainsi des sections fort minces, qu'on recevra dans de l'eau à la température ambiante, où elles ne tarderont pas à reprendre leur aspect normal.

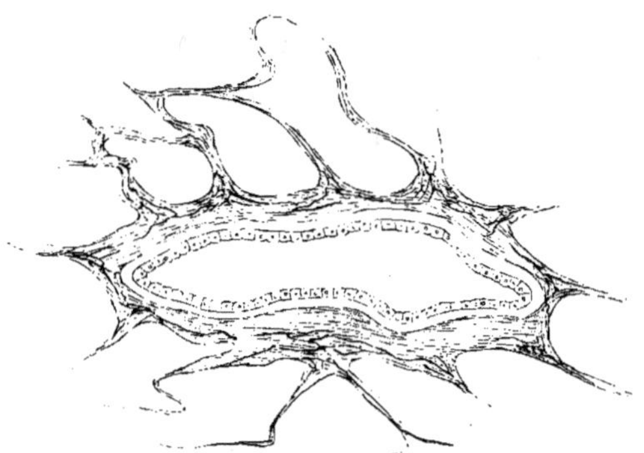

Fig. 208. — Trabécules musculaires de la rate du chat. — *a*, trabécules; *b*, veine. (Cadiat.)

Alors, avec un pinceau qu'on passera plus ou moins longtemps sur la pièce, on éliminera tous les éléments cellulaires remplissant les vacuoles, et on arrivera de la sorte à prendre connaissance de la trame de l'organe.

Si les éléments cellulaires résistaient à l'action du pinceau, on pourrait, pendant vingt-quatre heures, faire macérer les coupes dans l'alcool au tiers, dont l'action aurait pour but de les désa-gréger.

On constatera ainsi que le parenchyme est formé par du tissu conjonctif à fibres longitudinales, accompagné de fibres élastiques fines.

Chez les animaux, on trouve quelquefois des fibres musculaires fines.

3° *Pulpe splénique*. — Elle est constituée par une forme de substance conjonctive, dite tissu conjonctif adénoïde, servant de support à un certain nombre d'éléments cellulaires. Les fibres en sont très fines et enchevêtrées en tous sens. Des coupes en diverses directions, colorées par le picro-carminate, permettront d'en prendre une bonne idée.

L'espace compris entre les mailles est rempli de cellules spéciales et de noyaux libres, dont l'étude exigera les plus forts grossissements. Enfin la pulpe splénique montrera encore un certain nombre de globules sanguins.

Outre les éléments dont nous venons de parler, on trouve encore,

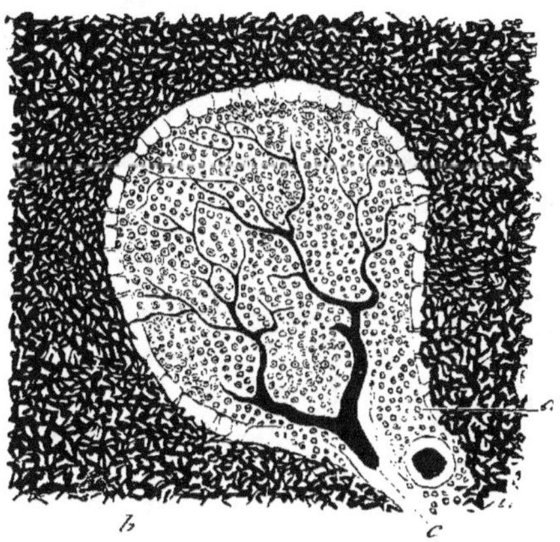

Fig. 209. — Glomérule de Malpighi d'une rate de chat injectée à la gélatine et au carmin. — *a*, artère à laquelle est suspendu le glomérule; *b*, réseau de la pulpe; *c*, artère nourricière du glomérule; *d*, sinus lymphatique entourant le glomérule. (Cadiat.)

dans la rate, des corpuscules spéciaux, appelés corpuscules de Malpighi. Ce sont des corps blancs, arrondis, en connexion parfaite avec les petites artères.

On devra les rechercher sur des organes très frais, et surtout sur des rates injectées, qui permettront de mieux voir les rapports avec le système vasculaire.

Comme structure, ces corpuscules présentent une enveloppe de tissu conjonctif et, dans l'intérieur, un fin réticulum, contenant dans ses mailles des éléments analogues à ceux de la pulpe splénique.

Des coupes verticales permettront de voir ces détails de structure.

On ne peut mieux comparer leur texture qu'à celles des corpuscules de Peyer.

4° *Vaisseaux et nerfs.* — Pour achever l'étude de l'organe qui nous occupe, on devra recourir aux injections. On se souviendra que les vaisseaux sont très délicats et qu'en conséquence une pression trop forte amènerait des ruptures. On se servira donc de injecteur, en commençant par une très faible pression. Il sera bon d'employer deux couleurs différentes pour la veine et l'artère.

Les pièces ainsi préparées seront durcies et des coupes y seront pratiquées en divers sens.

Quant aux nerfs, ils ne sont qu'imparfaitement connus, et pour les rechercher, on aura recours aux divers procédés dont nous avons déjà plusieurs fois parlé.

CHAPITRE III

Nous étudierons successivement : 1° le larynx ; 2° la trachée :
3° les poumons, et, comme annexes : la glande thyroïde et le
thymus.

§ 1. Larynx.

Cet organe comprend dans sa structure : *a*, des cartilages et des
ligaments ; *b*, plusieurs muscles spéciaux ; *c*, une muqueuse, très
riche en glandes.

a. **Cartilages et ligaments.** — Ils se rattachent à plusieurs
types : les cartilages thyroïde, cricoïde et aryténoïde sont formés
d'une substance fondamentale homogène, hyaline, dans laquelle
sont disséminées des capsules de cartilage. Ils présentent, au
dehors, des cellules aplaties, au-dessous desquelles se voit une
couche blanchâtre, formée d'une substance fondamentale fibroïde
et de grosses cellules mères très nombreuses. A la partie interne,
la substance fondamentale est très abondante et renferme de petites
cavités disposées en séries rayonnantes. Dans ces cavités existe
souvent une grosse goutte de graisse.

On rencontre dans ces cartilages de véritables ossifications,
qu'on étudiera en pratiquant des coupes dans ces régions préalablement décalcifiées dans l'acide picrique ou dans l'acide formique
au quart.

Quant aux cartilages en eux-mêmes, leur examen ne présente
aucune difficulté. On fera des sections en divers sens. Il sera bon

de les examiner comparativement chez des sujets de différents âges.

Les coupes seront colorées par la purpurine.

Nous avons obtenu de bons résultats en employant la méthode de Schiefferdecker.

On fait une première solution :

$$1^{re}\ solution \begin{cases} \text{Eosine} \dots \dots \dots \dots & 0^{gr}.50 \\ \text{Eau distillée} \dots \dots \dots & 100 \end{cases}$$

$$2^e\ solution \begin{cases} 1^{re}\ \text{solution} \dots \dots \dots & 0^{cc}.05 \\ \text{Alcool absolu} \dots \dots \dots & 0\ ,15 \end{cases}$$

On place les coupes dans ce mélange pendant une demi-heure ou une heure, après quoi on les lave à l'alcool ordinaire, et on les colore de nouveau en les plongeant dans une solution de vert d'aniline pendant le même temps.

La fin de l'opération consiste à les laver de nouveau à l'alcool et à les monter au baume de Canada, après éclaircissement par l'essence d'origan ou mieux dans le xylol.

L'épiglotte, les cartilages de Santorini et de Wrisberg et le cartilage sésamoïde de Luschka, placé au bord externe du cartilage aryténoïde, sont constitués par du cartilage jaune ou réticulé.

Ces cartilages présentent des fibres foncées, très serrées et comme feutrées, surtout accentuées chez certains animaux, comme le bœuf, par exemple. Au milieu de ces fibres se rencontrent de grosses capsules de cartilage.

Le picro-carminate donnera de belles préparations et colorera très nettement en rouge les noyaux des cellules, tandis que les fibres élastiques seront teintées en jaune.

L'épiglotte devra être étudiée sur des coupes intéressant toute son épaisseur, afin de reconnaître les glandes en grappe situées dans son épaisseur.

On pourra employer l'hématoxyline comme réactif colorant.

Enfin les ligaments sont formés principalement de tissu élastique, à fibres très fines, mais néanmoins mélangées de fibres conjonctives.

b. **Muscles.** — Ils ne présentent rien de particulier. Ce sont des muscles striés, qu'on observera avec la plus grande facilité.

c. **Muqueuse du larynx**. — Pour étudier sa structure, on la fera durcir et on pratiquera des coupes fines, verticales et tangentielles. qu'on colorera par les réactifs.

On constatera alors qu'elle est formée d'une couche de tissu conjonctif, riche en fibres élastiques, se confondant, vers la face libre, avec une couche homogène qu'il est impossible d'isoler. Au-dessous d'elle, existe un tissu sous-muqueux lâche et très abondant. Enfin elle est tapissée par un épithélium pavimenteux, vibratile, à plusieurs couches de cellules. qu'on commence à observer sur la base de l'épiglotte et sur les cordes vocales supérieures, à 4 à 7 millimètres au-dessous de l'orifice supérieur du larynx.

Les cellules ont un noyau oblong, avec quelques granulations graisseuses et se terminent en général par une pointe très aiguë.

Ce sera le cas de faire macérer des lambeaux de muqueuse dans l'alcool au tiers. Au bout de vingt-quatre heures, les cellules devenues libres pourront être observées après avoir été traitées soit par le picro-carminate, soit par le bleu d'aniline.

Le sérum iodé permet également d'obtenir de bonnes dissociations.

On devra pratiquer des coupes sur des morceaux de muqueuse durcie par l'alcool absolu et préalablement fixée par l'acide osmique à 1 p. 100.

Les cils vibratiles s'observeront avec la plus grande facilité, sur la grenouille. On devra opérer de la manière suivante. Après avoir recueilli sur une plaque de verre l'humeur aqueuse de l'œil, aussitôt crevé, on racle la région de l'épiglotte avec la lame d'un scalpel, et les détritus que l'on obtient ainsi y sont plongés immédiatement. On recouvre d'une lamelle, et l'on a soin de l'entourer d'une bordure de paraffine, pour empêcher l'évaporation du liquide.

En observant avec un grossissement suffisamment fort (obj. 7 de Nachet, par exemple). on peut suivre pendant plusieurs heures le mouvement des cils. La même expérience pourrait se faire sur les animaux à sang chaud, mais il serait alors nécessaire de recourir à une platine chauffée.

Au-dessous de la couche des cils vibratiles, les cellules n'ont plus la même forme et sont arrondies ou légèrement ovoïdes.

Enfin, la muqueuse contient dans son épaisseur un certain nombre de petites glandes en grappe, dont les vésicules glandulaires sont tapissées d'un épithélium pavimenteux, et les conduits excréteurs, d'un épithélium cylindrique.

Leur siège est le suivant : on les rencontre à la face postérieure de l'épiglotte, où elles forment des amas quelquefois de 1 millimètre de diamètre ; à l'entrée du larynx, au devant des cartilages aryténoïdes, formant une espèce d'L, dont une des branches est horizontale et enveloppe le cartilage de Wrisberg, souvent très atrophié, et dont l'autre est verticale, et s'enfonce dans la cavité du larynx ; sur le muscle aryténoïdien transverse.

Les coupes devront avoir une certaine épaisseur. On pourra user avec avantage de la solution d'hématoxyline, et monter les pièces, pour les éclaircir, dans le baume de Canada.

Ajoutons enfin que le larynx possède un très riche réseau vasculaire, qu'on devra étudier sur des pièces convenablement injectées.

§ 2. — Trachée.

Elle présente une couche externe, formée d'un tissu conjonctif mélangé de fibres élastiques. Les anneaux cartilagineux, qui forment une deuxième couche, sont analogues comme structure aux cartilages du larynx, et sont maintenus dans leurs rapports par un tissu fibro-élastique serré. Les cellules externes sont plates, et les plus internes ovoïdes ou allongées.

On remarquera que les muscles qu'on observe latéralement sont formés de fibres lisses.

Enfin la muqueuse qui vient ensuite présente une structure plus compliquée : elle est formée d'une couche externe de tissu conjonctif et d'une couche interne, jaune, élastique, à fibres larges, dirigées longitudinalement et anastomosées pour former des réseaux. Cette partie devra être étudiée après l'action de la potasse en solution à 35 p. 100, qui permettra d'isoler l'élément élastique.

Puis on trouve à la face interne un épithélium vibratile, entièrement semblable à celui du larynx.

Notons ensuite quelques glandes, les unes dans l'épaisseur de la muqueuse au-dessous de la couche élastique, les autres plus grosses sur la paroi postérieure, en dehors des muscles et de la muqueuse, ou entre les cartilages.

Elles se montreront assez facilement sur des coupes verticales moyennement minces.

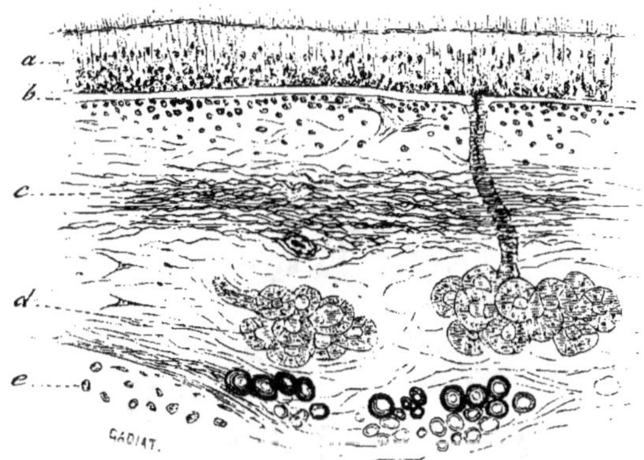

Fig. 210. — Muqueuse de la trachée. — *a*. épithélium prismatique à cils vibratiles; *b*, couche hyaline; *c*, trame élastique de la muqueuse; *d*, glandes incluses dans le tissu conjonctif sous-muqueux; *e*, cartilage.

Quant aux vaisseaux. on étudiera leur disposition sur des pièces injectées. Ils forment des mailles régulières à la surface de la muqueuse, et les gros vaisseaux se dirigent dans le sens de la longueur de l'organe.

§ 3. — Poumons.

De même que pour la rate et autres organes à texture molle et délicate, nous conseillerons d'user pour le durcissement d'une solution épaisse de gomme arabique.

On pratiquera alors des sections minces en divers sens, sur des pièces injectées ou non, et on les traitera soit par la méthode que nous avons indiquée à l'occasion du foie et qui donne de fort belles colorations des noyaux isolés, soit par le procédé suivant de MM. Hermann et Flemming.

On commence par faire des solutions concentrées de certaines couleurs d'aniline (safranine, violet de gentiane, éosine, dahlia et fuchsine. etc.) dans l'alcool absolu, qu'on étend d'eau distillée par moitié.

Les coupes sont laissées plusieurs heures dans ce liquide.

On lave ensuite dans l'alcool absolu jusqu'à ce qu'il ne s'échappe plus de couleur.

Le reste de l'opération consiste à déshydrater et à monter au baume, après éclaircissement par l'essence de girofle ou mieux d'origan.

Les injections du tissu pulmonaire sont faciles à exécuter, elles

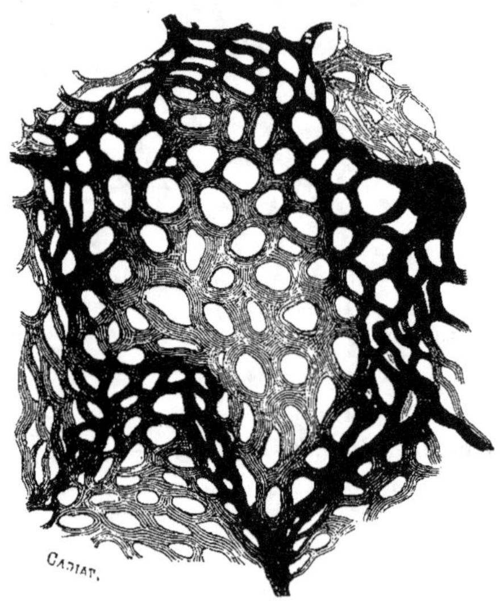

Fig. 211. — Réseaux capillaires des canalicules respirateurs.

devront être poussées cependant avec modération. Il sera bon de choisir le bleu de Prusse soluble, qui permettra ensuite de colorer certains éléments avec le picro-carminate.

M. Ranvier donne d'excellents conseils pour l'étude de l'endothélium pulmonaire au moyen des imprégnations d'argent.

Le meilleur sujet pour observer nettement les détails est le poumon de la tortue.

Après avoir ouvert l'animal, en enlevant le sternum, on aperçoit le poumon étalé et adhérent sous forme d'une membrane spongieuse à la face interne de la carapace, où elle se trouve tendue tout naturellement.

Il suffit de l'arroser avec une solution de nitrate d'argent à 1 p. 500.

Lorsqu'on a obtenu une teinte blanchâtre, on lave à l'eau distillée et on enlève à volonté des fragments que l'on étudie comme s'il s'agissait d'une membrane ordinaire,

La grenouille est également un bon sujet d'étude. On injecte

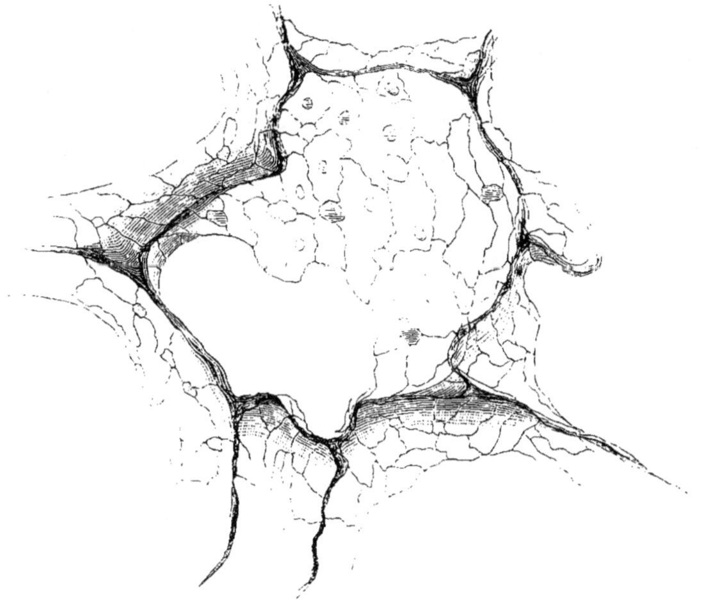

Fig. 212. — Cellules épithéliales lamellaires de la paroi propre des canalicules mises en évidence au moyen d'une injection de nitrate d'argent, chez un supplicié de cinquante ans. (Cadiat.

dans les sacs pulmonaires, à l'aide d'une canule introduite dans la glotte, une solution de nitrate, comme ci-dessus, et on attend quelques minutes. Il ne reste plus qu'à les ouvrir sous l'eau distillée avec des ciseaux pour en distinguer les cellules endothéliales.

On peut varier ce procédé, en faisant ressortir le liquide injecté et en insufflant ensuite l'organe que l'on soumet ainsi à la dessiccation.

Quand il est sec, il suffit d'en découper des fragments que l'on monte au baume de Canada.

S'il s'agissait de poumons d'animaux plus volumineux, on pourrait également pratiquer l'insufflation et faire ensuite des coupes avec la plus grande facilité. Mais pour faire l'injection, il est indispensable d'enlever l'air dont ils sont remplis.

Pour cela, on commence par introduire dans la trachée une canule munie d'un robinet autour de laquelle on la fixera solidement. Puis, au moyen d'une bonne seringue, dont on aura eu soin de vérifier le piston, on aspirera l'air qui se trouve contenu dans l'organe. S'il en reste encore, on répétera l'opération une seconde fois, après avoir eu soin de fermer préalablement le robinet.

Il ne restera plus qu'à pousser l'injection. On peut se servir aussi de solution de gélatine contenant 3 p. 100 de nitrate d'argent.

Les pièces injectées ainsi seront mises à refroidir et seront ensuite conservées dans l'alcool. Elles seront durcies par les procédés ordinaires. La congélation dans ce cas donnera d'excellents résultats.

Nous étudierons dans le poumon : 1° une enveloppe séreuse, la plèvre ; 2° un parenchyme spécial, comprenant les ramifications des bronches et leurs terminaisons en vésicules pulmonaires ; 3° des vaisseaux ; 4° un tissu interstitiel unissant les diverses parties.

1° **Plèvre.** — Son étude se fera de la même façon que pour le péritoine.

Elle est formée d'un tissu conjonctif, riche en éléments élastiques plus ou moins fins, et tapissée d'un épithélium pavimenteux, qu'on démontrera par la nitratation avec une solution d'azotate d'argent au 300ᵉ ou au 500ᵉ. Les noyaux pourront être mis au jour, en faisant agir ensuite le picro-carminate.

Les capillaires de la plèvre qu'on observera sur des pièces injectées forment des mailles larges, bien que les vaisseaux soient très fins.

2° **Vaisseaux aériens et vésicules pulmonaires.** — Pour étudier les détails qui vont suivre, on devra faire des coupes sur des poumons dont les ramifications bronchiques ont été injectées. On verra alors que le conduit aérifère se divise, en se dichotomisant à l'infini, jusqu'au point où les dernières bronches viennent s'ouvrir dans des groupes de vésicules, formant comme une petite outre bosselée, à l'extrémité de chaque rameau. Cette disposition se vérifie assez facilement sur des coupes faites sur des poumons

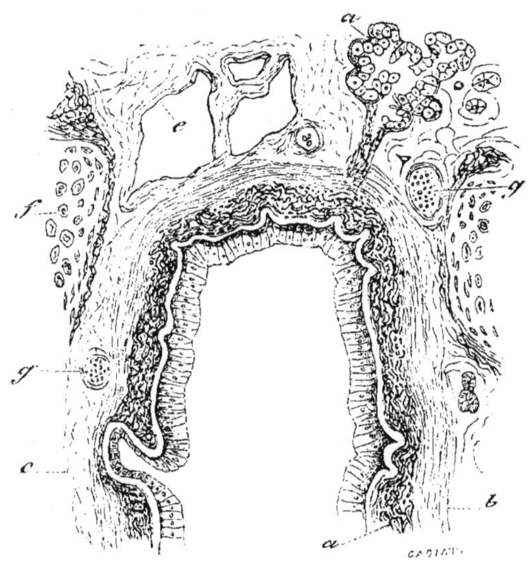

Fig. 213. — Coupe d'une bronche au voisinage du lobule. — *a*, trame élastique de la muqueuse ; *b*, couche de fibres lisses ; *c*, tissu conjonctif sous-muqueux ; *d*, glande sous-muqueuse, *e*, vaisseaux sanguins ; *f*, noyaux cartilagineux de la paroi bronchique ; *g*, *g*, nerfs.

insufflés ou sur des poumons dans lesquels on a injecté une masse de cire et qu'on a traités ensuite par corrosion.

Nous conseillerons d'étudier surtout les poumons d'enfant, où les divers lobules sont encore séparés par du tissu conjonctif et dès lors faciles à isoler.

Voyons maintenant quelle est la structure intime des éléments composant le poumon :

Les bronches, d'une manière générale, présentent la même structure que la trachée ; néanmoins, les différences s'accentuent d'autant plus qu'on les suit plus loin dans leur trajet.

Elles sont formées d'une membrane fibreuse, dans l'épaisseur de laquelle se voient çà et là quelques cartilages, et d'une membrane muqueuse avec fibres musculaires lisses.

La membrane fibreuse, très apparente sur les grosses bronches, disparaît à mesure qu'on pénètre dans le parenchyme pulmonaire, et finit par se confondre presque complètement avec les parois des vésicules.

La membrane muqueuse se modifie également en pénétrant dans l'intérieur de l'organe. Elle s'amincit peu à peu, et son épithélium, d'abord vibratile, ne tarde pas à devenir pavimenteux. Les glandes en grappe que l'on trouve dans la trachée devront être également recherchées sur les grosses bronches, où il est facile de les suivre assez loin.

Les bronches, en se ramifiant de plus en plus à mesure qu'elles pénètrent plus avant dans le poumon, finissent par se terminer par des extrémités renflées qui constituent les vésicules pulmonaires.

On peut, sur des coupes bien faites, constater qu'elles sont formées d'une membrane fibreuse, dépourvue de fibres lisses, avec de nombreux éléments élastiques et de nombreux vaisseaux. Ces fibres élastiques forment un canevas très résistant, sur lequel sont tendues les portions de tissu conjonctif plus mou qui porte les vaisseaux.

Pour bien voir ce réseau élastique, on traitera, par l'acide acétique ou la potasse, des sections minces du parenchyme pulmonaire, et on les étudiera dans la glycérine.

Nous conseillerons de faire d'abord des recherches sur les animaux. Le poumon de la grenouille montrera de magnifiques cellules. Chez l'homme, l'observation est beaucoup plus difficile.

3° **Vaisseaux.** — L'injection sera poussée par l'artère pulmonaire, le poumon étant séparé de l'animal.

On fera ensuite durcir l'organe et des coupes y seront pratiquées en divers sens.

On remarquera que le réseau, qui est fort serré, présente des mailles qui tapissent toute la surface des vésicules.

4° Enfin. les lobules du poumon sont séparés par de très petites quantités de tissu conjonctif, dans l'épaisseur duquel on rencontre chez l'adulte, du pigment noir et de petites granulations

Il nous reste à étudier deux glandes ayant avec les voies respiratoires les plus grands rapports : la glande thyroïde et le thymus.

Glande thyroïde.

Les pièces destinées à l'observation seront durcies par les procédés habituels. On devra, autant que possible, n'employer que des glandes fraîches, afin de conserver l'intégrité de l'épithélium.

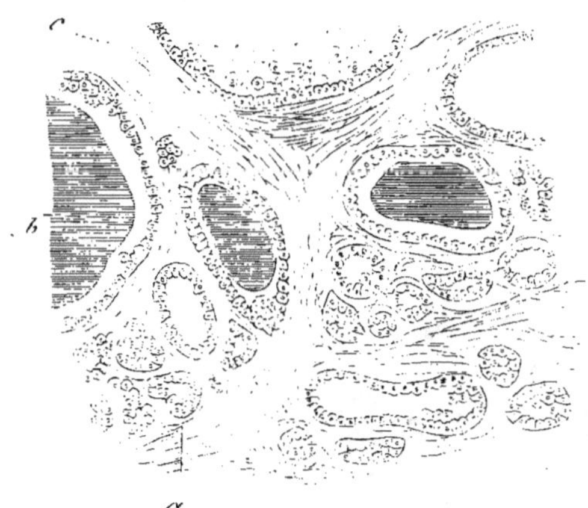

Fig. 214. — Coupe de la glande thyroïde de l'homme ; gross. 1/250. — *a*, petites vésicules closes, tapissées par un épithélium cubique ; *b*, masses colloïdes dilatant les vésicules ; *c*, tissu conjonctif rempli de vaisseaux sanguins qui n'ont pas été figurés sur ce dessin. (Cadiat.)

On choisira de préférence celles des oiseaux ou celles des enfants. Il sera également nécessaire d'étudier la disposition des vaisseaux, sur des pièces convenablement injectées.

Sur une coupe faite à travers l'organe, on remarque que le tissu est formé d'une gangue fibreuse ou stroma, contenant des vésicules glandulaires, formées d'une paroi propre, garnie d'épithélium et contenant un liquide.

Le stroma est formé de fibres conjonctives, entre-croisées en tous sens avec de nombreuses fibres élastiques fines. Quelques vésicules adipeuses se montrent en certains points.

La membrane propre des vésicules est homogène, mince et transparente, sa surface est tapissée d'une couche épithéliale de cellules polygonales, finement grenues.

Ces cellules pourront être étudiées également sur des portions de glande, qu'on nitratera et qu'on examinera dans la glycérine.

Quant au contenu des vésicules, c'est un liquide riche en albumine, contenant quelquefois des granulations en suspension.

La glande thyroïde est fort riche en vaisseaux, qui forment autour de chaque vésicule un splendide réseau capillaire. Les mailles sont polygonales ou allongées. On devra conserver ces pièces dans le baume de Canada.

Thymus.

Cet organe est une glande ayant beaucoup d'analogie avec la précédente. Les procédés d'examen sont les mêmes.

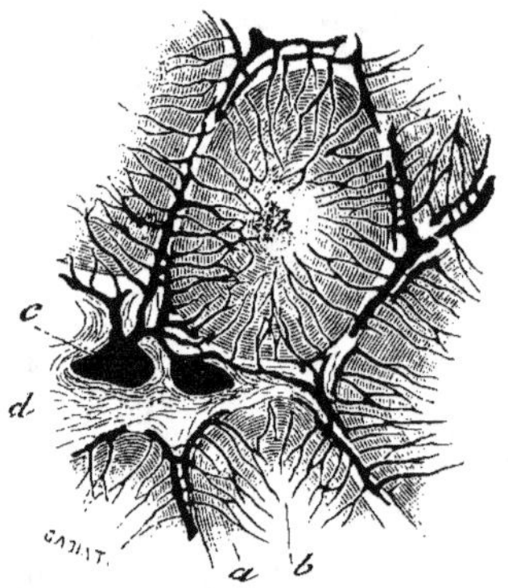

Fig 215. — Thymus de chat dont les vaisseaux sanguins sont injectés. — *a*, masses glandulaires; *b*, cavités centrales; *c*, vaisseaux sanguins.

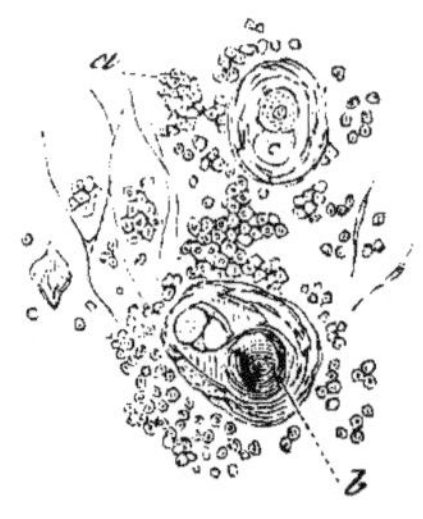

Fig. 216. — Éléments du thymus. — *a*, épithélium; *b*, globes épithéliaux. (Cadiat.)

On pratiquera des coupes en diverses directions, sur des fragments suffisamment durcis, et on les colorera par le picro-carminate.

On verra de la sorte que la glande présente une membrane fibreuse d'enveloppe, riche en fibres élastiques, avec quelques cellules adipeuses, et contient dans son épaisseur des vésicules dont la cavité est sillonnée d'un réticulum très fin, renfermant des cellules et de nombreux vaisseaux.

Cet organe, d'une structure fort complexe, n'a pas encore été étudié suffisamment et laisse de nombreux points à élucider.

CHAPITRE IV

Nous étudierons successivement : 1° le cœur; 2° les artères et les veines; 3° les lymphatiques.

Puis le sang et la lymphe, et enfin les ganglions lymphatiques.

§ 1. — Du Cœur.

Cet organe, de nature essentiellement musculaire, offre à considérer : *a*, son tissu propre; *b*, une enveloppe interne, l'endocarde; *c*, une enveloppe séreuse externe, le péricarde.

a. Tissu propre. — Il est constitué par des fibres musculaires striées et anastomosées entre elles. Ces fibres sont moins larges que celles des muscles volontaires.

La structure est la même dans les oreillettes que dans les ventricules.

M. Ranvier, auquel nous empruntons la plus grande partie des détails qui vont suivre, conseille, pour bien prendre connaissance de la réticulation du muscle cardiaque, de choisir une oreillette du cœur du lapin, que l'on étale à la surface d'une lame de verre et que l'on dissocie à l'aide des aiguilles après coloration au picro-carminate.

On peut faire cette dissociation dans l'alcool au tiers ou dans le sérum iodé et conserver ensuite les préparations dans la glycérine formiquée.

On aperçoit nettement les faisceaux musculaires striés en long et en travers et contenant des noyaux allongés.

Le cœur de la grenouille permet une observation plus facile encore. Il suffit de bien le laver en injectant par l'une des aortes une solution d'eau salée à 1/2 p. 100, et de fixer ensuite les éléments en immergeant pendant quelques minutes dans une solution d'acide osmique au 100ᵉ.

On peut alors détacher un fragment des oreillettes ou de la cloison et l'examiner après coloration au picro-carminate.

Le réseau est lui-même constitué par des éléments allongés soudés entre eux. Pour les isoler, on soumet le cœur de la grenouille à l'action de la potasse à 40 p. 100, qui le dissocie en un quart d'heure de macération.

On obtient alors des fibres striées en long et en travers avec un noyau ovoïde.

Si l'on désire observer les lignes de séparation des fibres striées, on aura recours à l'imprégnation au nitrate d'argent selon la méthode d'Eberth.

On prend un fragment de la face interne des ventricules encore couvert de l'endocarde et on le plonge pendant trois quarts d'heure dans une solution de nitrate d'argent à 1 pour 500, pour le laver ensuite dans l'eau distillée.

Avec une pince, on enlève quelques fragments d'endocarde qui entraine avec lui un certain nombre de fibres musculaires. On l'étale sur une plaque de verre, la face profonde dirigée en haut, et on examine dans la glycérine, après une exposition de quelques minutes à la lumière.

On pourrait voir les mêmes détails après l'action sur une coupe dans le sens des fibres, de l'acide chromique à 1 ou 2 pour 10000 pendant vingt-quatre heures. Avant de colorer au picro-carminate et de monter dans la glycérine formiquée, on lave soigneusement pour faire disparaître les traces d'acide.

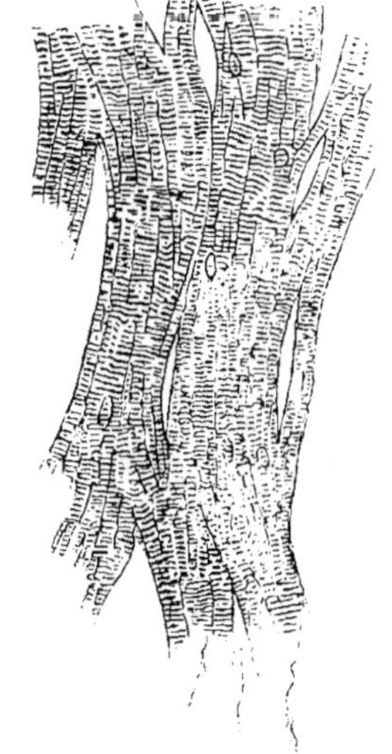

Fig. 217. — Faisceau strié du cœur (enfant de treize ans). (Cadiat.)

On devra également faire des coupes en travers sur des fragments durcis par dessiccation et qu'on coupera transversalement par rapport au grand axe des faisceaux.

Enfin, on terminera par l'étude des vaisseaux. Pour cela on pratiquera des injections par une des artères coronaires ou par l'aorte en liant l'artère pulmonaire. Les mailles sont allongées, comme dans le tissu musculaire strié, mais chacune d'elles englobe plusieurs fibres.

Le durcissement de ces pièces injectées aura lieu dans l'alcool ou dans le bichromate de potasse selon qu'on aura employé du carmin ou du bleu.

Nerfs du cœur. — Le Dr Vignal (1), dans un mémoire fort intéressant, donne le moyen de suivre les nerfs et les ganglions dans le tissu cardiaque. Il a surtout choisi les poissons comme types de ses expériences.

Il emploie les procédés suivants :

1º On injecte dans le cœur de l'eau salée à 6 pour 1000, pour le laver et refouler le sang dans les veines. Puis on le plonge dans un petit baquet contenant 9 parties d'eau salée à 6 pour 1000 et 1 d'acide osmique à 1 p. 100. Lorsque les nerfs sont devenus noirs, on lave le cœur, puis, à l'aide d'instruments variés, on isole autant que possible les nerfs et les ganglions.

On peut, pour faciliter cette opération, laisser macérer le cœur vingt-quatre heures dans du sérum iodé.

2º On pourra encore injecter dans le cœur un mélange d'acide osmique et d'alcool.

Les pièces sont toujours montées, quel que soit celui de ces deux procédés employés dans la glycérine formiquée (1 p. 100 d'acide) après coloration au picro-carminate.

On peut également employer les procédés au chlorure d'or décrits précédemment.

Enfin la potasse caustique à 40 p. 100 permet d'isoler de splendides cellules nerveuses. Son action ne doit pas être prolongée, les morceaux sont bons à être dissociés au bout de quinze à vingt minutes de séjour, et à la fin de la première heure, les cellules commencent à se déformer.

(1) Vignal, *Recherches sur l'appareil ganglionnaire des vertébrés.* (*Archives de physiologie.* 1881, p. 694.)

b. ENDOCARDE. — C'est une membrane blanchâtre qui recouvre tout l'intérieur du cœur. Sa structure est fort simple. Il est tapissé de cellules polygonales aplaties, contenant un noyau, et réunies de façon à former un revêtement continu.

Au-dessous nous trouvons une couche formée de tissu conjonctif avec fibres élastiques et cellules musculaires lisses.

L'endothélium sera étudié au moyen de l'imprégnation à 1 pour 300 ou 1 pour 500 de nitrate d'argent. On aura soin de bien laver d'abord la cavité du cœur avec de l'eau distillée pour enlever toute trace de sang.

Quand l'imprégnation sera accomplie, on en détachera quelques lambeaux à l'aide d'un rasoir dirigé tangentiellement.

Les couches s'observeront sur des coupes pratiquées verticalement, après durcissement par les procédés habituels.

Les valvules seront étudiées par les mêmes méthodes. Elles ne sont d'ailleurs que des replis de l'endocarde adossés.

c. PÉRICARDE. — Il présente deux feuillets, l'un externe, l'autre interne. Des coupes montreront sa nature fibreuse et permettront de constater qu'il est tapissé d'un épithélium pavimenteux simple.

Pour bien voir ce dernier détail,

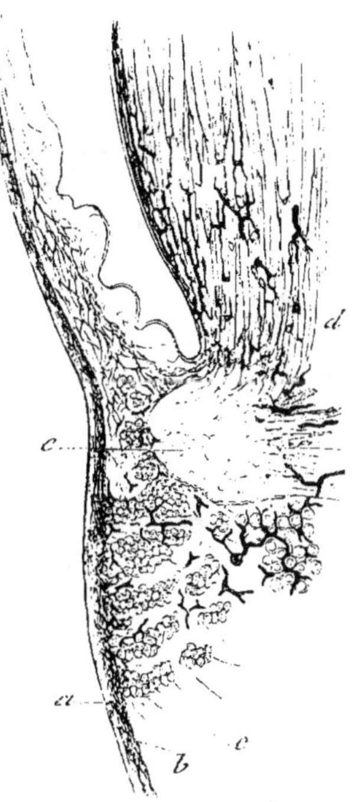

Fig. 218. — Coupe d'une valvule auriculo-ventriculaire. — *a*, couche hyaline de l'endocarde; *b*, couche élastique de l'endocarde; *c*, fibres musculaires de l'oreillette; *d*, fibres musculaires des ventricules; *e*, anneaux fibreux. (Cadiat.)

on aura recours à l'imprégnation par le nitrate d'argent, avec une solution au 500e. Les préparations seront ensuite conservées dans la glycérine, ou montées au baume de Canada. On pourra colorer les noyaux de cellules avec le picro-carminate ou l'hématoxyline.

On devra également pratiquer des coupes, permettant d'établir les rapports entre le feuillet interne et le tissu propre du cœur. On

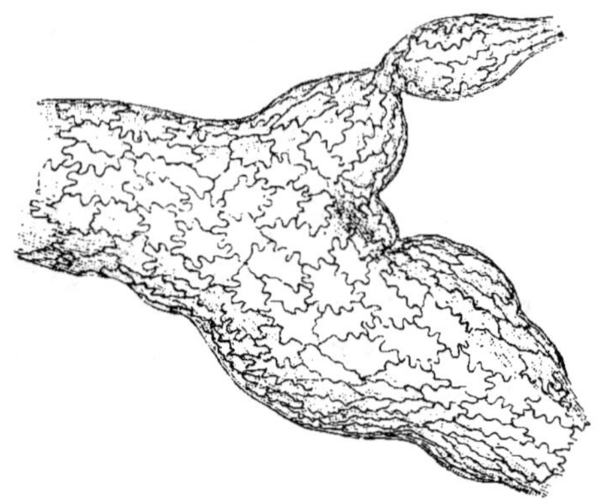

Fig. 219. — Épithélium d'un conduit lymphatique du péricarde. (Cadiat.)

remarquera qu'au niveau des sillons il passe d'un bord à l'autre et que l'intervalle est comblé par du tissu adipeux.

Les lymphatiques s'étudieront également après traitement par l'imprégnation au nitrate d'argent.

§ 2. — Artères.

Leur structure varie beaucoup selon leur diamètre. Les méthodes d'examen ne seront donc pas les mêmes dans tous les cas.

Nous étudierons tout d'abord celles dont le diamètre est fort petit et la structure très simple et qu'on désigne généralement sous le nom d'artérioles. Puis, celles à type élastique ou aortique, comprenant l'aorte, les carotides et l'artère pulmonaire et enfin le type musculaire, c'est-à-dire les artères des membres.

a. Artérioles. — On devra les examiner dans les régions où il est facile de les isoler du tissu conjonctif dans lequel elles sont généralement plongées.

Si l'on choisit la pulpe cérébrale, rien n'est plus simple : il suffit avec une pince de tirer sur une artère d'un certain volume pour

l'arracher sur une étendue plus ou moins considérable, sous forme
d'une sorte de chevelu.

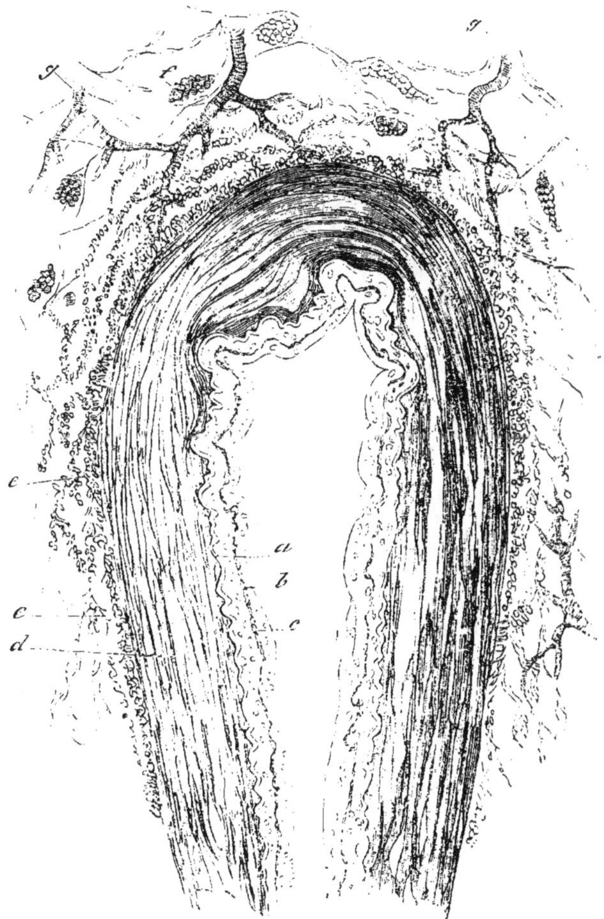

Fig. 220. — Tunique interne. *a*, couche hyaline ; *b*, réseau élastique compris
dans la lame striée ; *c*, lame striée ; *d*, tunique moyenne. — Tunique adventice. *e*, fibres élastiques longitudinales ; *f*, fibres musculaires en faisceaux
longitudinaux ; *g*, vaisseaux sanguins ne dépassant pas la tunique adventice. Cadiat.

On secoue alors dans un tube rempli d'eau simple ou mieux d'alcool au tiers, et il ne reste plus qu'à séparer avec des ciseaux de

petites branches que l'on étudie dans la glycérine formiquée après coloration au picro-carminate.

Un autre procédé excellent, quand il s'agit du tissu conjonctif lâche, consiste à recourir à l'injection interstitielle. On isole ainsi à la surface de la boule d'œdème de petits capillaires qu'on recueille facilement en les saisissant avec une pince et en les sectionnant à l'aide des ciseaux.

Enfin, les membranes minces, comme le mésentère et l'épiploon, sont d'excellents sujets d'étude. On peut observer de la sorte les vaisseaux parfaitement tendus, en ayant soin d'appliquer les membranes sur une plaque de verre et en pratiquant la demi-dessiccation dans un sens, tandis qu'on exécute des tractions légères dans le sens opposé.

Pour voir l'endothélium de la paroi interne, on poussera une injection gélatinée au nitrate d'argent. On constatera que les cellules forment un revêtement continu. Le même procédé montrera également les couches musculaires de la façon la plus nette.

S'il s'agit de reconnaître les noyaux, on colorera les préparations par le picro-carminate, et on conservera dans la glycérine légèrement formiquée. Mais l'hématoxyline donnera surtout de superbes élections, surtout si l'on a soin de laisser colorer très longtemps les pièces et qu'on les traite ensuite par une solution acétique légère.

On obtient également de jolies préparations par la méthode du chlorure d'or. On plonge une membrane quelques heures dans l'alcool au tiers, et ensuite une heure ou deux dans le chlorure d'or à 1 p. 10000, après l'avoir bien lavée à l'eau distillée.

Après ce temps, on la retire, on la soumet à un courant d'eau distillée et on la monte dans la glycérine, où elle prend une teinte rougeâtre. Les noyaux et les cellules deviennent parfaitement visibles.

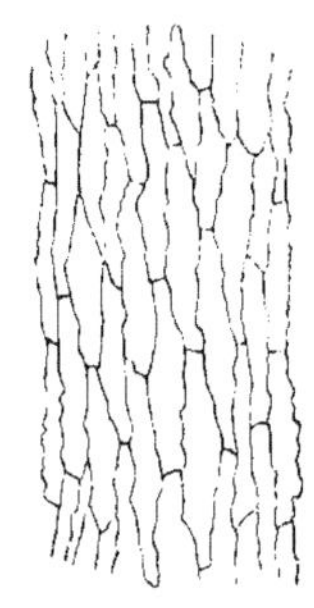

Fig. 221. — Épithélium de la tunique interne des artères. (Cadiat.)

Les muscles abdominaux de la grenouille soumis à l'action du chlorure d'or par les méthodes générales indiquées plus haut donnent, après dissociation des faisceaux, de fort

beaux vaisseaux, dont les éléments sont colorés en violet plus ou
moins intense.

Enfin pour voir la membrane élastique interne que l'on rencontre
toujours entre l'endothélium et la couche musculaire, on pratiquera
des coupes sur certains tissus, faisceaux musculaires, par exemple,
de façon à sectionner les vaisseaux perpendiculairement à leur
grand axe.

b. ARTÈRES A TYPE ÉLASTIQUE. — Elles sont caractérisées par la
présence de lames élastiques qui forment des cloisons dans la
couche moyenne. Cette disposition s'observe avec la plus grande
facilité sur une coupe d'aorte, obtenue après dessiccation du vaisseau.

On trouve d'ailleurs les couches suivantes en allant de dehors en
dedans :

1° Une couche conjonctive et élastique (tunique externe);

2° Une couche composée de fibres musculaires et conjonctives
avec les susdites cloisons élastiques (tunique moyenne);

3° Une couche séparée de la précédente par la lame élastique interne et montrant des noyaux d'endothélium (tunique interne).

Les noyaux seront surtout visibles chez les animaux après la
nitratation.

Pour étudier les lames élastiques de la couche moyenne, M. Ranvier conseille de faire macérer l'aorte dans une solution d'acide
tartrique à 1 p. 100 pendant quelques heures.

On peut alors les dissocier à l'aide des aiguilles.

Elles apparaissent sous forme de plaques percées de trous en
certains points et couvertes, à leur surface, de fibres élastiques
faisant saillie.

c. ARTÈRES A TYPE MUSCULAIRE : comprennent les grosses artères
des membres.

La tunique moyenne est formée de faisceaux musculaires séparés
par des cloisons de tissu conjonctif, contenant des fibres élastiques
qui s'étendent d'une part à la lame élastique interne et de l'autre à
la couche externe.

§ 3. — Veines.

Les veines s'étudieront par les mêmes procédés que les artères.

Nous leur décrirons également trois tuniques, en faisant remarquer que la moyenne présente, au lieu d'éléments transversaux, une couche circulaire et une couche longitudinale.

On constatera, par l'examen de coupes faites en diverses régions, que les éléments élastique et musculaire sont moins développés que dans les artères.

Nous distinguerons, au point de vue de l'étude, deux sortes de veines : *a*, les veines libres; *b*, les veines adhérentes.

a. VEINES LIBRES. — La majorité rentre dans cette catégorie. Pour vérifier leur structure, on pratiquera des coupes transversales et longitudinales sur des canaux de divers volumes et dans un certain nombre de régions différentes. Ces coupes, traitées par le picro-carminate, seront étudiées et montées dans la glycérine.

1° *Tunique externe*. — C'est la plus épaisse des trois. On remarquera qu'elle contient du tissu conjonctif à fibres longitudinales, entremêlé de fibres élastiques.

Puis des muscles striés, mais seulement sur les grosses veines (veines caves et pulmonaires), disposés en forme d'anneaux, et des muscles lisses placés en faisceaux longitudinaux à la face profonde. Cet élément ne se rencontre que dans la tunique externe des grosses veines. On ne le trouve ni dans les moyennes ni dans les petites veines, excepté dans les racines de la veine porte et dans les branches de la veine rénale.

On trouve les fibres lisses très développées sur la portion hépatique et sus-hépatique de la veine cave inférieure, et sur les veines iliaques primitive et externe.

Sur les veines moyennes, cette tunique a la même structure que les artères et se compose de tissu conjonctif et d'éléments élastiques en forme de membranes ou de réseaux serrés. Les veines des membres rentrent dans cette catégorie.

Quant aux petites veines, elles ne présentent à l'extérieur que des fibres conjonctives, sans fibres élastiques.

On usera avec avantage de solutions alcalines et d'acide acétique pour l'isolement des éléments élastiques.

2ᵉ Tunique moyenne. — Elle offre les mêmes éléments que la précédente, et diffère de celle des artères en ce qu'elle est formée de deux couches, avec moins d'éléments élastiques et musculaires et plus de tissu conjonctif.

La couche superficielle renferme des fibres élastiques, du tissu conjonctif et des fibres musculaires lisses, le tout dirigé transversalement.

La couche profonde est formée uniquement d'éléments élastiques disposés longitudinalement et anastomosés en réseaux serrés et superposés.

On trouve de nombreuses variétés dans la disposition de cette tunique, selon les veines que l'on considère. Considérable à la partie supérieure de la veine cave inférieure, elle manque complètement dans le même vaisseau, au-dessous du foie. La veine sous-clavière manque de fibres musculaires transversales, tandis que la veine porte et ses racines, la veine splénique principalement, en sont abondamment pourvues.

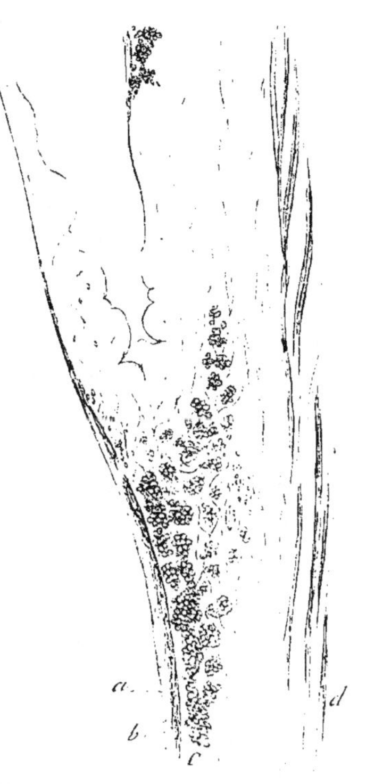

Fig. 222. — Coupe longitudinale d'une veine au niveau d'une valvule. — *a*, couche hyaline de la tunique de Bichat; *b*, couche élastique de la même tunique; *c*, couche musculaire de fibres transversales; *d*, fibres musculaires longitudinales de la tunique adventice. — Cadiat.

3ᵉ Tunique interne. — Analogue à celle des artères, on y rencontre un épithélium pavimenteux simple, à cellules polygonales un peu allongées. On étudiera ces éléments au moyen de l'imprégnation par le nitrate d'argent.

La plupart des veines sont munies de valvules. Ces replis sont constitués par l'adossement des tuniques interne et moyenne, réunies par du tissu conjonctif. On trouve à leur surface un épithélium pavimenteux à petites cellules. Des coupes perpendiculaires à leur surface permettront de vérifier ces détails.

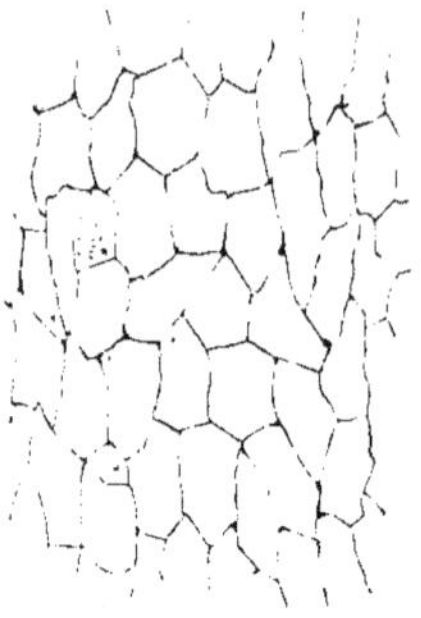

Notons enfin quelques particularités de structure au sujet de certaines veines : celles du cerveau et de la pie-mère sont dépourvues de fibres musculaires; elles ont une tunique externe formée de tissu conjonctif fibrillaire passant à l'état de tissu conjonctif homogène sur les petites veines; la tunique moyenne est remplacée par une mince couche de tissu conjonctif à noyaux, dirigée longitudinalement, enfin la tunique interne est représentée par un épithélium pavimenteux simple à cellules polygonales, souvent arrondies. Ces veines n'ont pas de valvules.

Fig. 223. — Épithélium de la tunique interne des veines. (Cadiat.)

Celles de la rétine et du placenta ne présentent pas non plus de fibres musculaires.

b. Veines adhérentes. — Nous comprendrons sous ce nom toutes celles dont l'orifice est maintenu béant après une section.

Les principales sont les sinus de la dure-mère, les veines des os et les veines sus-hépatiques et utérines.

Les deux premières catégories offrent une structure fort simple : la paroi est formée d'une couche de tissu conjonctif, entremêlé de fibres élastiques fines, et tapissée d'un épithélium pavimenteux simple.

La troisième présente, en plus, des fibres musculaires lisses dans la tunique externe et n'a pas de tunique moyenne.

Quant aux veines utérines, pendant la grossesse elles présentent un développement considérable des fibres musculaires longitudinales de la tunique moyenne.

§ 1. — **Capillaires**.

On comprend sous ce nom le fin réseau de canaux intermédiaires aux veines et aux artères.

Les petits se rencontrent dans les muscles, les nerfs et la rétine. Dans la peau et les muqueuses, ils sont plus volumineux. et leur diamètre augmente encore dans le foie, le rein et le poumon. Leur diamètre varie entre 15 μ et 4 μ.

Pour se faire une idée de la finesse de ces canaux, on fera macérer une rétine dans l'alcool au tiers ou dans le sérum iodé, et quelques jours après, on pourra enlever par le lavage la plus grande partie du tissu. Il ne restera qu'un magnifique réseau de capillaires.

On devra également examiner un grand nombre de pièces injectées. La disposition variera à l'infini.

On remarquera que la forme du réseau capillaire des organes est subordonnée à la disposition des éléments anatomiques, d'où il résulte que la forme du réseau capillaire est toujours la même dans le même organe, dans le même tissu ; elle le caractérise, de sorte qu'en voyant une injection capillaire, l'histologiste peut dire à quel tissu, à quel organe appartiennent ces vaisseaux.

C'est ainsi que dans le tissu adipeux et autour des glandes en grappe, le réseau est constitué par des mailles arrondies ; la disposition est la même pour les capillaires qui se distribuent à la muqueuse stomacale, où ils forment une couronne autour de chaque orifice glandulaire ; autour des cellules hépatiques, les mailles sont polygonales ; dans les papilles du derme et les villosités de l'intestin. elles forment des anses, et dans les muscles et les nerfs le système capillaire est disposé en forme de rectangles très allongés.

On voit que l'aspect est très variable. On devra étudier sur des pièces injectées ces diverses dispositions. Les pièces, éclaircies par l'essence de girofle, seront montées au baume de Canada. On obtiendra ainsi de magnifiques préparations, qui se conserveront indéfiniment.

Pour étudier la structure des capillaires, on emploiera les mêmes méthodes que pour les artérioles.

On devra recourir, pour voir l'endothélium, à la méthode de l'imprégnation par le nitrate d'argent.

Il y aura alors deux façons de procéder : s'il s'agit d'une membrane mince, on la plongera, étant bien tendue, dans la solution argentique au 500° pendant une heure environ et ensuite dans l'eau distillée où on la laissera macérer pendant douze heures. Un lavage au pinceau fera disparaître l'épithélium qui recouvre sa surface, et pour voir les capillaires, il ne restera plus qu'à colorer au picro-carminate et à monter dans la glycérine additionnée d'acide oxalique (Ranvier).

Le second procédé consiste à faire une injection de l'animal avec une solution de gélatine nitratée à 1 p. 500 ou 800.

On examinera ainsi le mésentère et le poumon de la grenouille, ou du lapin.

Selon le conseil d'Alferow, on remplacera avantageusement le nitrate d'argent par les sels à acide organique (lactate, picrate, etc.).

Les limites des cellules seront plus nettes et on aura moins à craindre de voir se déposer des granulations.

On ne négligera pas d'étudier sur des pièces injectées au bleu de Prusse l'épiploon du lapin, qui donnera d'admirables préparations, surtout après coloration des noyaux au picro-carminate.

On constatera que la structure des capillaires est fort simple. La paroi n'est formée que par une simple couche de cellules épithéliales, aplaties, à bords irréguliers, tantôt ondulés, tantôt dentelés, et possédant un noyau ovalaire ou arrondi, avec un ou plusieurs nucléoles. Elles ont des dimensions fort variables, à tel point que quelquefois une seule cellule suffit pour former la paroi du vaisseau. Le nombre de cellules que l'on observe le plus souvent est de quatre ou cinq.

§ 5. — **Lymphatiques.**

Avant d'entrer dans les particularités de structure relatives à ces vaisseaux, nous allons donner quelques règles pour les étudier.

L'injection, qui est la première opération à exécuter, présente en général d'assez grandes difficultés. Les détails qui suivent sont empruntés pour la plupart au *Traité du microscope* de M. le professeur Robin.

Les lymphatiques, dit-il, seront injectés à l'aide des appareils à pression continue; l'injecteur, que nous avons déjà plusieurs fois conseillé, donne ici d'excellents résultats. On cherchera à pénétrer par les réseaux, en s'exerçant d'abord dans les points où la réussite est plus facile, comme dans le gland, le pénis. les lèvres, l'intestin. Si l'on désire remplir les vaisseaux sanguins et les lymphatiques sur le même organe, on commencera par les lymphatiques.

La substance que l'on emploiera de préférence est la solution de nitrate d'argent au 300°, qui a le mérite de montrer les contours des cellules, ou le bleu de Prusse soluble.

On procédera avec une grande lenteur et une pression excessivement faible. Les canules dont on se servira seront effilées et tranchantes sur les bords.

Pour effectuer l'injection, il ne faut pas songer tout d'abord à pénétrer dans les lymphatiques, ces canaux étant d'un calibre fort petit et d'ailleurs invisibles. On pique le tissu qu'on se propose d'injecter, en introduisant obliquement la canule, bien remplie et communiquant avec l'appareil à pression, et on cherche à léser par la piqûre le plus grand nombre de radicules lymphatiques.

Si l'on a atteint quelques lymphatiques, l'injection s'étend autour de la piqûre, et on peut alors, lorsqu'on aperçoit enfin un vaisseau distendu, le piquer directement et continuer l'injection par son intermédiaire.

S'il se produisait des fuites, on les arrêterait au moyen de pinces à pression continue.

Nous le répétons, les injections lymphatiques exigent une grande patience et beaucoup d'exercice.

Les pièces injectées sont traitées de la même manière que s'il s'agissait de vaisseaux sanguins. Elles sont durcies et étudiées au moyen de coupes pratiquées en divers sens.

Voyons maintenant quelle est la structure des vaisseaux lymphatiques, et nous y joindrons celle du canal thoracique :

1° *Vaisseaux lymphatiques.* — Comme les artères et les veines, ils ont trois tuniques, et comme ces dernières, ils sont munis de valvules.

La tunique externe est constituée par des faisceaux de tissu conjonctif dirigés longitudinalement, et entremêlés de fibres élastiques fines. On y trouve également quelques fibres lisses.

La tunique moyenne, la plus épaisse, est composée de fibres musculaires lisses transversales et de fibres élastiques.

La tunique interne est formée de deux couches : une couche épithéliale, qu'on met facilement au jour par le traitement au nitrate d'argent, composée de cellules d'épithélium pavimenteux allongées. et une couche sous-épithéliale élastique, à fibres anastomosées, formant une membrane réticulée.

2° *Canal thoracique*. — Il présente également trois tuniques, dont la structure est à peu près la même que celle des vaisseaux lymphatiques.

§ 6. — Ganglions lymphatiques.

Ces organes seront étudiés sur des pièces convenablement durcies. Comme leur texture est très molle, on les plongera d'abord pendant vingt-quatre heures dans l'alcool absolu, et de là, on les transportera dans une solution de gomme très épaisse, où on les laissera quelques jours, et on achèvera ensuite le durcissement, par un séjour de quarante-huit heures dans l'alcool absolu ; on devra diviser les ganglions pour permettre à la gomme d'infiltrer la pièce.

Si l'on voulait chasser les cellules pour voir le réticulum, il faudrait, avant de les faire durcir, les soumettre pendant vingt-quatre heures à l'action de l'alcool au tiers.

L'action du pinceau ne souffre plus de difficulté.

Il est cependant un point de technique sur lequel nous allons insister. Habituellement les coupes étant faites et étant déposées dans un cristallisoir, on se contente de les frapper avec le pinceau, après les avoir plaquées sur le fond du vase.

Quand l'opération commence à s'avancer, il se produit généralement un enchevêtrement avec les poils de l'instrument, et la coupe est souvent brisée.

Nous opérons de la façon suivante :

Nous recevons, comme d'habitude, la coupe sur un porte-objet, nous la colorons et ajoutons alors une ou deux gouttes de glycérine.

C'est alors que nous commençons à faire usage du pinceau, qui,
grâce à la consistance épaisse
du réactif, ne rencontre pas les
mêmes obstacles qu'avec l'eau.

De plus, il est toujours possible de voir à n'importe quel
moment les progrès de l'opération.

Quand on juge le déblayement
suffisant, on termine la préparation en appliquant une lamelle.

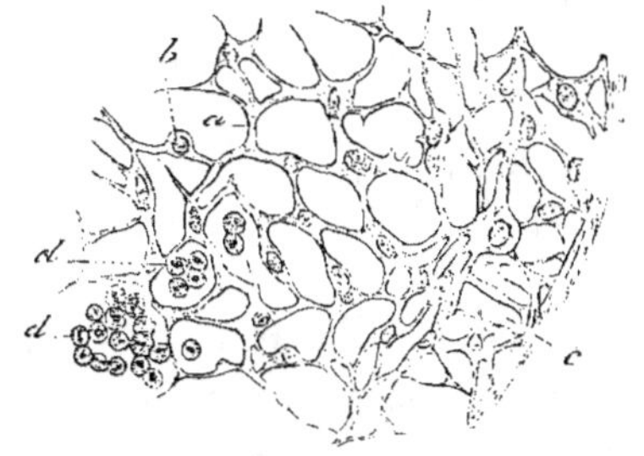

Fig. 224. — Tissu réticulé d'un ganglion
lymphatique. Gross. 1/350. (Cadiat.)

Les ganglions lymphatiques présentent à étudier : 1° une enveloppe fibreuse, qui envoie dans l'intérieur de nombreux cloison-

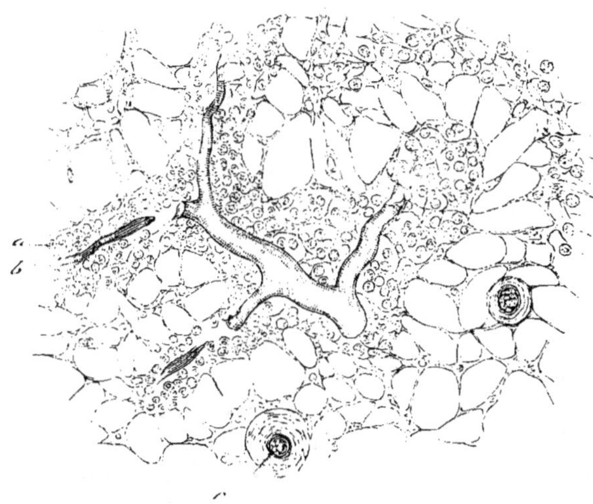

Fig. 225. — Coupe d'un ganglion lymphatique au niveau de la partie médullaire. — a, masses glandulaires disposées en réseau et entourées par les sinus
lymphatiques; b, vaisseaux sanguins; c, artérioles traversant les sinus lymphatiques. (Cadiat.)

nements, formés de fibres conjonctives mélangées de fibres
élastiques. Chez certains animaux on trouve quelques éléments
musculaires; 2° un tissu particulier, analogue à celui que nous

avons décrit dans la rate et constitué par des fibres fines anastomosées. Ce tissu contient dans ses mailles un grand nombre de cellules, qui masquent les détails et doivent être enlevées par le pinceau.

Ces divers détails seront très visibles sur des coupes verticales.

Enfin on devra, sur des pièces injectées, étudier la distribution des vaisseaux lymphatiques et sanguins. On verra que ces derniers forment dans l'organe des mailles polygonales assez petites.

Dérivés pathologiques. — Il n'existe qu'un seul genre donnant naissance à des tumeurs caractérisées par une structure analogue à celle que nous venons de décrire à propos des ganglions et que l'on désigne sous le nom de *lymphadénome*.

Elles sont donc formées d'un tissu conjonctif réticulé, formant des mailles plus ou moins irrégulières et contenant de nombreux éléments lymphatiques. De plus elles sont parcourues par des capillaires, dont la couche externe donne naissance au réticulum.

Lorsqu'on examine une coupe d'un semblable tissu, sans préparation préalable, on ne distingue guère que les éléments lymphatiques, sous forme d'une innombrable quantité de cellules qui masquent les filaments de tissu conjonctif.

On serait tenté de les confondre avec le sarcome.

Mais si l'on vient à traiter les préparations par le pinceau, le coup d'œil change. Les cellules sont chassées et le tissu réticulé qui formait la gangue est mis au jour.

Il ne faudra jamais négliger cette précaution, attendu qu'on n'est en droit de porter le diagnostic de lymphadénome que lorsqu'on a pu bien nettement reconnaître la trame de la tumeur.

Pour arriver facilement au résultat cherché, on fera d'abord macérer, pendant vingt-quatre ou quarante-huit heures, de petits fragments dans l'alcool au tiers, pour les durcir ensuite par les méthodes ordinaires.

Les lymphadénomes peuvent se rencontrer dans un grand nombre de régions : peau, testicule, foie, rate, reins, intestins, etc. On les a trouvés aussi dans les os.

Ce sont des tumeurs molles, mal limitées, de volume très variable, susceptibles de se ramollir et présentant quelquefois des foyers de dégénérescence caséeuse. On constate souvent des infarctus hémorrhagiques par suite de la fragilité des capillaires qui se rompent avec la plus grande facilité.

Par le raclage, elles donnent un suc laiteux contenant en suspension de nombreux éléments cellulaires de forme arrondie, avec noyaux et nucléoles.

§ 7. — Du sang.

Pour observer ce liquide au microscope, il est nécessaire de recourir à quelques précautions :

On conservera les préparations dans la glycérine, après coloration au picro-carminate.

On commencera par nettoyer une lame et une lamelle, et on y déposera une gouttelette de sang aussitôt qu'elle sera sortie du vaisseau. Le meilleur procédé, pour obtenir du sang, est de piquer le doigt avec la pointe d'une aiguille, après avoir fait une légère ligature autour de l'organe.

Il est indispensable de garantir le sang de l'évaporation. On arrivera facilement à ce résultat, en déposant sur la lame une gouttelette, d'un volume exactement suffisant pour remplir l'intervalle entre la lame et la lamelle et en bordant la préparation avec la paraffine. La couche de sang devra être assez mince, pour ne contenir qu'une couche de cellules.

On devra, pour l'examen microscopique, commencer l'observation avec l'objectif 5 de Nachet, pour bien se rendre compte de l'aspect général, et soumettre ensuite les éléments aux plus forts grossissements.

Le sang présente à étudier :

1° Des éléments discoïdes (globules rouges ou hématies);

2° Des globules blancs;

3° Quelquefois des globules de graisse ou de pigment;

4° Un liquide, dans lequel nagent ces divers éléments.

1° *Globules rouges.* — Ils apparaissent au microscope, sous la forme de disques circulaires, biconcaves, ayant un diamètre de 7 millièmes de millimètre environ.

Quand on les fait nager dans le liquide de la préparation, ce que l'on obtient facilement en donnant avec le manche d'un scalpel de petits coups sur la lamelle, on remarque que les cellules passent par diverses formes. Quand on les regarde de champ, elles ont l'apparence d'un bissac et montrent ainsi qu'elles sont plus minces au centre qu'à la périphérie.

Vus de face, les globules rouges sont circulaires, d'une couleur jaunâtre, plus foncée sur les bords, presque incolores au centre.

Au bout d'un certain temps, les éléments prennent une disposition fort originale; ils se groupent les uns à côté des autres, de façon à s'empiler comme un rouleau de pièces de monnaie. Tantôt l'accolement des faces est complet, tantôt il y a imbrication, les disques ne se superposant que par une fraction de leur surface.

Il sera bon d'étudier comparativement le sang de divers mammifères. On comprend de quelle importance il peut être, dans les recherches médico-légales, de déterminer la nature de telle ou telle tache de sang. On verra que les éléments, bien que d'apparence analogue, varient comme diamètre d'une espèce à l'autre.

Les globules sanguins, ainsi que nous l'avons dit tout à l'heure, s'altèrent avec la plus grande facilité, soit naturellement, soit sous l'influence de certains réactifs. Il est donc nécessaire de bien connaître les aspects nouveaux qu'ils peuvent alors présenter.

Au bout de quelques heures, une préparation de sang humain, enfermée à l'abri du contact de l'air, présente des cellules crénelées sur les bords, d'aspect épineux. On en rencontre aussi chez lesquelles la forme en bissac est exagérée, par rétrécissement du centre et gonflement des extrémités.

L'eau agit énergiquement sur les globules du sang.

Pour faire l'essai de ce réactif, aussi bien que de ceux dont nous allons parler, on dépose près de la lamelle la gouttelette du liquide et, avec une aiguille, on l'approche de son bord, de façon à le faire pénétrer par capillarité. Il se forme d'abord un courant qui ne tarde pas à cesser, et permet alors l'observation des éléments. Ils sont décolorés, sphériques, à peine visibles. Le liquide est devenu jaunâtre, par dissolution de la matière colorante.

Sous l'influence de l'alcool au 1/3, dit Ranvier, les globules deviennent sphériques, comme avec l'eau, mais ils revêtent un double contour très net.

L'alcool à 36° fixe à peu près les globules dans leur forme ordinaire.

L'acide acétique dilué les pâlit sans les dissoudre.

Nous verrons, au sujet de la numération des éléments sanguins, que certains sels, le sulfate de soude entre autres, conservent assez bien la forme naturelle.

L'histologiste, dans les laboratoires, emploie si souvent la grenouille pour ses recherches, qu'il est indispensable de connaitre les particularités que présente le sang de ce batracien.

La meilleure manière de s'en procurer est de piquer une patte avec une aiguille; mais, dans ce cas, on obtient, en même temps que les globules rouges, une grande quantité de lymphe, ce qui n'a d'ailleurs aucun inconvénient, si l'on se propose seulement d'observer isolément les éléments. Si l'on voulait obtenir du sang pur, on devrait aller rechercher le cœur et, après l'avoir attiré en dehors de la cage thoracique, le sectionner d'un coup de ciseaux et recevoir immédiatement le liquide sur le porte-objet.

Dans le cas où l'on voudrait observer la circulation sur l'animal vivant, on pourra choisir la membrane interdigitale ; mais, vu la présence de nombreuses cellules pigmentaires, la langue sera bien plus favorable pour l'examen. Il y a, dans ce cas, à tenir compte d'un petit manuel opératoire assez compliqué, que nous allons exposer.

On se procurera une plaque de liège un peu plus grande que la platine du microscope et de 3 ou 4 millimètres d'épaisseur, dans l'une des extrémités de laquelle on pratiquera une ouverture circulaire d'environ 1 centimètre carré. C'est au-dessus de cet orifice qu'on étalera la langue de la grenouille à la façon de la peau d'un tambour.

Pour arriver à ce résultat, on couche l'animal sur le dos, de façon que la tête arrive au bord de l'orifice, et on le fixe dans cette position au moyen de cinq épingles, une qui pénètre dans chaque membre et une qu'on introduit dans l'extrémité du museau. Cela fait, on n'oubliera pas que l'extrémité libre de la langue regarde en arrière et, soulevant les mâchoires avec une pince, on attire en dehors la pointe de l'organe, qu'on fait passer au-dessus du trou, et qu'on fixe avec une première épingle. On saisit successivement le bord droit et le bord gauche, en les attirant sur les parties latérales de l'orifice où on les fixe également, et on achève l'opération, en plaçant quelques épingles intermédiaires.

La langue apparaît alors sous forme d'une membrane transparente, dans laquelle on distingue déjà les gros vaisseaux.

Pour faire l'observation, il ne reste plus qu'à appliquer à sa surface un fragment de lamelle, pour obtenir une surface plane et à ajouter une goutte d'eau, qui s'opposera au dessèchement de la partie.

L'appareil est maintenu sur la platine au moyen des valets, et l'observation se fera d'abord avec des grossissements faibles, en augmentant successivement les numéros des objectifs.

Rien n'est plus beau que cette expérience, où l'on peut observer avec la plus grande netteté les plus petits détails de la circulation.

On remarquera que les globules du sang sont elliptiques et assez volumineux. Ils sont munis d'un noyau. On rencontre d'ailleurs dans le sang des batraciens les éléments correspondant à ceux de l'homme.

2° *Globules blancs.* — Ce sont des corpuscules sphériques dont le diamètre est de 12 millièmes de millimètre environ. Ils se présentent avec un aspect granuleux, un contour irrégulier et une couleur blanchâtre, assez caractéristique pour qu'on les aperçoive immédiatement dans le champ du microscope.

Si l'on vient à faire agir l'eau, on voit aussitôt apparaître un ou deux noyaux, réaction qui est encore plus accentuée avec l'acide acétique.

On observe alors des mouvements browniens dans l'intérieur de l'élément.

Il n'est pas rare de trouver dans le sang des globules blancs plus petits : ce sont des globulins.

Les globules blancs, qui sont identiques avec les cellules lymphatiques, sont doués des mouvements amiboïdes.

On les observera facilement sur la grenouille, où ils se montrent à la température ambiante. On opérera de la façon suivante :

Après avoir coupé le doigt de l'animal, on exprimera sur une lame le liquide qui s'échappe, et, après avoir rapidement recouvert avec une lamelle préparée à l'avance, on fermera la préparation avec de la paraffine.

En examinant soigneusement une cellule avec un fort grossissement et pendant quelques minutes, on la verra prendre successivement les formes les plus variées.

Les mêmes phénomènes pourraient s'observer sur le sang des animaux supérieurs, mais l'emploi d'une platine chauffée serait indispensable.

3° *Globules de graisse et pigment.* — On rencontre quelquefois ces éléments dans le sang, mais toujours en petites quantités. Il en est de même de larges cellules pâles, que l'on trouve isolées, et qui sont des éléments endothéliaux détachés de la paroi des vaisseaux.

4° *Liquide propre.* — Ce liquide, qui est constitué par de la fibrine, se coagule aussitôt la sortie du sang hors des vaisseaux ; il se présente alors sous forme d'un fin lacis de fibrilles entre-croisées, contenant ou non des éléments sanguins dans ses mailles.

On notera que le réactif caractéristique de la fibrine est l'acide acétique, qui la gonfle, lui donne un aspect homogène et gélatineux et finit par la dissoudre complètement.

Numération des globules sanguins.

Maintenant que nous connaissons les éléments histologiques du sang, nous allons aborder une question dont l'importance, soit au point de vue physiologique, soit au point de vue thérapeutique, n'échappera à personne ; nous voulons parler de la numération des globules sanguins.

Nous empruntons la presque totalité de cet article au mémoire que M. Hayem a publié sur ce sujet.

Nous engageons d'ailleurs à consulter, pour plus de détails, les nombreux et intéressants travaux du savant professeur.

« Rendons-nous compte tout d'abord du problème à résoudre.

Lorsqu'on examine une goutte de sang pur au microscope, les globules extraordinairement nombreux s'empilent, se superposent et forment des amas confus, de sorte qu'il est matériellement impossible de les délimiter et de les compter.

« De là résulte la nécessité de faire une dilution, c'est-à-dire d'augmenter, en quelque sorte, la proportion du plasma. On fait alors un mélange avec un liquide étranger, et il faut que ce mélange soit aussi homogène que possible, c'est-à-dire que la répartition des globules y soit la même dans tous les points. De cette manière, en comptant les globules contenus dans un volume connu du mélange, on peut, par un calcul de proportions, ramener le chiffre trouvé à 1 millimètre cube de sang pur.

« Toutes les méthodes employées ont dû se soumettre à ces exigences.

« Le liquide employé pour diluer doit altérer le moins possible les globules, et ses proportions doivent être choisies de façon à faciliter les calculs. Chaque expérimentateur a employé un liquide différent, qu'il a mélangé au sang dans des proportions variables. Cette partie importante du problème offre ses difficultés; mais le point difficile, le plus délicat, est la numération des globules compris dans le mélange ou dans une de ses parties. »

Plusieurs procédés ont été successivement employés. M. le Dr Malassez a fait à ce sujet de remarquables travaux et a eu l'immense mérite de faire construire, le premier, un appareil d'un maniement assez facile et d'une conception très ingénieuse. Nous l'avons employé longtemps, mais depuis nous avons trouvé plus simple l'appareil de M. Hayem, que nous allons décrire. Les chances d'erreurs sont d'ailleurs beaucoup moins grandes avec ce dernier modèle. On comprendra qu'une discussion des divers procédés ne saurait avoir place dans ce manuel.

L'appareil de M. Hayem, construit avec le plus grand soin par M. Nachet, est fort simple et permet d'opérer après quelques jours d'exercice, avec une grande célérité.

Mais nous laissons ici la parole à M. Hayem. « Le but que nous avons essayé d'atteindre, dit-il, était de trouver un appareil facile à manier et fondé sur un principe exact.

« Le mélange du sang étant fait d'une manière aussi homogène

que possible, il fallait en circonscrire un volume mathématiquement
déterminé, sans modifier, par les manœuvres de la préparation, la
répartition des globules.

« A l'aide de la petite cellule que je vais vous présenter, nous
croyons être arrivés d'une manière extrêmement simple à un résultat satisfaisant.

« Notre cellule (fig. 226) est formée par une lamelle de verre

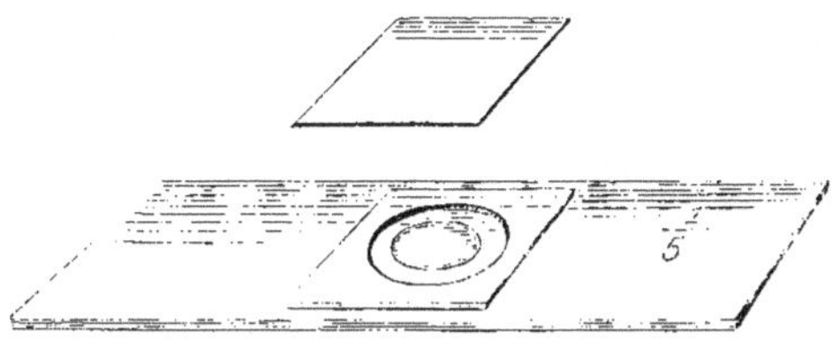

Fig. 226.

mince, perforée à son centre, de manière à présenter un trou d'environ 1 centimètre de diamètre, et collée sur une lame de verre
porte-objet, parfaitement plane. Cette lamelle de verre ayant été
amincie d'une quantité déterminée à l'aide du sphéromètre, on a
ainsi une cavité dont la hauteur est mathématiquement connue. La
hauteur que nous avons choisie est celle de 1/5 de millimètre.

« En déposant au centre de la cellule une goutte du mélange sanguin et en la recouvrant immédiatement par une lamelle de verre
très plane, qui vient reposer sur les bords de la cellule, on obtient
ainsi une lame de liquide à surfaces parallèles, dont l'épaisseur est
de 1/3 de millimètre.

« Si l'on a soin de bien placer la goutte de liquide à examiner au
milieu de la cellule, et de ne pas la prendre assez volumineuse pour
qu'elle remplisse la cavité tout entière, on n'aura pas à craindre le
soulèvement de la petite lamelle par le liquide, phénomène qui se
produit facilement lorsque la cellule contient une quantité surabon-
dante de liquide.

« Il ne reste plus qu'à compter les globules dans un certain espace, mesuré par un oculaire quadrillé.

« Voici d'ailleurs la manière dont on opère. Pour faire le mélange,
nous nous servons de deux pipettes graduées, une pour le sang.

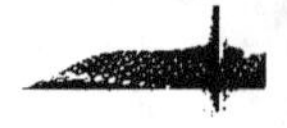

une autre pour le sérum ; on pourrait également se servir du mélangeur de M. Potain. La pipette destinée au sérum porte des divisions qui permettent de prendre à volonté 100, 150, 200, 250, 300, 400 et 500 millimètres cubes de liquide. On en prend par exemple 500 millimètres cubes.

« Le sérum dont on se sert est loin d'être indifférent. Il doit, avons-nous dit, conserver aux globules leur aspect physiologique et permettre, de plus, une dissémination des globules, aussi parfaite que possible. Après avoir fait un grand nombre d'essais, j'ai été conduit à rejeter les diverses formules qui ont été proposées pour la fabrication des sérums artificiels, et je préfère les sérosités naturelles ou pathologiques.

« Le sérum iodé de M. Schultze, qui est préparé, comme vous le savez, avec le liquide amniotique de la vache, permet de faire un mélange très homogène ; mais il rétracte un peu les globules et ne peut convenir que lorsqu'on ne tient pas à prendre en même temps le diamètre de ces éléments. Le liquide qui m'a donné les meilleurs résultats à cet égard est celui que j'ai obtenu par une ponction chez un malade atteint d'hydro-pneumo-thorax. C'est un liquide très riche en albumine, ne contenant que des traces de fibrine, et dont la densité est de 1019.

« Je suis persuadé que la sérosité de l'ascite, que tout médecin peut se procurer facilement, fournirait également un excellent véhicule. »

M. le Dr Grancher, dont on connaît les savantes recherches, après de grands tâtonnements, est arrivé à donner la préférence au sérum composé de la manière suivante :

> Sulfate de soude cristallisé............. 1 gramme.
> Eau distillée...................... 40   —

Cette solution, que nous conseillons d'adopter, peut être préparée séance tenante. Elle sépare les globules, les gonfle et les rend sphériques, sans les décolorer. De plus, grâce à la légère densité du liquide, les éléments gagnent rapidement le fond de la préparation.

Une excellente formule est la suivante :

> Eau distillée...................... 200 grammes.
> Chlorure de sodium pur............ 1   —
> Sulfate de soude pur.............. 5   —
> Bichlorure de mercure pur.......... 0^{gr},50

Le sérum, aspiré par la pipette, qui a été graduée de façon à tenir compte du mouillage du verre, est déposé avec soin dans une petite éprouvette.

C'est alors qu'on prend le sang.

Quand on étudie le sang de l'homme à l'état physiologique ou dans les maladies, on l'emprunte à la pulpe de l'un des doigts, partie très vasculaire, sur laquelle il est facile d'opérer. Mais la manière de prendre le sang mérite de fixer l'attention. On emploie communément un procédé, qui consiste à piquer avec une aiguille l'extrémité d'un doigt préalablement entouré d'un lien, à la base de la première phalange. On obtient ainsi un liquide qui diffère notablement du sang physiologique et qui, dans des numérations successives, faites chez la même personne, donne des résultats non concordants. On évite cette cause d'erreur en faisant, à l'aide de la pointe d'une lancette, sur le doigt libre, une petite plaie suffisante pour laisser échapper quelques gouttes de sang, dès qu'on exerce la plus légère pression sur la pulpe. Des recherches comparatives m'ont démontré l'importance de cette manière d'opérer. La petite plaie faite par la lancette est d'ailleurs tout aussi inoffensive que la piqûre d'une aiguille.

L'aspiration d'une quantité déterminée de sang se fait à l'aide d'une pipette parfaitement calibrée et graduée, qui ressemble à celle de M. Potain.

Les divisions que porte le tube permettent de prendre 2 millimètres cubes, 2^{mm}.5 ou 5 millimètres cubes de sang. Supposons qu'on en prenne 2 millimètres cubes. En les portant dans la petite éprouvette, qui contient 500 millimètres cubes de sérum, on aura un mélange au 248ᵉ.

Pour expliquer ce chiffre de 248, il faut considérer que la grosse pipette ayant en général 6 millimètres cubes de mouillage, les 500 millimètres cubes de liquide pris avec cette pipette n'en fournissent que 494, auxquels on ajoute 2 millimètres cubes de sang. Le volume total étant de 496 millimètres cubes dont 2 de sang, la dilution est au 248ᵉ.

On comprend qu'il est très facile d'obtenir de même des mélanges au 198ᵉ ou au 98ᵉ, soit en faisant varier la quantité du sérum, soit en prenant une proportion plus grande du sang. Il suffit de souffler dans le tube en caoutchouc que porte la pipette, pour faire tomber le sang au fond de l'éprouvette, et en aspirant deux ou trois fois de suite un peu de sérum, qu'on repousse aussitôt, on vide facilement tout le tube capillaire. On introduit alors dans la petite éprouvette contenant le sérum et le sang un agitateur terminé par une petite palette, et l'on imprime à cette baguette de verre un mouvement de va-et-vient assez rapide (fig. 227).

On doit agiter le mélange jusqu'à ce qu'il soit bien également fait et jusqu'au moment de s'en servir.

On dépose alors, à l'aide de l'agitateur, une goutte du mélange au centre de l'espace cellulaire, puis on place sur le tout une lamelle de verre parfaitement plane, en ayant soin de la poser doucement et directement sur la goutte.

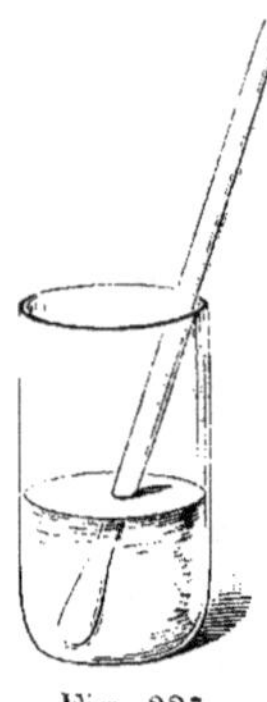

Fig. 227.

Il reste à réunir ensemble la lamelle couvre-objet et la cellule. A cet effet, on se sert d'un peu de salive. Appliqué sur les bords de la lamelle, ce liquide visqueux s'infiltre par capillarité entre les deux plaques et s'oppose ainsi au glissement de la lamelle et à l'évaporation de la goutte. La préparation est alors terminée, et il ne reste plus qu'à compter les globules. Cette numération s'exécute à l'aide d'un procédé analogue à ceux de Cramer et de M. Malassez. On a disposé dans l'oculaire une glace sur laquelle est gravé un carré, et le tube rentrant du microscope est enfoncé dans sa monture jusqu'à un trait, calculé de façon que le côté du carré ait, avec l'objectif dont on se sert (n° 5, Nachet), une valeur d'un cinquième de millimètre, soit celle de la hauteur de la cellule. On a ainsi sous les yeux la projection d'un cube d'un cinquième de millimètre de côté. De plus, ce carré de l'oculaire est divisé en seize carrés égaux, dans lesquels on a tracé des lignes réciproquement perpendiculaires, qui n'arrivent pas jusqu'aux bords des petits carrés et qui sont destinées à faciliter la numération (fig. 228).

Au bout de quelques minutes, les globules sont tombés, par leur propre poids, au fond de la cellule. En comptant ceux qui sont compris dans les seize petits carrés, on a très exactement le chiffre des globules contenus dans un cube d'un cinquième de millimètre de côté. Il suffira donc de multiplier ce chiffre par 125, pour savoir ce que renferme 1 millimètre cube de mélange, et pour connaître la valeur de 1 millimètre cube de sang, de multiplier le dernier chiffre trouvé par le titre de ce mélange.

Dans l'exemple que nous avons choisi, c'est-à-dire avec un mélange au 248°, soit x, le nombre de globules comptés dans les seize carrés, il faudra multiplier x par 125, puis par 248, soit par 31,000. Si le mélange avait été fait au 198°, on aurait à multiplier x par 24,750, et avec un mélange au 98° par 12,250.

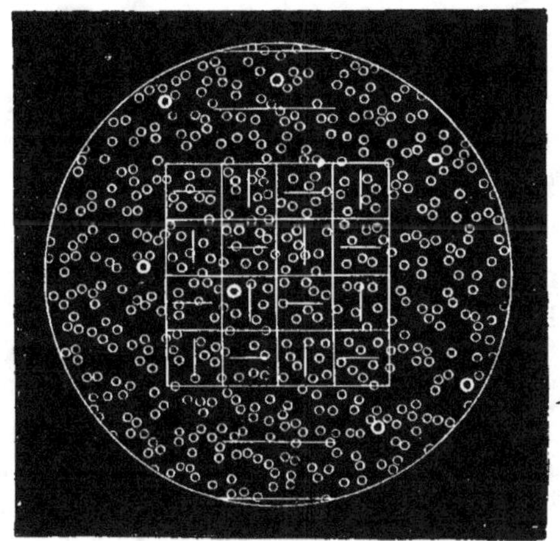

Fig. 228.

Pour obtenir le nombre x avec une exactitude suffisante, il est nécessaire de faire plusieurs numérations. On a ainsi 4, 5 ou 6 chiffres indiquant le nombre de globules compris dans des points plus ou moins éloignés de la même goutte de mélange. On en prend la moyenne, qu'il reste à multiplier par un des chiffres précédents, selon le titre du mélange.

En résumé, on peut considérer le nombre 5 millions comme la moyenne physiologique du nombre de globules contenus dans le sang du doigt.

Les lecteurs qui seraient désireux d'approfondir la question de la numération des globules sanguins devront consulter la thèse de

M. Malassez. Paris, 1873 ; un mémoire du même auteur publié dans les comptes rendus de l'Académie des sciences, décembre 1872 et les recherches de M. le professeur Hayem publiées dans sa *Revue médicale et dans d'autres mémoires.*

Nous venons de parler des globules rouges, mais une question non moins importante d'hématologie consiste à pouvoir se rendre compte du nombre de globules blancs.

M. le Dr Grancher a fait à ce sujet des recherches fort intéressantes, consignées en partie dans la thèse du Dr Fouassier (*De la numération des globules du sang ; avec trois tableaux permettant de calculer rapidement le chiffre des globules rouges, celui des globules blancs et leur rapport.* Chez Coccoz, Paris, 1876).

Nous allons analyser succinctement ce mémoire :

Les manœuvres décrites ci-dessus, dit l'auteur, pour la numération des globules rouges, sont insuffisantes pour ce qui concerne les globules blancs.

D'abord leur nombre est relativement très restreint ; ce nombre peut osciller à l'état physiologique, chez l'adulte, dans les limites extrêmes de 1/300 à 1/2200, rapport qui correspond aux chiffres réels suivants, par millimètre cube ; pour les globules rouges, 5 à 6 millions ; pour les globules blancs, de 4,000 à 10,000. Ce sont là les chiffres qui découlent des recherches de M. le Dr Grancher.

On a dû remarquer, quand on observe les globules rouges, qu'on n'aperçoit guère qu'un ou deux globules blancs dans chaque quadrillage que l'on compte. Il est donc impossible de tirer des conclusions sérieuses, quand on n'a qu'un chiffre aussi faible.

En outre, si les globules rouges sont assez également répartis pour que tous les points de la préparation en présentent à peu près le même nombre, il est loin d'en être ainsi pour les globules blancs. Souvent, par exemple, tout le champ du microscope n'en présente pas un seul, tandis qu'un simple mouvement de la préparation en fait apparaître un grand nombre sur un point tout voisin. Cela tient peut-être à la viscosité bien connue de ces globules, de sorte que, malgré un mélange aussi intime que possible, on ne peut jamais être assuré d'une égale répartition dans la gouttelette.

Voici le procédé préconisé par M. le Dr Grancher et employé par le Dr Fouassier dans ses recherches :

La numération des globules rouges étant terminée, la même préparation sert à l'étude des globules blancs, mais au lieu de compter ceux-ci seulement dans l'étendue du quadrillage, on les recherche sur toute la surface du champ du microscope.

Cette recherche n'est pas plus difficile que le comptage des globules rouges. Les globules blancs, en effet, sont ordinairement peu nombreux, sphériques, plus volumineux que les rouges, transparents et possédant un éclat particulier. On peut arriver à les distinguer, sans difficulté, si l'on tient compte de leur éclat et de leur volume plus considérable; en effet, tous les globules se trouvent au fond de la cellule sur un même plan, et les blancs dépassent les autres. Donc, il suffit de relever le foyer de l'objectif pour que les globules blancs soient encore visibles, quand les globules rouges ont disparu. On voit alors dans le champ de la préparation, sur le fond rougeâtre de la masse des globules rouges indistincts, apparaître des points blancs, brillants, qui sont les globules blancs, et il suffit de baisser le foyer de l'objectif, pour reconnaître. en rendant à la préparation sa netteté première, que chacun de ces points est bien un globule blanc. Grâce à cette petite manœuvre, on fait une numération rapide et on peut s'assurer qu'aucun globule n'échappe à l'examen.

On voit donc qu'il est de toute nécessité, pour arriver à un chiffre exact, de compter les globules blancs dans tout le champ du microscope. On fera 10 comptages dans 10 champs différents, et on prendra la moyenne du chiffre total.

Voyons maintenant comment on obtient le chiffre exact des globules blancs par millimètre cube. La première chose, puisque nous suivrons la même marche que pour les globules rouges, est de se rendre compte du rapport qui existe entre le champ entier du microscope et le quadrillage dans lequel on comptait les globules rouges.

Nous trouvons, par une série de calculs élémentaires, que le champ représente en surface 8 fois et demi le quadrillage.

Le restant de l'opération sera donc très simple :

Après avoir fait la préparation, comme nous l'avons indiqué pour les globules rouges, on compte les globules blancs dans dix fois le champ du microscope, et on prend la moyenne de ces dix numérations. Soit a cette moyenne ; ce chiffre divisé par 8,5 représentera le nombre de globules blancs contenus dans le quadrillage, c'est-à-dire dans un cube de 1/5 de millimètre de côté.

Il ne reste plus maintenant, pour obtenir le chiffre exact des globules blancs contenus dans un millimètre cube de sang pur, qu'à faire le petit calcul déjà indiqué à propos de la numération des globules rouges. On a

$$a \times 125 \times 248 : 8,5 = 31,000\, a : 8,5$$

M. Nachet vient de modifier heureusement l'hématimètre, de concert avec M. le professeur Hayem.

Ce nouvel appareil se distingue de l'ancien en ce que sa construction permet la suppression de l'oculaire quadrillé. Il se compose d'une lame de cuivre (fig. 229) au-dessous de laquelle se visse

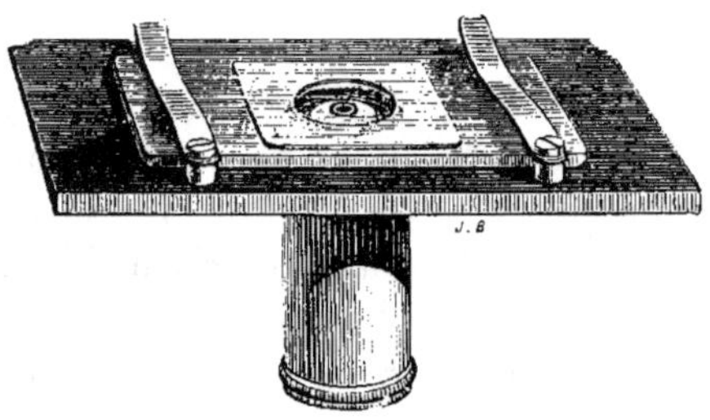

Fig. 229.

un tube contenant un système de lentilles destiné à former sur la surface de la cellule placée au centre de la plaque une image réduite du quadrillé situé à l'extrémité inférieure du tube ; cette image représente un carré de 1/5 de millimètre de côté.

Les globules contenus dans l'épaisseur de la couche liquide de 1/5 de millimètre, en venant se déposer sur la surface de la lame, se trouvent donc au même foyer que l'image du quadrillé.

Pour employer l'appareil, on introduit dans l'ouverture de la platine le tube de l'instrument après avoir au préalable réglé la lumière par le miroir de façon à s'assurer que le quadrillé sera bien éclairé ; on fixe la plaque de cuivre par les pinces valets, quand on a amené au centre du champ l'image du quadrillé, on retire la plaque de verre portant la cellule et après avoir fait la préparation comme il a été indiqué ci-dessus, on la replace sous les petits ressorts d'acier. — Tous les objectifs pouvant donner dans le champ de l'oculaire l'image du quadrillé sont utilisables, il n'y a de limites que le trop court foyer.

Nous terminerons ce chapitre en donnant une table permettant de trouver immédiatement le nombre de globules par millimètre cube correspondant à celui trouvé dans le carré.

TABLEAU POUR LES DILUTIONS

à 2 millimètres cubes de sang sur 494 de sérum.

Globules contenus dans le carré.	Nombre des globules par millimètre cube.	Globules contenus dans le carré.	Nombre des globules par millimètre cube.
40	1 240 000	71	2 201 000
41	1 271 000	72	2 232 000
42	1 302 000	73	2 263 000
43	1 333 000	74	2 294 000
44	1 364 000	75	2 325 000
45	1 395 000	76	2 356 000
46	1 426 000	77	2 387 000
47	1 457 000	78	2 418 000
48	1 488 000	79	2 449 000
49	1 519 000	80	2 480 000
50	1 550 000	81	2 511 000
51	1 581 000	82	2 542 000
52	1 612 000	83	2 573 000
53	1 643 000	84	2 604 000
54	1 674 000	85	2 635 000
55	1 705 000	86	2 666 000
56	1 736 000	87	2 697 000
57	1 767 000	88	2 728 000
58	1 798 000	89	2 759 000
59	1 829 000	90	2 790 000
60	1 860 000	91	2 821 000
61	1 891 000	92	2 852 000
62	1 922 000	93	2 883 000
63	1 953 000	94	2 914 000
64	1 984 000	95	2 945 000
65	2 015 000	96	2 976 000
66	2 046 000	97	3 007 000
67	2 077 000	98	3 038 000
68	2 108 000	99	3 069 000
69	2 139 000	100	3 100 000
70	2 170 000	101	3 131 000

Globules contenus dans le carré.	Nombre des globules par millimètre cube.	Globules contenus dans le carré.	Nombre des globules par millimètre cube.
102	3 162 000	147	4 557 000
103	3 193 000	148	4 588 000
104	3 224 000	149	4 619 000
105	3 255 000	150	4 650 000
106	3 286 000	151	4 681 000
107	3 317 000	152	4 712 000
108	3 348 000	153	4 743 000
109	3 379 000	154	4 774 000
110	3 410 000	155	4 805 000
111	3 441 000	156	4 836 000
112	3 472 000	157	4 867 000
113	3 503 000	158	4 898 000
114	3 534 000	159	4 929 000
115	3 565 000	160	4 960 000
116	3 596 000	161	4 991 000
117	3 627 000	162	5 022 000
118	3 658 000	163	5 053 000
119	3 689 000	164	5 084 000
120	3 720 000	165	5 115 000
121	3 751 000	166	5 146 000
122	3 782 000	167	5 177 000
123	3 813 000	168	5 208 000
124	3 844 000	169	5 239 000
125	3 875 000	170	5 270 000
126	3 906 000	171	5 301 000
127	3 937 000	172	5 332 000
128	3 968 000	173	5 363 000
129	3 999 000	174	5 394 000
130	4 030 000	175	5 425 000
131	4 061 000	176	5 456 000
132	4 092 000	177	5 487 000
133	4 123 000	178	5 518 000
134	4 154 000	179	5 549 000
135	4 185 000	180	5 580 000
136	4 216 000	181	5 611 000
137	4 247 000	182	5 642 000
138	4 278 000	183	5 673 000
139	4 309 000	184	5 704 000
140	4 340 000	185	5 735 000
141	4 371 000	186	5 766 000
142	4 402 000	187	5 797 000
143	4 433 000	188	5 828 000
144	4 464 000	189	5 859 000
145	4 495 000	190	5 890 000
146	4 526 000	191	5 921 000

Globules contenus dans le carré.	Nombre des globules par millimètre cube.	Globules contenus dans le carré.	Nombre des globules par millimètre cube.
192	5 952 000	197	6 107 000
193	5 983 000	198	6 138 000
194	6 014 000	199	6 169 000
195	6 045 000	200	6 231 000
196	6 076 000		

§ 8. — Lymphe et chyle.

Ce sont les liquides qu'on rencontre dans les vaisseaux lymphatiques et les chylifères.

La lymphe présente, lorsqu'on l'examine au microscope : 1° des granulations élémentaires de nature graisseuse et protéique, en petite quantité ; 2° quelques globules sanguins ; 3° enfin des globules blancs analogues à ceux que nous avons décrits avec le sang et présentant les mêmes caractères. Nous ne reviendrons pas sur ces détails, non plus que sur la manière d'observer la lymphe. Le procédé est toujours le même, quelle que soit la nature du liquide.

Rappelons que ces globules sont doués du mouvement amiboïde.

Quant au chyle, ce n'est autre chose que de la lymphe prise dans les lymphatiques de l'intestin ou chylifères et contenant des matières grasses et albuminoïdes.

On y trouve : 1° des granulations élémentaires, d'une finesse incommensurable et qui donnent au chyle sa couleur laiteuse. Elles sont de nature graisseuse et solubles dans l'éther. Elles sont douées du mouvement brownien ; 2° des noyaux libres : ce sont de petits corpuscules d'aspect homogène. Il ne sont pas très nombreux. On les considère comme des débris de cellules lymphatiques rompues ; 3° des globules du sang ; 4° des cellules lymphatiques, qui sont identiques avec celles que nous venons de mentionner dans la lymphe, et que nous avons déjà étudiées dans le sang.

CHAPITRE V

APPAREIL URINAIRE

L'appareil urinaire présente à étudier : le rein, les uretères, la vessie et, comme annexe, les capsules surrénales.

Nous parlerons du canal de l'urèthre, avec les organes génitaux.

1° Rein.

Cet organe est entouré d'une capsule propre de tissu conjonctif se continuant jusqu'au hile, et venant finir au pourtour des vaisseaux et de l'uretère. Elle est elle-même englobée généralement dans une épaisse couche de graisse, formée de vésicules adipeuses contenues dans un tissu conjonctif lâche, mais très vasculaire, ainsi qu'on pourra le constater sur des pièces injectées.

On devra étudier la capsule par les procédés que nous avons indiqués d'une façon générale à propos du tissu conjonctif. On remarquera qu'elle est composée d'un tissu conjonctif assez dense, avec de nombreuses fibres élastiques.

Le parenchyme du rein présente sur une coupe verticale deux zones d'aspect bien différent : l'une périphérique est rougeâtre, c'est la portion corticale ; l'autre interne est plus pâle, et d'apparence rayonnée, c'est la portion médullaire, qui constitue les pyramides.

La structure de ces deux parties est fort différente, mais nous n'entrerons pas ici dans les détails histologiques qui sont décrits dans tous les traités spéciaux. Les procédés de technique sont les mêmes pour l'étude de ces deux couches.

Sur une coupe verticale du tissu rénal, on remarque tout d'abord une quantité considérable de tubes contournés et diversement ramifiés ou droits, selon la région que l'on examine ; ce sont les canalicules urinipares.

Il va sans dire qu'on aura fait durcir l'organe par les procédés habituels. Nous avons quelquefois employé la congélation, qui dans les cas de parenchymes nous donne d'excellents résultats.

M. Cornil emploie dans le même cas l'acide osmique au 100°. Il laisse dans ce milieu, pendant vingt-quatre heures, un fragment recueilli de suite après la mort de l'animal, puis il le lave pendant une heure dans l'eau distillée et le conserve dans l'alcool absolu.

Ces canaux, dont le diamètre est d'environ 0^{mm},04, sont limités par un simple contour, et tapissés d'une couche de cellules assez petites, munies d'un noyau et d'un nucléole et présentant un protoplasme trouble et granuleux, avec quelques granulations graisseuses, dans certains cas.

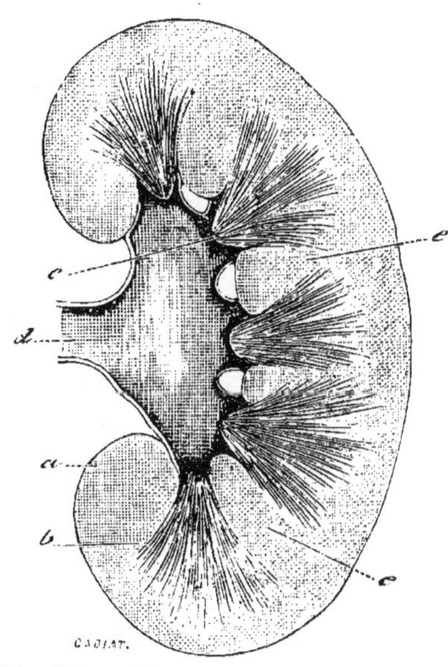

Fig. 230. — Coupe longitudinale du rein de l'homme. — *a*, substance corticale ; *b*, substance médullaire avec ses irradiations formant les pyramides de Ferrein ; *c*, papille ; *d*, uretère ; *e*, colonnes de Bertin et substance corticale.

Pour les observer, on fera macérer dans l'alcool au tiers des fragments de rein, et au bout de vingt-quatre heures elles deviendront libres par le raclage. On les colorera par le picro-carminate pour voir leur noyau. Il sera bon également de recourir à l'imprégnation par le nitrate d'argent pour les voir en place. On fera dans un rein une section bien nette, avec un rasoir trempé dans l'eau distillée, et on plongera cette portion pendant quelques minutes dans une solution de nitrate d'argent au 300°. On la retirera alors et, l'ayant bien lavée, on l'exposera au soleil, pour opérer la réduction. Une lumière ardente donne surtout de bons résultats. Elle sera ensuite examinée, soit dans l'eau, soit dans la glycérine. Si la teinte de la pièce était trop foncée, on la ramènera au ton voulu, en la faisant macérer quelques minutes dans une solution légère d'hyposulfite de soude.

Voyons maintenant comment se terminent ces canalicules.

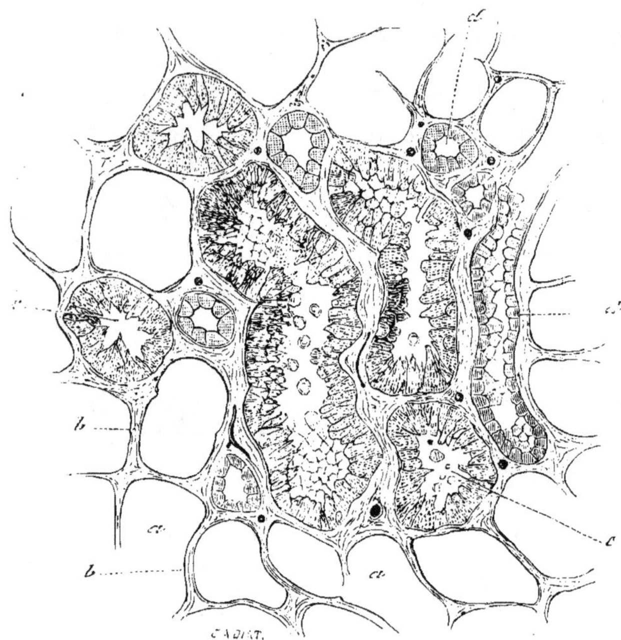

Fig. 231. — Coupe portant sur les tubes contournés de la substance corticale chez l'homme adulte, supplicié de vingt-deux ans. — *a*, tubes contournés vidés de leur contenu; *b*, cloisons conjonctives intertubulaires; *c*, épithélium strié des tubes contournés; *d*, petit épithélium homogène des tubes collecteurs.

Après avoir décrit quelques sinuosités, ils se dilatent en ampoule, de façon à former la capsule de Bowmann, dont la face interne est tapissée d'une couche de cellules épithéliales polygonales très aplaties. On aura recours, pour les observer, à l'imprégnation par le nitrate d'argent, et si la solution n'a pas dépassé 1 p. 500, il sera possible de colorer les noyaux au picro-carminate.

Mais, pour rendre cet épithélium bien évident, on doit employer un autre procédé, celui de l'injection de l'artère rénale au moyen d'une solution argentique.

Voici le procédé que conseille le Dr Renaut, d'après Hortolès (1).

Un lapin est sacrifié par la section du bulbe; le ventre est ouvert, l'artère et la veine émulgente, ainsi que l'uretère, sont soigneusement isolés.

On place une canule dans l'artère et dans la veine et l'on fait

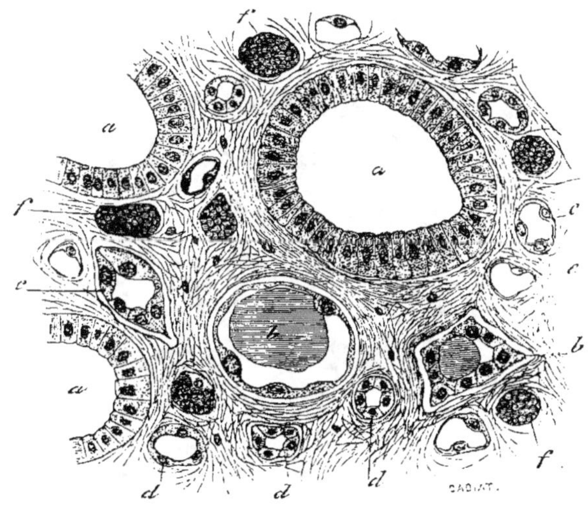

Fig. 232. — Coupe au sommet d'une papille chez l'homme à l'état normal. — *a*, gros tubes de Bellini avec des cellules prismatiques ; *b*, tubes droits de la substance médullaire, les uns avec un épithélium polyédrique, les autres avec un épithélium aplati; *c*, tubes collecteurs volumineux; *d*, tubes droits plus fins ; *e*, anses descendantes de Henle ; *f*, vaisseaux sanguins pleins de globules.

passer dans les vaisseaux du rein un courant de sérum artificiel destiné à chasser complètement le sang sans altérer les endothéliums. On sait en effet que les épithéliums, et d'une manière générale les parties vivantes, continuent à vivre pendant quelque temps dans un milieu formé par le sérum artificiel. Quand le liquide, injecté très doucement pour éviter toute rupture, ressort entière-

(1) Hortolès, *Recherches sur les glomérules et les épithéliums du rein* (*Archives de physiologie*, 1881, p. 861).

ment incolore par la canule adaptée à la veine, on substitue au courant de sérum un courant d'eau distillée. Très rapidement le chlorure de sodium est expulsé et si l'on a agi avec la célérité nécessaire, le courant d'eau ne détermine aucune lésion des épithéliums. On fait alors passer dans le rein un courant de solution de nitrate d'argent à 1 p. 500. Immédiatement on voit l'organe blanchir par points; quelques minutes suffisent pour que l'imprégnation soit convenable. De cette façon tous les lobules de la substance corti-

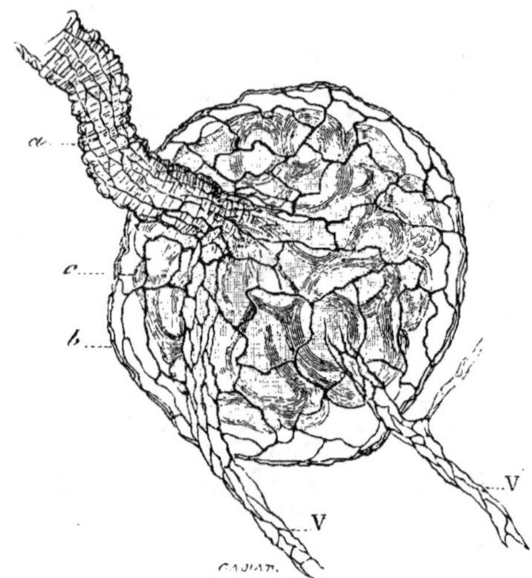

Fig. 233. — Glomérule de Malpighi injecté au nitrate d'argent par les artères. — *a*, artère du glomérule; *b*, capsule avec son épithélium; *c*, glomérule vu par transparence; V, V, veines efférentes.

cale du rein ne sont pas injectés, mais les systèmes lobulaires qui le sont se détacheront avec une entière netteté sur les parties non imprégnées.

Pour terminer l'opération, on fait de nouveau passer un courant d'eau distillée, puis on lie l'uretère, la veine, l'artère; on enlève le rein avec son conduit excréteur et ses vaisseaux et on le suspend dans environ 300 grammes d'alcool à 90° centésimaux.

C'est ce dernier traitement qui donne toute sa valeur à la méthode.

Très rapidement, l'alcool coagule la surface du rein, de telle sorte que l'organe est enveloppé dans une coque rigide : les vaisseaux injectés, les capsules de Bowmann, les portions corticales des systèmes de tubes contournés atteints par l'imprégnation ne se rétracteront plus ; et le durcissement pourra se poursuivre régulièrement de façon qu'au bout de vingt-quatre heures on puisse pratiquer des coupes minces dans la substance corticale et dans la médullaire.

Les coupes seront montées, soit dans la glycérine, soit dans le baume de Canada.

Nous conseillons également de recourir pour l'étude générale du rein aux méthodes que nous avons décrites à l'occasion du foie, c'est-à-dire au durcissement par le liquide de Flemming et à la coloration par le violet de gentiane ou la safranine.

Nous verrons tout à l'heure que les capsules contiennent le glomérule de Malpighi, dépendance du système circulatoire de l'organe et que nous décrirons avec lui.

Reprenons l'examen des tubes urinipares.

Quand il s'agit de suivre leur parcours, on se trouve en présence de difficultés considérables.

Une des conditions les plus importantes est de choisir les reins d'animaux fraîchement tués. On pourra conserver les pièces dans l'alcool. Mais il faudra éviter l'acide chromique qui rend les préparations granuleuses, et altère profondément le parenchyme de l'organe.

Nous avons étudié, dans ces derniers temps, l'organe qui nous occupe ici, et nous avons trouvé d'excellents procédés d'examen dans le mémoire publié par le Dr Gross. Nous lui ferons donc de nombreux emprunts.

Il est bon, dit cet auteur, de choisir de préférence les reins des petits animaux, qui seuls permettent d'isoler les canalicules dans une certaine longueur, et de reconnaître ainsi leurs connexions. Les reins du nouveau-né sont excellents.

Pour étudier le parcours des canalicules urinipares, on soumettra l'organe aux manipulations suivantes : Après l'avoir coupé en petits fragments d'un centimètre au plus de côté, on les plongera dans de l'acide chlorhydrique concentré, d'une densité de 1,200, étendu de moitié son poids d'eau distillée. Si l'on se servait d'acide concentré, on risquerait d'attaquer les canalicules.

On laisse la macération se prolonger quinze à vingt heures, ou un peu plus, si la pièce a été conservée dans l'alcool.

Sous l'influence de cette macération, le tissu conjonctif se gonfle, se ramollit et même se dissout à la longue. Il devient donc

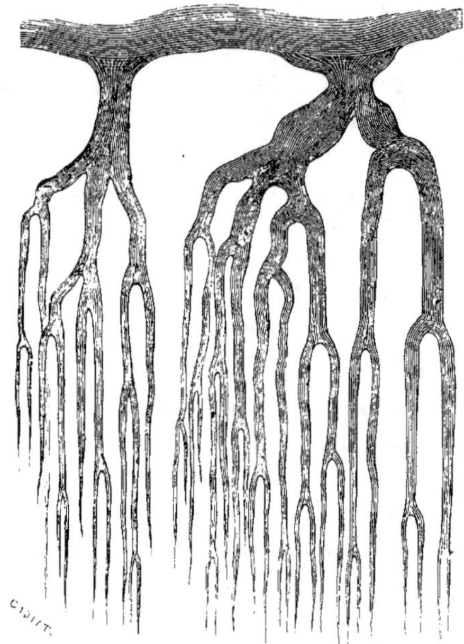

Fig. 234. — Injection des conduits urinifères par l'uretère. Mode de ramification des tubes de Bellini montrant une foule de bifurcations en anses ressemblant à des anses de Henle.

facile d'observer la connexion des éléments. On n'oubliera pas de surveiller attentivement la pièce en macération. Dans certains cas, l'action de l'acide est rapide ; elle l'est moins dans d'autres circonstances. Il faudra l'arrêter en temps utile.

Lorsque la macération est terminée, on retire l'objet du liquide, et on le soumet à un lavage prolongé, pour faire disparaitre les dernières traces d'acide. Ce temps de l'opération, dit le Dr Gross,

est long et exige beaucoup de soins. Il n'est pas rare de reconnaître, un certain temps après une première série de lavages, que la
liqueur qui contient les préparations est redevenue acide. Il faut
alors recommencer une seconde et quelquefois une troisième fois.
Un séjour de plusieurs jours dans l'eau distillée achève la dissolution du tissu conjonctif. Sans aucun doute, c'est l'acide retenu dans
la préparation qui continue son action. Enlever tout l'acide est

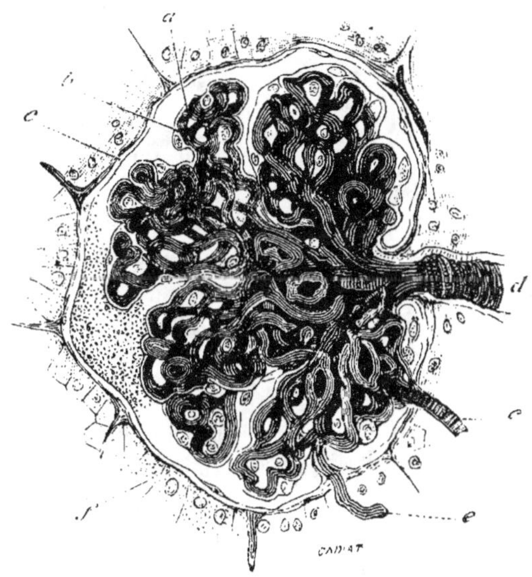

Fig. 235. — Glomérule de Malpighi d'un rein de l'homme injecté par les artères
avec la gélatine colorée. — a, vaisseaux du glomérule; b, capsule du glomérule; c, capsule antérieure; d, artère du glomérule; e, veines efférentes;
f, épithélium des tubes. (Cadiat.)

donc très important, dans le cas où l'on veut conserver les pièces
plus longtemps.

Le tissu cellulaire dissous, comment isoler les canalicules ? Ce
temps de la préparation est très minutieux, et exige une grande
patience. L'éraillement de la pièce macérée, avec des aiguilles,
l'agitation dans l'eau, ne peuvent servir ; les canalicules se cassent, se déchirent. De longs tâtonnements ont fait choisir au
Dr Gross la méthode suivante : Les fragments de rein se trouvant

dans une capsule ou un verre de montre, on en retire un, avec une petite baguette de verre, et le maintenant au bout de la baguette, on le trempe deux ou trois fois dans une goutte d'eau placée sur le porte-objet, où il finit par se dissocier.

Ainsi qu'on le voit, l'étude du parenchyme rénal est fort difficile, et ce n'est qu'avec beaucoup de patience et après de nombreux tâtonnements qu'on arrivera à reconnaitre les diverses connexions des éléments entre eux.

On devra, pour suivre le trajet des canalicules, les injecter avec une matière colorante. Cette opération fort difficile est loin de réussir chaque fois, et le plus souvent l'opérateur est forcé de recommencer plusieurs fois les essais. Il est rare, même dans les cas favorables, d'avoir des injections complètes. On doit s'estimer très heureux quand on peut observer quelques anses convenablement remplies.

La matière à injection qu'on choisira est le bleu de Prusse soluble, avec une très faible quantité de gélatine, et qu'on fera pénétrer avec l'appareil à pression continue. Il sera nécessaire de soutenir longtemps la pression.

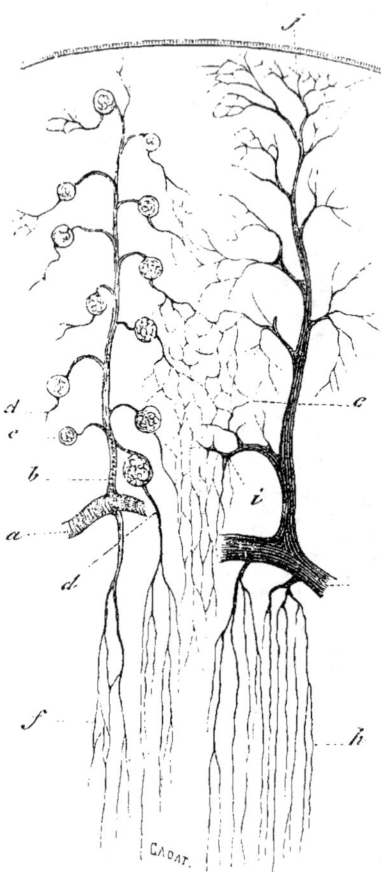

Fig. 236. — *a*, branche de la voûte artérielle du rein; *b*, branche interlobulaire; *c*, glomérule; *d*, vaisseau efférent du glomérule, allant aux tubes droits; *e*, réseau capillaire de la substance corticale; *f*, réseau capillaire de la substance médullaire; *g*, veine de la voûte veineuse; *h*, veine de la substance médullaire; *j*, origine des étoiles de Verheyen.

Les pièces ainsi injectées seront durcies dans le bichromate de potasse, et étudiées par des coupes en diverses directions.

Pour l'injection des canalicules du rein (1), on choisira de préférence le chien. Chez cet animal, les deux extrémités de l'organe s'injectent avec le bleu de Prusse soluble, mieux que le reste de l'organe.

La papille, unique, porte une fente à l'extrémité de laquelle se trouvent deux orifices dans lesquels on peut, chez les individus de grande taille, introduire une très petite canule et pousser directement une injection.

Quant aux vaisseaux, l'injection ne présente aucune difficulté. La masse, colorée au carmin ou au bleu de Prusse. sera poussée par l'artère et l'opération continuée assez longtemps.

Le rein est un des organes qui s'injectent le mieux, quand on opère sur un animal fraîchement sacrifié et un de ceux où l'on peut le plus facilement obtenir une injection colorée double.

Les pièces seront durcies au moyen de l'alcool et les coupes montées dans le baume de Canada. Elles seront avantageusement colorées par l'hématoxyline qui fera ressortir les noyaux des cellules épithéliales. On ne devra pas oublier que pour bien voir le trajet des vaisseaux, les coupes doivent avoir une certaine épaisseur.

En opérant ainsi, on obtient de magnifiques préparations.

2° **Uretères**.

Ce sont les conduits qui s'étendent du rein à la vessie.

Leur étude est des plus simples. Après les avoir fait durcir par les procédés habituels, on pratiquera des coupes, qu'on laissera dégommer dans l'eau pendant quelques heures et qu'on observera dans la glycérine, après les avoir colorées par le picro-carminate ou l'hématoxyline.

Il sera important de choisir des pièces aussi fraîches que possible.

On constatera facilement que ces canaux sont formés de trois couches :

(1) Horwart, *Centralblatt*, 19 août 1871.

a. Une couche externe, fibreuse, formée par du tissu conjonctif assez dense, avec quelques fibres élastiques.

b. Une couche moyenne, musculeuse, formée de fibres lisses, entre-croisées dans deux directions différentes.

Il sera bon de faire des sections, au point où l'uretère se jette dans la vessie, pour voir la continuation des fibres lisses, avec celles du réservoir urinaire.

c. Une couche muqueuse, composée de deux zones : l'une externe, formée de fibres de tissu conjonctif, assez lâche, et l'autre interne, constituée par un épithélium pavimenteux stratifié.

3° **Vessie.**

L'organe étant durci, on y pratiquera des coupes verticales. Il sera utile également d'étudier l'épithélium interne, après l'action du nitrate d'argent. Cette opération sera faite sur des animaux fraîchement tués, mais réussit rarement sur l'homme, par suite de la rapide altération de l'organe.

Les pièces seront montées dans la glycérine, après avoir été traitées par le picro-carminate.

On constatera deux couches : l'une externe, formée de fibres lisses, entre-croisées dans les sens les plus variés ; l'autre interne ou muqueuse et plus compliquée.

Elle est formée en effet :

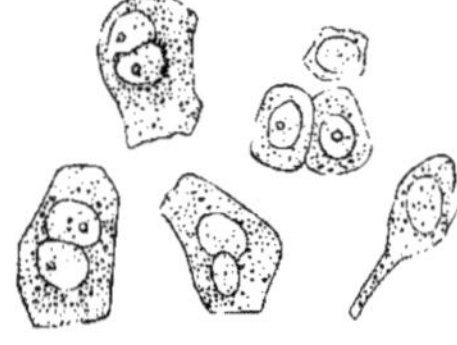

Fig. 237. — Cellules épithéliales de la vessie d'un embryon de mouton de 20 centimètres. Segmentation des noyaux autour des nucléoles.

a. D'une zone conjonctive plus ou moins dense, selon la région, avec quelques fibres élastiques mélangées.

b. D'un épithélium semblable à celui des uretères, et appartenant au type pavimenteux stratifié.

Les fibres lisses se verront très facilement en colorant par le picro-carminate la vessie de la grenouille préalablement bien tendue sur un liège à l'aide des épingles, et après macération dans l'alcool au tiers pour chasser les épithéliums.

La pièce sera montée dans la glycérine formiquée.

On pourra même obtenir ces fibres à l'état de liberté en faisant macérer des fragments pendant quelques heures dans l'acide nitrique à 20 p. 100.

Notons enfin la présence de glandes en grappe dans certaines parties de la muqueuse.

On achèvera l'étude de la vessie par l'examen de pièces injectées.

Les nerfs seront recherchés, après avoir fait agir la solution d'acide osmique.

De l'urine.

L'examen de ce liquide possède une telle importance pour le médecin, que nous n'hésitons pas à entrer dans des détails qui paraîtront peut-être trop étendus pour le cadre de cet ouvrage, mais dont le praticien pourra en temps et lieu apprécier toute la valeur.

On devra se familiariser avec toutes les petites manipulations relatives à l'examen des sédiments urinaires et s'habituer à reconnaître rapidement les éléments que l'on peut y rencontrer.

Il faudra faire l'examen du liquide aussi frais que possible. Pour cela, aussitôt qu'il aura été recueilli, on le versera dans un verre à expériences conique, où on le laissera refroidir et précipiter, s'il contient des éléments en suspension.

Mais, préalablement, il aura été bon de s'habituer à reconnaître les divers types d'épithélium, qui varient beaucoup, selon les régions de l'organe que l'on examine.

Le meilleur moyen sera de recueillir de petits fragments de chaque région séparément, et de les faire macérer vingt-quatre ou quarante-huit heures dans l'alcool au tiers. Au bout de ce temps, on obtiendra par le grattage des éléments cellulaires épithéliaux, que l'on pourra colorer par le picro-carminate et monter définitivement dans la glycérine, afin d'avoir à tout instant la facilité de comparer avec eux les produits trouvés dans une analyse quelconque.

L'examen devra porter non seulement sur le rein, mais encore sur les diverses muqueuses : vésicale, vaginale, uréthrale et vulvaire.

Les produits en suspension étant déposés au fond du verre conique, on décantera autant que possible le liquide qui les recouvre et, à l'aide d'une pipette, on recueillera une petite parcelle du précipité que l'on étalera à la surface du porte-objet, en ayant soin de recouvrir d'une lamelle mince.

Comme les éléments figurés peuvent être rares, et par conséquent difficiles à trouver, il faudra appliquer pour la mise au point les règles enseignées au commencement de cet ouvrage pour la recherche des objets très petits. Il sera toujours facile d'arriver promptement au but, en visant le bord de la lamelle.

Éléments figurés de l'urine. — A l'état normal, on en rencontre un certain nombre ; ce sont :

1° Des cellules épithéliales du rein, de l'uretère, de la vessie et de l'urèthre ;

2° Des cellules de la vulve et du vagin ;

3° Des filaments de mucus ;

4° Quelquefois des spermatozoïdes ;

5° Enfin, des cristaux de diverses sortes (acide urique, urates, oxalates, phosphates) ;

6° Des produits végétaux, qui se développent d'autant plus vite, que la température est plus élevée.

1° *Cellules épithéliales du rein.* — Elles sont assez rares à l'état normal ; qu'elles proviennent des tubes contournés de la substance corticale, des capsules de Bowmann ou des tubes droits, elles appartiennent au type pavimenteux plus ou moins cubique ou polyédrique.

Ces éléments possèdent un noyau, et leur diamètre varie entre 3 à 40 μ.

Dans les pyramides, l'épithélium, de cubique, devient cylindrique, avec toutes les nuances de transition.

Quant aux anses de Henle, les canalicules les plus larges sont tapissés par un épithélium à cellules aplaties, granuleuses, et les plus étroits par des éléments non granuleux.

L'*uretère* est tapissé de cellules qui n'ont pas de caractères bien tranchés : il en existe se rapprochant du type prismatique, mais la plupart sont pavimenteuses, et alors présentent ou non un noyau et un nucléole.

Les cellules épithéliales de la vessie se rapprochent également beaucoup de ces divers types. Elles sont cependant franchement pavimenteuses (fig. 240).

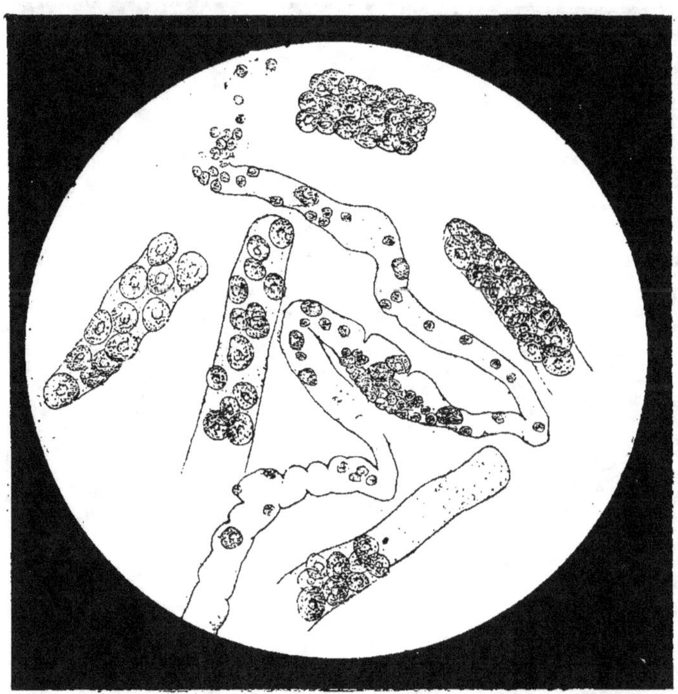

Fig. 238. — Épithélium des canalicules urinifères, et cylindres épithéliaux.

Bizzozero donne les caractères suivants :

« Le revêtement muqueux de ces diverses portions des voies urinaires présente le même type épithélial, quoi qu'en aient dit certains auteurs. On y trouve trois ou quatre couches cellulaires ayant d'ailleurs des caractères différents. La couche la plus profonde est formée de cellules ovales reposant sur la muqueuse par une base large, aplatie, qui parait présenter de fins prolongements,

augmentant l'adhérence au derme muqueux. Au-dessus de cette
couche on en trouve deux autres, formées de cellules arrondies ou
ovalaires qui toutes atteignent à la surface du derme par un ou,
plus rarement, deux prolongements ordinairement filiformes, parfois un peu aplatis; ces prolongements émanant du corps cellulaire
passent entre les interstices laissés entre les cellules de la couche

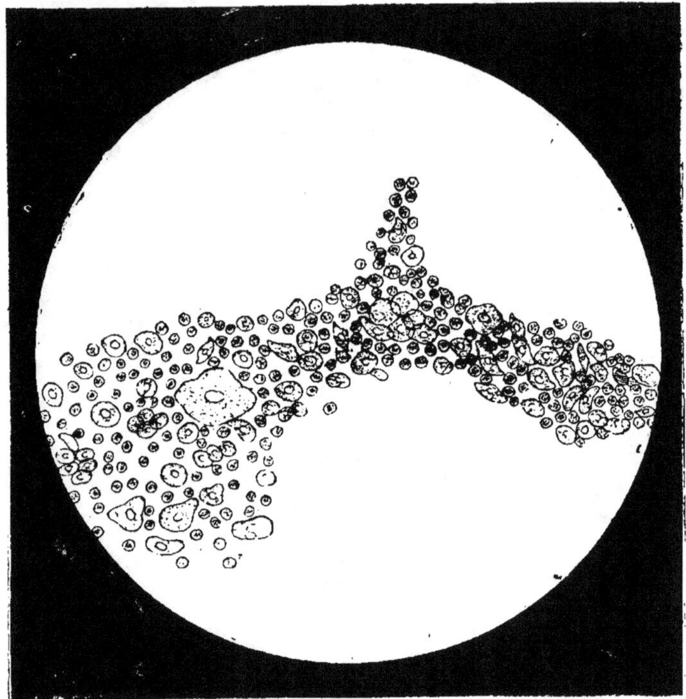

Fig. 239. — Épithélium de l'urèthre.

profonde et vont s'implanter, en s'élargissant un peu, sur la muqueuse. Toutes ces cellules sont pourvues d'un noyau vésiculeux,
ovale, nucléolé, à contenu homogène; leur protoplasme contient
de petites granulations, d'autant plus nombreuses et plus serrées
qu'elles occupent des points plus rapprochés de la surface. Tout
autres sont les cellules de la couche superficielle : vues de dessus,
elles ont une forme polygonale, et leurs angles s'adaptent exacte-

ment; vues de côté, au contraire, elles paraissent limitées vers la
surface libre par une ligne convexe, tandis que vers la profondeur
elles présentent des prolongements, des bourgeons courts qui vont
combler les vides laissés entre les extrémités supérieures des cellules sous-jacentes, celles-ci se coiffant, pour ainsi dire, de ces
cellules superficielles aplaties. »

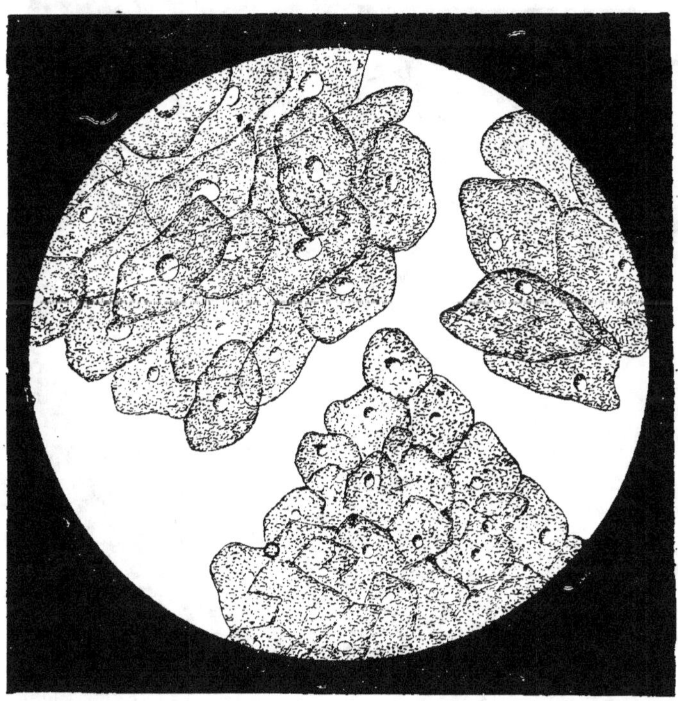

Fig. 240. — Épithélium de la vessie et du vagin (A. Peyer). — Les deux espèces
de cellules épithéliales se distinguent à peine l'une de l'autre. Souvent elles
s'exfolient et se détachent en lambeau (Peyer).

Pour cet auteur, l'épithélium de la vessie ne serait caractéristique que dans ses cellules superficielles, qui sont souvent munies
de nombreux et volumineux noyaux.

Ajoutons que ce n'est qu'à la longue et après de nombreux examens comparatifs qu'on pourra prétendre à reconnaitre nettement
la provenance des éléments figurés.

Quant à l'épithélium de l'urèthre, il est formé, chez l'homme, par des cellules cylindriques, souvent très allongées (26 μ), amincies vers le bas et se terminant de l'autre côté par un bord net, assez brillant ; ces cellules sont granuleuses et l'on y trouve au-dessus du noyau, qui est ovale, une ou plus rarement deux gouttelettes brillantes qui résistent à l'acide acétique (Bizzozero).

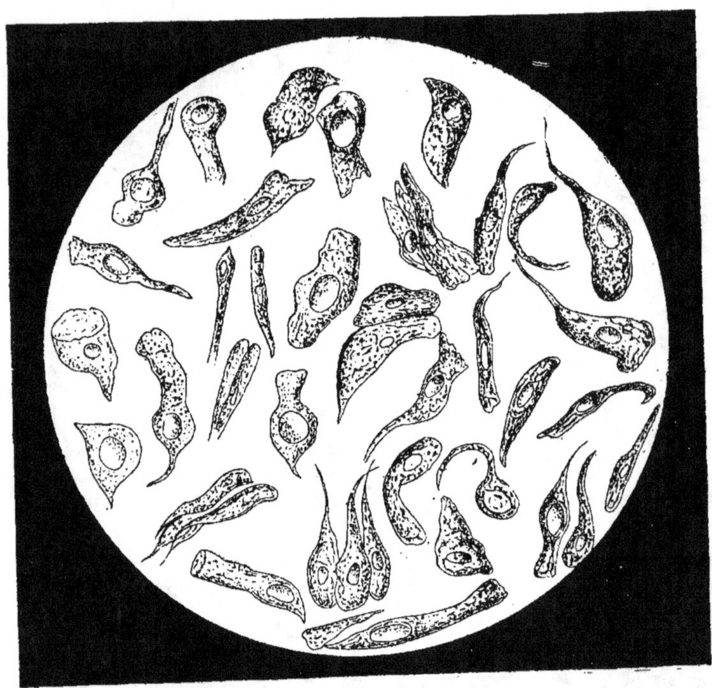

Fig. 241. — Épithélium du col de la vessie (A. Peyer). — Les cellules figurées dans la figure ci-dessus proviennent du col de la vessie de l'homme. Elles s'étaient détachées par suite d'une violente inflammation et proviennent vraisemblablement de la couche moyenne.

2° *Cellules de la vulve et du vagin.* — Ce sont de grandes lamelles d'épithélium pavimenteux stratifié, ressemblant beaucoup à celui de la cavité buccale ; irrégulièrement polygonales, limitées par un contour net, entourant un corps protoplasmique clair, assez homogène, pourvu d'un noyau relativement petit, de forme irrégulièrement ovalaire, avec un nucléole peu distinct ou même invi-

sible. La forme aplatie de ces éléments se reconnaît en les faisant
rouler dans le liquide de la préparation.

3° *Filaments de mucus.* — Plus ou moins abondants, ils se colorent peu par le picro-carminate, qui se fixe au contraire sur les
globules blancs qui sont en suspension.

4° *Spermatozoïdes.* — Faciles à reconnaître ; on en rencontre
presque toujours dans l'urine émise après une éjaculation.

Ils se conservent vingt-quatre ou quarante-huit heures avec leur
forme normale. Si les urines sont alcalines, ils se détruisent.

On trouve, en même temps que les spermatozoïdes, les autres
éléments du sperme : mucus des vésicules séminales et du canal de
l'urèthre, avec ses cellules épithéliales, granulations graisseuses
et grisâtres du liquide prostatique, etc.

5° *Cristaux.* — Les sels que laisse déposer l'urine varient avec
son état d'alcalinité ou d'acidité.

Dans le premier cas, on trouve les phosphates et carbonates de
chaux, l'urate d'ammoniaque et le phosphate ammoniaco-magnésien ; dans le second, les urates de soude et de potasse, l'acide
urique, l'oxalate de chaux, la cystine et la tyrosine.

La majeure partie des cristaux déposés dans les urines acides
consiste :

a. *En urates de soude et de potasse.* — Ils se présentent à l'examen microscopique sous forme de petites granulations, groupées
irrégulièrement, ou bien sous forme de fins cristaux prismatiques
réunis en étoiles. On les reconnaît à ce qu'ils se dissolvent lorsqu'on chauffe l'urine et à la manière dont ils se comportent en présence de l'acide chlorhydrique, qui amène la précipitation des
cristaux caractéristique d'acide urique (Bizzozero).

b. *En acide urique* (fig. 242). — Il affecte des formes cristallines assez variables et d'un volume très différent. La plupart des
cristaux sont en effet invisibles à l'œil, mais certains d'entre eux
atteignent quelquefois des dimensions relativement considérables.

Ce sont généralement des lames rhomboïdales arrondies au niveau des angles obtus, souvent réunies en petites masses irrégulières et hérissées de pointes.

Bizzozero donne, pour les reconnaître, les caractères suivants :
teinte rougeâtre ou orangée, due au pigment urinaire ; ils se dis-

solvent dans la potasse, et si l'on ajoute ultérieurement de l'acide

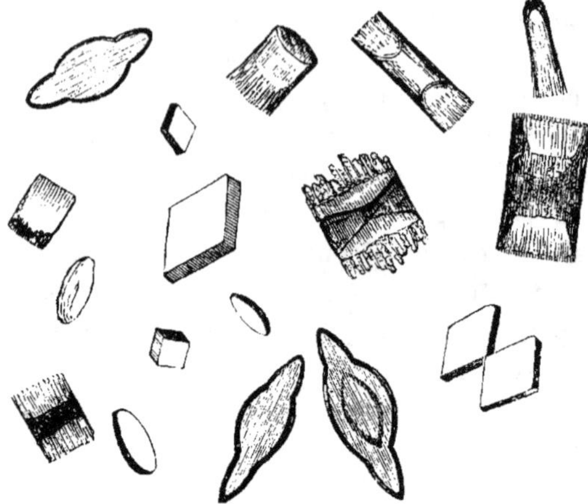

Fig. 242. — Formes ordinaires de l'acide urique.

chlorhydrique ou acétique, ils précipitent de nouveau en prenant
les formes rhombiques caractéristiques.

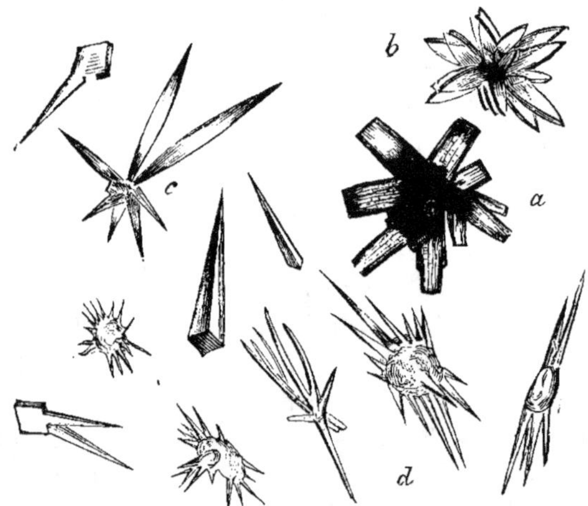

Fig. 243. — Formes rares de l'acide urique.

c. *Acide hippurique*. — Assez rare dans les urines de l'homme.

Se montre sous forme de prismes rhombiques ou d'aiguilles, ayant quelque analogie avec l'acide urique (fig. 244).

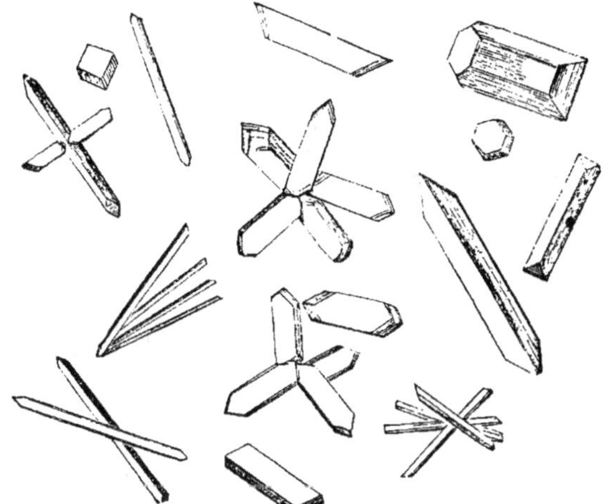

Fig. 244. — Acide hippurique provenant de l'urine humaine; grossissement de 80 diamètres.

d. *Oxalate de chaux* (fig. 245). — On reconnaîtra les cristaux au microscope, après avoir laissé l'urine reposer huit ou dix heures.

Les formes principales sont l'octaèdre, les cristaux en haltères, le disque irrégulier et le cristal adamantin bien défini.

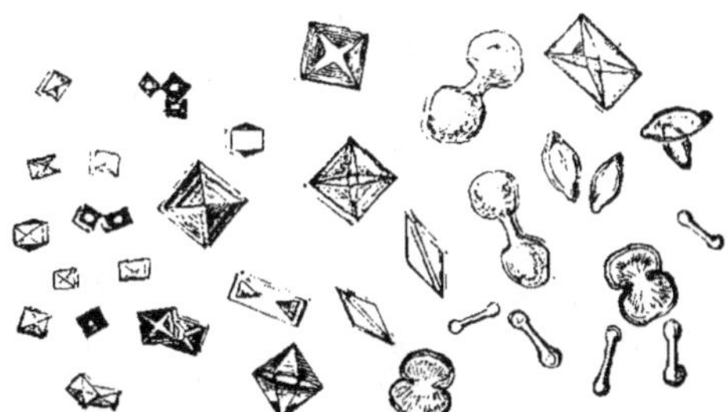

Fig. 245. — Cristaux d'oxalate de chaux provenant de l'urine humaine.

On pourrait les confondre avec l'acide urique, mais ce dernier disparaît sous l'influence de la potasse, tandis que les cristaux d'oxalate résistent à ce réactif.

e. *Phosphates terreux*. — Le plus important est le phosphate ammoniaco-magnésien ou phosphate triple, dont les cristaux,

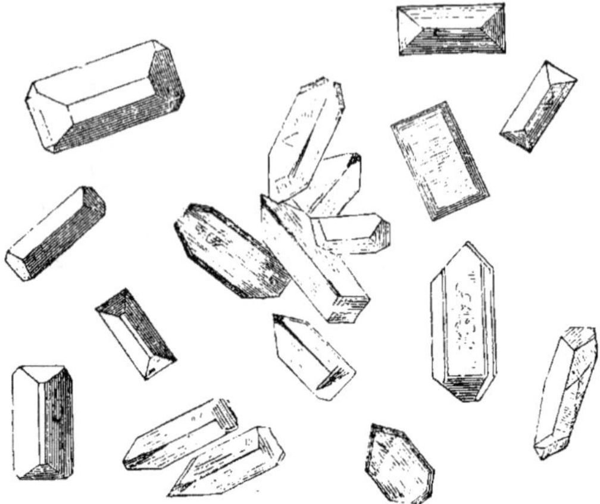

Fig. 246. — Cristaux de phosphates triples, obtenus par cristallisation lente dans l'urine humaine.

dérivés du prisme vertical rhomboïdal, ont une forme que l'on compare souvent à celle d'un couvercle de cercueil (fig. 246).

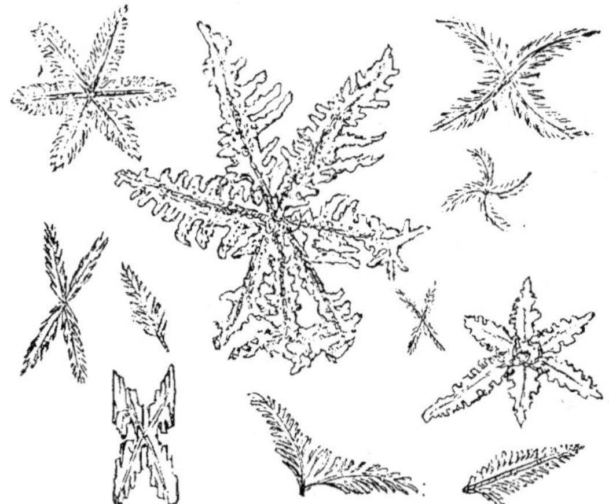

Fig. 247. — Cristaux de phosphates triples, obtenus par cristallisation rapide dans l'urine humaine.

Ils sont quelquefois assez considérables comme volume et très solubles dans l'acide acétique.

Quand ce sel cristallise rapidement, par exemple en ajoutant de l'ammoniaque à de l'urine fraîchement rendue, il se présente sous la forme de plumes et de frondes très fines, soit isolées, soit groupées en étoiles.

f. *Cystine.* — Ils ont la forme de lamelles hexagonales, incolores, transparentes, souvent superposées les unes aux autres.

On pourrait confondre ces cristaux avec l'acide urique, mais ils s'en distinguent en ce qu'ils sont solubles dans les acides chlorhydrique et oxalique. En outre, la cystine se dissout rapidement dans l'ammoniaque, et par évaporation on précipite de nouveau les lamelles hexagonales (Bizzozero).

Ces cristaux sont assez rares.

g. *Tyrosine et leucine.* — La tyrosine (fig. 248) cristallise en petits prismes blancs et brillants, disposés par groupes étoilés.

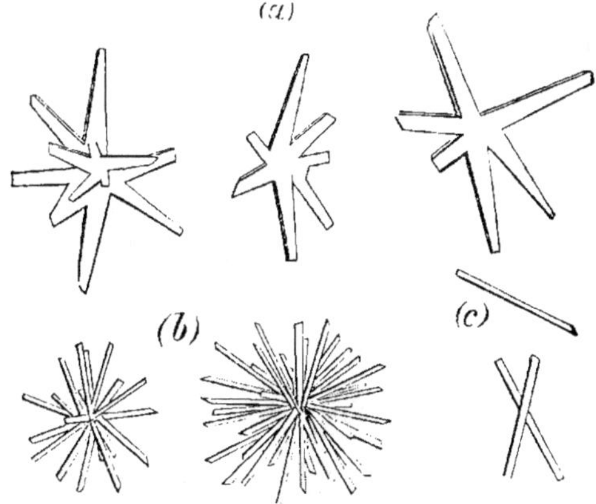

Fig. 248. — Cristaux de tyrosine pure retirés de l'urine dans un cas d'atrophie chronique du foie. *a*, Cristaux volumineux ; *b*, forme ordinaire : aiguilles cristallines groupées en étoiles ; *c*, quelques prismes isolés. (Gross. 600 diam.)

Elle est soluble dans les acides, les alcalis et l'eau bouillante ; insoluble dans l'eau froide, l'alcool et l'éther.

Quelquefois, dans certains cas pathologiques, les cristaux sont groupés en masses arrondies, formant des sortes de boules hérissées de pointes. Cette disposition a été observée dans un cas d'atrophie du foie (fig. 249).

Quant à la *leucine* (fig. 250), bien qu'elle présente l'aspect des matières grasses, elle en diffère par ses caractères chimiques :

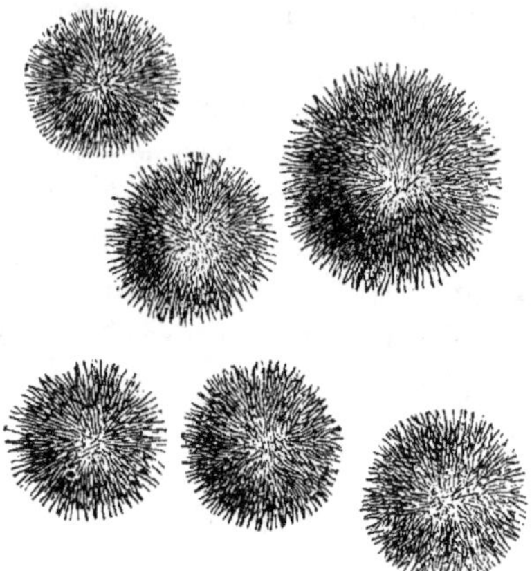

Fig. 249. — Boules de tyrosine, hérissées de pointes, provenant de l'urine humaine dans un cas d'atrophie aiguë du foie. Ces cristaux redissous et purifiés ont recristallisé en prenant les formes représentées dans la figure 248. (Gross. 600 diam.)

elle est en effet très soluble dans l'eau, peu soluble dans l'alcool et complètement insoluble dans l'éther. De plus, elle se dissout dans les acides énergiques, de même que dans les alcalis.

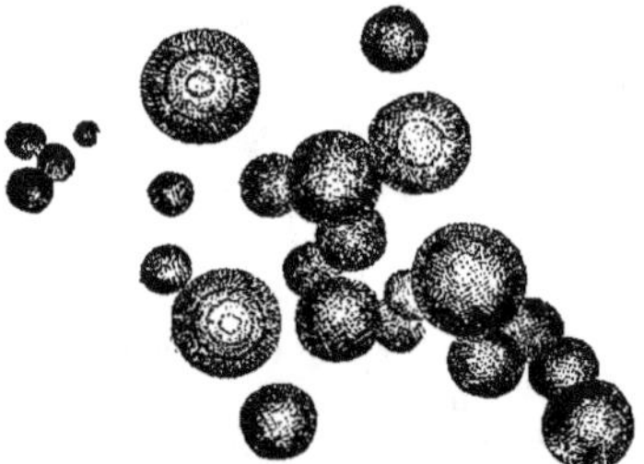

Fig. 250. — Leucine retirée de l'urine humaine concentrée dans un cas d'atrophie chronique du foie.

Au microscope, les globules de leucine se montrent sous forme de masses arrondies avec une structure lamelleuse semblable à celle de l'amidon de pomme de terre. On pourrait les confondre avec des cristaux de chaux carbonatée, mais les réactions permettent d'établir facilement la différence.

On peut encore trouver des dépôts :

De créatine (fig. 251), remarquables par leur dimension et par leurs magnifiques teintes au polariscope. Ils sont rares ;

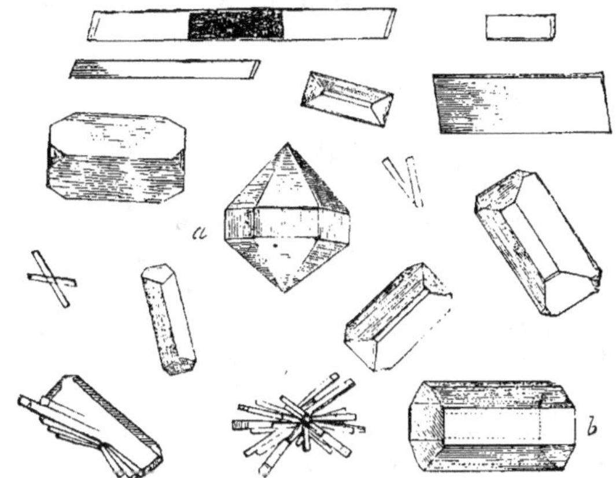

Fig. 251. — Cristaux de créatine, d'après Robin et Verdeil.

Et de cholestérine (fig. 252), très caractéristiques par leur aspect en forme de tables rhomboïdales, minces, blanches, transparentes, à côtés parallèles et à angles aigus. Les cristaux sont quelquefois

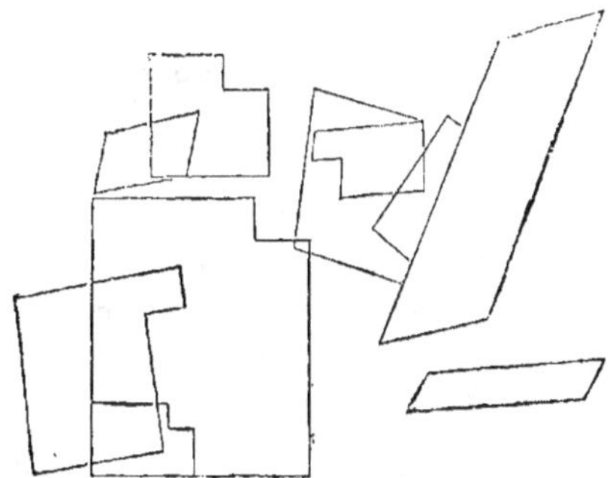

Fig. 252. — Cristaux de cholestérine formés spontanément.

très grands et superposés, mais néanmoins laissent voir nettement les bords des cristaux placés au-dessous.

Cette substance est très soluble dans l'alcool bouillant et l'éther.

Avec l'acide sulfurique, elle donne de fort belles couleurs variant de l'orange au vert, en passant par le rouge et le pourpre.

6° *Produits végétaux.* — On rencontre enfin dans l'urine, même parfaitement normale, certains organismes végétaux : vibrions, bactéries, de formes variées, allongés ou arrondis, en petits bâ-

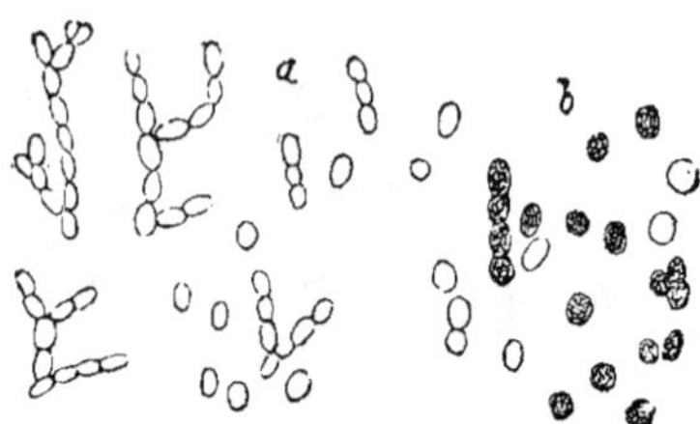

Fig. 253. — *a*, sporule de *Torula cerevisiæ* provenant d'une urine diabétique ; *b*, spores provenant de la levure de bière.

tonnets ou en grains disposés en chaînettes de huit à dix articles.

Les bactéries sont souvent réunies en longues traînées filiformes, avec des mouvements de locomotion très accentués.

Ces organismes se multiplient de plus en plus, à mesure que l'acide devient plus alcalin.

On a enfin noté la présence de sarcines, mais plus petites que celles de l'estomac.

Urines pathologiques.

Nous n'avons pas l'intention d'envisager la question dans les cas innombrables qui peuvent se présenter à l'examen du médecin.

Mais il est deux affections principales, l'albuminurie et le diabète, où l'on pratique journellement l'analyse des urines. Ce sont les lésions qu'elles présentent que nous allons signaler.

1° ALBUMINURIE. — a. *Recherche de l'albumine.* — Avant l'examen microscopique, on constatera chimiquement la présence de l'albumine. Pour cela on verse dans un tube à expériences 8 à **10** centimètres cubes de l'urine que l'on a laissé déposer, et l'on chauffe, à l'aide d'une lampe à alcool, seulement le tiers supérieur de la colonne liquide.

S'il existe de l'albumine, on voit se produire dans cette région, soit des flocons opaques, si la proportion est abondante, soit une teinte opaline plus ou moins accentuée suivant la proportion.

En ajoutant quelques gouttes d'acide nitrique, l'urine ne redevient pas limpide.

Le liquide occupant le fond du tube qui n'a pas été chauffé reste limpide et permet d'établir un contraste avec la couche supérieure.

Si l'aspect opalescent était dû à la présence de phosphates terreux, l'acide nitrique les dissoudrait et le liquide redeviendrait limpide.

Il existe un autre procédé, préconisé par le professeur Vanlair et que nous indiquons ici : il est basé sur l'emploi de l'acide picrique en solution au centième ou plus concentré. On obtient rapidement un précipité, même lorsqu'il n'existe qu'une faible quantité d'albumine dans l'urine.

Voici, selon Bizzozero, le mode opératoire :

« On prend un petit tube de verre ayant les dimensions d'un crayon de trousse. Ce tube, mesurant 2 ou 3 millimètres de diamètre, est ouvert aux deux bouts, et l'on s'en sert comme d'une pipette pour puiser un peu du réactif picrique (deux ou trois gouttes suffisent), que l'on maintient dans le tube en fermant à l'aide du doigt l'extrémité supérieure ; puis on introduit le tube ainsi chargé jusqu'au fond du vase contenant l'urine, de façon que le niveau de l'urine dans le vase soit supérieur à celui du réactif dans le tube : soulevant alors le doigt, on laisse pénétrer dans le tube par la seule pression de la colonne liquide contenue dans le vase une certaine quantité d'urine, qui soulève la solution picrique en rétablissant l'égalité des niveaux. On referme le tube à l'aide du doigt, on le retire et on essuie la surface extérieure ; le précipité d'albumine apparaît nettement au point de contact de l'urine et de l'acide. »

Notre excellent confrère et ami le Dr Esbach a perfectionné la plupart des procédés de dosage de l'albumine et du sucre, et nous engageons, ne pouvant nous étendre plus longuement sur ce sujet, à consulter pour des recherches plus délicates les divers mémoires publiés par cet auteur.

b. *Altérations histologiques.* — Pour établir l'existence de la maladie de Bright, il ne suffit pas de constater la présence de l'albumine, il faut encore rechercher les cylindres hyalins, c'est-à-dire les moules des tubes rénaux avec leurs cellules épithéliales (fig. 238).

On les apercevra sous forme de boyaux plus ou moins allongés, généralement pâles et présentant à leur intérieur les vestiges des

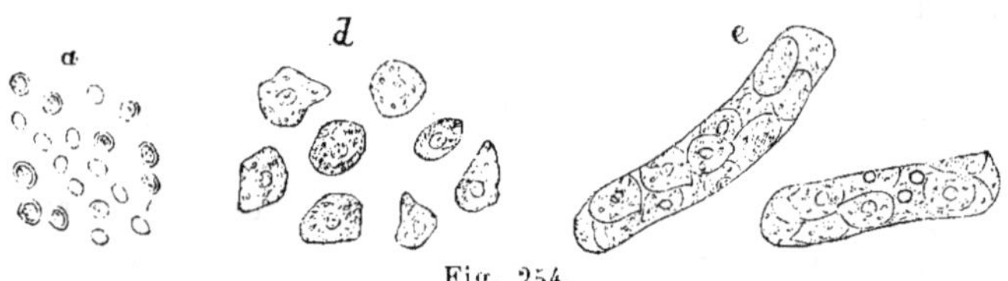

Fig. 254.

cellules épithéliales de la région dont ils proviennent. Ces tubes sont plus ou moins altérés (fig. 254).

Quelquefois on aperçoit encore les noyaux des cellules ; d'autres fois ils ont disparu et sont remplacés par des granulations graisseuses.

Généralement, outre les tubes, il existe encore dans la préparation des globules blancs plus ou moins modifiés (fig. 255), des globules rouges déformés (fig. 256) et souvent des cristaux d'acide urique ou d'oxalate de chaux.

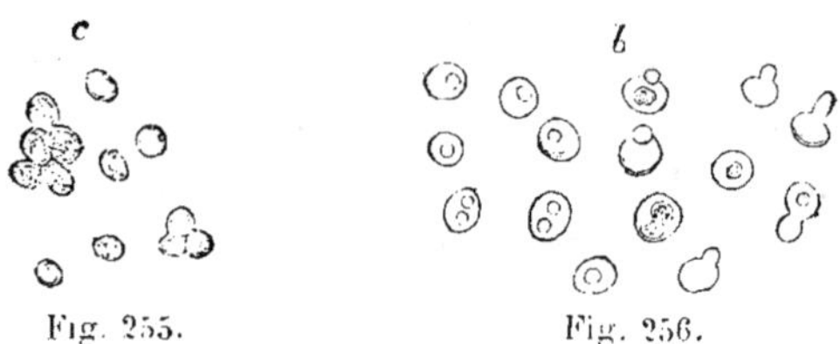

Fig. 255.　　　　　Fig. 256.

Quand l'albuminurie dépend de lésions profondes du rein, de cirrhose par exemple, les cylindres sont remplis de granulations graisseuses et l'envahissement est d'autant plus considérable que la lésion est plus avancée (fig. 257).

Dans les dégénérescences amyloïdes de l'organe, les cylindres sont plus homogènes et quelquefois absolument transparents (fig. 258).

2° DIABÈTE. — a. *Recherche du sucre*. — Nous citerons deux procédés :

1° *Par la potasse*. — On prend 4 ou 5 grammes d'urine préalablement filtrée et même chauffée préalablement pour se débarrasser

de l'albumine par précipitation, et on y ajoute partie égale d'une
solution de potasse (ou de soude) d'une densité de 1,060.

On chauffe la partie supérieure de la masse liquide jusqu'à l'ébullition et on observe ce qui se produit : s'il y a du sucre, la région
chauffée aura changé de couleur et aura pris une teinte jaune ou
brune, d'autant plus accentuée que le sucre existera en plus grande
abondance.

2° *Par le cuivre.* — Dans la même proportion d'urine, on ajoute
2 grammes d'une solution de potasse. On agite le mélange, après
quoi on ajoute quelques gouttes d'une solution de sulfate de cuivre,

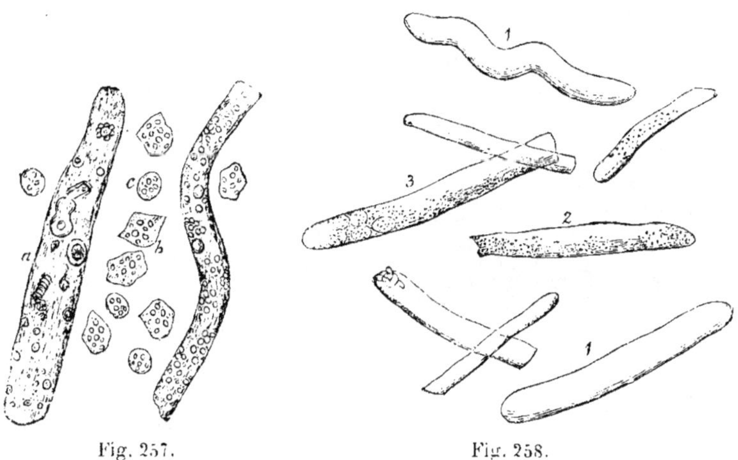

Fig. 257.   Fig. 258.

juste assez pour produire une teinte bleue pâle après une nouvelle
agitation du mélange.

On fait ensuite bouillir le liquide dans sa partie supérieure ; s'il y
a du sucre, la coloration bleue disparaît et il se forme un précipité jaune ou rouge, selon la quantité de sucre qui se trouve dans
l'urine.

b. *Altérations histologiques.* — C'est à peine si l'on trouve dans
les urines diabétiques quelques dépôts de phosphates terreux et
d'acide urique.

Elles sont généralement limpides ; seulement, au bout de quelques
jours, il se produit une fermentation caractérisée par l'apparition

du *penicillium glaucum* et d'un *torula*, que l'on ne rencontre jamais dans l'urine fraîche (fig. 253).

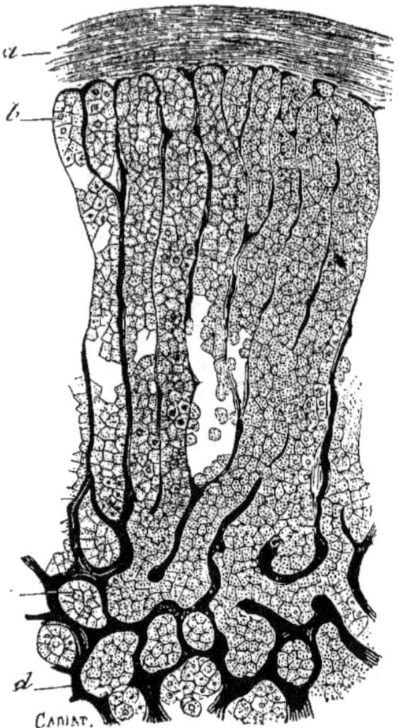

Fig. 259. — Capsules surrénales d'un supplicié. — *a*, enveloppe fibreuse ; *b*, cordons glandulaires de l'écorce ; *c*, réseau glandulaire de la substance médullaire ; *d*, vaisseaux sanguins.

Capsules surrénales.

Ces organes seront étudiés au moyen de coupes perpendiculaires à la surface, ce qui permettra de constater la présence de deux couches, l'une externe ou corticale, l'autre interne ou médullaire.

Ils sont enveloppés d'une membrane de nature conjonctive, avec quelques fibres élastiques.

On remarquera que le tissu de l'organe présente une foule de cavités remplies de cellules spéciales, plus volumineuses dans la partie centrale.

Ces cellules devront être observées par le raclage sur l'organe frais, ou après macération dans l'alcool au tiers.

Enfin des coupes seront pratiquées sur des pièces injectées, et donneront une idée de la grande vascularité de l'organe.

CHAPITRE VI

APPAREIL GÉNITAL

1° APPAREIL GÉNITAL DE L'HOMME.

Nous étudierons successivement : les testicules, avec les canalicules séminifères ; l'épididyme ; le canal déférent ; les conduits éjaculateurs et les vésicules séminales , le sperme ; l'urèthre ; la prostate ; le corps spongieux de l'urèthre et le gland ; enfin le pénis.

Testicules. — Ces deux organes sont constitués par un tissu formé de canalicules très flexueux, dans lesquels se sécrète le sperme, et enveloppés par une membrane résistante.

Les procédés d'examen sont fort simples. On fera durcir des organes aussi frais que possible, d'abord dans l'alcool absolu, et on les plongera ensuite dans une solution assez épaisse de gomme pendant quelques jours, après quoi on achèvera le durcissement par une nouvelle immersion dans l'alcool. La solution gommeuse sera concentrée, parce que les éléments constituants étant naturellement très mobiles, il est important qu'ils soient bien fixés dans leurs rapports. Des coupes pratiquées en divers sens, et colorées par le picro-carminate ou l'hématoxyline, montreront parfaitement l'aspect général de la glande. Les tubes séminifères, coupés sous diverses incidences, apparaîtront sous les formes les plus variées et l'épithélium interne sera en général conservé. Il sera bon de commencer les recherches, en opérant sur les testicules de divers animaux.

Pour prendre connaissance de la disposition des canalicules, on fera macérer pendant vingt-quatre ou quarante-huit heures dans l'alcool au tiers ou dans le sérum iodé des fragments d'organes sur des animaux qu'on vient de sacrifier.

Il sera facile alors de les dilacérer avec une aiguille et de pouvoir suivre leur trajet et leurs anastomoses.

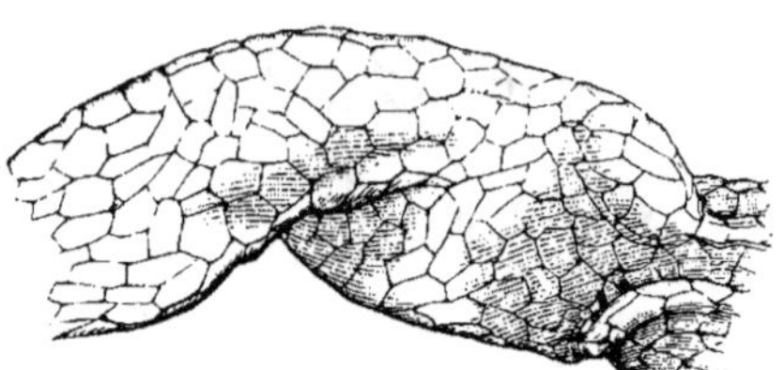

Fig. 260. — Paroi d'un tube testiculaire dont la composition cellulaire a été mise en évidence avec le nitrate d'argent (préparation de M. Hermann).

L'épithélium interne s'observera facilement, en faisant avec un bon rasoir trempé dans l'eau distillée une section franche, qu'on arrosera avec une solution de nitrate d'argent au 300ᵉ. Nous avons eu déjà plus haut l'occasion de décrire ce procédé.

On ne négligera pas non plus l'emploi de l'acide osmique au 100ᵉ, qui fixera les éléments épithéliaux et permettra l'étude des tubes dans leur intégrité complète.

Enfin, il sera utile d'injecter quelques sujets, afin de pouvoir suivre le trajet des vaisseaux dans l'organe.

Canalicules séminifères. — Sur des coupes opérées ainsi que nous venons de le dire, on constate que leur paroi est formée d'une membrane fibreuse dense, plus épaisse que celle qui constitue généralement la paroi des glandes, composée de tissu conjonctif avec noyau et doublée d'une enveloppe propre munie d'un épithélium à trois couches de cellules : les plus externes sont polyédriques avec un gros noyau : les moyennes sont arrondies ; les internes de volume très variable, avec un plus ou moins grand nombre de noyaux.

On traitera par le picro-carminate pour voir les noyaux, et l'acide acétique, en solution diluée, montrera qu'il existe quelquefois des fibres élastiques fines dans l'épaisseur.

Quant aux cellules épithéliales, sur un fragment macéré dans
l'alcool au tiers, il sera facile par le raclage de constater leur nature.
On verra ainsi que, dans l'épididyme, il existe un magnifique épi-

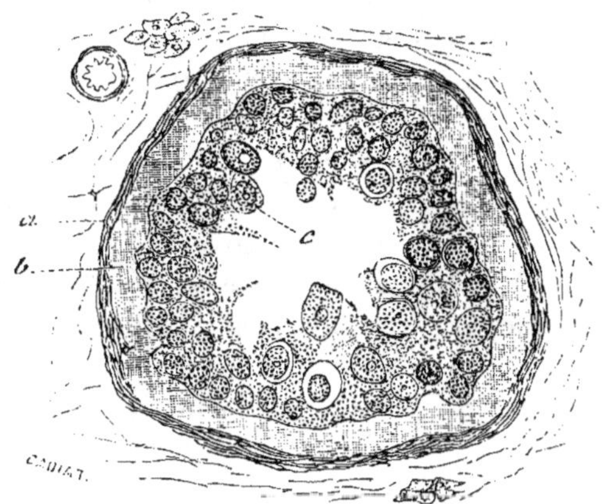

Fig. 261. — Coupe d'un tube testiculaire chez un supplicié de cinquante ans.
— *a*, paroi striée; *b*, couche hyaline; *c*, épithélium testiculaire.

thélium à cils vibratiles. Les recherches relatives à cette particularité de structure devront être faites sur des animaux fraîchement
tués.

Enveloppes, vaisseaux et nerfs. — Les enveloppes sont au nombre
de quatre : la tunique fibreuse, la tunique vaginale, le crémaster, le
scrotum.

La tunique fibreuse est formée d'un tissu dense, assez épais,
composé de fibres conjonctives et élastiques. On en prendra facilement connaissance, ainsi que des autres tuniques, par des coupes
perpendiculaires à la surface de l'organe et qu'on traitera par le
picro-carminate ou la purpurine.

La tunique vaginale est constituée de la même façon que le péritoine, et tapissée d'une couche de cellules polygonales, munies
d'un noyau. On pourra la nitrater avec avantage et colorer ensuite
au carmin les éléments nucléaires.

Le crémaster est formé de fibres musculaires lisses, qu'on isolera assez facilement après macération dans l'acide nitrique au 5e.

Sur des coupes, on reconnaîtra ces fibres à la forme des noyaux, surtout si l'on recourt à la coloration par l'hématoxyline, qui fournira des préparations absolument caractéristiques.

Enfin le scrotum comprend les mêmes couches que ci-dessus et est limité par la peau qui, dans cette région, est fort mince, dépourvue de graisse, très riche en pigment et en glandes sudoripares et sébacées.

On devra faire, pour suivre le trajet des glandes, des coupes verticales assez épaisses. On les colorera par l'hématoxyline.

Les vaisseaux seront observés au moyen de coupes en divers sens. Ils affectent la forme d'un réseau lâche autour des canalicules. On montera les préparations dans le baume.

Quant aux nerfs, ils sont difficiles à suivre et leur terminaison n'est pas connue. On emploiera l'acide osmique ou le chlorure d'or et de potassium pour arriver à suivre leur trajet.

Épididyme. — Cet organe fait suite au testicule. Il est constitué par un tube replié plusieurs fois sur lui-même. Il se termine en donnant naissance au canal déférent.

On pourra le dérouler en faisant macérer les pièces pendant plusieurs semaines dans l'acide nitrique au 5ᵉ.

La paroi est formée de trois couches : une couche fibreuse mince ; une couche musculaire à fibres longitudinales et circulaires, avec un peu de tissu conjonctif et quelques fibres élastiques fines et une couche épithéliale vibratile, à cellules oblongues et à cils très longs. Elles contiennent un noyau, qu'on met facilement en évidence par l'emploi du picro-carminate.

Canal déférent, conduits éjaculateurs et vésicules séminales. — Le canal déférent présente sur des coupes en travers, et en allant de dehors en dedans, une membrane fibreuse mince, une couche épaisse de fibres musculaires lisses et une muqueuse formée de tissu conjonctif vaguement fibrillaire, mais très riche en éléments élastiques, et tapissée d'épithélium pavimenteux simple.

Quant aux conduits éjaculateurs et aux vésicules, leur étude ne présente aucune difficulté ; leur structure présente à l'examen les mêmes éléments que le canal déférent, à l'exception de l'épithélium qui est cylindrique.

Nous avons plusieurs fois déjà indiqué, dans des cas semblables, les procédés à employer.

Sperme. — Ce liquide se compose des produits de sécrétion de plusieurs glandes, situées sur le trajet des voies génitales, depuis le testicule jusqu'au canal de l'urèthre.

Pour l'examiner, il suffit de placer sur une lame de verre une gouttelette qu'on recouvrira d'une lamelle, et qu'on lutera avec de la paraffine, pour empêcher l'évaporation.

On observera alors les éléments suivants :

1° Des spermatozoïdes formés d'un renflement ou tête et d'un appendice filiforme ou queue. Si le liquide vient d'être éjaculé, on remarque qu'ils sont doués d'un mouvement plus ou moins vif et qu'ils s'agitent en tous sens.

On devra employer un fort objectif (le 7 de Nachet pour commencer, et ensuite le plus puissant dont on pourra disposer).

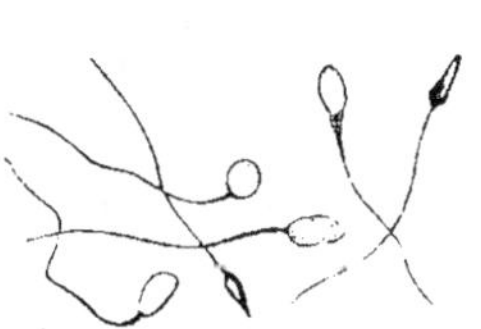

Fig. 262. — Spermatozoïdes de l'homme. — Gross. 1/500.

2° Des cellules épithéliales pavimenteuses provenant de la muqueuse uréthrale et reconnaissables à leurs noyaux volumineux ;

3° Des globules blancs ;

4° Quelques globules rouges, surtout chez les vieillards ;

5° Des granulations graisseuses ;

6° Des cristaux de phosphate de magnésie ou d'oxalate de chaux ;

7° Des sympexions, provenant des vésicules séminales ;

8° Quelquefois des cellules vibratiles appartenant à l'épididyme.

Disons quelques mots sur la manière de reconnaître la présence du sperme dans l'urine ou sur du linge, dans des cas d'expertise médico-légale.

Pour chercher les spermatozoïdes dans l'urine, il suffit de la laisser reposer quelques heures, et d'examiner au microscope le dépôt qu'on extraira avec une pipette.

Quant aux manipulations pour reconnaître le sperme sur le linge, nous emprunterons le procédé suivant au savant traité de médecine légale de Briand et Chaudé.

On coupe dans le linge taché une bandelette large de 1 centimètre environ, que l'on fait plonger dans un verre de montre rempli
d'eau ; on s'arrange de manière que la bandelette plonge dans l'eau
jusqu'au voisinage de la tache, celle-ci ne trempant pas dans le
liquide. Bientôt la tache imbibée par l'eau qui monte par capillarité se gonfle et reprend l'aspect qu'elle avait à l'état frais. Dès lors
on la racle avec un scalpel et on porte la matière ainsi enlevée sur
le porte-objet du microscope. La préparation renferme des filaments
de lin, de chanvre, de coton, etc., provenant de l'étoffe ; des poussières diverses ; des cellules épithéliales provenant de l'urèthre ou
du vagin ; des globules blancs plus ou moins altérés ; quelquefois
des sympexions ; souvent des cristaux, et enfin des spermatozoïdes. Ces derniers sont quelquefois entiers et alors très reconnaissables. Dans d'autres cas, ils sont plus ou moins cassés, et on
pourra les rendre plus nets en les traitant par une légère solution
iodée.

S'il ne reste plus que les têtes, la préparation deviendra plus
nette en les laissant dessécher sur le porte-objet.

Urèthre. — Ce conduit, commun à l'urine et au sperme, ne pré-

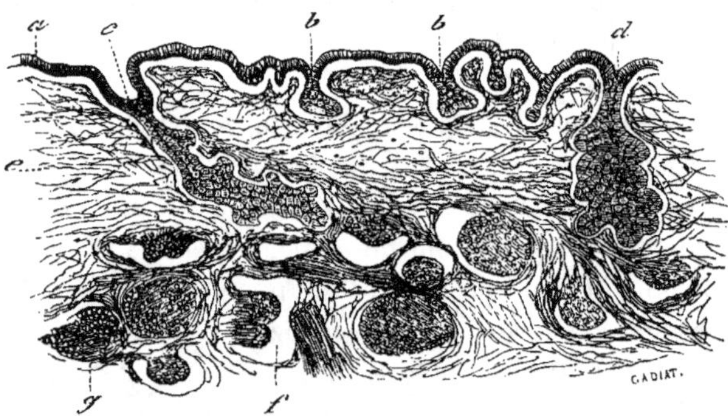

Fig. 263. — Muqueuse de l'urèthre de l'homme au niveau de la portion spongieuse. — *a*, couche épithéliale ; *b*, follicules ; *c*, glandes en grappe à trajet
perpendiculaire ; *e*, trame élastique de la muqueuse ; *f*, tissu érectile ; *g*,
faisceaux musculaires du tissu érectile.

sente aucune difficulté d'examen. On devra autant que possible se
servir de pièces fraîches, qu'on fera durcir par le procédé habituel,

en les plongeant dans l'alcool absolu et la gomme. Puis on y pratiquera des coupes transversales à diverses hauteurs, et on les colorera par le picro-carminate ou l'hématoxyline.

L'urèthre comprend : 1° une membrane muqueuse, formant les parois du canal ; 2° une couche musculeuse, située au-dessous d'elle et dans toute sa longueur ; 3° une masse de tissu glandulaire qui embrasse sa partie postérieure, la prostate, et 4° un tissu spongieux qui entoure l'extrémité antérieure.

1° *Membrane muqueuse.* — Elle est fort mince et présente de petites papilles qu'on observe très bien sur des coupes perpendiculaires à la surface ;

Puis l'orifice d'un grand nombre de glandes que l'on trouvera décrites dans tous les traités d'anatomie et dont l'examen ne souffre aucune difficulté : prostate, glandes de Cooper, de Littre, etc.

On devra étudier successivement :

a. *Epithélium.* — Variable selon les régions : vers la prostate, il est formé de cellules sphériques, pavimenteuses et cylindriques ; dans le méat, il n'y a que de l'épithélium pavimenteux stratifié. On pourra, si le sujet est récent, essayer la nitratation. La chose sera en tout cas facile chez les animaux, et permettra de vérifier la plupart des détails dont nous venons de parler.

b. *Chorion fibreux.* — Constitué par une mince couche de tissu conjonctif, extrêmement riche en fibres élastiques anastomosées en réseau serré.

c. *Glandes.* — Ce sont les glandes prostatiques, les glandes de Cooper et les glandes de Littre. Elles appartiennent à la classe des glandes en grappe, et leur étude se fera facilement en pratiquant des coupes dans les régions respectives où on les rencontre. Ces coupes devront être assez épaisses pour pouvoir suivre le trajet des conduits excréteurs et plus minces s'il s'agit d'étudier l'épithélium.

2° *Membrane musculeuse.* — Elle est formée de deux couches

l'une profonde, longitudinale, et l'autre, superficielle et circulaire, toutes deux fortement unies entre elles.

3° *Prostate*. — C'est une glande en grappe, assez volumineuse, qui embrasse la base de l'urèthre et qui est traversée par ce conduit et par les conduits éjaculateurs. Au centre, on trouve l'utricule prostatique.

Entrons dans quelques détails :

D'abord il sera bon, pour faire durcir la pièce, de recourir à l'alcool absolu ; après quoi, des coupes seront pratiquées en divers sens et colorées par le picro-carminate ou l'hématoxyline.

On trouve dans la prostate : les lobules de la glande, du tissu musculaire à fibres lisses et striées, du tissu conjonctif, l'utricule prostatique, des vaisseaux et des nerfs.

a. Lobules de la glande. — On les étudiera au moyen de coupes pratiquées en divers sens sur des pièces durcies ; on remarquera

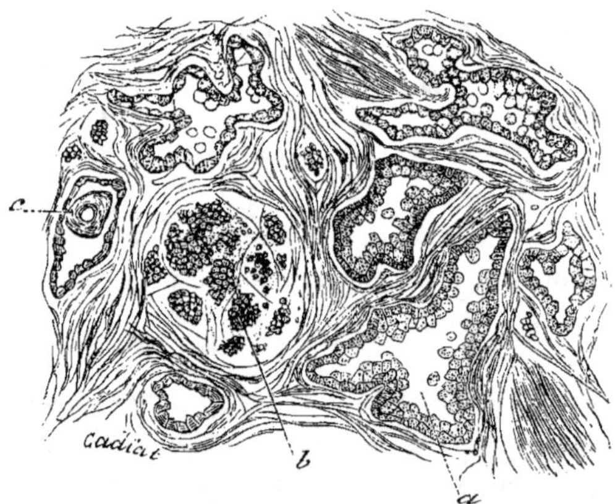

Fig. 264. — Coupe de la prostate d'un supplicié. — *a*, cavité glandulaire ; *b*, faisceaux de fibres musculaires ; *c*, calcul prostatique.

que les canaux excréteurs sont formés d'une paroi conjonctive avec fibres lisses, tapissée d'épithélium cylindrique, tandis que les culs-de-sac présentent un épithélium pavimenteux.

Les sections des canaux, selon la direction de la coupe, apparaîtront sous des formes très variées.

C'est dans les culs-de-sac que l'on peut trouver les concrétions prostatiques ; on les observera facilement en faisant des coupes sur des prostates de vieillards. Ce sont de petits corps de volume très variable, formés de couches stratifiées, semblables à des grains d'amidon.

b. Tissu musculaire lisse et strié. — Ces deux tissus se rencontrent dans la prostate.

Les fibres lisses occupent les intervalles des lobules ou la périphérie de la glande ; leur direction est tantôt longitudinale, tantôt circulaire ; des coupes en divers sens permettront de vérifier ces détails.

Quant aux fibres striées, elles se montrent à la surface, plus ou moins confondues avec les muscles ambiants.

c. Tissu conjonctif. — Il n'est pas très abondant et occupe les intervalles des culs-de-sac ; il présente quelques éléments élastiques ; il s'épaissit sur les parties latérales de la glande.

d. Utricule prostatique. — C'est un petit tube en cul-de-sac d'un centimètre de longueur environ, que l'on trouve au milieu de la glande.

Il présente une paroi fibreuse, formée de fibres conjonctives, de fibres lisses et de quelques fibres élastiques, et un revêtement d'épithélium cylindrique stratifié.

Nous avons indiqué déjà bien souvent les moyens à employer pour étudier ces divers détails.

e. Vaisseaux, nerfs. — Les premiers forment dans l'intervalle des culs-de-sac un réseau à mailles larges et polygonales ; on devra les étudier sur des pièces injectées.

Quant aux nerfs, leur mode de terminaison est encore à trouver.

Corps spongieux de l'urèthre et gland. — En faisant des coupes de l'urèthre dans la partie antérieure, on remarque que ce canal est entouré d'une couche de tissu érectile, qui forme le gland.

On en prendra facilement connaissance en pratiquant des sections perpendiculaires à la surface de l'organe.

Ce tissu spongieux est entouré d'une membrane fibreuse formée de fibres conjonctives et d'une grande quantité de fibres élastiques fines, entremêlées de fibres lisses.

Quant aux trabécules qui constituent le tissu érectile, ce sont des filaments et de petites lamelles, partant de la face interne de l'enveloppe et s'entre-croisant en se ramifiant. Elles se composent de fibres lisses unies à un grand nombre de fibres élastiques fines.

Les coupes devront, pour bien montrer ce réseau élastique, être traitées par l'acide acétique ou par une solution de potasse.

Elles seront montées et conservées dans la glycérine.

Les injections seules permettront de se rendre compte de la direction des vaisseaux. Elles ne présentent d'ailleurs aucune difficulté.

Pénis. — On devra étudier d'abord les corps caverneux au moyen de coupes transversales.

La structure est la même, à peu de chose près, que celle du corps spongieux de l'urèthre.

La même injection servira pour le pénis.

Enfin, cet organe présente quatre enveloppes, que l'on observera facilement sur des coupes verticales. Ce sont, en allant de dedans en dehors : une couche fibreuse élastique, très riche en fibres et même en éléments anastomosés en forme de membrane ; une couche de tissu conjonctif très lâche, également riche en fibres élastiques ; une couche musculaire, et une couche cutanée. Cette dernière est fort mince, très abondamment pigmentée et munie de quelques glandes.

Au niveau de la réunion du prépuce avec le gland, il existe des glandes sébacées, sécrétant un liquide onctueux, très odorant, qui est le smegma du prépuce.

2° APPAREIL GÉNITAL DE LA FEMME.

On devra étudier successivement : l'ovaire ; la trompe de Fallope ; l'utérus ; le vagin ; la vulve et l'urèthre ; les mamelles.

Ovaire. — Cet organe présente une enveloppe et un tissu propre.

On se procurera des pièces aussi fraîches que possible. En hiver, l'examen est possible sur l'ovaire de la femme, mais il n'en serait pas de même en été. On devra alors recourir à l'anatomie comparée. La chatte possède des ovaires qui se prêtent facilement aux recherches que nous allons décrire.

On fera durcir les organes dans l'alcool absolu; les sections seront colorées au picro-carminate et examinées dans la glycérine. La congélation donne en ce cas de fort bons résultats. On prendra soin de ne pas trop comprimer les coupes avec la lamelle, et pour éviter cet accident, on placera un cheveu au-dessous d'elle.

1° *L'enveloppe* est formée de faisceaux de tissu conjonctif serré, entre-croisés en divers sens, et tapissée d'une couche d'épithélium polyédrique ou cylindrique, avec cellules munies de noyaux.

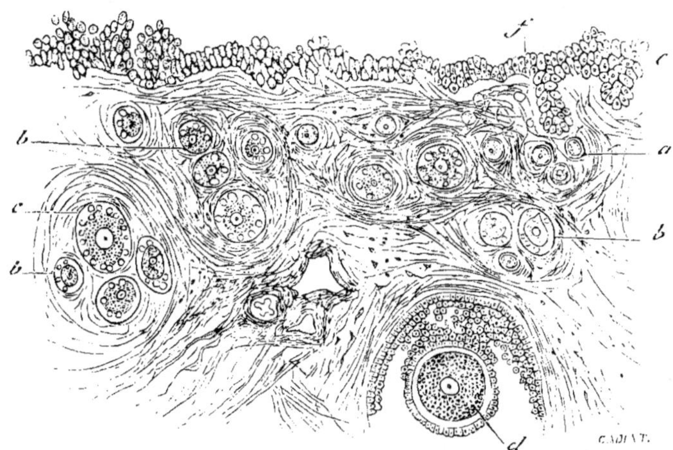

Fig. 265. — Coupe de la couche corticale d'un ovaire de jeune fille de douze ans non réglée. — *a*, petits ovoblastes isolés; *b*, petits ovoblastes chez lesquels débute l'épithélium folliculaire; *c*, ovoblastes passés à l'état de vésicule de de Graaf; l'ovule n'a pas encore de membrane vitelline; *d*, ovule complètement formé au centre d'une vésicule de de Graaf; *e*, couche dite de l'épithélium germinatif; *f*, involution de la couche épithéliale superficielle.

Le nitrate d'argent employé en imprégnation au 500° donnera de fort belles préparations.

2° *Le tissu propre* de l'ovaire n'est pas homogène. Il faut distinguer la substance corticale et la substance médullaire.

A. *Substance corticale.* — Sur une coupe verticale, elle apparaît comme une zone ou stroma, de un millimètre environ d'épaisseur, et laisse voir avec un grossissement de 100 diamètres une foule de petites cavités contenant des corpuscules nommés « ovisacs » dont nous allons parler.

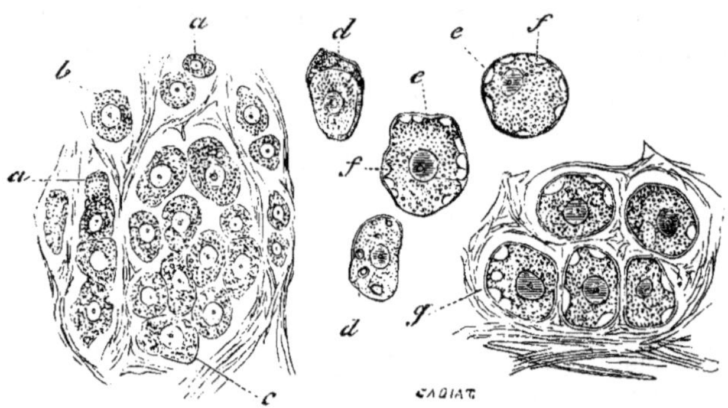

Fig. 266. — Ovisacs de l'ovaire de la chatte adulte, isolés. — *a*, petits ovoblastes disposés par groupes séparés par des cloisons de tissu conjonctif; *c*, ovoblastes plus volumineux; *d*, ovoblastes avec une paroi *e* et l'épithélium folliculaire *f* qui commence à se former; *g*, amas d'ovoblastes affectant les mêmes rapports que les précédents, *a*, *b*, et passés à l'état de vésicules de de Graaf; l'ovule n'a pas encore de paroi vitelline.

Ce stroma est formé de filaments de tissu conjonctif entre-croisés en tous sens et renfermerait des fibres lisses, selon certains auteurs. Il est probable qu'on a pris pour des noyaux de fibres musculaires les noyaux allongés qui se rencontrent dans le tissu conjonctif jeune, tel qu'il constitue le stroma de l'ovaire.

Ovisacs. — On les observe facilement sur des coupes verticales d'organes durcis. On les colorera avec le picro-carminate ou la purpurine.

Ils sont formés d'une paroi de nature conjonctive, contenant dans son épaisseur des éléments cellulaires et tapissée d'une couche épithéliale, composée de cellules polyédriques stratifiées, avec de gros noyaux et des granulations.

Cette couche, facile à étudier sur un animal fraichement tué, est presque toujours disparue chez l'homme.

A l'intérieur s'observe « l'ovule ».

Notons enfin que de nombreux vaisseaux se distribuent à l'ovisac, dans l'épaisseur duquel ils forment un réseau à mailles arrondies et serrées. L'injection ne présente aucune difficulté.

Ovule. — Il constitue le type de la cellule. On y remarque, en effet, une membrane d'enveloppe ou membrane vitelline, un contenu ou vitellus, un noyau ou vésicule germinative et un nucléole ou tache germinative.

Pour voir ces détails, on prendra avec avantage l'œuf des batraciens, qu'on fera durcir dans l'eau chaude et sur lequel on pratiquera des coupes minces.

On aura quelquefois de bonnes préparations en dilacérant sous le microscope, avec un faible grossissement, les ovisacs d'un animal qu'on vient de sacrifier.

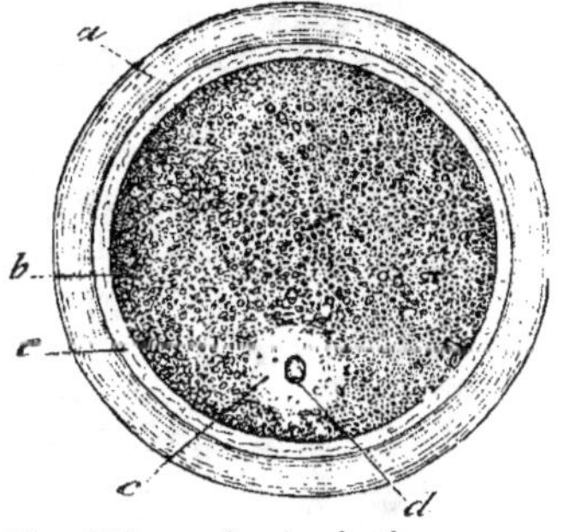

Fig. 267. — Ovule de femme. — *a*, membrane vitelline; *b*, vitellus; *c*, vésicule germinative; *d*, tache germinative ; *e*, espace laissé par le retrait du vitellus, d'après Ch. Robin. (Cadiat.)

B. *Substance médullaire.* — Elle est formée de fibres à noyaux, qui seraient de nature conjonctive pour les uns, de nature musculaire pour les autres; c'est au milieu de ces faisceaux que circule l'élément vasculaire de l'organe.

Trompes de Fallope. — Elles présentent une couche externe ou séreuse, qui est une dépendance du péritoine et sur laquelle on remarque un épithélium pavimenteux; une couche musculeuse, formée de fibres longitudinales et circulaires, avec quelques traces de tissu conjonctif; enfin, une couche muqueuse qui est la plus importante. Cette dernière est formée de tissu conjonctif embryonnaire, avec des corpuscules allongés sans fibres élastiques, et tapissée d'une couche d'épithélium cylindrique simple à cils vibratiles.

Les vaisseaux, très riches, forment des anses fort gracieuses au bord du pavillon et affectent une disposition en spirale, comme dans la vessie.

Ces divers détails se vérifieront sur des coupes transversales,

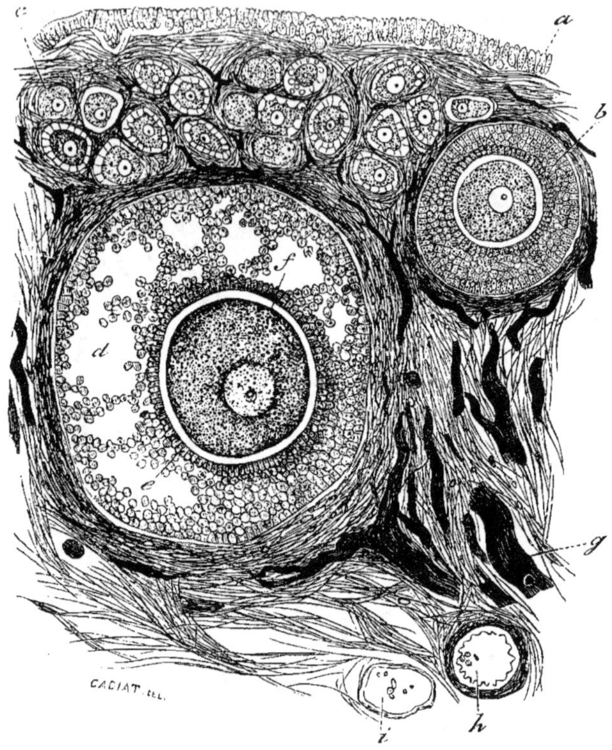

Fig. 268. — Coupe de l'ovaire d'une chatte montrant des vésicules de de Graaf à différentes périodes de leur développement. — *a*, épithélium germinatif; *b*, petite vésicule de de Graaf; *c*, premier degré de la vésicule de de Graaf, avant la formation de l'épithélium folliculaire; les groupes de vésicules qui sont à ce niveau correspondent à ces vésicules en voie de développement; *d*, vésicule de de Graaf très développée, renfermant du liquide; au centre est l'ovule entouré de *e*, la couche épithéliale prismatique; *f*, la membrane vitelline; *g*, vaisseaux veineux; *h*, *i*, artérioles.

qu'on traitera par le picro-carminate et qu'on conservera dans la glycérine.

Les pièces injectées seront montées au baume.

Utérus. — Cet organe est facile à étudier. On en fera durcir des fragments pris dans diverses régions, et on pratiquera des coupes, perpendiculaires à la surface et tangentielles.

Ces coupes devront être assez minces et seront traitées par le picro-carminate ou l'hématoxyline.

Pour voir nettement les fibres lisses, il sera bon de faire macérer des fragments d'utérus, gravide ou non, pendant quelques jours

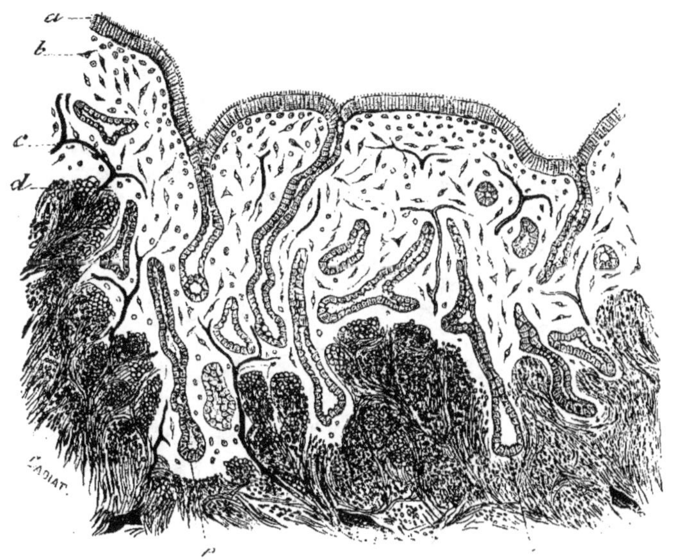

Fig. 269. — Muqueuse du corps de l'utérus d'une femme n'ayant pas eu d'enfants. — *a*, épithélium à cils vibratiles; *b*, chorion de la muqueuse formé de corps fibro-plastiques; *c*, vaisseaux; *d*, fibres musculaires de la paroi utérine; *e*, glandes en tube.

dans l'acide nitrique au cinquième. Au bout de ce temps, il deviendra possible de les isoler avec des aiguilles. La macération dans une solution légère d'acide chromique donne également de bons résultats.

L'utérus est formé de trois couches : 1° une couche externe ou séreuse; elle dépend du péritoine et présente la structure déjà connue; 2° une couche musculeuse, formée de trois plans pour le corps, et d'un seul plan (fibres circulaires avec quelques fibres verticales seulement) pour le col. Ces fibres sont lisses, très unies entre elles et munies de noyaux fusiformes allongés; 3° une couche muqueuse. Elle est très intimement unie à la précédente et tapissée d'un épithélium cylindrique simple à cils vibratiles, excepté à l'orifice du col, où il devient pavimenteux. Des coupes, en ces divers points, permettront de constater ces différences. On devra étudier ces cellules peu de temps après la mort, les cils se détachant avec la plus grande facilité.

Comme structure dermique, elle est formée de tissu conjonctif avec corps fusiformes abondants.

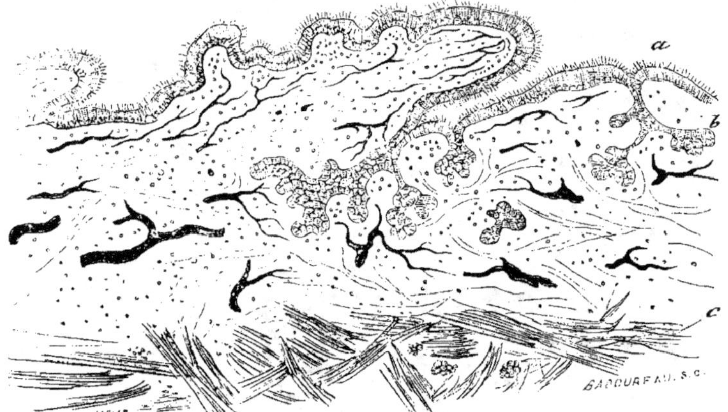

Fig. 270. — Muqueuse du col de l'utérus. — *a*, épithélium à cils vibratiles; *b*, glandes en grappes; *c*, fibres musculaires de l'utérus. (Cadiat.)

La moitié inférieure du col présente des papilles coniques ou filiformes.

Cette muqueuse présente encore des glandes dans son épaisseur.

Très nombreuses, elles varient, selon qu'on les examine dans le corps ou le col. Dans le corps, elles affectent la forme de cœcums rectilignes et reposent sur la couche musculeuse. On les voit très bien sur des coupes verticales ou mieux tangentielles. Elles sont tapissées d'un épithélium cylindrique.

Dans le col, elles seraient, d'après Cornil et Sappey, des glandes en grappe.

On ne négligera pas, si l'occasion s'en présente d'étudier comparativement les éléments utérins normaux ou pendant la période de gestation.

Vagin. — Les pièces seront durcies par les procédés habituels et étudiées au moyen de sections verticales pratiquées en divers points.

Cet organe se compose de trois couches : 1° une couche fibreuse, très riche en fibres élastiques. C'est la plus externe et celle qui se confond avec le tissu conjonctif des organes ambiants ; 2° une couche musculeuse formée de deux plans de fibres lisses, les unes longitudinales et superficielles, les autres obliques en tous sens ; elles sont mélangées de fibres conjonctives et d'un grand nombre de fibres élastiques : 3° une couche muqueuse, épaisse d'environ 1 millimètre, présentant des papilles coniques ou filiformes dans la partie inférieure de l'organe. Cette muqueuse, qui ne contient pas de glandes, est constituée par une immense quantité d'éléments élastiques, et recouverte par un épithélium pavimenteux stratifié.

Les vaisseaux forment un réseau assez lâche, et envoient quelques anses dans l'épaisseur des papilles.

Vulve et urèthre. — La vulve présente à considérer : le clitoris et les bulbes du vagin ; l'hymen et les caroncules myrtiformes ; les glandes vulvo-vaginales ; les petites lèvres, les grandes lèvres.

Le clitoris et les bulbes du vagin s'étudieront de la même manière que les organes érectiles de l'homme, dont ils ont d'ailleurs la structure.

L'hymen sera étudié au moyen de coupes intéressant son épaisseur. Il est formé d'une couche de tissu fibreux riche en fibres élastiques, avec vaisseaux et nerfs ramifiés dans son épaisseur, et tapissé sur ses faces et sur son bord libre, d'une couche d'épithélium pavimenteux stratifié.

Les caroncules myrtiformes peuvent être considérées comme des débris de l'hymen et présentent, en conséquence, les mêmes éléments, seulement plus condensés.

Les glandes vulvo-vaginales sont faciles à étudier. La région qui les contient sera durcie dans l'alcool absolu d'abord, plongée dans la gomme, puis déposée de nouveau dans l'alcool absolu, jusqu'à ce que le durcissement soit convenable. On y pratiquera ensuite des coupes, soit verticales, soit tangentielles.

Ce sont des glandes en grappe, dont les culs-de-sac sont garnis d'un épithélium pavimenteux simple, et sont séparés par une petite quantité de tissu conjonctif.

Le conduit excréteur est muni d'une couche d'épithélium cylindrique, et possède dans son épaisseur des fibres musculaires lisses.

Quant aux vaisseaux, ils forment dans la glande, autour des culs-de-sac, des anses fort élégantes.

Les petites lèvres présentent la même structure que le vagin et sont tapissées d'épithélium pavimenteux stratifié. On les étudiera au moyen de coupes verticales.

Elles présentent des papilles, dans lesquelles les vaisseaux viennent former des anses, et dans leur épaisseur on trouve un grand nombre de glandes sébacées ou glandes en grappe.

On devra faire des coupes assez épaisses pour suivre les canaux excréteurs. Ces coupes, colorées au carmin ou à l'hématoxyline, seront éclaircies par l'essence de girofle et montées au baume.

Enfin les *grandes lèvres* sont formées d'un côté par la muqueuse, et de l'autre par la peau. On les étudiera également au moyen de coupes verticales. La face interne est tapissée par un épithélium pavimenteux stratifié à larges cellules.

Quant à l'*urèthre*, on trouve dans ce canal : 1° une couche externe ou musculeuse formée de deux plans, l'un externe ou circulaire, l'autre interne ou longitudinal. Les fibres circulaires présentent quelques éléments striés; 2° une couche muqueuse mince, doublée d'un tissu sous-muqueux lâche, formée de tissu conjonctif avec fibres élastiques, et recouverte d'épithélium cylindrique. Près du méat, il passe à l'état pavimenteux; 3° enfin, d'après certains auteurs, il y aurait des glandes dans l'épaisseur de la paroi.

Le mode d'examen est d'ailleurs le même que celui décrit précédemment.

Mamelles. — Nous dirons quelques mots de ces organes, qu'on peut considérer comme des annexes des organes génitaux de la femme.

Ce sont, en somme, des glandes en grappe, qui ne demandent, pour être étudiées, aucun procédé spécial.

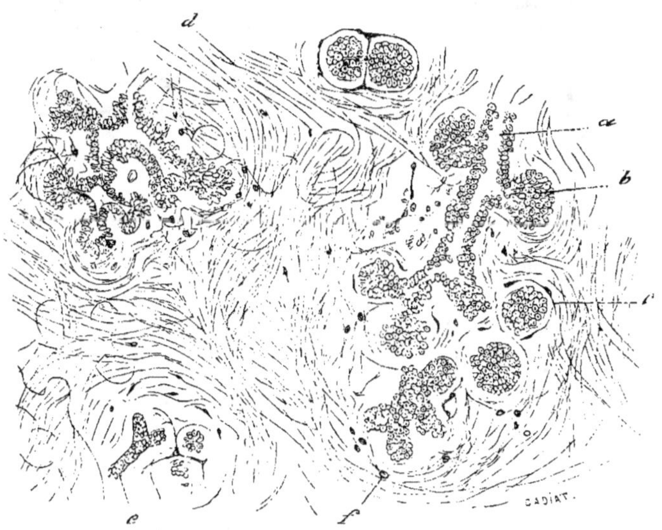

Fig. 271. — Mamelle de jeune fille de vingt et un ans n'ayant pas encore eu d'enfant. — *a*, conduits épithéliaux avec de petites cellules, sans parois propres, pour la plupart ; *b*, extrémité des conduits épithéliaux prêts à entrer en voie de développement; *c*, paroi propre visible sur certains conduits; *d*, tissu fibreux intermédiaire; *e*, petits conduits; *f*, noyaux du tissu conjonctif intermédiaire.

On devra faire des coupes sur des pièces prises chez des femmes en état de gestation ou non.

On étudiera l'épithélium qui tapisse les conduits excréteurs; il est formé de cellules cylindriques dans les gros conduits et de cellules polyédriques dans les plus fins.

L'emploi de l'acide osmique permettra de déceler la présence des matières grasses.

La paroi des canaux est constituée par du tissu conjonctif. Il y aurait quelques fibres lisses, selon certains auteurs.

Nous conseillons d'approfondir l'étude de la mamelle, par suite de la fréquence des maladies de cet organe. Il sera facile alors de se rendre compte de la structure des tumeurs, dont l'étude semble tout d'abord hérissée de difficultés.

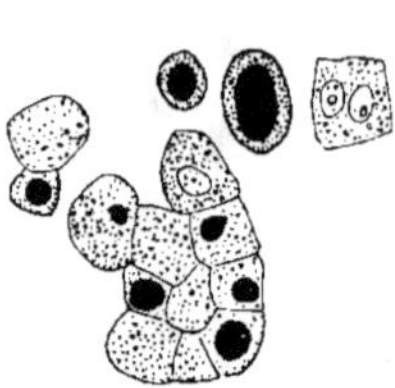

Fig. 272. — Épithélium de la glande mammaire pendant la lactation. Les gouttes de matières grasses colorées par l'acide osmique se voient au centre des cellules. (Cadiat.)

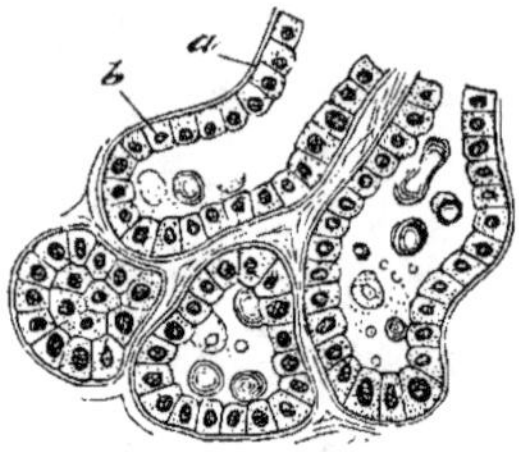

Fig. 273. — Glande mammaire de la brebis en lactation. — *a*, paroi propre; *b*, cellules épithéliales. (Cadiat.)

On terminera enfin les recherches en pratiquant des coupes transversales et verticales dans le mamelon, afin de voir la disposition de l'épithélium à l'orifice des canaux galactophores.

Du Lait.

Ce liquide ne présente aucune difficulté d'examen. Il suffit d'en déposer une petite goutte sur une lame de verre, de recouvrir d'une lamelle et d'examiner directement avec un grossissement de 300 à 400 diamètres.

La composition du lait varie selon qu'on l'examine à la fin de la grossesse ou pendant l'allaitement.

Dans le premier cas, il prend le nom de colostrum et montre au microscope de petits globules brillants, de dimensions assez variables, mais homogènes ou globules de lait; puis des éléments granuleux ou corpuscules de colostrum.

Ajoutons-y quelques globules blancs et quelques flocons de mucosine.

Dans le second cas, le lait proprement dit présente une multitude de corpuscules brillants, sphériques, à bords très nets, réfractant la lumière et variant depuis 1/500 de millimètre jusqu'à 1/140 environ. (Mathias-Duval, *Manuel du microscope.*)

Si le lait contenait du pus, on reconnaîtrait la présence des globules blancs, à ce qu'on les ferait disparaître par l'action de la potasse, tandis que les corpuscules graisseux resteraient intacts.

CHAPITRE VII

DES ORGANES DES SENS

Nous étudierons successivement :

1° L'OEil et les annexes de l'œil ; 2° l'Ouïe et les annexes de l'ouïe ; 3° l'Odorat; 4° le Toucher; 5° le Goût.

1° Œil.

Jusqu'ici les méthodes que nous avons décrites peuvent presque toujours s'appliquer, en entier ou partiellement, à l'étude de tel ou tel tissu ou organe indistinctement. Il n'en est plus de même pour l'œil, dont la délicatesse de structure exige des moyens d'investigation tout particuliers.

C'est ainsi qu'on devra prendre les plus minutieuses précautions pour exécuter les coupes d'ensemble, permettant de constater les relations mutuelles des diverses couches.

De là des méthodes spéciales et très variées, que nous développerons à l'occasion de chaque région.

Nous ferons de nombreux emprunts aux principaux ouvrages publiés récemment sur la matière, et notamment au *Traité d'ophthalmologie* de MM. Wecker et Landolt, ainsi qu'à la *Technique histologique* de M. Ranvier, où l'on trouve des descriptions si nettes et si magistrales de la cornée et de la rétine.

Dans un article de la *Société belge de micrographie* du 25 avril 1885, le Dʳ Warlomont définit parfaitement le mode opératoire spécial à l'étude pathologique de l'œil, et les difficultés que l'on rencontre dans la pratique :

Lorsqu'on ouvre méthodiquement un œil récemment énucléé ou enlevé à un animal, on constate immédiatement que toutes ses parties se séparent avec la plus grande facilité : les liquides s'écoulent, rompant ainsi les conditions de l'équilibre physiologique, l'iris se déchire, la rétine se décolle, bref les rapports anatomiques sont complètement bouleversés. Le problème à résoudre pour faire des coupes satisfaisantes de l'œil consiste donc :

1° A durcir, comme on le fait pour tous les tissus à soumettre à la section, les différentes couches de l'organe;

2° A conserver à toutes ces couches les rapports qu'elles affectent pendant la vie.

Dans le premier but, on se servira d'un liquide fixateur approprié; dans le second, on s'attachera à substituer insensiblement aux liquides normaux des chambres de l'œil (humeur aqueuse et corps vitré) une substance liquide douée d'une consistance gélatinoïde, susceptible de se solidifier en se moulant en quelque sorte sur l'organe même.

A. Plusieurs liquides ont été employés pour durcir le globe oculaire : on a essayé notamment l'alcool, l'acide osmique, l'acide chromique, mais ces corps présentent des inconvénients assez sérieux : l'alcool contracte et déforme les éléments, l'acide osmique noircit la rétine en la coagulant en masse, l'acide chromique rend les tissus cassants. La liqueur de Müller, dont la composition est bien connue (bichromate de potasse 2 grammes, sulfate de soude 1 gramme, eau distillée 100 grammes), est le milieu qui a donné jusqu'ici les meilleurs résultats. Il conserve à l'œil sa forme normale et lui donne une consistance favorable sans le rendre cassant. L'œil à examiner sera donc plongé immédiatement dans la liqueur de Müller où il devra séjourner trois ou quatre semaines. On l'en retirera alors, et on le sectionnera au rasoir en deux parties symétriques : cette opération, faite avec précaution, ne lèsera pas les rapports anatomiques, les tissus étant à ce moment fixés, et les liquides de l'œil coagulés; on lavera dans l'eau ordinaire l'hémisphère que l'on voudra étudier, et on l'y laissera quelques heures, vingt-quatre au besoin, pour lui enlever la couleur jaune que le liquide de Müller lui a communiquée. En passant la pièce pendant quelques minutes dans une solution d'hydrate de chloral à 1 p. 100, on accélère cette décoloration.

On soumettra ensuite le spécimen pendant un jour au moins à l'action de l'alcool ordinaire, puis pendant 24 heures à celle de l'alcool absolu. Il pourra alors être placé dans la masse qui doit l'englober. Celle-ci n'est autre que la solution de celloïdine, connue des micrographes, composée de celloïdine dissoute dans parties égales d'éther sulfurique et d'alcool absolu.

Ce liquide a un aspect mucilagineux rappelant à s'y tromper le collodion liquide dont il n'est, après tout, qu'une modification. Après 24 heures d'imprégnation dans ce milieu, la pièce sera transportée dans une boîte en papier ou en métal *ad hoc*, que l'on remplira de la solution de celloïdine et qu'on laissera reposer, à ciel ouvert, pendant une couple d'heures. Au bout de quelques instants le liquide se couvre d'une mince pellicule, puis sa masse elle-même se prend peu à peu en une sorte de gelée transparente, mi-dure, mi-molle, assez élastique. On plongera alors ce bloc dans l'alcool ordinaire (de 70 à 80), où il acquerra la dureté nécessaire et pourra être conservé indéfiniment. Après vingt-quatre heures déjà, il pourra être soumis à la section : la coque oculaire renfermée dans cette masse a parfaitement conservé sa forme et les chambres de l'œil, remplies qu'elles sont par la celloïdine solidifiée mêlée aux humeurs coagulées, n'ont subi aucune modification dans leurs dimensions; l'iris et le cristallin ont conservé leur position normale.

On emploiera alors pour couper un microtome disposé de telle façon que la section puisse se faire dans l'alcool. Les modèles de Nachet et de Vérick sont excellents dans ce cas.

M. Warlomont vante également un modèle de la maison Katsch de Munich.

Les avantages de ces sortes de microtomes sont les suivants : 1° le rasoir rencontre bien moins de résistance que s'il devait opérer à sec, d'où une facilité plus grande pour obtenir une coupe d'une large surface, comme c'est le cas pour l'œil, sans détruire les rapports des différentes parties, maintenues d'ailleurs en rapport par la tranche de celloïdine qui ne quittera plus désormais le tissu.

B. La coloration de la coupe se fait très aisément, sans aucune précaution spéciale à prendre : les tranches sont lavées à l'eau, puis placées dans le liquide colorant pendant le temps nécessaire ; elles sont transportées ensuite, après lavage à l'eau et passage par l'essence de bergamote, pour être enfin montées dans le baume. L'hématoxyline de Ehrlich (deux ou trois gouttes dans de l'eau distillée, dans un verre de montre à large circonférence) donne, au bout de vingt-quatre heures une coloration excellente ;

C. Enfin, on n'a pas à passer par les manipulations nombreuses et délicates qu'exige la méthode par la paraffine.

N'oublions pas de noter que l'essence de girofle dissolvant rapidement la tranche de celloïdine, il est nécessaire d'avoir recours à l'essence de bergamote qui ne présente pas cet inconvénient.

Cette méthode, dit le Dr Warlomont, donne de bons résultats. Ce n'est pas qu'il ne reste quelques désiderata difficiles à surmonter : ainsi la rétine et la choroïde, mais surtout la première, se détachent de la sclérotique sur une certaine étendue, à partir du pôle postérieur de l'œil et forment comme un arc tendu. Ce fait, qui contrarie dans une certaine mesure l'étude des rapports réciproques de ces membranes, tient surtout, il est vrai, au mode d'adhérence très lâche qui existe entre elles sur le vivant. Une autre difficulté consiste à conserver au cristallin, sur la coupe, sa position et son mode de suspension intacts : le rasoir est souvent arrêté par les fibres résistantes de cette lentille qui se déplace ou même quitte la coupe ; aussi faut-il rejeter bon nombre de préparations, avant d'en rencontrer une satisfaisante. On le voit, il y a encore là matière à plus d'un perfectionnement.

Notre distingué confrère et ami, le Dr Parizotti, de Rome, a modifié légèrement le procédé précédent et nous a montré de fort belles préparations.

On plonge d'abord pendant quarante-huit heures l'œil aussitôt enlevé dans le liquide de Flemming, ainsi composé :

Solution au 100e d'acide osmique.............. 1 partie
Solution au 100e d'acide chromique............ 25 —
Solution à 2 p. 100 d'acide acétique............ 5 —
Eau distillée.................................. 68 —

On le retire et on l'immerge dans la liqueur de Müller pendant deux mois.

Quand l'œil est suffisamment consistant, on le place dans un mélange réfrigérant de glace et de sel marin, jusqu'à durcissement complet, après l'avoir entouré de toile cirée, et on le sectionne en deux parties égales.

Il s'agit alors d'inclure la pièce dans la celloïdine.

On en prépare deux solutions: l'une fluide, l'autre épaisse.

$$\left.\begin{array}{l}\text{Alcool absolu}\dots\dots\dots\\ \text{Éther sulfurique}\dots\dots\end{array}\right\}\text{parties égales}$$

On y jette la celloïdine par morceaux, jusqu'à obtenir les deux consistances voulues.

La moitié de l'œil dont on veut faire des coupes et qui se trouve en ce moment congelée est dégelée dans de l'eau distillée, mise ensuite pendant vingt-quatre ou quarante-huit heures dans de l'alcool au tiers, après dans de l'alcool à 60° pendant le même temps, et de là on la passe dans l'alcool à 90°, où elle doit rester autant.

On la place ensuite pendant vingt-quatre heures dans l'éther. C'est alors qu'on la met dans la solution fluide de celloïdine pendant vingt-quatre heures.

De là, on la retire pour la déposer dans une petite boîte de papier et on y verse la solution épaisse de celloïdine. On attend que le tout soit durci et on le jette alors dans de l'alcool à 60°. L'alcool pour tremper le rasoir doit être aussi à 60°.

Pour adapter la pièce au microtome, on la place sur un morceau de liège rugueux, on y verse la solution épaisse de celloïdine et on y passe ensuite un pinceau trempé dans de l'éther.

Comme on le voit, cette technique est assez compliquée. On arrivera cependant avec un peu de patience à obtenir de fort belles préparations.

Les coupes d'ensemble suffiront pour se rendre compte des rapports du nerf optique à son entrée dans l'œil, et si les coupes sont assez fines, il sera facile de distinguer les diverses couches de la choroïde, de la sclérotique, de la rétine, de la cornée; de constater comment cette dernière membrane se comporte par rapport à la première; comment aussi la couche des bâtonnets et des cônes est en relation avec la couche pigmentaire, rapportée bien à tort à la choroïde elle-même ; comment encore cette sclérotique, moins épaisse en avant qu'en arrière, se continue avec la gaîne du nerf optique, avec son névrilème et avec la lame criblée, au travers de laquelle passent les faisceaux nerveux ; comment le cristallin sépare la chambre antérieure de la chambre postérieure : quels sont ses rapports avec la couronne ciliaire, les procès du même nom, la face postérieure de l'iris ; et souvent, sur d'heureuses préparations, on pourra prendre une notion complète de la région si difficile à décrire, qui se trouve formée par la terminaison de la rétine à l'ora serrata, par la zone de Zinn, le canal de Petit, la terminaison de la choroïde, les procès ciliaires, le canal de Schlemm, le ligament pectiné, le muscle ciliaire ou tenseur de la choroïde.

Nous aurons l'occasion de revenir sur ces points en étudiant la technique particulière de l'œil.

Sclérotique. — Une sclérotique prise sur le premier cadavre venu, ou à défaut celle d'un cheval, d'un bœuf ou d'un cochon, suffit pour se faire une idée exacte de la constitution de la membrane la plus externe de l'œil. Il est bon d'en laisser macérer quelques jours un lambeau dans de l'alcool au tiers, selon la méthode du professeur Ranvier, et d'en faire durcir un autre lambeau dans de l'alcool à 40°. Le premier sera dissocié dans du picro-carminate, le second servira aux coupes.

La dissociation montrera que la sclérotique se compose de tissu conjonctif, renfermant des faisceaux dont les fibres sont assez rectilignes à la face interne et à la face externe. Ces fibres ne sont pas disposées de façon à se superposer, mais sont unies entre elles ; au voisinage de la cornée, le lacis qu'elles forment est très dense et très serré.

On rencontre un grand nombre de cellules conjonctives interposées, surtout si, après le picro-carminate, on a monté la coupe dans la glycérine additionnée d'acide formique au 100°.

On peut encore facilement les mettre au jour par le procédé suivant :

On durcit un fragment de cornée et de sclérotique dans une solution d'acide osmique au millième, on fait une coupe, qu'on plonge dans une solution d'éosine pendant vingt-quatre heures et on lave la coupe préalablement disposée sur un porte-objet et recouverte d'un verre mince, avec de l'eau distillée acidulée. L'éosine se fixe sur les corpuscules et leurs prolongements, la sclérotique s'épaissit, s'élargit, tandis que la cornée est peu sensible à la réaction. Pour obtenir d'excellentes préparations, il reste à faire courir entre les deux lames de verre une goutte de glycérine. On peut encore traiter la pièce par l'alcool absolu, l'essence de girofle, et se servir, non de résine dammar, mais de mastic dissous à parties égales dans de la térébenthine rectifiée. Quelques nuages se forment autour de la préparation, mais disparaissent spontanément et fort vite.

Au moyen du procédé de Legros (coloration avec la fuschine), on verra que la sclérotique contient un certain nombre de fibres élastiques.

Le traitement par l'éosine et la potasse donne encore de meilleurs résultats.

Il faut noter enfin que la couche interne renferme une grande proportion de granulations pigmentaires.

CORNÉE. — Elle présente une composition assez complexe, et chaque détail, pour être vérifié, demandera des procédés particuliers.

Nous étudierons successivement la charpente connective, les couches épithéliales antérieure et postérieure, et les nerfs.

Nous ne saurions trop recommander de consulter pour plus amples renseignements l'article publié par M. le professeur Ranvier (*Traité technique d'histologie*, p. 858) auquel nous faisons de nombreux emprunts.

1° *Charpente connective*. — On se servira de la méthode dite de dessiccation, dont nous avons parlé dans les procédés généraux.

La cornée de l'homme ou d'un animal quelconque étant convenablement étalée et fixée à l'aide d'épingles sur une lame de liège, on la laissera dessécher doucement, et quand elle aura acquis la consistance de la cire, on y pratiquera des coupes perpendiculaires à la surface.

Ces coupes, ramollies dans l'eau, seront ensuite colorées au picrocarminate, lavées, puis montées dans la glycérine additionnée d'acide formique.

Elles montreront nettement la membrane basale antérieure ou membrane de Bowmann et la membrane basale postérieure ou membrane de Descemet.

La membrane de Bowmann est bien développée chez l'homme.

Elle semble homogène et se colore en rose par le picro-carminate.

La membrane de Descemet se colore en rouge orangé par le picro-carminate et en bleu par l'hématoxyline.

M. Ranvier conseille de l'étudier chez le bœuf ou le cheval. Elle se montre alors, si on la soumet à une ébullition prolongée pendant vingt-quatre ou trente-six heures, formée de nombreux feuillets superposés.

Nous n'avons pas ici à exposer les diverses opinions qui ont cours dans la science au sujet de la substance cornéenne proprement dite. Par la dilacération, on arrive difficilement à se faire une idée exacte du tissu qui la compose ; sur des coupes fines et teintes au carmin, on voit que la cornée est formée par un tissu dense, résistant,

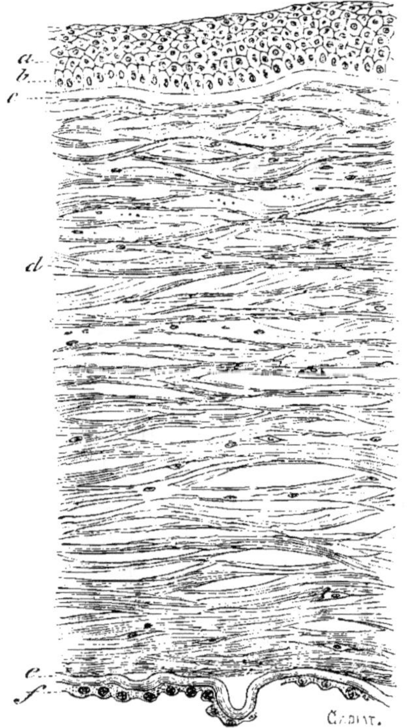

Fig. 274. — Coupe perpendiculaire de la cornée. — a, b. couche épithéliale antérieure ; c, membrane basale antérieure ; d. tissu cornéen ; e. membrane basale postérieure ; f, épithélium postérieur.

affectant surtout vers sa face profonde une disposition en lamelles qui s'entre-croisent dans diverses directions.

Pour mettre en évidence cette structure fibrillaire, il faut soumettre un fragment à l'action des vapeurs d'acide osmique en le suspendant au moyen d'une épingle à la face inférieure d'un bouchon de liège fermant un petit flacon dans lequel on a versé quelques gouttes d'une solution de ce réactif. On y pratique des coupes après avoir complété le durcissement par l'alcool. Ces coupes que l'on fait perpendiculairement à la surface doivent être examinées dans l'eau à un grossissement de 500 à 600 diamètres (Ranvier).

On verra se succéder régulièrement des lames sectionnées perpendiculairement et des lames sectionnées parallèlement à la direction des fibres qui les composent.

Les premières montrent une série de champs polygonaux granuleux, d'étendue variable, correspondant à des faisceaux de fibrilles. Les secondes paraissent striées suivant leur longueur.

Ces éléments sont très importants pour se rendre compte de la situation des cellules fixes de la cornée, qui ne sont autre chose que des cellules connectives ; on les désigne aussi sous le nom de corpuscules de la cornée. Ces éléments sont faciles à reconnaître par la méthode de His. Avec une solution de nitrate d'argent, on colore la substance fondamentale ; la coloration obtenue, on plonge la pièce dans une solution de sel de cuisine. La substance fondamentale s'éclaircit et l'argent se précipite dans les cellules de la cornée. On peut encore démontrer leur présence en traitant la pièce par le chlorure double d'or et de potassium, selon le procédé classique, ou par l'acide pyroligneux (His).

La cornée de la grenouille à certaines périodes, celles du bœuf, du lapin, du cochon d'Inde, sont très favorables pour l'étude des cellules cornéennes.

Ces cellules, qui varient beaucoup de forme et de volume selon les divers animaux, sont plates, étoilées et anastomosées les unes avec les autres.

Au moyen du nitrate d'argent, on en obtient des images positives ou négatives suivant la manière dont on fait agir le réactif.

Pour les images négatives, M. Ranvier préconise la technique suivante :

On choisit la grenouille dont la cornée est fort transparente et on passe à sa face antérieure le crayon de nitrate d'argent. — Cela fait, on détache l'œil qu'on plonge dans l'eau distillée, et avec des ciseaux on enlève la cornée. — A l'aide du raclage pratiqué avec un scalpel, on fait disparaître l'épithélium et on la dispose à plat sur une lame de verre pour l'examiner.

On remarque alors que les cellules fixes sont ménagées en clair
sur un fond brun plus ou moins foncé, correspondant à la substance intercellulaire imprégnée par le sel métallique.

Pour obtenir des images positives des cellules fixes, le moyen le
plus simple est de faire macérer deux ou trois jours dans l'eau distillée une cornée dans laquelle on a déterminé d'abord une imprégnation négative. Les espaces intercellulaires sont alors devenus
incolores, tandis que les cellules sont remplies d'un précipité granuleux plus ou moins fin. Elles sont admirablement dessinées et
donnent des images nettes et élégantes (Ranvier).

Mais le meilleur moyen, pour observer ces cellules, consiste à
employer le chlorure d'or d'après les procédés généraux que nous
avons indiqués.

Quelle que soit la méthode employée, on ne devra pas prolonger
le séjour de la membrane dans la solution d'or. Au delà d'une
certaine limite, qui paraît varier selon l'épaisseur de la cornée, le
procédé choisi et la température, mais qui en général ne dépasse
pas vingt-cinq minutes, l'imprégnation porte seulement sur les
nerfs et les cellules fixes ne sont plus colorées que d'une façon incomplète (Ranvier).

Quant aux noyaux de ces cellules, on les fera apparaître à l'aide
de la purpurine ou du picro-carminate. — Dans ce dernier cas, on
soumettra en plus la préparation à l'action d'une solution d'acide
oxalique à 10 p. 100.

On verra qu'ils sont arrondis ou ovalaires et contiennent généralement un ou deux nucléoles.

Un grand nombre d'anatomistes admettent que ces cellules à
noyaux renferment un liquide. Elles peuvent être isolées par la macération dans les acides concentrés. Nous nous sommes servis
pour arriver à ce but d'acide chlorhydrique, et dans quelques cas
nous avons constaté, en dissociant la pièce ou simplement en
imprimant des mouvements au verre mince, la présence d'éléments
garnis de prolongements multiples très pâlis par l'action de l'acide.

Les solutions éthérées ou térébenthinées de noix d'anacarde
ou d'alkanna, injectées dans des cornées fraîches de cochon, au
moyen d'une seringue de Pravaz, montrent que les matières à injection pénètrent, non dans des interstices, mais dans les cellules

elles-mêmes, qu'elles distendent, ainsi que leurs prolongements.

Le procédé opératoire consiste à piquer la cornée à un millimètre de son point de jonction avec la sclérotique, et à pousser l'injection avec le plus grand soin, en comprimant légèrement la cornée avec un doigt.

Ces données générales suffiront pour permettre de suivre attentivement les recherches et les affirmations de Bowmann, de His, de Neumann, de Recklinghausen, de Liber, de Samisch, de Cohnbein et d'Engelmann, à propos de leurs travaux sur les éléments contractiles ou non, les cellules fixes ou voyageuses, les *corneal tubes*, les éléments canaliculés, travaux que nous ne pouvons analyser ici.

2° *Couches épithéliales.* — Leur étude ne présente aucune difficulté. — On fera d'abord macérer les pièces dans le liquide de Müller ou dans une solution de bichromate d'ammoniaque à 2 p. 100 et on achèvera, selon le conseil de Ranvier, le durcissement par l'action successive de la gomme picriquée et de l'alcool à 40°.

Les coupes seront très minces.

L'épithélium antérieur montrera trois couches successives : la plus externe, lamelleuse, à cellules aplaties, sans noyaux ; la moyenne, composée de cellules polyédriques ; la plus interne, formée de cellules cylindriques.

Ces divers éléments s'isoleront facilement après macération pendant vingt-quatre ou quarante-huit heures dans l'alcool au tiers. Les coupes ou les cellules dissociées seront conservées dans la glycérine après coloration par le picro-carminate ou l'hématoxyline.

L'épithélium postérieur ne présente qu'une seule couche de grandes cellules polygonales.

On pourra étudier cette dernière couche sur des coupes à main levée et parallèles à l'épithélium lui-même, ou sur des tranches.

M. André indique le procédé suivant :

On étale la cornée sur une plaque de liège, de façon que sa face profonde regarde l'opérateur, et on la nitrate suivant la méthode ordinaire. Quand la membrane a pris une teinte rosée, on l'expose à la lumière concentrée d'une lampe (ce procédé employé au laboratoire de G. Pouchet semble donner des résultats excellents, surtout quand on se sert de solutions argentiques très faibles) ; ensuite on fait durcir la pièce dans l'alcool pendant vingt-quatre heures, et on pratique des coupes parallèles à l'épithélium. Ces coupes, montées dans la glycérine à laquelle on ajoute quelques gouttes d'une solution de cyanure de potassium, montrent que l'épithélium est formé d'une couche de cellules polyédriques par pression réciproque. Chaque cellule mesure de 15 à 20 μ, est légèrement granuleuse, contient un noyau de 5 à 10 μ. Il paraît se continuer avec les cellules épithéliales qui recouvrent l'iris.

3° *Nerfs.* — Ils doivent être étudiés à l'aide de la méthode de l'or, par les procédés généraux indiqués précédemment.

Les préparations montées dans la glycérine se conserveront

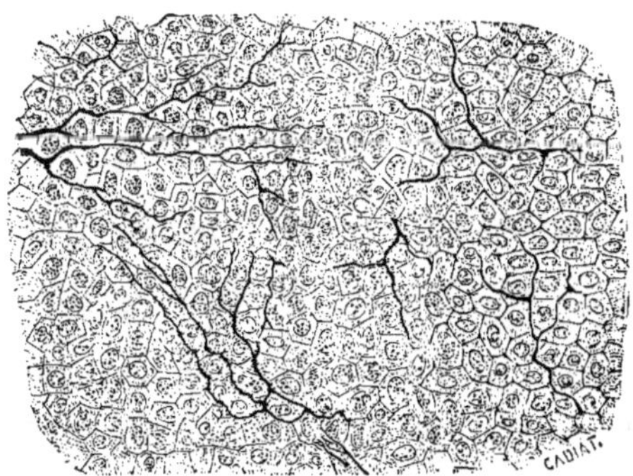

Fig. 275. — Nerfs de la cornée, réseau intra-épithélial.

pendant fort longtemps si la cornée, après que la réduction de l'or y est suffisante, est placée pendant plusieurs jours dans l'alcool, ce dernier réactif ayant la propriété d'arrêter toute réduction ultérieure (Ranvier).

On remarquera que les nerfs donnent deux plexus, l'un fondamental placé sous la couche épithéliale externe et se terminant entre les cellules sous forme d'extrémités renflées ou de boutons, l'autre placé sous la lame de Bowmann ou sous-basal.

Ces divers détails seront vérifiés à l'aide de coupes, soit verticales, soit tangentielles.

Nous le répétons, nous engageons, pour de plus amples détails, à consulter l'article CORNÉE du traité d'*Histologie* de M. Ranvier, où le sujet est exposé avec tous les développements désirables et

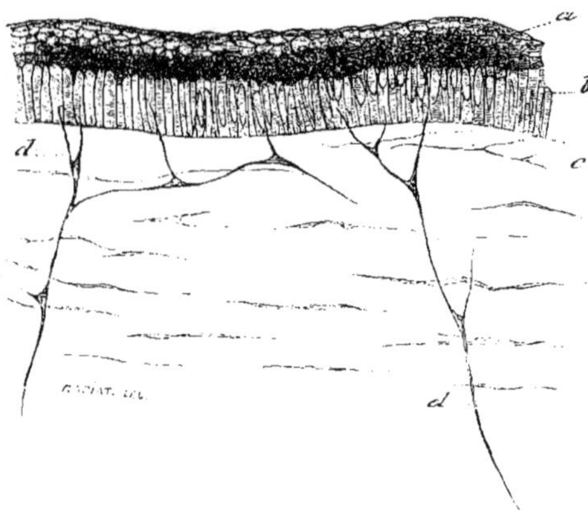

Fig. 276. — Nerfs de la cornée mis en évidence avec le chlorure d'or. — *a*, couche superficielle de l'épiderme ; *b*, couche profonde ; *d*, nerfs pénétrant dans la couche épithéliale.

surtout avec une clarté telle, que les moindres faits sont immédiatement élucidés.

CHOROIDE, IRIS, CORPS CILIAIRE. — Ces deux membranes réunies peuvent s'obtenir sur des coupes faites d'après les procédés in-

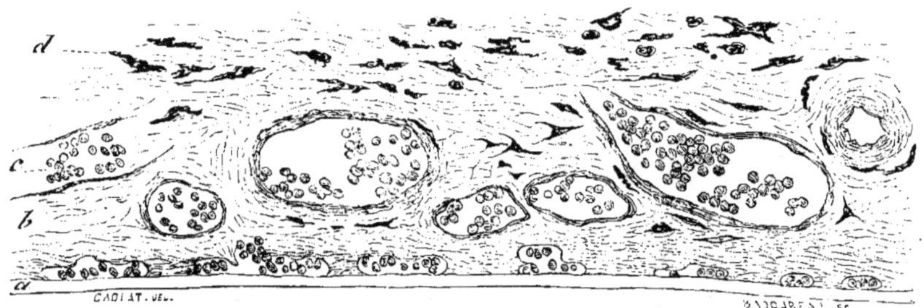

Fig. 277. — Coupe de la choroïde de l'homme. — *a*, membrane de Ruysh avec son réseau capillaire qui lui est superposé ; *b*, tissu propre de la choroïde avec ses gros vaisseaux *c*, remplis de globules sanguins ; *d*, lamina fusca avec ses corps pigmentaires.

diqués ci-dessus. Nous supposerons toujours une de ces coupes placée sous l'œil de l'observateur dans toutes les descriptions succinctes que nous faisons de l'œil. Notre but est de mettre les étudiants à même de continuer avec fruit une étude dont les débuts

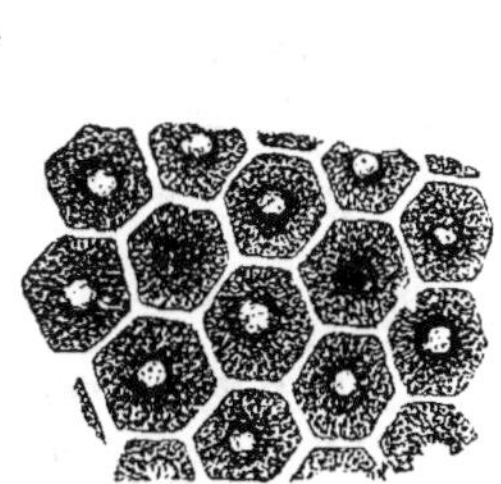

Fig. 278. — Épithélium pigmenté de la choroïde, vu de face. Gross. 1/500. (Cadiat.)

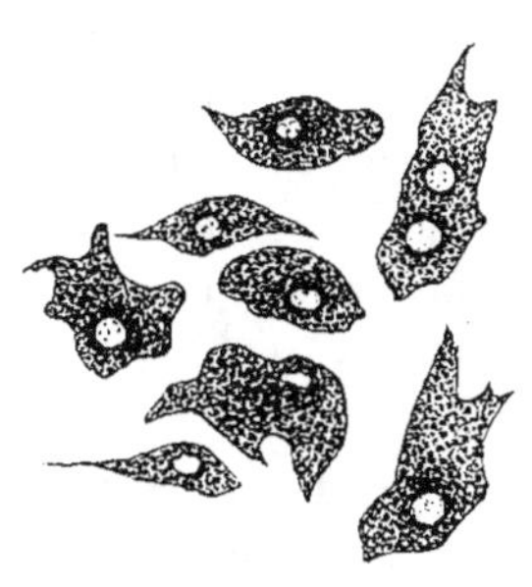

Fig. 279. — Cellules pigmentaires de la lamina fusca. (Cadiat.)

sont toujours très longs, et non pas de faire l'anatomie histologique complète de l'œil.

En arrière, la choroïde présente pour le passage du nerf optique une ouverture circulaire, chez les mammifères au moins ; en avant, elle s'élargit et se continue, après avoir formé le corps ciliaire, puis l'iris. A l'ora serrata, elle est très adhérente à la rétine, à la membrane hyaloïde. La face externe est en rapport avec la sclérotique à laquelle elle est faiblement unie (*lamina fusca*).

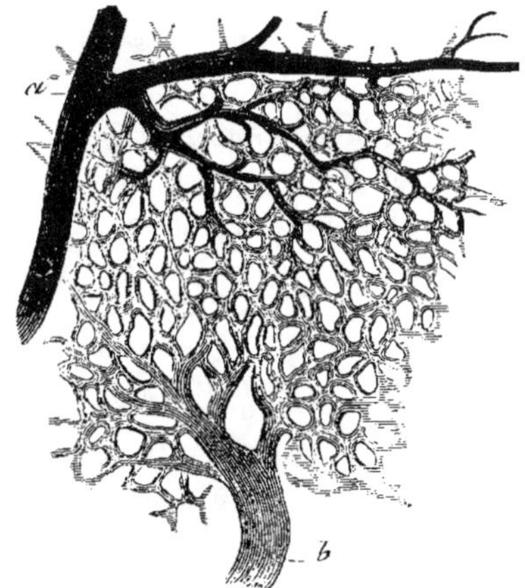

Fig. 280. — Capillaires de la choroïde chez un enfant de quelques mois. (Cadiat.)

Dans cette portion, on peut, entre les cellules pigmentaires, voir un certain nombre de filets nerveux (nerfs ciliaires) rendus plus apparents par l'acide acétique.

Au-dessous des nerfs, on trouve les vaisseaux choroïdiens tapissés par une couche capillaire à laquelle on donne le nom de chorio-capillaire, puis une membrane limitante, dite lame élastique choroïdienne.

Le stroma choroïdien est formé de fibres conjonctives fixes, de cellules fusiformes, et de cellules étoilées dont les prolongements s'anastomosent et renferment un pigment plus ou moins intense.

On y rencontre quelques fibres musculaires sur le trajet des vaisseaux (Müller), et entre les éléments une substance amorphe finement grenue.

Procès ciliaires. — Autour du cristallin, la choroïde s'épaissit et forme un disque, dont les rayons concentriques vont en divergeant vers la circonférence. Chaque rayon porte le nom de procès ciliaire.

Selon Ribes, on voit en séparant la choroïde des humeurs de l'œil deux disques : l'un s'attache à la choroïde (corps ciliaire de la choroïde); l'autre s'insère à la partie antérieure du corps vitré et à la cristalloïde et se nomme les procès ciliaires du corps vitré. Les corps et les procès ciliaires renferment un tissu conjonctif très fin et des cellules pigmentées analogues à celles que nous avons décrites dans la choroïde, plus des vaisseaux artériels et veineux.

L'iris fait suite au corps ciliaire de la choroïde. Sur une coupe mince, on constate qu'il est formé de tissu conjonctif dont les faisceaux sont anastomosés et renferment des corpuscules de tissu conjonctif étoilés ou fusiformes, souvent anastomosés par leurs prolongements et renfermant du pigment. Sur la circonférence externe et supérieure, on trouve de plus quelques fibres élastiques très fines. Ces fibres sont en relation avec la terminaison du ligament pectiné.

L'iris contient encore des fibres musculaires lisses très visibles sur des yeux de lapin albinos et faciles à dissocier dans l'alcool au tiers. Ces fibres constituent un sphincter, entourant l'orifice pupillaire. Au voisinage du petit cercle artériel de l'iris, les fibres musculaires sont agencées de façon à former un second cercle. Sur la face antérieure de l'iris on trouve un épithélium simple. Cet épithélium est visible sur un pli de l'organe, ou sur une pièce traitée par le nitrate d'argent. Il en est de même de l'épithélium qui tapisse la face postérieure de l'iris. Ce dernier est formé de plusieurs cellules de 15 à 30 μ, pigmentées, qui se continuent avec des cellules analo-

gues placées sur le corps ciliaire et reposent sur une lame amorphe, dite membrane limitante.

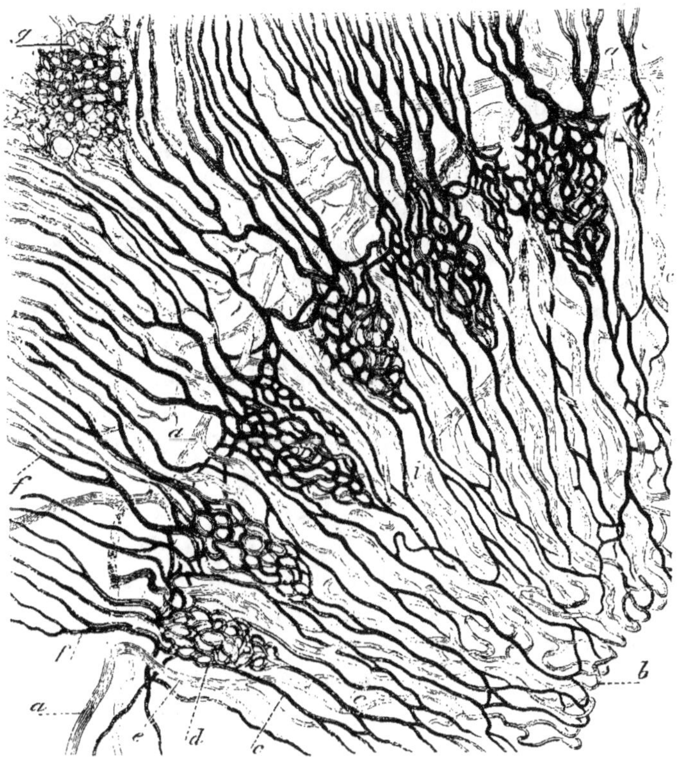

Fig. 281. — Double injection des vaisseaux ciliaires par les artères et les veines,
faite sur un enfant d'un mois. Les artères sont en gris et les veines en noir.
a, grand cercle artériel de l'iris; *b*, anastomoses des anses récurrentes décrites
sous le nom de petit cercle artériel: *d*, branches artérielles transversales,
représentant les derniers vaisseaux ayant une véritable tunique musculaire;
c, *e*, capillaires artériels; *c*, veines récurrentes contribuant à former, d'une
part, les pelotons vasculaires des procès ciliaires et se jetant, d'ailleurs, dans
le grand cercle veineux de l'iris parallèle au grand cercle artériel; *f*, veines
différentes de l'iris et des procès ciliaires allant se joindre aux vasa vorticosa
et communiquant avec *g*, le réseau chorio-capillaire de la choroïde. Dans les
mailles de ce double réseau se trouvent encore des capillaires beaucoup plus
fins qu'on n'a pas figurés pour ne pas trop compliquer la figure. (Cadiat.)

L'iris renferme en outre des vaisseaux et des nerfs.

La question de la vascularisation de la choroïde, du corps

ciliaire et de l'iris a été parfaitement étudiée par Lebert, au mémoire duquel on devra se reporter pour terminer l'étude de la tunique vasculaire de l'œil.

Il nous reste à décrire succinctement le muscle ciliaire découvert par Brücke et Bowmann.

Avant, nous devons dire que, entre la choroïde et la sclérotique, près du ligament pectiné, et en rapport avec ce même ligament, se trouve un canal veineux, appelé canal de Schlemm.

Au niveau du point où la sclérotique se creuse pour former ce canal, se trouve le point de naissance du muscle de Brücke, lequel se termine, non dans les procès ciliaires, mais au niveau de leur portion adhérente. Müller et Rouget ont démontré que ce muscle contenait en outre une couche circulaire située auprès de la circonférence de l'iris et fortement unie à la couche radiée.

Les éléments de ce muscle sont assez volumineux, courts, granulés, très difficiles à dissocier, mais visibles facilement sur des coupes fines.

Rétine. — La rétine est la troisième membrane de l'œil par ordre de superposition. Nous conseillons de l'étudier sur des coupes faites au niveau de l'œil, par les procédés indiqués déjà, et sur d'autres coupes pratiquées à l'ora serrata. Quant à ses éléments, nous dirons un mot de leur préparation spéciale. Les meilleurs sujets d'étude sont fournis par la rétine de la grenouille, ou celle du triton crété. Les éléments volumineux de ces batraciens sont visibles à de faibles grossissements et moins altérables, toute proportion gardée, que ceux des autres animaux.

Nous rattacherons à la rétine la couche du pigment. Cette couche se continue, il est vrai, avec la couche pigmentaire de la face postérieure de l'iris; mais, de même que celle de l'iris, elle possède une origine embryogénique, des fonctions physiologiques et une constitution anatomique qui ne permettent pas de la décrire avec la choroïde.

Nous engageons les débutants à se souvenir que peu de membranes demandent autant de soins pour être bien préparées, et à ne pas se rebuter par les insuccès inséparables des premières tentatives de préparation.

On prend un œil de grenouille très frais, que l'on coupe en deux parties avec une paire de ciseaux déliés. L'incision doit être faite de manière que dans une des coupes se trouve le cristallin. Les parties séparées sont plongées dans une solution abondante de liqueur de Müller, pendant une dizaine de jours.

Avec des ciseaux, on taille un lambeau dans une des deux capsules oculaires. Ce lambeau est pris sur la pointe d'un scalpel, déposé sur une plaque de caoutchouc, et haché, en ayant soin que le couteau tombe bien perpendiculairement sur la plaque. Une goutte de carmin sera ensuite déposée sur les coupes, obtenues de façon qu'elles flottent dans le liquide colorant. On laissera tomber sur une plaque de verre une goutte de glycérine. Les coupes seront enlevées au moyen d'une aiguille à cataracte et placées dans la goutte de glycérine. Avec un grossissement fort, on les examinera et on ne tardera point à les voir se disposer de façon à présenter à l'observateur leurs surfaces sectionnées. Il est excessivement rare que dès le début on n'arrive pas à obtenir un certain nombre de coupes très fines; les plus grosses seront réservées pour la dissociation, les meilleures recouvertes par une lamelle. Entre la lamelle et la plaque de verre, il est bon de placer un cheveu pour éviter une compression toujours fâcheuse. On fera bien encore de colorer un certain nombre de coupes avec une solution alcoolique de bleu d'aniline, ou de bleu d'aniline mélangé à une solution d'acide picrique, de manière à obtenir une teinture verte ou une solution de purpurine. Les coupes colorées avec ces dernières matières demandent un temps assez long (quinze ou vingt heures) pour fournir le résultat qu'on se propose d'obtenir pour l'étude des éléments rétiniens.

Sur des coupes fines non dissociées et prises sur les deux capsules dont nous avons parlé, on constate que la rétine va en s'amincissant d'avant en arrière et que les différentes couches, excepté les limitantes, ne sont pas égales dans toutes les régions. Ce fait sur lequel peu d'auteurs ont insisté nous paraît digne d'attention et se prête à des considérations qu'il est inutile de développer ici.

M. Ranvier, pour l'étude de la rétine, préconise l'emploi de l'acide osmique.

Pour acquérir les premières notions sur la structure de la rétine, il convient, dit le savant histologiste, de l'étudier d'abord chez le triton crété, où la couche des cellules visuelles et certains autres détails se montrent avec une grande évidence.

Ayant versé dans un petit flacon fermé par un bouchon de liège un centimètre cube environ d'une solution d'acide osmique à 5 pour 100, on enlève les deux yeux de l'animal. On place l'un dans le liquide où on le laissera vingt-quatre heures; après quoi on

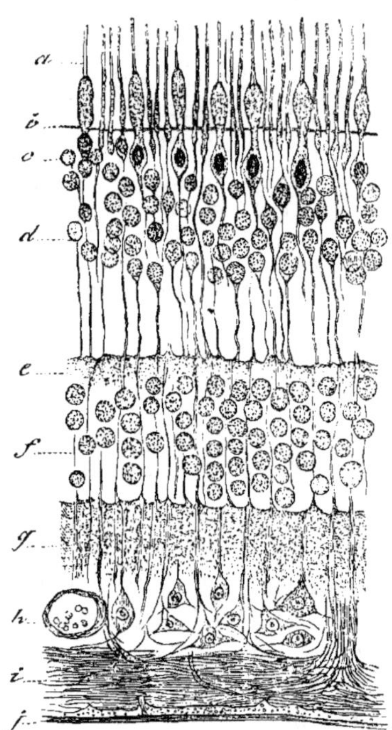

Fig. 282. — Coupe perpendiculaire à la surface de la rétine (préparation de M. Desfossés).

l'ouvrira et on le mettra dans l'eau distillée afin de l'utiliser plus tard pour des dissociations de la rétine. L'autre œil est fixé par une épingle à la face inférieure du bouchon qui ensuite est remis en place. Il se trouve ainsi exposé aux vapeurs d'acide osmique, qui, grâce à la minceur de la sclérotique, atteignent rapidement la rétine et en général l'ont suffisamment fixée au bout de dix minutes. On le porte alors dans l'alcool au tiers, et par une incision circulaire pratiquée avec des ciseaux fins, on le divise au niveau de son équateur. Le pôle postérieur, après un séjour de quelques heures dans l'alcool au tiers, est placé dans une solution de picrocarminate à 1 pour 100, dans laquelle on le conserve également quelques heures. On le retire pour le plonger directement dans la solution d'acide osmique afin de fixer les éléments d'une manière définitive, et après l'avoir fait dégorger dans l'eau, on le traite par l'alcool pour en compléter le durcissement. C'est seulement alors qu'on l'inclut dans le mélange de cire et d'huile pour en faire des coupes perpendiculaires à la surface de la rétine et passant par le nerf optique. Ces coupes, reçues d'abord dans l'alcool, sont ensuite placées dans l'eau et montées en préparations persistantes dans la glycérine.

Quand on a fait l'examen attentif du groupement des éléments sur des coupes verticales, il est nécessaire, pour avoir une connaissance plus exacte de ces éléments eux-mêmes, de les étudier à l'état d'isolation complète.

Pour cela, on prend le second œil du triton qui, après avoir séjourné vingt-quatre heures dans l'acide osmique, a été divisé au niveau de son équateur et mis à macérer dans l'eau pendant deux ou trois jours ; on enlève avec des ciseaux un petit fragment de la rétine et on le dissocie avec les aiguilles sur la lame de verre dans une goutte d'eau. On colore ensuite les éléments par le picro-carminate et on les conserve dans la glycérine (Ranvier).

Les différentes couches de la rétine ont été divisées comme il suit (fig. 282) :

1° La limitante interne (j) ;

2° La couche des fibres du nerf optique (i) ;

3° La couche des cellules nerveuses (g, h) ;

4° La couche granulée interne
5° La couche granuleuse interne $\Big\}$ (e, f) ;

6° La couche granulée externe
7° La couche granuleuse externe $\Big\}$ (c, d) ;

8° La limitante externe (b) ;

9° La couche des cônes et des bâtonnets (a) ;

10° La couche pigmentaire.

Par l'action du carmin neutre, il est très facile, sur une coupe fine, de compter ces différentes couches.

1° *Limitante interne.* — Elle passe au-dessus des points d'épanouissement du nerf optique et se continue jusqu'à la capsule du cristallin, avec laquelle elle se confond, au moins chez quelques animaux. Comme Schultze, j'ai pu voir qu'elle est, dans certaines de ses partie, réticulée. Les acides et les alcalis l'attaquent fort peu : l'acide acétique permet d'y reconnaître un certain nombre de noyaux, surtout au point où cette membrane est adhérente à la membrane hyaloïde au niveau de l'ora serrata.

Sur sa face interne, la limitante offre des rapports particuliers avec les fibres de Müller dont nous allons nous occuper bientôt.

Sur d'heureuses dissociations de rétines fraiches, après macération, pendant 24 heures, dans l'acide osmique à 1 pour 100, on voit cette membrane garnie de petits prolongements, dont la base élargie et fibrillaire, surtout vers l'ora serrata, se confond avec l'extrémité de ces prolongements. Cette base est généralement très fine dans les points où les prolongements sont brisés.

2° *Couche des fibres du nerf optique.* — La couche des fibres du nerf optique (5 à 20 μ) improprement nommée, croyons-nous, couche fibreuse par M. Sappey, est constituée par l'épanouissement des fibres du nerf optique. A partir de la papille prise comme centre, on peut voir la couche des fibres former un léger bourrelet autour de la papille : chez les batraciens, cette disposition est très évidente ; de ce bourrelet les fibres du nerf optique forment de petits faisceaux qui s'orientent sans dispositions particulières bien déterminées. Il est excessivement facile d'étudier les éléments qui composent ces faisceaux. Il suffit de prendre un œil frais, de dissocier la rétine dans l'iode sérum tiède, ou mieux dans l'humeur vitrée, ou de se procurer un œil ayant macéré quelques heures dans l'alcool au tiers. Dans le premier cas on trouve des fibres fines très réfringentes ; dans le second, des fibres dont les varicosités indiquent la nature nerveuse.

L'acide chromique à 1 pour 100 est encore excellent pour ce genre d'étude.

Les fibres optiques sont généralement dépourvues de gaine médullaire et ne se bifurquent pas.

3° *Couche des cellules nerveuses.* — La couche des cellules nerveuses (5 à 15 μ) forme le plus souvent une couche unique. Ces cellules sont, à l'état frais, très blanches, légèrement granulées, munies d'un noyau et d'un nucléole garni de prolongements stellaires. Par la macération dans l'acide chromique, l'acide osmique et le chlorure d'or, en suivant les procédés classiques, on peut se convaincre que la majorité de ces cellules sont formées de couches concentriques, et munies de un et le plus souvent de plusieurs prolongements courts et volumineux, du côté où ces prolongements sont en rapport avec les fibres du nerf optique. Ces prolonge-

ments qui vont, en sens opposé, se rendre dans la couche suivante,
sont plus fins, ramifiés et garnis sur les rétines de cadavres datant
de 24 ou 36 heures, de petites varicosités. Il sera bon de rechercher
si les cellules nerveuses sont unies entre elles ainsi que Corti l'a
prétendu.

4° *Couche granulée interne.* — Dans la couche granulée interne
(3 à 4 μ) ce qui frappe de suite, même à un grossissement relativement faible (obj. 5, oc. 2, Nachet), c'est la stratification concen-
trique et la couleur grisâtre. Nous recommandons pour son étude
la rétine du pigeon, du brochet et de la grenouille.

A l'état frais, cette couche est formée d'une substance claire,
transparente; l'acide osmique, la liqueur de Müller, l'acide chromique, lui donnent un aspect fibrillaire ou granulé; le chlorure
d'or la noircit. Dans certains cas, surtout quand les rétines ont
macéré dans l'alcool au tiers ou dans une solution de chloral, et
sont colorées au bleu d'aniline, il est possible de retrouver l'aspect
fibrillaire décrit par Max Schultze.

5° *Couche granuleuse interne.* — La granuleuse interne (1 à 20 μ)
est une des couches les plus compliquées de la membrane que nous
étudions; on y rencontre deux espèces d'éléments.

Les plus volumineux sont plus sensibles que les autres à l'action
du chlorure d'or.

Leur noyau est très gros, leur corps cellulaire petit et muni de
deux prolongements qui peuvent devenir variqueux.

Ces éléments sont de nature nerveuse et semblent avoir pour but
de relier les couches sensibles que nous venons de décrire à celles
que nous allons étudier. Les éléments d'un autre ordre appartien-
draient aux fibres de H. Müller, dont la description se trouvera
plus loin.

6° *Couche granulée externe.* — La couche granulée externe
(8 à 10 μ), comme la granulée interne, est formée de couches
concentriques. Plus petite que celle-ci cependant, elle renferme
des cellules à prolongements nombreux, fins, variqueux, très
faciles à voir sur l'œil du bœuf et du cheval, après macération prolongée dans la liqueur de Müller fréquemment renouvelée.

7° *Couche granuleuse externe.* — La couche granuleuse externe se trouve au-dessous de la limitante externe. Les éléments qui la composent sont en rapport avec les cônes et les bâtonnets par l'intermédiaire des fibres des cônes et des bâtonnets.

L'étude de cette partie de la rétine doit se faire sur une pièce ayant macéré dans le sérum iodé. Sur de bonnes préparations, on voit que la base des fibres de cônes, situés dans le sens longitudinal, s'élargit au voisinage de la granulée externe, et se décompose en fibrilles. A cette portion fibrillaire succède le grain de cône, grain placé très excentriquement, c'est-à-dire très près de la base du cône lui-même. Les fibres de bâtonnets sont placées sur le même plan que les précédents, mais sont très fines, variqueuses. Leur renflement, ou noyau, est situé le plus souvent sur le milieu de ces fibres. La terminaison de leur extrémité interne devra surtout être élucidée au moyen de coupes très fines, pratiquées sur les rétines des poissons et montées dans la glycérine après coloration. Au moyen de pressions légères sur le verre mince, on voit les éléments s'écarter un peu et l'extrémité interne de la fibre de cône très fibrillaire se mettre en connexion avec les éléments nerveux de la couche granulée externe.

La partie externe de la fibre est plus épaisse que l'interne, et se conserve assez facilement dans la glycérine additionnée de chloral. Les grains des bâtonnets et des cônes renferment un noyau volumineux, un nucléole petit, très sensible à l'action colorante du carmin ; leur corps cellulaire, dont le double contour est peu apparent à l'état normal, est finement granuleux.

Nous devons mentionner, sans y ajouter une grande importance, les stries transversales signalées par certains auteurs sur le noyau des grains de bâtonnets.

8° *Limitante externe.* — La membrane limitante a échappé jusqu'à Schultze aux investigations des histologistes. Sur des coupes normales, il est facile de se rendre compte de sa situation ; nous devrons ajouter que nous croyons très difficile de l'isoler, pour savoir si, oui ou non, il s'agit d'une membrane amorphe percée de trous, ou d'un tissu aréolaire très fin, entre les mailles duquel passent les extrémités internes des cônes et des bâtonnets.

9° *Couche des cônes et des bâtonnets.* — La couche des cônes et des bâtonnets mesure de 40 à 50 µ et est formée de petits éléments cylindroïdes plus ou moins réguliers, disposés symétriquement les uns à côté des autres, et perpendiculairement à la membrane rétinienne.

Les bâtonnets doivent être examinés sur des pièces fraîches traitées par le chlorure d'or et l'acide osmique dilué selon la méthode de Schultze ou concentré selon le procédé de G. Pouchet. Les grands éléments de la rétine de la grenouille sont incontestablement les plus favorables à l'observation. Ils sont plus nombreux que les cônes (4 pour 1). L'extrémité interne se continue avec la fibre, l'extrémité externe est plus ou moins carrée.

Les bâtonnets, ainsi que le démontrent les réactions chimiques, indépendamment des propriétés optiques dont nous ne nous occuperons pas ici, sont formés, comme les cônes, de deux parties appelées segments. Ces deux segments se différencient comme il suit :

Le segment interne est plus large, plus altérable, granuleux, se colore bien par le carmin, ne se colore pas par l'acide osmique, se colore en bleu intense par le bleu d'aniline, présente de fines stries (homme, grenouille, brochet) plus ou moins parallèles ou spiroïdes, se décompose en fines fibrilles (aiguilles de Krause) qui peuvent rester fixées à la limitante interne.

Le segment externe, moins volumineux, se colore en jaune par l'acide chromique, devient verdâtre dans le bleu d'aniline, noir dans l'acide hyperosmique et l'acide nitrique (grenouille). Ce segment, dans l'eau tiède, dans le sérum iodé, dans la liqueur de Müller, dans le chloral, se décompose en lamelles cannelées sur leur bord ; il se tord sur lui-même, sous l'influence de l'ammoniaque, augmente de longueur au contact d'une solution forte de potasse, présente enfin des renflements, des crochets. Sur les lamelles, on trouve parfois un point central, plus noir que le reste (Ritter).

Le segment interne des cônes est court relativement, se renfle en bouteille et se continue avec les grains de cônes. La striation décrite sur les segments correspondants des bâtonnets ne descend plus jusqu'à la base de ce segment de cône. Le segment externe pointu n'arrive pas jusqu'à la ligne générale de terminaison des bâtonnets, et ne présente rien de particulier qui n'appartienne au segment externe des bâtonnets.

Dans la rétine des oiseaux et des reptiles, on trouve entre les deux segments des cônes et des bâtonnets, des corps lenticulaires, simples ou doubles. Chez le faucon, la face interne (Schultze) s'allonge sous l'influence de l'acide acétique et se détache en se brisant vers sa pointe.

Dans les cônes des oiseaux, de quelques reptiles et de certains batraciens, on trouve encore à la jonction des deux segments des boules colorées et des cônes doubles, dont l'un porte une bande colorée, l'autre un disque lenticulaire ou du pigment jaunâtre (lézard).

10° *Couche pigmentaire.* — La dernière couche ou couche pigmentaire reste adhérente à la rétine quand on prend soin de se servir de l'acide osmique concentré (homme) ou quand on ouvre avec précaution un œil de grenouille dans la liqueur de Müller. Cette couche est formée de cellules accolées à la choroïde, et séparées de cette membrane, chez quelques batraciens, par une couche vasculaire très manifeste au voisinage du segment postérieur de l'œil. Le corps cellulaire est le plus souvent convexe sur sa face externe, concave sur sa face interne, plus pigmenté sur la première face que sur la seconde, et renferme un noyau très facile à colorer par le carmin et la purpurine. Du pourtour de la face interne partent des prolongements chevelus dans lesquels s'invaginent les extrémités des cônes et des bâtonnets. Les prolongements renferment du pigment dont la coloration est plus ou moins intense selon les animaux et selon les cas pathologiques.

Au résumé, on voit que de la couche des fibres nerveuses aux cônes et aux bâtonnets, il existe une continuité difficile à démontrer, mais à peu près certaine entre les éléments nerveux rétiniens. Telle est l'opinion de Schultze, dont les descriptions, selon nos propres recherches, ont un caractère de précision bien plus accentué que celles de Krause.

Pour terminer cette courte notice, il nous reste à examiner les éléments de la membrane rétinienne et quelques-unes de ses particularités.

Les éléments de charpente commencent à la limitante externe (face interne), se continuent jusqu'à la limitante interne (face externe), tout en s'épuisant un peu dans leur parcours. Peut-être même continuent-ils leur route de la limitante externe pour venir former ces éléments en forme de corbeille qui entourent les segments internes des cônes et des bâtonnets.

Quoi qu'il en soit, ces fibres viennent s'appliquer par une base élargie sur la face externe de la limitante interne. J'ai à me louer de leur étude au niveau de l'*ora serrata* chez le cochon; là, en effet, elles se divisent, comme la limitante, en fibrilles isolables, tandis que partout ailleurs cet isolement est impossible.

Les fibres de Müller, parties de la limitante, s'élèvent en forme de triangle dans la deuxième couche et la troisième, limitant des espaces appropriés aux cylindres-axes et aux cellules nerveuses pour parvenir à la granulée interne, la segmenter en faisceaux perpendiculaires à la rétine et placés dans l'axe des cônes et des bâtonnets. On comprend avec peine comment Krause a pu penser que les fibres de Müller ne traversent pas cette dernière couche; nulle part elles ne sont plus évidentes que dans la granulée interne, et plus isolables (grenouille). Au niveau de la granuleuse interne, les fibres de soutien deviennent d'une étude difficile; les éléments que nous avons signalés dans cette couche, éléments très sensibles à l'action de la purpurine, se joignent aux fibres de soutien, s'accolent à elles, si même elles ne sont pas englobées par elles, ce que nous croyons. Là les fibres de Müller sont volumineuses, ramifiées, se décomposent en fibrilles, forment même des plaques très minces, que le bleu d'aniline met en évidence. Il me semble très positif encore que de ces éléments globulaires partent des prolongements très fins, qui, après avoir cheminé entre les éléments de la granulée externe, s'être mis en relation avec des éléments conjonctifs placés entre les cylindres-axes, viennent traverser en tous sens la granuleuse externe, y rejoindre encore les éléments conjonctifs globulaires et, en fin de compte, se confondre avec la limitante externe, soit par une base élargie, soit par des fibrilles.

La papille du nerf optique devra être étudiée sur des coupes après durcissement selon les procédés classiques; sur ces coupes,

on pourra constater que, par suite de la réflexion à angle droit
des cylindres-axes du nerf optique et la superposition de ces éléments, les bords de la papille sont formés par un bourrelet dont
le centre est excavé. De ce centre partent généralement les
vaisseaux.

Sur l'homme, le singe et quelques oiseaux, on trouve à l'œil nu
ou à l'ophthalmoscope une tache ovale dont le grand diamètre
est horizontal, dont le centre est déprimé et les bords légèrement
relevés par rapport au centre. Entre les éléments de cette tache,

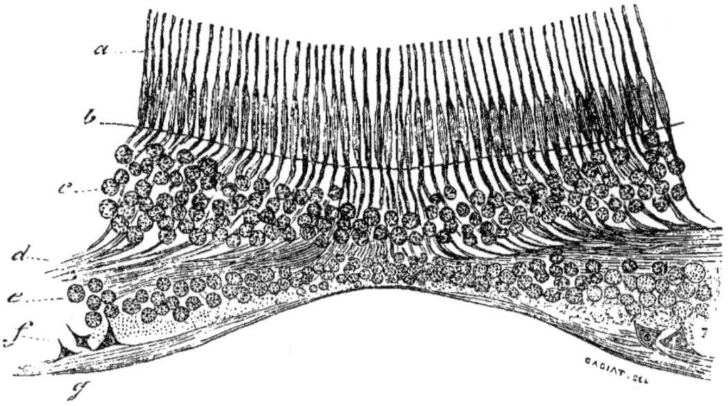

Fig. 283. — Coupe de la rétine au niveau de la fovea: *a*, cônes; *b*, limitante
externe; *c*, couche granulée et granuleuse externe; *d*, couche intermédiaire
formée de matière amorphe et de fibres nerveuses très fines; *e*, couche
granulée et granuleuse interne; *f*, cellules nerveuses; *g*, limitante interne.

se montre un pigment jaune intense qui, pâle dans l'alcool, se conserve bien dans la liqueur de Müller, et ne se dissout pas dans l'eau.

Il faut pratiquer une coupe sur cette partie de la rétine, et l'on
constate, au centre, l'absence de fibres nerveuses, des cellules, des
couches granuleuse externe, granulées externe et interne, et des
fibres de Müller, et l'épaisseur considérable de la couche des cônes
et des bâtonnets modifiés; sur le pourtour, la couche des cellules
nerveuses est très épaisse, la granuleuse externe également. Cette
couche cependant ne manque pas, comme les autres, au niveau du
point central; des vaisseaux entourent la tache sans y pénétrer, et
sur l'œil d'un supplicié, il m'a été impossible de retrouver les fins
capillaires décrits par Metchek-Chek. Les éléments de la couche

granuleuse externe vont en s'inclinant de plus en plus et deviennent parallèles vers l'entonnoir central; de là une obliquité considérable des fibres de cette couche; quant aux cônes, examinés par leur face externe, ils forment des couches très régulières, rayonnées.

Nous croyons plus utile de rejeter l'étude de la portion ciliaire de la rétine après celle du cristallin et de la membrane hyaloïde, pour mieux comprendre les rapports des membranes de l'œil sur une coupe d'ensemble. Nous laisserons de côté les vaisseaux rétiniens, dont l'examen ne saurait trouver place ici.

Cristallin. — Le cristallin, à propos duquel nous serons bref, sous peine d'abandonner la partie technique de cet ouvrage, est une masse absolument transparente, placée entre le corps vitré et l'iris, et bordée par la terminaison de la zone de Zinn. Cette masse est enveloppée par une capsule et contient des éléments appelés prismes ou fibres, de 4 à 10 μ de large sur 2 à 5 μ d'épaisseur. Ces tubes devront être étudiés à l'état frais ou sur des cristallins ayant macéré très longtemps, soit dans l'acide chromique faible, soit dans l'acide nitrique au millième, soit dans la créosote. Toutes ces substances rendent les fibres plus distinctes. Les éléments du cristallin diffèrent, en tant que configuration, selon qu'ils sont examinés à la périphérie, au milieu et au centre de la lentille. Je suis persuadé que le meilleur mode de préparation consiste à prendre un cristallin frais de grenouille, à le presser légèrement, de manière à faire éclater la capsule et à le plonger quarante-huit heures dans une solution de bleu, de violet ou de dahlia d'aniline. Après cette immersion prolongée, on place le cristallin pendant deux jours dans de l'eau distillée, légèrement alcoolisée. Il est très facile, au moyen de deux aiguilles montées, de détacher ensuite les éléments que l'on veut étudier et de les dissocier dans la glycérine. La matière colorante se fixe spécialement sur certains éléments et respecte les autres. Par ce procédé, on constate que les fibres appelées fibres à noyaux composent la partie la plus superficielle et la plus molle de la masse cristallinienne. Ces fibres, parallèles les unes aux autres, sont juxtaposées, sans interposition de substance unissante. Elles sont aplaties, et sur de petits cristal-

lins, elles peuvent se mesurer. Leur largeur est plus considérable
que leur épaisseur, et leurs faces et leurs bords sont complètement
lisses; elles renferment quelques granulations. Il est à remarquer

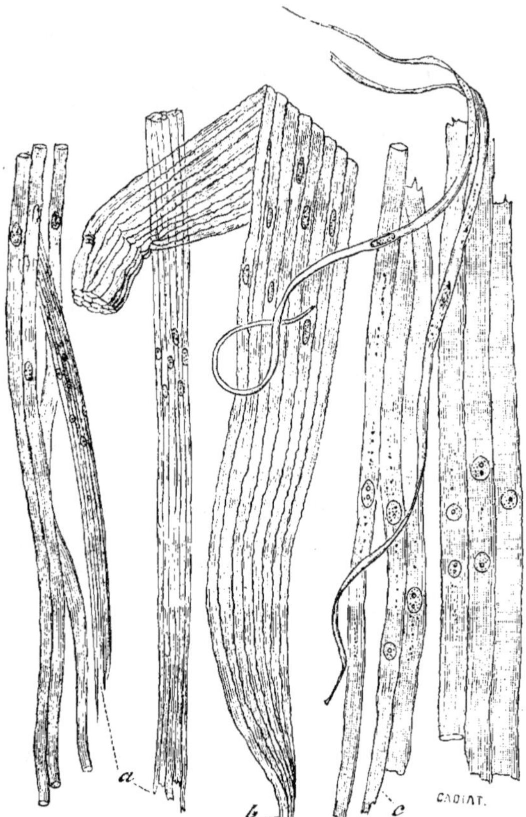

Fig. 284. — Fibres du cristallin. — *a*. faisceaux de fibres fines nucléées ; *b*, fibres
un peu plus larges dentelées ; *c*, fibres larges.

que dans les parties les plus profondes de la couche on trouve
tous les intermédiaires. Les alcalis les pâlissent, les acides les
rendent granuleuses, plus opaques, surtout à la lumière oblique.

De distance en distance, on constate, au moyen des procédés indiqués ci-dessus, la présence de cellules à noyau. Ces cellules sont

plus ou moins larges ou aplaties, en rapport plus ou moins encore avec les fibres qui les contiennent. Dans quelques cas, j'ai constaté nettement la présence du noyau dans ces éléments cellulaires; cependant il faut avouer que le plus souvent ce noyau échappe à une analyse minutieuse, et je serais tenté d'en nier l'existence dans les couches profondes de la couche superficielle. Il est difficile encore d'affirmer que ces éléments sont creux. Cependant on constate que de leur intérieur s'échappent quelques gouttes de liquide rose pâle. Il sera bon, pour compléter leur étude, de prendre des cataractes demi-molles.

Au-dessous de cette première variété d'éléments cristalliniens se trouvent des tubes parfaitement transparents, allongés, plats, à six pans et mesurant 4 à 10 µ de largeur, sur 2 à 3 µ d'épaisseur. Ces éléments sont creux, renferment une substance visqueuse blanchâtre, qui se divise en gouttelettes sous le microscope. Ces tubes sont unis par juxtaposition et garnis de dentelures qui permettent à un élément de s'engrener avec un élément voisin. La couche profonde ou noyau du cristallin est composée de fibres plus étroites, non dentelées et sans cavité appréciable.

Toute la masse que nous venons de décrire est enveloppée par une capsule, laquelle se divise en deux variétés d'éléments. La première forme une membrane homogène, hyaline, plus ou moins épaisse, et difficile à étaler sur une plaque de verre. On peut cependant arriver assez facilement à l'étudier sur des cristallins d'embryons, lorsque le réseau capillaire hyaloïdien n'a pas disparu. Sur la surface externe de la cristalloïde antérieure, on trouve, en la nitratant suivant les procédés classiques, une couche épithéliale formée de cellules à bords irréguliers, qui semble se continuer avec une couche analogue, placée sur la face antérieure de l'iris. Quelques auteurs parlent d'un épithélium situé sur la face postérieure de la cristalloïde antérieure.

Corps vitré. — *Zone de Zinn.* — Le corps vitré sépare le cristallin de la rétine et se juxtapose à cette dernière membrane, sauf à l'entrée du nerf optique et au niveau du corps vitré, de la couronne ciliaire et du cristallin. Ce corps vitré est entouré par une membrane délicate, mince, difficile à examiner au microscope, surtout en arrière. Au niveau de sa portion ciliaire, la membrane hyaloïde présente une partie élargie qui vient entourer le cristallin et se confond avec la capsule de cette lentille.

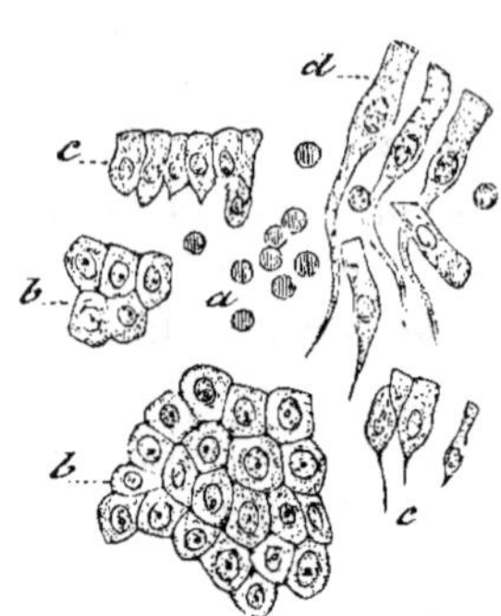

Fig. 285. — Cellules de l'humeur de Morgagni. — a, petits noyaux libres b, cellules polyédriques de la partie centrale; c, les mêmes, de profil; d, cellules commençant à s'allonger pour former des fibres au voisinage de la circonférence.

Des coupes d'ensemble sont nécessaires pour se rendre bien compte de celles des portions.

Il faut avouer que ces coupes sont d'une exécution difficile, eu égard à la ténuité et au peu de résistance des éléments situés dans cette région, et ajouter que, dans la série animale, la disposition de ces éléments est très variable, ainsi que j'ai pu m'en assurer sur le grand nombre d'yeux que j'ai examinés.

Si l'on étudie une coupe fine de la masse vitrée, durcie par l'acide chromique et colorée par les procédés ordinaires, on constate que cette masse est formée par un grand nombre de cloisons convergeant vers l'axe du corps vitré. Suivant Bowmann, le corps vitré est alvéolaire chez l'embryon, et présente au centre, chez l'adulte, une cavité irrégulière, et, sur ses parties périphériques, des cloisons assez déterminées. A l'état frais, cet aspect se retrouve sur des corps vitrés soumis quelques minutes à l'action de l'acide osmique concentré et colorés par les sels d'aniline. Nous ne parlerons, que pour en faire mention, des opinions de Brücke, réfutées par Bowmann. Ce dernier auteur a constaté que le corps vitré a une structure fibreuse, chez l'embryon, et que dans sa masse on peut reconnaître la présence de cellules à noyaux granulées. Chez le fœtus, on rencontre des vaisseaux dans le corps vitré. Il est bon d'étudier le contenu de la chambre postérieure en s'aidant des réactifs durcissants et coagulants. Finkbeiner se servait de sublimé pour ses études.

Nous recommandons spécialement à ceux qui voudraient étudier la zone de Zinn, de se reporter au mémoire de M. O. Cadiat (*Cristallin. Anatomie et développement*. Paris, 1876, thèse d'agrégation), où tout ce qui a trait à cette question se trouve exposé d'une manière très originale et très juste; j'ajouterai seulement qu'au niveau de l'ora serrata, la membrane hyaloïde est en rapport intime avec la rétine, et, par cette dernière, avec la choroïde; de sorte que la zone de Zinn se réduit à une membrane transparente ou formée de *fibres* plus ou moins fines et pâles qui, de l'ora serrata de la rétine, vont jusqu'au bord du cristallin et se confondent avec la face postérieure de la capsule, en suivant une ligne ondulée.

Organes accessoires du globe oculaire. — On comprend sous ce nom : 1° les paupières ; 2° la conjonctive ; 3° l'appareil lacrymal.

1° *Paupières.* — Les procédés de technique pour étudier ces organes sont les mêmes que ceux précédemment décrits. Après avoir fait durcir les pièces, on pratiquera des coupes perpendiculaires à la surface, qu'on traitera par la glycérine, après les avoir colorées par le picro-carminate.

On remarquera les couches suivantes :

1° La peau, assez mince et contenant dans son épaisseur des glandes sébacées et des follicules pileux, ainsi que des glandes sudoripares. La solution d'hématoxyline donnera dans ce cas de belles colorations.

On devra étudier par le même procédé les cils et les glandes qui y sont annexées.

2° Le tissu sous-cutané à fibres assez lâches et dépourvu de graisse.

3° Des fibres musculaires striées dépendant de l'orbiculaire.

4° Une couche fibreuse et cartilagineuse, formée par les cartilages tarses et les ligaments larges. Les cellules de cartilage seront avantageusement étudiées après les avoir colorées par la solution de purpurine. Quant aux ligaments, ils sont constitués par du tissu conjonctif à fibres entre-croisées et assez riche en fibres élastiques.

5° Une couche glandulaire formée par des glandes en grappe dites de Meibomius.

Elles ont une forme allongée et sont appliquées sur la face profonde des cartilages tarses.

Pour bien les observer, il sera nécessaire de les disséquer sous le microscope simple.

On constatera que le canal vient s'ouvrir sur la lèvre postérieure du bord libre des paupières.

On devra faire des coupes perpendiculaires à la direction du conduit, pour voir la structure, composée de fibres conjonctives et d'éléments élastiques, assez rares d'ailleurs.

Enfin, notons également la présence dans cette couche de quelques fibres lisses.

Sur des pièces injectées, on vérifiera la disposition des vaisseaux, formant autour des glandes des réseaux fort élégants.

2° *Conjonctive.* — Nous distinguerons trois régions : *a*, la région bulbaire; *b*, la région palpébrale; *c*, la région lacrymale.

La première tapisse le globe de l'œil : sur la sclérotique, elle est faiblement adhérente à l'organe, dont elle est séparée par un tissu conjonctif lâche.

Elle présente à sa surface un épithélium pavimenteux stratifié, à cellules profondes allongées, presque cylindriques.

Au voisinage de la cornée, le tissu conjonctif disparaît, et l'on ne trouve plus qu'un épithélium à cellules aplaties à la surface et plus ou moins polyédriques à mesure qu'on redescend dans la profondeur.

La deuxième, ou conjonctive palpébrale, tapisse la face postérieure des paupières.

Elle est très adhérente et présente un épithélium pavimenteux stratifié.

Il sera utile de recourir, pour observer la forme des cellules, à la nitratation par une solution argentique au 300ᵉ. Les pièces devront être prises sur des sujets aussi frais que possible.

Enfin la troisième partie (caroncule lacrymale) présente la même structure, avec cette différence que la membrane est soulevée par un certain nombre de follicules pileux ou de glandes sébacées.

Outre les éléments que nous venons de décrire, il faut encore mentionner des glandes en grappe, occupant la partie interne de la conjonctive, au-dessous de laquelle elles sont placées. Leur rôle semble consister à sécréter un liquide muqueux.

Les vaisseaux devront être étudiés sur des pièces injectées. Ils forment des mailles assez lâches et se contournent en anses, dans les régions où l'on observe de petites papilles.

Quant aux nerfs, ils se terminent par des renflements spéciaux, appelés corpuscules de Krause, qui ont été bien étudiés par M. Suchard.

Cet auteur prend des morceaux de conjonctive, aussi fraîche que possible, et les plonge, pour fixer les éléments, dans une solution d'acide osmique au centième.

Il préconise également, d'après Poncet, les injections intersti-tielles d'acide osmique au même degré, ou seulement l'exposition de fragments de conjonctive bulbaire à ses vapeurs.

On pourra employer comme sujet d'étude la conjonctive du veau, qui est assez épaisse, et dans laquelle les corpuscules nerveux sont placés assez profondément au-dessous de l'épithélium de revêtement. On y pratiquera des coupes verticales et interstitielles, après avoir fait durcir à la gomme et à l'alcool.

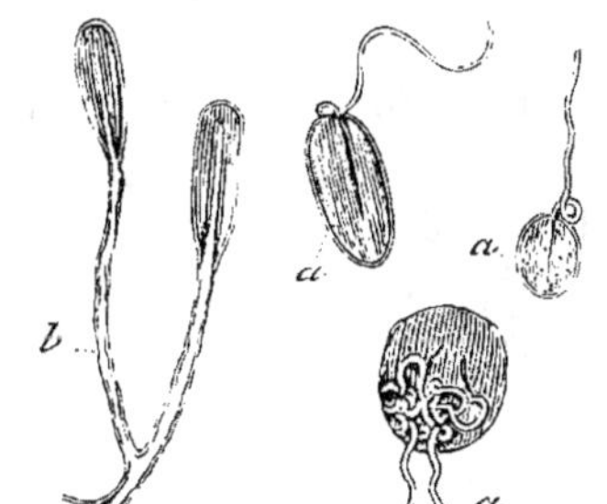

Fig. 286. — Corpuscules de Krause de la conjonctive de l'homme, d'après Kölliker. (Cadiat.)

Les préparations seront colorées à la purpurine ou à l'héma-toxyline et montées au baume ; on les conservera avantageusement dans la glycérine formiquée après coloration au picro-carminate. Chez l'homme, où cette membrane est mince, les coupes sont inu-tiles; on fixera à l'aide de l'acide osmique au 100ᵉ, on raclera l'épithélium, et on examinera les lambeaux après coloration à la purpurine ou au picro-carminate.

On pourra également se servir utilement du procédé au chlo-rure bouilli avec l'acide formique. (Ranvier.)

3° *Appareil lacrymal.* — Il comprend : la glande, les conduits lacrymaux, le sac lacrymal et le canal nasal.

La glande lacrymale appartient aux glandes en grappe. On la

fera durcir dans l'alcool absolu et on pratiquera des coupes en divers sens. Elles seront colorées par le picro-carminate ou l'hématoxyline et montées, soit dans la glycérine, soit dans un milieu résineux.

On fera également des préparations de glandes injectées. La disposition des vaisseaux montre d'admirables réseaux autour des culs-de-sac.

On conservera ces dernières dans le baume de Canada.

Les conduits lacrymaux sont tapissés d'épithélium pavimenteux stratifié et leur paroi est formée d'un tissu conjonctif assez dense et riche en fibres élastiques.

Quant au canal nasal et au sac lacrymal, on observe à leur surface un épithélium à cils vibratiles et quelques glandes muqueuses, surtout dans la partie inférieure du canal.

Pour voir les cils vibratiles, il sera nécessaire d'observer des pièces provenant d'animaux fraîchement sacrifiés, ces éléments disparaissant rapidement après la mort.

2° Appareil de l'audition (1).

L'étude de l'appareil de l'audition présente d'assez grandes difficultés.

Il est indispensable de se servir de pièces absolument fraîches, les éléments étant tellement délicats qu'ils s'altèrent presque immédiatement après la mort.

Les pièces seront étudiées dans des liquides inoffensifs (sérum iodé, humeur vitrée, solution très faible d'acide chromique).

On devra, dans plusieurs cas, recourir à des dissections fines.

Du reste, avec chaque partie de l'oreille nous décrirons les procédés que l'on doit employer pour en observer tous les détails.

L'oreille se divise en trois parties :

1° Oreille externe ; 2° oreille moyenne ; 3° oreille interne.

---

(1) Cet article est l'œuvre de notre excellent confrère et ami le Dr Baratoux. Nul n'était à même d'exposer avec plus de compétence la technique de l'appareil auditif, après les intéressants travaux faits par lui sur ce sujet et que l'on trouvera consignés dans sa Thèse de doctorat et nombre de mémoires publiés successivement depuis ce temps.

1° **Oreille externe**. — Elle présente le pavillon et le conduit auditif externe.

L'étude de ces parties rentre dans la technique générale, c'est-à-dire qu'on les préparera comme les tissus correspondants dans l'économie.

a. Pavillon. — On pratiquera des coupes perpendiculaires intéressant toute l'épaisseur de l'organe. On les traitera par le picro-carminate et on les éclaircira par la glycérine.

On observe successivement :

1° *La peau*, qui présente la même structure que dans les autres régions du corps, avec cette différence qu'elle contient dans sa partie profonde de rares éléments adipeux, isolés les uns des autres, si ce n'est dans le lobule, où ils sont agglomérés de façon à y former de petites masses.

Les poils varient aussi de volume et de forme ; tantôt ils sont fins comme sur le lobule, tantôt ils sont gros et raides comme sur la face postérieure du tragus. Les glandes sébacées sont très développées dans la conque; les glandes sudoripares sont isolées et enroulées en peloton dans la partie profonde de la peau.

2° *Le cartilage*. — Il appartient à la variété dite réticulée; la substance fondamentale est parcourue par des fibres élastiques minces, fines, onduleuses, enchevêtrées, formant un réseau très peu transparent et ne se colorant pas par le picro-carminate ; elles circonscrivent des alvéoles dans lesquels sont contenues les capsules. Celles-ci sont anguleuses et ne renferment qu'une cellule. — Le picro-carminate les colore parfaitement.

3° *Des ligaments et des muscles*.

4° *Des vaisseaux et des nerfs*.

b. Conduit auditif. — La structure varie selon qu'on l'observe dans sa partie externe cartilagineuse ou dans sa partie osseuse interne.

Partie externe. On l'étudiera au moyen de coupes perpendiculaires à la surface. Elle est formée par une charpente fibro-cartilagineuse, des ligaments et la peau. Le fibro-cartilage est enveloppé par du périchondre qui se continue, d'une part, avec celui du pavillon, et, d'autre part, avec le périoste de la partie osseuse.

La peau offre un derme épais formé de tissu conjonctif, de fibres élastiques et de quelques globules cellulo-adipeux, elle est abondamment pourvue de glandes cérumineuses ressemblant aux glandes sudoripares, de glandes et de follicules pileux.

Les glandes cérumineuses sécrètent une matière jaunâtre, fluide, formée de globules graisseux mélangés à une matière colorante jaune rougeâtre et à des cellules renfermant des granulations de la même substance colorante.

Les coupes devront être assez épaisses pour permettre d'observer la manière dont les glandes cérumineuses sont enroulées. Les préparations seront éclaircies par l'essence de girofle et montées au baume.

Partie interne. Dans cette portion, la peau est moins épaisse, son derme adhère au périoste sous-jacent; il est riche en fibres élastiques. Sa surface porte des papilles disposées en séries longitudinales. Il n'y a ni lobules adipeux, ni glandes sébacées, ni follicules pileux, ni glandes sudoripares, excepté toutefois à la portion supérieure du canal.

L'épiderme a la même structure que dans la peau.

Les deux portions osseuse et cartilagineuse sont réunies par le périchondre et par du tissu fibreux.

2° **Oreille moyenne.** — On étudiera successivement : *a*, la membrane du tympan; *b*, la chaîne des osselets; *c*, les muscles; *d*, la trompe d'Eustache et *e*, la muqueuse de la caisse.

a. MEMBRANE DU TYMPAN. — Pour bien étudier les diverses couches de cette membrane, il est bon de la faire macérer pendant deux ou trois jours dans de l'alcool au tiers.

Elle est formée de trois couches : l'une externe, l'autre moyenne et la dernière interne.

La couche externe n'est autre que la continuation de la peau du conduit, mais elle offre ici une structure spéciale. Elle n'a plus ni glandes, ni poils, ni papilles. Elle est formée par un chorion fibreux, mince, revêtu d'une couche épidermique.

La couche moyenne est constituée par des fibres radiées et des fibres circulaires, celles-ci étant situées sous la muqueuse. Les fibres radiées naissent de l'anneau tympanique et convergent vers le manche du marteau. La couche des fibres circulaires, très épaisse à la périphérie, s'amincit vers le centre.

La couche interne est formée par la muqueuse de la caisse, consistant en une couche d'épithélium pavimenteux reposant sur un chorion fibreux entremêlé de quelques fibrilles envoyant des prolongements dans la couche circulaire et même dans la couche radiée : il en résulte une sorte de système lacunaire dont les cavités communiquent les unes avec les autres pour le cours de la lymphe.

Les vaisseaux sont disposés sur deux plans : l'un dans la couche externe, l'autre dans la couche interne. Les capillaires forment un réseau très serré et très apparent que l'on peut étudier facilement dans une oreille injectée au carmin.

b. OSSELETS. — Ils n'offrent rien de particulier. Ils sont formés de tissu osseux spongieux avec une lame de tissu compacte à la surface.

Ils sont maintenus par des ligaments de tissu fibreux et couverts dans les parties articulées d'une couche de tissu cartilagineux hyalin.

c. MUSCLES. — Ils sont composés de fibres striées assez fines.

d. TROMPE D'EUSTACHE. — La partie interne est osseuse, la partie externe qui s'ouvre dans le pharynx est fibro-cartilagineuse. Ces deux portions sont réunies par du cartilage fibreux.

1° *Portion fibro-cartilagineuse.* — Le cartilage, souvent formé par une seule pièce cartilagineuse présentant de profondes incisures, souvent aussi formé de plusieurs pièces accessoires reliées entre elles par du tissu conjonctif, présente la structure du cartilage réticulé. Dans la partie incurvée du cartilage, les cellules cartilagineuses sont très petites, serrées les unes contre les autres, elles n'ont qu'un seul noyau ; dans la partie moyenne, les cellules sont réunies par petits îlots entourés de fibres élastiques ; dans la partie inférieure, les cellules sont volumineuses, réunies au nombre de 8 à 16 ; de chacun de ces amas partent des lignes de cellules se rendant à d'autres îlots constitués d'une façon analogue.

Beaucoup de ces cellules ont deux noyaux ; cependant, au niveau du périchondre, elles n'en ont qu'un seul, mais leur volume est aussi moindre.

Le périchondre a une épaisseur assez considérable, surtout à la partie inférieure du cartilage, où il donne attache à un grand nombre de fibres tendineuses provenant des muscles destinés à la trompe.

La paroi fibreuse, qui avec le cartilage forme le canal fibro-cartilagineux, est composée de fibres conjonctives serrées dans la partie qui s'attache au crochet du cartilage et lâches dans la partie inférieure. Elles sont entremêlées de nombreuses cellules adipeuses.

2° *Portion osseuse.* — La muqueuse repose directement sur le périoste.

c. Muqueuse de la caisse. — La muqueuse de la caisse est très mince. Elle appartient à la variété appelée fibro-muqueuse, c'est-à-dire que son derme n'est autre que la couche périostique. L'épithélium est pavimenteux sur la face interne de la membrane du tympan et sur les osselets ; dans le reste de la caisse, il est cylindrique à cils vibratiles, excepté cependant sur le promontoire et la voûte, où il est pavimenteux vibratile.

Au voisinage de l'ouverture de la trompe, sur la paroi inférieure de la caisse, il existe des glandes muqueuses.

La muqueuse de la trompe d'Eustache est épaisse au niveau de l'orifice pharyngien ; elle va en s'amincissant jusqu'à son ouverture dans la caisse, où elle offre son minimum d'épaisseur.

Dans la partie fibro-cartilagineuse, elle présente de gros plis longitudinaux, tandis que dans la portion osseuse les replis n'existent que sur le plancher du conduit et encore sont-ils très fins et peu saillants.

La couche épithéliale appartient à la variété de l'épithélium prismatique à cils vibratiles. La couche sous-épithéliale est formée de tissu conjonctif qui est plus épais dans les replis de la muqueuse.

A la surface de la muqueuse viennent s'ouvrir les glandes en grappe. Elles sont rares et isolées dans la portion osseuse, nombreuses et continues dans la portion cartilagineuse où elles existent seulement à la partie inférieure du conduit. Cependant on en trouve une à l'endroit où le cartilage se courbe en crosse pour venir former le crochet. Les culs-de-sac des glandes sont tapissés par une couche de grosses cellules sphériques ; le conduit excréteur est formé d'épithélium cylindrique.

Chez l'enfant, on trouve encore un certain nombre de follicules clos, surtout vers la partie moyenne de la trompe cartilagineuse.

3° **Oreille interne.** — Elle s'altère rapidement après la mort ; aussi faut-il étudier le limaçon de l'homme pendant la saison d'hiver.

Parmi les animaux, il est préférable de faire choix du chat et du cochon d'Inde. Il est bon d'en faire l'étude sur des embryons et sur des adultes.

Quand il s'agit d'embryon, on peut en faire une section suivant l'axe du limaçon et le plonger ensuite dans une solution de gomme arabique, puis dans l'alcool. On en fera alors des coupes que l'on traitera par les procédés ordinaires.

Si l'on possède le grand microtome de Verick, il est préférable de fixer la pièce sur un morceau de liège au moyen de la gomme arabique. On plonge ensuite la pièce dans l'alcool et les coupes peuvent s'effectuer quelques heures après.

Lorsqu'on ne fait pas la section du limaçon, il est bon d'ouvrir cette partie à sa base et à son sommet avant de plonger la pièce dans la gomme arabique et l'alcool.

On pourrait encore enfermer l'embryon dans le collodion après l'avoir préalablement traité par la méthode suivante :

La pièce est plongée pendant quelques minutes dans l'éther, puis dans du collodion non riciné où on la laisse pendant vingt-quatre heures ; on la met ensuite dans l'alcool. La pièce est alors englobée dans le collodion qui se solidifie. On en fait des coupes qu'on reçoit dans l'eau et que l'on conserve dans la glycérine.

Pour préparer un limaçon d'adulte, il faut d'abord enlever avec une pince coupante ou une lime ou une scie la plus grande partie possible d'os, puis décalcifier la pièce en la plongeant dans une solution d'acide chromique à 1/1000 ou même à 1/100, ou dans un mélange d'eau et d'acide chlorhydrique à 1/10 ou dans une solution d'acide picrique concentrée ou mieux dans une solution d'acide formique au 1/4, à laquelle on a soin d'ajouter tous les jours quelques gouttes d'acide pour en empêcher la neutralisation par les sels calcaires. Dans tous les cas, il faudra regarder les pièces tous les jours, car la décalcification de certains limaçons peut se faire en vingt-quatre ou quarante-huit heures, comme chez le cobaye, par exemple.

Il faut avoir soin de fixer les éléments avant cette opération.

A cet effet, après avoir ouvert le limaçon suivant son axe, on l'expose pendant dix minutes environ aux vapeurs d'acide osmique à 1/100, puis on le lave à l'eau distillée et on le plonge pendant vingt-quatre heures dans l'alcool absolu.

Si l'on n'ouvre la pièce qu'à son sommet et à sa base, il faut avoir soin d'y injecter une solution d'acide osmique au 1/100 au moyen d'une seringue ; puis on laisse la pièce pendant une à deux heures dans cette solution d'acide osmique ; on la fait ensuite macérer dans l'alcool absolu pendant un jour. Elle est alors suffisamment durcie.

Lorsqu'on ne veut pas ouvrir le limaçon, on enlève l'étrier et l'on ouvre le vestibule, l'injection d'acide osmique au 1/50 est alors injectée par l'une des rampes, de sorte qu'elle sort par l'autre.

Si l'on veut étudier la membrane basilaire, il est préférable de mettre immédiatement le limaçon membraneux à découvert et de l'exposer aux vapeurs d'acide osmique ; puis, quand ces parties molles ont été durcies dans l'alcool absolu, on les sépare de leurs attaches osseuses. On en fait alors des coupes après les avoir montées sur un morceau de liège.

Pour voir les cellules ciliées, il faut dissocier les parties membraneuses après leur avoir fait subir l'action des vapeurs d'acide osmique pendant vingt-quatre heures, les avoir laissées pendant un jour ou deux dans l'alcool au tiers et les avoir lavées à l'eau. On les dissocie sur une lame de verre dans l'acide chromique ou dans du sérum iodé ou encore dans une solution légère d'acide oxalique. On les colore ensuite avec le picro-carminate, et on les remet dans la glycérine.

L'épithélium des rampes est très visible, quand on le traite par le nitrate d'argent.

Pour étudier facilement le ganglion spinal, on ouvre le limaçon et on l'expose à l'action de l'acide osmique au 1/100; puis on le plonge dans l'eau salée ou dans une solution d'acétate de potasse au 1/100. Là, le dissociant, après l'avoir laissé quarante-huit heures dans l'alcool au tiers, on y voit des cellules bipolaires.

Les nerfs sont très visibles quand on a fait subir au limaçon, ouvert suivant son axe, la préparation suivante : on le plonge pendant cinq minutes dans du jus de citron filtré à travers un linge fin, on le laisse ensuite pendant une demi-heure dans une solution de chlorure d'or au 1/100; on le lave de nouveau: enfin, on le met pendant quelques minutes dans une solution renfermant une goutte d'acide acétique pour 30 grammes d'eau; après cette série de manipulations, on peut soumettre ces nerfs à l'action de l'acide osmique. Le chlorure d'or colore en rouge violet les fibres nerveuses pâles et les rend plus apparentes.

Depuis quelque temps, après avoir décalcifié nos pièces, nous employons le moyen suivant :

Mettre pendant quelques jours la pièce dans une solution de :

                Celloïdine..........   1 partie
                Alcool..............   30   —
                Éther..............   100   —

puis les jours suivants dans des solutions de plus en plus fortes.

Lorsque la pièce est suffisamment imbibée, nous la plaçons dans un petit tube en verre dont le diamètre et la hauteur soient suffisamment grands pour que la pièce puisse être complètement entourée par une quantité suffisante de dissolution concentrée de celloïdine. Nous avons eu préalablement soin de fermer une des extrémités du tube par une lamelle collée au moyen de la même solution.

Ce cylindre est alors plongé pendant quelques jours dans l'alcool.

Lorsque le durcissement est suffisant, il suffit de prendre la pièce avec le petit doigt pour qu'elle sorte en entraînant la lamelle qui se détache facilement. On la fixe alors sur un morceau de liège pour faire les coupes; afin d'éviter qu'il ne se forme des bulles d'air lorsqu'on met la pièce dans le tube en verre, il faut avoir soin de verser lentement la celloïdine.

Si les pièces, au lieu d'être colorées par le picro-carmin, sont traitées par la fuschine, l'aniline, l'hématoxiline, le carmin, le bleu de méthyle, on les montera dans le baume de Canada ou dans la térébenthine ou dans le xylol, ou dans l'huile d'origanum, en se servant d'essence de bergamote. Il est nécessaire de ne pas employer l'essence de girofle, car la celloïdine s'y dissout rapidement, et il est difficile alors de placer la pièce sur une lame de verre. Il est avantageux de se servir d'une large spatule pour procéder à cette petite manipulation.

Pour l'étude des canaux semi-circulaires, on fixe les éléments en suivant les méthodes précédemment indiquées, et en les faisant durcir au moyen d'une injection de solution faible de gomme ou mieux de celloïdine.

1° *Fenêtres ovale et ronde.* — L'oreille moyenne communique avec l'oreille interne par les fenêtres ovale et ronde. La première s'ouvre dans le vestibule; elle reçoit la base de l'étrier; elle est bordée d'une petite couche de tissu conjonctif. La seconde, qui vient fermer la rampe tympanique du limaçon à sa base, est séparée de l'oreille moyenne par une membrane de nature fibreuse; sa face interne est tapissée d'une couche d'épithélium pavimenteux.

2° *Vestibule et canaux semi-circulaires.* — Le vestibule et les canaux semi-circulaires sont composés de quatre couches qui sont de dehors en dedans : *a*, une couche de tissu conjonctif; *b*, membrane propre d'apparence fibreuse; *c*, une série de végétations papillaires qui n'existent pas au niveau des ampoules; *d*, enfin une couche d'épithélium pavimenteux qui, au niveau des crêtes et des taches auditives, est cylindrique, à cils vibratiles; à leur partie profonde, on voit les petites cellules arrondies appelées cellules basales.

Au-dessous des cellules cylindriques se trouve une membrane claire et transparente, la *cupule terminale*. Les cils des cellules cylindriques, pour se mettre en rapport avec la face inférieure de la cupule, traversent une autre membrane, *membrane tectoriale*, analogue à la membrane réticulée du canal de Corti; c'est sur la cupule terminale que sont les otolithes, petits cristaux de carbonate de chaux qui nagent dans l'endolymphe.

3° *Limaçon*. — Le limaçon est un conduit enroulé en spirale autour d'un axe appelé noyau du limaçon, qui loge le nerf cochléaire. Il est divisé en deux rampes (rampe vestibuleuse et tympanique) par une membrane spirale, partie osseuse, partie membraneuse.

La lame spirale osseuse qui contient à sa base le ganglion spiral est formée de deux lamelles de substance osseuse compacte, réunies par une substance spongieuse, entre lesquelles passent les vaisseaux et les nerfs.

Les rampes vestibulaire et tympanique sont tapissées d'une couche de simple endothélium. La partie membraneuse de la lame spirale renferme le canal de Corti et divers éléments appelés membrane et organe de Corti.

A. Le *canal de Corti* est séparé de la rampe vestibulaire par la membrane de Reissner, et de la rampe tympanique par la membrane basilaire.

La membrane de Reissner est formée d'une couche mince de tissu conjonctif, recouvert d'un endothélium semblable à celui qui tapisse le reste de la rampe.

B. La *membrane basilaire* se divise en trois parties, qui sont de dedans en dehors : la zone perforée, la zone lisse et la zone striée ou pectinée. La première naît de la lame spirale osseuse; elle présente une série d'orifices disposés sur un rang pour laisser passer les fibres nerveuses, qui pénètrent de bas en haut pour aller dans le canal de Corti. La zone lisse supporte les arcades de Corti; à sa partie inférieure est le vaisseau spiral. La zone striée présente une série de stries radiales, droites, fines et très serrées. Elle est formée de trois couches : une inférieure hyaline, une moyenne de nature fibreuse, et une supérieure épithéliale à cellules polyédriques.

C. La *membrane de Corti* naît sur la lame spirale osseuse et se termine au niveau des cellules ciliées de la dernière rangée. Elle recouvre l'organe de Corti. Elle est formée de fibres perpendiculaires à l'axe du limaçon reposant sur une couche amorphe.

D. L'*organe de Corti* se compose : 1° des arcades de Corti constituées par une série de piliers; 2° d'une membrane réticulée; 3° de plusieurs cellules que l'on désigne sous le nom de cellules basilaires, cellules de sommet, cellules ciliées, cellules de Deiters et de Claudius.

E. *Piliers.* — Il y a deux piliers : l'un interne et l'autre externe. Ils sont réunis par leur tête. Leur corps est prismatique, leur base conique, mais leur tête est différente. Celle du pilier interne présente deux prolongements, un interne court, l'autre externe, en forme de lame mince, sur laquelle s'appuie la tête du pilier externe. Celle-ci est globuleuse et son prolongement unique, aplati, dépasse le prolongement du pilier interne. Au niveau de leur articulation, on trouve un amas de protoplasma avec deux cellules (cellules du sommet). A leur base est aussi un autre amas de protoplasma avec deux cellules (cellules basilaires).

F. *Lame réticulée.* — Elle fait suite aux prolongements céphaliques des piliers de Corti et se termine au niveau de la dernière cellule ciliée externe. Cette lame est composée de pièces allongées en forme de phalanges et de pièces arrondies appelées ronds. A chaque prolongement de la tête des piliers fait suite une phalange, à celle-ci succède un rond, et à celui-ci une nouvelle phalange, de manière que chaque rond corresponde à une cellule ciliée. Chaque rond est entouré de phalanges. Le prolongement interne du pilier interne porte aussi un anneau qui vient au-dessus de la cellule ciliée interne.

G. *Cellules ciliées.* — Les cellules ciliées se divisent en cellules ciliées externes et en cellules ciliées internes. Celles-ci ne forment qu'une seule rangée couchée obliquement sur le pilier interne, tandis que les autres sont sur trois rangs correspondant aux séries d'anneaux de la membrane réticulée.

A chaque cellule ciliée s'en adjoint une autre, appelée cellule de Deiters. La cellule ciliée est cylindrique, terminée en cul-de-sac. A sa partie inférieure est un noyau entouré de protoplasma granuleux; sa surface porte des cils vibratiles. Les cellules de Deiters sont fusiformes à leurs prolongements, le basal reposant sur la membrane basilaire, le supérieur allant à la membrane réticulée. Cette dernière cellule offre à sa partie renflée une dépression qui loge la cellule ciliée.

H. *Cellules de Claudius*. — Elles partent des cellules ciliées pour venir tapisser la face supérieure de la membrane basilaire et se continuer avec les cellules du reste du canal de Corti. Elles sont cylindriques en dedans, et cubiques en dehors.

I. *Nerfs*. — Les nerfs à leur entrée dans le ganglion spiral présentent les caractères des fibres à double contour, mais elles prennent l'aspect de fibres pâles pour s'unir à une cellule bipolaire du ganglion. A leur sortie de ce ganglion, les nerfs, qui ont perdu leur myéline, y traversent la membrane basilaire de bas en haut et viennent donner un filet à la cellule ciliée interne, les autres filets s'engagent dans le tunnel formé par les arcades de Corti, pénètrent entre les cellules de Deiters et abandonnent un rameau nerveux à chaque cellule ciliée dans laquelle il entre par la partie inférieure.

3° **Appareil de l'olfaction.**

Il a son siège dans les fosses nasales.

Le nez sera étudié au moyen de coupes verticales intéressant toute l'épaisseur de l'organe.

La peau, recouverte d'une couche épithéliale assez mince, présente quelques glandes sudoripares isolées et une grande quantité de glandes sébacées.

L'entrée des fosses nasales est garnie de poils, et l'épithélium pavimenteux de la surface s'étend assez loin dans l'intérieur, pour faire place enfin à de l'épithélium vibratile.

La muqueuse interne ou membrane de Schneider présente une structure différente selon le point où on l'examine. Elle renferme des glandes muqueuses et présente un réseau vasculaire très développé.

On devra l'étudier dans sa partie inférieure et dans sa partie supérieure où viennent s'épanouir les terminaisons du nerf olfactif.

C'est dans cette dernière région que l'on observera les glandes de Bowmann. Ce sont des culs-de-sac allongés, remplis de granulations pigmentaires.

L'épithélium dans la partie supérieure des fosses nasales n'est plus vibratile. Il est formé de cellules cylindriques disposées sur une seule couche.

Quant aux éléments nerveux, on se servira pour étudier leur disposition des solutions de chlorure d'or ou d'acide osmique au centième.

On devra faire les recherches sur les animaux dont le sens de l'olfaction est plus développé.

Nous conseillons de lire l'excellent article de M. le professeur Ranvier dans son *Traité d'histologie*, p. 928.

4° **Appareil du toucher et de la gustation.**

Nous renvoyons pour leur étude à ce que nous avons dit plus haut à l'occasion de la peau et de la langue.

LIVRE IV

RECHERCHE DES MICROBES

Dans l'état actuel de la science, le médecin doit pouvoir résoudre par lui-même les principaux problèmes soulevés chaque jour par l'étude des infiniment petits, envisagés au point de vu de leur intervention dans l'étiologie des maladies.

Nous n'avons point l'intention, après les maîtres illustres qui ont traité ce sujet, de donner à cette partie de notre manuel une extension considérable. Notre but est de résumer la question aussi simplement que possible et de donner les méthodes les plus pratiques pour arriver sûrement au diagnostic cherché.

C'est donc dire que nous avons fait de nombreux emprunts et résumé en quelque sorte les travaux si nombreux publiés dans ces derniers temps. Ceux de nos lecteurs qui voudraient approfondir la question et acquérir des notions plus complètes de bactériologie devront recourir au magnifique ouvrage de MM. Cornil et Babes (1), où ils trouveront tous les développements désirables. Nous conseillerons également l'excellent *Traité de microscopie clinique* de Bizzozero où toutes les méthodes de recherche et de culture sont très nettement exposées.

Matériel spécial pour les recherches bactériologiques.

a. *Microscope.* — S'il est un genre de recherches qui exige un instrument parfait et des objectifs d'une netteté irréprochable, c'est

(1) Cornil et Babes, *Les Bactéries et leur rôle dans l'anatomie et l'histologie pathologique.* 2ᵉ édition, 1886.

certes bien tout cet ensemble d'études qui constitue la bactériologie. Il est impossible avec des microscopes de second ordre de faire des diagnostics certains et de reconnaître ces formes infinies et si variées qui sont chaque jour décrites dans les ouvrages.

Les plus puissants objectifs sont indispensables si l'on veut assister aux phénomènes qui caractérisent les diverses phases de leur développement.

On pourra donc choisir un des modèles sur lesquels nous nous sommes étendus au commencement de ce manuel.

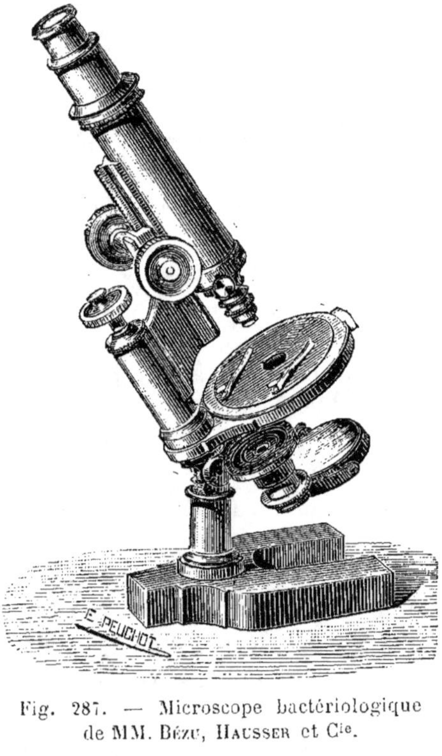

Il en est parmi eux qui réunissent un ensemble particulièrement recommandable.

MM. Bézu et Hausser, successeurs de Prazmowski, possèdent un modèle spécial qu'ils désignent sous le nom de « microscope bactériologique » et que nous avons été à même d'apprécier dans ces derniers temps.

Ce modèle répond à tous les besoins.

Il consiste en un corps de microscope à inclinaison, monté sur un pied lourd en fer à cheval, avec une crémaillère pour le mouvement rapide et une vis micrométrique d'une

Fig. 287. — Microscope bactériologique de MM. Bézu, Hausser et Cⁱᵉ.

extrême précision, pour le mouvement lent. La platine, circulaire, munie d'une plaque de glace, tourne, à la main, autour de son centre, comme dans les instruments anglais. Elle mesure 9 centimètres de diamètre et sa face supérieure est élevée de 12 centimètres 1/2 au-dessus du plan de la table.

Le microscope prêt à l'emploi est haut de 30 centimètres sans le tube de tirage, de 35 centimètres quand le tube est entièrement tiré. C'est, comme on le voit, une hauteur très modérée, et comme, d'ailleurs, l'instrument est à inclinaison, il est des plus commodes à l'usage et se prête à un travail long et attentif, sans fatigue pour l'observateur.

L'instrument permet d'apprécier et de mesurer des longueurs verticales, des épaisseurs ou hauteurs excessivement petites, à l'aide de la vis micrométrique du mouvement lent dont le pas est de un demi-millimètre, et dont la tête, tournant devant un index fixe, est divisée en 50 parties. De sorte que, si l'on tourne la tête de la vis d'une division, on fait monter ou descendre l'objectif et varier la mise au point du cinquième d'un quart de millimètre $\left(\frac{1}{50} \times \frac{1}{4}\right)$, c'est-à-dire $\frac{1}{100}$ de millimètre ou 10 μ. On peut, d'ailleurs, effectuer et apprécier un mouvement d'une demi-division, c'est-à-dire un déplacement de foyer de 5 μ. On pourrait, il est vrai, théoriquement, aller plus loin, mais nous pensons que, pratiquement, il y aurait peu d'avantages : les mesures ainsi prises perdraient leur justesse à cause de l'influence considérable qu'exercerait, sur des quantités aussi petites, la différence des réfractions des rayons formant foyer à des profondeurs différentes de la préparation et à travers le couvre-objet.

Sous la platine est placé un appareil d'éclairage du système Abbé, mobile dans toutes les directions et pouvant s'enlever pour être remplacé par des diaphragmes ordinaires.

Il est accompagné de 3 oculaires et de 3 objectifs n°s 4, 7 à sec et de 1/12 de pouce à immersion homogène.

Son prix est de 500 francs avec tous les accessoires.

Nous insisterons surtout sur la nécessité de l'appareil d'Abbé. Il est indispensable, car, seul, il est susceptible de donner un éclairage suffisant pour faire ressortir les éléments si fins de tout examen bactériologique. Il noie en quelque sorte dans la lumière tout ce qui n'est pas coloré et ne laisse voir que les bactéries, qui seules ont conservé dans les préparations une teinte plus ou moins accentuée.

« Dans ce concentrateur, dit M. Cornil, les faisceaux lumineux sont rassemblés au sommet du cône qu'ils forment précisément sur l'objet à examiner, c'est-à-dire au foyer de la lentille. Ces rayons provenant de l'objet à examiner pénètrent dans la lentille sous un grand angle d'ouverture. Il en résulte que les contours des cellules masquées par la réfringence de la lumière s'effacent et qu'on peut apprécier les plus fines bactéries colorées au milieu d'éléments à contours réfringents qui les masqueraient, si l'on employait un autre mode d'éclairage.

« L'angle d'ouverture du cône des rayons mesure 120°. On peut régler l'appareil par des diaphragmes. Remarquons toutefois qu'un trop grand angle d'ouverture n'est pas favorable parce que les contours des objets peuvent devenir trop diffus. »

Outre ces objectifs, il faudra en posséder encore d'autres, grossissant de 50 à 250 diamètres, afin de pouvoir prendre connaissance de la répartition des centres envahis par les bacilles dans une préparation.

« Les objectifs à immersion homogène ne sont généralement pas munis de la correction, et l'épaisseur du couvre-objet est, avec eux, dans de certaines limites, indifférente. Pour l'observation on dépose sur la lentille frontale une goutte d'un liquide à immersion fourni par le constructeur et qui est habituellement l'huile de cèdre ou un mélange de chloral et de glycérine. On n'emploie qu'une très petite quantité de liquide, car on n'a pas à craindre ici l'évaporation. De

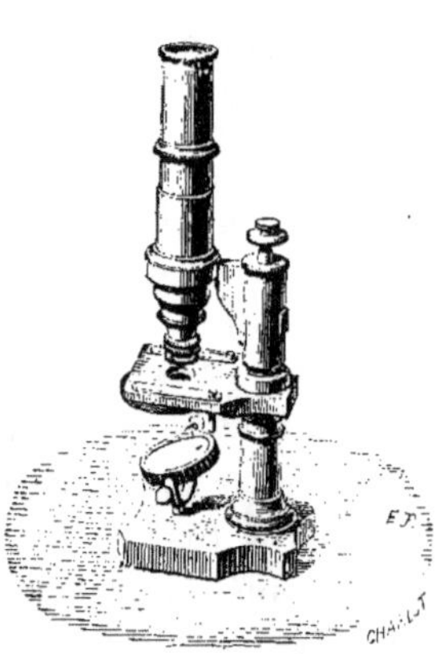

Fig. 288.

même que lorsqu'on emploie l'eau comme liquide d'immersion, il faut éviter qu'en déplaçant le porte-objet le liquide ne touche le bord de la lamelle. Les objectifs s'essuient avec un linge de toile mince, bien propre. Pour nettoyer le couvre-objet, le mieux est un chiffon imprégné de chloroforme (Strasburger). »

Il est souvent utile de faire au lit du malade l'examen bactériologique de certains liquides.

On pourra se munir dans ce cas d'un petit modèle de microscope de poche; celui de Chevalier est parfaitement commode et peut, malgré sa petite taille, recevoir des objectifs suffisants pour reconnaître la présence des principaux bacilles.

Ce petit instrument, qui donne des effets remarquables, est muni. d'un tube à frottement, d'un diaphragme à pivot et d'une vis de rappel très précise. Il comprend un oculaire et les séries 3, 5 et 8 à immersion. Il est tout monté dans sa boîte et prêt à être employé : son prix est de 200 francs.

b. *Instruments divers.* — Ce sont : 1° de petites pipettes de verre effilées par un bout, destinées à récolter les liquides que l'on veut analyser.

Il est bon de les fabriquer soi-même, ce qui est d'ailleurs très facile : on prend un tube de 5 ou 10 millimètres de diamètre que l'on partage, à l'aide d'une lime triangulaire, en tronçons de 20 centimètres de longueur. Puis on chauffe, à l'aide de la lampe à alcool, la partie moyenne de l'un d'eux jusqu'à ce qu'elle se ramollisse. Il ne reste plus qu'à tirer bien horizontalement sur les deux extrémités pour obtenir dans la zone moyenne une portion effilée.

Quand le tube est refroidi, on le coupe avec des ciseaux à sa partie médiane et l'on possède alors deux tubes terminés par un canal capillaire. Il suffit d'en présenter l'extrémité à la flamme pour qu'elle soit immédiatement obturée.

Au moment de s'en servir, on le flambe rapidement à la lampe pour détruire tous les germes, et il suffit de casser le petit bout de la pointe effilée pour que le liquide suspect monte par capillarité.

L'autre extrémité est obturée également avec du coton stérilisé.

On peut, au besoin, aspirer directement avec la bouche pour faire monter le liquide.

On ne saurait prendre trop de précautions, en recueillant les liquides pathologiques, pour se préserver des germes qui peuvent exister à la surface de la peau.

« Il faut, dit M. Cornil (1), cautériser l'épiderme avec une baguette de verre chauffée à la lampe, casser l'extrémité très effilée du tube, la chauffer à la lampe et l'introduire directement dans la collection liquide à travers l'épiderme ou même le derme, avant l'ouver-

______

(1) Cornil et Babes, *Les Bactéries*, p. 55.

ture pratiquée par le chirurgien. Le liquide monte immédiatement dans le tube par capillarité ou par suite de la raréfaction de l'air dans son intérieur.

L'opération faite, on ferme l'extrémité du tube à la lampe, et il est bon que cette partie soit très mince, car alors on n'a pas besoin de chauffer beaucoup, tandis que si l'extrémité du tube est épaisse, il faut, pour la fondre, une certaine température, et on est obligé de la chauffer à un degré qui peut être nuisible aux bactéries contenues dans le liquide. »

Ces petits tubes devront, cela va sans dire, avant d'être effilés, être purifiés par des lavages successifs à l'acide chlorhydrique, l'alcool et l'éther.

2° Des *godets de cristal ou de porcelaine*, des *verres de montre* pour recevoir les coupes ou les lamelles que l'on veut colorer.

Il existe des séries de godets, s'empilant et s'emboîtant mutuellement et qui sont fort commodes (1).

3° Des *lames* et des *lamelles*;

4° Des *aiguilles* en acier, en platine et en verre. Elles servent aux manipulations multiples auxquelles les coupes sont assujetties.

Un fil de platine, courbé en cercle à son extrémité et monté sur une tige de verre, est fort commode pour prendre certains liquides et les transporter sur le porte-objet.

On le fait flamber chaque fois que l'on veut s'en servir.

Il remplace également le pinceau pour transporter une coupe d'une solution dans la voisine.

5° Des *spatules* en platine ou en nickel, sorte de petites palettes destinées également à transporter les coupes et à éviter leur plissement;

6° Puis des *ciseaux fins*, des *pinces fines*, et généralement tous les objets mentionnés précédemment pour l'outillage du laboratoire;

Il existe, chez Cogit, de petites trousses ou boîtes de poche, contenant tous les accessoires pour pouvoir recueillir au lit du malade les produits intéressants, que l'on peut ensuite étudier chez soi, tout à son aise.

(1) Cogit, 17, quai Saint-Michel.

Nous avons eu l'occasion d'essayer les produits colorants de divers fabricants, et avons pu apprécier ceux du Dr Georges Grübler (1), de Leipzig.

Ils nous ont donné les meilleurs résultats.

On trouve également dans cette maison tout ce qui a trait à la bactériologie, et notamment des tubes de gélatine et de bouillon stérilisés et prêts pour les cultures. On se dispensera ainsi, à peu de frais, de toute cette préparation « culinaire » fort longue et fort ennuyeuse.

D'une façon générale, nous recommanderons de bien vérifier les marques commerciales des substances colorantes, afin d'employer toujours les mêmes. Sans cette précaution, on risquerait d'obtenir souvent des résultats défectueux, des produits dissemblables, figurant sous le même nom, bien que fabriqués par des méthodes opposées. M. le professeur Cornil insiste avec raison sur les précautions minutieuses à prendre, surtout si l'on veut contrôler le résultat d'une expérience.

c. *Matières colorantes.* — Outre celles dont nous avons déjà parlé plus loin, on devra se procurer les suivantes :

Carmin aluné ou boraté de Grenacher. — On fait une solution de borax à 4 p. 100 dans l'eau distillée et on ajoute 4 p. 100 de carmin. On chauffe deux fois jusqu'à l'ébullition. On ajoute au liquide chaud une quantité égale d'alcool à 70°. On laisse reposer pendant cinq jours et on filtre.

Pour se servir de ce liquide, on y laisse les coupes pendant une minute, on les lave dans l'alcool faible additionné d'une solution à 2 p. 1000 d'acide chlorhydrique, puis on les monte dans le baume, après les avoir déshydratées (2). Le picro-carminate est excellent.

Hématoxyline. — Bon pour les microbes ronds. Sans action sur les bactéries et bacilles.

Iode et iodure de potassium. — Bon pour colorer les bacilles et bactéries possédant les réactions de l'amidon; utile pour les mucédinées.

(1) Dr Georges Grübler. Dufour-Strasse, n° 17, Leipzig.
(2) Cornil et Babes, *Les Bactéries,* p. 62.

Fait la base du procédé de Gram où il sert de décolorant pour les éléments autres que les bactéries.

Couleurs d'aniline. — M. Cornil les divise en deux catégories, selon qu'elles sont alcalines (fuchsine, violet de méthyle, de gentiane, safranine, brun de Bismark) ou acides (éosine, purpurine coccinine, noir d'aniline, etc.).

Il emploie les espèces et les marques suivantes :

Violet de méthyl B (de Bâle),

Violet de gentiane,

Violet 170 de Poirier,

Fuchsine,

Bleu de méthylène,

Brun de Bismark,

Vésuvine,

Éosine,

Et coccinine.

Huile d'aniline. — Destinée à alcaliniser les préparations.

Essences. — On emploie de préférence à l'essence de girofle celle d'origan ou de bergamote, qui ne dissout pas la celloïdine et de plus ne décolore pas les bacilles teintés par la fuchsine.

La glycérine doit être bannie des recherches bactériologiques. En effet, elle fait disparaître les couleurs d'aniline.

Les coupes ou lamelles traitées par ces matières pourront être conservées pendant un temps assez long dans une solution d'acétate de potasse concentrée.

DES MICROBES EN GÉNÉRAL.

Ce sont des organismes occupant les dernières limites entre le règne animal et le règne végétal; vu l'absence de chlorophylle, ils se rapprochent plutôt des champignons que des algues.

On les a classés dans cette catégorie, sous le nom de *Schizomycètes* (Nægeli).

On est loin d'être d'accord sur leur véritable nature.

D'après Cohn et Koch, ces petits organismes présenteraient des caractères constants qui permettraient de les considérer comme des espèces. Tout au plus pourrait-on, plus tard, faire rentrer l'une dans l'autre certaines formes qui ne seraient que la même espèce à divers degrés de développement.

Pour Nægeli, au contraire, il n'y aurait qu'une même espèce, affectant des formes plus ou moins variées. Cette dernière opinion a pu être vérifiée dans un certain nombre de cultures, celles du choléra entre autres, où les bacilles en virgule finissaient par se transformer en spirilles plus ou moins longues.

On doit ne regarder la classification actuelle que comme provisoire et susceptible de se modifier selon les progrès de la science.

Les noms actuels n'expriment donc, dit Strasburger, qu'une forme donnée du développement ; c'est ainsi qu'on nomme *Coccus* des formations globuleuses ou ellipsoïdales ; les bâtonnets courts sont un *Bactérium;* s'ils sont plus longs c'est un *Bacillus;* les filaments simples, très longs et minces constituent un *Leptothryx;* quand ils se ramifient, un *Cladothryx;* les filaments épais formant une hélice à grand rayon s'appellent un *Spirillum;* si le filament est enroulé en hélice très allongé, c'est un *Vibrio;* les hélices à petit rayon sont des *Spirochætes.*

Quoi qu'il en soit, les *Microbes* présentent des caractères généraux et communs.

Leur *volume* est excessivement minime et les plus forts objectifs sont nécessaires pour les étudier. Leur *forme* varie : ils sont tantôt ronds, tantôt ovalaires, allongés ou flexueux, contournés en hélice à spires plus ou moins éloignées ou rapprochées. Ils se montrent isolés ou soudés deux à deux ou réunis en colonies composées d'un nombre incalculable d'individus.

Un certain nombre d'entre eux sont doués de *mouvement* et devraient cette propriété à la présence d'un cil vibratile, dont ils sont munis et qu'il est fort difficile d'apercevoir.

Ce mouvement varie beaucoup d'aspect, depuis la reptation et l'ondulation jusqu'au tremblotement sur place, qui se rapproche beaucoup du mouvement brownien.

Ils sont généralement très réfringents.

Ils sont formés d'une *membrane* de nature albuminoïde contenant un *protoplasme* de même composition.

La membrane a une grande tendance à devenir gélatineuse, et

lorsque plusieurs Cocci se trouvent les uns près des autres, et que cette transformation s'opère, les cellules se trouvent au milieu d'une gangue et constituent des zoogloées.

On notera la résistance de ces petits organismes aux agents chimiques généralement employés dans les recherches d'histologie (alcool, éther, eau, acides, etc.).

Nous verrons que c'est sur cette propriété précieuse que reposent la plupart des méthodes d'investigation.

Leur reproduction a lieu par scissiparité et leur multiplication se produit avec une prodigieuse rapidité, ce que l'on constate facilement si l'on se livre à leur culture.

Quant à leur rôle dans l'organisme, il varie beaucoup. Si certains microbes sont parasites de l'homme et peuvent impunément habiter, soit le tube digestif, soit la surface de la peau, etc., on sait quels effets pathologiques sont dus à l'introduction de certains autres dans l'économie.

Classification des Microbes. — Tous les microbes peuvent se ranger dans quatre types différents, que Cohn a établis ainsi :

1° *Sphérobactéries.* — Comprend toutes les espèces arrondies ou ovalaires, à éléments isolés ou groupés en chaînettes (Coccus, Micrococcus, Megacoccus, Staphylococcus, etc.).

2° *Microbactéries.* — Un seul germe (Bacterium) caractérisé par des éléments elliptiques, ou plutôt cylindriques, mais courts, le diamètre longitudinal étant double ou triple du diamètre transversal.

Le groupement a lieu deux par deux, à moins que les éléments ne soient isolés. Ils sont souvent coudés l'un par rapport à l'autre.

Un caractère important est la mobilité, qui est très marquée dans le *B. lineola.*

3° *Desmobactéries.* — Éléments allongés plus longs que les bactéries et plus grêles.

On y trouve deux genres bien tranchés : le genre *Bacillus* et le genre *Vibrio*, dont les éléments sont onduleux.

C'est dans cette catégorie que rentre la forme *Leptothryx* que l'on trouve dans la bouche.

4° *Spirobactéries.* — Le genre *Spirillum* qui est le principal se reconnaît à ses éléments formés de tours de spires peu nombreux.

Dans les Spirochæte, les tours sont nombreux et serrés les uns contre les autres.

Nous donnons ici, d'après Cornil, la classification de Rabenhorst et Flügge.

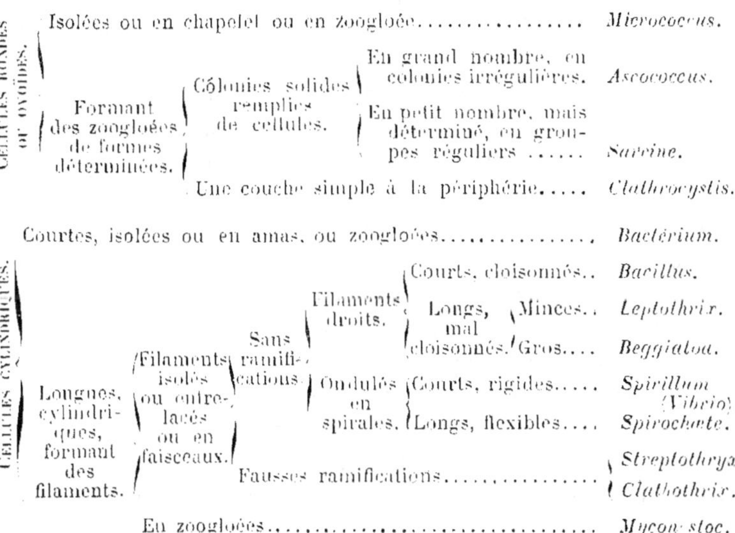

Technique pour la recherche des Microbes. — Les méthodes varient selon qu'il s'agit de les étudier dans des liquides ou au sein des tissus.

A. — Recherche dans les liquides.

Précautions générales. — On devra s'assurer que les pipettes effilées dont nous avons parlé au début de cet article sont bien stérilisées.

S'il s'agit de pus à examiner, on cassera la pointe de l'une d'elles que l'on plongera dans la collection liquide. Une petite colonne montera immédiatement par capillarité et on fermera aussitôt en présentant à la flamme d'une lampe à alcool l'extrémité effilée.

S'il s'agit du sang, il est indispensable de bien nettoyer d'abord la peau du malade, en la frottant avec de l'alcool et une solution phéniquée à 2 p. 100.

On fait alors, avec une lancette, une petite ponction qui permet de faire sourdre par pression une goutte de sang, que l'on aspire comme ci-dessus, à l'aide d'une petite pipette dont on a rompu l'extrémité effilée.

Si l'on voulait examiner de suite le sang du malade, on en recueillerait une goutte à l'aide du fil de platine préalablement chauffé au rouge, et on la déposerait au centre d'une lame de verre parfaitement essuyée.

Bizzozero recommande pour plus de sûreté, après avoir nettoyé la région avec tout le soin désirable, de la recouvrir d'une légère pellicule de collodion, à travers laquelle on fait la ponction et à la surface de laquelle on recueille le sang à examiner.

On ne devra pas négliger, toutes les fois qu'on emploie un instrument tranchant, de le stériliser préalablement en le laissant plusieurs heures dans une étuve chauffée à 150 ou 200°.

S'il s'agissait de liquides excrétés en abondance, comme l'urine, Bizzozero recommande de les recevoir dans des vases absolument purifiés et contenant une solution de thymol ou d'eau créosotée. On pourra même, dans le cas où les éléments parasitaires paraîtraient rares et par conséquent ne pourraient être facilement observés dans une préparation, les fixer d'abord avec une solution d'acide osmique au 100°, ajoutée au liquide dans la proportion de 5 p. 100 et les laisser déposer au fond du vase, où on les prendrait avec une pipette pour les soumettre à l'examen microscopique.

M. Cornil insiste avec raison sur les précautions indispensables dont on doit s'entourer dans ces sortes de recherches.

Si l'on sonde un malade, l'instrument doit être stérilisé d'abord par un séjour dans l'eau bouillante et mis directement en communication avec un récipient également stérilisé.

Les mêmes précautions seront prises dans les cas de ponctions de la plèvre, des articulations, du péritoine.

L'examen extemporané des liquides contenant des microbes ne

donne que des résultats insuffisants. Il est nécessaire de suivre une marche assez compliquée pour arriver à des résultats plus complets.

Les diverses manipulations sont au nombre de cinq :

Fixation des éléments,

Coloration des microbes,

Décoloration de tous les éléments accessoires,

Déshydratation,

Éclaircissement et montage au baume.

1° Fixation des éléments.

On a soin de bien nettoyer un certain nombre de lamelles, que l'on dépose sous une cloche de verre pour les garantir de la poussière.

On en choisit une, et l'on étale à sa surface une petite quantité du liquide à analyser. Il est indispensable d'en mettre une couche aussi mince que possible. On se sert pour la transporter d'un fil de platine stérilisé.

On peut l'étendre de deux manières, soit avec un pinceau très propre, soit en recouvrant la première lamelle d'une seconde, et en la faisant glisser tangentiellement pour les séparer.

Cela fait, on peut les laisser sécher à l'air directement en les déposant dans un verre de montre, la face vierge regardant en haut; on opère plus vite, en les passant deux ou trois fois, à l'aide d'une pince dans la flamme (partie bleue) d'un bec de Bunsen.

On conçoit que cette opération devra se faire aussi vite que possible, et que la lamelle sera tenue la face barbouillée regardant en haut.

On pourrait également se servir d'une étuve à 100 ou 110°.

La face de la lamelle, où l'on a déposé le liquide, se reconnaît toujours à son aspect terne et mat. Si l'on hésitait, on aurait la ressource de tracer à sa surface une petite rayure à l'aide d'un scalpel ou d'une aiguille.

2° Coloration des éléments.

M. Cornil conseille d'examiner tout d'abord les bactéries en déposant une goutte du liquide qui les contient sur la lame de verre, que l'on recouvre d'une lamelle, et en substituant au véhicule naturel une solution aqueuse de violet de méthyle B ou de fuchsine. Les bactéries se teignent au fur et à mesure que le liquide coloré s'avance dans la préparation.

On peut de la sorte étudier longtemps leurs mouvements.

Mais le procédé général de coloration est basé sur ce fait que les microbes absorbent et retiennent beaucoup plus longtemps les matières colorantes que les éléments voisins. Il faudra donc les colorer d'abord, et ensuite décolorer partiellement la préparation.

Les couleurs d'aniline jouissent spécialement de la propriété de colorer les microbes, ou du moins certains d'entre eux, d'une façon intense, et par conséquent permettent ainsi de les distinguer des tissus ambiants au milieu desquels ils restent seuls colorés.

Les couleurs employées sont les suivantes :

Violet de méthyle B ou 5B,

Bleu de méthylène,

Violet de gentiane BR,

Fuchsine,

Brun de Bismark, vésuvine.

Vert de méthyle.

On en fera des solutions alcooliques concentrées, que l'on conservera toutes prêtes pour être employées et mélangées à une quantité d'eau distillée quelconque.

On a remarqué que les résultats obtenus avec ces solutions étaient meilleurs lorsqu'elles étaient alcalinisées.

Malheureusement, elles ne se conservent que peu de temps, et il est préférable de les fabriquer au fur et à mesure des besoins.

Nous citerons deux formules :

A. *Solution de Koch*. — On fait le mélange suivant :

Solution alcoolique concentrée de bleu de méthylène. · 1 partie.
Eau distillée...................................... 200 —

On agite et on ajoute :

Solution de potasse caustique à 10 p. 100............... 0,20

B. *Solution d'Erlich*. — C'est celle que l'on doit préférer et qui est couramment adoptée. Voici comment on la prépare :

On fait chauffer dans une capsule de porcelaine 100 grammes d'eau distillée, à laquelle on a ajouté 10 grammes d'huile d'aniline.

On agite avec une baguette de verre. Quand la solution est opérée, on reçoit le liquide sur un filtre préalablement mouillé, afin d'empêcher le passage de l'huile qui existerait encore.

On ajoute 5 p. 100 d'alcool absolu et 5 p. 100 d'une solution concentrée de violet de méthyle ou de fuchsine.

C'est dans ce liquide que l'on plonge les lamelles de verre préparées comme ci-dessus pendant une heure environ ; on a soin de placer en dessus la face préparée.

Le temps de coloration pourrait être diminué en chauffant les lamelles dans leur bain colorant à la température de 40 degrés environ.

3° Décoloration.

Lorsqu'elles sont suffisamment colorées, on retire les lamelles avec une pince, et on les lave rapidement dans l'eau distillée pour faire disparaître la matière colorante en excès. On les passe alors une demi-minute environ, pour les décolorer, dans une solution d'acide nitrique à 1 pour 3 ou d'alcool au dixième.

Quand elles sont bien décolorées, on les retire et on les lave. S'il restait des traces de coloration, on les replongerait dans le bain acide et on leur ferait subir un nouveau lavage.

4° Déshydratation.

Il faut alors sécher les lamelles. Pour arriver à ce résultat, on peut projeter à leur surface un courant d'air à l'aide d'une poire en caoutchouc ; mais il est préférable de laisser tomber à leur surface quelques gouttes d'alcool absolu.

5° Éclaircissement et montage au baume.

Il ne reste plus qu'à remplacer l'alcool absolu par l'essence de bergamote ou d'origan, et de monter définitivement au baume.

Cette dernière opération se fait de la manière suivante :

On se procure du baume dissous dans le xylol (1), et contenu dans de petits tubes d'étain flexible comme les couleurs molles ; on en dépose une petite gouttelette sur une lame bien nettoyée, et on applique la lamelle à sa surface. L'excédent ne tarde pas à se répandre aux environs et maintient le tout en se solidifiant, ce qui demande deux ou trois jours.

On peut activer la dessiccation, en laissant séjourner la préparation dans une étuve ou sur un poêle chauffé à une douce température.

Nous citerons encore deux méthodes qui donnent de bons résultats :

La première est due à *Gram*, qui décolore les préparations avec l'iode et l'iodure de potassium.

Iode............................ 1 partie.
Iodure de potassium............. 2 —
Eau distillée................... 300 —

Les lamelles, au sortir de leur bain colorant, sont lavées rapidement dans l'alcool, puis plongées dans cette solution pendant une à trois minutes. Il se produit un précipité, et la préparation noircit. On décolore ensuite en laissant tomber à sa surface de l'alcool absolu.

Le reste de l'opération est le même que dans le procédé d'Erlich.

La deuxième, due à *Fränckel*, permet de colorer rapidement les bacilles de la tuberculose.

Elle consiste (2) à chauffer dans un tube de verre 2 à 3 centimètres cubes de la solution suivante :

Eau distillée............... 100 grammes.
Huile d'aniline............. 3 —
Alcool pur.................. 5 —

On verse dans une petite capsule, en ajoutant 4 ou 5 gouttes d'une solution très foncée de fuchsine ou de rouge de Magenta. On laisse la lamelle quatre ou cinq minutes ; on la retire et on la plonge pendant deux minutes dans le liquide suivant, qui est préparé d'avance et filtré :

(1) Cogit, 17, quai Saint-Michel.
(2) Cornil et Babes, *Bactéries*.

Eau d'aniline................. 30 grammes.
Acide nitrique............... 20 —
Alcool pur................... 50 —
Bleu de méthylène à saturation.

La lamelle est lavée à l'eau distillée, puis deshydratée à l'alcool absolu, séchée et montée dans le baume.

Double coloration.

Les préparations, telles que nous venons de les indiquer, montrent les bacilles colorés en rouge sur un fond incolore.

Mais on a remarqué que les détails devenaient beaucoup plus nets en le colorant. Pour cela, quand les préparations auront passé dans l'acide et avant de les déshydrater, on les fera passer dans une solution de bleu de méthylène ou de brun de Bismark, selon la matière colorante employée primitivement.

On pourra également colorer le fond à l'éosine, dans le cas où on aurait employé le violet pour teinter les bacilles.

Soubbotine (1) opère ainsi : « Le liquide étendu à la surface de la lamelle est desséché et fixé par les vapeurs d'acide osmique ou par un lavage à l'acide chromique (solution aqueuse à 1 pour 200 ou 300). Puis on lave les préparations à l'eau distillée, et on les colore pendant une demi-heure ou une heure avec une solution aqueuse de vert d'aniline au 1000e. Ensuite on les lave pendant vingt à quarante minutes à l'eau distillée légèrement acidulée, dans le but de décolorer les noyaux des cellules; les granulations protoplasmiques des cellules restent incolores. Après un second lavage à l'eau distillée, qu'il faudra faire avec soin, on soumet les préparations pendant quelques minutes à l'action d'une solution faible de picro-carmin; puis elles sont lavées de nouveau, séchées simplement à l'air ou déshydratées à l'aide d'alcool absolu, et enfin, éclaircies par l'essence de girofle ou mieux d'origan et incluses dans le baume de Canada.

« Sur des préparations ainsi traitées, le vert des bactéries se distingue nettement du rouge des noyaux, et les nucléoles, les granu-

(1) Soubbotine, *Archives de physiologie*, t. XIII, p. 477, 1881.

lations protoplasmiques sont rosés, et le fond même de la préparation, si le liquide est assez riche en albumine, a pris une teinte
légèrement verdâtre, de sorte que si quelque bactérie a été em-
portée par le lavage, on distingue sa trace sous la forme d'une
tache incolore de forme correspondante. »

B. — RECHERCHE DANS LES TISSUS.

Les fragments que l'on se propose d'analyser seront durcis dans
l'alcool absolu, que l'on aura soin de renouveler deux ou trois fois.
On devra veiller à ce que les fragments ne soient pas trop volumineux.

Les coupes seront faites avec un des microtomes décrits précédemment et reçues dans l'eau distillée.

On pourra également fixer les éléments par l'acide osmique ; mais,
dans ce cas, les préparations devront être colorées à l'hématoxyline.

M. Cornil a employé avec succès le procédé de la congélation.
L'appareil de Malassez est excellent dans ce cas : on obtient le
froid, soit par la vaporisation de l'éther, soit par le chlorure de
méthyle.

On reçoit les coupes dans une solution salée à 7 p. 100.

Il s'agit alors de choisir une coupe que l'on transporte à l'aide
d'une petite spatule dans une soucoupe contenant de l'alcool ordinaire, où elle commence à se déshydrater. Après quelques minutes
de séjour, on la retire, et on la dépose dans un bain d'alcool absolu,
où on peut la laisser tout le temps désirable.

Elle est prête alors à être colorée, ce que l'on fait en la déposant dans une solution de violet de gentiane.

Weigert recommande la marque BR.

Au bout de quelques instants la coloration devient intense ; on
retire la coupe, on la lave à l'eau, et l'on décolore les noyaux par
l'alcool absolu et les essences.

L'alcool ne doit pas être acide, sous peine de décolorer les microbes.

Gram (1) emploie une excellente méthode pour colorer les bactéries sans les noyaux.

(1) Bizzozero et Firket, *Microscopie clinique*, p. 477.

Les coupes sont plongées directement au sortir de l'alcool dans la solution colorante.

On la fait ainsi :

Quelques gouttes d'une solution alcoolique concentrée de violet de gentiane sont ajoutées à un verre de montre d'une solution aqueuse d'aniline. Les coupes séjournent dans le liquide pendant une à trois minutes (douze à vingt-quatre heures pour le bacille tuberculeux).

Lavage rapide à l'alcool.

Séjour de une à trois minutes dans la solution d'iode iodurée, employée en grande quantité. Il se produit un précipité brun, très foncé, presque noir.

La préparation est retirée de la solution iodée, l'excès du liquide est enlevé par un peu de papier à filtrer, et l'on plonge la coupe dans l'alcool absolu en l'agitant doucement pour qu'elle vienne promptement en contact avec de nouvelles couches d'alcool. Il est bon de renouveler cet alcool une ou deux fois, et de n'employer que de l'alcool absolu. Quand la préparation réussit, la décoloration se fait rapidement.

Enfin on éclaircit par l'essence de girofle et l'on monte au baume.

Les *méthodes de double coloration* trouvent surtout leur application dans la recherche des microbes à l'intérieur des tissus.

La première, due à *M. Malassez*, dont les savantes recherches ont été publiées, soit dans les *Bulletins de la Société de biologie*, soit dans les *Archives de médecine*, est fondée sur la combinaison du carmin au violet de méthyle.

Les coupes étant colorées par le carmin, il les lave et les laisse ensuite quelques instants dans le violet; puis elles sont décolorées par le carbonate de soude en solution aqueuse à 2 p. 100.

Le reste de la préparation a lieu comme d'habitude : déshydratation et montage au baume.

Weigert conseille une seconde méthode très analogue. Au lieu de violet de méthyle, il emploie celui de gentiane, et commence par cette dernière couleur.

Le carmin se fixe dans les noyaux, qui se colorent en rose, tandis que les bactéries apparaissent en bleu.

Voici d'ailleurs comment il opère :

« On colore d'abord les coupes par le violet de gentiane, puis on traite par l'alcool pour décolorer les noyaux ; la coupe est alors lavée à l'eau distillée, puis plongée dans le picro-carmin, où elle doit séjourner un peu plus long'emps que ne l'exigerait la coloration directe des noyaux (une demi-heure à une heure, en moyenne). On enlève ensuite l'excès du réactif, on traite de nouveau par l'alcool, cette fois pour déshydrater, puis par l'essence de girofle, et l'on monte dans le baume » (Bizzozero).

Ce dernier donne encore les procédés suivants, qui permettent diverses combinaisons de teintes :

« On peut varier ces doubles colorations suivant les besoins, et employer le rouge (fuchsine) pour les bacilles, le bleu (bleu de méthylène, hématoxyline) pour les noyaux. On colore les microbes par les solutions suivantes :

> Eau distillée.................................... 100 volumes.
> Solution alcoolique saturée de fuchsine........ 11   —

On lave à l'eau distillée, à l'alcool, puis on fait séjourner les coupes, pendant une heure ou deux, dans le mélange suivant, recommandé par Watson Cheyne :

> Eau distillée...................... .... 100 volumes.
> Solution alcoolique saturée de bleu de méthylène. 20   —
> Acide formique, environ...................... 10 gouttes.

Laver ensuite à l'alcool, éclaircir par l'essence de girofle, monter dans le baume.

On peut aussi combiner l'emploi du violet de gentiane et d'un brun d'aniline ; on colore suivant la méthode de Gram et, après décoloration par l'alcool, on plonge la coupe pendant quelques instants dans une solution aqueuse faible de brun de Bismark ou de vésuvine ; déshydrater par l'alcool, éclaircir et monter dans le baume. »

Soubbotine a également employé pour les tissus un procédé de double coloration analogue à celui dont il s'est servi pour les liquides.

Ceux-ci sont durcis par un séjour successif dans l'acide osmique (24 heures environ), et dans l'alcool (1 à 2 jours), puis débités en tranches fines et colorés par le vert d'aniline (vert de méthyle), en

solution aqueuse au centième. On traite par l'alcool et les essences
et on monte dans le baume. Le temps nécessaire à la fixation de la
matière colorante sur les microbes variera avec la durée de l'action
de l'acide osmique, etc.

Il y a enfin un dernier procédé de double coloration dû à *Berlioz*
et qui donne de bons résultats pour les bactéries en général, excepté
celles de la tuberculose.

On fait deux solutions :

   1° Eau distillée............................ 84 cent. cubes.
     Huile d'aniline............................ 6   —

On fait dissoudre à chaud et on filtre après refroidissement ; on
ajoute :

     Alcool à 90°............................ 10 cent. cubes.
     Violet 6 B............................ 2gr.50

et on filtre.

   2° Eau distillée............................ 95 cent. cubes.
     Alcool à 90°............................ 5   —
     Coccinine............................ 2gr.50

On filtre.

On fait un mélange à parties égales de ces deux solutions et on
a ainsi une liqueur qui permet d'obtenir rapidement une double coloration. A cet effet, on met les coupes, en sortant de l'alcool, pendant un quart d'heure au plus dans ce liquide ; on les traite ensuite
par une solution, soit de carbonate de soude à 5 p. 100, soit d'iodure
de potassium iodé à 5 p. 100 ; on lave à l'eau et à l'alcool et on les
monte dans le baume, après avoir deshydraté par l'alcool absolu et éclairci avec l'essence de girofle. Ce procédé, dit M. Cornil,
réussit très bien pour les bacilles du charbon, de la diphtérie, etc.,
pour les micrococques.

Avant de commencer l'étude des principaux microbes, nous terminerons ces notions générales de technique en insistant, avec
Bizzozero, sur l'importance qu'il y a toujours à exécuter les examens
bactériologiques à l'aide de l'éclairage d'Abbé et des objectifs à immersion homogène. Comme le dit très justement cet auteur, « on

peut voir beaucoup de parasites sans s'aider du condensateur, mais on ne peut pas attacher de valeur sérieuse à des résultats négatifs, si l'on s'est privé du secours de cet appareil et des objectifs signalés plus haut. »

ÉTUDE DES PRINCIPAUX MICROBES

Nous n'avons pas la prétention de traiter à fond cette question. Nous ne pourrions que répéter ce qui se trouve décrit dans les ouvrages spéciaux. Nous exposerons donc sommairement les faits et procédés généraux, afin de permettre de reconnaître les principaux types qui peuvent se rencontrer dans la pratique médicale, à savoir : la tuberculose, l'ostéomyélite, la pneumonie, la blennorrhagie et le choléra.

Les personnes qui auraient l'intention de pousser plus loin leurs études de bactériologie devront se livrer à des cultures spéciales. Ce sont des opérations très minutieuses et fort délicates. On comprendra que nous les laissions de côté dans ce manuel. Tous les renseignements à ce sujet sont consignés dans le grand ouvrage de Cornil et Babes, et cette partie technique traitée avec tous les développements désirables et l'autorité incontestée des deux auteurs, qui ne décrivent que les procédés inventés ou contrôlés par eux.

1° **Bacille de la tuberculose** (*Bacillus tuberculosus*, Koch).

Sa forme est allongée, un peu courbée. Ses dimensions, d'après Cornil, sont de 3 à 5 et même 8 μ en longueur et 0μ4 à 0μ7 en grosseur. Quelquefois isolé, sous forme de bâtonnets homogènes, il est le plus souvent groupé en chaînettes.

Ce bacille absorbe les matières colorantes tirées de l'aniline plus difficilement que les autres microbes, et par cela même les conserve, après que les premiers sont décolorés.

Ce caractère permet le plus souvent de porter un diagnostic positif.

Les bacilles sont susceptibles de se retrouver dans les liquides au bout d'un temps assez considérable.

Nous avons eu l'occasion de faire l'analyse de crachats qu'un de

nos anciens élèves nous avait adressés de l'Amérique centrale et.
bien que le flacon ait voyagé pendant plus de deux mois et que le
contenu fût arrivé en pleine putréfaction, nous avons pu faire des
préparations absolument démonstratives.

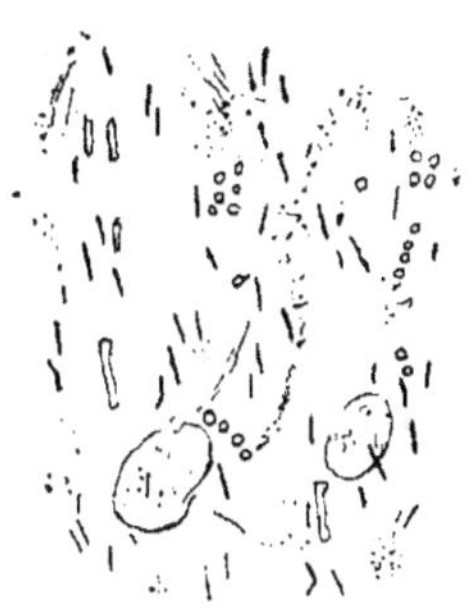 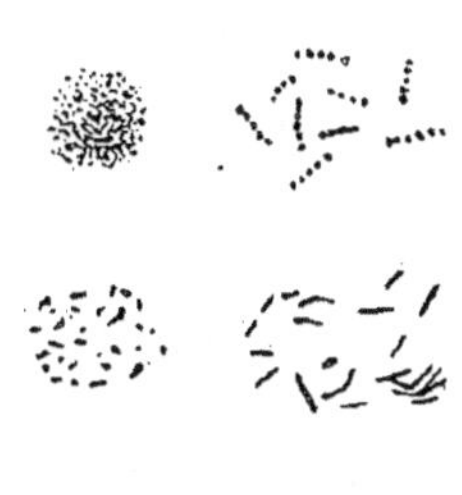 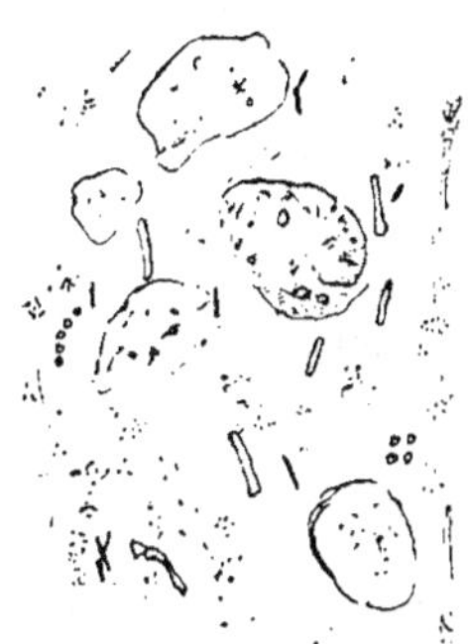

Fig. 289. — Bacilles des crachats dans un cas de phtisie sénile, à marche rapide avec cavernules. — On voit des bacilles de dimensions variées, quelquefois en amas, mélangés à du mucus et à des cellules épithéliales de la bouche. — Les éléments les plus fins sont des microbes vulgaires provenant de la bouche.

Fig. 290. — Bacilles tuberculeux isolés sous leurs différents aspects. — Masse zoogléique arrondie à éléments très fins. — Bacilles en chapelets de petits grains bout à bout. — Spores et petits bâtonnets très courts. — Bacilles en bâtonnets isolés ou bien parfois associés.

Fig. 291. — Bacilles des crachats dans un cas de phtisie latente. — On voit des bacilles isolés ou réunis en petits amas, mélangés à de larges cellules épithéliales et à des amas de spores et de leptothryx.

Les bacilles varient beaucoup comme quantité dans les liquides
où on les observe. Il est le plus souvent indispensable de faire un
nombre assez considérable de préparations, si l'on veut avoir une
opinion absolument exacte.

Supposons que l'on se propose d'étudier des crachats, on procédera de la façon suivante :

Après avoir choisi les portions les plus jaunes et les plus compactes, d'aspect caséeux et dont l'origine est nettement pulmonaire.
en laissant de côté le liquide plus ou moins trouble qui n'est qu'un
produit de sécrétion, on en prend une parcelle de la grosseur d'une

petite tête d'épingle que l'on étale à la surface d'une lamelle mince préalablement nettoyée avec le plus grand soin.

À l'aide d'un pinceau on écrasera et éparpillera cette petite masse à la surface de la lamelle, ou bien on l'écrasera entre deux lamelles que l'on séparera ensuite l'une de l'autre en les faisant glisser tangentiellement.

On séchera aussi complètement que possible en faisant passer la lamelle dans la flamme d'un bec de Bunsen et on immergera les lamelles ainsi préparées pendant quelques heures dans le liquide d'Erlich.

Au bout de ce temps, on les retire, on les lave avec soin à l'eau distillée, et on les plonge quelques secondes dans une solution d'acide nitrique au tiers.

Aussitôt décolorées, il faut les retirer rapidement et les laver.

On aperçoit déjà bien les bacilles, mais il est bon de faire une double coloration, en bleu par exemple.

Pour cela, on plonge les lamelles une ou deux minutes dans le bleu de méthyle, et enfin, après un nouveau lavage, on déshydrate, on éclaircit par l'essence d'origan ou de bergamote (on ne doit pas employer l'essence de girofle, qui décolorerait), et on monte au baume.

Ces diverses manipulations sont assez longues, ainsi qu'on le voit.

Un procédé plus rapide est le suivant :

On chauffe le liquide colorant jusqu'à production de bulles et on laisse macérer la lamelle pendant huit ou dix minutes.

Le reste de la manipulation est comme ci-dessus.

L'examen des bacilles devra se faire avec l'un des objectifs forts à immersion homogène, dont nous avons parlé.

S'il s'agissait d'autres liquides à examiner, pus, sédiments urinaires, liquides provenant de ponctions, on opérerait de la même façon en faisant dessécher une petite couche à la surface de la lamelle, et en lui faisant subir toute la série des manipulations.

Nous citerons encore une méthode susceptible de donner de bons résultats. Elle est due à *H. Gibbes*. Nous en donnerons l'analyse d'après Bizzozero. On obtient ainsi rapidement une double coloration.

« On triture dans un mortier :

Fuchsine .... 2 grammes.
Bleu de méthylène.......................... 1   —

On dissout d'autre part :

Aniline.................................... 3 cent. cubes.
Alcool rectifié............................. 15   —

On verse lentement sur la matière colorante jusqu'à dissolution complète et on ajoute 15 centimètres cubes d'eau distillée. Le liquide ainsi obtenu peut être conservé, à la condition de le tenir bouché hermétiquement.

Pour colorer les produits de dessiccation étalés sur des lamelles fines, on chauffe un peu du liquide colorant jusqu'à production de vapeurs ; puis on verse dans un verre de montre, et on laisse les lamelles flotter à la surface pendant quatre ou cinq minutes ; on lave ensuite dans l'alcool méthylique jusqu'à ce que les préparations ne perdent plus de matière colorante ; on dessèche et l'on monte dans le baume.

Les coupes sont traitées d'une manière analogue (séjour dans le bain colorant pendant plusieurs heures, éclaircissement par les essences au sortir de l'alcool méthylique).

Il nous reste à indiquer les procédés employés par MM. Malassez et Vignal dans leurs savantes recherches sur la *tuberculose zooglœi-que*, où il s'agit, non plus de rechercher le bacille de Koch, mais de faire apparaître des masses parasitaires composées de véritables zooglœées cocciques [1].

Les coupes sont laissées quelques heures dans le liquide suivant :

Eau distillée saturée d'aniline filtrée................ 9 volumes.
Solution alcoolique concentrée de bleu de méthylène.. 1   —

Les zooglœées se décolorant par l'acide nitrique, on emploie comme réactif décolorant le mélange ci-dessous :

Solution aqueuse de carbonate de soude à 2 p. 100... 2 volumes.
Alcool absolu.,...... 1   —

---

[1] Malassez et Vignal, *Sur le microorganisme de la tuberculose zoogléique* (*Archives de physiologie*, 1884, 3ᵉ série, t. IV, p. 81).

La préparation sortant du bain colorant est portée dans ce liquide et agitée jusqu'à ce que les noyaux soient devenus d'un bleu pâle. On lave ensuite à l'eau distillée pour enlever le carbonate alcalin, on déshydrate, on éclaircit par les essences de girofle ou de térébenthine, puis on monte dans le baume de Canada, non dissous dans le chloroforme.

Les mêmes auteurs emploient un mélange qui, agissant lentement, donne d'emblée la coloration voulue et rend inutile toute décoloration ultérieure.

Voici la formule :

> Solution aqueuse de carbonate de soude à 2 p. 100. 10 volumes.
> Eau distillée saturée d'huile d'aniline.... .... 5 —
> Alcool absolu..................................... 3 —
> Solution de bleu de méthylène faite avec 9 vol.
>   d'eau distillée et 1 vol. de solution concentrée de
>   bleu de méthylène dans l'alcool à 90 p. 100...... 3 —

Ce mélange, qui est d'un beau bleu clair lorsqu'il vient d'être préparé, devient verdâtre au bout de quelque temps, se fonce et donne un précipité; il n'en est pas moins bon pour cela; il suffit de le filtrer.

La coupe, après avoir été bien lavée, est donc placée dans ce bain et on l'y abandonne de deux à trois jours au moins. Les zooglœées s'y colorent alors en bleu franc assez vif, tandis que le tissu de granulation devient d'un bleu verdâtre très pâle, et les noyaux des tissus sains d'un bleu pur, mais peu intense. Mais ces différences de ton et de qualité de couleur sont très fragiles et, pour les conserver dans toute leur netteté, il est nécessaire de prendre quelques précautions dans les opérations ultérieures.

« La coupe, après avoir été bien lavée à l'eau distillée afin de la débarrasser du carbonate de soude et du précipité qui a pu se déposer à sa surface, est déshydratée, non dans l'alcool absolu ordinaire, mais avec de l'alcool absolu légèrement teinté par du bleu de méthylène. Elle est ensuite éclaircie, non avec l'essence de girofle, mais avec de l'essence de bergamote ou de térébenthine. Si l'on employait de l'alcool absolu ordinaire ou de l'essence de girofle, on risquerait d'affaiblir l'intensité de coloration des zooglœées. Quant au montage, il se fait comme précédemment, soit

dans le baume de Canada, soit dans la résine d'Ammar, non dissous
dans le chloroforme. »

2° **Ostéomyélite.**

D'après M. Cornil, « l'ostéomyélite est caractérisée par une
inflammation suppurative diffuse qui peut siéger dans toutes les
parties de l'os, sous le périoste dans les couches superficielles,
dans le corps même de l'os, dans la moelle centrale ou au niveau
des épiphyses. »

Les micro-organismes se montrent dans le pus, isolés ou associés
par deux ou en petits amas.

Cultivé, ce liquide pathologique a donné naissance au *staphylococcus pyogenus*, mélangé quelquefois au *streptococcus pyogenus*.

D'après les savantes leçons de notre illustre maître, M. le professeur Trélat, professées dans sa clinique de la Charité et basées sur
l'observation d'un nombre considérable de malades, il est impossible de ne pas admettre la nature parasitaire de cette affection.

Nous avons d'ailleurs étudié nous-même la plupart des pièces
provenant de ces malades, et le résultat s'est montré absolument
conforme aux opinions que nous venons d'énoncer.

Quand on voudra faire des recherches à ce sujet, on devra s'entourer des précautions les plus minutieuses et prélever le pus en
faisant pénétrer directement dans le foyer la pointe effilée de la
pipette, que l'on ferme, aussitôt entrée.

Les procédés généraux d'examen sont les mêmes que pour la
tuberculose.

3° **Pneumonie.**

« On rencontre dans cette affection, dit M. Cornil, des micro-
organismes ovoïdes ou lancéolés, tantôt entourés de capsules,
tantôt sans capsules. On y reconnaît cependant souvent plusieurs
espèces de microbes : les uns petits et ronds, associés souvent
deux par deux, mesurant $0\mu,3$ à $0\mu,5$; les autres plus volumineux,
ovoïdes ou lancéolés, ont de 1μ à $1\mu5$ de longueur sur $0\mu5$ à
1μ de largeur. Ce sont ces derniers qui sont les plus caractéristiques par leur forme, mais leur grandeur est loin d'être toujours

identique, ainsi qu'on le voit par les chiffres précédents. Ces bactéries sont libres dans le liquide ou incluses dans les cellules lymphatiques. On en trouve plusieurs, de quatre à douze par exemple, ou davantage dans une seule cellule. »

Friedländer emploie, pour reconnaître ces organismes, la méthode de Gram. Il dessèche les crachats ou exsudats à la surface d'une lamelle, qu'il dépose dans une solution alcaline de violet de gentiane, puis il les traite pendant quelques minutes par la solution iodée et décolore par l'essence de girofle après les avoir passés pendant une minute dans l'alcool.

Il opère de même pour les coupes de poumon.

Dans ces sortes de préparations, les noyaux et la fibrine restent presque incolores.

M. Cornil préfère le violet de méthyl B au violet de gentiane.

4° Blennorrhagie.

Pour étudier le pus de la blennorrhagie, il suffit d'en étaler et d'en faire dessécher une petite quantité à la surface d'une lamelle, que l'on colorera ensuite directement par la fuchsine ou le violet de méthyl.

On remarque alors que les cellules renferment un nombre assez considérable de microbes.

« Ils semblent être mobiles, dit M. Cornil, et sont arrondis, quand ils sont isolés. On les trouve souvent arrondis deux à deux ou quatre par quatre, et alors ils sont aplatis les uns contre les autres. Ordinairement ils ne forment pas de chaînettes. Ils se disposent souvent en petits amas. Leur diamètre varie de $0\mu2$ à $0\mu3$ ou 4. On rencontre souvent deux espèces de cocci dans le pus blennorrhagique, les uns plus volumineux qui siègent dans les cellules, les autres plus petits qui forment des amas arrondis et libres. Ces éléments sont libres dans le liquide ou dans le protoplasme des globules du pus et dans les cellules épithéliales desquamées de la muqueuse.

De nouvelles recherches sont encore nécessaires avant d'admettre définitivement, comme cause de la blennorrhagie, la présence de ce micro-organisme auquel on a donné le nom de *Gonococcus*.

5° **Choléra**.

Il semble être caractérisé par la présence dans les selles d'un bacille particulier dit « bacille en virgule ».

Pour l'observer, il faut prendre un de ces flocons nuageux qu'on rencontre dans les selles diarrhéiques et en étaler un fragment à la surface d'une lame porte-objet. On colore ensuite avec une solution aqueuse faible de violet de méthyle B. On recouvre d'une lamelle, en faisant tomber la matière colorante en excès, et on examine avec un objectif à immersion homogène, n° 10 ou 12 de Vérick ou de Prazmowski.

Les bacilles virgules sont alors animés de mouvements très vifs qu'ils conservent pendant longtemps, bien qu'ils soient colorés.

On peut également en dessécher des fragments à la surface d'une lamelle, colorer et déshydrater, puis monter au baume.

Notre excellent confrère, le Dr Lopez Garcia, de Madrid, qui a étudié sur place l'épidémie de 1885, nous a envoyé de fort belles préparations, qui, examinées à l'aide du n° 1/12 à immersion à huile de Leitz, nous ont donné de fort belles images.

La dimension des bacilles virgules est 1μ,5 à 2μ,5 en longueur, 0μ,6 à 0μ,7 en épaisseur. Ils sont un peu incurvés, à bords lisses, avec des extrémités mousses, un peu apointés ou épais (Cornil et Babes).

Ils sont moins longs et plus larges que ceux de la tuberculose.

Avec les données précédentes, il sera possible de faire la recherche des principaux microbes. Si l'on voulait pousser très loin cette étude, il serait indispensable de se livrer à des cultures de chaque espèce, et nous conseillons dans ce cas de faire une lecture approfondie du traité de MM. Cornil et Babes, qui donnera toutes les indications utiles pour mener de semblables recherches à bonne fin.

LIVRE V

EMBRYOLOGIE

Suivant l'opinion généralement répandue, on suppose que les recherches embryologiques sont entourées de nombreuses difficultés, et par cela même ne peuvent être abordées qu'après une longue expérience des méthodes de technique.

Il existe beaucoup d'exagération dans cette appréciation.

Sans doute les procédés d'examen sont délicats, mais ils ne sortent pas du cadre général de ceux que nous avons indiqués dans les chapitres précédents et avec lesquels nous supposerons le lecteur familiarisé.

Nous indiquerons ici succinctement les méthodes les plus simples, renvoyant pour plus de détails au chapitre spécial de l'ouvrage de Arthur Bolles Lee, où l'on trouvera tous les renseignements désirables (1).

Technique générale.

Nous comprendrons sous ce nom : 1° les procédés de fixation ; 2° les coupes ; 3° l'examen à l'état frais ; 4° le montage et la conservation des préparations.

1° *Fixation.* — Nous entendons sous ce nom l'ensemble des opérations nécessaires pour immobiliser les éléments histologiques composant l'embryon, de manière à permettre la conservation exacte de leurs rapports réciproques.

(1) Arthur Bolles Lee, *Traité des méthodes techniques de l'anatomie microscopique.* Traduction de Henneguy, préparateur du cours d'embryogénie du Collège de France, p. 290.

Il faudra toujours chercher à réaliser les conditions suivantes : 1° fixation de la pièce sans ratatinement des éléments ; 2° conservation de la faculté d'être ultérieurement colorée par les réactifs spéciaux auxquels on ne manque pas de les soumettre.

Les agents fixateurs sont nombreux, mais ne présentent pas tous la même importance; nous distinguerons :

a. Acide osmique. — On l'emploie soit en solution au 100°, soit à l'état de vapeur.

Dans le premier cas, on plonge dans le liquide l'objet à fixer, que l'on doit laisser plus ou moins longtemps selon son volume et la densité de son tissu ; vingt-quatre heures représentent une bonne moyenne.

Les pièces doivent être ensuite lavées avec le plus grand soin dans un courant d'eau continu et pendant plusieurs heures, sans qu'il y ait aucun inconvénient à redouter. C'est le seul moyen d'empêcher plus tard qu'elles ne viennent à noircir, ce qui arrive infailliblement s'il reste encore de l'acide.

Dans le second cas, qui est le meilleur, on expose les objets aux vapeurs acides en les déposant sur une lame de verre qu'on renverse au-dessus de l'ouverture du flacon contenant le réactif, et on les laisse pendant dix minutes.

L'acide osmique employé de cette manière est bien plus pénétrant qu'à l'état de solution.

On devra néanmoins ne s'en servir que pour les petits objets.

b. Acide picrique. — Surtout employé mélangé avec l'acide sulfurique et constituant alors le *liquide de Kleinenberg*.

On le prépare de la manière suivante :

On mélange :

```
Eau distillée.........................  100 volumes
Acide sulfurique concentré..........    2      —
```

et on ajoute de l'acide picrique tant qu'il peut s'en dissoudre.

On filtre et on ajoute 3 volumes d'eau.

Le séjour des objets dans ce liquide varie de deux ou trois heures à vingt-quatre heures, selon leur volume. Il n'y a pas d'inconvénient à les laisser plus longtemps.

On devra bien se garder de les laver ensuite à l'eau ; on se servira pour cette opération d'alcool à 70°.

c. ACIDE NITRIQUE. — Excellent réactif préconisé surtout par Altmann, qui l'emploie en solution à 3 ou 3,5 p. 100.

Le temps d'immersion varie de un quart d'heure à une demi-heure pour les petits embryons et deux à quatre heures pour les gros.

Les pièces sont ensuite lavées dans l'alcool, et conservées dans le même liquide.

On obtiendra par ce procédé des fixations parfaites ; les figures caryokinétiques en particulier sont très bien conservées, et généralement les tissus ne sont pas trop cassants.

Liquide de Flemming. — On peut encore se servir de ce véhicule, mais nous lui préférons la formule modifiée de Fol (1) :

Acide chromique à 1 p. 100.........	25 volumes.	
— osmique à 1 p. 100.........	2	—
— acétique à 2 p. 100.........	5	—
Eau...............................	68	—

Il ne faut pas laisser macérer trop longtemps les tissus dans cette solution, sous peine de rencontrer plus tard des difficultés de coloration. On aura soin de les soumettre pendant plusieurs heures à un lavage prolongé.

On pourra encore essayer d'autres agents fixatifs : bichlorure de mercure, bichromate de potasse, etc., mais ceux qui précèdent sont parfaitement suffisants.

2° *Coupes.* — Le meilleur procédé consiste à enrober les pièces durcies dans le collodion ou la celloïdine, en prenant les précautions que nous avons indiquées aux méthodes générales.

Ou bien encore, à se servir de la paraffine qui permet peut-être d'obtenir des coupes plus fines.

Quant aux coupes, elles seront exécutées à l'aide des microtomes décrits plus haut.

Celui de Vérick, perfectionné par M. Malassez, est excellent à tous égards.

(1) Fol, *Lehrb. d. vergl. mik. Anat.*, 1884, p. 100.

3° *Examen à l'état frais.* — Ne s'applique qu'à l'étude des œufs ; mais pourra dans certains cas donner des résultats fort satisfaisants.

On dépose l'objet à examiner dans une goutte d'eau sur le porte-objet et on a soin d'interposer de chaque côté sous la lamelle de recouvrement, soit un cheveu, soit un petit fragment de papier, de manière à ne pas écraser la pièce.

En faisant glisser légèrement la lamelle, on peut arriver à observer l'objet sous toutes ses faces par suite du mouvement de rotation que l'on obtient ainsi.

Il est ensuite possible de faire pénétrer à la place de l'eau un liquide conservateur.

4° *Montage et conservation des préparations.* — Voici un procédé qui nous a été indiqué par le docteur Toison et qui donne de bons résultats :

a. Durcissement à l'acide chromique (quarante-huit heures) ou picrique (vingt-quatre heures).

b. Laisser dans l'alcool à 70° pendant quarante-huit heures pour décolorer, jusqu'à ce que la teinte jaune ait disparu.

c. Colorer en masse avec le carmin boraté alcoolique de Grenacher et laisser deux ou trois jours.

d. Fixer la couleur sur les noyaux avec l'alcool chlorhydrique (0,25 p. 100) pendant deux ou trois heures.

e. Déshydrater selon les procédés habituels et éclaircir par le xylol.

f. Enfin, quand la petite masse est transparente, la plonger dans la paraffine à 40°, où on la laisse s'imprégner et on la débite au microtome.

Pour le montage, on colle sur le porte-objet, avec le liquide suivant, les coupes au fur et à mesure de leur exécution :

Gomme laque. — Solution saturée dans l'alcool absolu.

On en mélange quelques gouttes avec l'alcool absolu.

C'est ce dernier liquide qu'on emploie.

On fait ensuite évaporer l'alcool ; on dissout l'excès de paraffine dans le xylol et on monte au baume de Canada pour terminer.

Cette méthode due à Giesbrecht est excellente et nous dispensera d'en citer d'autres que l'on trouvera décrites tout au long dans le *Manuel de technique microscopique de Francotte* ou dans le *Traité des méthodes techniques de Bolles Lee*.

C'est également à ces ouvrages que l'on devra recourir pour se familiariser avec les procédés d'études spéciaux à chaque catégorie de l'échelle animale.

Le cadre de notre ouvrage ne nous permet pas de nous étendre plus longuement sur cette branche particulière de l'histologie.

DEUXIÈME PARTIE

DU MICROSCOPE APPLIQUÉ A L'ÉTUDE DE L'HISTOLOGIE VÉGÉTALE

CHAPITRE PREMIER

RÉACTIFS SPÉCIAUX

Outre les substances que nous avons décrites dans la première partie de cet ouvrage et dont nous avons cherché à réduire le nombre, dans un but de simplification justifié par le titre de cet ouvrage, il en est d'autres, communément employées dans les recherches de micrographie végétale et sur le rôle desquelles il convient de s'étendre assez longuement.

Nous les diviserons en deux catégories :

A. Réactifs proprement dits;

B. Matières colorantes.

A. Réactifs proprement dits.

1° *Acétate de cuivre.* — Fait la base du *réactif de Barfoed*, à l'aide duquel on peut reconnaitre la glucose.

Réactif de Barfoed, d'après Poulsen.

Acétate de cuivre...................... 15 grammes.
Eau distillée........................ 200   —

Faire dissoudre et ajouter :

> Acide acétique contenant 38 p. 100
> d'acide cristallisable............... 5 cent. cubes.

Les coupes contenant de la *glucose*, bouillies quelque temps dans ce liquide, ne tardent pas à se colorer en rouge par suite d'un précipité très fin d'oxyde de cuivre.

L'acétate de cuivre sert encore à reconnaître les *résines*, qu'il colore en vert émeraude.

2° *Acide acétique.* — S'emploie à divers degrés de solution.

Il dissout les carbonates et les différencie des oxalates, sur lesquels il est sans action. Il fait également disparaître les cristalloïdes. Strasburger recommande une solution aqueuse à 1 p. 100 pour fixer les noyaux que l'on veut colorer par le vert d'aniline.

Il fait également apparaître les noyaux.

3° *Acide chlorhydrique.* — Sert à reconnaitre les oxalates, qu'il dissout sans effervescence et qu'il différencie des carbonates. Les diatomées, macérées quelques jours dans cet acide, donnent d'excellents squelettes.

4° *Acide nitrique.* — Entre dans le mélange de Schultze, allié au chlorate de potasse.

Gonfle et finit par dissoudre les grains d'amidon, en éclaircissant les tissus. Il doit être en solution très étendue. Sert également à l'étude des diatomées.

5° *Acide phénique.* — En solution très légère et étendu d'alcool, il convient pour conserver les préparations d'embryons (Strasburger).

On l'ajoute à la gélatine glycérinée pour prévenir le développement des moisissures.

Sert également comme véhicule pour l'étude des grains de pollen, qu'il rend transparents.

6° *Acide sulfurique.* — En solution diluée (2 vol. d'acide, 1 vol. d'eau), fait apparaître la coloration violette sur les coupes traitées par l'iode.

Dissout l'oxalate de chaux.

7° *Alun.* — Employé dans un grand nombre de méthodes de coloration, où il joue le rôle de mordant.

Entre dans la composition de la teinture d'hématoxyline.

8° *Ammoniaque.* — C'est le dissolvant du carmin.

Poulsen conseille sa solution pour ramollir les plantes sèches des herbiers que l'on veut soumettre à des recherches microscopiques, ainsi que les spores, pollens, algues, mousses, etc.

9° *Camphre.* — Sert à préserver des moisissures certains liquides dans lesquels on conserve les algues : on a soin d'en faire nager un petit fragment à la surface.

10° *Chlorate de potasse.* — Excellent réactif pour dissocier les tissus végétaux, quand il est mélangé à l'acide nitrique.

Il constitue, employé de cette façon, le *liquide macératoire de Schultze.*

Voici comment on doit opérer : on commence par réduire en petits morceaux les fragments de plante que l'on se propose d'étudier, et on les introduit dans un tube à expériences, assez large et peu profond, en ayant soin de les recouvrir d'une petite quantité de chlorate. On verse ensuite une quantité d'acide suffisante pour dépasser le niveau du mélange et l'on chauffe doucement sur une lampe à alcool, en prenant la précaution de tenir le tube à l'aide d'une pince en bois et l'orifice dirigé dans le sens opposé à celui de l'opérateur, par crainte de petites explosions qui se produisent quelquefois ; il faut se méfier des vapeurs qui, très acides, attaqueraient les instruments, et ne manipuler que près d'une croisée ouverte.

Quand le mélange a bouilli un certain temps, on renverse le contenu du tube dans un cristallisoir plein d'eau, préparé à cet effet, et on recueille les petits fragments que l'on peut alors dissocier facilement, à l'aide des aiguilles, après les avoir lavés soigneusement.

Les éléments sont susceptibles de se conserver dans les réactifs habituels.

11° *Chlorure de calcium.* — Était fort employé autrefois, comme liquide conservateur.

Chlorure de calcium	1 partie.
Eau distillée	3 parties.
Acide chlorhydrique	1 goutte.

Aujourd'hui, il est presque généralement remplacé par la glycérine.

Il ne peut servir au montage des pièces contenant de l'amidon.

12° *Eau de Javelle*. — Il est bon de laisser macérer dans ce liquide étendu, pendant deux ou trois heures, jusqu'à ce qu'elles soient devenues complètement blanches, les coupes que l'on se propose de traiter ultérieurement par les matières colorantes.

13° *Huile d'olive*. — Employée quelquefois pour conserver les grains de pollen ou les spores.

14° *Iode*. — Nous avons déjà parlé de cette substance dans la première partie de ce livre, et nous avons donné la manière de faire la solution.

Elle fait partie du chlorure de zinc iodé.

C'est le meilleur réactif pour déceler la présence de l'*amidon*, qui prend alors une *coloration violette* caractéristique.

La *cellulose* se colore en *bleu* plus ou moins intense, en présence de l'iode, lorsqu'on a fait agir auparavant l'acide sulfurique concentré. Nous en parlerons longuement dans le cours de l'ouvrage.

15° *Potasse*. — Poulsen conseille de préparer une solution à 20 p. 100, que l'on peut étendre ensuite, selon les besoins.

Elle s'altère facilement au contact de l'air, et doit être enfermée dans des flacons bien bouchés.

« L'usage de la potasse, dit cet auteur, est basé sur ses propriétés dissolvantes et ramollissantes. Elle dissout un grand nombre de petites granulations du protoplasma, décolore beaucoup de matières colorantes, et fait gonfler l'amidon, qui surtout rend les tissus opaques.

« Grâce à ses propriétés, elle détruit les corps protoplasmiques des cellules et rend celles-ci plus claires et plus transparentes ; elle permet d'étudier de grandes masses de tissus et souvent même elle suffit pour *éclaircir* des organes entiers (embryons, poils, coupes de tiges ou de racines, ovules, etc.) ; on s'en servira encore pour faire macérer à chaud des fragments de végétaux, afin d'en détruire la substance intercellulaire. On isolera aussi, par l'ébullition, de magnifiques faisceaux fibro-vasculaires.

« Elle fera disparaître également la matière incrustante des cellules, de manière à permettre ensuite de reconnaître la réaction de la cellulose. »

16° *Sulfate de cuivre*. — Fait partie du *réactif de Trommer*, pour

l'étude du sucre et de la dextrine. On l'emploie en solution
à 10 p. 100.

Entre également dans la composition du *liquide de Fehling*.

17° *Chlorure de zinc iodé*. — C'est un excellent réactif pour reconnaître la *cellulose*. qui, en sa présence, se colore en *bleu* ou en
violet.

Voici. d'après Poulsen, la manière dont il se comporte avec les
divers tissus :

Les cellules ligneuses, les vaisseaux, les cellules subéreuses et la
gaine des racines, la couche cuticularisée des cellules épithéliales,
l'exine des grains de pollen et l'exospore des spores, de même que
les membranes contenant du liquide et de la subérine, sont colorés
en jaune. La cuticule proprement dite ne se colore pas. L'amidon
bleuit, mais les grains gonflent rapidement et se détruisent.

Voici, toujours d'après ce même auteur, comment on le prépare :

« On fait dissoudre du zinc dans l'acide chlorhydrique pur et on
évapore à 115° centigrades, jusqu'à ce que la liqueur ait un poids
spécifique égal à 2, en agitant continuellement avec une lame de
zinc ; on ajoute ensuite l'eau distillée pour ramener le liquide à un
poids spécifique égal à 1,8 ; puis de l'iodure de potassium jusqu'à
saturation et, dans ce mélange. on dissout autant d'iode que possible ;
enfin on chauffe jusqu'à ce qu'il se produise des vapeurs d'iode.

« Le réactif ainsi préparé doit être de couleur rouge-brun, avoir
l'odeur de l'iode, et déposer à la longue de petits cristaux d'iode
pur. On doit le conserver dans des flacons de verre foncé. »

Nous l'emploierons dans un grand nombre de recherches.

18° *Liquide d'Erlicki*. — Possède à peu près les mêmes propriétés que le liquide de Muller, mais donne cependant de meilleurs
résultats.

Voici sa composition :

Eau distillée......................	100 grammes.
Bichromate de potasse......	2
Sulfate de cuivre...................	$0^{gr},50$

Il durcit plus vite et fixe mieux les éléments.

19° *Liquide de Hoyer*. — On le prépare de la manière suivante :

« Un verre haut, à large ouverture, est rempli aux deux tiers avec de la gomme arabique blanche, en morceaux choisis. On achève de remplir avec une solution à 50 p. 100 d'acétate de potasse, ou avec une solution aqueuse d'acétate d'ammoniaque contenant, pour 30 grammes, 10 grammes d'ammoniaque caustique, neutralisée par une quantité suffisante d'acide acétique. La gomme se dissout au bout de peu de jours si on agite souvent le flacon, et forme un liquide sirupeux qui est filtré soigneusement (*Biol. Centralbl.* II, p. 23).

S'emploie pour monter les pièces préparées à l'aniline.

20° *Liquide de Milon.* — A la propriété de colorer en rose les composés protéiques. Les coupes doivent séjourner quelque temps dans ce réactif et même y être chauffées.

Poulsen le prépare ainsi : on dissout 10 grammes de mercure dans 25 grammes d'acide nitrique d'une densité de 1,185 (25 p. 100), à une température qui ne doit pas dépasser 50° centigrades. Cette solution est mélangée à une autre, contenant 10 grammes de mercure dans 22 grammes d'acide nitrique d'une densité de 1, 250 à 1.300 (30 à 40 p. 100). On doit employer ce liquide aussi fraîchement préparé que possible.

21° *Solution cupro-ammoniacale.* — A la propriété de dissoudre la cellulose. Les cellules incrustées de matière ligneuse, qui en contiennent, ne se colorent qu'après avoir été soumises à la macération de Schultze.

On l'obtient en faisant dissoudre :

<blockquote>
Sulfate de cuivre.................... 10 grammes.
Eau distillée........................ 100   —
</blockquote>

On verse une solution de potasse à 10 p. 100, qui donne un précipité d'oxyde de cuivre hydraté. On le lave et on le redissout dans 20 grammes de solution aqueuse d'ammoniaque au 20°, à laquelle il donne une magnifique couleur bleue.

B. Matières colorantes.

1° *Alkanna.* — On en fait une teinture alcoolique qui sert à reconnaître les résines.

Le protoplasme se colore également en rose pâle.

2° *Acide rosolique*. — Janczewski l'a employé pour l'étude des *tubes cribreux*. Il doit être additionné d'un peu d'ammoniaque ou de carbonate de soude (Poulsen).

3° *Bleu d'aniline*. — Sous ce titre, il existe un grand nombre de produits différents.

C'est ainsi que le bleu dit *de Lyon* comprend cinq marques différentes : O, B, BB, BBB, BBBB ; il sera bon d'essayer ces divers produits, en les appliquant à une même espèce. On pourra choisir, par exemple, des coupes transversales de *Pteris aquilina* ou de tiges d'un arbre quelconque, et soumettre chacune d'elles à l'action de ces teintures. Ce sera le meilleur moyen d'être bien fixé sur leur façon d'agir. On conservera, une fois pour toutes, les préparations montées, soit à la glycérine, soit au baume de Canada, afin de pouvoir les consulter au besoin.

On emploie également le *bleu de méthylène*, le *bleu Nicholson* BBBBB et le *bleu marine*.

Pour toutes les couleurs d'aniline en général, les solutions seront faites au 100°.

Le bleu de méthyle s'emploie surtout dans les recherches de bactériologie.

4° *Bleu de quinoléine*. — Aussi important dans l'histologie végétale que dans les recherches d'histologie animale. Son prix est assez élevé ; peut-être est-ce là le motif pour lequel on semble ne l'avoir employé que dans des cas limités.

La solution a lieu d'abord dans une petite quantité d'alcool à 36° que l'on étend ensuite d'eau distillée, de façon à obtenir la proportion au 100°.

M. Certes conseille cette couleur très diluée (au 100 000°) pour l'étude des *infusoires*, qui peuvent vivre sans inconvénient dans un semblable milieu. On doit dans ce cas se servir d'eau ordinaire et non d'eau distillée.

5° *Brun de Bismark*. — Couleur assez stable. On emploie la solution concentrée dans l'alcool à 70°. Il est nécessaire de surveiller l'action sur les coupes et de ne pas produire une teinte trop foncée.

On devra toujours filtrer, avant de se servir de cette couleur qui dépose facilement.

Elle possède la propriété de *colorer le protoplasme vivant*, et pourra servir aux mêmes usages que le bleu de quinoléine.

Son usage en bactériologie est assez répandu.

6° *Carmin.* — Il existe de nombreuses formules de teintures de carmin. La plus simple consiste à faire dissoudre 1 gramme de carmin dans une petite quantité d'ammoniaque et à étendre le liquide de façon à obtenir 100 centimètres cubes. On laissera la solution exposée à l'air libre, pour que l'ammoniaque puisse s'évaporer et qu'elle devienne aussi neutre que possible. Les belles colorations ne peuvent être obtenues qu'à cette condition.

Nous citerons encore :

a. Le carmin aluné de Grenacher :

> Eau distillée... .... 100 grammes.
> Carmin en poudre................... 1   —
> Alun de potasse................... 5   —

Pulvériser les matières solides, et faire bouillir le tout, en ajoutant de l'eau au fur et à mesure de l'évaporation, de manière à toujours conserver le même niveau. On filtre en dernier lieu.

Ce carmin possède une bonne élection pour les noyaux. Il est utile d'y ajouter quelques gouttes d'acide phénique pour s'opposer à la fermentation.

b. Le carmin boraté du même auteur, qu'on prépare de la façon suivante : on dissout 2 à 3 p. 100 de carmin dans une solution aqueuse de borax à 3 ou 4 p. 100 ; on étend la solution d'un volume égal d'alcool à 70°. Puis on filtre, après un assez long temps de macération (Strasburger).

c. Le carmin boraté de Thiersch :

> Eau distillée..................... 56 parties.
> Borax............................. 4   —

On ajoute :

> Carmin .... 1 partie.

Puis à un volume de cette solution on ajoute deux volumes d'alcool absolu et on filtre.

d. Thiersch prépare la solution suivante :

On dissout 1 gramme de carmin dans 1 partie d'ammoniaque liquide et 3 d'eau distillée.

Cette solution est mélangée avec 8 fois son volume de solution d'acide oxalique préparée en dissolvant 1 partie de cet acide dans 22 parties d'eau, puis additionnée de 12 volumes d'alcool absolu et ensuite filtrée.

La liqueur filtrée doit se colorer en orangé par addition d'acide oxalique et devenir plus violette par l'ammoniaque (Poulsen).

Nous emploierons ces divers carmins dans des cas bien déterminés, que nous signalerons au fur et à mesure.

7° *Coralline.* — S'emploie en solution dans 30 p. 100 de son poids de carbonate de soude. On conserve la solution à l'aide d'un peu de camphre.

Voici ses propriétés, d'après Strasburger :

Les *membranes non lignifiées* prennent une *teinte rose pâle*. Dans l'écorce, les *cellules à raphides* prennent des teintes variant du *corail à l'orange*. A l'aide de cette coloration, on se convainc facilement que les raphides sont incluses dans un mucilage homogène fixant la coralline. Elle a donc une *action spéciale sur les mucilages végétaux.*

Elle colore encore le cal des corps cribreux, les laticifères, l'amidon.

8° *Éosine.* — Convient pour la coloration du *protoplasme des cellules* et des *noyaux.*

S'allie au bleu Nicholson pour les doubles colorations.

9° *Fuchsine.* — Ne s'emploie que rarement, vu son peu d'élection.

Il est indispensable d'éviter, dans les manipulations, l'action des matières alcalines, qui amèneraient des décolorations.

10° *Indol.* — Réactif des *membranes lignifiées,* qu'il colore en *rouge très intense* (Poulsen).

Employé par M. Bayer, de Munich. On dissout quelques cristaux d'indol dans une assez grande quantité d'eau distillée chaude. On place les coupes dans une goutte de cette solution, et après quelques minutes on les lave avec de l'acide sulfurique dilué (1 d'acide pour 4 d'eau).

11° *Magdala.* — Belle teinte rose. S'emploie dans la recherche des *bactéries.* Substance d'un prix élevé.

12° *Nigrosine*. — Colore les *mucilages* en *bleu foncé* et les *membranes non lignifiées*. Il en est de même des *noyaux* des cellules, tandis que le *protoplasme demeure incolore*.

Les préparations se montent soit à la glycérine, soit au baume.

13° *Safranine*. — Substance magnifique que l'on peut utiliser dans un grand nombre de cas. Nous ne saurions trop la conseiller.

Les coupes peuvent se monter, soit dans le baume, soit dans la glycérine.

L'élection se produit surtout sur les *faisceaux libéro-ligneux*. On a également employé avantageusement la safranine dans l'étude de la division des cellules des algues.

14° *Sulfate d'aniline*. — Wiesner a préconisé cette substance pour la recherche de *la matière ligneuse*. « Les coupes sont d'abord placées dans une solution légère de sulfate d'aniline jusqu'à ce qu'elles en soient bien imbibées ; souvent déjà, par ce traitement, les membranes lignifiées se colorent légèrement en jaune et cette coloration est considérablement augmentée si les coupes sont ensuite placées dans de l'acide sulfurique étendu. Le mélange de cet acide et du sulfate d'aniline peut être préparé d'avance. » (Poulsen.)

15° *Vert de méthylaniline*. — Excellent réactif pour la coloration des *noyaux*, soit pur, soit mélangé avec 1 p. 100 d'acide acétique.

La solution se fait en ajoutant à de l'acide acétique dilué à 1 p. 100 assez de vert pour obtenir une teinte bleue foncée.

On peut substituer l'acide formique à l'acide acétique dans la même proportion.

Ce réactif colore également les *grains de pollen et de chlorophylle*.

16° *Violet de gentiane*. — Peut être employé, soit directement, soit mélangé à l'acide acétique à 1 p. 100.

La préparation est la même que pour le vert de méthylaniline.

On peut s'en servir pour les *corps colorés du suc cellulaire*, et surtout dans la recherche des *bacilles*.

17° *Violet de méthylaniline*. — Mêmes propriétés que le précédent. Il existe également dans le commerce un grand nombre de marques que nous conseillons d'essayer comparativement.

La plus employée est le violet 5 B.

18° *Vert d'iode*. — Les solutions se font, soit directement dans l'eau, soit dans une solution au 100° d'acide acétique, comme ci-dessus, ou d'acide formique.

Donne de belles colorations pour les *faisceaux libéro-ligneux*, les grains de *pollen*, les coupes d'*anthères*, etc.

Doubles colorations.

Un grand nombre des couleurs dont nous venons de parler sont susceptibles de se mélanger entre elles de façon à donner sur certains tissus des élections doubles.

On obtient ainsi de fort belles préparations et les teintes peuvent être combinées de telle façon que les reproductions photographiques deviennent alors très faciles, les éléments tranchant les uns sur les autres par des couleurs différentes.

M. Lapierre, botaniste distingué, qui s'est beaucoup occupé de cette question, conseille de plonger tout d'abord les coupes que l'on vient de faire, pendant deux ou trois heures, dans de *l'eau de javelle* étendue, afin de les *décolorer* et jusqu'à ce qu'elles soient parfaitement *blanches*. On les rince ensuite cinq ou six fois dans l'eau pure et on les conserve ensuite indéfiniment dans l'eau fortement alcoolisée.

Les couleurs végétales (carmin, hématoxyline, carthamine, etc.) se fixent de préférence sur le *tissu cellulaire ;* les couleurs d'aniline paraissent affectionner le *tissu fibreux*.

Comme variété d'élection, M. Lapierre signale une application assez curieuse :

Une coupe de *Broussonetia papyrifera* est traitée par le carmin et le vert de méthyle. On aura une coloration rouge du tissu cellulaire et verte pour le tissu fibreux.

La même coupe, traitée par la fuchsine et le vert d'aniline, donnera l'inverse, c'est-à-dire colorera en rouge le tissu fibreux et en vert le tissu cellulaire.

Nous allons indiquer quelques mélanges, que l'on pourra d'ailleurs varier à l'infini.

Carmin d'indigo et carmin boracique (1). — On prépare deux solutions filtrées :

$$
\text{A.}\ \begin{cases} \text{Carmin.} \dots\dots\dots\dots\dots\dots\dots\dots\dots & 0^{gr},88 \\ \text{Borax.} \dots\dots\dots\dots\dots\dots\ \dots\ \dots\dots\dots & 3\ ,54 \\ \text{Eau distillée.} \dots\dots\dots\dots\dots\dots\dots\dots & 95 \end{cases}
$$

$$
\text{B.}\ \begin{cases} \text{Carmin d'indigo.} \dots\dots\dots\dots\dots\dots & 0^{gr},88 \\ \text{Borax.} \dots\dots\dots\dots\dots\ \dots\dots\dots\dots & 3\ ,54 \\ \text{Eau.} \dots\dots\dots\dots\dots\dots\dots\dots\dots\dots & 95 \end{cases}
$$

que l'on mélange par parties égales. Les coupes séjourneront plus ou moins longtemps dans ce réactif et seront lavées à l'acide oxalique, puis à l'eau et montées dans le baume de Canada.

Fuchsine et vert d'iode. — On fait deux solutions alccooliques de fuchsine et de vert d'iode et on les mélange de façon à obtenir une couleur violet foncé.

Fuchsine et bleu de méthyle (2). — On place d'abord les coupes dans une solution de bleu jusqu'à coloration convenable, on lave et on les plonge de nouveau quelques minutes dans la fuchsine.

On les lave avec soin et on les plonge quelques secondes dans l'alcool contenant 1 p. 100 de potasse caustique, après quoi on les lave de nouveau.

Bleu de Prusse soluble et safranine. — On fait les deux solutions suivantes, que l'on a soin de filtrer :

$$
\text{A.}\ \begin{cases} \text{Bleu de Prusse.} \dots\dots\dots\dots\dots & 1\ \text{gramme.} \\ \text{Acide oxalique.} \dots\dots\dots\dots\ \dots\dots & 0^{gr},25 \\ \text{Eau distillée.} \dots\dots\dots\dots\dots\dots & 100\ \text{grammes.} \end{cases}
$$

$$
\text{B.}\ \begin{cases} \text{Alun de potasse.} \dots\dots\dots\ \dots\dots & 0^{gr},50 \\ \text{Eau.} \dots\dots\dots\dots\dots\dots\ \dots\dots & 100\ \text{grammes.} \\ \text{Safranine.} \dots\dots\dots\dots\dots\dots\dots & 0^{gr},50\ \text{en solution} \end{cases}
$$
dans 50 grammes d'alcool.

Les coupes plongées dans la solution A pendant quelques minutes sont lavées à l'eau distillée et portées ensuite le même temps dans la solution B, d'où on les retire pour les monter ensuite, soit au baume, soit à la glycérine.

La plupart de ces formules de double coloration peuvent s'appliquer aux tissus animaux, mais, pour notre part, nous pensons

(1) *American Journal of medical sciences.* Janvier 1877.
(2) Sahli, *Zeitsch. f. Wiss. Mikros.*, 1885.

qu'on doit être, dans ce cas, réservé sur leur emploi, les méthodes que nous avons indiquées plus haut donnant d'excellents résultats.

Safranine et hématoxyline. — D'un emploi courant et procurant de fort belles élections.

On colore les coupes en les faisant passer successivement dans chaque solution.

Brun de Bismark et vert de méthyle. — Les deux solutions doivent être faites au 100°. Même manière d'opérer que ci-dessus.

Éosine et vert de méthyle. — Mêmes proportions que ci-dessus.

Picro-bleu d'aniline. — Un des meilleurs mélanges, que nous conseillons d'avoir toujours à sa portée.

On fait une solution concentrée d'acide picrique à laquelle on ajoute environ 4 p. 100 d'une solution de bleu d'aniline faite dans les mêmes conditions. Le liquide doit prendre une coloration vert-bleu foncé (Strasburger).

On plonge les coupes cinq à dix minutes dans le colorant, puis on les soumet aux manipulations suivantes :

1° Lavage à l'eau alunée ;

2° Lavage à l'eau acidifiée par l'acide acétique, quelques gouttes ;

3° Alcool à 90° ;

4° Alcool absolu ;

5° Essence de lavande ou de girofle, et on monte au baume.

Picro-nigrosine. — C'est également un mélange préconisé par Strasburger et fort bon dans certains cas.

On mélange une solution d'acide picrique concentrée avec une solution de nigrosine, jusqu'à ce qu'on obtienne un liquide d'un vert olive foncé.

Ce réactif est *excellent*, surtout lorsqu'il s'agit de *pièces à photographier*.

Fuchsine ammoniacale. — Réactif qui donne de fort bons résultats et que nous employons souvent.

On fait dissoudre une petite quantité de fuchsine dans l'eau ou dans l'alcool, et on ajoute de l'ammoniaque de façon à décolorer le liquide.

On plonge les coupes dans ce liquide une à trois minutes. Lavage à l'eau.

Immédiatement la teinte rose apparaît et la fuchsine se fixe sur le tissu fibreux.

Pour plus de netteté, on lave avec de l'eau acidifiée légèrement par l'acide acétique.

Montage au baume.

On peut ensuite. si on le désire, colorer au vert de méthyle.

Carmin et vert de méthyle. — On versera dans un verre de montre quelques gouttes de carmin bien neutre et on le diluera de façon à obtenir la teinte fleur de pêcher, puis on ajoutera une goutte ou deux de vert de méthyle, mais de manière à ce que la couleur du carmin domine.

On laissera les coupes douze heures dans ce mélange, après les avoir préalablement alunées. — Lavage en dernier avec l'alcool.

Vert de méthyle et nitrate de rosaniline. — Passer les coupes successivement dans des solutions au 100ᵉ.

On pourrait également remplacer la rosaniline par l'éosine.

Violet de Hanstein. — Formé de parties égales de violet de méthyle et de fuchsine.

Bon réactif pour l'étude des *poils végétaux*. Il les colore en violet intense et le contenu en rouge plus ou moins foncé.

Nous pourrions nous étendre davantage sur ce sujet, mais ce qui précède sera suffisant pour répondre à toutes les exigences, et les amateurs de préparations brillantes élargiront facilement à leur gré le cadre des colorations en variant les nuances à l'infini.

On pourra d'ailleurs trouver tous les renseignements désirables dans le *The american monthly microscopical Journal*, mars 1886, publié à Washington, qui indique à cette date cent quatre-vingt-treize recettes ou procédés de colorations.

Pour terminer, nous donnons le tableau résumé des principales couleurs indiquant leurs diverses solubilités :

Bleu..	Bleu d'aniline	Soluble dans l'eau.
	Bleu de Lyon	Soluble dans l'alcool.
	Bleu de méthyle	Soluble dans les deux.
	Bleu de Nicholson	Soluble dans l'eau.
Brun..	Brun de Bismark	Légèrement soluble dans l'alcool dilué.
	Vésuvine	Soluble dans l'eau.
	Chrysoïdine	Soluble dans l'eau.

Jaune.	Fluorescéine.	Insoluble dans l'eau ; soluble dans l'alcool absolu.
	Jaune d'aniline.......	Légèrement soluble dans l'alcool méthylique.
Rouge.	Eosine.	Soluble dans l'eau ; il en existe une soluble seulement dans l'eau.
	Aniline..............	Insoluble dans l'eau ; soluble dans l'alcool méthylique.
	Rosaniline et Fuchsine.	En partie solubles dans l'eau ; solubles dans l'alcool méthylique. La fuchsine est plus soluble dans l'eau.
	Safranine.	Soluble dans l'eau et l'alcool.
	Aurine..	Insoluble dans l'eau ; soluble dans l'alcool absolu.
Vert..	Vert de méthyle......	Soluble dans l'eau et l'alcool.
	Vert d'aniline........	Soluble seulement dans l'alcool.
	Vert d'iode..........	Soluble dans l'eau et l'alcool.
Violets.	Sont solubles dans l'eau et dans l'alcool. — Il en existe qui ne sont solubles que dans l'alcool.	

CHAPITRE II

Si nous pratiquons une coupe longitudinale dans un petit rameau d'un arbre quelconque, un tilleul, par exemple, nous remarquons tout d'abord que l'aspect du tissu est excessivement varié.

Cependant, en poussant plus loin notre examen, nous nous apercevons rapidement qu'il est essentiellement formé d'un amas de cellules ou d'utricules à parois distinctes, membraneuses ou ligneuses et plus ou moins épaissies, soit uniformément, soit par places ; d'une forme tantôt globuleuse ou polyédrique, tantôt allongée, cylindrique ou prismatique, et dans ce cas, pouvant communiquer bout à bout, de manière à former des tubes ou vaisseaux continus, tantôt diversement lobés ou déprimés avec un contour sinueux, etc. On remarque de plus que, parmi ces utricules, il en est qui, dans leur paroi plus mince, membraneuse, contiennent certaines substances organisées et vivantes, ou sécrétées et simplement organiques, ou même inorganiques.

Quelque varié que soit l'aspect d'une coupe végétale, on peut néanmoins en ramener à trois types les éléments constituants : 1° les *cellules* ; 2° les *fibres* ; 3° les *vaisseaux*.

1° De la cellule.

On entend par cellule les petits éléments plus ou moins ronds ou polygonaux qui entrent dans la composition des tissus végétaux et en forment la majeure partie.

D'une façon générale elle comprend : *a*, une *enveloppe* ; *b*, un *protoplasme* ; *c*, un *noyau* ; *d*, souvent un *nucléole*.

Ces détails se vérifient parfaitement sur le *Protococcus*, qui constitue ces taches vert-rougeâtre, que l'on rencontre au pied des murs humides.

Étudions séparément chaque partie constituante de la cellule.

a. MEMBRANE. — Elle est formée le plus souvent par une substance appelée *cellulose.*

Divers réactifs permettent d'en reconnaître la nature : 1° l'iode et l'acide sulfurique; 2° le chlorure de zinc iodé; 3° l'oxyde de cuivre ammoniacal.

On choisira une feuille, soit d'*Iris*, soit d'une *Liliacée* quelconque et on en fera une coupe verticale. On prendra de préférence un fragment conservé dans l'alcool. La moelle de *sureau* donne également des réactions fort nettes.

1° *Iode et acide sulfurique.* — On dépose une goutte d'eau iodée sur la coupe, aussi égouttée que possible, et après deux ou trois minutes, on place le couvre-objet. Il ne reste plus qu'à laisser tomber sur son pourtour une goutte d'acide que l'on aspire en plaçant au bord opposé un petit fragment de papier à filtre.

Immédiatement il se produit une *coloration bleue* plus ou moins énergique.

2° *Chlorure de zinc iodé.* — Donne également une *coloration bleue.* Il sera bon de traiter la coupe préalablement par une solution concentrée de potasse où on la laissera quelques secondes seulement et d'où on la retirera rapidement pour la laver à grande eau. La cellulose se trouve ainsi gonflée et sa sensibilité pour le réactif en est sensiblement augmentée (Galippe et Beauregard);

3° *Oxyde de cuivre ammoniacal.* — Il doit être récemment préparé, car il s'altère facilement. On doit le conserver dans l'obscurité.

« La *cellulose pure*, dit Poulsen, *s'y dissout* en gonflant fortement, mais sans se transformer en « amyloïde ». Les membranes cellulaires incrustées de lignin, de subérine, etc., ne se dissolvent que lorsque ces dernières substances ont été éliminées par la macération de Schultze.

La substance intercellulaire n'est en général pas soluble dans ce réactif, ainsi que la cuticule.

La dissolution de la cellulose, d'une façon générale, ne se produit que dans une grande quantité de liqueur. « Il faut donc avoir soin, dit Ollivier, d'en faire passer un courant continu entre les deux verres qui compriment la préparation microscopique. On se sert pour cela de petits morceaux de papier à filtre qui absorbent le liquide vers un bord du couvre-objet, tandis que contre l'autre bord on dépose les gouttes du dissolvant. »

On doit suivre au microscope les progrès de l'opération, et pour cela n'employer que des grossissements faibles ; 100 à 150 diamètres sont suffisants.

Tels sont les trois réactifs qui, combinés entre eux, permettent toujours de reconnaître la nature chimique de la paroi cellulaire.

b. Protoplasme. — Sous ce nom, H. Mohl comprend cette substance demi-fluide, granuleuse, azotée, que l'on trouve à l'intérieur des cellules et qui occupe une place plus ou moins grande dans la cavité, selon le plus ou moins de richesse en sucs cellulaires. Il ne faut donc pas confondre le protoplasme avec ces derniers dont nous parlerons plus loin.

MM. Galippe et Beauregard (1), dont on ne saurait trop consulter l'excellent *Traité de Micrographie*, conseillent de choisir, comme sujet d'étude, l'*Æthalium septicum*, champignon myxomicète fort commun dans les tanneries, où on peut toujours se le procurer facilement.

Pour reconnaître le protoplasme, on aura recours aux réactifs suivants :

1° *Eau sucrée et acide sulfurique*. — Ollivier procède ainsi :

« On traite les préparations par l'acide sulfurique ; on les lave à l'eau distillée de manière à les débarrasser autant que possible de l'acide ; puis on fait passer entre les deux verres qui renferment les objets un courant d'une solution concentrée de sucre.

« Tout le protoplasme devient rose ou violet.

« Dans cette opération, la difficulté consiste à régler très exactement le temps de l'immersion dans l'acide sulfurique.

« Trop courte, elle est inutile ; trop prolongée, elle détruit tout le protoplasme. On peut dire cependant qu'en général, quand on em-

(1) Galippe et Beauregard, *Guide de l'élève et du professeur pour les travaux de micrographie*, 1880.

ploie l'acide anglais concentré, il faut en arrêter l'effet dès que le protoplasma commence à devenir très faiblement rosé. »

2° *Iode*. — Coloration jaune brun.

3° *Réactif de Milon*. — Coloration rouge foncé. Il est nécessaire de chauffer la coupe.

4° Il est coagulé par l'alcool à 90° et se réunit en masse au milieu de la cellule.

5° L'alcool absolu le *fixe dans sa forme*.

6° L'ammoniaque et les substances alcalines le dissolvent.

Notons d'une façon générale qu'en faisant agir sur une coupe un acide plus ou moins dilué, on obtient un *éclaircissement du protoplasme*.

Quant aux matières colorantes, elles n'agissent que lorsque le protoplasme est mort; c'est le cas des pièces conservées dans l'alcool.

Vivant et observé dans les liquides inoffensifs, le protoplasme reste incolore.

1° *Carmin*. — Coloration rouge. Il est indispensable qu'il soit neutre;

2° *Acide acétique et cochenille*. — Ce réactif donne une teinte rose ou violacée.

Ollivier le prépare en ajoutant 2 p. 100 d'acide acétique à une solution de cochenille dans l'alcool à 60° :

3° *Couleurs d'aniline*. — Poulsen recommande spécialement l'emploi du *violet d'aniline* dissous dans l'alcool. Il colore en *bleu-violet* la masse fondamentale du protoplasme, tandis que sous son influence les noyaux, les substances ternaires, les mucilages, les matières amylacées, deviennent *rougeâtres*.

Koch a employé également le *brun d'aniline* et l'hématoxyline. On se sert alors, comme milieu conservateur, de glycérine additionnée d'acétate de potasse.

Le *violet de méthyle* ou *violet de Paris* colore également bien le protoplasme. Ollivier l'emploie en solutions très diluées au 10,000° ou au 50,000°. En solutions plus fortes, il masquerait les détails. On peut sans inconvénient, avant l'emploi de ces couleurs, fixer le protoplasme par l'acide osmique.

Cette précaution sera utile dans l'étude de certaines algues ou organismes délicats.

M. Certes s'est servi avantageusement de ce réactif colorant, mais il recommande de l'employer mélangé à la glycérine diluée et de faire pénétrer le liquide peu à peu entre le verre et la lamelle pour ne pas amener le ratatinement des tissus.

Certaines couleurs, le brun d'aniline, la fuchsine et l'éosine, colorent le protoplasme sans le tuer immédiatement.

M. Certes a utilisé également le *bleu de quinoléine* pour le même objet.

« On pourra ainsi, dit Ollivier, étudier sur le vivant les phénomènes de conjugaison et de reproduction chez les algues et les infusoires, au lieu de se borner, comme on serait réduit à le faire en bien des cas, à examiner les organismes tués à des stades différents de leur évolution. »

Propriétés du protoplasma.

Forme. — Très variable selon la cellule, à l'intérieur de laquelle il vient se modeler, tant qu'elle est jeune. Ce n'est que plus tard qu'en se rétractant sous l'influence de l'apparition du suc cellulaire, il prend une forme plus ou moins irrégulière pour constituer l'*utricule primordiale*.

On fera agir sur les coupes, soit l'eau sucrée, soit la glycérine, soit l'acide acétique dilué, qui contracteront le protoplasme et le détacheront de la paroi cellulaire sous l'aspect d'une fine membrane généralement granuleuse.

Contractilité. — Vivant, il présente cette propriété à un haut degré, et donne lieu à des phénomènes de mouvement fort curieux à observer et connus sous le nom d'*amiboïdes*.

MM. Galippe et Beauregard conseillent, pour les observer, l'*Æthalium septicum*.

On place sur le tan où il se développe un porte-objet en verre et on ne tarde pas à voir se fixer à sa surface une des masses en mouvement qui s'avance plus ou moins vite et dans laquelle on peut alors facilement étudier le phénomène.

Un autre bon sujet d'étude est fourni par les poils violets du filet des étamines du *Tradescantia virginica*. Il faut les arracher sur les fleurs fraîchement ouvertes, à l'aide d'une pince fine, et les transporter aussitôt dans une goutte d'eau pour les observer.

On observe alors des courants, soit dans la couche protoplasmique qui tapisse les cellules, soit dans les filaments qui s'en détachent pour former une sorte de réseau interne.

Pour bien apprécier la direction du courant, il faut fixer les petits corps granuleux qui sont entraînés avec lui et dont on peut ainsi reconnaître le déplacement.

Au bout d'un certain temps l'aspect premier de la figure est complètement modifié. Ce changement est surtout sensible si on a eu soin de prendre tout d'abord un croquis à la chambre claire.

Les poils des jeunes pousses de *Cucurbita* montrent également très nettement les mouvements du protoplasme grâce aux petits corpuscules qui y sont inclus. Le procédé opératoire est le même que précédemment.

Outre ces *mouvements de translation* du protoplasme, on en observe un autre, qu'on peut qualifier de *rotatoire*. Il se montre nettement dans les feuilles du *Vallisneria spiralis*. On choisit, dit Strasburger, une feuille bien développée dont on enlève à la base une coupe tangentielle. On l'observe dans l'eau en ayant soin de mettre l'épiderme en dessous. Le mouvement s'accélère avec la température et l'on voit le courant tourner tout autour de la cellule en suivant son axe longitudinal.

Les mêmes faits se reproduisent avec les poils radicaux de l'*Hydrocharis morsus-ranæ*; le mouvement présente alors une direction spéciale, le courant tournant, sous forme d'une bande large, en hélice, autour de la cellule (Strasburger).

On pourra enfin étudier les mêmes phénomènes sur certains *Charas* ou *Nitellas*. Ces derniers sont surtout favorables, parce qu'ils ne sont pas encroûtés de dépôts minéraux.

M. Velten (1), dans son mémoire spécial, a étudié le mouvement protoplasmique dans beaucoup d'autres végétaux (tiges de *Sida*, *Heracleum*, *Astragalus*, cellules grillagées de l'*Osculus hippocastanum*, cellules de la région cambiale des *Fraxinus sophora pavia*, etc.).

(1) Velten, *Ueber die Verbreitung der Protoplasmabewegungen in Pflanzenreiche*, botanische Zeitung, 6 sept. 1872, p. 615.

Nous terminerons l'histoire du protoplasme en disant deux mots du *mouvement brownien*. Il se produit lorsqu'on examine de fines granulations en suspension dans un liquide de moyenne densité. Elles sont animées d'un mouvement de translation sur place et semblent danser en quelque sorte sous les yeux de l'observateur. Rien n'est plus simple à vérifier. Il suffit de délayer un peu de gomme gutte dans une goutte d'eau placée sur le porte-objet et de porter le tout sous le microscope avec un grossissement de 3 à 400 diamètres. Les molécules s'agitent si vivement qu'elles semblent scintiller.

On devra enfin examiner les mouvements de certaines algues (Oscillaire, Nostoch) où se produisent, pour les premières, des mouvements alternatifs semblables à ceux d'un balancier.

c. Noyau et nucléole. — Le noyau, que l'on observe dans la plupart des cellules, est dû à une contraction du protoplasme et à sa condensation.

Strasburger conseille de choisir pour son étude le pois (*Pisum sativum*), dans lequel on pratiquera de fines coupes transversales.

En les portant dans une solution aqueuse de *vert de méthyle* avec 1 p. 100 d'acide acétique, on fait apparaître le noyau qui se montre coloré en bleu verdâtre. Les autres parties de la cellule restent incolores. Ce réactif est excellent pour les noyaux.

De fines coupes de *Betteraves*, traitées de la même manière, donnent également des noyaux très apparents.

Le montage se fera dans la glycérine; Strasburger recommande pour fixer les noyaux le liquide suivant :

> Solution de sucre au 300°............ 100 parties.
> Acide osmique au 100°.............. 1 ou 2 gouttes.

M. Guignard a employé avec succès pour le même objet les solutions faibles d'*acide chromique*.

On peut encore colorer les noyaux avec la *cochenille* et l'acide acétique.

On commence par les plonger dans l'acide, on les lave, on neutralise les traces d'acide qui persistent avec une solution alcaline faible et on les colore avec la teinture de cochenille.

Le *carmin* donne de meilleurs effets ; on le prépare de la façon suivante :

On chauffe 0gr,6 de carmin dans 2 grammes d'ammoniaque jusqu'à réduire de moitié le volume de la solution : on ajoute 60 grammes d'eau. 60 grammes de glycérine et 15 grammes d'alcool absolu. On filtre après éclaircissement du liquide.

L'*hématoxyline* permet d'obtenir également de belles colorations en la préparant selon la méthode de Poulsen.

Faire dissoudre :

<pre>
Hématoxyline.......................   0gr,35
Eau................................   10 grammes.
</pre>

Ajouter quelques gouttes d'une solution filtrée d'alun renfermant :

<pre>
Alun...............................   3 grammes.
Eau................................   30   —
</pre>

Après un séjour de quelque temps dans cette solution les noyaux sont teintés en beau bleu.

Contenu des cellules.

Outre les éléments fondamentaux que nous venons de décrire. les cellules contiennent encore diverses autres substances que l'on peut diviser en trois catégories :

a. Substances liquides ou demi-liquides ;

b. Substances solides { organiques ; { inorganiques.

a. SUBSTANCES LIQUIDES OU DEMI-LIQUIDES. — Elles constituent le *suc cellulaire* qui peut tenir en dissolution :

1° Huiles fixes. — On les rencontrera dans les graines des *Crucifères*.

2° Huiles essentielles. — On pratiquera des coupes de l'épiderme des oranges ou de certaines feuilles (*Rue Fraxinelle*, etc.).

Les huiles grasses se reconnaissent facilement au moyen de la *teinture d'alkanna*. Si l'on ajoute ce réactif à une préparation traitée d'abord par l'eau, les gouttelettes grasses se réunissent en masse et se colorent en rouge-brun, réaction que manifestent aussi les huiles essentielles et les résines.

Pour reconnaître ces dernières, Poulsen emploie l'acétate de cuivre, qui donne aux tissus qui en contiennent une couleur vert-émeraude (*Réaction des résines d'Unverdorben*). La teinture d'alkanna produit également une couleur rouge.

Quant aux cires, qui forment des croûtes solides ou des excrétions particulières sur la surface des cellules, elles sont insolubles dans l'eau froide, comme dans l'eau bouillante ; presque insolubles dans l'alcool froid ; solubles dans l'alcool bouillant, l'éther, le chloroforme, le sulfure de carbone.

Les *mucilages* donnent avec le *violet de Hanstein* des colorations *rouges*.

Les *gommes* sont difficiles à reconnaître. Elles sont insolubles dans l'alcool, gonflent dans l'eau et ne se colorent pas en bleu par l'iode et l'acide sulfurique. Les parois des cellules gommeuses se colorent en *rouge* par le *violet de Hanstein* (Poulsen).

La dextrine se reconnaît à l'aide du *réactif de Trommer :*

<pre>
Sulfate de cuivre.................... 10 parties.
Eau distillée........................ 100   —
</pre>

qui forme dans les cellules un précipité rouge cinabre, dont les molécules sont animées du mouvement brownien. Si la dextrine est mélangée de composés protéiques, le précipité devient jaunâtre.

La cérasine et la bassorine ne réduisent pas le réactif de Trommer. Il se forme seulement un précipité bleu, abondant, dont les flocons se ramassent en pelotes, quand on fait bouillir (Poulsen).

Enfin le même auteur donne le procédé suivant pour reconnaître le sucre :

« Une coupe, pas trop mince, du tissu à examiner, est immergée de deux à dix minutes dans une solution concentrée de sulfate de cuivre ; la surface de section est ensuite rapidement lavée à l'eau distillée, puis la coupe est placée dans une solution bouillante formée de parties égales en poids d'eau et d'hydrate de potasse.

Les cellules qui contiennent du sucre de canne (saccharose) se colorent alors en bleu clair, tandis que celles qui renferment du sucre de raisin (glucose) sont rendues opaques et troubles par un précipité finement granuleux ou floconneux, jaune rougeàtre, d'oxyde cuivreux.

b. Substances solides. — Elles peuvent être de deux natures, soit organiques, ce sont les plus nombreuses, soit inorganiques.

1° *Substances organiques.*

Amidon. — C'est la plus répandue. Il n'existe pour ainsi dire pas d'espèce végétale chez laquelle on ne puisse en rencontrer dans tel ou tel organe. L'amidon se montre, soit dans les graines (céréales, en général, haricots, pois, lentilles), soit dans certains fruits, la banane par exemple, soit dans les tiges (palmier à sagou) ou dans les tubercules souterrains (pommes de terre, igname, etc.).

Cet élément varie beaucoup de forme et d'aspect selon les espèces végétales où on l'observe.

Sur la pomme de terre, ce sont des grains ovoïdes ou arrondis un peu plus gros à une de leurs extrémités, composés de couches concentriques avec un point plus brillant qu'on nomme le hile. Ils sont légèrement aplatis, ce que l'on constate facilement en les faisant rouler lorsqu'on soulève légèrement la lamelle de la préparation.

D'une façon générale, pour étudier l'amidon, on fera des coupes à travers les tissus qui en contiennent et on les traitera par une *solution iodée* étendue, qui donnera une *coloration bleue.*

S'il s'agissait de fécules ou de farines, on en délayerait une petite quantité dans l'eau et on établirait entre la lame porte-objet et la lamelle un léger courant au moyen de papier à filtrer, afin de faire pénétrer le réactif.

La solution de *potasse* produira avec l'amidon des phénomènes caractéristiques ; la stratification deviendra d'abord plus nette, mais le grain finira par se gonfler tellement qu'il ne sera plus possible d'en reconnaître les limites.

On ne négligera pas d'étudier les grains d'amidon au moyen de la *lumière polarisée.* Quand les deux nicols sont croisés, on aperçoit une image formée de quatre rayons qui viennent converger au point occupé par le hile.

Certains grains très petits, bien que se colorant par l'iode, ne polarisent pas la lumière.

Il sera nécessaire de faire des préparations sur la plupart des céréales et on devra s'appliquer à les reconnaître facilement dans le cas où l'on aurait affaire à des mélanges de fécules ou à des falsifications.

Strasburger mentionne comme très intéressants à étudier les grains d'amidon qui nagent dans le latex des *Euphorbiacées*, surtout dans les espèces exotiques, et qui sont doués du mouvement brownien.

Inuline. — Se trouve dans les racines de certaines plantes de la famille des composées. Son nom lui vient de l'*Inula helenium*, d'où on l'a extraite primitivement; mais on la rencontre dans d'autres types (*Dahlias* et différents *Helianthus*).

MM. Beauregard et Galippe indiquent quelques précautions pour sa préparation.

« Elle existe en solution dans le suc cellulaire, ce qui fait qu'on ne l'aperçoit pas sur les tissus frais. Pour la faire apparaître, on se base sur son insolubilité dans certains liquides (alcool, éther, huiles grasses).

« On se sert généralement de l'alcool, mais avec certaines précautions. Si l'on traite des coupes de dahlia, par exemple, par l'alcool absolu, on n'obtient qu'un précipité granuleux dû à une soustraction trop rapide de l'eau du suc cellulaire. Les cristaux d'inuline n'ont point eu le temps de se former. Si on a soin, au contraire, de modérer l'action de l'alcool en plongeant les tissus pendant un certain temps dans ce liquide, avant de faire les coupes, les cellules s'imbibent lentement d'alcool et l'on obtient de belles cristallisations d'inuline. »

Les éléments cristallins qui la composent se groupent en rayonnant autour d'un centre commun, et forment des masses appelées *sphéro-cristaux*.

Sachs donne le procédé de préparation suivant :

« On se sert de morceaux de tubercules qui ont macéré au moins huit jours dans l'esprit-de-vin. Le mieux est d'observer les coupes dans l'eau et de laisser arriver lentement sous la préparation, pendant l'examen, un peu d'acide nitrique. Des sphéro-cristaux se rencontrent toujours adhérents aux membranes. »

Poulsen recommande la liqueur cupro-potassique comme donnant beaucoup de netteté aux couches concentriques.

L'inuline a la même constitution chimique que l'amidon, mais elle est insoluble dans l'eau froide et très soluble au contraire dans l'eau chaude.

La coloration en jaune par l'iode permet de différencier les deux produits.

Aleurone. — Substance très commune dans les cellules végétales et peut-être plus répandue encore que l'amidon.

Ce qui fait qu'elle passe souvent inaperçue, c'est que les coupes étant reçues dans l'eau, elle se dissout facilement dans ce réactif et finit par disparaître totalement.

Pour la préparer, on emploiera le *procédé d'Hartig*, qui consiste à traiter par une huile grasse des coupes d'un tissu riche en aleurone (noix, amande) jusqu'à ce que ce liquide passe sans être troublé ; on jette cette huile sur un tamis très fin ; après quoi, on la laisse en repos. Au bout de quelques heures, elle laisse un dépôt sous forme de poudre blanche. Cette poudre est reçue sur un filtre, débarrassée de l'huile qui la mouille par des lavages à l'alcool absolu et à l'éther ; après quoi, elle reste à l'état d'aleurone pure.

Caractères : Elle se présente sous forme de petits grains, plus ou moins arrondis, incolores généralement, quelquefois teintés de diverses nuances (Trécul).

Leur surface est généralement marquée de petites cavités ou dépressions et partagée en surfaces nettes, aplaties, correspondant aux grains voisins.

Leur diamétre varie entre $0^{mm},001$ et $0^{mm},03$.

Strasburger étudie l'aleurone sur des coupes de *semences de pois*, où les éléments se montrent fort nettement mélangés à l'amidon, mais s'en distinguent à première vue par leur petitesse et leur manière de se comporter avec les agents chimiques.

Tandis que les premiers se colorent en violet par l'*eau iodée*, les grains d'aleurone deviennent, au contraire, brun-jaunâtre.

Les coupes devront être étudiées et conservées dans la glycérine pure.

Le *carmin boraté* colore l'aleurone en rouge foncé et respecte les grains d'amidon, qui restent incolores.

Le *réactif de Millon* désorganise les grains d'aleurone et produit une couleur rouge brique.

On recherchera l'aleurone dans un certain nombre d'espèces végétales : les coupes de semences de Lupin (*Lupinus albus*) montrent des grains d'aleurone percés de vacuoles et se colorant en jaune d'or par la glycérine iodée.

« Dans le *Ricin,* dit Strasburger, dont l'albumen est si riche en huile, les grains d'aleurone englobés dans la substance fondamentale huileuse contiennent à leur intérieur un, deux ou plusieurs cristaux d'albumine ou cristalloïdes, et le plus souvent un seul corps sphérique de nature minérale, le globoïde, qui est un phosphate copulé (glycéro-phosphate ou saccharo-phosphate) de magnésie et de chaux. »

Ces cristalloïdes se colorent en beau violet par l'hématoxyline.

L'*acide osmique* à 1 p. 100 colore en brun les cristalloïdes et les fait ressortir davantage.

L'*alcool absolu* est également un excellent réactif pour étudier les cristalloïdes. Il les fait apparaître plus nettement en dissolvant l'huile.

L'*acide acétique*, qui dissout également l'huile, gonfle les grains d'aleurone, dissout les cristalloïdes, mais n'attaque pas les globoïdes qui augmentent de volume.

Strasburger recommande également comme sujet d'étude le *Bertholletia excelsa* (graine de Para du commerce), où les cristalloïdes sont d'une grande beauté.

M. Pfeffer a trouvé des grains d'aleurone renfermant un cristalloïde et un cristal (oxalate de chaux) dans les semences de l'*Œthusa cynapium.*

« Poulsen, pour la préparation des grains d'aleurone, traite les coupes pendant quelques jours par une solution alcoolique de chlorure mercurique (5 p. 100), comme l'a fait M. Pfeffer. Elles sont ensuite colorées par une solution aqueuse d'éosine et renfermées sous le couvre-objet dans l'acétate de potasse (en solutions aqueuses à parties égales).

« Les cristalloïdes deviennent ainsi très distincts, et si la solution d'éosine n'était pas trop concentrée, ils prennent ordinairement une nuance rouge différente de celle de la masse fondamentale. »

Chlorophylle. — C'est la substance qui donne aux feuilles vertes leur couleur verte. Il est donc inutile d'insister sur son abondance dans la nature.

Elle se présente, dans les cellules où on la rencontre, sous deux formes :

1° En petits grains arrondis, ovalaires ou polyédriques par pression réciproque, soit libres et nageant dans le suc cellulaire, c'est le cas le plus fréquent et celui que l'on peut observer en pratiquant une coupe verticale dans une feuille quelconque ;

2° A l'état amorphe, formant à l'intérieur de certaines cellules soit des filaments, soit des rubans ou lames plus ou moins flexueux.

Cette disposition s'observe surtout dans les algues : *Mougeotia genuflexa, Conferva, Zygnema, Spirogyra.*

M. le professeur Duchartre, dans son savant traité de *Botanique*, auquel on ne saurait trop emprunter, donne les détails suivants sur la constitution physique des grains de chlorophylle.

Ils sont, dit-il, de deux sortes bien tranchées, bien qu'il existe de nombreux intermédiaires :

a. La première sorte consiste en grains globuleux ou plus souvent encore aplatis et rattachés par leur côté plat à la paroi de la cellule.

Dans leur substance, on reconnaît des granules fort petits qui arrivent même parfois à leur surface. L'eau agit rapidement sur ces grains. Sous son action, ils se gonflent en vésicules, ce qui éclaircit leur teinte verte et rend en même temps plus visibles leurs granules intérieurs. Dans l'eau chacun d'eux se creuse d'une ou plusieurs vacuoles qui distendent la matière verte et qui plus tard en sortent sous la forme de vésicules incolores.

On les étudiera commodément en faisant des coupes des feuilles du *Clivia nobilis.*

b. Les grains de la seconde sorte sont généralement plus gros et essentiellement caractérisés parce qu'ils renferment un ou plusieurs grains d'amidon qui leur forment comme un noyau recouvert d'une plus ou moins grande quantité de matière verte. Il ne s'y produit pas de vacuoles au contact de l'eau.

Le *Ceratophyllum demersum*, plante commune dans tous les ruisseaux, est un bon sujet d'étude.

On rencontre d'ailleurs souvent dans une même feuille des cellules chlorophylliennes avec ou sans grain d'amidon.

Strasburger conseille d'étudier le développement des grains de chlorophylle sur le *Funaria hygrometrica*, petite mousse extrêmement commune et où les éléments sont très gros et très isolés. L'observation se fait d'autant plus facilement que les feuilles ne contiennent qu'une seule couche de cellules. On voit alors les grains se multiplier par division, et il est assez facile de suivre toutes les périodes de cette évolution.

Nous empruntons au même auteur la description suivante relative aux réactions de la chlorophylle avec certains réactifs :

« Les grains de chlorophylle entiers se colorent en *brun* par l'*iode* par suite de la combinaison de la coloration bleue de l'amidon, de la coloration jaune-brun du substratum protoplasmique et de la coloration verte de la chlorophylle. La coloration par l'iode des grains de chlorophylle non altérés se produit dans les meilleures conditions lorsqu'on opère sur une feuille dépourvue de pigments verts par une macération prolongée dans l'alcool. Les grains de la substance en question sont maintenant incolores, leurs enclaves d'amidon se teignent au contact de la solution iodée, plus vite que le corps protoplasmique. La réaction de l'iode devient encore plus nette lorsque la préparation a d'abord été traitée par une solution étendue de potasse qui gonfle les grains d'amidon (*Méthode de Böhm*). Cette réaction, par sa sensibilité, permet de déceler dans les grains de chlorophylle les plus faibles traces d'amidon. »

Le *violet de méthyle* ou le *violet de gentiane* en solution aqueuse très étendue colorent facilement les grains de chlorophylle, lorsque les coupes proviennent de pièces conservées dans l'alcool. Les membranes cellulaires se teintent également, mais d'une façon moins nette que les grains de chlorophylle (1).

M. le Dr J. Chatin a spécialement étudié la question de la chlorophylle et des pigments colorés, dans un mémoire remarquable, qu'il sera utile de consulter (2).

Couleurs des plantes et pigments colorés. — Strasbürger a choisi dans ce but les fleurs du *Tropæolum majus* qui sont fort instructives

(1) Strasburger, *Manuel technique d'anatomie végétale*, p. 48.
(2) J. Chatin, *De la feuille*. Thèse d'agrégation, 1874.

à examiner: on prend la feuille calicinale et on y pratique une coupe tangentielle que l'on observe dans l'eau. Elle montre dans l'intérieur des cellules une quantité de corps anguleux colorés en jaune orange, d'apparence cristalline. Ce sont eux qui donnent la couleur propre à l'organe.

Ils prennent avec l'*eau iodée* une coloration *verte* et deviennent fort nets. Le noyau se montre très clairement.

On peut également les colorer avec les *violets de méthyle* ou de *gentiane*.

Strasbürger fait remarquer que dans certains cas la coloration est amenée par la dissolution de certaines matières dans le suc cellulaire. C'est le cas des pétales du *Verbascum nigrum*.

Dans l'*Antirrhinum majus*, la teinte rose est due à la coloration du suc cellulaire par une matière rouge carmin (1).

D'autres plantes à couleurs vives comme les *Vinca, Delphinium, Adonis*, etc., doivent leur coloration à des sucs au milieu desquels se rencontrent des corpuscules colorés diversement.

On devra aussi examiner les feuilles à l'automne, afin de constater les variations de teintes amenées par certaines modifications dans les grains de chlorophylle (*Cissus quinquefolia, Acer*, etc.).

Enfin, comme le fait observer Strasburger, la *Carotte* fournira d'intéressants détails au point de vue des substances colorantes.

Sur des coupes, on verra que la teinte est due à la présence de corps cristallins de couleur rouge carmin et rouge orangé, dont les formes géométriques sont fort variées (prismes, aiguilles, tables rectangulaires etc.). Ils sont mélangés avec quelques grains d'amidon.

2° *Substances inorganiques.*

a. *Cristaux.* — Les cellules contiennent souvent des cristaux, dont la formation est due à la combinaison de bases (chaux, potasse, silice) renfermées dans le sol et qui, absorbées par la sève, circulent dans les végétaux et viennent se combiner avec certains acides formés par le fait même de la végétation (acides malique, tartrique, oxalique).

(1) Strasburger, *Manuel technique*, p. 51.

Certaines cellules ne présentent qu'un seul cristal, qui souvent est fort net, comme dans les *Begonias;* d'autres fois, on en rencontre groupés en nombre assez considérable, et leur forme est alors difficile à déterminer.

Ils affectent aussi l'aspect de petites masses plus ou moins arrondies et hérissées de cristaux qui pointent à leur surface (Pétioles du *Rheum undulatum,* feuilles des *Rumex*).

Quand ils sont aciculaires et groupés parallèlement, ils prennent le nom de *raphides.* C'est la disposition que l'on rencontre dans un grand nombre de plantes (*Arum, Orchis,* etc.).

Les cellules à cristaux ne contiennent jamais d'autres éléments.

Lorsqu'on traite par l'eau une coupe présentant des cellules à raphides, on les voit se distendre par suite de leur contenu mucilagineux qui absorbe l'eau par endosmose. Une des extrémités de la cellule cède alors, et il s'établit un courant qui a pour objet d'entraîner toutes les petites aiguilles (*Colocasia*).

b. *Cystolithes.* — Ce sont de petits corps formés d'une masse de cellulose, suspendus dans une cellule à l'aide d'un pédicule de même nature et dont la surface se recouvre de cristaux de carbonate de chaux.

Quand on les traite par l'acide acétique, on produit un dégagement gazeux et il ne reste plus que le squelette cellulosique.

On les rencontre dans les *Urticées, Parietaria, Bœhmeria, Broussonetia,* où ils sont très communs (*Cannabis, Urtica*), également dans les *Acanthacées.*

Le *Ficus elastica* donnera de magnifiques préparations dans des coupes transversales de feuilles. Le montage devra se faire dans le chlorure de calcium.

On les rencontre encore dans l'*Ulmus,* le *Dorstenia* (Payen).

c. *Concrétions minérales amorphes.* — Nous citerons, d'après Duchartre, celles qui se forment aux bords des feuilles de quelques Saxifrages (*Saxifraga aizoon L.*) et qui sont composées de carbonate de chaux; puis les incrustations siliceuses de la tige des *Prêles* et des *Carex,* ainsi que des *Rotangs.*

Forme des cellules.

Primitivement rondes ou ovales, les cellules, par suite des conséquences de leur développement et des pressions qu'elles éprouvent de la part de leurs voisines, présentent un grand nombre de formes.

Ce sont les suivantes :

1° Cellules rondes ou ovalaires (Liliacées ou spores quelconques, pollen de *Ranunculus*) (fig. 293);

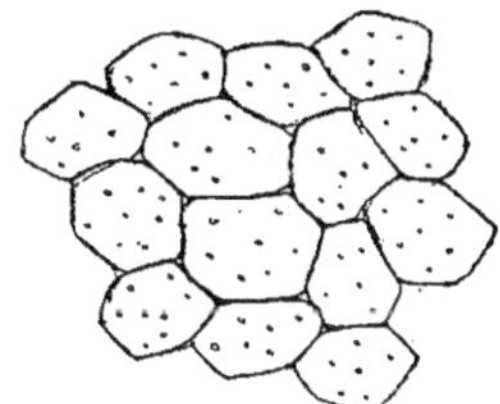

Fig. 292. — Cellules polyédriques du sureau.

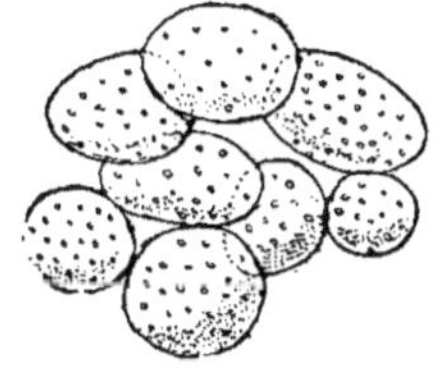

Fig. 293. — Cellules ovoïdes d'une Liliacée.

2° Cellules allongées (coupe d'une *poire mûre*) ;

3° Cellules polyédriques (*moelle de sureau* et tissu médullaire de la plupart des plantes) (fig. 292);

4° Cellules mûriformes (on les rencontre dans la tige de la plupart des arbres : *Tilleul, Platane*, etc., et surtout dans la zone qui correspond aux rayons médullaires ;

5° Cellules tabulaires (très nettes sur des coupes verticales de feuilles dans la région épidermique) ;

6° Cellules rameuses (la plupart des feuilles) : *Camellia*, où elles sont très belles;

7° Cellules étoilées (moelle des plantes de la famille des *Joncées*, feuilles de *Gladiolus*, d'*Helleborus*, de *Pelargonium* (fig. 294).

Pour examiner ces détails, on pratiquera des coupes que l'on colorera et que l'on montera dans la glycérine ou dans le baume du Canada. Les substances qui donnent les meilleurs résultats sont l'*hématoxyline*, le *vert de méthyle acétique*, le *picro-bleu d'aniline* et la *safranine*. On devra toujours prendre soin d'exécuter des coupes dans deux sens différents, sous peine de n'avoir que des notions inexactes de la forme des cellules.

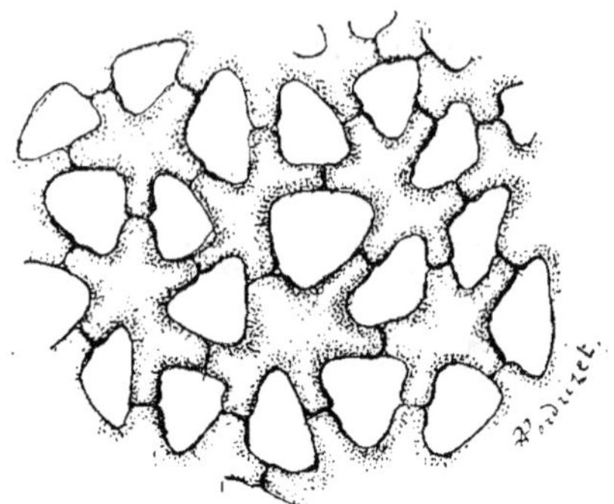

Fig. 294. — Tissu médullaire du *Juncus effusus*.

Ces préparations seront examinées avec des grossissements de 100 à 150 diamètres.

Marques des cellules.

Quelle que soit la forme des cellules, elles ne présentent pas toujours une surface unie, et le plus souvent elles portent certaines marques qu'il est fort intéressant d'étudier. On a ainsi :

1° *Cellules ponctuées*, lorsque leurs parois sont parsemées de petits cercles ou points brillants. Elles sont communes; on les observe très bien sur des coupes de moelle de *Sureau* ou de bois de *Tilleul* (fig. 295).

2° *Cellules rayées*. — Caractérisées par la présence à leur surface de stries ou de lignes plus ou moins épaisses et plus ou moins longues (tiges des *Fougères*, coupes de bois de *Tilleul*) (fig. 296).

3° *Cellules réticulées*. — Se rencontrent dans les anthères. Spores de *Lycopode*, pollen de *Pelargonium* (fig. 299).

4° *Cellules annelées et spiralées*. — On les étudiera dans les racines aériennes des *Orchidées épiphytes* ou dans la tige du *Gui* (fig. 297 et 299).

5° Enfin les *cellules aréolées*, que l'on observe dans toutes les espèces de la famille des *Conifères*.

Les coupes devront être faites dans diverses directions et traitées par le chlorure de zinc iodé. Elles seront aussi minces que possible.

Sous l'influence de ce réactif, elles se coloreront en jaune-brun.

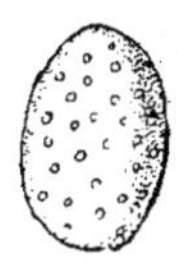 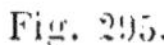 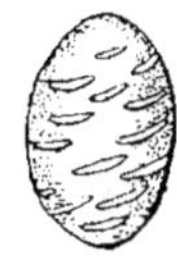 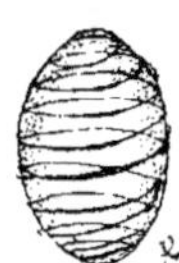 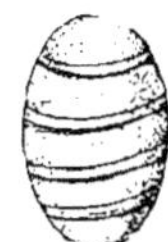 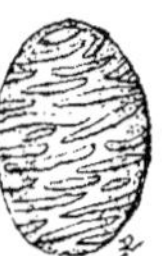

Fig. 295.   Fig. 296.   Fig. 297.   Fig. 298.   Fig. 299.

Si après ce traitement on ajoute sur la coupe de l'acide sulfurique étendu (2/3 d'acide et 1/3 d'eau), on obtient une couleur bleue.

Modifications dans les parois des cellules.

Les cellules, ainsi que nous venons de le démontrer, sont formées dans leur jeune âge d'une simple membrane fort mince et transparente, dont la composition chimique répond à celle de la cellulose.

Plus tard, il se produit certaines modifications d'ordre chimique, répondant à trois phénomènes distincts : *lignification*, *cuticularisation* et *gélification* (1).

_ 1° *Lignification*. — Résulte de l'encroûtement des parois cellulaires par certains principes, dits ligneux ou incrustants (*lignose*). Ces principes, particulièrement répandus dans les parois des éléments qui forment les parties ligneuses des végétaux, sont souvent accompagnés de composés calcaires ou siliceux ou encore de substances résineuses colorées en brun plus ou moins foncé.

L'épaississement des membranes cellulaires sous l'influence de ces dépôts peut devenir considérable, et la paroi se divise alors en plusieurs enveloppes distinctes par leur composition.

Dans les cellules ligneuses du *Pinus sylvestris*, par exemple, on distingue ainsi trois enveloppes : une interne mince, formée de cellulose, car elle devient bleue sous l'influence de l'iode et de l'acide sulfurique, et deux externes, encroûtées des substances sus-

(1) Beauregard et Galippe, *Guide pour les travaux pratiques de micrographie*, p. 109.

dites et qui ont perdu les caractères de la cellulose. Elles deviennent jaunes sous l'influence des mêmes agents.

Réactifs. — Potasse : attaque la cellulose, mais n'a pas d'action sur les dépôts incrustants.

Acide sulfurique : ne les dissout pas, mais les noircit.

Acide azotique et hypochlorites : les dissout; sans action sur la cellulose proprement dite.

Les principes ligneux ne bleuissent pas sous l'influence de l'iode, ni avant, ni après l'action des acides.

Les parois lignifiées ne se gonflent pas dans l'eau.

On emploiera avec avantage, pour étudier certaines cellules épaissies, celles de la poire par exemple, le *chlorure de zinc iodé*, qui donne des colorations variant du violet au jaune brun, selon le degré de lignification.

Strasbürger indique, comme réactifs caractéristiques de la substance lignifiée, la *phloroglucine* et le *sulfate d'aniline*, réactifs qui sont dus à Wiesner.

Voici le mode opératoire :

On dissout une trace de phloroglucine dans l'alcool et on mouille quelques coupes dans cette solution ; après cela, on les met sur le porte-objet, dans une goutte d'eau ; on recouvre de la lamelle et on fait pénétrer par le bord un peu d'acide chlorhydrique ; les membranes des cellules prennent aussitôt une magnifique coloration rouge violet.

D'autres coupes sont portées dans une solution aqueuse de sulfate d'aniline et se colorent presque immédiatement en jaune safran ; la coloration monte encore par l'addition d'acide sulfurique étendu.

On peut aussi employer l'*extrait aqueux* ou *alcoolique de bois de cerisier*.

Les *membranes lignifiées* absorbent toutes les couleurs d'aniline avec une grande avidité; mais, comme celles de la cellulose pure, elles *ne sont pas colorées par l'éosine* pure (Poulsen).

M. Bœyer, de Munich, a conseillé la réaction de l'*indol*, comme la meilleure substance pour reconnaître les éléments lignifiés.

On dissout quelques cristaux d'indol dans une assez grande quantité d'eau distillée chaude. On place les coupes dans une goutte de cette solution, et après quelques minutes, on les lave avec de l'acide sulfurique dilué (1 partie d'acide pour 4 parties d'eau). Les membranes lignifiées se colorent ainsi en *rouge* très intense.

Lorsqu'on les traite par les alcalis ou le liquide de Schultze, ou l'acide nitrique concentré, on les débarrasse des matières incrustantes et l'on peut alors produire la réaction de la cellulose par les réactifs appropriés (Poulsen).

Le carmin aluné de Grenacher ne colore pas les parties lignifiées.

2° *Cuticularisation*. — Les parois de certaines cellules subissent un épaississement particulier, de façon à constituer la couche externe que l'on trouve, par exemple, à la surface des feuilles et que l'on nomme *cuticule*.

Le liège paraît devoir sa structure à une évolution analogue.

Quand on traite cette membrane par le *chloro-iodure de zinc*, elle ne doit pas bleuir, mais jaunir. Même réaction avec l'*iode* et l'*acide sulfurique*.

M. Ollivier donne le moyen de bien différencier, dans les coupes microscopiques des tissus végétaux, les parties cellulosiques des parties non cellulosiques. Son procédé est basé sur ce fait que la lignine et la subérine retiennent bien plus énergiquement les couleurs d'aniline que la cellulose.

« Pour cela, on baigne les coupes dans une solution moitié alcoolique, moitié aqueuse de fuchsine, puis on les plonge dans l'alcool absolu. Après ce dernier traitement, les parties cellulosiques sont décolorées, tandis que les parties cutinisées ou subérifiées conservent pendant longtemps encore la couleur rouge de la fuchsine. Ce procédé est donc très commode pour distinguer immédiatement dans un tissu les points lignifiés.

3° *Gélification*. — C'est une modification par laquelle la membrane interne des cellules subit une transformation en une substance gélatineuse plus ou moins épaisse. Nous ne saurions entrer dans des détails plus complets, que l'on pourra lire dans le traité de MM. Beauregard et Galippe.

2° Fibres.

Si l'on examine le mode d'évolution des cellules, on remarque que certaines d'entre elles se développent considérablement en longueur, tandis que leur diamètre reste relativement minime. On leur a donné le nom de *fibres*.

Il y en a de deux sortes :

1° Cellules cylindriques. Elles sont formées d'éléments allongés, terminés par des plans horizontaux ou légèrement inclinés. Ce sont les *cellules conductrices de Caspary*.

On les trouve dans les rayons médullaires de la plupart des Bois (*Abies, Quercus, Pinus, Fagus*) ainsi que dans les algues, dites filamenteuses (*Spirogyres*).

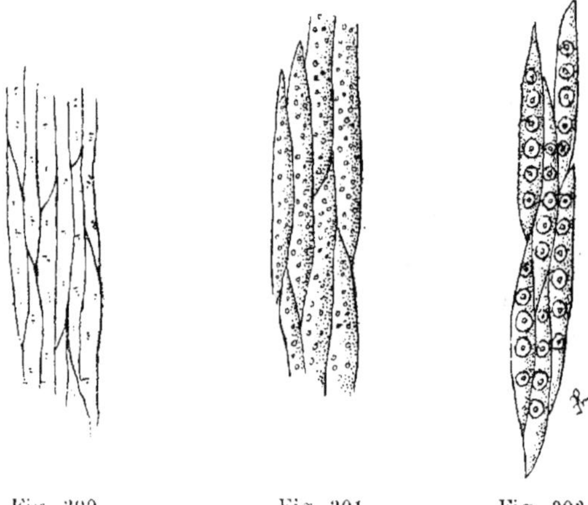

Fig. 300.   Fig. 301.   Fig. 302

2° Cellules fusiformes ou fibres proprement dites (fig. 300 et 301).

Caractérisées par des éléments allongés, terminés aux deux extrémités par une pointe qui s'insinue entre les éléments voisins. C'est leur ensemble qui constitue le parenchyme.

Pour examiner ces éléments et en prendre une notion exacte, il ne faudra pas se contenter de pratiquer des coupes, il sera encore nécessaire de recourir à la *méthode de Schultze*, afin de les obtenir isolés et de mieux reconnaître leur forme.

On les conservera dans la glycérine.

De même que les cellules, les fibres sont susceptibles de présenter à leur surface certaines marques : *points, lignes*, etc.

Strasbürger indique comme moyen d'étude la tige du *Vinca major*.

On la casse, et on voit faire saillie sur les bords de la fracture un grand nombre de petits filaments. On les arrache avec une pince, et en les examinant au microscope on reconnaît qu'ils sont formés de fuseaux terminés en pointe aux deux extrémités, et à membrane fortement épaissie. La cavité centrale est presque supprimée.

Par le *chloro-iodure de zinc*, les fibres prennent une *coloration violette* tirant sur le brun.

Le bois de *Tilleul*, la *Clématite* conviendront pour obtenir par la macération de Schultze de magnifiques préparations.

3° Vaisseaux.

Les vaisseaux proprement dits sont ces organes tubulés, allongés, que l'on rencontre dans certaines parties des végétaux, notamment dans la zone fibreuse ou ligneuse. Ils n'existent jamais

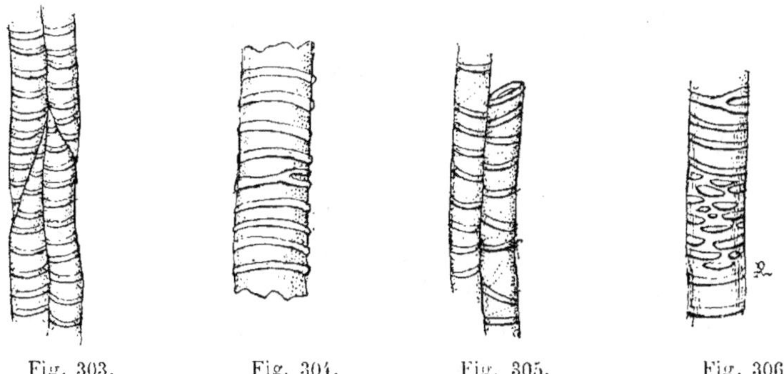

Fig. 303.   Fig. 304.   Fig. 305.   Fig. 306.

dans l'écorce. Ils se montrent, quand on brise une petite tige, sous forme de fils qui restent plus ou moins libres et flottants sur la partie séparée.

Outre ceux-ci, qui sont simples et présentent de même que les cellules des *marques* variées à leur surface, il en est d'autres, ramifiés, que l'on appelle *laticifères*.

Les vaisseaux se forment aux dépens des cellules primitives qui, empilées les unes au-dessus des autres, finissent par se confondre et donner naissance à un tube par suite de la résorption de leurs cloisons de séparation. Il n'est pas rare de voir des vaisseaux présentant de distance en distance des parties renflées, correspondant à chaque corps cellulaire primitif.

On les divise en sept catégories :

1° *Vaisseaux ponctués.* — Très communs dans la plupart des tissus végétaux ; on les observera sur des coupes longitudinales de

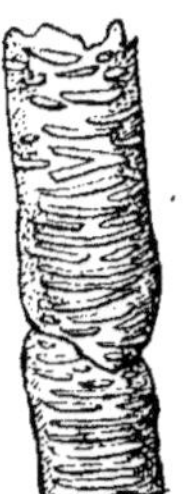 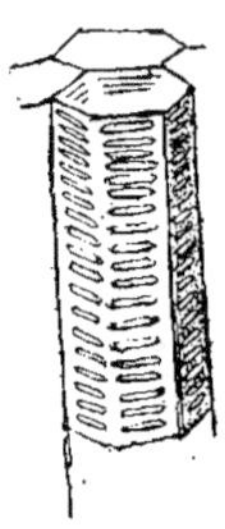 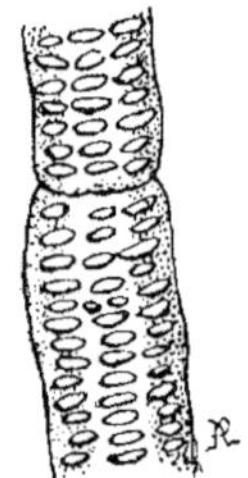

Fig. 307.   Fig. 308.   Fig. 309.

Clematis vitalba ou de *Beta vulgaris*. On emploiera des amplifications moyennes de 100 à 150 diamètres (fig. 309).

2° *Vaisseaux rayés.* — Tiges de Fougères ; très nets sur le *Pteris aquilina* (fig. 307).

3° *Vaisseaux annelés.* — Tiges d'*Equisetum*, *Balsamine* (fig. 304).

4° *Vaisseaux scalariformes.* — Souches du *Pteris aquilina*, des *Lycopodium* et des Fougères en général (fig. 308).

5° *Vaisseaux réticulés.* — Coupe longitudinale de la tige du *Papaver rheas*, du tubercule des *Dahlias*, des nœuds du *Tradescantia zebrina* (fig. 303 et 305).

6° *Vaisseaux cribriformes.* — Nous empruntons leur description à l'excellent traité de Van Heurck.

Découverts par Hartig, on en distingue trois formes :

a. Vaisseaux à disques criblés situés sur la paroi horizontale des cellules (*Cucurbita, Carica papaya*).

b. Vaisseaux à disques criblés formés de cellules allongées et séparées les unes des autres par des cloisons transversales, obliques et situées dans des cellules qui, sur le reste de leur surface, présentent des épaississements scalariformes (*Bignonia, Ipomea tuberosa*).

c. Vaisseaux à disques criblés placés sur la paroi longitudinale des cellules (coupes longitudinales du liber du *Pinus strobus*).

Ces divers détails seront observés, soit sur des coupes, soit, de préférence, en dissociant les tissus végétaux par le liquide de Schultze qui donne de magnifiques préparations.

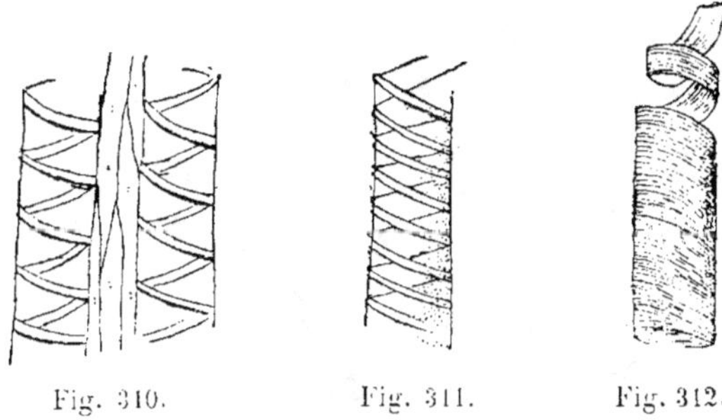

Fig. 310.   Fig. 311.   Fig. 312.

7° Enfin les vaisseaux spiraux ou trachées, que l'on rencontre dans tous les tissus jeunes et gorgés de liquides (fig. 310, 311 et 312).

Les tiges de *Balsamines*, de *Cucurbitacées* sont excellentes pour leur étude.

On constatera que l'enroulement des spires a lieu tantôt de droite à gauche, tantôt dans le sens opposé.

On trouve quelquefois une spire double. Les préparations seront conservées dans la glycérine.

Laticifères.

Quant aux *Laticifères* (fig. 313), ils se montrent sous forme de tubes, ramifiés, plus ou moins irréguliers et sans marques spéciales sur leurs parois. Ce sont eux qui servent à la circulation du *latex* ou liquide nourricier.

Pour les observer on fera des coupes longitudinales de la tige de certaines *Euphorbiacées*, des *Papavéracées*, du *Lierre*, du *Chelidonium majus*.

M. Duchartre les divise en deux catégories :

1° Les Laticifères disjoints, formés de tubes, pourvus de rami-fications diverses, mais non anastomosés avec les tubes voisins et par conséquent ne formant pas un réseau. Ils sont visiblement composés de cellules que la macération sépare facilement (*Chelido-nium, Euphorbes, Vinca, Cichorium*).

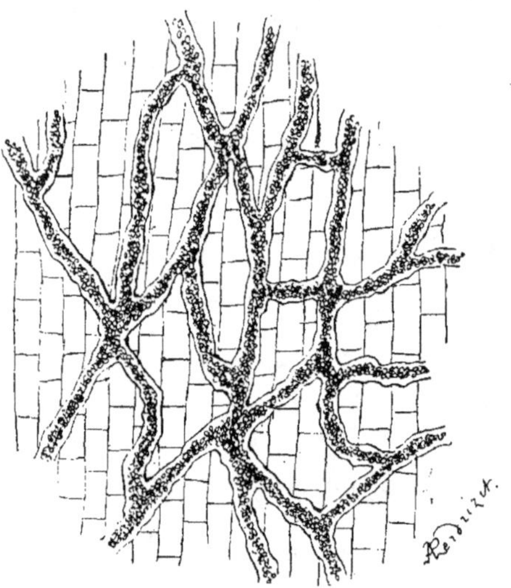

Fig. 313.

2° Les Laticifères rétiformes, dont les troncs sont reliés entre eux par des branches transversales qui établissent une communica-tion entre eux. Ils ne sont pas susceptibles de se diviser en cellules (*Papaver rheas*).

On devra étudier ces sortes de vaisseaux dans un certain nom-bre de familles, où ils présentent des variétés intéressantes ; ce sont, d'après MM. Beauregard et Galippe, les *Chicoracées, Cam-panulacées* et *Lobéliacées*, les *Apocynées, Asclépiadées, Sapo-tées, Urticées* et *Papayacées*. — On trouvera dans leur ouvrage tous les détails qui ne sauraient prendre place ici.

CHAPITRE III

ÉPIDERME, STOMATES, POILS ET GLANDES

1° *Épiderme.* — On désigne sous ce nom la couche qui recouvre les divers organes d'un végétal.

Si l'on pratique une coupe verticale d'une feuille quelconque, en allant de dehors en dedans, on remarquera une première zone transparente, hyaline, plus ou moins épaisse, formée de cellules généralement aplaties ou tabulaires et ne contenant pas de chlorophylle. C'est la couche épidermique, qui est composée elle-même de deux parties : l'une externe ou cuticule, absolument amorphe, et l'autre, épiderme proprement dit, présentant généralement une seule rangée de cellules et rarement deux ou trois (*Laurier rose*) et en général plus grandes que celles du tissu sous-jacent.

Les cellules peuvent offrir un assez grand nombre de variétés de formes : elles sont sinueuses (*Garance, Crassulacées*), rectangulaires (*Agraphis nutans* et la plupart des *Liliacées*), tabulaires (épiderme de la plupart des plantes), polygonales (*Agave*).

Ces cellules sont intimement soudées entre elles de façon à constituer une membrane continue, et généralement ne forment qu'une seule couche.

Dans certaines espèces (*Ficus, Begonia, Pipéracées*), il y a plusieurs couches superposées.

Quel que soit le groupement de ces éléments, on trouve toujours les cellules contenant un protoplasme, au milieu duquel existe un noyau généralement volumineux. Ce noyau disparaît à mesure que les cellules vieillissent.

Notons également que les cellules de l'épiderme ne contiennent ni amidon ni chlorophylle, excepté dans certaines espèces aquatiques, telles que les *Cératophyllées*, ou bien dans les *Fougères*.

La *cuticule*, qui généralement forme un revêtement homogène au-dessus de la couche des cellules, présente des *réactions* importantes à noter.

L'*acide sulfurique* est sans action sur les couches cuticulaires, tandis que les cellules sous-jacentes sont détruites.

On a donc ainsi un réactif tout tracé pour isoler cette membrane.

Dans les végétaux où la cuticule est fort épaisse et où l'on rencontre plusieurs couches superposées, cet acide permettra sa séparation des couches sous-jacentes de cellulose.

La *potasse* dissout la cuticule, mais agit sur les couches cuticulaires sous-jacentes, de même que pour la cellulose, en les colorant en violet.

L'épiderme ne présente pas toujours une surface unie; quelquefois on y rencontre des *dépôts cireux* affectant des dispositions variées. Ce sont ces matières qui donnent aux végétaux l'aspect glauque ou givreux que l'on observe dans certaines espèces. C'est ainsi que chez certaines Crassulacées (*Sedum*, *Sempervivum*), ou bien chez quelques espèces de la famille des Palmiers (*Corypha*), on trouve des enduits crustacés amorphes; dans d'autres genres (*Saccharum*, *Canna*, etc.), cette même substance prend la forme de filaments allongés, se recourbant quelquefois (*Strelitzia*).

Enfin, la forme la plus commune consiste dans un *enduit granuleux* que l'on observe dans un grand nombre d'espèces (*Eucalyptus, Vitis vinifera, Tropæolum, Allium*, etc.).

Quelle que soit la disposition de ces dépôts, ils manquent au niveau des stomates, qui restent libres et isolés.

2° *Stomates.* — Ce sont de petits organes, composés, dans le cas le plus simple, de deux cellules ovoïdes, un peu arquées, juxtaposées par leur concavité et circonscrivant entre elles une petite cavité appelée *ostiole*. Leur nom provient de cette apparence qui les a fait comparer aux lèvres de la bouche. Au-dessous, existe généralement une cavité plus ou moins irrégulière (*chambre aérienne*).

On ne les rencontre pas sur toute la surface des végétaux : les parties souterraines (*racines, stolons*) en sont dépourvues. On ne les rencontre que sur les feuilles des tiges et des fleurs.

Leur *disposition* est très variable et souvent très irrégulière.

Les stomates *manquent* sur les plantes aquatiques submergées. Sur les feuilles nageantes, on les observe à la face supérieure (*Nymphæa*).

Il sera bon d'étudier ces organes sur diverses plantes.

L'*Iris germanica* donnera un des types les plus communs.

Le *Nerium oleander* présente des détails fort intéressants. L'é-

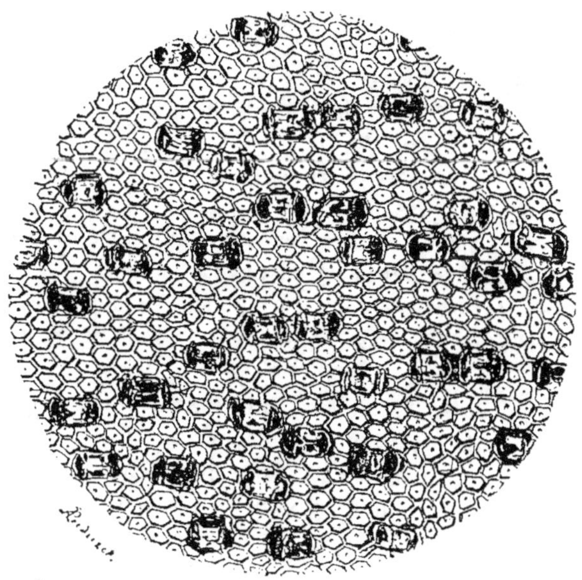

Fig. 314. — Épiderme de l'*Agave americana*. — On aperçoit le réseau absolument régulier des cellules polyédriques, interrompu en certains points par des ouvertures quadrangulaires, qui sont des stomates. (Photographie d'après une préparation de Gaston Latteux.)

piderme de la feuille est très épais et composé de trois assises de cellules superposées, intimement unies entre elles; il est creusé d'enfoncements ovales, on pourrait presque dire de poches rétrécies à leur orifice et tapissées de poils dans leur intérieur. C'est au fond de ces poches et entre ces poils que sont cachées de fort petites stomates réunies en assez grand nombre dans chacune d'elles (Duchartre, *Botanique*).

L'*Agave americana* fournira de magnifiques préparations.

On procédera de la façon suivante :

Après avoir soulevé un fragment de l'épiderme, en glissant sous lui d'abord la lame d'un scalpel et ensuite son manche, on l'arrachera assez vivement en le saisissant avec une pince. On enlèvera en même temps une certaine quantité de cellules chargées de grains de chlorophylle, dont on se débarrassera facilement en raclant la face profonde du lambeau avec un rasoir ou une lame quelconque peu coupante.

Le reste de l'opération consistera à colorer le tissu et à le monter au baume ou dans la glycérine.

La *safranine* donnera de fort belles colorations. Nous recommandons surtout l'*Agave americana* dont l'épiderme s'enlève à la moindre traction et montre les stomates incolores sur un fond rose plus ou moins foncé (fig. 314).

Il va sans dire que des coupes verticales devront être pratiquées sur des types appartenant aux trois grandes classes.

Le *chlorure de zinc iodé* colorera en bleu l'épiderme et les cellules des stomates; la cuticule en jaune-brun.

3° *Poils et glandes.* — A. Les poils sont des dépendances de l'épiderme, dont ils présentent la composition.

Ce sont eux qui donnent à certaines espèces leur aspect velouté. On trouve à ce sujet toutes les variétés possibles. On les divise généralement en trois catégories : *Poils unicellulés, unisériés et plurisériés.*

Poils unicellulés. — Ils sont formés par des élevures de l'épiderme, plus ou moins ramifiées, mais en somme ne dérivant que d'une seule et même cellule. Ce type se rencontre, par exemple, dans certaines Crucifères (*Alyssum*).

Poils unisériés. — Ce sont ceux décrits sous le nom de poils cloisonnés. Ils sont formés d'une série de cellules empilées les unes sur les autres et d'autant plus nombreuses que le poil est plus long.

On observera ce type sur le *Pelargonium inquinans* et l'*Aralia papyrifera*.

Poils plurisériés. — Les cellules qui les constituent sont disposées sur plusieurs files juxtaposées et parallèles. Quelquefois même il se produit latéralement des productions cellulaires qui rendent le poil dentelé ou barbelé.

Les poils peuvent également s'étaler en forme de couronne au sommet d'une petite tige principale ou support. C'est ce que l'on observe sur l'*Hippophae rhamnoïdes*, par exemple.

B. Glandes. — Tandis que les poils dont nous venons de parler ne sont constitués que par une ou plusieurs cellules contenant seulement à leur intérieur un liquide simple, incolore ou quelquefois coloré, il en est d'autres, plus complexes, qui sont munis de petits appareils destinés à sécréter des liquides particuliers, variables selon les espèces. On les désigne alors sous le nom de *poils glandulaires*.

M. Martinet a longuement étudié ce sujet (1) et décrit un assez grand nombre de formes.

Nous allons résumer les points les plus intéressants, renvoyant pour plus de détails à l'article de MM. Beauregard et Galippe (2), où le sujet est traité *in extenso*.

Voici comment ces auteurs les divisent :

1° *Glandes extérieures. Poils glanduliferes*. — Dans cette catégorie rentrent tous les poils qui se terminent à leur sommet par des glandes uni ou pluricellulaires. Ce type est fréquent chez les *Labiées* et les *Géraniacées*.

2° *Glandes intérieures*. — Elles sont unicellulaires et se rencontrent dans certaines feuilles.

Le *Laurus nobilis*, entre autres, sur une coupe verticale, montre des espaces remplis d'un liquide réfringent. Ce sont des glandes.

On trouve les mêmes organes dans la tige et la racine des *Valérianées*.

3° Le *réservoir est un poil surmontant le tissu glanduleux*, et la glande peut être au-dessus de l'épiderme (*Urticées*), ou intérieure (*Malpighiacées*).

4° Le *réservoir est une lacune produite par résorption des cellules*

<hr>

(1) Martinet, *Ann. Sc. nat.*, 5ᵉ série, t. XIV, 1871.
(2) Beauregard et Galippe, *Guide de micrographie*, p. 182.

sécrétantes, et les glandes peuvent être de même extérieures (*Dictamnus*) ou extérieures (*Rutacées, Hypéricinées, Myrtacées*).

5° *Glandes florales*, où le réservoir glandulaire est ouvert au dehors (*Violariées*, certaines *Renonculacées : Aquilegia, Helleborus*, etc.).

Moyens d'étude. — On étudiera sur les pétales de certaines espèces (*Rosa, Tropæolum*) les poils coniques.

Chez le *Tradescantia*, ils sont simples, articulés. Dans le genre *Cucurbita*, ils sont unicellulaires au sommet et pluricellulaires à la base.

Outre ces formes simples, on rencontrera : chez les *Crucifères*, des poils unicellulaires plus ou moins ramifiés et de forme très variée.

Sur le *Viola tricolor*, les poils de la fleur sont très irréguliers et garnis de gibbosités dans leur partie moyenne.

Ceux du *Verbascum nigrum* (étamines) sont très curieux à étudier. Ils sont unicellulaires et contiennent un suc violet. Leur surface est couverte de verrues allongées disposées en spirales régulières (Strasburger).

A la face inférieure de la corolle, ils sont pluricellulaires ramifiés.

On étudiera aussi les poils de l'*Eleagnus angustifolia*.

Quant aux glandes, on fera des préparations de chacune des classes décrites plus haut.

Pour cela, on étudiera les espèces suivantes :

PREMIÈRE CLASSE. — *Labiées, Géraniacées.*

Unicellulaires : *Satureia, Rhinantacées* et certaines *Orobanches*.

Pluricellulaires : *Melissa, Hyssopus, Nepeta, Ballota, Scutellaria, Stachys*, etc., types deux glandes à 2 cellules. *Lamium album, Galeopsis ladanum* (glandes à 4 cellules).

DEUXIÈME CLASSE. — *Laurus nobilis* et *Laurus camphora, Sassafras officinalis.*

TROISIÈME CLASSE. — *Urtica urens ; Malpighia urens* (face inférieure des feuilles).

QUATRIÈME CLASSE. — *Dictamnus, Cuphea* (glandes extérieures): *Aurantiacées, Rutacées, Hypéricinées, Myrtacées* (glandes intérieures).

On devra consulter sur ce sujet la thèse d'agrégation de l'École de médecine du Dr Johannès Chatin. Paris, 1876.

CINQUIÈME CLASSE. — Pétales de *Ranunculus, Fritillaria, Aquilegia, Viola.*

Pour étudier les poils, on choisira de préférence les parties jeunes de la plante. Au moyen d'un rasoir, on détache le poil au-dessous de son insertion et on l'examine dans l'eau. Si l'on apercevait sa cavité remplie d'air, ce serait une preuve qu'il serait déjà mort (Strasburger, (1).

Il est bon également de faire des coupes perpendiculaires à la surface d'implantation, afin de pouvoir étudier les connexions avec les cellules sous-jacentes.

Nous avons employé souvent pour ces coupes un procédé qui nous a donné de bons résultats. Il consiste à enduire la partie couverte de poils d'une couche assez épaisse de celloïdine et à pratiquer ensuite les coupes dans le sens du grand axe des poils. On conçoit que de la sorte ils se trouvent immobilisés et peuvent alors être vus dans leur position normale. Les coupes seront traitées par l'essence d'origan et montées au baume, après coloration.

(1 Strasburger, *Manuel technique d'anatomie végétale.* p. 87.

CHAPITRE IV

DE LA TIGE

Nous l'examinerons successivement dans les trois classes : dicotylédones, monocotylédones et acotylédones.

1° Tige des Dicotylédones.

Dans l'embryon, la *tigelle* est uniquement formée de tissu cellulaire et ne se distingue guère, comme structure, des régions ambiantes.

On l'étudiera sur des coupes transversales et longitudinales, colorées à la safranine ou à l'hématoxyline et montées au baume ou dans la glycérine.

Peu à peu, à mesure que le végétal se développe, on voit certaines cellules de la région moyenne s'allonger et constituer des faisceaux de fibres et de vaisseaux, qui se disposent de façon à former une couche circulaire.

A partir de ce moment, on observe donc dans la tige *trois couches distinctes :* 1° une centrale, celluleuse, la *moelle ;* 2° une externe, également celluleuse, l'*écorce ;* une moyenne, composée par les faisceaux fibreux et vasculaires, dont les divers départements sont séparés entre eux par des cloisons celluleuses émanées de la moelle et que l'on nomme *rayons médullaires.*

Ces rayons médullaires sont donc en nombre égal à celui des faisceaux, mais peu à peu ils diminuent d'épaisseur par suite de l'apparition de nouveaux faisceaux qui viennent s'interposer entre les premiers, et plus tard ils ne subsistent plus que sous forme de fines cloisons émanées de la moelle et rayonnant vers la périphérie

Ajoutons que, pour compléter les trois couches citées plus haut, la tige est recouverte d'une pellicule transparente appelée l'*épiderme*.

Telle est la structure générale de la tige la plus simple, de celle qui ne vit qu'une année.

Mais surviennent ensuite des modifications nombreuses que nous allons énumérer ; il sera bon de faire des coupes sur des rameaux de différents âges et de les examiner à divers niveaux. C'est ainsi qu'en choisissant une pousse de l'année, on trouvera à la base les tissus correspondant à cette durée d'évolution, tandis qu'à son extrémité libre on observera des tissus presque encore embryonnaires.

On choisira comme sujets d'étude des rameaux de nos principales essences forestières : chêne, hêtre, frêne, érable, etc.

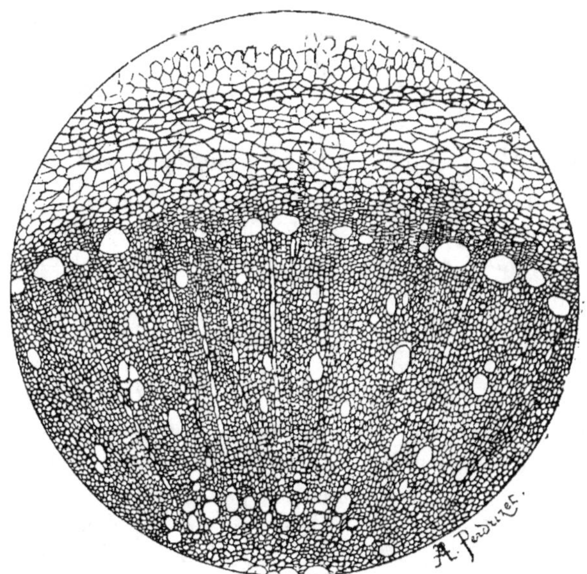

Fig. 315. — Coupe transversale d'une tige de tilleul.
(Préparation de Gaston Latteux.)

Nous observerons les détails suivants, en allant du centre à la périphérie (fig. 315) :

1° La *moelle*, qui comprend la moitié du diamètre total et se montre formée de cellules ovales ou polyédriques par pression de voisinage. Leur volume diminue à mesure qu'on s'éloigne du centre, et à sa périphérie elles forment une *zone colorée en vert, d'où partent les rayons médullaires*.

2° La *zone fibro-vasculaire*, divisée en un grand nombre de faisceaux et qui forme une couronne autour de la moelle.

Leur tissu est beaucoup plus dense et formé d'éléments variés.

Dans la partie la plus interne et accolés à la moelle se montrent les *trachées déroulables;* en dehors et plus ou moins espacés, d'autres tubes ou *vaisseaux ponctués*, et enfin entre ces deux sortes d'éléments, les *fibres*, à parois assez épaisses et ponctuées.

L'ensemble de ces trachées, vaisseaux et fibres constitue l'*étui médullaire*.

3° Une *couche de tissu cellulaire* verdâtre, le *cambium*. C'est au sein de cette partie que se développent les éléments aux dépens desquels la tige s'accroîtra en épaisseur.

4° La *couche des fibres corticales ou Liber*, qui contient les *vaisseaux laticifères*.

Enfin, tout à fait en dehors, le *parenchyme cortical*.

Il est composé d'une couche externe, l'*épiderme*, d'une couche moyenne, l'*enveloppe subéreuse* et d'une couche profonde, dite *enveloppe cellulaire*, verdâtre, dans laquelle viennent aboutir les rayons médullaires.

Ces derniers sont également verts et constitués par des cellules superposées, dites mûriformes.

Si nous considérons une tige de deux ans, nous remarquerons qu'une nouvelle couche, formée de fibres et de vaisseaux spiraux, se sera formée aux dépens du cambium et qu'une couche correspondante aura pris naissance aux dépens des fibres corticales.

Chaque année nous donnera donc un accroissement de tige et d'écorce.

Tel est dans le cas le plus simple la constitution d'une tige de dicotylédone.

Nous dirons quelques mots de certaines espèces, également dicotylédones et connues sous le nom d'arbres verts ou *conifères*.

Dans cette catégorie on ne trouve que les trachées et les vaisseaux annelés de l'étui médullaire. Partout ailleurs, il n'existe que des *fibres* allongées, caractérisées par leurs *ponctuations aréolées*, rangées presque toujours à la suite les unes des autres sur les deux faces correspondant aux rayons médullaires (fig. 302).

« Dans chaque couche annuelle, ces fibres ont des parois minces et un contour à peu près carré (sur la coupe transversale) dans la partie la plus interne, qui s'est formée au printemps; leurs parois sont au contraire de plus en plus épaisses et leur contour devient rectangulaire, de plus en plus déprimé de dehors en dedans, à mesure qu'elles sont situées plus près de la limite externe de la couche, c'est-à-dire à mesure qu'elles ont été produites à une époque plus avancée de l'année. » (Duchartre, *Botanique*.)

Voyons maintenant quels sont les réactifs à employer pour l'examen des détails ci-dessus mentionnés.

Les *faisceaux libéro-ligneux* présentent à leur périphérie une couche de cellules ligneuses qui se coloreront en *brun* par le *chlorure de zinc*, tandis que les plus internes seront teintées en *jaune*.

Les éléments non lignifiés prendront une coloration *violette*.

La *coralline*, dissoute dans 30 p. 100 de son poids de carbonate de soude, colore les mêmes régions en rouge intense pour tout ce qui est lignifié et en rose les autres parties.

Le cambium prend avec la coralline une teinte rosée.

Les réactions avec cette dernière couleur et le chlorure de zinc sont fort nettes, mais les préparations s'altèrent rapidement.

Il sera préférable de recourir aux solutions de *safranine* et de *vert d'iode*.

Strasburger recommande les doubles colorations à l'aide du *vert d'iode et du carmin aluné de Grenacher*, ainsi que celles obtenues à l'aide de la *picro-nigrosine* ou mieux du *picro-bleu d'aniline*.

Cette dernière couleur ne saurait trop être préconisée. Elle donne de magnifiques préparations.

Si l'on monte les coupes au baume, il faudra effectuer la déshydratation à l'aide d'une solution légère d'acide picrique dans l'alcool absolu.

Le vert d'iode et l'acide picrique se fixent sur les éléments non lignifiés, les autres teintes sur ceux qui sont lignifiés.

Enfin l'*hématoxyline* et la *safranine combinées* donneront également de fort belles préparations.

2° **Tige des Monocotylédones.**

A l'état jeune, la tige d'un végétal monocotylédoné est absolument semblable à la classe précédente et uniquement constituée par un tissu cellulaire assez lâche.

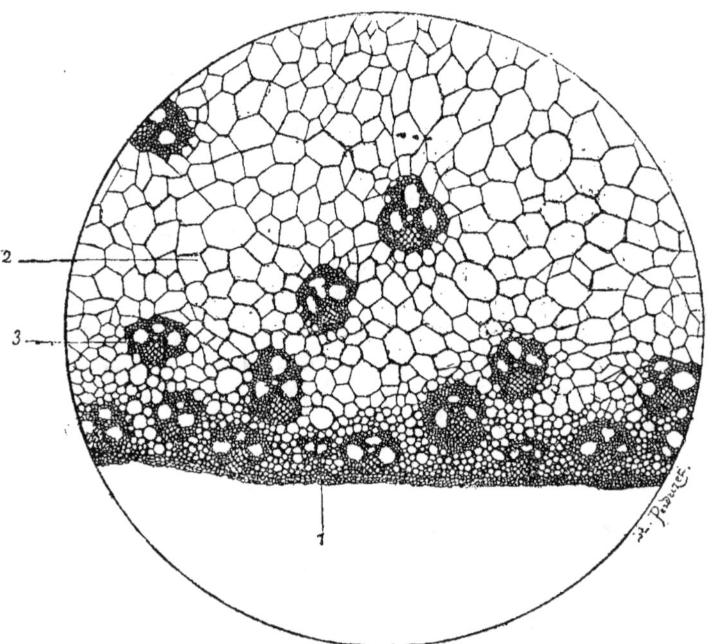

Fig. 346. — Coupe transversale du *Zea Maïs*. — Coupe transversale de la tige. — 1, couche corticale ; 2, couche médullaire ; 3, vaisseaux vasculaires. (Préparation de Gaston Latteux.)

Plus tard, on voit se développer des fibres et des vaisseaux qui se groupent en faisceaux, lesquels affectent une disposition circulaire.

Mais c'est ici que se montrent les caractères propres à cette classe : tandis que dans les dicotylédones les faisceaux se multiplient et tendent par la suite à se confondre, il ne se produit ici rien de semblable. *Ils restent toujours dispersés sans ordre*, sont séparés par du tissu conjonctif lâche et *il n'existe pas trace de rayons médullaires*.

Le centre de la tige reste absolument cellulaire et ne montre

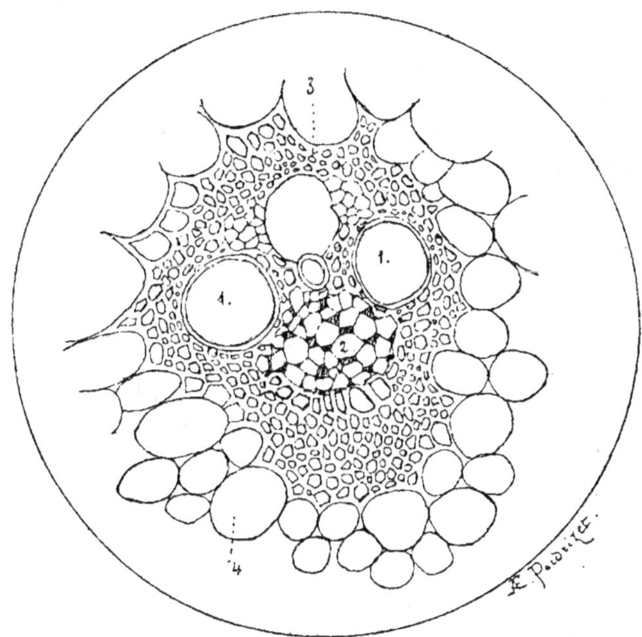

Fig. 317. — Un faisceau vasculaire de la figure précédente, plus fortement grossi. — 1, trachées déroulables ; 2, 3, fibres ; 4, moelle. (Préparation de Gaston Latteux.)

aucun faisceau. Les cellules sont semblables à celles du tissu médullaire, mais ne présentent pas de limites tranchées, et il n'y a pas d'étui médullaire.

En somme, à première vue, il n'y a pas une énorme différence entre les faisceaux vasculaires d'une dicotylédone de moins d'un an et ceux d'une monocotylédone ; les premiers nous montrent, en effet, en allant de dedans en dehors, des trachées, puis des vaisseaux plus ou moins volumineux ponctués ou rayés, mélangés avec des fibres ou des cellules également ponctuées ou rayées ; puis, des laticifères.

La ressemblance ne va pas plus loin : tandis que dans les dicotylédones il se produit entre les deux zones ligneuse et corticale une couche intermédiaire, reproduisant les éléments de l'une et de l'autre, dans les monocotylédones il n'existe jamais de dédoublement ni de multiplication de couches. Le liber semble se prolonger entre les faisceaux dans toute l'épaisseur de la tige.

De plus, tandis que dans les dicotylédones le faisceau est le même à toutes les hauteurs, dans les monocotylédones il ne garde ni la même épaisseur ni la même composition.

En somme, *les tiges des monocotylédones n'ont pas de couches concentriques distinctes*, décroissant en solidité de l'extérieur à l'intérieur, et la moelle s'étend sans limites précises entre les faisceaux fibreux (fig. 316 et 317).

3° **Tige des Acotylédones.**

Dans les espèces absolument inférieures, il n'existe qu'une accumulation de cellules semblables, sans interposition d'aucun autre élément.

Dans les *mousses* et les *hépatiques*, on remarque déjà la présence de cellules de forme variée ou même de fibres véritables. Il n'existe cependant pas encore de vaisseaux.

Dans les *Marsiléacées*, il existe un faisceau vasculaire central, composé de vaisseaux entourés de cambium. Le faisceau central est entouré d'une écorce formée d'un ou de plusieurs rangs de cellules parenchymateuses. Ce parenchyme est étoilé et quelquefois interrompu par de grandes lacunes (van Heurck).

Dans le *Marsilea*, on trouve des vaisseaux scalariformes, les *Salvinia* et *Pilularia* ne contiennent que des vaisseaux spiraux.

Les *Équisétacées* présentent une structure spéciale. On y rencontre *deux cylindres emboîtés ;* l'externe ou cortical renferme : 1° extérieurement des faisceaux fibreux composés de cellules très longues et étroites à parois épaisses et rappelant les fibres libériennes des végétaux supérieurs ; 2° des cellules remplies de chlorophylle entourant les faisceaux fibreux sur les côtés et en dedans et formant des espèces de cordons verts; 3° un tissu cellulaire lâche, à cellules grandissant vers l'intérieur.

Le cylindre interne présente deux tissus différents. Le premier, consistant en cellules larges et contenant des granules d'amidon, constitue la masse de ce cylindre. Le second est principalement

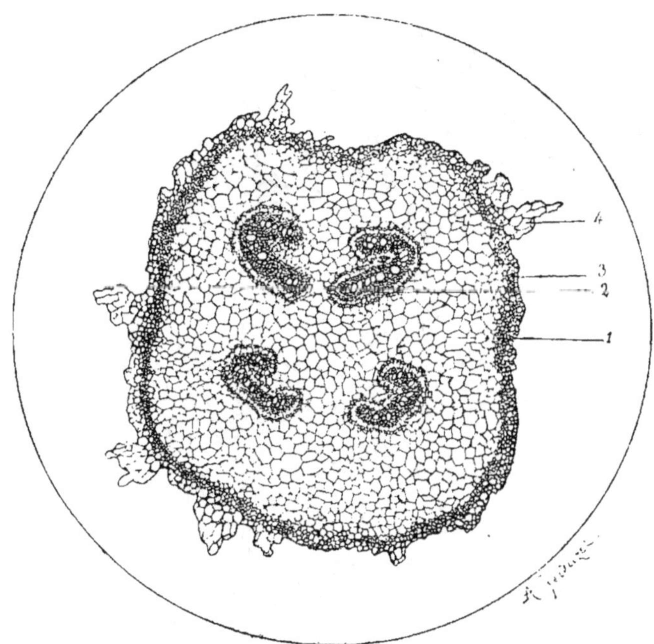

Fig. 318. — Coupe du *Cybotium princeps*. — 1, couche médullaire ; 2, faisceaux vasculaires ; 3, couche corticale ; 4, poils. (Préparation de Gaston Latteux.)

formé de fibres étroites, fort longues et très résistantes, entremêlées de vaisseaux spiraux annelés ou spiro-annelés (Van Heurck).

Les *Lycopodiacées* présentent une large zone de parenchyme contenant un *faisceau central* formé de vaisseaux scalariformes réunis en une masse continue ou disposés en lignes irrégulières et rayonnantes.

Enfin, en nous élevant de plus en plus, nous trouvons les *Fou-*

gères, chez lesquelles tous les caractères sont nettement représentés (fig. 318 et 319).

En faisant une coupe transversale dans une tige de cette espèce, on trouve une partie centrale considérable, composée de cellules et qu'on peut considérer comme un tissu médullaire.

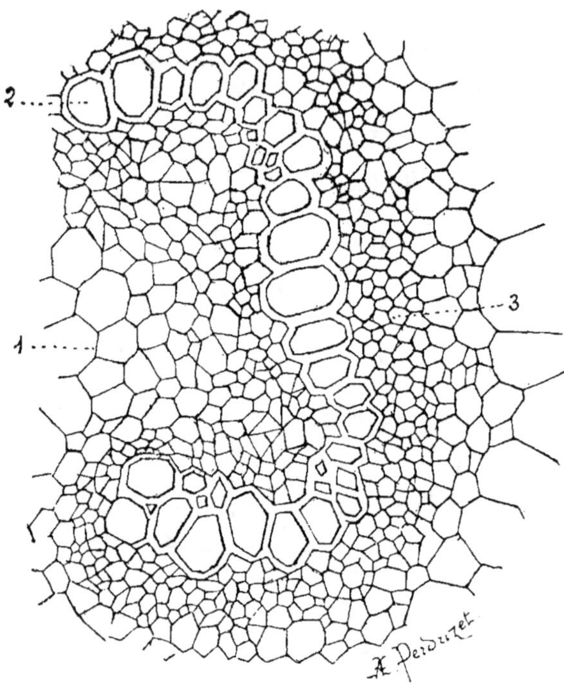

Fig. 319. — Un faisceau vasculaire de la figure précédente fortement amplifié. — 1, tissu médullaire ; 2, vaisseaux scalariformes ; 3, fibres. (Préparation de Gaston Latteux.)

Plus antérieurement, un cercle de faisceaux ligneux très durs, constituant une couronne circulaire, et enfin une zone tout à fait externe, répondant à l'épiderme.

La zone ligneuse se fait remarquer par la couleur noire de son tissu et enveloppe les vaisseaux qui appartiennent au type scalariforme.

Ces faisceaux présentent des formes très variées et distinctes dans chaque espèce.

Dans le *Pteris aquilina,* ils sont groupés de façon à simuler un aigle à deux têtes.

On a quelquefois noté la présence des *vaisseaux laticifères.* Ils sont très visibles dans certaines fougères exotiques : le *Cybotium princeps*, par exemple.

Ajoutons enfin qu'*on n'a jamais trouvé,* dans cette classe de végétaux, la moindre trace de *trachées déroulables.*

Matériaux d'étude pour l'examen histologique des tiges.

Balsamine. — Les coupes verticales et transversales offriront de magnifiques trachées et tous les systèmes de vaisseaux décrits plus haut.

Aristolochia sipho. — Vaisseaux ponctués, sur des coupes verticales. La couche subéreuse se montrera nettement avec ses cellules rectangulaires.

Nerium oleander, Lippia citriodora, les principaux arbres de nos forêts, présentent des formes différentes pour l'étui médullaire.

Pinus, Cupressus, Taxus. — Serviront pour l'examen des fibres ponctuées.

Betula. — Préparation du périderme. Le liège montrera les cellules des couches subéreuses.

Dianthus, Vinca, Tilia, etc., pour l'étude du liber.

Le *cambium* sera étudié sur des coupes en divers sens de *Thuya, Taxus baccata, Larix europæa, Pinus, Paulownia,* etc.

Le chlorure de zinc colore en bleu les cellules de cette région.

Rayons médullaires. — Très visibles sur les coupes en divers sens du *Cèdre* ou du *Coudrier.*

Couches ligneuses. — Nos arbres fruitiers.

Tissu médullaire. — Dans toutes les tiges jeunes. La moelle de *Sureau* donne de beaux éléments cellulaires ponctués.

Pour étudier les tiges monocotylédones, on choisira la tige du *Maïs,* les *Arundo,* et les principales graminées. On pratiquera des coupes en diverses directions.

Enfin, pour les acotylédones, on examinera des sections de tiges de fougères (*Pteris aquilina*, *Cybotium*, *Balantium*, etc.), ou de *Lycopodiacées*.

On devra ne pas négliger l'emploi du chlorate de potasse et de l'acide nitrique qui permet d'isoler chez les Fougères de superbes vaisseaux scalariformes. Le même moyen d'étude sera applicable aux tiges des deux autres embranchements.

On pratiquera également des coupes dans les tiges d'*Equisétacées* et de *Rhizocarpées*.

Les coupes de tiges se prêtent à l'emploi des couleurs diverses.

On variera à l'infini les groupements de nuances. Néanmoins, celles qui nous ont donné toujours de bons résultats sont l'hématoxyline et la safranine combinées.

CHAPITRE V

DE LA RACINE

La racine est la partie du végétal qui plonge dans le milieu destiné à sa nutrition. C'est ainsi qu'il y a des racines terrestres, aériennes ou aquatiques selon que l'on a affaire à des végétaux fixés au sol, suspendus dans certains arbres (*Orchidées*) ou nageant à la surface des eaux (*Lemna*).

Nous examinerons les racines dans les trois grandes classes.

1° **Racines de Dicotylédones.**

Elles présentent une structure assez semblable à celle de la tige, avec quelques légères modifications. On trouve donc les mêmes couches superposées.

a. MOELLE. — On a longtemps discuté pour savoir si elle existait dans les racines. Il est aujourd'hui prouvé que, dans la plupart des espèces, on la rencontre plus ou moins développée, mais que cependant elle manque complètement chez certaines plantes, le *Cicuta virosa*, par exemple.

b. BOIS. — M. Duchartre fait remarquer qu'il se produit par couches annuelles comme celui de la tige et qu'elles ont également pour origine la zone génératrice. Les éléments observés sont généralement plus larges et plus volumineux que dans la tige. Le diamètre des fibres, vaisseaux, cellules, etc., est deux à quatre fois plus considérable.

Un caractère remarquable de la racine, c'est que les éléments qui composent son tissu sont très irrégulièrement disposés et enchevêtrés dans des directions variées.

Les racines des *Conifères* sont intéressantes à étudier. Leurs fibres présentent les grandes *ponctuations aréolées* propres à cette famille, mais, au lieu de les trouver superposées en une seule ligne, il en existe *quatre rangées parallèles*.

c. Écorce. — On trouve les mêmes couches que dans la tige. Les fibres libériennes sont plus larges et l'enveloppe cellulaire plus épaisse.

d. Épiderme. — Il ne se montre que dans le jeune âge, pour disparaître rapidement. Il est remplacé par le développement d'une couche subéreuse.

On ne rencontre *pas de stomates*.

Quand il est jeune, on note l'existence à sa surface de nombreux poils unicellulés, qui sont des organes d'absorption.

2° Racines des Monocotylédones.

Il existe dans cette classe des différences assez sensibles entre les tiges et les racines.

Chez les *Palmiers*, par exemple, on la trouve formée : 1° par une masse centrale ligneuse, dans laquelle on ne peut plus distinguer les faisceaux constituants primitifs; 2° par une zone externe épaisse, lâche et spongieuse, entourée d'un épiderme épais, à cellules courtes et formant des verrues à l'extérieur.

Chez certaines espèces, on trouve même des fibres libériennes.

La masse ligneuse centrale a une structure à elle propre. Dans son milieu, elle offre une portion entièrement celluleuse, à cellules allongées cependant, dans laquelle on ne doit pas être surpris qu'on ait vu l'analogue d'une moelle. Autour de ce centre parenchymateux s'étend la zone fibro-vasculaire ou ligneuse proprement dite, qui forme un tout cohérent et continu et dans l'épaisseur de laquelle les vaisseaux s'offrent arrangés d'une manière spéciale. En effet, ils sont placés par séries dirigées de dedans en dehors,

assez souvent divisées comme en deux bras divergents, de telle
sorte que, sur une coupe transversale, la section d'un groupe produit l'image d'un V ouvert vers le dehors. Dans ces séries les vaisseaux les plus larges se trouvent en dedans et sont réticulés ; les
petits sont placés plus en dehors et ils rentrent dans la catégorie
des vaisseaux poreux et scalariformes. Les vaisseaux affectent
donc dans cette racine un ordre inverse de celui qu'on leur a reconnu dans les faisceaux de la tige. Les petits vaisseaux se forment les premiers. Tout autour des vaisseaux se montrent des
cellules allongées, à bases horizontales, et au delà de celles-ci de
véritables fibres ligneuses. Enfin, dans l'intervalle entre deux de
ces groupes ou séries de vaisseaux, se trouve un faisceau de cellules contenant un suc opaque et granuleux, appelées par Mohl
« *vaisseaux propres* » et qui constitueraient le cambium (Duchartre).

Les racines des *Orchidées épiphytes* ont une apparence toute
particulière ; elles sont blanches, brillantes et présentent une
extrémité verte.

On remarque à leur surface une couche de cellules spéciales spiralées, placées en dehors de celles de l'épiderme. Malgré les con-
troverses élevées à ce sujet, M. le professeur Chatin la considère
comme épidermique et lui a donné le nom de membrane épider-
moïdale. Elle n'offre pas de stomates ; mais elle est formée de
cellules allongées, rectangulaires, sériées, à parois souvent épaisses,
au moins du côté extérieur, entre lesquelles, selon M. Duchartre,
sont interposées d'autres cellules plus courtes, arrondies ou
ovales, à parois minces, remarquables par la présence d'un noyau
volumineux.

3° Racines des Acotylédones.

Leur structure est fort simple. On trouve un *faisceau vasculaire
central* simple, entouré d'une enveloppe celluleuse, recouverte
d'une couche de cellules épidermiques à deux ou trois assises.

Il n'existe *pas de moelle centrale*. Les vaisseaux sont disposés en
décroissant de largeur du centre vers l'extérieur.

Les cellules qui entourent les faisceaux sont généralement beaucoup plus petites que dans la tige.

Moyens d'étude. — Nous ne pourrions que répéter pour la racine ce que nous avons dit au sujet de la tige. Les procédés en usage pour l'étude de la première s'appliquent entièrement à la seconde.

Le montage des préparations se fera également, soit à la glycérine, soit au baume de Canada.

La *coralline* sera employée avantageusement comme matière colorante.

CHAPITRE VI

DE LA FEUILLE

Les feuilles se trouvant en rapport direct avec les tiges, nous allons rencontrer dans leur structure, plus ou moins modifiés, tous les éléments que nous avons étudiés plus haut.

En effet, nous voyons sortir de la tige à de certains niveaux des groupes de faisceaux (leur nombre varie) qui se réunissent pour occuper le centre du pétiole. Ces faisceaux sont accompagnés des autres éléments qui les entouraient dans la tige.

Nous aurons donc, en considérant le sens où les éléments se sont infléchis : en dessus, la *moelle* et l'*étui médullaire ;* en dessous du faisceau, les *éléments corticaux.*

Si nous pratiquons une coupe verticale d'une feuille de dicotylédone quelconque, nous voyons qu'elle se compose de deux lames épidermiques, contenant entre elles un tissu cellulaire lâche ou parenchyme, au milieu duquel se ramifie le faisceau fibro-vasculaire pour former les nervures, lesquelles vont en diminuant de volume et en se simplifiant de plus en plus. C'est ainsi que les plus fines ne contiennent que quelques trachées accompagnées de rares cellules.

Nous avons étudié plus haut l'épiderme, nous n'y reviendrons pas.

Quant au *parenchyme*, il est très important, car c'est au milieu de ses éléments que se produisent les divers phénomènes chimiques de la vie de la feuille.

Généralement les cellules qui le constituent sont disposées en deux ou trois couches sous l'épiderme supérieur, à grand diamètre vertical et placées parallèlement.

Dans la profondeur et en rapport avec l'*épiderme inférieur*, le tissu est formé d'éléments irréguliers, quelquefois étoilés, circonscrivant des espaces vides, appelés *lacunes*.

La *chlorophylle* est surtout abondante dans les cellules de la couche supérieure.

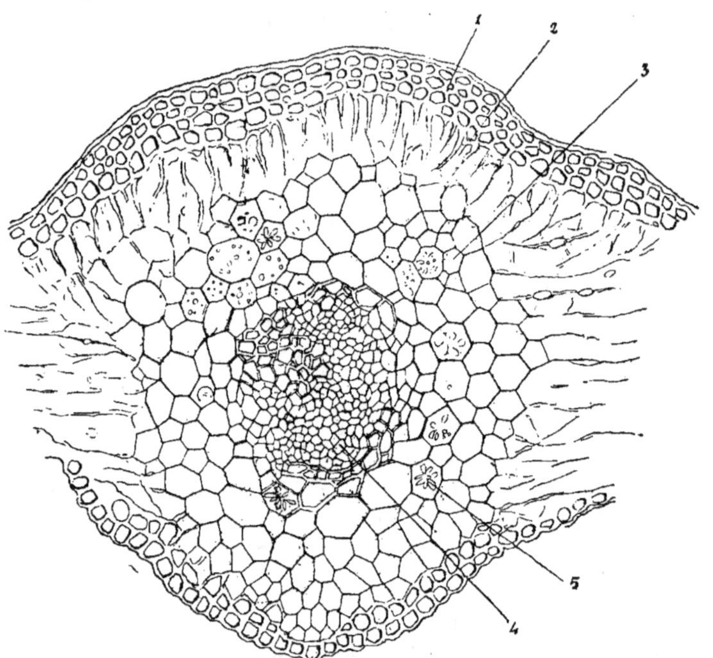

Fig. 320. — Coupe de la feuille du *Cycas revoluta*. — 1, couche corticale; 2, couche de grosses cellules ; 3, cellules polyédriques profondes ; 4, faisceau vasculaire ; 5, cellules à cristaux. (Préparation de Gaston Latteux.)

Telle est la structure de la feuille en général. Voyons quelques détails en particulier (fig. 320).

1° Dans les *Monocotylédones* et plus rarement dans les dicotylédones, on ne trouve pas les deux sortes de cellules que nous avons décrites dans le parenchyme. On trouve une disposition plus simple et on ne rencontre *qu'un tissu à cellules arrondies*, avec *lacunes* plus ou moins abondantes.

2° Dans les *Plantes grasses*, c'est-à-dire à feuilles épaisses et charnues, on ne trouve pas de lacunes. Les cellules qui les composent sont grosses et presque *dépourvues de chlorophylle*.

3° Enfin, d'après les recherches de Trécul, les feuilles des *Orchidées* peuvent se rattacher à trois types différents :

Les unes ne se distinguent par rien de particulier des feuilles

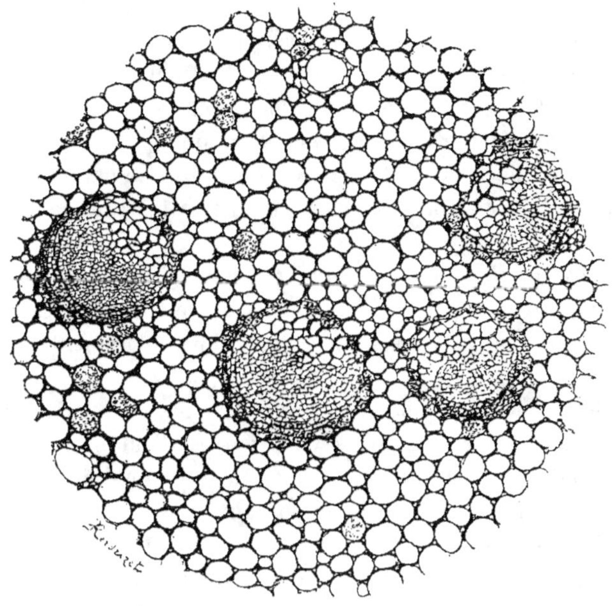

Fig. 321. — Coupe transversale du pétiole d'une feuille de *Cycas revoluta*. — Au milieu d'un tissu cellulaire lâche, on voit quatre gros faisceaux fibrovasculaires. (Photographie d'après une préparation de Gaston Latteux.)

ordinaires, certaines ne diffèrent de la structure habituelle que par le mélange de cellules spiralées à la masse du parenchyme qui est vert dans toute leur épaisseur ; d'autres enfin ont, comme dans le cas précédent, leur tissu vert en couche médiane séparée de l'un et l'autre épiderme par une épaisseur plus ou moins grande de parenchyme incolore ; mais, le plus souvent, le tissu incolore inférieur est en couche unique et à cellules spiralées, tandis que celui qui existe sous l'épiderme supérieur comprend sept ou huit assises de cellules dont quelques-unes seulement sont spiralées (Duchartre, *Botanique*, p. 334).

4° Les *feuilles submergées d'eau douce* n'ont ni épiderme, ni stomates et il n'existe qu'une couche cuticulaire très fine.

Ces sortes de feuilles sont très minces, à deux ou trois couches de cellules et sans méats intermédiaires. La forme hexagonale est la plus commune. Les cellules sont courtes et régulières.

Quelquefois, quand ces feuilles sont destinées à nager, elles se creusent de lacunes, qui leur procurent ainsi plus de légèreté.

5° Enfin, parmi les *Plantes marines,* M. Duchartre signale trois types distincts, qui ont cependant un caractère commun : la présence à leur surface d'une couche épidermique.

Dans le premier cas (*Posidonia Caulini*), tout le parenchyme est formé de cellules arrondies lâches, dont les plus grandes sont au centre.

Dans le second (*Zostera marina*), on trouve des lacunes aérifères très rapprochées, séparées seulement par une couche de cellules et de petits faisceaux de fibres libériennes, immédiatement sous l'épiderme.

Dans le troisième (*Cymodocea æquorea*) deux ordres de lacunes, les unes centrales, volumineuses, les autres d'autant plus petites qu'elles sont plus près du bord. On rencontre aussi des faisceaux sous épidermiques, mais très peu volumineux.

L'étude des feuilles ne présente pas de difficultés sérieuses : On pratiquera des coupes verticales intéressant à la fois le pédoncule et le limbe. Elles devront être transversales et longitudinales. On les colorera par les mêmes procédés généraux indiqués plus haut. Le microtome à chariot est très commode. Il suffit d'enfermer la feuille entre deux morceaux de moelle de sureau et d'opérer les sections avec un rasoir bien affilé.

Comme sujets d'étude, on choisira les feuilles d'*Iris*, de *Hêtre*, les principales espèces forestières; celles du *Nerium oleander* sont fort intéressantes.

Les cystolites se rencontrent sur le *Ficus elastica* et le *Justicia.*

Les feuilles d'*Agave* et d'*Aloès* ont une couche épidermique très remarquable, ainsi que le *Yucca.*

Même mode de montage et de conservation que précédemment.

CHAPITRE VII

DE LA FLEUR

Nous examinerons successivement : 1° le calice: 2° la corolle : 3° les étamines et le pollen ; 4° le pistil ; 5° l'ovaire et l'ovule ; 6° les phénomènes de fécondation ; 7° enfin, le fruit et la graine

1° *Calice.* — Le calice, qui est l'enveloppe la plus externe de la fleur, présente une structure très analogue à celle de la feuille, dont il est un dérivé.

Il se divise en folioles, dont le nombre varie et qu'on désigne sous le nom de *sépales*. De même que les feuilles, elles offrent des faisceaux composés de trachées et de fibres formant les nervures et un parenchyme qui s'étend en limbe. Elles sont recouvertes d'un épiderme percé de stomates, surtout sur leur face extérieure, qui répond à la face inférieure des feuilles.

Ces faisceaux forment généralement une nervure médiane plus saillante. Aux extrémités des sépales, ils se réduisent le plus souvent à quelques trachées.

Les procédés d'étude indiqués pour les feuilles sont applicables pour le calice.

2° *Corolle.* — De même que le calice, la corolle a une origine analogue à celle des feuilles. Elle possède, en allant de la face supérieure à la face inférieure : *a*, une *couche épidermique* avec stomates et quelquefois hérissée de parties saillantes, donnant à certaines espèces leur aspect velouté ; *b*, *un parenchyme* homogène, composé de cellules semblables entre elles et parcouru par quelques trachées ; *c*, enfin une *couche épidermique* analogue à la précédente.

Pour étudier l'épiderme, qui est souvent fort intéressant et donne en tout cas de superbes préparations, on laissera macérer les pétales quelques heures dans l'eau ordinaire ou légèrement alcaline et il deviendra alors possible d'arracher des lambeaux plus ou moins étendus qui se sépareront alors assez facilement.

Sur la *Pensée*, on trouvera de grosses papilles coniques; sur la *Primevère de Chine*, même aspect.

Le *Pélargonium* se distingue par l'aspect fort gracieux de ses cellules, montrant à leur centre une sorte d'étoile.

Quant à la structure générale, on l'observera sur des coupes transversales et longitudinales.

On ne négligera pas d'observer les diverses matières colorantes localisées dans les cellules.

Les *Campanules* doivent leur couleur bleue à un liquide coloré contenu dans les éléments épidermiques. Le *Tropœolum minus* doit sa couleur à trois couches superposées : une contenant un suc cellulaire rouge et des granulations jaunes, une moyenne à suc incolore et granulations jaunes, une inférieure à suc rouge et grains jaune clair.

3° *Étamines et pollen.* — Les étamines présentent à considérer le filet et l'anthère.

a. FILET. — On l'étudiera à l'aide de coupes transversales. Il est formé d'un parenchyme contenant au centre un faisceau fibro-vasculaire et recouvert d'un épiderme, dans lequel on observe quelquefois des stomates.

b. ANTHÈRE. — M. A. Chatin (1) décrit trois couches : l'une externe qui correspond à l'épiderme et qui disparaît souvent, vers l'époque de la déhiscence. C'est l'*exothèque*, qui se montre quelquefois avec des papilles ou des poils ; une seconde interne ou *endothèque*, qui n'est que transitoire, et enfin, entre les deux, le *mésothèque*, qui est la plus importante et dans laquelle se montrent des cellules spéciales, dites fibreuses.

Selon le savant botaniste, ces cellules se localisent d'une façon spéciale propre à certaines espèces, et d'après le mode de déhiscence de ces anthères.

Ainsi dans les anthères à déhiscence longitudinale, ces cellules

____

(1) A. Chatin, *De l'Anthère.* Paris, 1870.

forment une bande de chaque côté de la ligne de déhiscence (*Oro-banche, Melampyrum*) ou ne se montrent que le long de l'attache des parois du connectif (*Chlora, Gentiana*). Dans le genre *Solanum*, elles sont situées seulement au pourtour des points de déhiscence ; mais elles font défaut dans les autres anthères à déhiscence poricide.

Chez les *Laurinées*, les cellules fibreuses ne se rencontrent que sur les valvules.

On vérifiera facilement les détails que nous venons d'indiquer en pratiquant des coupes transversales dans le tissu de l'anthère.

Ces coupes seront colorées et montées comme d'habitude, soit au baume, soit à la glycérine.

Sur certains types de dicotylédones gamopétales, on trouve dans chaque logette de l'anthère une petite saillie plus ou moins proéminente, que M. Chatin désigne sous le nom de *placentoïde*.

Le *développement* de l'anthère s'étudiera sur de jeunes organes dans lesquels on pratiquera des coupes transversales. On verra qu'à cette époque l'anthère forme une masse pleine et celluleuse. Plus tard, certaines cellules se résorbent et donnent naissance à des lacunes qui formeront les quatre logettes que l'on observe à l'état adulte.

Elles sont remplies d'un liquide protoplasmatique au sein duquel se développent les cellules mères des grains de pollen ou utricules polliniques.

c. POLLEN. — Le pollen est cette poussière que l'on rencontre dans les loges des anthères et dont le but est la fécondation des végétaux.

Examiné au microscope, on y trouve deux couches : une externe, l'*exine*, de nature épidermique et généralement très variée comme aspect ; une interne ou *intine*, donnant les réactions de la cellulose et aux dépens de laquelle se produit le boyau pollinique.

Enfin, chaque grain contient une substance granuleuse, riche en substances amylacées et huileuses et qu'on désigne sous le nom de *fovilla*.

Nous avons dit que l'exine présentait une surface fort irrégulière. Outre cela, il faut noter les *pores* et les *plis* qui se montrent assez fréquemment.

D'après Schacht, les pores seraient de petits orifices au niveau desquels l'exine manquerait complètement.

Pour assister à la *pénétration des tubes polliniques*, il suffit d'observer des grains de pollen plongés dans l'eau. Le phénomène ne tarde pas à se produire et le nombre des tubes varie selon les espèces : trois (*Onagrariées, Protéacées, Cupulifères, Géraniarées, Composées*), deux (*Ficus*), quatre à six (*Impatiens, Ulmus, Carpinus*).

Le nombre est plus considérable chez les *Malvacées, Silénées, Convolvulacées,* etc.

Ils sont quelquefois munis d'opercules (*Cucurbita, Stellaria*).

Les plis, qui sont généralement au nombre de trois, séparent les grains en parties égales (la plupart des Dicotylédones). Chez les Monocotylédones, il n'en existe qu'un seul longitudinal.

Formation des grains de pollen (1). — « La genèse des grains de pollen, dit Strasbürger, sera observée sur des bourgeons floraux d'un centimètre environ de longueur, dont on fera des coupes transversales. Les cellules mères du pollen y sont déjà parfois isolées les unes des autres et en état de division. Ces cellules se reconnaissent à leurs membranes blanches, épaisses et très réfringentes; leur contenu s'est divisé en deux, quelquefois en quatre cellules, suivant des plans perpendiculaires entre eux. Les grains de pollen se forment par conséquent comme les spores, par quadripartition à l'intérieur de leurs cellules mères.

« L'épithélium qui tapisse intérieurement la paroi des anthères et qui provient de la couche la plus interne du sac pollinique (endothèque) est rempli par un protoplasme coloré en jaune-brun. Dans des fleurs immédiatement plus âgées, les membranes des cellules mères se sont déjà dissoutes et les jeunes grains de pollen sont devenus libres; les cellules épithéliales ayant réparti leur contenu entre les grains de pollen ont en partie cessé d'exister. La couche de cellules fibreuses s'est beaucoup accrue, pendant que la couche plus interne a été écrasée et désorganisée. Finalement, ainsi qu'on peut l'observer sur des fleurs encore un peu plus avancées, la partie non employée du protoplasme des cellules épithéliales a pris une colo-

____

(1) Strasburger, *Manuel d'anatomie végétale*, p. 324.

ration jaune-brun intense et l'aspect brillant des corps gras ; elle forme la substance huileuse qui adhère à la surface des grains de pollen. »

On étudiera facilement ces détails sur des sections à différents âges d'anthères de Liliacées (*Lilium candidum, croceum, Hemerocallis, Agapanthus,* etc.).

Strasburger conseille aussi d'étudier le pollen du *Tradescantia virginica,* où l'on peut facilement suivre les phénomènes de division cellulaire.

Les grains de pollen laisseront voir très nettement leurs noyaux, surtout après l'action du *vert d'iode* ou du *vert de méthyle,* tous les deux acétiques.

Les grains amylacés seront décelés à l'aide de l'*iodure de potassium ioduré.*

Les grains de pollen sont le plus souvent libres dans l'anthère à l'époque de la floraison ; les *Orchidées* et les *Asclépiadées* présentent seules le *pollen agrégé en masses* d'une consistance de cire dans chaque loge.

Les *Mimosées* ont le pollen en groupes réguliers de 8 à 16 grains. Dans les *Onagrariées,* les grains sont encore liés par les débris des cellules dans lesquelles ils ont pris naissance.

Les grains de pollen peuvent être secs et roulent comme un sable très fin ou bien sont hérissés de papilles enduites d'une substance visqueuse qui les fait adhérer aux corps sur lesquels ils sont tombés.

Les *dimensions* sont très variables : les plus gros grains se rencontrent dans les familles suivantes : *Cucurbitacées, Passiflorées, Malvacées, Géraniacées, Convolvulacées, Nyctaginées, Polémoniacées,* etc.

Les *Composées* ont généralement des grains de moyenne grosseur. Enfin les plus petits se rencontrent dans les *Urticées,* les *Amentacées,* les *Plantaginées,* les *Chénopodées.*

Les grains de pollen sont extrêmement remarquables comme aspect et donneront lieu à de fort belles préparations. On devra varier les véhicules dans lesquels on les conservera. C'est ainsi que l'on emploiera successivement : l'huile d'olive, l'hydrate de chloral, l'eau phéniquée, l'essence de citron. Ce dernier liquide est généralement favorable.

L'eau simple les gonfle et ne tarde pas à les faire crever.

Strasburger fait observer que dans l'eau contenant 3 à 30 p. 100 de sucre et 1,5 de gélatine, on obtient facilement la *germination des grains* qui émettent des tubes présentant de très beaux courants protoplasmiques. La germination du pollen provenant de fleurs récemment ouvertes de *Pæonia, Staphylea* et *Tradescantia* a lieu sûrement et rapidement dans une solution contenant 5 p. 100 de sucre et 1,5 p. 100 de gélatine. Les sujets d'étude les meilleurs à cet égard sont peut-être les grains de pollen des différentes espèces de *Lathyrus* dans une solution à 1.5 p. 100 de sucre et 1.5 p. 100 de gélatine. Tous ces liquides nutritifs doivent être récemment préparés ; les expériences réussissent le mieux dans une goutte de liqueur maintenue dans la chambre humide.

Forme des grains de pollen. — Très variable et présentant dans la série végétale des différences nombreuses. Des familles entières, comme les Malvacées, les Passiflorées, les Grossulariées, les Polémoniacées, les Campanulacées, les Nyctaginées, ont le pollen à grains exactement sphériques. Il en est de même pour la plupart des Cucurbitacées et des Convolvulacées ; les Onagraires l'ont en grains triangulaires déprimés, avec des sommets arrondis ; la plupart des Chicoracées ont des grains de pollen en polyèdres symétriques, mais non réguliers, à quatorze, quinze, dix-sept ou vingt et un côtés.

Les Borraginées et les Ombellifères l'ont cylindrique, arrondi aux extrémités, et resserré dans la partie moyenne, où se trouvent des plis longitudinaux en nombre déterminé.

La plupart des autres plantes ont un pollen à grains ovoïdes plus ou moins globuleux, et pouvant même, pour quelques-unes, devenir en se gonflant plus large que long, avec un ou plusieurs plis latéraux. Les Palmiers, les Smilacinées, les Liliacées, la plupart des Amaryllidées, des Iridées, et beaucoup d'autres Monocotylédones ont le pollen en grains ovoïdes avec un seul pli longitudinal. Les Salicinées, les Plombaginées, les Globulariées, les Valérianées, les Composées, moins la plupart des Chicoracées, les Lobéliacées, les Éricacées, les Scrofularinées, les Orobanchées, les Solanées, les Jasminées, les Berbéridées, les Résédacées, les Crucifères, les Crassulacées, les Saxifragées, les Rhamnées, les Rosacées, les Papilionacées, etc., etc., ont le pollen en grains ovoïdes, avec trois plis longitudinaux disposés symétriquement. Beaucoup de Rubiacées, de Borraginées, d'Apocynées et de Labiées, ont un pollen en grains ovoïdes avec 4 ou 6 plis longitudinaux ; quelques-unes de ces plantes montrent même 8, 9, 10 ou 12 plis.

Les *Polygala* ont encore un plus grand nombre de plis longitudinaux sur leurs grains de pollen.

Les Graminées, au contraire, ont leur pollen ovoïde, sans pli longitudinal, mais avec une seule papille latérale, correspondant à un oscule.

Quelques autres plantes ont les grains de leur pollen d'une forme encore différente de celles que nous venons de mentionner : tels sont les *Mimulus*, dont le pollen est en grains presque globuleux, ayant la surface divisée par un sillon profond diversement contourné, en une ou deux larges bandes en spirale ou reliées sur elles-mêmes. Telles sont aussi quelques Fumariacées, Malpighiacées, etc., dont le pollen est polyédrique.

Détails de la surface des grains de pollen. — Il est rare que la surface des grains de pollen paraisse entièrement lisse ; elle est au moins granuleuse, ou semée de petits granules saillants, uniformément épars, ou bien encore plus ou moins rapprochés sur le grain entier ou dans certaines places seulement, comme le montrent les pollens de Pourpier, de Liseron, etc. Souvent les granules de la surface sont plus volumineux et peuvent être nommés des papilles, qu'on voit aussi uniformément ou diversement distribuées et uniformes elles-mêmes, ou entremêlées de granules plus petits, comme sur le pollen des Malvacées et de la Citrouille.

Les papilles éparses, plus longues et plus aiguës, des pollens de Composées, doivent être nommées des épines d'après leur aspect. Les granules à la surface des grains de pollen très remarquables du *Plumbago scandens* sont également groupés en masses trilobées ou quadrilobées, saillantes, qui ressemblent à des rosaces ou à des fleurons en relief.

Les granules de diverses grosseurs entremêlés de papilles forment, à la surface des grains du pollen de l'*Ipomæa pupurea,* des compartiments réguliers qui rappellent assez bien la disposition des tubercules du test des oursins.

Beaucoup de pollens divers ont, au lieu des granules et des papilles de la surface, un réseau plus ou moins régulier, formé par des cordons noueux ou des côtes saillantes, membraneuses, présentant souvent aussi une rangée de tubercules tout le long de leur pied. Le pollen du *Cobœa*, un des plus remarquables par la régularité parfaite de ses grains, a sa surface divisée en 96 aréoles hexagones séparées par une lame saillante formant autour de chaque hexagone une petite muraille soutenue par une rangée de petites colonnes aiguës, qui n'arrivent pas tout à fait jusqu'au sommet de la lame. Ces colonnes vues perpendiculairement paraissent comme une rangée de globules réguliers au nombre de cinq sur chaque côté des aréoles. Ces aréoles, aussi, sont encaissées de telle sorte qu'on pourrait bien les nommer des alvéoles superficiels.

Le réseau de la surface du pollen de *Statice limonium* est formé de lames saillantes et gaufrées, mais les mailles ne sont pas aussi régulières que celles du *Cobœa*.

A la surface des grains de *Gomphrena*, de *Pelargonium*, de *Phlox*, se voit un réseau formé également par des cordons saillants membraneux, plus ou moins gaufrés ou granuleux. Chez le *Jasmin*, l'*Yèble*, la *Passiflore*, au contraire, le réseau est formé par un cordon arrondi peu saillant, plus ou moins sinueux, mais uni.

L'intervalle de ces divers cordons peut d'ailleurs être granulé, comme on le voit sur le pollen de passiflore, et les nœuds du point de rencontre des cordons peuvent être renflés en papilles saillantes, comme sur le pollen de *Pelargonium inquinans*, vers le sommet.

D'autres pollens, comme ceux du *Gilia capitata*, sont couverts de stries parallèles courbées en diverses directions. Le pollen du *Polemonium* présente aussi des stries nombreuses, mais plus courtes, ondulées, serpentantes et comme brisées.

Oscules ou pores des grains de pollen. — Ces orifices sont ronds et d'un diamètre bien appréciable, car elles sont larges de $0^{mm},02$ sur le pollen de *Citrouille;* elles ont encore $0^{mm},008$ sur le pollen de *Cobœa*, $0^{mm},003$ sur le pollen de Rose trémière, et environ $0^{mm},002$ sur les plus petits pollens, ceux des Plantains et de la Betterave.

Ces *oscules* sont ordinairement de simples ouvertures percées dans la membrane externe, et laissant à nu la membrane interne ;

quelquefois ils sont portés sur des tubercules saillants, comme sur le pollen de Belle-de-Nuit, ou même à l'extrémité d'une portion de tube cylindrique qui devient saillante, après le gonflement du grain de pollen, comme on le voit dans le pollen de *Morina persica* (Dipsacées).

Les oscules les plus curieux sont assurément ceux du pollen de Citrouille qui, avant le gonflement du grain, sont exactement fermés, comme par de petites soupapes, par de petits disques exactement semblables au reste de la membrane extérieure, et hérissés de même, si bien qu'on peut à peine soupçonner leur existence quand ils sont encore en place.

Les pollens des Graminées et des Cypéracées n'ont qu'un seul oscule formant un petit ombilic, ou porté par une papille. Le Colchique, le Mûrier à papier et quelques autres plantes ont un pollen à deux oscules ; les Onagraires, les Dipsacées, les Composées radiées et Cynarocephales, les Géraniées, les Urticées et beaucoup d'autres Dicotylédones ont trois oscules, situés soit au sommet des angles pour les grains triangulaires, soit dans des dépressions latérales ou des plis longitudinaux, pour les grains ovoïdes.

Les pollens des *Impatiens*, de quelques Passiflores, des Borraginées, des Polygalées, de plusieurs Campanulacées, Amentacées, etc., ont plus de trois oscules situés symétriquement à égale distance des deux sommets, soit sur la surface convexe ou sur des papilles, soit au milieu des plis longitudinaux.

La plupart des pollens sphériques ont des oscules au nombre de plus de quatre, disposés symétriquement à leur surface, ou disséminés sans ordre quand leur nombre est très considérable. Dans ce dernier cas se trouvent le pollen de la Belle-de-Nuit (*Mirabilis jalapa*) qui a plus de cent oscules épars et saillants, celui de la Rose trémière (*Alcea rosea*) qui en a près de deux cents, disséminés irrégulièrement entre les papilles de la surface ; peut-être aussi celui du *Polemonium*, qui en a quarante-deux à quarante-huit, est-il dans le même cas ; il diffère au moins beaucoup sous ce rapport des autres pollens de *Polémoniacées*. En effet, le *Gilia capitata* n'a que six oscules disposés symétriquement comme les sommets d'un octaèdre inscrit dans la sphère ; le *Phlox* en a seize, le *Cobœa* en a trente-deux, disposés avec une régularité parfaite dans autant d'aréoles, entourées chacune par six aréoles sans oscules, qui les séparent de six aréoles avec oscules, disposées toutes de même. Il s'ensuit que chaque aréole sans oscule est contiguë à trois des autres, et leur est en quelque sorte commune; ainsi le nombre total des unes est double de celui des autres : il est par conséquent de soixante-quatre, ce qui porte à quatre-vingt-seize la totalité des aréoles.

Le pollen de la Citrouille n'a que six oscules symétriquement placés comme les sommets d'un octaèdre ; celui du Plantain et celui du Groseillier, je crois, en ont huit disposés comme les sommets d'un cube inscrit; cependant ce dernier m'a paru quelquefois en avoir neuf ou dix.

Celui de l'OEillet m'a paru en avoir quatorze ou seize, disposés symétriquement; celui du *Cactus opuntia* est, je crois, dans le même cas; celui de la Betterave en a vingt-quatre, occupant chacun sur le pollen sec ou vu dans l'huile le centre d'une facette polygonale ; ce qui fait que chaque grain de ce pollen présente alors l'aspect d'un petit polyèdre à vingt-quatre côtés.

Enfin, le pollen de l'*Ipomœa purpurea* a quatre-vingt-seize oscules, autant que d'aréoles; chacune de ces aréoles hexagones étant percée d'un large oscule rond.

La plupart des détails relatifs au pollen ont été puisés dans l'ouvrage de Dujardin (*L'Observateur au microscope*).

4° *Pistil*. — Il est formé d'un tissu cellulaire assez lâche, parcouru par un certain nombre de faisceaux fibro-vasculaires très fins. Sa surface est recouverte d'une couche épidermique.

Il comprend le *style*, auquel s'applique surtout la description ci-dessus, et qui est creusé d'un canal à la face interne duquel existe une couche de cellules lâches et délicates, qui forment ce que l'on appelle le *tissu conducteur ;* puis le *stigmate*, dont le sommet est surmonté d'une petite masse de tissu recouvert d'un épiderme, dont les cellules se relèvent en papilles volumineuses ou en poils. Ce tissu sécrète en abondance une humeur visqueuse, appelée à jouer un rôle important dans la fécondation, en déterminant la formation du boyau pollinique.

Ces papilles offrent des formes variées : coniques, cylindriques, etc.

On pratiquera des coupes longitudinales et transversales, de façon à se rendre compte de la superposition des couches.

3° *Ovaire et ovule.* — *a.* L'ovaire n'est en réalité qu'une feuille modifiée. On devra donc trouver dans sa structure tous les éléments justifiant cette origine.

Si nous faisons, en effet, une coupe transversale, nous observerons, en allant de dehors en dedans : 1° une *couche épidermique*, correspondant au revêtement de la face supérieure de la feuille et présentant des stomates ; 2° une *couche moyenne*, formée de cellules lâches, répondant au parenchyme de la feuille et, en cette qualité, contenant dans son épaisseur des faisceaux fibro-vasculaires ; 3° enfin un *épiderme interne* qui ne contient pas de stomates, puisqu'il n'est exposé ni à l'air ni à la lumière.

On pratique également des coupes verticales. Les coupes d'ensemble permettront de se rendre compte de la position des ovules. On pourrait, au besoin, éclaircir les préparations à l'aide d'une solution faible de potasse.

Il va sans dire que, de même que pour tous les tissus dont nous avons déjà parlé, les pièces seront macérées un temps plus ou moins long dans l'alcool ordinaire ou absolu, si elles sont molles, ce qui présentera le double avantage de les ouvrir et de les priver de l'air, qui, sans cette précaution, masquerait les principaux détails.

Nous recommandons également, pour maintenir en place les ovules, l'emploi de la celloïdine, comme matière d'inclusion.

b. Ovule. — L'ovule se compose d'un certain nombre de couches qui sont, en allant de dehors en dedans : *a*, la *primine; b*, la *secondine; c*, le *nucelle*, lequel est creusé d'une cavité ; *d*, le *sac embryonnaire*.

Les deux premières enveloppes sont percées d'un orifice appelé *exostome* pour la primine et *endostome* pour la secondine. Ces deux orifices forment par leur superposition un canal, le *micropyle*, qui aboutit au nucelle.

À l'intérieur du nucelle, on trouve le *sac embryonnaire* qui contient, en haut, la *vésicule embryonnaire*, laquelle est formée de cellules dont la dernière constitue l'*embryon*, tandis que les autres s'effilent sous forme de *ligament allongé*. À côté, sur le sommet du nucelle, se trouvent encore les *deux vésicules synergiques* et en bas les *cellules antipodes*.

On choisira, pour vérifier ces détails, l'ovaire d'une Renonculacée, soit l'*Aconitum napellus*, soit un *Delphinium*. On pratiquera des coupes transversales de l'ovaire, et il sera nécessaire d'en exécuter un grand nombre avant de trouver une préparation où la section ait lieu exactement par le centre de l'ovule.

Strasburger recommande aussi d'enfermer les ovules dans la gélatine glycérinée ou le collodion.

La première de ces solutions devra être fort épaisse. Il ne sera pas nécessaire alors que les ovules aient séjourné dans l'alcool.

Si l'on emploie le second procédé, ils devront préalablement être déshydratés complètement. Voici comment procède Strasburger :

« On coule la solution de collodion dans de petites boîtes rectangulaires de papier, puis on y plonge les ovules. On abandonne la préparation à l'air libre jusqu'à ce qu'il se soit formé, autour du collodion, une pellicule résistante; on le plonge avec la boîte dans l'alcool à 82° C. Au bout de quelques heures, il a pris la consistance cartilagineuse et peut être coupé. On sectionne ensemble le collodion et l'objet et l'on porte les coupes dans la glycérine ou la gélatine glycérinée, sans qu'il soit nécessaire d'enlever le collodion. On peut ensuite teindre les coupes au carmin ou à l'hématoxyline, mais pas aux couleurs d'aniline qui se fixent aussi sur le collodion.

« Si l'on a reçu le collodion en tablettes solides, il faut évidemment, avant l'usage, le dissoudre dans un mélange à parties égales d'alcool et d'éther.

« Pour rendre plus facilement visibles les ovules qui devront être inclus dans la gélatine glycérinée ou le collodion, on peut les colorer d'abord à l'hématoxyline aqueuse, puis on les déshydrate par l'alcool absolu avant de les plonger dans le collodion.

« Les objets qui, pour être coupés, ont besoin d'être imbibés de collodion, seront d'abord traités par une solution très étendue de cette substance, dans laquelle on les laissera plusieurs jours. On les portera ensuite dans une solution plus dense, qui sera celle que l'on coagulera. »

La celloïdine donnera également de bons résultats en l'employant selon les règles indiquées aux méthodes générales.

On devra étudier diverses catégories d'ovules, pour reconnaître les rapports du micropyle et du hile.

On les divise en trois classes : les ovules *orthotropes*, *anatropes* et *campulitropes*.

Dans les premiers, le hile est placé à l'extrémité opposée au micropyle. L'ovule a la forme d'un œuf. Cette forme est assez rare (*Noyer, Sarrasin, Rhubarbe, Urticées*).

Dans les seconds (anatropes), le hile et le micropyle se touchent. La chalaze est à l'autre extrémité. Ce sont les ovules les plus fréquents (*Renonculacées, Cucurbitacées, Liliacées*).

Enfin, dans le troisième cas (campulitropes), l'ovule est courbé en forme de rein. Le hile et le micropyle se touchent, mais il n'y a aucun raphé à sa surface (*Crucifères, Papilionacées, Solanées, Graminées*).

Pour prendre connaissance de ces dispositions, on pratiquera des coupes que l'on tâchera d'orienter autant que possible.

6° *Fécondation.* — Nous ne saurions entrer ici dans tous les détails que comporte la question et qui sont du domaine de la Botanique descriptive. Cependant nous allons analyser succinctement les principaux phénomènes, d'après Strasburger, conseillant, pour plus de renseignements, de recourir à son excellent *Manuel d'anatomie végétale*, où le sujet est traité avec tous les développements désirables.

On choisira de préférence l'ovule du *Monotropa hypopitys*, plante parasite sur les racines de certains arbres et que l'on trouve assez abondamment au mois de juin, à Fontainebleau et à Compiègne.

A défaut de cette espèce, on prendrait les ovules du *Pyrola*, bien qu'ils soient plus petits. Cette espèce est beaucoup plus rare, aux environs de Paris, que la précédente.

On commence par enlever les ovules en dilacérant la paroi ovarienne à l'aide d'une aiguille, et on les reçoit dans l'eau pure ou dans une solution de sucre à 3 p. 100.

Ceux qui sont aptes à être fécondés sont assez transparents pour être étudiés en coupe optique. Ils sont anatropes et n'ont qu'un seul tégument. La partie centrale est occupée uniquement par le sac embryonnaire qui, pendant son développement, a comprimé et résorbé le nucelle.

A l'examen microscopique, on aperçoit au sommet du sac trois cellules, deux supérieures, dont la partie inférieure présente une vacuole, avec un noyau vers la partie supérieure. Ce sont les vésicules synergiques, destinées probablement à la nutrition de l'embryon.

La troisième cellule, qui est l'œuf ou la vésicule embryonnaire, possède au contraire un noyau en bas et une vacuole en haut.

Enfin, dans la région inférieure du sac embryonnaire, on reconnaît quelquefois, bien qu'avec peine, les trois cellules antipodes et, vers le milieu de sa cavité, son noyau propre muni d'un nucléole.

Quand la fécondation a eu lieu, les vésicules synergiques deviennent transparentes. C'est entre elles que le tube pollinique se glisse pour arriver jusqu'à l'œuf.

Si on examine alors, on remarque que, outre son noyau propre, il en possède un autre issu du tube pollinique.

C'est à ce moment que commence la genèse de l'albumen dans le sac embryonnaire. Elle a lieu aux dépens de la cellule du sac, qui se multiplie par des divisions successives.

Strasburger recommande de se servir d'acide acétique à 2 p. 100, afin d'éclaircir les préparations.

On pourra également employer comme sujet d'étude les semences d'Orchidées, ou bien de Gesnériacées (*Gloxinia hybrida*).

Enfin on observe encore facilement, d'après le même auteur, les phénomènes de la fécondation sur le *Torenia asiatica* (Scrofularinées). Le sac embryonnaire fait saillie au dehors du micropyle et l'appareil ovifère, sans autre enveloppe que celle du sac, est tout à fait en évidence et à nu.

Ces recherches d'histologie fine ne devront être abordées que lorsqu'on se sera familiarisé avec les procédés courants d'expérimentation.

7° *Fruit et graine.* — Il nous reste à dire quelques mots du fruit, c'est-à-dire de l'ovaire arrivé à maturité.

On y retrouve les mêmes couches que sur l'organe jeune, mais modifiées de telle façon qu'il serait souvent difficile de les reconnaître.

On pratiquera des coupes transversales, qui montreront les trois couches, que l'on désigne alors sous le nom d'*épicarpe*, *mésocarpe*, *endocarpe*, correspondant à l'épiderme externe, au parenchyme moyen et à l'épiderme interne de l'ovaire jeune.

On examinera les changements de ces couches dans certains fruits.

Dans les fruits à pépin, c'est le parenchyme moyen qui forme la chair comestible; on y trouve des cellules volumineuses, formant un tissu délicat, parcouru par des faisceaux fibro-vasculaires réduits aux trachées.

Dans les fruits à noyaux, ces derniers sont formés par suite de la lignification de l'endocarpe.

Chez les Aurantiacées, l'endocarpe est revêtu de poils glanduleux, dilatés et formant des cavités remplies de liquides, etc.

L'examen devra porter sur ces diverses modifications.

Quant à la graine, on l'étudiera par les mêmes procédés que l'ovule, c'est-à-dire par des coupes en divers sens, qui permettront de reconnaître la texture des deux enveloppes et du contenu, l'*albumen* et l'*embryon*.

L'albumen possède des cellules à contenu variable : amidon, aleurone, huiles diverses, etc.

Quant à l'embryon, on devra rechercher s'il existe un ou plusieurs cotylédons, leur forme et surtout leurs relations avec l'albumen.

ÉTUDE DES VÉGÉTAUX INFÉRIEURS

CHAPITRE PREMIER

DES ALGUES

Les algues sont des végétaux cellulaires extrêmement répandus, soit dans les eaux douces ou salées, soit sur la terre humide.

Leur aspect est extrêmement variable. Tantôt réduites à une simple cellule [*Protococcus* (*Palmella cruenta*), que l'on trouve au pied des murs humides, où il forme des plaques rouges plus ou moins étendues] ; elles peuvent dans d'autres espèces s'étaler en membranes ou en rameaux déliés de la plus grande délicatesse.

Elles affectent trois teintes particulières : verte, brune et rouge. On préparera à ce point de vue les rameaux de diverses espèces.

Un phénomène fort curieux à étudier est le *mouvement* que présentent certaines algues.

Les *Oscillaires*, par exemple, examinées dans une goutte d'eau, s'agitent par des mouvements saccadés analogues à ceux d'une aiguille qui battrait les secondes. On rencontre ces petits végétaux dans les endroits humides, où ils sont assez répandus.

Le *mouvement brownien* est le plus répandu et s'observera chez les *Bactéries*, le *Nostoc*, les *Psorospermies*.

Le *Volvox globator*, espèce que l'on rencontre dans les eaux saumâtres, est agité d'un *mouvement de rotation*.

Les algues sont surtout intéressantes à étudier au point de vue de leur reproduction.

Il existe trois modes distincts :

1° *Reproduction sexuelle.* — Elle a lieu au moyen d'*anthéridies*, sortes de petites cellules contenant des corpuscules munis de cils vibratiles, par conséquent mobiles, appelés *anthérozoïdes*, qui viennent féconder certaines cellules spéciales, ou bourgeons qui deviennent des *spores* et peuvent alors reproduire la plante.

Ces phénomènes sont assez faciles à observer sur le *Vaucheria sessilis*, algue que l'on rencontre fréquemment dans les eaux limpides.

On la recueille dans un vase plat contenant de l'eau, où on la conserve le temps nécessaire pour l'observation.

Voici à peu près la marche du phénomène :

A un moment donné on voit apparaître sur une des tiges deux élevures, dont l'une est arrondie et mamelonnée, tandis que la seconde a l'aspect d'une sorte de corne par suite de la courbure de son extrémité libre.

La première deviendra le *sporange*, la seconde l'*anthéridie* qui donnera naissance à de nombreux *anthérozoïdes*, munis de cils vibratiles.

Nous ne pouvons entrer dans de plus grands détails sur ce sujet, ainsi que pour ceux qui suivront, sans nous exposer à dépasser les limites de notre programme.

On devra, pour étudier l'évolution de ces diverses périodes, recourir aux traités spéciaux de Botanique, où l'on trouvera les plus grands détails.

On fera encore des observations sur les *Œdogonium*, sur le *Fucus vesiculosus :* on pratiquera des coupes sur les extrémités des rameaux fructifères. On verra qu'il existe des *conceptacles* garnis intérieurement de *poils pluricellulés* au milieu desquels se montrent des *sporanges*. Le sommet porte une *ostiole* qui sert à la sortie des spores.

Cette espèce est facile à se procurer. On la trouve dans tous les marchés de poissons.

2° *Reproduction ambiguë, ou par conjugation.* — Le *Spirogyra quinina* si commun dans nos eaux stagnantes est un excellent sujet d'étude.

On en prendra des fragments que l'on observera en les plaçant dans une chambre humide fort simple, indiquée par Strasburger.

Voici comment on la fait :

On découpe. dans une feuille de carton d'épaisseur convenable, un petit cadre dont l'ouverture soit un peu plus étroite que le couvre-objet employé et dont le contour externe ne dépasse pas la largeur du porte-objet. Ceci fait, on plonge le cadre dans l'eau pour l'imbiber et on le pose sur le porte-objet.

D'autre part, on dépose au centre d'un couvre-objet une petite goutte d'eau contenant un fragment de la plante. Puis, par un mouvement rapide, on retourne le couvre-objet et on le place sur le cadre préparé, la goutte liquide en dessous. Si l'observation dure longtemps, on ajoute de temps à autre une goutte d'eau sur le cadre en carton pour l'empêcher de se dessécher. Lorsqu'on a besoin d'interrompre l'observation, on protège la préparation contre l'évaporation en la plaçant dans une chambre humide plus grande.

On peut également faire usage d'une chambre humide formée d'une bague de verre rodé, collée sur le porte-objet. Une petite cavité se trouve ainsi circonscrite dans laquelle on dépose une goutte d'eau. La lamelle portant l'objet à observer s'applique sur le bord libre de la bague de verre, où on le fixe, pour qu'il ne glisse pas, avec un peu d'huile.

Le *Spirogyra* observé par ce procédé montrera facilement toutes les phases de sa reproduction.

A un moment donné, on verra les bandes de chlorophylle, qui affectent la forme d'un ruban spiralé, revenir sur elles-mêmes et se condenser en boule. Ce phénomène se produit en même temps sur deux cellules placées au même niveau, qui ne tardent pas à bourgeonner en envoyant mutuellement une sorte de soufflure à la rencontre l'une de l'autre.

Quand ces deux bourgeons se sont rejoints, la cloison qui les séparait se résorbe et les deux sphères de chlorophylle viennent se confondre en une seule en attirant à travers le tube de réunion toute la masse de chlorophylle de l'une des cellules. Cette nouvelle boule deviendra une *spore*.

Ces Spirogyres donnent de très belles préparations. Ils sont formés de cellules allongées, cylindriques, contenant des bandes spiralées et rubanées de chlorophylle, laquelle renferme des grains d'amidon souvent groupés en étoile et des gouttelettes d'huile.

Le *noyau* ordinairement placé au centre de la cellule est enveloppé par une couche de protoplasma que relient à la couche pariétale des bandelettes rayonnantes.

Ce noyau est une matière albuminoïde qui présente les réactions générales du protoplasma. En effet, il se colore en jaune par l'iode, en violet par la potasse et le sulfate de cuivre, en rouge par le nitrate acide de mercure. Diverses matières colorantes se fixent sur lui avec une grande énergie sans colorer le protoplasme. Ainsi il rougit par le carmin et la fuchsine, il noircit par l'acide osmique. Le vert de méthyle le colore en vert, le violet de Paris et l'hématoxyline en violet, le bleu d'aniline en bleu. Le noyau renferme de la nucléine (1).

3° *Reproduction non sexuelle.* — Elle a lieu au moyen de *spores mobiles* ou *immobiles* qui prennent naissance par l'agglomération et la condensation de l'*endochrome* en un ou plusieurs amas qui se dépriment ensuite de plus en plus nettement et finissent par s'isoler en corps reproducteurs distincts et séparés.

Ces spores sont de simples amas de matière verte ou brunâtre, comme gélatineuse, entièrement nus et qui se couvrent ensuite d'une membrane.

Ce mode de reproduction se remarque chez le *Vaucheria*, avec la forme sexuelle (2).

On le trouve encore dans les algues à structure simple (*Nostoc, Palmella, Chroococcus*). Dans ces espèces, les spores sont immobiles.

Elles sont au contraire douées de mouvements grâce à des cils vibratiles qui se montrent à leur surface, chez les *Ulothrix, Vaucheria* et *Hydrodictyon*.

Technique d'étude. — Nous ne pouvons passer en revue tous les genres si nombreux de la famille des algues. Nous prendrons ici comme type de préparation une des espèces les plus communes,

(1) Crié, *Nouveaux éléments de botanique*, p. 969.
(2) Duchartre, *Eléments de botanique*, p. 840.

le *Cladophora*, appartenant aux conferves et que l'on pourra se procurer partout (1).

C'est une algue filamenteuse, composée de cellules allongées placées bout à bout. Si nous examinons un des articles à l'aide d'un faible grossissement, nous voyons qu'il présente à sa surface une série de lignes qui s'entre-croisent de façon à former des cellules polygonales, contenant des grains d'amidon, qu'on désigne sous le nom de *Chromatophores*.

Ceux-ci renferment des granulations amylacées et des corps spéciaux, appelés *amylosphères*, à noyau central entouré d'une membrane.

Quant à la partie centrale, elle est occupée par un liquide, au milieu duquel se remarquent des *prolongements protoplasmiques* qui englobent des *noyaux* avec *nucléole* et s'anastomosent entre eux de façon à circonscrire des lacunes irrégulières et de volume variable.

Pour conserver des préparations montrant les principaux détails dont nous venons de parler, il est nécessaire de procéder méthodiquement et de faire subir aux tissus une série de petites manipulations.

Tout d'abord on les fixera dans leur forme, en les immergeant pendant quelques heures, soit dans l'acide chromique au centième, soit dans une solution d'acide picrique concentrée.

Flemming conseille le liquide suivant, qu'il désigne sous le nom d'aïde chromo-acétique et qui est un mélange de : acide chromique 0,7 p. 100 et acide acétique 0,3 p. 100. On l'emploie à la dose de 1 p. 100.

On retire ensuite les fragments, que l'on place dans un courant d'eau pendant quelques heures également, pour enlever autant que possible les traces d'acide.

Il s'agit alors de les colorer. Les couleurs donnant les meilleurs résultats sont celles de carmin.

On fera usage indifféremment des formules de Beale :

On dissout :

Carmin . . . .   0^{gr},60
Dans ammoniaque concentrée . . . . .   2,3 cent. cubes.

(1) Strasburger, *Manuel d'anatomie végétale*, p. 213.

Au bout d'une heure, on ajoute :

> Glycérine....................... 47 cent. cubes.
> Eau...... .... 66 —
> Alcool absolu................. 19 ·

et on filtre.

On peut encore employer le carmin boraté de Thiersch (voir aux réactifs colorants) ou celui de Hoyer, que l'on prépare de la façon suivante (1) :

On chauffe au bain de sable 1 gramme de carmin dans 1 à 2 centimètres cubes d'ammoniaque et 6 à 8 centimètres cubes d'eau, jusqu'à ce que l'odeur ammoniacale ait presque disparu et que la solution prenne une couleur rosée. On filtre, et au liquide obtenu on ajoute quatre à six fois son volume d'alcool fort. Il se forme un précipité rouge clair que l'on recueille et que l'on conserve.

Au moment de s'en servir, on en fait une solution dans l'eau et on ajoute 1 à 2 p. 100 de chloral pour l'empêcher de s'altérer.

Quelle que soit la solution colorante que l'on choisisse, on y laissera séjourner les préparations pendant plusieurs heures (12 heures en moyenne).

L'*hématoxyline* donnera également de fort belles préparations. La formule du Dr Bellangé est excellente. On devra d'ailleurs surveiller la coloration, s'arrêter quand les détails seront bien accentués et au besoin affaiblir la teinte, si la coloration est trop vive, en faisant usage, comme nous l'avons indiqué, d'une solution faible d'acide acétique. On arrêtera l'action du réactif en plongeant la pièce dans l'eau et en ayant soin de l'agiter.

Quant au montage, on se servira soit de glycérine, en ayant soin d'employer des solutions de plus en plus concentrées, pour ne pas crisper tout d'abord les éléments, soit de baume de Canada à froid, après déshydratation et éclaircissement par l'essence d'origan ou de girofle.

Si l'on voulait *conserver les algues vertes*, sans action de matières colorantes, on se servirait du *liquide de Petit*.

Voici la formule préconisée par ce savant observateur :

> Eau camphrée.................... 100 grammes.
> Chlorure de cuivre............... 1 gramme.

(1) *Biol. Centrbl.*, II, p. 18.

Diatomées. — Nous nous étendrons longuement sur cette classe des algues, tant à cause de leur aspect tout particulier, que de la beauté des préparations auxquelles elles donnent lieu,

De toutes les images microscopiques, il en est peu où l'on trouve réunies autant de finesse et d'élégance dans les détails. De plus, les Diatomées jouent un rôle important en micrographie, comme test-objets, lorsqu'il s'agit de vérifier les qualités des objectifs.

Les *Diatomées* sont des algues de forme très variée, composées d'une *cellule*, contenant un *protoplasme* coloré en vert par la *chlorophylle*, ou en brun par une autre matière, appelée *phyco-xanthine*.

Au milieu de la cellule existe un *noyau* et l'ensemble est entouré d'une *carapace siliceuse*, qui forme une sorte de boîte, composée de deux valves séparées par une *bande connective*.

La *reproduction* de ces petits êtres se fait par *conjugaison*. Les valves se rapprochent et s'entourent d'une substance gélatineuse. Puis le contenu de chacune d'elles se mélange et donne lieu à un *sporange*, qui donnera naissance à son tour à un *frustule* semblable, mais un peu plus grand que celui dont il dérive.

Nous résumerons dans les lignes qui vont suivre tout ce qui a trait à la recherche des Diatomées et à leur montage en préparations. Nous ne saurions trop conseiller de lire le savant *Traité du Microscope* du Dr Henri Van Heurck, qui s'est fait une spécialité par ses intéressantes recherches sur le sujet qui nous occupe, et de nombreux mémoires de M. Paul Petit, publiés principalement dans le *Journal de Microscopie* du Dr Pelletan.

Récolte des Diatomées. — Les objets nécessaires sont peu nombreux. Ce sont les suivants : 1° un certain nombre de flacons à large ouverture et des tubes bouchés que l'on réunit dans un sac de cuir à compartiments que l'on porte en bandoulière ou mieux que l'on fixe dans une ceinture semblable aux cartouchières.

Ce dernier modèle nous a paru fort commode.

2° Un pinceau fin pour lécher les surfaces où l'on suppose exister des diatomées ;

3° Quelques morceaux de taffetas gommé ou de toute autre étoffe imperméable pour envelopper les algues portant à leur surface des diatomées et qu'on isole ainsi pour ne pas confondre entre elles les localités :

4° Enfin, selon le conseil du Dr Van Heurck, auquel nous ne saurions mieux faire que de nous associer, une cuiller en cuivre, que l'on visse à l'extrémité d'une canne et qui sert à écrémer la surface de certaines flaques d'eau.

Ajoutons à cela la loupe traditionnelle, celle de Coddington, par exemple, que tout naturaliste doit avoir constamment à sa portée.

Muni de ces appareils, on explorera les endroits les plus variés : si l'on habite un port de mer, la récolte sera d'autant plus variée et donnera les plus belles espèces.

On passera en revue les blocs de bois flotté, les filets des pêcheurs, les barques tirées hors de l'eau à la marée basse, les pierres des bassins et les pilotis des ponts.

Sur le bord de la mer, les algues flottantes sont des nids à diatomées, ainsi que les coquilles rejetées sur le sable.

On grattera la surface glissante et verdâtre des rochers, etc., etc.

Si l'on habite une station non maritime, on se contentera d'explorer les étangs, les flaques d'eau verte.

Dans les fossés des bois presque desséchés, on trouvera des endroits riches en espèces variées.

Il n'est pas jusqu'à la surface humide des arbres et aux touffes de mousses, où l'on ne puisse rencontrer de précieuses espèces.

On voit, par ce qui précède, combien les diatomées sont abondantes et combien sont variés leurs lieux d'habitation.

Préparation des diatomées. — Une fois récoltées, les diatomées exigent une préparation longue et minutieuse, sans laquelle on ne pourrait apprécier la merveilleuse délicatesse de leurs détails.

Il faut tout d'abord les débarrasser de leur *endochrome*.

On commence par prendre un récipient plat rempli d'eau dans lequel on dépose les matériaux contenant les diatomées produits vaseux, feuilles couvertes d'enduits gélatineux, etc., tiges que l'on gratte à la surface à l'aide d'un pinceau un peu rude, etc., etc., et on l'expose au soleil. Les diatomées ne tardent pas à monter à la surface, où elles forment une petite couche brillante, plus ou moins épaisse, que l'on recueille avec un pinceau et que l'on dépose dans de petits tubes pleins d'alcool, où on les conserve pour les besoins ultérieurs.

Ces petits tubes doivent être étiquetés et indiquer les localités d'origine et la date de la récolte.

Cela fait, il s'agit de les nettoyer.

Deux procédés peuvent être employés : 1° le premier, basé sur l'action de l'acide nitrique ; 2° le second, que l'on préférera pour les espèces les plus délicates, et qui consiste dans la calcination sur une lame de platine.

1° *Traitement par l'acide.* — On dépose les diatomées dans un tube à expérience et on ajoute environ 1 centimètre cube d'acide. Puis, le maintenant à l'aide d'une pince en bois on fait chauffer le tout au-dessus d'une lampe à alcool, jusqu'à ce que le liquide entre en ébullition (une ou deux minutes au plus) ; quelques secondes suffisent quelquefois ; il est préférable de recommencer l'opération si l'action de l'acide n'a pas été assez prolongée.

On laisse refroidir et on remplit le tube d'eau distillée, en ayant soin d'agiter. On laisse reposer et on décante le liquide surnageant au-dessus du précipité. On renouvelle cette opération deux ou trois fois et enfin on conserve définitivement le dépôt sous une couche d'alcool ordinaire.

Il va sans dire que cette manipulation doit être faite loin des instruments d'optique, qui seraient détériorés par les vapeurs acides et, autant que possible même, en plein air.

H. L. Smith, célèbre par ses travaux sur les Diatomées, emploie pour les isoler le procédé suivant :

Il agite dans un premier flacon les matériaux ou sédiments contenant les frustules et laisse déposer pendant une minute. Tout ce qui est lourd tombe au fond.

Le liquide restant et tout ce qu'il contient est transvasé dans un second flacon qu'on agite. On délaye ainsi l'argile et les produits organiques. On attend une minute et on *jette* tout le liquide surnageant.

On remplit le flacon avec de l'eau distillée et on agite. Aussitôt que les particules les plus lourdes toucheront le fond, on versera le reste dans une troisième fiole, en laissant environ un quart du contenu dans la seconde.

Cette troisième fiole consistera principalement en sable et en diatomées avec des matières organiques légères et de l'argile pure : les deux dernières substances peuvent être écartées par la décantation. A cet effet, il faut remplir d'eau la fiole n° 3 et, après avoir bien secoué, laisser reposer pendant deux à cinq minutes, verser l'eau légèrement laiteuse et répéter l'opération en prolongeant quelque peu le temps de repos : l'opération peut être répétée une troisième fois et permet de rejeter les particules restées en suspension après un repos de huit à dix minutes.

Souvent, après le premier dépôt de la fiole n° 2, les diatomées s'accumuleront mieux et avec moins de matières étrangères, si l'on imprime à la bouteille un mouvement de rotation au lieu de la secouer.

On pourra acquérir également, par l'expérience, la durée du temps que certaines espèces mettent à tomber, selon leur poids. On arrivera quelquefois ainsi à séparer facilement des espèces mélangées.

Smith conserve alors les précipités dans des tubes remplis d'eau alcoolisée.

2° *Traitement par la calcination.* — Traitées ou non par l'acide, Smith opère toujours la calcination des diatomées.

Voici comment il opère :

On prépare un petit support de fil de fer très fin (pour ne pas soustraire beaucoup de calorique) courbé à angle droit et fixé sur un pied ; l'extrémité libre est courbée en cercle, et sur cet anneau on place un carré de fer très mince, dont les angles sont repliés au-dessous de l'anneau de manière à le maintenir en position, tout en lui permettant de se dilater sans se courber par la chaleur. Sur cette plaque, on met le couvre-objet bien nettoyé, et au moyen d'une pipette on dépose une goutte du liquide alcoolique à diatomées.

On chauffe à la lampe à esprit-de-vin. L'alcool prend feu et on le laisse brûler. On baisse alors la flamme de la lampe et le reste est lentement évaporé. Le restant d'alcool en s'échappant lentement par l'ébullition distribue d'une manière égale les diatomées sur toute la surface du couvre-objet et empêche toute accumulation. Aussitôt que l'on a obtenu cette égale distribution, il convient d'évaporer lentement jusqu'à siccité complète, après quoi il faut chauffer au rouge la plaque de fer et le couvre-objet. La masse des diatomées commence par noircir, mais comme la matière organique et les autres débris sont brûlés lentement, on obtient, en fin de compte, de la silice presque blanche.

Le degré de chaleur peut être tout ce qu'une lampe à alcool ordinaire donne, quand on a des diatomées siliceuses rigides, ce qui est le cas le plus fréquent. Quand elles ne sont qu'imparfaitement siliceuses, il faut être prudent.

Montage au baume. — Nos lamelles étant préparées comme ci-dessus, et étant refroidies, nous procédons de la façon suivante pour le montage définitif :

Nous les disposons, la face chargée regardant en haut, sur un plateau chauffé modérément par une lampe à pétrole et nous déposons au centre une petite goutte de baume semi-liquide que nous faisons cuire jusqu'à ce que l'huile essentielle soit évaporée. Il faut en mettre une très petite quantité.

Nous laissons refroidir.

Puis, déposant de nouveau sur la plaque porte-objet la lamelle, la face chargée de baume regardant naturellement en bas, nous chauffons avec précaution. Nous voyons la petite goutte de baume s'étaler, et quand elle a atteint les limites de la lamelle, nous retirons la préparation du feu.

Si l'on a mis peu de baume, tout est terminé et il n'y a aucun nettoyage complémentaire.

Quelquefois nous employons une méthode un peu différente.

Les Diatomées étant calcinées sur là lamelle, nous y laissons tomber une ou deux gouttes de solution alcoolique de copal et nous laissons dessécher dans une étuve à 50 ou 60°.

Nous préparons alors notre baume en le faisant cuire sur le porte-objet et il ne reste plus, quand il a atteint le point convenable, qu'à déposer la lamelle qui s'enfonce naturellement.

On nettoie ensuite l'excès du baume à l'aide de l'essence de pétrole.

Rangement des diatomées en séries symétriques sur le porte-objet. — M. Möller (de Wedel) prépare d'admirables plaques de diatomées, qu'il dispose symétriquement et qui sont du plus bel effet. Malheureusement il n'a pas donné son procédé.

Nous allons indiquer une méthode, préconisée par Threlfalt et qui procure d'assez bons résultats :

1° On commence par faire une dissolution de caoutchouc dans la benzine jusqu'à ce qu'on obtienne une masse gélatiniforme. On en prend alors un fragment gros comme deux fois le volume d'un pois que l'on fait dissoudre dans 30 centimètres cubes de benzine. La solution est ainsi suffisamment étendue.

On doit employer le caoutchouc *brut*.

2° On l'étend, comme le collodion, sur la lamelle et on laisse évaporer la benzine.

3° On dépose alors les diatomées, que l'on saisit avec un gros poil ou une fine aiguille légèrement mouillée de gomme laque, sur la couche de caoutchouc solidifiée, où elles adhèrent facilement.

4° On chauffe légèrement. Les diatomées pénètrent dans la couche de caoutchouc, où elles restent encastrées.

5° Il ne reste plus qu'à monter au baume.

Frenzel préfère la gutta-percha au caoutchouc. Le dissolvant peut être la benzine ou le chloroforme.

Enfin, le Dr Van Heurck se sert simplement d'un léger encollage de colle-forte un peu moins consistante que celle des menuisiers, additionnée d'un peu de glycérine.

On en dépose une couche excessivement légère sur le couvre-objet chauffé et on le fait sécher à l'abri de la poussière. Lorsqu'il est bien sec, on y dépose les diatomées dans l'ordre désiré et on le chauffe légèrement sur une lame de cuivre, la face préparée en haut, bien entendu.

La colle se ramollissant, les diatomées s'y incrustent et restent fixées au couvre-objet.

La préparation est ensuite achevée à froid à l'aide d'une gouttelette de vernis copal à l'essence de spic épaissi ou bien de baume très fluide.

La couche de colle étant très mince, on ne s'en aperçoit presque pas.

Nous ne pouvons entreprendre la description des diverses espèces de diatomées. Leur nombre est considérable. On en trouvera une description détaillée, avec des clefs analytiques pour la détermination des genres, dans l'excellent *Traité du Microscope* de Van Heurck.

Parmi les plus connues, citons les *Pleurosigma angulatum* et *balticum;* le *Surirella gemma* et le *Grammatophora subtilissima* dont les stries exigent pour être résolues les objectifs les plus puissants aidés de la lumière oblique.

Puis, les *Coccinodiscus, Campylodiscus* et *Arachnoïdiscus,* dont la surface présente les plus merveilleux dessins que l'on puisse imaginer, etc., etc.

Desmidiées. — Ces petites algues, qui revêtent des formes très gracieuses, se rencontrent dans les eaux douces, tranquilles et limpides et surtout au milieu des masses de Sphagnum.

Elles se présentent formant à la surface des végétaux aquatiques des enduits, des dépôts verdâtres ou bien des masses mucilagineuses flottant dans des amas de conferves.

« Les *Desmidiées* (1) sont des algues microscopiques, composées d'une *simple cellule* qui forme la fronde de la plante. Les unes ont une fronde arrondie, étoilée ou ovale, globuleuse ou anguleuse, entière ou lobée, mutique ou chargée d'appendices épineux. Cette fronde est partagée en deux moitiés symétriques ou *hémisomates.* La cavité cellulaire renferme un *protoplasma granuleux* en grande partie coloré par une chlorophylle d'un vert vif contenant des grains d'amidon. Souvent les corps chlorophylliens forment plusieurs lames longitudinales rayonnantes, unies suivant l'axe de manière à dessiner une étoile sur la section transversale de la cellule (*Closterium*). Les Desmidiées ont une tendance à se couvrir d'une couche mucilagineuse qui peut, dans certains cas, maintenir toutes les jeunes cellules, les unes au bout des autres, en un filament. »

Elles se multiplient à l'aide de *sporanges* et par division. On observe chez ces végétaux des mouvements quelquefois fort étendus.

Les Desmidiées sont également fort sensibles à l'*action des rayons lumineux.* Grâce à cette propriété, on peut recueillir facilement ces petits organismes, qui viennent se déposer sur les parties éclairées des vases qui les contiennent.

On les préparera dans le liquide de M. P. Petit, dont nous avons

(1) Crié, *Nouveaux éléments de botanique.* p. 1065.

donné plus haut la composition. Elles se conservent parfaitement
vertes.

Nous terminerons ce qui a rapport aux algues en citant deux
espèces que l'on trouve parasites chez l'homme : le *Leptothryx*,
dont nous avons déjà parlé, et le *Leptomitus*, que l'on rencontre
quelquefois dans le mucus utérin.

Cette dernière espèce se compose, d'après Lebert : 1° de tubes
pâles, ramifiés, non cloisonnés : 2° de tubes un peu plus larges,
cloisonnés, articulés, terminés par des spores à divers degrés de
développement. Les spores libres sont ovoïdes et terminées par un
petit prolongement séparé d'elles par une cloison (1).

Nous signalerons enfin les *Psorospermies*, qui sont de petits corps
ovoïdes ou arrondis et qui constituent la *pébrine* des vers à soie.

Toutes ces algues se conserveront parfaitement dans la glycérine, en ayant soin de commencer par l'étendre d'eau et en la remplaçant au fur et à mesure par un liquide de plus en plus concentré.

(1) Robin. *Végétaux parasites de l'homme et des animaux.*

CHAPITRE II

DES CHAMPIGNONS

Les champignons forment une catégorie de végétaux dont les formes varient à l'infini.

Leur caractère principal est d'être constitués par un *tissu dépourvu de chlorophylle* et d'*amidon*. Chez eux, la cellulose est remplacée par une substance particulière, la *fungine*, alliée à quelques sels et à quelques acides.

Il est important dans leur étude de suivre une marche méthodique. Aussi allons-nous d'abord établir une classification aussi nette que possible d'après leur forme extérieure.

Le tableau suivant, d'après de Bary, nous semble le meilleur pour donner une idée de l'ensemble du sujet :

1° BASIDIOMYCÈTES (1). —

Hyménomycètes tous les champignons à chapeau. — *Agaricus*, *Amanites*, *Cantharellus*, *Russula*, *Boletus*, *Polyporus*, *Clavaria*, etc.

Mycélium vivace, filandreux, croissant sur le bois mort ou sur le sol et formé par des filaments divisés par des cloisons transversales; un *réceptacle fructifère* de formes très variables, issu du mycélium et portant des cellules reproductrices asexuées (*spores*) qui se développent sur des cellules renflées, désignées sous le nom de *basides*. Les basides sont des extrémités d'*hyphas*; les *spores* sont toujours unicellulaires.

Trémellinées. — Croissent sur le bois mort. *Réceptacle fructifère* sessile, gélatineux, irrégulièrement étalé à la surface du bois et recouvert par un *hyménium* à *basides monospores*. *Spores* sphériques. Bâtonnets à *spermaties* naissant sur des filaments épars au milieu de ceux qui produisent les *basides*. (*Tremella*.)

(1) Crié, *Éléments de botanique*.

1° BASIDIOMYCETES *suite*	**Gastéromycètes** — *Phallus. Lycoperdon. Clathrus.* etc. *Spores* portées par des *basides* qui forment une couche d'*hyménium*. L'hyménium se développe à l'intérieur du réceptacle. C'est ordinairement par la rupture de la couche externe. appelée *Peridium.* que les spores sont disséminées.
2° ASCOMYCÈTES....... Production de *spores* a-sexuées à l'intérieur de tubes appelés *Asques* ou *Thèques*. On trouve aussi des spores *exogènes* ou *stylospores*, de formes variées. Dans plusieurs genres, les réceptacles fructifères dans lesquels les *ascospores* sont produites doivent leur existence à un acte sexuel ou à une conjugaison qui a lieu sur le mycélium.	**Discomycètes**. — *Morchella. Helvella. Geoglossum, Pezizza, Ascobolus. Rhytisma.* etc. **Tubéracées**. — *Tuber, Elaphomyces.* **Pyrénomycètes**. — Très nombreux et très variés. Parasites sur un grand nombre de substances. *Seigle ergoté, Blanc du rosier. Sphæria, Erysiphe. Oïdium. Aspergillus. Penicillium.*
3° HYPODERMÉS........ Champignons endophytes.	**Urédinées**. — *Rouille, Phragmidium. Œcidium. Puccinia.* **Ustilaginées**. — *Ustilago carbo* Charbon).
4° PHYCOMYCÈTES.......	**Saprolegniées**. — *Alternance de générations.* On voit apparaître une série de générations d'individus *asexués* qui produisent des *Zoospores:* puis vient une série d'individus *sexués. Saprolegnia.* **Péronosporées**. — Champignons endophytes à mycélium unicellulaire. *Rouille des Crucifères. — Maladie des Pommes de terre.* **Mucorinées**. — Dans cette famille se trouvent les espèces parasites de l'homme : *Achorion. Tricophyton. Microsporon furfur.*
5° MYXOMYCÈTES......	*Œthalium septicum, Spumaria.*
6° SACCHAROMYCÈTES..	Ce sont des levures ou ferments qui déterminent la fermentation alcoolique des sucs végétaux sucrés, ou d'extraits sucrés. ou de dissolutions sucrées artificiellement préparées. *Levure de bière. fleur de vin.* *Oïdium albicans. Microsporon Audouini.*
7° SCHYZOMYCÈTES.....	*Micrococcus, Bacterium, Bacillus, Spirilles, Leptothryx, Sarcina.*

Ces tableaux permettront de se rendre compte de l'étendue de cette famille et de s'orienter dans le dédale des espèces.

Il sera bon de choisir un type dans chacune de ces classes et de l'étudier complètement.

On en fera des préparations, dont le mode d'exécution ne diffère pas de celles indiquées précédemment. On pratiquera donc des coupes et des dissociations.

Nous reviendrons d'ailleurs sur ce sujet à propos de certains cas particuliers.

Structure des Champignons. — Ils sont toujours composés de tissu cellulaire; mais dans des proportions qui varient considérablement et amènent alors des changements extrêmement complexes dans l'aspect extérieur des espèces.

Tandis que dans certaines on trouve des tubes cellulaires simples ou rameux (*Peronospora*, *Oïdium*, etc.), dans d'autres, qui sont les plus élevées dans l'échelle, il existe un tissu plus ou moins dense de cellules réunies entre elles pour former une sorte de tissu spongieux (*Agaricus*, *Boletus*, etc.).

Dans les petites espèces de la catégorie des *Saccharomycètes* et *Schizomycètes*, on ne trouve plus que des cellules ovoïdes ou arrondies.

Développement des Champignons. — Les champignons tirent leur origine d'une *spore* qui donne naissance à un *mycélium*.

Ce mycélium est constitué généralement par de longs filaments, composés de cellules placées à la suite les unes des autres et souvent entrelacés de façon à constituer une sorte de feutrage plus ou moins épais. Le type est ce que l'on appelle le *blanc de champignon*.

Quand ce mycélium se trouve dans des conditions de développement convenable, il s'allonge, envoie des rameaux latéraux qui donnent naissance par leur extrémité à des cellules qui deviendront libres et portent le nom de *spores*; c'est le cas le plus simple.

Dans d'autres plus compliqués, de ce mycélium naît une masse quelquefois très volumineuse, composée d'un *pied* et d'un *chapeau*, que nous appelons vulgairement *champignon* et qui n'est en réalité qu'un appareil ou support destiné à porter les organes de la reproduction.

On le désigne généralement sous le nom de *réceptacle*.

En examinant les diverses espèces, on pourra reconnaître une assez grande variété dans les mycéliums.

Il peut être filamenteux et floconneux ; fibreux comme dans certains agarics ou bien se condenser en membranes feutrées (*Racodium cellare*). Une dernière forme plus rare est celle que l'on observe dans le *Claviceps purpurea*, où l'ergot n'est en réalité qu'un mycélium scléreux et dur qui donne naissance, lorsqu'on le met en terre, à de petits réceptacles.

Reproduction des Champignons. — Nous venons de voir comment le mycélium se développe et comment, premier stade d'évolution, il donne naissance au *réceptacle* qui doit porter les *corps reproducteurs*.

Voici d'après Duchartre (1), les diverses formes que l'on peut observer :

1° Le mycélium donne naissance à des *filaments fructifères*.

Deux cas peuvent se présenter : dans le premier, le filament est constitué par une longue cellule, qui à un moment se cloisonne à son extrémité, de façon à donner naissance à une cellule qui se détache et joue le rôle de spore.

Quelquefois, le même rameau (*mucor*) peut se cloisonner plusieurs fois et fournir autant de spores.

2° Dans le second cas, qui est le plus commun, le réceptacle porte les corps reproducteurs à découvert : et la couche sur laquelle ils sont appliqués est l'hyménium.

Cette membrane varie d'ailleurs de forme. La plus simple est celle que l'on observe dans le champignon de couche (*Agaricus edulis*) où la face inférieure du chapeau est garnie de lamelles, tapissées par l'hyménium et portant à leur surface les corps reproducteurs.

Dans les bolets, ces lames sont anastomosées et forment des tubes.

3° Chez les *Champignons volvacés*, c'est-à-dire enveloppés dans le jeune âge par une membrane temporaire, qui se rompt plus tard et laisse sa trace sous la forme de débris autour du pédicule, la disposition des spores est la même.

------

1) Duchartre, *Éléments de botanique*.

4° Les *Gastéromycètes* et les *Tubéracées* forment cette quatrième catégorie.

Chez les premiers (*Lycoperdon*) le réceptacle prend la forme d'un corps arrondi ou ovoïde, dont l'intérieur est creusé d'un grand nombre de *poches tapissées* sur leur paroi par une immense quantité de *corps reproducteurs*.

A la maturité, le sommet se déchire et leur livre passage sous forme de petits nuages de poussière qui s'en échappent quand on presse les parois l'une contre l'autre.

Dans les seconds (*Tuber*), le réceptacle s'est condensé en vieillissant et les spores se trouvent également contenues dans des loges.

5° Enfin dans le dernier type le réceptacle est supporté par un pied dans l'intérieur duquel sont plusieurs *conceptacles*, contenant les spores qui viennent s'ouvrir au dehors (*Claviceps*).

Ceci bien compris, voyons comment se fait la reproduction.

On remarque trois modes différents, de même que pour les algues : 1° *Reproduction non sexuelle;* 2° *Reproduction ambiguë;* 3° *Reproduction sexuelle.*

1° *Reproduction non sexuelle.* — Elle a lieu à l'aide de *spores*, qui peuvent se produire dans une cellule mère par une multiplication du protoplasme (*formation endosporée*) ou sur une cellule mère, à son extrémité et en apparence à l'extérieur de sa cavité (*formation acrosporée*).

a. FORMATION ENDOSPORÉE (1). — On l'observe chez les *Ascomycètes*. Sur les filaments essentiellement constitutifs du champignon, il se développe des cellules plus ou moins volumineuses, soit terminales, soit latérales, contenant des spores et qu'on appelle *thèques*. Ces spores sont mélangées de cellules filiformes, nommées *paraphyses* et qui affectent la forme de poils.

b. FORMATION ACROSPORÉE. — Les filaments constitutifs du réceptacle se renflent à leur extrémité libre et forment ainsi une cellule, qu'on peut considérer comme la cellule mère des spores et qu'on a nommée *baside*.

Chaque baside développe à son tour de petits prolongements

---

1 Duchartre, *Éléments de botanique.*

tubulés qui se renflent en un corps arrondi ou ovoïde. qui est la *spore*, laquelle se sépare de la tige mère par suite de la formation d'une cloison (Duchartre).

Ces spores peuvent présenter de nombreuses modifications. sur lesquelles il est impossible de s'étendre (*conidies, stylospores, pycnides, spermaties et spermogonies*).

Nous renvoyons pour plus de détails aux traités spéciaux de botanique descriptive.

2° *Reproduction ambiguë ou conjugation*. — Assez rare. On ne l'a observée jusqu'ici que sur deux espèces de la famille des *Mucorinées*.

Elles sont formées de filaments dichotomisés, qui à un moment. ainsi que nous l'avons vu pour les algues, envoient de petits mamelons qui s'avancent l'un au-devant de l'autre et finissent par se réunir. Les deux protoplasmes se confondent alors et donnent naissance à une spore qui reproduira directement en germant un nouvel individu, sans formation de mycélium.

3° *Reproduction sexuelle*. — N'a été observée que sur quelques champignons et présente les mêmes détails que ceux décrits à l'occasion des algues.

C'est toujours un organe mâle. *anthéridie*, qui envoie une sorte de prolongement qui atteint l'*oogone* ou organe femelle et vient le féconder, après quoi il se détache et germe comme une *spore*.

Moyens d'étude et technique spéciale d'examen. — On commencera d'abord par l'étude d'espèces simples, comme le *Mucor mucedo*.

Rien n'est plus simple que de s'en procurer, il suffit de laisser quelques jours un morceau de pain sous une cloche humide.

On en détachera des fragments que l'on étudiera dans une goutte d'eau. Ils sont formés d'une tige cloisonnée, avec ramifications terminées par des extrémités globuleuses portant les spores.

Dans les filaments fructifères se voient nettement des courants protoplasmiques.

On pourra faire apparaître les noyaux des cellules en les colorant par l'hématoxyline.

Le *Photophtora infestans* de Bary fournira également de curieux sujets d'étude.

Strasburger conseille pour obtenir les fructifications en grande quantité de laisser pendant un jour ou deux un petit fragment de tige feuillée de la pomme de terre malade dans une atmosphère saturée d'humidité, sous une cloche de verre, par exemple. Les feuilles atteintes se couvriront bientôt sur les deux faces, mais principalement sur l'inférieure, d'une sorte de moisissure blanche, surtout développée aux bords des taches brunes, formée par les pédicules fructifères filamenteux du Champignon.

On pratiquera alors des coupes verticales dans les points malades et l'on verra sortir par l'ouverture des stomates des filaments assez longs ou *gonidiophores*, portant les *spores* ou *gonidies*, sous forme de petits corps ovoïdes, à contenu granuleux et munis d'un court pédicule.

En les cultivant dans une goutte d'eau à l'aide de la petite chambre humide que nous avons indiquée pour les algues, on assiste à la genèse des *zoospores*.

Ou bien, dans d'autres cas, les *gonidies germent* en envoyant un *prolongement cellulaire*.

Enfin le *Penicillium glaucum* est également fort intéressant. On l'obtient de la même manière que le *Mucor mucedo*. Il forme des filaments simples, terminés par des éventails et d'autres filaments qui vont en se dichotomisant jusqu'à ce que leurs extrémités se transforment en petites spores superposées en plusieurs rangs.

Même technique que pour le *Mucor*.

Quant aux espèces plus grandes et plus solides comme tissu, on pratiquera des coupes orientées convenablement sur des sujets conservées dans l'alcool ou fixés d'après les procédés indiqués au chapitre précédent.

Nous terminerons ce qui a trait aux Champignons par la description des espèces vivant en parasites sur l'homme.

Champignons parasites de l'homme.

Technique d'examen. — Le Dr Balzer (1) procède de la façon suivante :

(1) Balzer, *Note sur l'histologie des Dermatophytes. Arch. de Physiologie,* 1883, 3ᵉ série, t. II, p. 466.

Dans l'étude du *Microsporon furfur* et en général des grands dermatophytes, parasites du favus, de la teigne tondante, etc., il est utile d'enlever la graisse qui imprègne toujours les éléments des couches superficielles de l'épiderme ; dans ce but, on plongera l'élément à étudier, squame épidermique, poil ou fragment de godet, dans un bain d'alcool ou d'éther, puis, pour mettre en évidence certains détails de structure, invisibles dans les conditions ordinaires, on recourra utilement à l'emploi des réactifs colorants : on pourra employer la solution aqueuse ou alcoolique d'éosine ou de bleu de quinoléine ou les diverses couleurs d'aniline citées plus haut. Au sortir du bain colorant, après avoir enlevé l'excès de matière colorante à l'aide d'un papier buvard, on monte soit dans la potasse à 20-40 p. 100, ce qui donne une préparation qui ne se conservera pas longtemps ; soit, après déshydratation, dans le baume de Canada dissous dans une grande quantité de chloroforme.

Les principaux types observés chez l'homme sont les suivants :

a. Microsporon furfur. — On le rencontre dans le *pityriasis versicolor*.

Pour l'observer, on raclera les places malades à l'aide d'un scalpel et le produit sera examiné dans l'eau légèrement alcoolisée ou dans la glycérine, après coloration avec une solution légère d'*éosine*.

On pourra, au besoin, éclaircir la préparation à l'aide d'une *solution étendue de potasse*.

L'eau ammoniacale est également un bon véhicule.

Ce champignon est formé de filaments fins, flexueux, articulés, rarement ramifiés, circulant entre les cellules épidermiques. Leur diamètre est de 2 à 3 μ. Ils sont mélangés avec des spores arrondies, à noyau volumineux, de 4 à 6 μ de diamètre, à contour nu. Elles sont réunies en groupes de 40, 50, 80 disséminées à une certaine distance les unes des autres ou plus rarement rapprochées, même au point de se confondre (1).

b. Achorion Schœnleinii. — C'est le parasite de la teigne faveuse.

<hr>

(1) Bizzozero, *Microscopie clinique*, p. 162.

Robin lui donne les caractères suivants : Mycelium composé de filaments de 2 à 3 µ, transparents, montrant quelques granulations brillantes, dispersés irrégulièment, non articulés, le plus souvent très ramifiés, un peu flexueux.

Ils sont mélangés à des spores de 3 à 6 µ de diamètre, rondes ou ovales et quelquefois irrégulières par suite de points latéraux de germination très réfringents, avec quelquefois une ou deux granulations brillantes.

Ces éléments de l'Achorion, comme le fait observer Bizzozero, sont plongés dans une masse finement granuleuse, dans laquelle on trouve d'innombrables bactéries.

Son siège est sur la peau de la tête, au niveau des cheveux. Il pénètre dans le follicule pileux. On ne trouve guère que des spores qui y sont fortement adhérentes, ou bien, dans des dépressions de la peau, réuni en amas et formant ce qu'on appelle le godet ou favus.

C'est seulement dans les favi ou leurs débris qu'on rencontre toutes les parties constituant anatomiquement le végétal : mycélium, réceptacles ou filaments sporophores et spores.

On devra choisir pour l'examen microscopique les cheveux les moins pigmentés, qu'on traitera par la potasse ou la soude.

c. TRICHOPHYTON TONSURANS. — Pour l'examiner, on arrachera à l'aide de pinces les cheveux qui paraîtront malades, et on s'efforcera de les enlever avec leur bulbe. Puis on les observera dans la glycérine légèrement acidifiée par l'acide acétique.

Il sera bon de les *dégraisser*. Pour cela, on les lavera dans une *eau légèrement ammoniacale* et on les déshydratera par l'alcool absolu. En faisant ensuite agir l'*éther*, on enlèvera les parcelles de graisse, que l'on confond quelquefois avec les spores.

On grattera également la surface de la peau malade, pour examiner les pellicules.

Ce champignon est formé par un mycélium composé de filaments articulés, de 2 à 3 µ de diamètre, flexueux, articulés et formant une sorte de feutrage.

On n'observe pas de cloisons aux points de bifurcation des rameaux.

Quant aux spores, elles sont rondes ou ovales, transparentes, incolores, à surface lisse, de 3 à 6 μ. Elles forment de longues trainées entre les cellules épithéliales et se groupent alors en chainettes.

Les poils sont surtout le siège de l'envahissement des spores qui se glissent entre leurs éléments, qu'elles désorganisent rapidement. Ils deviennent alors *fragiles et se cassent irrégulièrement*.

On les observe sous forme de filaments moniliformes suivant le plus souvent l'axe du poil ou quelquefois devenant légèrement onduleux.

Dans le *sycosis* ou *mentagre*, on trouve également une forme de trichophyton.

d. Microsporon Audouini. — M. Malassez a fait une étude spéciale de ces divers parasites et en particulier du Microsporon Audouini.

Voici le procédé qu'il conseille pour son étude :

« On recueille non seulement les cheveux de la périphérie des plaques, mais aussi les pellicules que l'on obtient en raclant le cuir chevelu au niveau de ces plaques : ces pellicules, dissociées soit dans l'éther, soit dans de l'alcool absolu pour être débarrassées de la graisse qui les souille, sont montées dans une solution d'acide phénique au centième. Le champignon occupe les parties les plus superficielles de la couche cornée de l'épiderme. »

Robin lui donne les caractères suivants : spores rondes (1 à 5 μ), ovales (2 à 8 μ), se gonflant dans l'eau; filaments à rameaux courts. Il diffère du *trichophyton tonsurans* par des branches nombreuses, courbées, des spores plus petites.

Malassez considère le végétal comme formé uniquement de spores sphériques de 2 à 4 ou 5 μ de diamètre, parfois réunies en chapelets au nombre de 5 ou 6.

Bizzozero (1), qui a fait des recherches sur le même sujet et qui a observé plusieurs cas de porrigo, a vainement cherché les spores et serait tenté de considérer cette maladie comme non parasitaire.

e. Oidium albicans (muguet). — Ce champignon est parasite sur la muqueuse de la bouche, du pharynx et de l'œsophage, surtout chez les enfants en bas âge.

---

(1) Bizzozero, *Microscopie clinique*, p. 169.

Il a été particulièrement étudié par Robin, qui lui donne les caractères suivants :

1° Un *mycélium* à filaments tubuleux cylindriques, allongés, droits ou incurvés en divers sens. 3 à 4 µ de large sur 50 à 60 µ de long et même plus, selon leur période de développement. Les bords sont foncés, nettement limités, ordinairement parallèles. L'intérieur du tube est transparent, de couleur légèrement ambrée.

Ces filaments tubuleux sont formés de cellules allongées articulées bout à bout et longues en général de 20 µ. Elles diminuent de longueur en approchant de l'extrémité libre ou sporifère.

Ils sont tous ramifiés plus ou moins et cloisonnés d'espace en espace. Ils se terminent par une partie renflée qui est probablement une spore près de se séparer.

2° *Spores*. — Sphériques ou un peu allongées, à bords nets et foncés, transparentes et réfractant assez fortement la lumière. Elles contiennent une fine poussière douée du mouvement brownien. Elles se mettent rarement en chapelet au nombre de 2 à 4 à la suite l'une de l'autre.

Ces spores flottent librement ou se fixent fortement aux cellules épithéliales de la muqueuse buccale (Robin) (1).

L'oïdium albicans peut se cultiver facilement dans un milieu acide ; par exemple, sur des tranches de pomme ou de citron.

f. Sarcina. — On trouve ce champignon dans les vomissements et les matières fécales ; quelquefois dans l'urine.

Il présente un aspect tout à fait caractéristique : il ressemble à un petit bloc, cubique, qui serait séparé en quatre parties par un lien disposé en croix.

On rencontre les sarcines isolées ou plus souvent groupées en colonies plus ou moins nombreuses.

Il nous resterait à parler des *ferments*, des *bactéries* et des *bacilles ;* mais nous renvoyons au chapitre spécial que l'on trouvera dans la première partie de ce manuel.

---

1 Robin, *Végétaux parasites de l'homme et des animaux*, p. 490.

CHAPITRE III

Cette classe comprend les Mousses proprement dites et les Hépatiques.

Mousses.

Ce sont des végétaux fort variés et croissant dans les conditions les plus diverses de vitalité.

Ce groupe possède une organisation déjà beaucoup plus élevée que les Algues et les Champignons.

Les Mousses présentent les caractères suivants :

Le fruit est une *capsule* composée de deux parties : l'une inférieure, appelée *urne* et l'autre, supérieure, qui fait suite et porte le nom d'*opercule*.

Des *spores* se développent dans la capsule et donnent naissance à un *thalle* appelé *proembryon ou protonéma*, qui produit des bourgeons, lesquels se développent pour former une mousse complète (tige, feuilles, fruits).

Les fleurs (1) *des mousses* sont constituées par des organes sexués (*anthéridies et archégones*) qu'entourent des feuilles d'une conformation particulière. L'*oosphère*, fécondée par l'*anthérozoïde* dans l'*archégone* et devenue une *oospore*, engendre le *fruit* dans lequel les *spores* se développent. Celles-ci *germent* en produisant des *protonémas*. Il existe donc chez les Mousses une alternance de génération très nettement tranchée.

(1) Crié, *Nouveaux éléments de botanique*, p. 852.

La tige des Mousses ne présente ni épiderme, ni liber, ni bois.

Les feuilles n'ont le plus souvent qu'une nervure, rarement deux et généralement un seul plan de cellules.

Reproduction des Mousses. — Entrons dans quelques détails : elle se produit par l'action réciproque de deux organes, l'un mâle, l'*an-théridie* et l'autre femelle, l'*archégone*.

Ces deux organes ne sont pas toujours sur le même pied. Chacun d'eux est entouré d'une sorte d'involucre, dans l'intérieur duquel se rencontrent des sortes de poils appelés *paraphyses*.

a. ANTHÉRIDIES. — Ce sont de petits sacs ovoïdes.

Au fond se montrent de nombreuses cellules contenant chacune un *anthérozoïde*, qui à un moment donné rompt la paroi de la prison dans laquelle il est enfermé et s'échappe au dehors.

La sortie des anthérozoïdes est généralement amenée par l'action de l'eau sur l'anthéridie.

Cet anthérozoïde est *fort délié*, contourné *en spirale* et porte *deux cils vibratiles*.

b. ARCHÉGONES. — Ils ont la forme d'une sorte de pistil, c'est-à-dire qu'ils sont composés d'une cavité surmontée d'un canal creusé dans un tube effilé.

Au fond, se trouve une *petite masse protoplasmique* extrêmement délicate que vient féconder probablement l'anthérozoïde en pénétrant jusque-là par le canal effilé.

C'est alors que l'on voit successivement se développer le fruit proprement dit ou la capsule, qui devra s'ouvrir au sommet pour donner passage aux séminules.

Le bord de l'orifice est souvent garni de dents ou d'appendices offrant de fort jolis détails à l'examen microscopique.

Moyens d'étude. — On vérifiera facilement les faits que nous venons d'exposer sur le *Polytrichum commune* que l'on rencontre au printemps dans tous les bois un peu humides.

On déposera une goutte d'eau sur les pieds portant les anthéridies et on ne tardera pas à les voir évacuer leurs anthérozoïdes sous forme d'un petit nuage laiteux.

Il sera nécessaire pour leur examen d'user des plus fortes amplications.

Pour les autres détails, on pratiquera des coupes et des dissociations et les objets seront montés par les procédés habituels.

Strasbürger recommande comme sujet d'étude le *Mnium hornum* et le *Polytrichum juniperinum*.

Hépatiques.

Les Hépatiques comprennent: les *Jongermanniées*, les *Marchantiées*, *Ricciées*, etc. Les moyens d'étude seront les mêmes que pour les Mousses.

Les organes de fructification sont assez semblables à ceux des Mousses. La capsule, néanmoins, s'ouvre en deux ou quatre valves, ou quelquefois par des déchirures irrégulières.

Ce qui la distingue surtout, c'est la présence dans sa cavité d'un organe particulier, appelé *élatère*, qui consiste en filaments spiraux fixés par un bout, libres par l'autre, très hygroscopiques et, par suite, susceptibles de mouvements divers sous l'influence des alternatives d'humidité et de sécheresse; ces filaments proviennent de la rupture, en deux spires parallèles, de la paroi de cellules longuement tubulées (Duchartre).

Le meilleur type que l'on puisse choisir pour l'étude des Hépatiques est le *Marchantia polymorpha*, espèce fort commune et où les caractères typiques sont faciles à examiner.

CHAPITRE IV

Les espèces de cette classe revêtent trois formes bien distinctes :
1° ils peuvent avoir l'aspect de petits buissons ramifiés (*Cladonia,
Physcia villosa*) ; 2° ils s'étendent à terre sous forme d'expansions
membraniformes plus ou moins étendues ; 3° ils peuvent être enfin
fixés à la surface des arbres ou des rochers de manière à constituer
des plaques crustacées extrêmement fragiles et friables.

Les Lichens présentent avec l'iode une réaction caractéristique,
qui les distingue des Champignons. *Leur hyménium se colore en
bleu.*

Comme structure générale, ces végétaux se composent toujours
d'un corps ou *thalle*, tantôt foliacé, tantôt ramuleux ou gélatiniforme, et d'*organes reproducteurs*.

Pour étudier le thalle, on pratiquera des coupes verticales intéressant toute son épaisseur, et on distinguera généralement trois
couches :

a. Une couche externe ou tégumentaire ;

b. Une couche moyenne contenant les gonidies, dispersées plus
ou moins régulièrement selon les espèces ;

c. Une couche corticale inférieure, sur laquelle on observe quelquefois des poils radiculaires.

Reproduction des Lichens. — Elle a lieu au moyen d'*apothécies*,
dans lesquels les spores prennent naissance et qu'on trouve *dans
l'épaisseur du thalle*, au-dessus duquel ils font quelquefois saillie.

Ils s'ouvrent à l'extérieur par un orifice qui, à la maturité, donne

passage aux *spores*. Dans quelques espèces on trouve les réceptacles fructifères étalant à l'air libre leur face hyméniale.

On pratiquera une coupe verticale passant par l'axe d'une apo-
thécie et l'on observera les couches suivantes, en allant de la surface à la profondeur :

1° Une couche formée par les *asques* (sacs contenant les *spores* et
les *paraphyses*) dont l'ensemble constitue l'hyménium ;

2° La couche sous-hyméniale, dont les filaments forment les paraphyses de la zone précédente ;

3° La couche médullaire à petites cellules vertes ;

4° La couche épidermique inférieure.

Quant aux *thèques*, ce sont de grosses cellules incolores, oblongues, cylindriques ou ovoïdes, à base atténuée, à paroi épaisse, *se
colorant en bleu* sous l'influence de l'*iode*.

Leur nombre varie. Elles sont quelquefois fort nombreuses. Simples ou cloisonnées ; bi, quadri ou pluriloculaires.

La *germination* des spores consiste en ce que l'*endospore* de chaque cellule forme un filament qui se ramifie et rampe sur le support humide où la spore est placée (1).

Notons enfin que d'après certains auteurs les Lichens ne seraient
pas autre chose qu'un mélange de deux espèces : *algue* et *champignon*. Ces derniers appartenant au groupe des *Ascomycètes*.

Strasbürger conseille comme sujet d'étude l'*Anaptychia cilia-
ris*.

(1) Crié, *Eléments de botanique.*

CHAPITRE V

DES FILICINÉES

Cette classe de végétaux comprend cinq familles : *Characées, Equisétacées, Lycopodiacées, Fougères, Marsiléacées.*

1° *Characées.* — Ce sont des plantes filamenteuses submergées, qui devraient, selon certains auteurs, être rapprochées des algues, avec lesquelles elles ont une grande relation au point de vue des organes de reproduction et de germination.

Les cellules de *Chara* et de *Nitella* sont le siège de courants protoplasmiques fort intéressants à étudier au microscope.

Reproduction. — Elle a lieu au moyen d'organes mâles (*anthéridies*) et d'organes femelles (*oogemme*). Elle est donc *sexuée*, par conséquent.

L'*anthéridie* (1) est une sphère dont la paroi est formée de huit cellules ou plaques triangulaires et trapézoïdes, à bords dentés, à paroi interne colorée en rouge à la maturité. Du centre de cette paroi part une cellule cylindrique qui porte à son extrémité une petite cellule ou tête qui à son tour en supporte six autres plus petites, de chacune desquelles partent quatre longs filaments hyalins, composés de cellules courtes superposées en filet unique, et dans chacune desquelles se produit un anthérozoïde. A la maturité, les écussons s'isolent et bientôt les anthérozoïdes, sous forme d'un fil très grêle enroulé en spirale, sortent de leurs cellules.

Avant l'isolement des écussons, ceux-ci sont tous rattachés par

(1) Beauregard et Galippe, *Guide de micrographie*, p. 304.

l'intermédiaire de leur tête à la cellule qui porte l'anthéridie elle-même. Les anthérozoïdes développés ont la forme de filaments spiralés portant à leur extrémité amincie deux longs cils vibratiles.

L'organe femelle (sporocarpe, oogemme) se compose d'une série axile de cellules autour de laquelle s'enroulent cinq tubes en spirale et que surmonte la couronne formée par des processus émanant des tubes en spirale. Cette série axile est formée de trois cellules : l'une à la base répond au nœud de la pousse latérale métamorphosée en oogemme; au-dessus de celle-ci, s'en trouve une seconde qui apparaît de bonne heure dans les Chara et qui est remplacée chez les Nitella par un groupe discoïde de cellules. Enfin une cellule terminale ovoïde beaucoup plus volumineuse occupe l'axe de l'organe. Dans cette dernière cellule se trouvent du protoplasma, des gouttes d'huile et des grains d'amidon, sauf dans la région terminale (papille) qui ne contient qu'un protoplasme hyalin. Au moment de la fécondation, les cinq tubes spiralés s'écartent au-dessous de la couronne et, par les fentes ainsi produites, les anthérozoïdes arrivent jusqu'à la papille de la cellule terminale ou oosphère. La fécondation opérée, la paroi des tubes en contact avec l'oosphère s'épaissit et se colore en noir.

Notons enfin que les Chara peuvent se multiplier *(génération asexuée)* à l'aide de bulbilles ou de rameaux qui se détachent de la tige.

Les Chara sont faciles à se procurer. Les grandes cellules internodales sont très instructives à observer, à cause de leurs nombreux noyaux en voie de division. Ceux-ci sont allongés, incurvés et lobés irrégulièrement. Ils renferment des grains de chromatine, c'est-à-dire la substance propre du noyau qui apparaît ailleurs sous l'aspect de filaments réunis et pelotonnés dans tous les sens. La *chromatine* se colore par la fuchsine, le carmin et l'hématoxyline. On peut parfaitement observer dans les cellules allongées des Chara la *mobilité du protoplasma*. Dans ce courant protoplasmique qui contourne les cellules en hélice, le noyau seul est entraîné, tandis que les grains de chlorophylle que renferme la couche externe du protoplasme sont immobiles (Crié, *Botanique*).

2° *Equisétacées.* — Cette famille est caractérisée par des tiges cylindriques plus ou moins sillonnées, articulées, ordinairement simples, munies au niveau des articulations de rameaux verticillés, chaque articulation donnant naissance à une gaine membraneuse dentée, intérieure par rapport au verticille de rameaux.

Chaque entre-nœud de la tige présente dans toute sa longueur une *lacune centrale et des lacunes disposées sur deux rangs* correspondant les unes aux sillons, les autres aux angles de la tige, fermé au niveau des articulations inférieure et supérieure par un diaphragme, la partie solide composée de tissu cellulaire et de vaisseaux annulaires rapprochés des lacunes et s'anastomosant au niveau des articulations ; rameaux présentant la même structure que la tige, mais souvent dépourvus de lacunes.

L'épiderme offre des *stomates* plus ou moins régulièrement disposés.

Ces détails se vérifieront à l'aide de coupes longitudinales et transverses, qui d'ailleurs ne présentent aucune difficulté d'exécution.

Reproduction. — L'appareil reproducteur est placé au sommet des tiges, où il prend la forme d'un *épi terminal.* Il se compose de *sporanges* semblables, s'ouvrant latéralement par une fente, disposés en cercle ordinairement par six à la face inférieure d'écailles pédicellées, peltées, anguleuses à la circonférence.

Les *spores* sont très nombreuses et munies de deux *appendices filiformes* renflés au sommet, insérés au même point, disposés en croix, s'enroulant autour de la spore ou se déroulant selon les alternatives de sécheresse ou d'humidité ; elles sont susceptibles de *germer* et donnent naissance à un *prothalle* lobé qui porte à sa face inférieure des *archégones* en petit nombre dont un seul ordinairement se développe, et des *anthéridies* plus nombreuses vers l'extrémité des lobes.

Les appendices que portent les graines ou *élatères* sont formés aux dépens de la membrane externe qui se déchire.

3° *Lycopodiacées.* — Dans cette famille, dont les espèces le plus souvent herbacées prennent quelquefois un développement assez considérable, la *tige présente un axe central constitué par des vaisseaux scalariformes et des cellules allongées.*

Les feuilles, toujours petites, ressemblent pour l'aspect général à celles des Mousses, mais à leur unique nervure médiane formée de cellules allongées, correspondent des *stomates*.

Reproduction. — Elle a lieu par des *sporanges* sessiles ou subsessiles, naissant à l'aisselle des feuilles ou au sommet d'épis terminaux subglobuleux, ne renfermant *pas d'élatères*.

Ces sporanges s'ouvrent en deux valves et sont remplis de petits granules formant une poussière jaune et qui se sont organisés par groupes de quatre dans des cellules qui se sont résorbées ensuite.

Dans les *Selaginelles*, les sporanges sont de deux sortes : les uns, semblables aux précédents (*microsporanges*), contiennent des granules renfermant des anthérozoïdes ; les autres (*macrosporanges*) s'ouvrent en trois ou quatre valves et contiennent trois ou quatre corps subglobuleux (*macrospores*) beaucoup plus gros que les microspores et donnant naissance par la *germination* à un *prothalle* qui porte des *archégones* (1).

Mêmes procédés d'étude. Coupes et dissections fines au besoin sous la loupe montée.

4° *Fougères.* — Végétaux extrêmement variés comme aspect et comme développement.

Ils présentent : 1° une tige ou un rhizome, en même temps que des feuilles développées ou rudimentaires, parcourues par des vaisseaux dispersés au milieu d'un tissu composé de cellules.

La reproduction a lieu au moyen de *sporanges* placés sur les feuilles, sur les tiges ou sur les rhizomes.

Les *spores*, fécondées par les *anthérozoïdes*, germent et donnent naissance à un *prothalle* lamelleux, d'aspect variable, à une seule couche de cellules et qui émet bientôt à sa face inférieure des *radicelles* et ordinairement *deux sortes d'organes celluleux*, les uns, plus ou moins nombreux, subglobuleux (*anthéridies*), renfermant des cellules contenant des (*anthérozoïdes*) en forme de filament enroulé en spirale, munies de cils vibratiles et douées de mouvements spontanés à leur sortie de l'anthéridie ; les autres (*archégones*) ovoïdes, dont ordinairement un seul acquiert son développement complet,

(1) Voir Hoffmeister, *Ann. sc. nat.*, 3ᵉ série, t. XVIII, 172-192.

renfermant une *cellule* qui reçoit l'influence des anthérozoïdes et produit ensuite une jeune plante.

Tels sont les caractères et le mode de reproduction des Fougères, dans le plus grand nombre de cas.

Moyens d'étude. — Suivant le conseil de Strasburger, nous choisirons pour l'étude quelques espèces que l'on peut facilement se procurer partout et à toute époque : *Scolopendrium officinale, Polypodium vulgare.*

Nous prenons, d'après cet auteur, une feuille de la première de ces espèces, dont les sores soient déjà colorés en brun, mais où les bords de l'indusie ne soient pas encore écartés, et au moyen d'un microtome quelconque, nous pratiquerons une coupe perpendiculaire à la surface de la feuille et passant par l'axe du sore.

Nous apercevrons alors une cavité à deux culs-de-sac, contenant les sporanges, lesquels sont pédiculés.

Le point d'implantation de chaque groupe correspond avec un faisceau fibro-vasculaire.

Au-dessous se voit le tissu cellulaire lâche de la feuille, et quant à l'épiderme de la face supérieure, il se rabat de chaque côté de la cavité du sore, pour constituer l'*indusium*.

Ces détails seront observés d'abord avec de faibles grossissements, puis avec des amplifications plus considérables.

Les phénomènes de *fécondation* et de *germination* se vérifieront facilement sur les *prothalles* que l'on rencontre disséminés partout dans les serres. On pourrait, au besoin, semer des spores de Fougères.

On choisira des sujets de différents âges : quand ils sont jeunes, il n'y a que des organes mâles; quand ils sont trop vieux, il n'y a plus que des organes femelles. Il faudra prendre des sujets d'âge intermédiaire.

On vérifiera la forme des cellules riches en chlorophylle et qui au bord de l'organe n'existent que sur un seul rang.

Les *anthéridies* sont limitées à la *partie postérieure du prothalle* et leur contenu consiste en cellules globuleuses, contenant chacune un anthérozoïde avec cil vibratile enroulé et quelques petits granules.

En les examinant dans l'eau, elles ne tardent pas à se rompre et laissent échapper les anthérozoïdes qui se meuvent en tournant rapidement sur leur axe.

Strasburger, pour ralentir leur mouvement et permettre de les mieux distinguer, conseille d'ajouter à la goutte d'eau où ils se meuvent une dissolution filtrée de gomme à 10 p. 100, qui ralentit leurs mouvements.

Les *archégones* se rencontrent vers l'*échancrure antérieure du prothalle*, à la surface duquel ils sont saillants. Ils possèdent un *canal central*, et à l'intérieur on trouve la *cellule-mère*, qui sera plus tard fécondée.

Il sera bon de multiplier les examens en passant en revue un certain nombre d'espèces prises dans les divers genres.

On comprendra que nous ne puissions nous étendre davantage sur un sujet aussi vaste et encore relativement assez peu exploré.

5° *Marsiléacées*. — Nous terminerons par cette petite famille qui est ainsi caractérisée : ce sont des plantes herbacées, aquatiques, à rhizome filiforme, rampant, rameux, pourvu de *vaisseaux annulaires et rayés*. Les feuilles enroulées en crosse dans leur jeunesse sont munies de stomates.

On trouve des *sporocarpes* globuleux, presque ligneux sur le rhizome à la naissance des feuilles, s'ouvrant à la maturité en deux à quatre valves et renfermant des *sporanges* de deux sortes : les uns constitués par une vésicule renfermant une seule spore assez grosse (spore proprement dite, *macrospore*), entourée d'une couche gélatineuse et qui, par la germination, émet un *prothalle* portant seulement *deux archégones*, les autres (*microsporanges*) plus nombreux, constitués par une vésicule renfermant un grand nombre de granules très petits (*microspores*) nageant dans un liquide gélatineux et entourés chacun d'une couche gélatineuse.

On prendra comme sujets d'étude le *Pilularia* que l'on trouve à Fontainebleau, ou bien certaines plantes cultivées journellement dans les aquariums (*Salvinia*, *Azolla carolinensis*).

Les procédés d'examen sont les mêmes que ceux déjà si souvent indiqués.

TROISIÈME PARTIE

DU MICROSCOPE APPLIQUÉ A L'ÉTUDE DE LA MINÉRALOGIE ET DE LA PÉTROGRAPHIE

L'examen microscopique des roches réduites en plaques minces à la lumière naturelle et à la lumière polarisée constitue une science nouvelle, extrêmement intéressante et attrayante. En France, elle est connue grâce surtout aux beaux travaux de MM. *Fouqué*, professeur au Collège de France, et *Michel Lévy*, ingénieur en chef des mines, qui ont publié, sous les auspices du Ministre des travaux publics, un important ouvrage : la *Minéralogie micrographique des roches éruptives françaises*, auquel nous emprunterons la plupart des détails qui suivent. Nous nous sommes efforcé d'être aussi clair et aussi élémentaire que possible, supprimant tout ce qui exige des connaissances physiques, mathématiques ou cristallographiques que ne possèdent pas la plupart des histologistes. Dans ces conditions, nous ne pouvons être que très incomplet ; parfois même, nous avons dû négliger des choses très importantes, nous contenter d'explications approximatives, en un mot, sacrifier tout ce qui nous a paru susceptible d'embarrasser un commençant. Notre but et notre espoir sont plutôt d'inspirer à nos lecteurs le goût de la minéralogie microscopique, en leur montrant les merveilleux attraits de cette science, que de la leur enseigner réellement, ce qui est chose absolument impossible, étant donné le cadre dans lequel nous sommes renfermé (1).

Nous diviserons notre tâche en cinq parties :

1° Préparation d'une plaque mince d'une roche ou d'un minéral pour l'examen microscopique ;

2° Généralités sur les principales lois applicables à la minéralogie micrographique : définitions, examen à la lumière naturelle, — avec le nicol inférieur, — avec les deux nicols, — réfringence, — biréfringence, — polychroïsme, — angles d'extinction, — signe, — examen en lumière convergente, etc. ;

3° Propriétés des principaux minéraux des roches éruptives.

4° Tableau récapitulatif des caractères microscopiques des minéraux en plaques minces ;

5° Comment doit-on procéder à l'examen d'un minéral réduit en plaque mince ?

I. — PRÉPARATION D'UNE PLAQUE MINCE

Il est parfois possible de tirer quelques bonnes indications des poussières minérales cristallisées, obtenues en pulvérisant une roche dans un mortier. Il faut alors examiner des fragments de grosseur déterminée, en tamisant la poussière successivement dans deux tamis de soie, dont les fils sont écartés de 2 millièmes de millimètre dans l'un, et de 3 millièmes dans l'autre. On n'examine que les grains de grosseur à peu près uniforme, qui sont restés sur le premier et ont passé à travers le second. On dépose sur une lame de verre un peu de cette poussière, et on y verse une ou deux gouttes d'une solution de baume de Canada (2 parties de baume dans 1 partie de benzine ou de chloroforme). On recouvre ensuite le tout avec un verre mince, qui étale la préparation. On peut l'examiner de suite pour voir si elle mérite la peine d'être conservée, et dans ce dernier cas, on met sur le verre mince une autre plaque de verre, comme pour

(1) Cette troisième partie de notre Manuel est due à notre savant confrère et ami, le docteur Gorecki, déjà fort connu par ses travaux concernant l'ophthalmologie.

une préparation histologique à cellule de bitume, et on maintient le tout au moyen d'une pince à pression continue pendant quelques heures. Il faut avoir soin de retirer la plaque de verre avant la dessiccation du baume qui a débordé sous le verre mince. Aussi est-il plus simple d'assurer l'adhérence du verre mince en le laissant chargé d'un plomb de poids et de dimensions convenables, pendant deux ou trois jours selon la température.

Le plus souvent, lorsqu'on veut procéder à un examen rapide de certains éléments d'une roche et en particulier des minéraux clivables ou se présentant en aiguilles et en fibres, il suffit d'en détacher quelques lamelles au moyen d'une lame de canif, et de les placer sur une plaque avec ou sans baume de Canada et verre mince.

Il est rare, du moins à Paris, que l'on prépare soi-même les plaques minces des roches, destinées à être examinées au microscope polarisant (1); cependant il est bon d'être au besoin en état de le faire. Voici comment il est le plus simple de procéder.

On commence par détacher une esquille de la roche, soit au moyen d'un marteau, soit par un trait de scie. Ce dernier procédé facilite beaucoup le travail qui doit suivre.

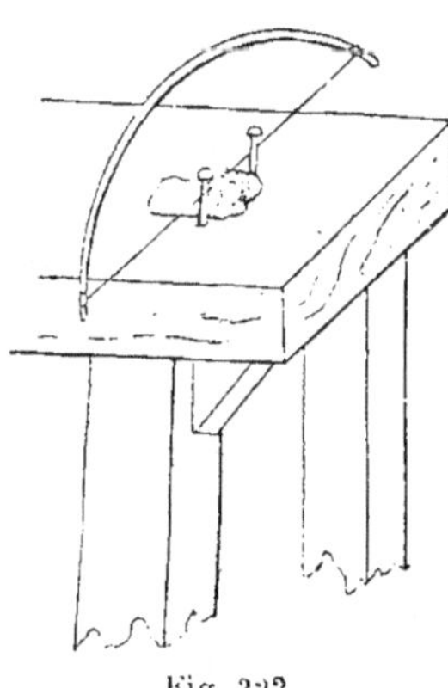

Fig. 322.

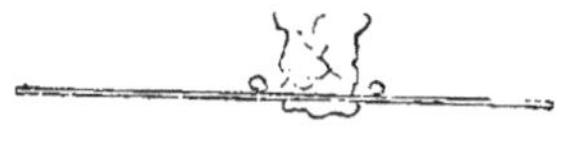

Fig. 323.

Pour *scier* une roche, on la fixe sur un mandrin de bois au moyen de la cire spéciale, ou mastic dont se servent les bijoutiers, ou on la saisit au moyen d'un étau à mors garnis de bois. La pierre étant bien fixée sur l'établi entre deux clous de 7 à 8 centimètres de longueur, qui devront servir de guide au fil de fer servant de scie, on en enlève un fragment d'environ 1 centimètre carré de section à l'endroit et dans une direction choisis d'avance (fig. 322 et 323).

(1 M. Verlein. 20, rue du Cardinal-Lemoine, se charge avec beaucoup de talent de tous les travaux de cette nature.

Le moyen le plus simple de construire l'archet destiné à scier une pierre dure, c'est de prendre un morceau de cercle de tonneau de 60 centimètres de longueur environ, et de le tendre au moyen d'un fil de fer étamé. Comme ce fil ne serait pas capable d'user la roche, on a soin de l'arroser constamment avec de l'eau et de la poudre d'émeri. Cet arrosage est facilité par un petit plan incliné en zinc, fixé aux deux clous servant de guides pour faire la section et que notre dessin ne représente pas. Une fois celle-ci faite, on aplanit convenablement la surface sectionnée en la frottant sur une glace dépolie convenablement humectée, et recouverte d'émeri de plus en plus fin. On doit terminer le polissage de cette plaque avec de la potée d'émeri extrêmement fine.

On nettoie soigneusement avec un pinceau et de l'eau distillée cette face ainsi préparée, et on la colle, au moyen du baume de Canada, sur un petit fragment de glace assez épais pour pouvoir être tenu à la main.

Le baume de Canada qui sert au montage de ces plaques est préparé d'une façon spéciale. On commence par le débarrasser complètement de la partie la plus volatile qu'il contient, en en chauffant une petite quantité, 15 à 20 grammes, à une chaleur modérée, dans un petit creuset de porcelaine, pendant une heure environ, jusqu'au moment où il ne donne plus que quelques vapeurs. On s'assure qu'une goutte de ce baume, versée sur un corps froid, se solidifie instantanément, et on retire le creuset du feu en ayant soin de plonger auparavant dans le baume en fusion un morceau d'agitateur en verre qui servira de manche pour manier le culot de baume. On laisse alors refroidir le creuset sous une cloche, à l'abri de la poussière, et lorsqu'il est froid, on le réchauffe brusquement de façon à amener la fusion superficielle du culot de baume; on le voit alors facilement sortir du creuset, et on le conserve à l'abri de la poussière.

Quand on veut se servir de ce baume, on pose le morceau de glace épaisse sur une plaque de cuivre chauffée par une lampe, et il suffit alors de le toucher avec le culot de baume solide pour qu'une goutte de ce dernier se liquéfie, et adhère à la glace.

Le fragment de roche, dont une face est déjà préparée, étant collé sur cette glace épaisse, on procède à la confection de la seconde face, en l'usant comme précédemment sur une glace recouverte d'émeri et d'eau. On commence par employer de l'émeri grossier, puis on se sert de poudre de plus en plus fine, enfin de potée d'émeri.

Il faut avoir bien soin d'user la plaque parallèlement à la première section de façon à ne pas avoir de biseau. Si l'on possède un tour d'opticien, le travail est beaucoup plus rapide; de plus, on peut coller plusieurs fragments de roche sur une même glace, et les user toutes à la fois jusqu'à une certaine épaisseur. Mais il est bon de terminer le polissage de la seconde face à la main, sur un disque immobile, de façon à s'arrêter exactement au moment voulu, c'est-à-dire lorsque la plaque est assez mince pour que l'on puisse lire au travers; elle a alors de 1 à 3 centièmes de millimètre; les quartz doivent rester gris, et ne plus avoir de couleur de polarisation lorsqu'on les regarde au microscope entre les deux nicols croisés.

Si l'on veut avoir la certitude que cette limite est atteinte, et que la plaque ou le minéral ne présente pas de biseau, on peut user en même temps qu'elle deux petits fragments de quartz qui serviront de témoins.

On peut déjà examiner la plaque à un grossissement de 20 diamètres, alors qu'elle est encore collée sur le fragment de glace épaisse. Lorsqu'on la juge arrivée à la minceur convenable, on la décolle en la faisant chauffer avec précaution, puis on la nettoie au moyen d'un pinceau imbibé d'alcool et de benzine, et on procède à son montage définitif sur un verre ordinaire (43 millimètres sur 31). préalablement muni d'une goutte de baume solidifié, qu'on liquéfie par la chaleur au moment d'y fixer la plaque mince. On recouvre immédiatement le tout au moyen d'une lamelle, et comme le baume se solidifie immédiatement par refroidissement, on peut procéder aussitôt au nettoyage des bords de la plaque comme pour les préparations histologiques. Il est fort important, aussi bien pour le collage du fragment de roche sur la glace épaisse que pour la préparation définitive, qu'aucune bulle d'air ne reste interposée entre le verre et la plaque mince. Si l'on a affaire à une roche friable, il faut laisser séjourner dans du baume de Canada pendant quelques jours le fragment que l'on se propose de monter, et après avoir

dressé une face, on fixe cette dernière sur le verre définitif, car il
serait trop difficile de la décoller sans la casser.

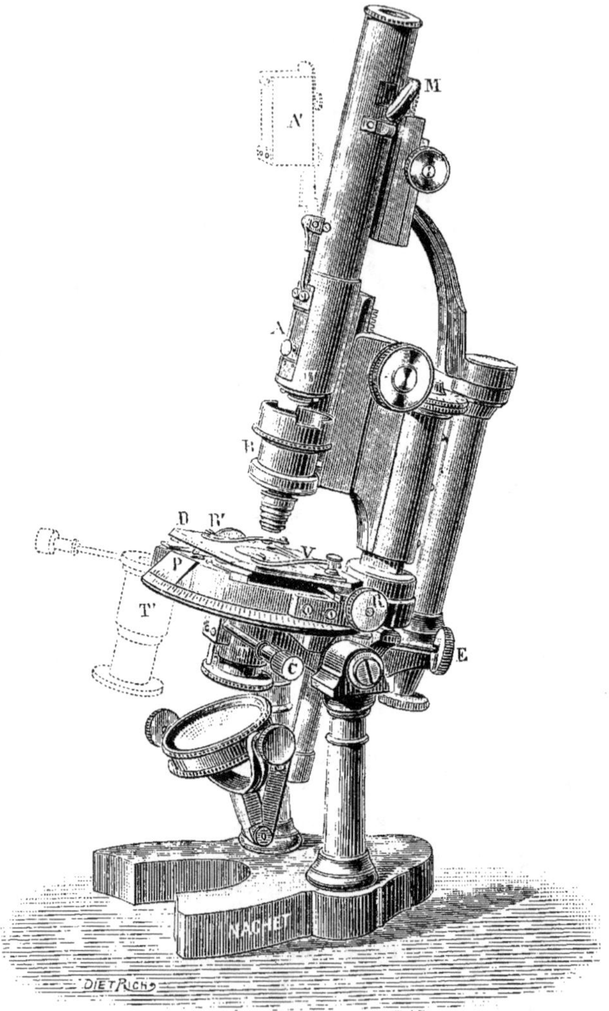

Fig. 324.

Lorsqu'on fait une plaque, il est rare que l'on puisse opérer de
telle façon qu'un minéral choisi soit placé dans une direction dé-

terminée à l'avance, au moins d'une façon rigoureuse. A l'œil nu ou mieux à la loupe, on peut cependant quelquefois se rendre compte de l'orientation d'un minéral que l'on veut examiner particulièrement, mais c'est une exception. Le plus souvent donc, les minéraux qui constituent les roches sont rencontrés par la section

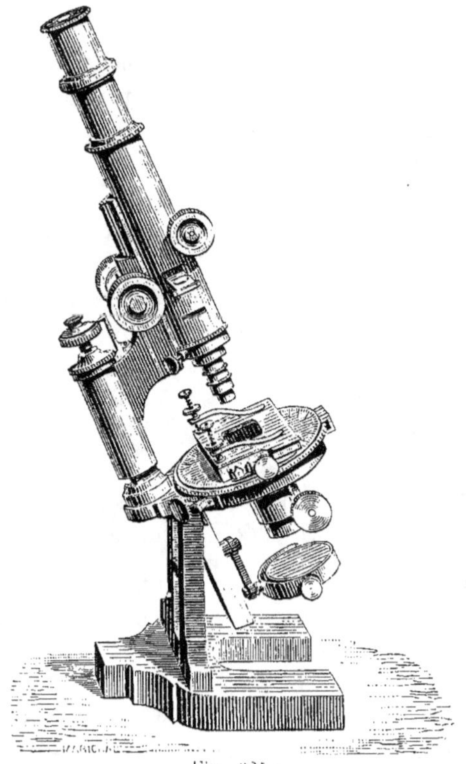

Fig. 325.

d'une façon absolument quelconque. Cependant, certaines considérations de forme, d'angles, d'allures, etc., dont nous parlerons plus loin, permettent d'affirmer, dans un grand nombre de cas, ou du moins de fortement soupçonner la *zone* ou direction selon laquelle a été effectuée la section d'un minéral.

Toutes les *zones* de section ne sont pas également favorables pour l'examen d'un minéral. Nous ne nous occuperons ici que des cas les plus ordinaires et les plus caractéristiques. Mais il faut bien savoir, *a priori*, que pas plus qu'en histologie, l'examen microscopique ne donne de certitude mathématiquement absolue, et de même qu'en voyant une cellule isolée on ne peut souvent pas se prononcer sur son identité, de même il n'est pas toujours facile ni même possible de reconnaître la nature d'un minéral dans une roche, quand on n'en examine qu'une seule section. Il faut chercher dans la plaque soumise à l'étude les sections les plus favorables à l'examen qui appartiennent à ce minéral que l'on reconnaît à son aspect et à ses caractères généraux ; c'est une remarque fort importante à retenir.

Nous ne décrirons pas en détail le microscope polarisant, la meilleure description ne vaut pas un maniement de quelques heures ; mais à propos de chaque mode d'examen, nous expliquerons les précautions qu'il est nécessaire de prendre pour procéder avec certitude. Le modèle que nous aurons toujours en vue dans les descriptions qui vont suivre est celui de M. Nachet. Mais nous devons nous hâter de dire qu'il en existe d'autres très bons, celui de MM. Bézu et Hausser, par exemple.

II. — GÉNÉRALITÉS SUR LES PRINCIPALES LOIS OPTIQUES APPLICABLES A LA MINÉRALOGIE MICROGRAPHIQUE.

Nous sommes obligé de rappeler ici brièvement, ou même simplement de signaler, quelques principes de physique ou de minéralogie qui seront absolument indispensables à la clarté de ce qui va suivre, sans toutefois avoir la prétention de rien démontrer, ni même de suivre un ordre scientifique.

Lumière blanche naturelle. — On suppose qu'elle est formée par le mélange ou la superposition des couleurs du spectre et qu'elle résulte de l'ébranlement d'un fluide hypothétique, l'*éther*, remplissant les corps et les vides les plus absolus. Les *vibrations* de l'éther s'effectuent perpendiculairement au rayon lumineux. S'il s'agit de lumière naturelle, ce déplacement des particules a une orientation, une direction et une intensité variables, tout en restant dans le plan perpendiculaire au rayon lumineux.

Si la lumière est *polarisée*, les vibrations sont *orientées* et s'effectuent suivant l'intersection du plan perpendiculaire au rayon (plan de l'onde) et d'un autre plan passant par le rayon et par conséquent perpendiculaire au premier.

La *longueur d'onde* λ, d'un rayon de couleur déterminée et dans un milieu donné, est l'intervalle parcouru par l'ébranlement lumineux pendant la durée d'une vibration entière, aller et retour.

Si l'ébranlement lumineux se fait suivant AB, la molécule d'éther A vibre de A en A', A'', A''' et B et la longueur d'onde λ est égale à la distance AB parcourue par l'ébranlement lumineux pendant la durée de la vibration du point A, c'est-à-dire pendant le temps que le point A repasse par sa position d'équilibre en B (fig. 326).

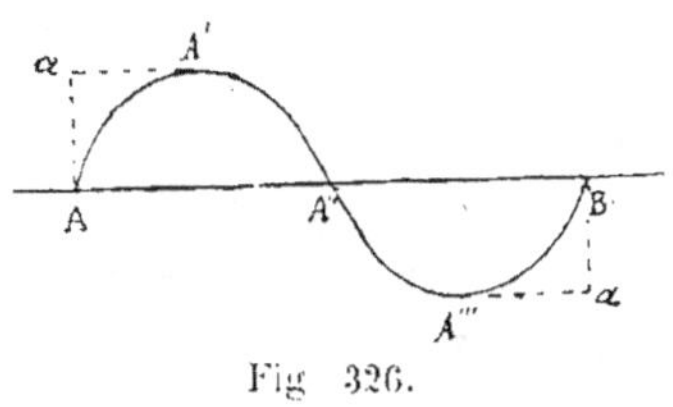

Fig. 326.

La *longueur d'onde* est toujours extrèmement faible, le nombre des vibrations éthérées extrèmement fort. Ainsi, pour la lumière blanche, et dans l'air, la longueur d'onde est en moyenne de 0 mètre, 000 000 5 (5 dix-millionièmes) et le nombre des vibrations de l'éther est de 600 trillions par seconde.

La *coloration* d'une lumière dépend de la durée des vibrations, c'est-à-dire de la longueur d'onde ; pour le *rouge* au voisinage de la raie A du spectre, la longueur d'onde $= 0,000\,000\,76$; pour le *jaune*, près des deux raies D, elle est de $0,000\,000\,58$; pour l'extrème *violet*, près des raies H, elle n'est plus que $0,000\,000\,39$.

L'*intensité d'une coloration* dépend de l'amplitude des vibrations.

Interférences. — Puisque la lumière dépend de la vibration de l'éther, on comprend que si un point de cet éther est à la fois sollicité à vibrer par deux impulsions exactement de même direction et de même sens, il aura une amplitude de vibration plus grande et la lumière sera plus intense.

Si ce point de l'éther est sollicité à vibrer par deux impulsions de même direction, mais de sens contraires, il aura son amplitude vibratoire diminuée, et sa coloration atténuée. Il pourra même arriver que sa vibration soit complètement anéantie et qu'il y ait *obscurité*.

Pour que cette interférence d'extinction ait lieu, il faut, entre autres choses, que la valeur de λ soit la même pour les deux lumières, ou plutôt qu'elles proviennent de la même source lumineuse, car deux foyers lumineux se sont jamais absolument identiques.

Si l'on emploie la lumière blanche, l'interférence peut ne se faire que pour un ou deux des rayons simples qui la composent et par conséquent l'interférence aboutira à la production de lumière colorée.

On conçoit donc qu'avec un foyer lumineux que l'on divise en 2 rayons, on puisse obtenir, tantôt une *augmentation* de lumière, tantôt une *diminution* ou même une *extinction*, tantôt enfin une *lumière colorée* résultant de la disparition dans la lumière blanche d'une partie de ses rayons constituants qui ont interféré.

Pour obtenir de la lumière POLARISÉE, on emploie un *nicol* placé au-dessous du porte-objet du microscope. Ce nicol dit *polariseur* est formé de spath d'Islande, substance qui, comme on le sait, possède la double réfraction, et divise le faisceau lumineux qui la traverse en deux rayons vibrant à angle droit l'un de l'autre : un rayon, dit *ordinaire*, et un rayon dit *extraordinaire*. Par un artifice sur lequel nous n'avons pas à insister, le nicol ne laisse passer qu'un seul de ces rayons, l'*extraordinaire* qui se trouve *polarisé* et dont les vibrations s'effectuent *dans le plan* de la section principale du polariseur ; le rayon *ordinaire* est arrêté.

On appelle *section principale d'un nicol*, le plan qui est parallèle à l'*axe* de ce nicol et au rayon incident.

L'*axe principal* du rhomboèdre du spath est la ligne qui joint ses deux sommets *aa* et autour de laquelle le minéral est symétrique. Si un rayon de lumière pénètre exactement suivant cet axe, il reste simple et en sort sans subir de décomposition.

Si un rayon lumineux pénètre dans le spath du nicol dans une autre direction, il est alors décomposé en deux rayons comme nous l'avons vu plus haut ; il n'en sort que le rayon extraordinaire polarisé.

On utilise cette action du nicol inférieur employé seul pour examiner le *polychroïsme des minéraux* dont nous parlerons plus tard.

Qu'arrive-t-il si le rayon extraordinaire est forcé de traverser un second nicol semblable au premier ? Ce second nicol, dans le microscope polarisant, est tantôt placé au-dessus de l'objectif (modèle Nachet), tantôt au-dessus de l'oculaire (modèles Bertrand, Bezu et Hausser, etc.). Il faut envisager trois positions du nicol supérieur (*analyseur*) par rapport au nicol inférieur (*polariseur*).

1° *Nicols parallèles*. La section principale de l'*analyseur* est placée parallèlement à celle du *polariseur*. Dans ce cas le rayon extraordinaire sorti du polariseur traverse l'analyseur sans être arrêté. Le champ du microscope est clair, les corps amorphes, *isotropes*, les cristaux du système cubique, que l'on examine entre les nicols, ne sont pas éteints.

2° *Nicols croisés*. La section principale de l'analyseur est placée perpendiculairement à celle du polariseur. On dit alors que les *nicols* sont *croisés*. Le rayon extraordinaire sorti du polariseur effectue ses vibrations *perpendiculairement à la section principale* du nicol analyseur, il agit donc vis-à-vis de ce dernier comme un rayon *ordinaire* (1) et il est arrêté. Il y a donc, quand les nicols sont croisés, *obscurité du champ du microscope*. Nous verrons plus loin que si l'on insinue alors entre les nicols une préparation d'un corps amorphe appartenant au système cubique ou à un autre système, mais coupé perpendiculairement à un axe, l'obscurité résistera.

3° *Nicols obliques*. Si les sections principales du polariseur et de l'analyseur sont *obliques* l'une par rapport à l'autre, il y aura nouvelle division du rayon extraordinaire sorti du polariseur qui se partagera : 1° en rayon ordinaire arrêté par l'analyseur, et 2° en rayon extraordinaire qui passera.

Que va-t-il arriver dans ces trois cas si nous interposons entre les deux nicols une plaque d'un minéral ou de toute autre substance ?

S'il s'agit d'une plaque de verre ou de toute autre substance *amorphe*, il n'y aura rien de changé, on aura de l'obscurité ou de la lumière suivant que les nicols seront parallèles ou croisés. Car le rayon extraordinaire sorti du polariseur ne se dédoublera pas en passant dans la plaque amorphe où l'*éther est supposé uniformément réparti*.

S'il s'agit d'un *minéral cubique*, il en sera de même, car, ainsi que nous le verrons tout à l'heure, tous les points d'un cristal cubique

(1) La disposition du nicol analyseur étant la même que celle du polariseur, les rayons qui vibrent perpendiculairement à sa surface sont arrêtés.

sont indifférents au sens dans lequel l'ébranlement lumineux les atteint. L'*ellipsoïde d'élasticité* dont il sera question plus bas est une *sphère*, tous les rayons sont égaux, et le rayon issu du polariseur restera simple ; aussi appelle-t-on ces cristaux *monoréfringents*. Il sera seulement *réfracté*, c'est-à-dire que la vitesse de sa progression sera changée, comme cela arrive pour le verre homogène. Un cristal cubique restera donc *transparent* (s'il l'est par lui-même) entre les nicols parallèles, *opaque* entre les nicols croisés, et ne se colorera pas si les nicols sont obliques l'un sur l'autre.

Les corps amorphes ou cubiques dans lesquels l'éther lumineux est supposé uniformément réparti sont dits *isotropes*. Dans les autres corps cristallisés, l'éther n'est pas uniformément distribué, ils forment les corps *anisotropes*.

Mais si l'on intercale entre les nicols une lame d'une substance *biréfringente*, c'est-à-dire appartenant aux cinq derniers systèmes cristallisés, le rayon extraordinaire sorti du polariseur ne restera pas simple, il se décomposera en deux autres rayons, l'un ordinaire et l'autre extraordinaire, excepté dans le cas où la plaque du cristal considéré sera taillée *perpendiculairement à un axe optique*.

Nous voici donc en présence de deux nouveaux rayons qui sortent de la plaque mince, mais qui possèdent des vibrations différentes ; si ces vibrations s'effectuaient dans la même direction, il pourrait se produire des *interférences*, mais un rayon ordinaire et un rayon extraordinaire vibrent dans des directions *perpendiculaires l'une à l'autre*, ils ne peuvent donc pas interférer.

Pour arriver à ce résultat, c'est-à-dire ramener une partie du rayon extraordinaire et une partie du rayon ordinaire à vibrer dans la même direction et par conséquent à interférer, on emploie le second nicol ou analyseur *croisé* avec le premier. Que se passe-t-il alors ?

Chacun des deux rayons, l'ordinaire et l'extraordinaire, vibrant à angle droit, pénètre dans le nicol analyseur et s'y divise en deux rayons, ce qui fait quatre, deux *ordinaires* qui sont *arrêtés* par le nicol, et deux *extraordinaires* qui se trouvent alors vibrer dans la même direction et *interfèrent* parce qu'ils présentent une différence de phase.

Comme on a affaire à de la lumière blanche, on sait que l'interférence donnera naissance à de la *lumière colorée* dont la teinte et l'intensité dépendront de la nature de la substance en plaque mince, de son épaisseur, et de son orientation par rapport aux axes cristallographiques.

Si, les nicols étant toujours croisés, l'on fait tourner la plaque porte-objet sur laquelle est fixée la lamelle, la *teinte* reste à peu près la même, mais l'*intensité* varie. A un moment donné cette teinte est obscurcie, il y a *extinction* de la section du cristal. Cette extinction se produit au moment où l'un des *axes* de l'ellipse résultant de la section de l'ellipsoïde E (dont nous parlerons plus bas) coïncide avec la direction des sections principales de l'un ou de l'autre nicol. Or comme il y a deux axes (de l'ellipse de section) et deux nicols, on aura donc *quatre positions d'extinction* à *angle droit* les unes des autres. C'est qu'en effet, lorsque le rayon extraordinaire sorti du polariseur rencontre le minéral suivant un de ces deux axes, il ne se dédouble pas, sort de la plaque comme il y était entré, et est arrêté par l'analyseur vis-à-vis duquel il joue le rôle de rayon ordinaire.

Si les deux nicols sont *parallèles*, la section aura son éclat maximum quand un des axes de l'ellipse coïncidera avec la direction des sections principales des deux nicols, ce qui arrive deux fois pour une rotation complète de la plaque.

Les corps *isotropes* (amorphes ou appartenant au système cubique) possèdent une *élasticité optique* qui est la même dans tous les sens; dans les corps *anisotropes*, au contraire, l'impulsion donnée à une particule d'éther lumineux est susceptible de faire naître des forces élastiques capables de dévier le mouvement incident et de changer la direction même du mouvement vibratoire.

Ainsi, lorsque la molécule d'éther lumineux O (fig. 329) est sollicitée par une force OR, il se produira en O une force élastique qui, en général, ne sera pas dans la direction de OR, mais, par exemple, dans celle de OF. Supposons que la longueur OF représente graphiquement la véritable grandeur de cette force élastique, si nous sollicitons le point O, de O en R', R″ (OR étant égal à OR'. OR″, etc.), c'est-à-dire si le point R décrit une sphère, nous aurons une série

de forces élastiques OF', OF″ telle que tous les points F, F', F″, etc.,
se trouveront à la surface d'un ellipsoïde à trois axes dit *ellipsoïde
F* ou *des forces élastiques.*

Considérons encore une particule d'éther lumineux O que nous
déplaçons comme précédemment de sa position d'équilibre (d'une
très petite quantité) en R. La force élastique qui se développe et

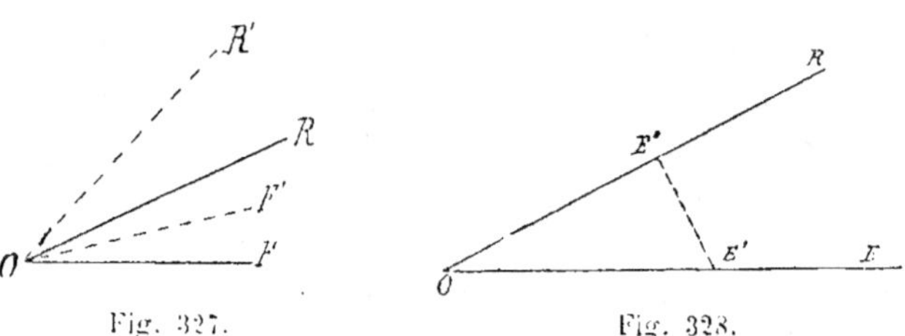

Fig. 327.   Fig. 328.

que nous appellerons pour plus de commodité E^2, est représentée
en longueur par $OE = E^2$ (fig. 328).

Prenons sur OE une longueur OE' telle qu'elle soit égale à $\frac{1}{E}$·
Projetons OE' sur la direction du déplacement OR en OE″. Si
l'on cherche le *lieu* de tous les points E″, on verra qu'ils se trouvent à la surface d'un ellipsoïde, dit *ellipsoïde E* ou *inverse des
élasticités* et dont les axes seront les mêmes que ceux de l'ellipsoïde F.

Ce dernier ellipsoïde a une importance capitale pour l'étude des
minéraux à la lumière polarisée. C'est toujours la valeur et la situation de ses axes que nous aurons à considérer; toute section d'un
minéral sera ramenée à la section de l'ellipsoïde E de ce minéral;
cette section sera naturellement une ellipse.

Nous avons dit qu'*en général* un déplacement moléculaire de
la molécule O d'éther lumineux donnait lieu à une force élastique généralement située dans une autre direction que le déplacement.

Il n'y aura que les déplacements à angle droit, l'un sur l'autre,
qui se font suivant les axes de l'ellipsoïde E, qui donneront naissance à des forces élastiques situées dans la même direction. Et si
nous considérons un plan passant par le centre de l'ellipsoïde E
et le coupant suivant une ellipse, les deux axes de cette el-

lipse jouiront de la même propriété que les axes de l'ellipsoïde E.

Supposons maintenant (fig. 329) qu'une onde plane passe d'un milieu isotrope (l'air) dans un milieu anisotrope, elle ébranle à la surface de ce milieu une molécule O d'éther qui, en général, réagit avec une force élastique non située dans la même direction. Soit OO' cette force élastique. Nous savons d'après les principes de géométrie que nous parviendrons à ce même point O', si nous faisons subir à la molécule O trois déplacements rectangulaires (OA, AB, BO') égaux à la projection de OO' sur la direction de ces déplacements considérés comme axes.

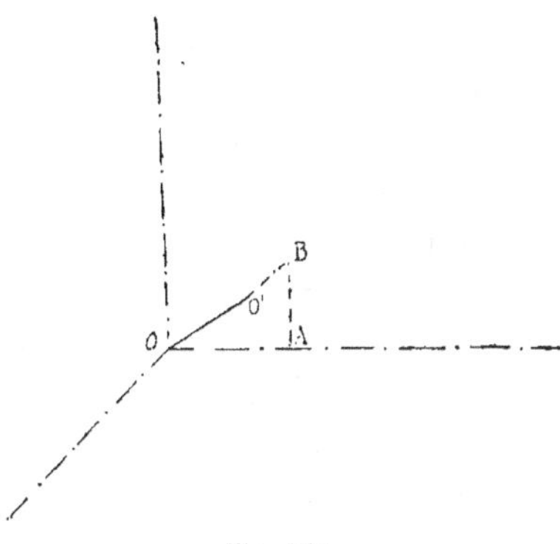

Fig. 329.

Or, décomposons la force élastique OO' en trois composantes : 1° une normale au plan de l'onde ; 2° deux autres dans ce plan, rectangulaires entre elles, et pour ces dernières choisissons les deux axes de l'ellipse de section de l'ellipsoïde E relatif au milieu anisotrope considéré.

La première composante normale à la surface de la substance isotrope n'a aucune influence sur la propagation de la lumière dans ce milieu.

Quant aux autres, elles se transmettent sans altération dans le second milieu, puisqu'elles se trouvent dans la direction des axes ; elles subiront seulement un *changement de vitesse*, c'est-à-dire seront *réfractées* chacune d'une façon spéciale.

Les corps anisotropes sont donc biréfringents et donnent lieu à deux rayons réfractés, en général assez peu distincts l'un de l'autre, sauf dans la calcite (spath d'Islande), pour qu'on ne puisse les distinguer à l'œil nu.

On peut donc exprimer ainsi la loi fondamentale de la double réfraction :

A une même direction de propagation normale correspondent deux systèmes d'ondes planes suivant lesquelles les vibrations s'effectuent parallèlement aux axes de la section elliptique déterminée dans l'ellipsoïde E par un plan passant par son centre et perpendiculaire à cette direction, et dont les vitesses de propagation normales sont inversement proportionnelles aux longueurs des axes.

Tout ellipsoïde ayant trois axes à angles droits, il peut se présenter trois cas :

1° Les trois axes d'élasticité sont égaux. Alors l'ellipsoïde n'est autre chose qu'une sphère ; si on imprime un déplacement à une molécule d'éther lumineux, dans un certain sens, sa force élastique agira suivant la même droite. C'est le cas des corps homogènes non cristallins et des cristaux cubiques ;

2° Deux axes de l'ellipsoïde sont égaux entre eux ; dans ce cas, c'est un ellipsoïde dit de révolution autour de l'axe inégal, qui pourra être plus petit ou plus grand que les deux autres. C'est le cas des minéraux cristallisés dans les systèmes quadratique et rhomboédrique ;

3° Si les trois axes sont inégaux, dans ce cas, comme dans le précédent, les ébranlements de l'éther faits suivant les axes se traduisent par une force élastique coïncidant aussi en direction avec ces axes. Mais tout autre ébranlement donnera lieu à une force élastique qui n'aura pas la même direction que le déplacement. C'est le cas des cristaux des systèmes orthorhombique, monoclinique et triclinique.

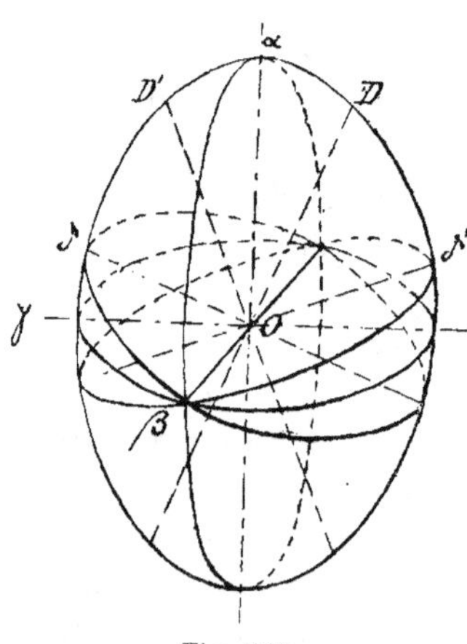

Fig. 330.

Supposons que les trois axes de cet ellipsoïde soient $O\alpha$, $O\beta$, $O\gamma$ d'une longueur $\alpha > \beta > \gamma$; α est le plus grand axe d'élasticité, β le moyen, γ le plus petit. Chacun d'eux est perpendiculaire au plan des deux autres (fig. 330).

Envisageons la section elliptique $O\alpha\gamma$ qui contient le plus grand et le plus petit axe d'élasticité ; $O\beta$ est perpendiculaire au plan de cette section.

Il existera sur cette section un point δ tel que $O\delta$ soit égal à $O\beta$, c'est-à-dire à l'axe moyen d'élasticité.

Or, si nous menons un plan par $O\beta$ et $O\delta$ qui sont deux droites égales et perpendiculaires entre elles, ce plan coupera l'ellipsoïde O suivant une courbe qui sera un cercle. Il en sera de même pour $O\delta' = O\delta$, et la section $O\delta'\beta$ sera un cercle symétrique du premier, relativement aux axes α et γ. Si sur ces deux cercles (qui se coupent suivant $O\beta$) on élève en O des perpendiculaires OD et OD', elles seront situées dans le plan des deux axes α et γ; l'axe α sera la bissectrice de l'angle DOD' et l'axe γ sera la bissectrice de son supplément. On conserve le nom de *bissectrice* à l'axe d'élasticité qui divise l'angle aigu et qui peut être tantôt α, c'est-à-dire le plus grand axe d'élasticité (*bissectrice négative*) ou γ, le plus petit axe d'élasticité (*bissectrice positive*), et on donne le nom de *normale optique* à la bissectrice de l'angle obtus.

Les lignes OD, OD' sont les axes optiques du cristal qui est ainsi appelé cristal *biaxe* ou à *deux axes optiques*.

Ces lignes OD et OD' sont en effet telles, que les ondes lumineuses se propageant suivant leur direction rencontrent partout la même élasticité et par conséquent ne subissent aucune altération.

Ces deux *axes optiques* sont donc pour les cristaux biaxes des directions privilégiées de monoréfringence. Si la section d'un cristal biaxe est faite perpendiculairement à un de ces axes, le rayon extraordinaire sorti du polariseur ne se décomposera pas et, par conséquent, il sera éteint par le nicol analyseur.

Donc, dans les cristaux biaxes, les sections faites perpendiculairement à un des axes optiques restent éteintes entre les nicols croisés.

Il est bien entendu que tout ce que nous venons de dire s'applique à de la lumière monochromatique. L'*angle des axes optiques* (2V) d'un même minéral varie plus ou moins, en effet, suivant la couleur des rayons incidents et suivant la température.

Les roches éruptives se composent de minéraux divers, agglomérés de différentes façons. Nous nous bornons ici à décrire les propriétés principales des minéraux cristallisés vus au microscope

simple ou polarisant, sans avoir égard à leur agencement réciproque, ce qui constitue la *pétrographie* proprement dite et sortirait
de notre programme. Autant que possible, nous étudierons les
propriétés de ces minéraux dans un ordre constant, insistant sur
les caractères les plus importants et les plus distinctifs, passant rapidement sur ceux de moindre importance, ou même les
omettant complètement.

Nous allons, au préalable, exposer les moyens pratiques d'étudier ces divers caractères.

Composition, système cristallin, variétés. — Nous nous conten-
terons de les nommer, renvoyant, pour les détails, aux traités de
minéralogie.

Couleur, transparence. — Les minéraux ne peuvent pas plus
être reconnus à leur couleur au microscope qu'à l'œil nu, d'autant
plus que les minéraux les plus colorés sont parfois presque absolument incolores et transparents en plaques minces. Cependant,
comme il est convenu que toutes les plaques devront avoir la même
épaisseur, une des conditions qui font le plus varier la couleur des
minéraux se trouve par cela même éliminée, et, sans y attacher une
trop grande importance, nous avons établi une première classification entre : 1° les minéraux toujours ou presque toujours transparents et incolores en plaques minces; 2° ceux qui sont ordinairement transparents et colorés; 3° ceux qui sont opaques.

Pour examiner la couleur des minéraux, on met la préparation
au point en ayant soin de relever le nicol supérieur. Le nicol inférieur reste en place et ne gêne en rien pour cet examen. On éclaire
comme d'habitude en se servant d'un condensateur.

La réfringence d'un milieu est due à un changement de vitesse
que subit la lumière en entrant dans ce milieu. Un corps est
d'autant *plus réfringent* par rapport à un autre qui l'entoure, l'air
par exemple, que la vitesse de propagation de la lumière, dans ce
corps, y est moindre que dans l'air.

La surface d'un corps *très réfringent*, vue au microscope, paraît
faire saillie au-dessus des autres; on dit alors qu'il a un *relief* considérable; c'est ce qui arrive pour le sphène, le péridot, le zircon, etc.

Le polychroïsme est la propriété que possèdent certains minéraux
d'absorber inégalement les *rayons lumineux polarisés* et par consé-

quent d'offrir par transparence des couleurs différentes dans les différentes directions selon lesquelles on les considère. C'est un caractère des plus précieux au point de vue du diagnostic de certains minéraux.

Le moyen le plus pratique de s'en rendre compte, c'est de relever ou retirer le nicol analyseur, de conserver le polariseur et de faire tourner le minéral au moyen de la platine tournante, après l'avoir placé au centre du microscope. Il est bon, pour obtenir tout l'effet voulu, que le microscope soit placé bien droit devant la source lumineuse de façon que le plan d'incidence de la lumière réfléchie par le miroir coïncide avec la petite diagonale du nicol polariseur.

Que l'on examine par exemple une section de *mica noir* perpendiculaire au clivage facile, c'est-à-dire parallèle à l'axe du minéral, on verra qu'elle a une couleur *jaune pâle* lorsque les lignes de clivage sont perpendiculaires à la petite diagonale du nicol polariseur, c'est-à-dire quand l'axe du minéral est parallèle à cette petite diagonale. Au contraire, le mica paraît d'un *rouge brun* si les lignes de clivage sont parallèles à la petite diagonale du nicol polariseur, c'est-à-dire si nous tournons la platine de 90°. Pour un tour complet de 360°, on aura donc deux positions de teinte faible et deux de teinte foncée à 180° l'une de l'autre.

BIRÉFRINGENCE, TEINTES DE POLARISATION. — Nous avons vu que lorsqu'on se sert de la lumière blanche ordinaire pour examiner des plaques minces de certains minéraux, on obtient une *polarisation chromatique* due à ce que les différentes radiations qui constituent la lumière blanche ont des longueurs d'onde différentes. Quelques-unes de ces radiations se trouvent éteintes, tandis que d'autres présentent une augmentation d'éclat. La couleur obtenue dans ces conditions dépend pour un même minéral de l'*épaisseur* de la plaque, et son intensité de l'*ellipse de section*, c'est-à-dire de la manière dont le plan de section de la plaque a rencontré les axes optiques du minéral. Il est facile de se rendre compte et de vérifier l'influence de l'épaisseur, il suffit d'examiner entre les nicols croisés une lame de *quartz taillée en biseau* et dont on verra l'usage tout à l'heure sous le nom de *quartz compensateur*. Si l'on examine la partie la plus mince de cette lame, on la verra à peine teintée de gris, puis en allant vers la partie plus épaisse on trouvera successivement le gris bleu, le blanc, le jaune, l'orangé, le rouge, le violet ou *teinte sensible de premier ordre;* en continuant, on trouve la gamme du spectre solaire : violet, indigo, bleu, vert, jaune, orangé, rouge, du deuxième ordre, puis une nouvelle gamme du troisième ordre, etc.

Si, les nicols restant *croisés,* nous faisons tourner la plaque mince du minéral biréfringent, la teinte de polarisation varie d'intensité, mais la couleur n'est pas changée. Il arrive un moment où il y a obscurité ou *extinction,* c'est lorsque l'un des axes de la section elliptique (de l'elliposïde E) devient parallèle à une des sections principales de l'un ou l'autre nicol. Il y aura ainsi quatre positions d'extinction à angles droits les unes des autres.

Si les nicols sont *parallèles,* la couleur présentée par la section du minéral est *complémentaire;* si elle était verte par exemple entre les nicols croisés, elle devient rouge.

Dans les positions intermédiaires, c'est-à-dire les nicols étant obliques l'un par rapport à l'autre, la teinte de la plaque varie entre ces deux couleurs.

A partir d'une certaine épaisseur les plaques ne polarisent plus; il en est de même si elles sont trop minces. Nous avons déjà dit qu'il était très important, c'est-à-dire très utile de travailler avec des plaques toujours de la *même épaisseur,* telle par exemple que les quartz ne polarisent plus qu'en gris. Dans ces conditions les couleurs de polarisations deviennent pour ainsi dire caractéristiques de chaque minéral, et comme ces couleurs sont la mesure de la biréfringence, M. Michel Lévy a même imaginé un appareil dit *comparateur* qui permet de chiffrer exactement la biréfringence d'un minéral donné taillé dans une direction et sous une épaisseur déterminées.

Signe. — Il est possible de se rendre compte si un minéral d'une plaque est *positif* ou *négatif* (voir page 735) au moyen de la variation qu'il fait subir à la couleur d'une *lame de quartz* (minéral positif) d'une épaisseur convenable, fixée sur une lame de verre, et taillée parallèlement à son axe (dont la direction est indiquée sur la lame de verre).

Supposons que cette lame de quartz ait une épaisseur telle qu'elle polarise en violet. Si on la superpose à un autre quartz *orienté de la même façon,* d'une faible épaisseur, les deux teintes de polarisation vont s'ajouter et on aura une teinte d'un ordre plus élevé qui sera du bleu, du vert, etc. Tout autre cristal dont l'*allongement* sera positif fera ainsi monter d'un certain nombre de *tons* notre lame de quartz qui, au lieu de paraître violette, deviendra bleue, verte, etc.

Si au contraire l'allongement du minéral examiné est négatif, comme l'apatite, en lui superposant la lame de quartz nous aurons une teinte moins claire que le violet, c'est-à-dire du jaune par exemple.

Pour pouvoir procéder ainsi, il faut que nous connaissions l'orientation de notre minéral, et ce n'est pas toujours possible, lorsqu'il n'a pas de clivage ou de forme nettement définie, comme cela arrive par exemple pour le quartz dans le granite.

On comprend aussi que si un minéral polarisant dans un ton élevé présente un petit biseau sur ses bords, ce qui arrive souvent dans les plaques, ces bords dont l'épaisseur va en décroissant paraîtront frangés de couleurs d'un ton moins élevé. On pourra même se rendre compte de cette façon de l'*ordre* dans lequel le minéral polarise, et distinguer par exemple si c'est du violet de la première gamme ou de la seconde, du jaune de premier ordre ou de second. On remarquera qu'il n'y a ni vert ni bleu de premier ordre.

L'EXAMEN A LA LUMIÈRE CONVERGENTE permet dans certaines circonstances de reconnaître si l'on a affaire à un minéral uniaxe ou biaxe et d'en déterminer le signe. Voici comment il se pratique : On commence par mettre le minéral en question exactement à la croisée des fils en employant le grossissement ordinaire (30 à 60 fois). Si ce minéral est bien net, sans macle, sans superposition, et d'assez grande dimension pour occuper tout le champ du microscope, on peut quelquefois se contenter de ce grossissement ; sinon, il vaut mieux employer le n° 7 de *Nachet*. On substitue donc cet objectif au n° 3, et après avoir mis au point, on retire l'oculaire et l'on relève le condenseur au point convenable.

Les nicols étant croisés, on regarde dans le tube du microscope (sans oculaire), et en faisant tourner la préparation on aperçoit tantôt une croix noire au milieu d'anneaux brillants ; comme par exemple dans la calcite, tantôt deux branches d'hyperboles opposées par leur convexité (amphibole).

S'il s'agit d'un *minéral à un axe optique* unique, c'est-à-dire appartenant aux trois premiers systèmes cristallins, on aura une *croix noire* plus ou moins facile à voir. Parfois cette croix se disloque un peu quand on fait tourner la préparation.

EXAMEN DU SIGNE D'UN MINÉRAL EN LUMIÈRE CONVERGENTE. — Cet examen en lumière convergente nous permet aussi de reconnaître si le minéral qui donne cette croix est positif ou négatif. Pour cela on se sert d'une *lame de mica quart d'onde*, c'est-à-dire d'une lame de mica taillée en rectangle allongé, suivant le minimum d'élasticité. On insinue cette lame, au-dessus de la plaque à examiner, de telle sorte que le côté du rectangle de mica (parallèle à la longueur de la lame de verre) fasse 45° avec les sections principales des nicols.

Si le cristal est *positif*, si c'est du *quartz* par exemple, la croix se disloque en deux branches hyperboliques opposées par leur sommet de telle sorte qu'en joignant ces deux sommets, cette ligne forme *la croix* avec la longueur du rectangle de mica. Si le cristal est *négatif*, si c'est de l'*apatite* par exemple (et que la plaque soit assez épaisse pour avoir une croix), la croix se disloque aussi en deux hyperboles, mais la ligne qui en joint les sommets est *parallèle* aux grands côtés du rectangle de mica.

Lorsqu'on a affaire à un *minéral à deux axes optiques*, c'est-à-dire appartenant aux trois derniers systèmes cristallins, en procédant de la même façon, on observe dans un grand nombre de cas, au lieu d'une croix noire, deux branches d'hyperbole qui, toujours opposées par leur convexité, sont plus ou moins écartées l'une de l'autre. En faisant tourner la préparation, ces deux branches se rapprochent; à un moment donné elles simulent une croix noire, puis s'éloignent de nouveau en occupant par exemple la série de positions représentées ci-dessus (fig. 331).

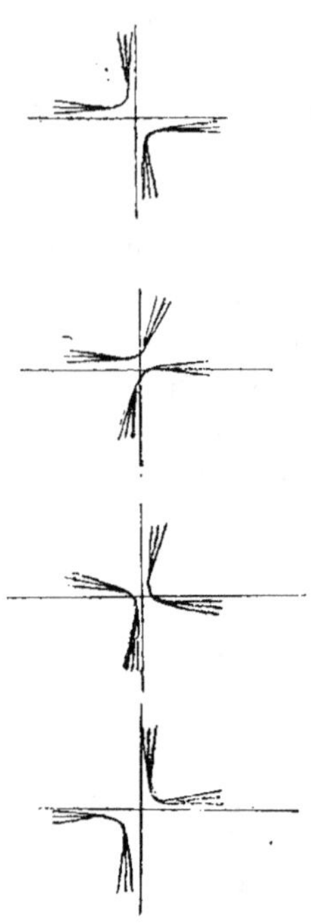

Fig. 331. — Aspect successif des deux branches d'hyperbole dans un minéral biaxe examiné en lumière convergente. (Les axes rectangulaires indiqués ici ne se voient pas en réalité.)

Suivant la situation des axes optiques par rapport à la section principale du polarisateur on aura parfois, en faisant tourner la préparation, ou lieu des hyperboles, soit une droite, soit de simples ombres balayantes dues à une branche de l'hyperbole qui passe dans le champ du microscope.

FORME DES SECTIONS. — Les minéraux se présentent dans les plaques minces de roches éruptives sous diverses formes : tantôt ils constituent des *plages* dont les contours n'ont rien de régulier, tantôt au contraire ils présentent une *apparence polygonale* en rapport avec leur forme cristalline. On comprend dans ce dernier cas tout le parti que l'on peut tirer de la forme des sections. A propos de chaque minéral nous donnerons les formes les plus habituellement rencontrées dans les roches.

Les minéraux peuvent tantôt se présenter en *grands cristaux* de première consolidation sur lesquels viennent se mouler les autres cristaux ou la pâte amorphe qui constitue la roche. D'autres fois ils sont en cristaux beaucoup plus petits dits *microlithes*, qui ont cristallisé au milieu de la pâte formée d'un magma cristallin ou amorphe.

Les grands cristaux ou les microlithes sont le plus souvent allongés suivant un petit nombre de directions particulières qui leur donnent des propriétés optiques diverses que nous aurons à examiner.

MACLES ET CLIVAGES. — On observe très souvent au microscope des *macles* ou accolements de cristaux suivant certaines faces, des *clivages* faisant des angles variables entre eux et avec les arêtes des sections polygonales. Nous aurons à tirer parti de ces macles et de ces clivages.

Pour mesurer les ANGLES des deux côtés d'une section d'un cristal, ou de deux clivages, il suffit d'amener un des côtés de la section ou une des traces du clivage à coïncider avec un des fils du réticule ; on note alors la position du 0 de la platine tournante, puis l'on voit de combien de degrés il est nécessaire de la tourner pour amener l'autre côté de l'angle à être parallèle au même fil.

On opère d'une façon analogue si l'on veut déterminer l'ANGLE D'EXTINCTION d'un minéral par rapport à une ligne de macle, à un clivage, à un côté du polygone formé par la section, à l'arête suivant laquelle il est allongé, etc. On amène à faire coïncider avec un fil du réticule la ligne de macle, le clivage, l'arête, etc., et l'on note la position du zéro ; puis on tourne la platine dans un sens ou dans l'autre jusqu'à ce que le minéral paraisse complètement éteint, et l'on note de nouveau la position du zéro ; l'angle dont il a fallu tourner est l'angle d'extinction de ce minéral par rapport à la ligne de macle, à l'arête que l'on considère.

D'une façon générale, on sait que les *extinctions* d'une lame mince se font suivant la bissectrice des angles formés par les projections des deux axes optiques sur la section du minéral. Ces bissectrices, on se le rappelle sont les deux axes de l'ellipse résultant de la section de l'ellipsoïde E. S'il n'y a qu'un axe optique, il n'y aura pas d'angle (voir page 734), l'extinction se fera suivant la projection de cet axe optique sur le plan de la lame mince.

Or nous savons que dans les divers systèmes cristallins il existe des relations entre les axes d'élasticité qui sont les axes principaux de l'ellipsoïde E sur lequel nous avons insisté, et les axes cristallographiques. La section du minéral réduit en plaque mince représente un polygone dont les côtés ont des relations spéciales avec les axes de l'ellipse qui résulte de la section de l'ellipsoïde. C'est de ces relations que nous tirerons parti pour le diagnostic des minéraux au moyen de leur angle d'extinction par rapport à une arête, à un côté du polygone, etc.

Les faces les plus importantes sont p, g^1, h^1, et les zones parallèles aux arêtes de ces faces. Dans les systèmes autres que le système hexagonal, les faces p, g^1, h^1 déterminent par leurs intersections réciproques les axes cristallographiques, et dans le système hexagonal elles sont en relations simples avec la symétrie du cristal.

Zones. — On dit qu'une section d'un cristal a lieu suivant la *zone* ph^1, h^1g^1, pg^1, quand cette section est faite suivant un plan parallèle à l'arête ph^1, h^1g^1, pg^1.

Passons rapidement en revue les particularités principales que nous présentent les divers systèmes cristallins au point de vue de la *forme des sections,* de la *symétrie,* des *extinctions,* de la situation des axes optiques, etc.

Système cubique. — Dans les minéraux de ce système, l'ellipsoïde E est une sphère, les trois axes étant égaux ; toute direction peut être considérée comme un axe de symétrie cristallographique, d'élasticité et optique.

Les sections sont polygonales, toujours éteintes entre les nicols croisés ; elles ne se distinguent donc des sections des corps amorphes que par leurs contours polygonaux. Toutefois, il faut savoir que même ces dernières peuvent avoir une forme polygonale lorsqu'elles se moulent sur des cristaux anciens.

SYSTÈME QUADRATIQUE (prisme à base carrée). — Les sections sont en général carrées, rectangulaires ou octogonales.

Les sections parallèles à la base p sont constamment éteintes.

Celles des zones ph^1, h^1h^1 sont des rectangles qui s'éteignent suivant leurs côtés.

SYSTÈME RHOMBOÉDRIQUE OU HEXAGONAL. — Il y a un axe de symétrie qui est en même temps l'axe optique unique ; l'ellipsoïde E est de révolution autour de cet axe AB.

Les sections *constamment éteintes* sont perpendiculaires à cet axe optique unique. Suivant que le minéral a la forme du rhomboèdre ou du prisme hexagonal (fig. 332) ; elles sont elles-mêmes en forme de triangles équilatéraux, d'hexagones ou de dodécagones réguliers.

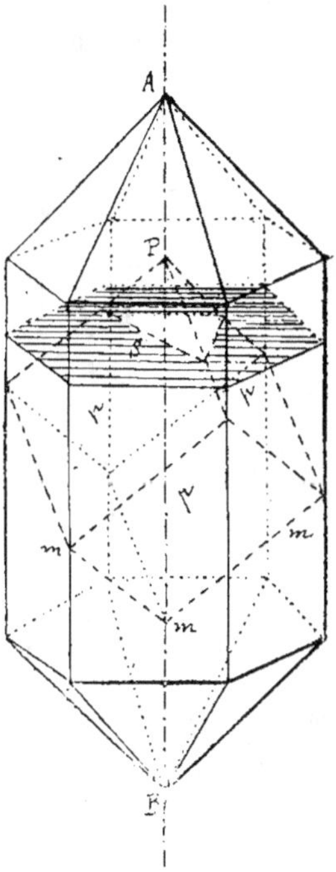

Si le prisme n'est pas surmonté d'un sommet, les sections obliques du prisme donnent des hexagones allongés lorsque

Fig. 332. — Prisme hexagonal pyramidé et rhomboèdre primitif. — AB, axe unique ; P, base du prisme (système hexagonal,; *mm*, faces du prisme (id.); *pp*, faces du rhomboèdre primitif : S, section perpendiculaire à AB.

les six faces du prisme ou cinq d'entre elles et une des bases sont rencontrées par la section (fig. 333). On a des rectangles s'éteignant suivant leurs côtés si les deux faces du prisme et les deux bases sont coupées par la section.

Dans la zone ph^1 on a donc des hexagones ou des rectangles symétriques suivant deux axes rectangulaires et s'éteignant suivant ces axes.

Dans la zone h^1h^1 on a des rectangles s'éteignant suivant leurs côtés.

Système du prisme droit a base rhombe (*orthorhombique*). — Il y a trois plans de symétrie p, h^1, g^1, dans lesquels sont compris les axes

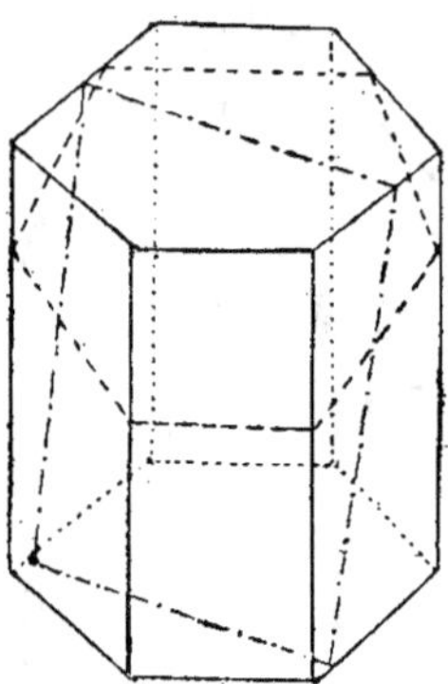

Fig. 333. — Prisme hexagonal coupé par deux plans donnant, le premier une section hexagonale (le plan sécant coupe la base et cinq faces); le second, un rectangle (le plan sécant coupe les deux bases et deux faces).

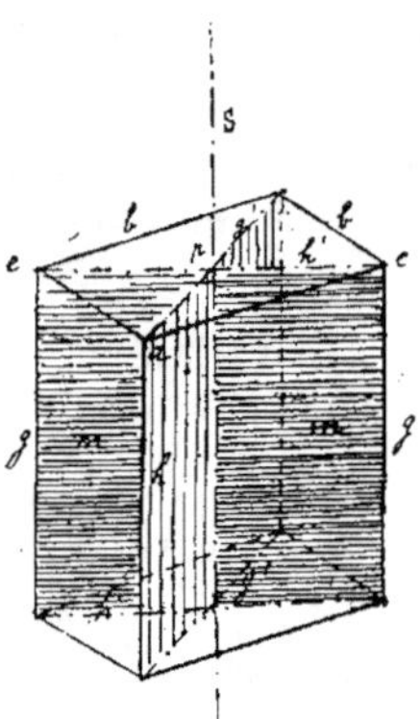

Fig. 334. — Prisme droit à base rhombe. — s, axe; p, bases du prisme (rhombes); m,m, faces du prisme (rectangles); a,a, angles solides formés par trois angles plans: 1° l'angle obtus de la base et les deux angles droits du prisme; e,e, angles solides formés par trois angles plans: 1° l'angle aigu de la base et les deux angles droits du prisme; b,b,b,b, les quatre arêtes de la base (égales entre elles); g,h, arêtes du prisme; g^1, diagonale et plan diagonal opposés à l'angle aigu (hachures verticales); h^1, diagonale et plan diagonal opposés à l'angle obtus (hachures horizontales).

optiques. L'ellipsoïde E a trois axes inégaux qui ont la même direction que les axes cristallographiques et qui sont : les deux diagonales g^1, h^1 et la perpendiculaire aux plans g^1 et h^1.

Les sections perpendiculaires aux axes optiques et constamment éteintes entre les nicols croisés sont des rectangles et font partie de l'une des zones ph^1, pg^1, h^1g^1.

Les sections suivant les zones ph^1, pg^1, h^1g^1 donnent des rectangles qui s'éteignent suivant leurs côtés. En dehors des précédentes, il n'y a pas de sections en zones qui soient symétriques par rapport à deux axes rectangulaires.

SYSTÈME DU PRISME OBLIQUE A BASE RHOMBE (*monoclinique*). — Il n'existe qu'un plan de symétrie g^1 perpendiculaire à un des axes cristallographiques, l'orthodiagonale h^1.

Le plan g^1 contient les autres axes cristallographiques et les axes d'élasticité, mais ces axes ne coïncident pas entre eux.

Si les axes optiques sont compris dans g^1, les sections constamment éteintes appartiennent à la zone ph^1 et sont symétriques par rapport à deux axes rectangulaires.

Si les axes optiques sont compris dans h^1, les sections constamment éteintes seront ordinairement dissymétriques.

La zone ph^1 donne des sections symétriques à la fois suivant la trace du plan g^1 et suivant h^1, sections qui s'éteignent suivant ces deux directions.

Les autres sections symétriques ne s'éteignent plus suivant leur axe de figure, et les angles d'extinction doivent être étudiés pour chaque cas particulier.

SYSTÈME DU PRISME DOUBLEMENT OBLIQUE (*triclinique*). — Il n'y a aucune relation générale fixe entre les positions des axes cristallographiques d'une part et celles des axes d'élasticité et optiques de l'autre. Il nous faudra les établir pour chaque cas particulier.

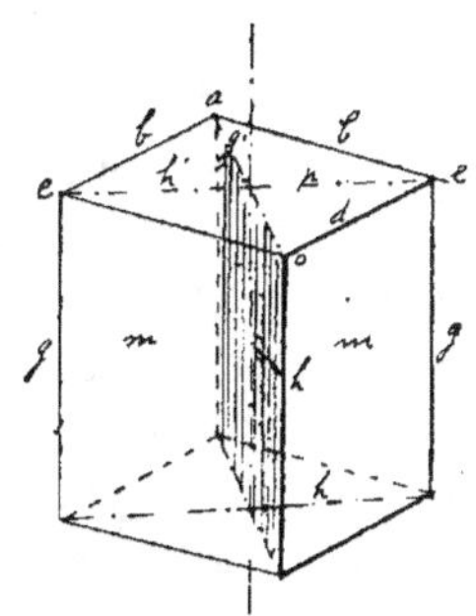

Fig. 335. — Prisme oblique à base rhombe. — *p,p.* bases du prisme (rhombes) ; *m,m,* faces du prisme (parallélogrammes); *o,o.* angles solides formés par trois angles plans obtus, ou deux obtus et un aigu; *a,a,* angles solides formés par trois angles plans, dont deux aigus et un obtus ou tous les trois aigus; *e,e.* angles solides symétriques; g^1, plan de symétrie (hachures verticales); h^1, orthodiagonale.

Aucune zone n'est composée de sections symétriques par rapport à deux axes rectangulaires, et aucune relation n'est nécessaire entre les contours polygonaux des sections et leurs extinctions. Mais nous connaissons les angles d'extinction de quelques faces remarquables par rapport aux arêtes principales, et nous en tirerons parti principalement pour la détermination des feldspaths.

III. — PROPRIÉTÉS DES PRINCIPAUX MINÉRAUX DES ROCHES.

1° Minéraux ordinairement transparents en plaques minces.

a. INCOLORES A LA LUMIÈRE NATURELLE.

Silice. — Elle se présente dans les roches à l'état anhydre et à l'état hydraté, cristallisée ou amorphe, et constitue le quartz, l'opale, la calcédoine et la tridymite.

Le **quartz** est de l'acide silicique pur SiO^2, il cristallise dans le système rhomboédrique et affecte des formes hexagonales bien connues. *Variétés :* hyalin, enfumé, améthyste, rose jaune, rouge, hyacinthe, chrysoprase (quartz vert), etc.

Incolore en lames minces, *transparent*, résiste aux causes de destruction qui attaquent les feldspaths.

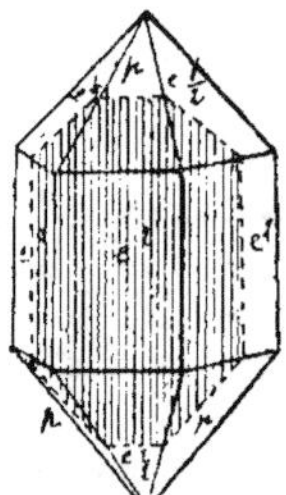 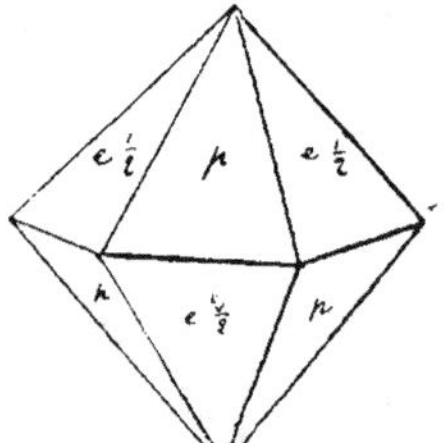 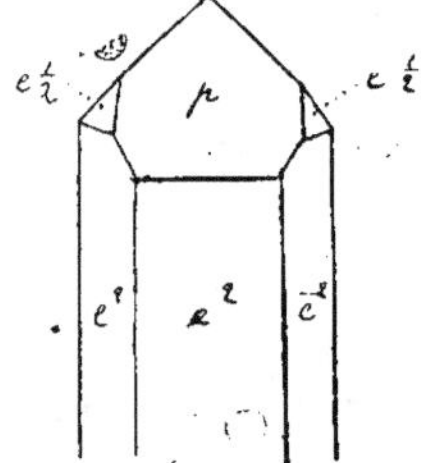

Fig. 336. — Quartz en prisme hexagonal, bipyramidé. Les hachures indiquent la forme d'une section parallèle aux arêtes du prisme.

Fig. 337. — Quartz bipyramidé.

Fig. 338. — Quartz hexagonal pyramidé dans lequel la face *p* a pris un développement exagéré.

Contient de nombreuses *inclusions :* gazeuses à forme de bulles arrondies, *liquides* à bulles de gaz mobiles extrêmement fréquentes, disposées à la suite les unes des autres et caractéristiques ; parfois solides : chlorite, rutile, mica, etc.

Le quartz est peu *réfringent*, aussi a-t-il peu de relief et n'est nullement *polychroïque*.

Nous avons dit qu'afin de pouvoir tirer un parti utile des teintes de polarisation des minéraux, nous supposions que les plaques avaient été taillées assez minces pour que le quartz ne polarise plus qu'en gris bleuâtre.

Si les plaques sont plus épaisses, le quartz est doué de couleurs vives de polarisation : jaune, bleu, violet, etc.

Le quartz ne se *macle* pas, mais il y a souvent pénétration irrégulière des cristaux qui sont séparés les uns des autres par des lignes sinueuses.

La forme des *sections du quartz* dépend de son état dans les roches.

Le quartz est un minéral à un axe positif. Les sections constamment éteintes sont celles qui sont perpendiculaires à l'axe, c'est-à-dire parallèles à la base *p* du prisme. Les sections rectangulaires s'éteignent suivant un côté du rectangle. D'une façon générale, il y a extinction suivant la projection de l'axe optique sur le plan de la section (fig. 332 et 333).

On peut distinguer dans les roches : 1° le quartz ancien ou de première consolidation; 2° le quartz de seconde consolidation; 3° le quartz développé par action secondaire.

Le quart de *première consolidation* ou en *grands cristaux* anciens,

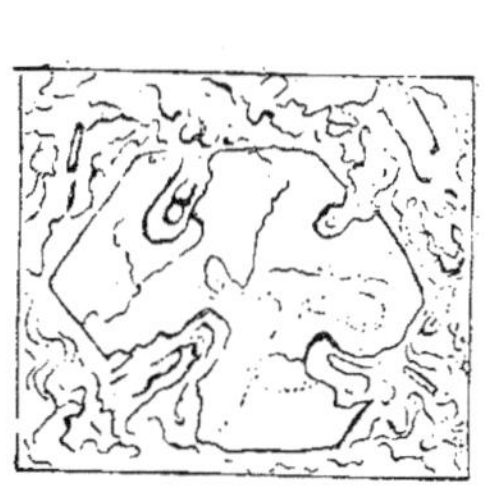

Fig. 339. — Grand cristal de quartz de première consolidation, corrodé, usé, avec cavités remplies de la matière fluide voisine.

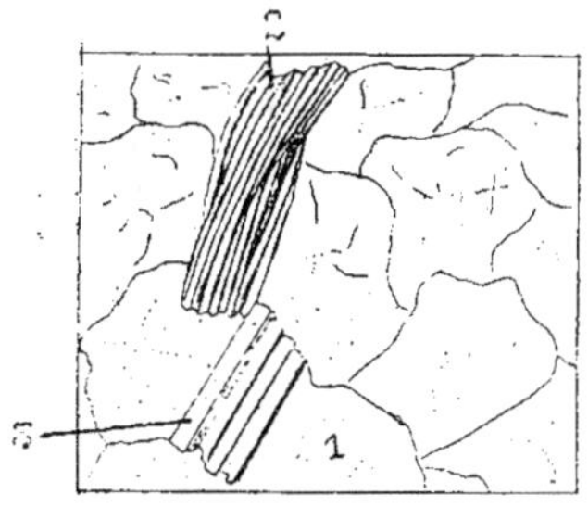

Fig. 340. — (1) Quartz granitique en grandes plages moulant les autres éléments : le mica noir (2) et l'oligoclase (3).

souvent cassés, usés ou corrodés, se compose de grains bipyramidés (fig. 339) à angles arrondis et émoussés, creusés parfois de cavités dans lesquelles vient pénétrer le magma voisin.

Le quartz de *seconde consolidation* est le plus fréquent, on le subdivise en : 1° *Quartz granitique* (fig. 340), composé de grandes *plages* sans formes cristallines apparentes, se moulant sur les autres éléments de la roche, d'orientations différentes, présentant au moment de leur extinction un aspect moiré et renfermant de grandes trainées d'inclusions liquides.

2° *Quartz granulitique.* Au lieu de larges plages s'éteignant en une seule fois, on a affaire à de petits cristaux presque hexagonaux, raccourcis, orientés chacun d'une façon différente, qui s'éteignent indépendamment les uns des autres. Si l'on a laissé une plus grande épaisseur aux plaques, le quartz polarise dans les teintes vives et se présente alors sous l'aspect d'une mosaïque brillamment colorée (fig. 341).

Dans les *pegmatites*, qui ne sont qu'une variété des granulites, les

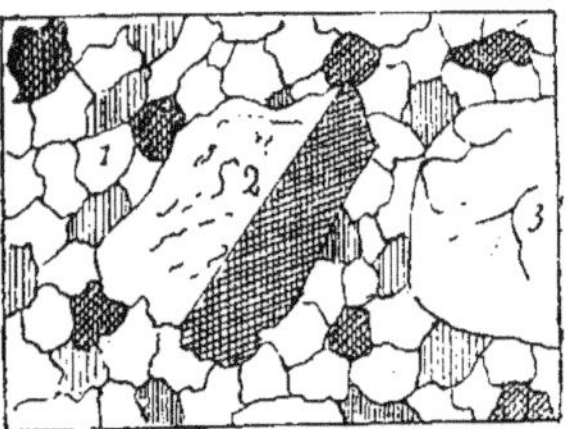

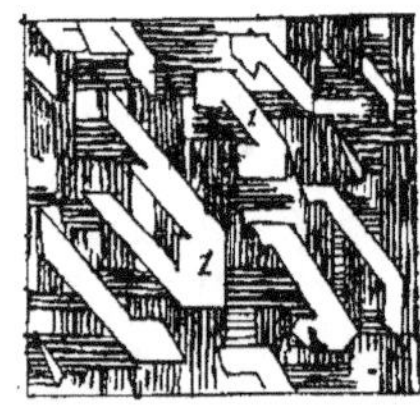

Fig. 341. — (1) Quartz granulitique en granules diversement orientés, entourant un cristal d'orthose (2) maclé dont un des éléments est éteint et un cristal de quartz de première consolidation (3).

Fig. 342. — Quartz pegmatoïde : les cristaux allongés suivant les arêtes du prisme s'éteignent tous simultanément. Le fond est formé de feldspath microclive.

cristaux du quartz ont de véritables contours cristallins, sont allongés suivant les arêtes du prisme, tous orientés de la même façon, et par conséquent s'éteignent en même temps. Ils affectent des apparences cunéiformes, triangulaires.

Quand les quartz granulitique et pegmatoïde ont de très petites dimensions, ils sont dits micro-granulitiques et micro-pegmatoïdes (fig. 342). Souvent alors ils forment une couronne cristalline autour des grands cristaux de consolidation ancienne.

Le *quartz de corrosion* est celui qui s'infiltre dans les éléments ambiants, les feldspaths, par exemple, sous forme de prolongements globuliformes. Il est tantôt formé d'une plage unique s'éteignant en une seule fois, tantôt de grains d'orientations diverses.

Le *quartz globulaire* est constitué par des houppes radiées entourant un cristal de quartz ancien. Ces houppes s'éteignent entre les nicols en même temps que le quartz central. Elles ne sont que rarement formées par de la silice pure, mais le plus souvent elles contiennent des matières feldspathiques et ferrugineuses et parfois même de petits microlithes de feldspath. Le débris de quartz central peut faire défaut; parfois aussi on observe des zones d'accroissement concentriques, enfin ces globules peuvent passer insensiblement à l'état granulitique.

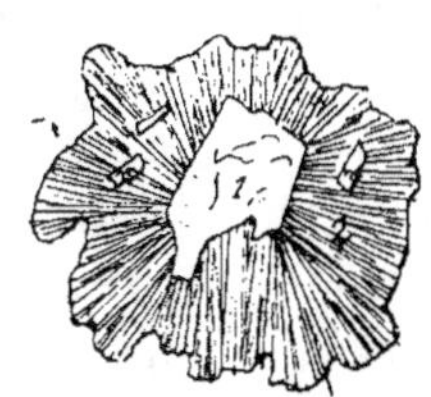

Fig. 343. — Quartz globulaire. — 1, cristal de quartz ancien ; 2, houppes radiées de quartz globulaire ; *m*, microlithes feldspathiques.

L'opale est formée par de la silice hydratée, amorphe; en lumière naturelle, elle apparaît nuageuse et le plus souvent contient de nombreuses impuretés. Elle n'exerce aucune action sur la lumière polarisée excepté lorsqu'à l'état *hyalitique* (transparent) elle est formée de couches concentriques douées de tensions différentes (On sait que les corps amorphes à l'état comprimé deviennent biréfringents). Elle forme les sphérolithes qui présentent une croix noire située dans les plans principaux des nicols et qui se déplace lorsqu'on fait tourner un des nicols.

La calcédoine se montre au microscope comme un mélange de quartz anhydre cristallisé en aiguilles radiées extrêmement fines, et d'opale interposée. Ces fines aiguilles de quartz se groupent en zones concentriques ou en sphérolithes qui prennent entre les nicols croisés des couleurs vives, ou montrent la croix noire estompée des sphérolithes d'opale.

On donne le nom de **quartz secondaire** au quartz qui épigénise un grand nombre de minéraux. Il peut être *grenu*, et absolument analogue au quartz granulitique, *globulaire* ou *calcédonieux*. Le quartz secondaire concrétionné des filons métallifères se montre sous forme de plages de dimensions variables formées par des cristaux maclés irrégulièrement et dont les extinctions se font très près les unes des autres.

La *tridymite* est une variété de quartz cristallisant dans le système triclinique sous forme de petites lamelles hexagonales imbriquées les unes au-dessus des autres, trop minces pour agir sur la lumière polarisée.

Diagnostic. — Le quartz, selon ses formes, peut être parfois confondu avec le feldspath, la wernerite, l'olivine, l'émeraude, la topaze.

L'absence de clivages dans le quartz *granulitique* le distingue des wernerites qui ont deux clivages *m m ;* à l'état de *grands cristaux* ces clivages le distinguent également de l'émeraude qui en a deux suivant *p* et *m* marqués par des fentes où se montrent des commencements de kaolinisation. La topaze possède presque toujours des contours extérieurs caractéristiques.

Le quartz, en grands cristaux dépourvus de contours, se distingue de l'olivine, qui est plus réfringente, a plus de relief et une surface plus rugueuse ; souvent aussi, elle présente un commencement de serpentinisation ou la mince bandelette habituelle jaune, d'oxyde de fer, le long de quelque fissure ou d'un de ses bords.

Le quartz calcédonieux ou grenu se distingue de la néphéline en ce qu'une goutte d'acide chlorhydrique attaque cette dernière.

Le quartz granulitique peut être confondu avec le feldspath lorsque ce dernier n'est pas maclé et n'a pas de contours extérieurs nets.

Il faut se rappeler que le feldspath ne contient pas d'inclusions à bulles liquides, qu'il est généralement beaucoup plus impur que le quartz.

Feldspaths. — Nous examinerons successivement les feldspaths : orthose, microcline, albite, oligoclase, labrador, anorthite. L'*orthose* seul est *monoclinique ;* les autres sont *tricliniques.*

Tous sont *incolores, transparents,* parfois salis par un commencement de kaolinisation.

La *réfringence* est faible, le *polychroïsme* nul.

La *biréfringence* est de 0,008, sauf pour l'anorthite = 0, 01 ; les *teintes de polarisation* sont plus vives que celles de la néphéline, moins vives que celles du quartz, aussi dans les plaques un peu épaisses, alors que le quartz polarise en jaune, les feldspaths polarisent en gris.

Les grands cristaux sont développés suivant la face g^1 ; les microlithes sont le plus souvent allongés suivant $p\,g^1$; dans cette zone les angles d'extinction permettent le plus souvent de les distinguer les uns des autres.

La seconde zone importante à considérer est la zone $p\,h^1$ (voir fig. 335) ou plutôt, pour les feldspaths tricliniques, une zone voisine, ayant pour arète une perpendiculaire à g^1 (il s'en faut de quelques degrés seulement que h^1 ne soit pas perpendiculaire à g^1). Cette zone comprend toutes les sections dans lesquelles deux lamelles hémitropes, suivant la loi de l'albite, s'éteignent symétriquement de part et d'autre de la ligne de macle.

Si le feldspath n'est pas maclé, cette zone est encore précieuse parce qu'elle présente des sections presque rectangulaires (3 degrés de différence pour les feldspaths tricliniques).

Dans l'orthose, la section h^1 est un rectangle, son extinction a lieu rigoureusement suivant les côtés du rectangle.

Dans l'albite, elle se fait à environ 15° de l'arète $p\,h^1$; dans l'oli-goclase à 18° ; et dans le labrador à 31° de cette même arète.

Orthose. — *Composition.* — Silicate d'alumine et de potasse : *variétés : orthose* proprement dit, *sanidine*, *adulaire*.

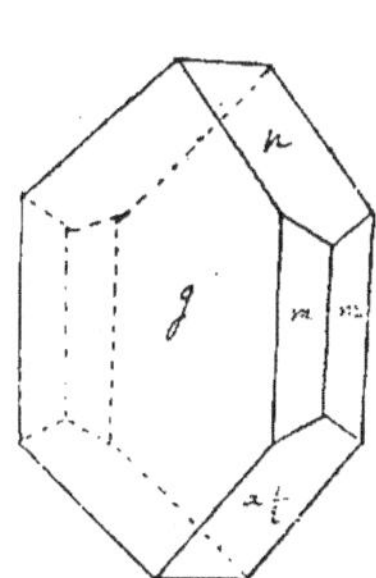

Fig. 344. — Orthose aplati suivant g avec grand développement de la face g^1.

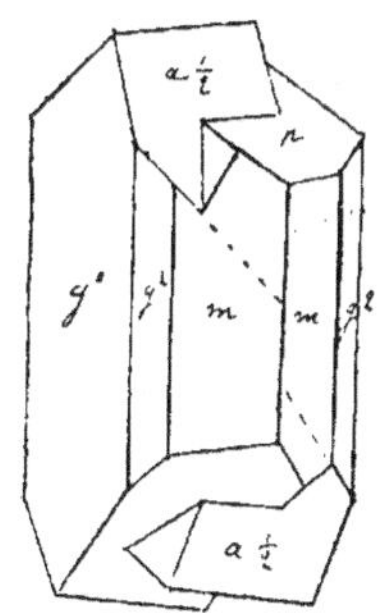

Fig. 345. — Macle de Carlsbad. Face de composition g^1 et rotation de 180°.

Forme cristalline. — Monoclinique, angles : $m\,m$ sur $h^1 = 118°$ — 48, $p\,h^1 = 116° — 7'$.

Les *couleurs* du feldspath n'ont pas d'influence sur les plaques minces. L'orthose proprement dit, d'un aspect laiteux à l'œil nu, se montre sillonné par des fentes remplies d'impuretés ou de produits de kaolinisation.

La biréfringence de l'orthose est, comme pour tous les feldspaths, de 0, 008, c'est-à-dire un peu moindre que celle du quartz.

Allongement. — Les cristaux et surtout les microlithes sont allongés suivant la diagonale inclinée parallèle à pg^1 qui se reconnait généralement à la longueur des sections et au parallélisme de traces de clivage p et g^1 ; autre zone importante : ph^1.

Il y a deux *clivages* faciles à angle droit, suivant p et g^1 (fig. 344).

Macle de Carlsbad (fig. 346 et 347), face de composition g^1 et axe de rotation h^1g^1.

Macle plus rare de *Baveno* suivant $e\frac{1}{2}$ et axe de rotation perpendiculaire (fig. 347 et 348). Cette macle donne des sections triangulaires ou se pénétrant en forme de croix.

Dans la zone pg^1 les *extinctions* varient de g^1 à p entre 5° et 0°. Les microlithes allongés suivant pg^1 ont souvent des sections

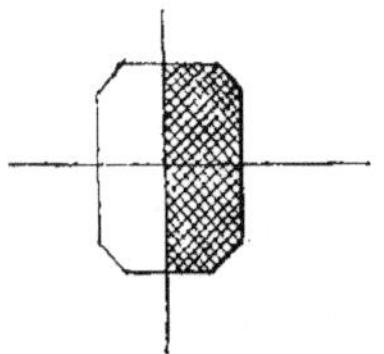
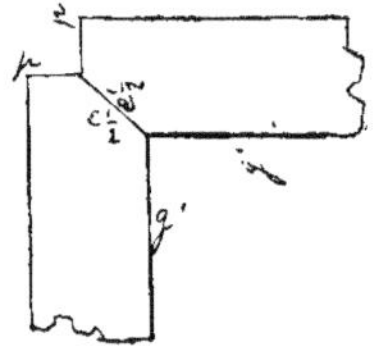
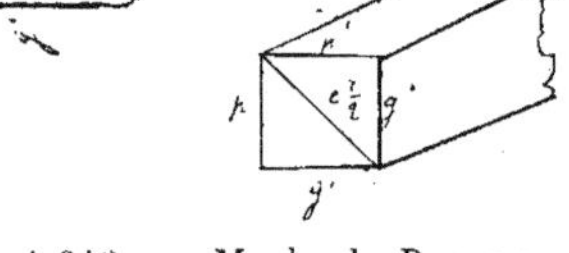

Fig. 346. — Coupe de la macle de Carlsbad.

Fig. 347 et 348. — Macle de Baveno (suivant $e\frac{1}{2}$).

transversales rectangulaires avec clivages et extinctions parallèles aux côtés.

Dans la zone ph^1 les sections sont symétriques, les clivages pg^1 s'y croisent constamment à angle droit, les extinctions ont lieu suivant ces clivages.

Dans la *macle de Carlsbad :*

1° Si l'on est dans la zone h^1g^1, les clivages g^1g^1 sont parallèles à la longueur de la macle, les clivages pp' font entre eux un angle de 127° à 180° ; les deux cristaux maclés s'éteignent toujours *symétriquement* par rapport à la ligne de *macle* sous des angles variables suivant que l'orthose est ou non déformé.

2° *Dans la zone* pg^1, l'un des cristaux a les traces de ces deux clivages parallèles entre elles et à la ligne de macle ; dans l'autre cristal le clivage $g^{1\prime}$ est parallèle à ceux du premier cristal, le clivage fait avec le premier un angle variant de 52° à 90°. Les extinctions se font du même côté de la ligne de macle. de 5° pour le premier et de 47° pour le second jusqu'à 0°.

Dans la zone ph¹, les clivages sont à angles droits parallèles entre

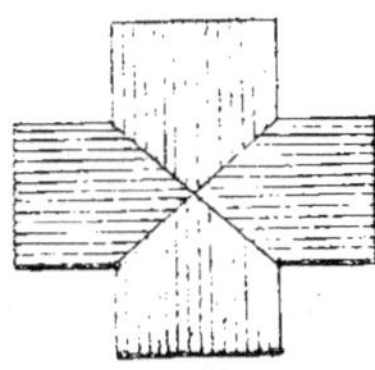

Fig. 349. — Macle de Baveno et de l'albite, section h¹.

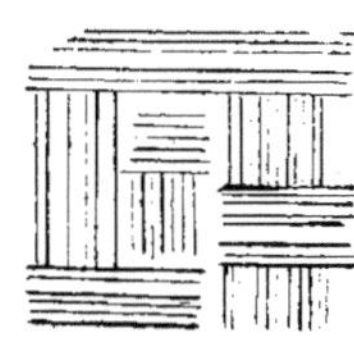

Fig. 350. — Macle du périkline et de l'albite, section p, zone ph¹.

cux deux à deux ; les extinctions se font parallèlement à la macle.

Dans la macle de Baveno : si l'on est *dans la zone p g¹* (la seule importante), les clivages sont parallèles à la longueur, et les extinctions se font au plus à 5° de la longueur.

Dans les roches, l'orthose se présente à l'état :

1° De grands cristaux de première consolidation :

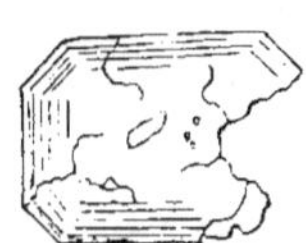

Fig. 351. — Sanidine fendillée avec zones concentriques et pores à gaz.

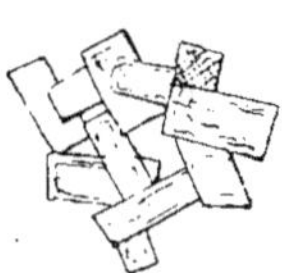

Fig. 352. — Groupe de microlithes d'orthose vitreux eu rectangles trapus peu allongés et s'éteignant suivant les côtés.

2° De plages granitoïdes de seconde consolidation affectant des états granulitique et pegmatoïde analogues à ceux du quartz. Il est généralement alors beaucoup plus impur que le quartz. Une variété vitreuse, la *sanidine* (fig. 351), se rencontre en grands cristaux et en microlithes, les grands cristaux sont formées de zones concentriques emboîtées les une dans les autres et ne s'éteignent pas en même temps. L'orthose ordinaire présente parfois aussi, mais à un degré moindre, cette structure zonée.

3° De microlithes, rarement maclés, relativement assez peu allongés suivant l'arête pg^1 et présentant par conséquent des formes *trapues* et des sections rectangulaires différentes de celles des feldspaths tricliniques : les extinctions de ces sections se font suivant les côtés du rectangle.

Signe. — L'orthose est *négatif*, c'est-à-dire que le plus grand axe d'élasticité sert toujours de bissectrice aux axes optiques, dont la position varie avec les diverses espèces d'orthose.

On trouve principalement l'orthose dans les roches acides, c'est-à-dire contenant du quartz libre, avec le microcline, l'albite et l'oligoclase.

Gneiss glanduleux. — Noyaux allongés suivant pg^1. Parfois grands cristaux, sans forme définie, brisés, contenant du mica ancien, ou même remplis d'un magma granulitique de quartz, feldspath et mica (gneiss granulitiques).

Granite ancien. — Cristaux de première consolidation et plages granitoïdes de seconde consolidation.

Granulites et microgranulites. — Première consolidation, allongement h^1g^1, macle de Carlsbad.

Les plages granitoïdes de deuxième consolidation de ces roches sont : 1° à l'état *granulitique* (petits cristaux raccourcis). 2° *Pegmatoïde*, le feldspath cristallisant en même temps que le quartz.

Syénites, Micaschistes, syénite éléolithique avec microcline, oligoclase, néphéline.

Porphyres pétrosiliceux. — Orthose vitreux à clivages réguliers.

Rhyolithes; porphyres siénitique et porphyrites. — Orthose adulaire à zones d'accroissement.

Trachytes, andésites et phonolithes. — Grands cristaux et microlithes de *sanidine* rectangulaires, allongés suivant pg^1; extinction en long.

Microcline. — Le microcline est un feldspath de même composition chimique que l'orthose qu'il accompagne très fréquemment. On a même considéré l'orthose comme un microcline à éléments extrêmement petits. L'angle des deux clivages p et g^1 est de 90°16'.

Il est formé par des cristaux toujours maclés suivant la loi de l'albite et du périkline (fig. 352).

La macle de l'*albite* a pour face de composition g^1 avec axe de rotation perpendiculaire.

La macle du *périkline* a pour face de composition *p*, avec axe de rotation *ph*[1]. La rotation des deux macles est de 180°.

Quand ces deux macles se superposent et s'associent intérieurement, comme c'est le cas du microcline, il en résulte quatre séries de lamelles hémitropes qui s'éteignent simultanément deux à deux, à angle droit ; un système chevauchant sur l'autre, de telle sorte qu'il est impossible même aux plus forts grossissements de les séparer l'un de l'autre (fig. 353).

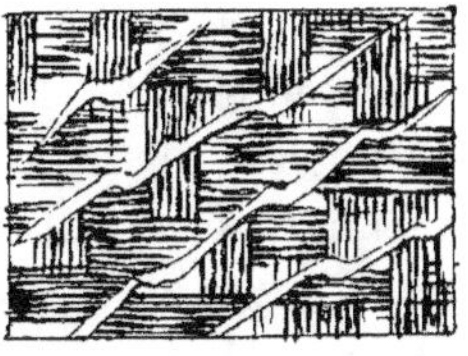

Fig. 353. — Microcline traversé par des filonnets d'albite.

Les caractères du microcline sont ceux des autres feldspaths, mais son aspect entre les nicols croisés est tellement *caractéristique* qu'il ne peut être confondu avec aucun autre.

La superposition *intime* des deux systèmes de macles, lui donne l'aspect quadrillé d'un *satin moiré* dont les lignes de moire sont à angle droit les unes sur les autres.

Souvent le microcline est traversé par des *filonnets* d'un autre feldspath, ordinairement l'*albite* (fig. 353).

Il est constamment associé à l'orthose ; dans les sections parallèles à *p*, l'orthose s'éteint parallèlement à l'arète *pg*[1] et le microcline à 15° 30′.

Dans les sections parallèles à *g*[1], l'orthose et le microcline s'éteignent à 5° environ de l'arète *pg*[1], et les filaments d'albite beaucoup plus obliquement, à 19° de cette même arète.

Albite. — L'albite est un feldspath sodique, triclinique, dont les caractères sont ceux des autres feldspaths tricliniques.

Caractères particuliers. — Angles des clivages faciles : $pg^1 = 93°$.

Rare dans les roches, surtout à l'état de cristaux de première consolidation.

Dans la zone perpendiculaire à *g*[1] il se distingue mal de l'oligoclase, il traverse en filaments le microcline et l'orthose.

Dans certaines andésites et porphyrites, il existe sous forme de microlithes allongés, filiformes, rarement maclés, qui dans la zone *ph*[1] s'éteignent sous un angle maximum de 15°.

L'oligoclase est un feldspath sodique avec chaux et traces de potasse.

Angles des clivages faciles = 93°50′ ; très grand écartement des axes optiques.

Dans la zone pg^1, parallèle à un axe principal d'élasticité, l'extinction s'y produit suivant pg^1, c'est-à-dire *parallèlement à la longueur des microlithes*. Ce qui s'exprime en disant que l'oligoclase s'éteint en long.

Si les cristaux sont maclés, l'extinction des lamelles hémitropes est simultanée et parallèle à la ligne de macle.

Dans la zone *perpendiculaire à g^1*, si l'on considère les cristaux dont les extinctions se font symétriquement de part et d'autre de la macle, on aura au maximum de chaque côté 18°30′, c'est-à-dire en tout 37°. Ce dernier maximum correspond au plan de zone perpendiculaire à pg^1.

Il se trouve 1° en *grands cristaux* de première consolidation ; 2° en *microlithes* de seconde consolidation.

1° Grands cristaux, macle de l'albite ou du périkline, lamelles hémitropes très nettes d'*épaisseur régulière*; mais un des systèmes peut être extrêmement fin (caractère distinctif).

2° Microlithes, pas toujours maclés (ceux du Labrador le sont toujours). Allongement *toujours suivant pg^1 et extinction en long*. Cristaux allongés et de structure fibreuse, ce qui les distingue de ceux de l'orthose, qui sont plus raccourcis et plus larges.

Dans les granites, l'oligoclase de première consolidation a ses cristaux plus petits que ceux de l'orthose.

Les roches basiques de la série granitoïde (dolérites) ont un oligoglase en cristaux assez volumineux, mais allongés souvent pg^1 comme les microlithes (ophites), parfois quadrillé par la double macle de l'albite et du péricline (kersantite).

Dans la variolite de la Durance les fibres d'oligoclase allongé suivant pg^1 s'éteignent en long et sont séparées par de petites rangées de granules de pyroxène et d'amphibole actinote.

Labrador. — L'angle des clivages faciles pg^1 est 93° 20′. Les microlithes de labrador *allongés suivant pg^1* s'éteignent sous de grands angles dont le maximum est 30°; c'est ce qui distingue le labrador des feldspaths qui s'éteignent sous de petits angles, ou en long (comme l'oligoclase), mais cela ne le distingue pas de l'anorthite.

Dans la zone perpendiculaire à g^1 l'extinction va de 0° à 65°. Elle est souvent aux environs de 55°, tandis que dans l'oligoclase l'extinction varie aux environs de 30° pour cette zone.

Les lamelles hémitropes sont très inégales comme dimensions ; il en est de même de l'épaisseur : à des bandes larges succèdent sans régularité des bandes étroites ; il en est autrement de l'oligoclase, qui a un système épais et l'autre mince, et dans l'anorthite, où les lamelles hémitropes sont plus grandes et régulières. Dans le labrador la séparation g^1 est extrêmement nette ; les bandes hémitropes ont des contours arrêtés, nets entre les nicols croisés.

Trois macles : Périkline, albite, Baveno; parfois il forme de grandes plages s'éteignant à grand angle dans les sections rectangulaires voisines de h^1, souvent il est en microlithes; rare dans les roches acides, fréquent dans les roches basiques.

Anorthite. — Silicate double d'alumine et de chaux ; l'angle des clivages faciles pg^1 est de 94°, 10′ ; il se présente : 1° en grands cristaux à *lamelles hémitropes de grande taille* et régulièrement espacées en plages granitoïdes; 2° rarement en microlithes incolores, nullement polychroïques. L'anorthite présente entre les nicols croisés des teintes un peu plus vives que les autres feldspaths.

L'anorthite est un minéral négatif : ses *extinctions* dans toutes les zones se font *sous de très grands angles*, plus grands encore que ceux du labrador. C'est ce qui caractérise l'anorthite. On ne rencontre pas de microlithes d'anorthite dans les roches anciennes, on n'en trouve que dans les roches récentes.

Diagnostic des feldspaths entre eux (1).

Orthose : en grande plages, avec nombreuses impuretés, clivages pg^1 à angle droit. Macle unique, deux cristaux seulement étant accolés. *Microlithes* trapus, larges, courts, s'éteignant rigoureusement suivant la ligne de macle. A l'état de *sanidine* (fig. 351 et 352), zones concentriques, fissures, pores à gaz.

Microcline, aspect moiré tout spécial, filonnets d'albite ou de quartz (fig. 353).

Albite en filaments dans le microcline, peu important à cause de sa rareté ; ressemble à l'oligoclase.

(1) Voir aussi les tableaux.

Oligoclase. — En grandes plages il est formé par l'accolement d'un *grand nombre de cristaux*, visibles en lumière polarisée (nicols croisés): un des systèmes de cristaux est *plus mince* que l'autre,

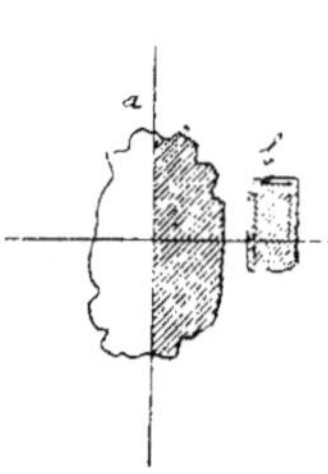

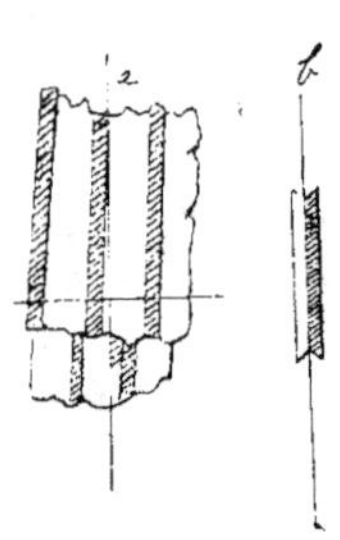

Fig. 354. — *Orthose. a,* extinction suivant la ligne de macle : *b,* microlithe peu allongé non maclé.

Fig. 355. — *Oligoclase. a,* lamelles hémitropes d'épaisseur *inégale* dans les deux systèmes, mais *régulière* pour chacun d'eux; extinction en long (2°) : *b,* microlithe allongé suivant *pg¹* ; extinction en long.

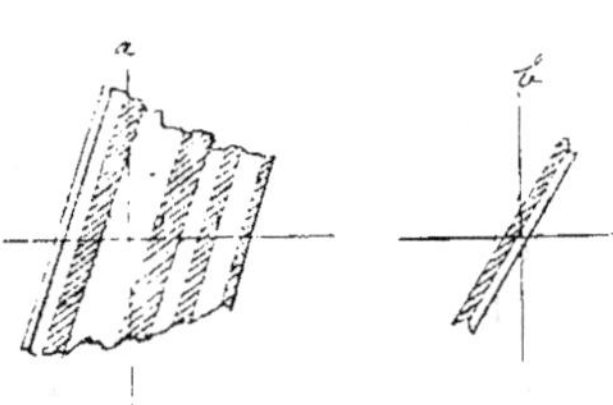

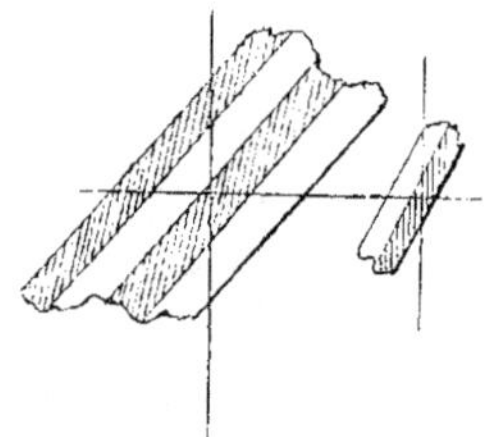

Fig. 356. — *Labrador. a,* lamelles hémitropes d'épaisseurs très inégales ; extinction à 18° de la ligne de macle. Séparation très nette des éléments hémitropes ; *b,* microlithe allongé suivant *pg¹*; extinction à 27°.

Fig. 357. — *Anorthite. a,* lamelles hémitropes égales dans les deux systèmes et d'épaisseur uniforme ; extinction à 40° ; *b,* microlithe allongé suivant *pg¹* (très rares); extinction à 30°.

chaque système conserve à peu près la même épaisseur (fig. 354). *Extinction en long.*

Microlithes s'éteignant toujours en long à 2 ou 3° de la ligne de macle.

Labrador. — Même disposition que l'oligoclase, mais les éléments des deux systèmes de cristaux sont *inégaux entre eux de toutes façons,* aussi y a-t-il alternative de bandes larges ou étroites, éclairées ou éteintes.

L'extinction a lieu sous des angles de 18° environ (fig. 355).

Les *microlithes* s'éteignent toujours sous de grands angles de 27° à 30°, moins grands que ceux de l'anorthite.

Anorthite. — Aspect analogue à celui du labrador, mais les deux systèmes de bandes sont égaux entre eux, régulièrement épais et assez larges. Extinction sous des angles encore plus grands que le labrador (fig. 357). En *microlithes*, extinction sous de grands angles, n'existe sous la forme microlithique que dans les roches récentes : polarise plus vivement que les autres feldspaths.

Néphéline. — Silicate alumineux à base de soude, cristallise en *prismes hexagonaux* ; les cristaux sont ordinairement de dimensions à peu près égales dans tous les sens, rarement allongés suivant les arêtes du prisme, plus souvent aplatis parallèlement à la base.

La néphéline est *transparente, incolore, très peu réfringente* ; on ne la distingue pas des matières amorphes qui l'englobent parfois. En grands cristaux elle ne contient que des éléments les plus anciennement consolidés : fer oxydulé, augite, mica noir, souvent ces inclusions sont en fines traînées pulvérulentes ; au contraire, quand

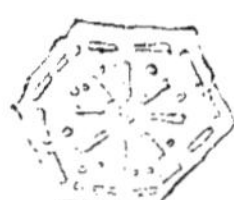

Fig. 358. — Néphéline avec inclusion d'augite.

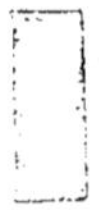

Fig. 359. — Néphéline avec inclusion à la périphérie.

elle est de seconde consolidation, elle est postérieure à tous les éléments cristallisés.

Entre les nicols croisés la néphéline ne se colore que de teintes *blanc-bleuâtres* qui révèlent les lamelles cristallisées dont elle se compose.

Dans les roches, on rencontre des sections *hexagonales*, lorsque le plan de la section rencontre les six faces du prisme ou cinq faces et la base (voir fig. 333). Si la section est perpendiculaire à l'axe, l'hexagone est régulier et la section est constamment éteinte.

La section est *quadrilatère* si elle coupe les deux bases et deux faces latérales, ou une base et trois faces adjacentes. Dans le premier cas elle sera rectangulaire si elle est parallèle aux arêtes latérales du prisme. Les sections pentagonales ou triangulaires sont rares ; souvent il n'y a pas de contours cristallins, et la népholine se distingue difficilement de la matière amorphe ambiante.

Les *clivages* de la néphéline parallèles à la base et aux faces du prisme ne se voient qu'*exceptionnellement* dans les gros cristaux ; elle est le plus souvent en petites lamelles cristallines enchevêtrées les unes dans les autres.

Comme on n'a que rarement affaire à des cristaux isolés, mais à des lamelles superposées, l'extinction ne se fait complète dans aucune orientation.

La néphéline est un minéral à un *seul axe* négatif.

On peut confondre la néphéline 1° avec l'*apatite* en grands cristaux ; l'apatite est en cristaux plus *isolés*, clairsemés ; elle a son clivage parallèle à la base, ne contient pas les trainées d'amphibole ; 2° avec les feldspaths ; les tricliniques sont maclés, l'action des acides qui attaque la nephéline la distingue de l'orthose non maclé.

Leucite. — Le leucite est un silicate d'alumine et de potasse.

En apparence. la leucite appartient au système *cubique*. Sa forme

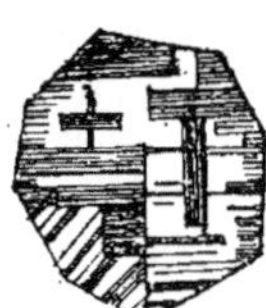

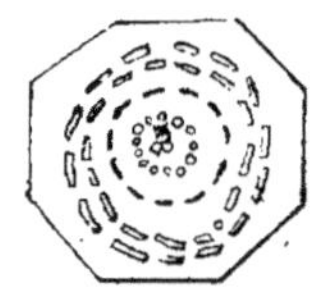

Fig. 360. — Leucite ; disposition des macles ; l'extinction se fait suivant la bissectrice de deux séries contiguës.

Fig. 361. — Leucite ; inclusions en couronne d'augite, fer oxydulé, etc.

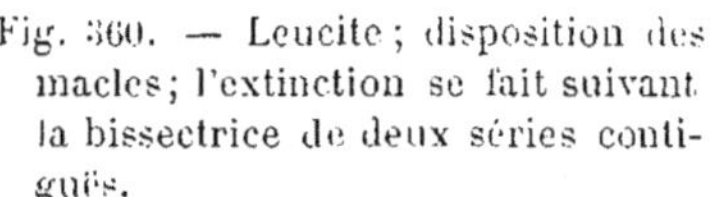

ordinaire est celle du *dodécaèdre rhomboïdal* b^1 combiné avec le trapézoèdre a^2? Il est probable qu'en réalité elle doit être rattachée au système *quadratique*.

Elle est *incolore*, parfois les cristaux ont une pellicule blanchâtre d'altération qui permet de les mieux distinguer ; elle contient des inclusions d'augite en couronnes (fig. 361) ou est entouré par ce minéral, et de plus des inclusions vitreuses, fer oxydulé, néphéline, grenat, etc.

Sa *réfringence* est presque égale à celle des substances vitreuses qui l'entourent, ce qui en rend parfois la distinction difficile si elle n'est pas altérée.

Les sections perpendiculaires à l'axe principal sont constamment éteintes. Toutes le seraient si la leucite était réellement cubique. Elles ne se colorent que si la plaque est très épaisse, autrement elles restent d'un gris bleuâtre.

La *forme des sections* de leucite est octogonale, hexagonale ou quadrilatère avec angles émoussés et arêtes courbes. Les cristaux sont le plus souvent maclés suivant b^1 (en considérant la leucite comme appartenant au système quadratique). Le plus souvent la leucite n'a aucune action sur la lumière polarisée, ou bien, entre les nicols croisés, les sections apparaissent divisées par des *bandes* rectilignes se croisant sous des angles divers, *blanches et noires* (fig. 360) s'éteignant quatre fois pour une rotation de la plaque.

Ses *caractères distinctifs* sont :

Sa forme polyédrique grossièrement arrondie, son isotropie en petits cristaux ; en grands cristaux, ses bandes rectilignes noires et blanches croisées sous divers angles, ses inclusions au centre ou dessinant les contours invisibles des cristaux de leucite de seconde consolidaiion (n'agissant pas sur la lumière polarisée), parfois formant des couronnes concentriques à ces contours, ou même remplissant toute la surface de cristal.

Elle n'existe que dans les roches récentes.

S'observe en grands cristaux corrodés et brisés de première consolidation, ou en menus cristaux moulés sur les éléments des roches : leucitophyres, phonolithes, leucotéphrite, leucitites.

Apatite. — Phosphate de chaux fluoré et chloré ; cristallise en prismes hexagonaux ; *incolore*, souvent d'aspect rugueux, non *polychroïque* en lame mince. *Couleurs de polarisation* peu vives, ne dépassant pas le blanc bleuâtre. Souvent dépourvue d'*inclusions*, mais au contraire *incluse dans le mica*. L'apatite est très rebelle aux causes d'altération, aussi la rencontre-t-on en cristaux non altérés dont les sections sont hexagonades (parallèles à la base) ou rectangulaires (parallèles aux arêtes du prisme).

Le *clivage* perpendiculaire à l'axe principal, qui se voit dans les grands cristaux, ne se retrouve plus dans les cristaux microscopiques, mais le clivage parallèle à *p* est souvent visible.

Les cristaux d'apatite sont ordinairement simples, isolés.

Les *sections* perpendiculaires à l'axe sont constamment éteintes entre les nicols croisés, les sections parallèles à l'axe s'éteignent en long (fig. 362).

La bissectrice est toujours négative.

L'apatite *diffère* du *quartz* : par la netteté de ses arêtes, par des inclusions (quand elles existent) disposées parallèlement aux faces du cristal d'apatite, de telle sorte que dans les sections hexagonales, ces inclusions granuleuses d'un noir violacé, dessinent des figures hexagonales concentriques aux côtés de la section du cristal.

Elle diffère de la *tridymite* parce que cette dernière forme des amas de petits cristaux imbriqués, tandis que l'apatite est toujours en cristaux simples.

Si les sections hexagonales ne sont pas rigoureusement perpendiculaires à l'axe, elles s'éclairent plus ou moins pour l'apatite et

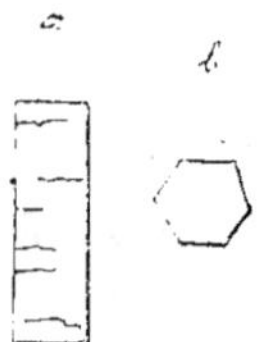

Fig. 362. — Apatite. *a*, section longitudinale, s'éteint en long ; *b*, section parallèle à *p*, toujours éteint.

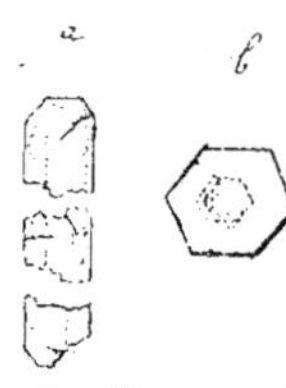

Fig. 363. — Apatite avec inclusions. *a*, section longitudinale brisée ; *b*, section parallèle à *p*.

restent obscures pour la tridymite ; de plus l'apatite montre alors souvent les traces du clivage facile parallèle à *p*.

Les cristaux d'apatite sont toujours rares et clairsemés, à bords très nets dans les sections hexagonales, tandis que ceux de néphéline sont nombreux dans la préparation, serrés les uns contre les autres et à bords amincis dans les sections hexagonales. L'apatite se dissout facilement dans l'acide azotique.

Topaze. — Silicate d'alumine fluoré, paraît *orthorhombique* ; *couleur* nulle ou jaunâtre, limpide ; *polychroïsme* très faible dans les teintes jaunâtres. *Couleurs de polarisation* un peu plus vives que celles du quartz.

Clivage facile suivant *p*; forme rectangulaire des sections, bissectrice positive parallèle à *mm*. *Inclusions* aqueuses à bulle mobile et à cristaux disparaissant par la chaleur.

Se trouve dans les filons d'étain et les pegmatites stannifères.

Émeraude. — Bisilicate d'alumine et de glucine: hexagonale, *incolore* en plaques minces, sans relief, non polychroïque: *couleurs de polarisation* analogues à celles du feldspath.

Clivages p et *m* irréguliers, se montrant en forme de cassures très irrégulières souvent kaolinisées ou altérées. Inclusions aqueuses caractéristiques, hexagonales, non rangées en files comme dans le quartz.

Calcite. — Carbonate de chaux, rhomboédrique (105 : 5¹), *incolore*, sans relief; non polychroïque: *couleurs de polarisation extrêmement vives* et caractéristiques variant du rose au bleu et au jaune avec irisations aussi intenses que celles du mica. Ces couleurs de polarisation se développent quelquefois avec le seul nicol inférieur le long d'un cristal maclé: cet effet est dû à l'action de l'autre élément de la macle.

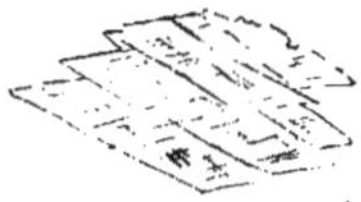

La calcite a trois *clivages* caractéristiques réguliers, rectilignes, souvent d'une grande finesse: suivant les les faces du rhomboèdre primitif *p*.

Fig. 364. — Calcite.

Dans les sections *a¹* ces cassures inclinées à 120° (fig. 364) sont parallèles aux côtés d'un hexagone régulier. *Macles* nombreuses qu'on peut mettre en évidence en appuyant fortement sur la préparation. Axe optique unique, *négatif*.

Ses couleurs de polarisation extrêmement vives et ses clivages distinguent la calcite de tous les autres minéraux.

Aragonite. — Chaux carbonatée, *orthorhombique, incolore, non polychroïque*, très biréfringente avec les mêmes couleurs de polarisation que la calcite. La bissectrice α négative se confond avec l'arête *h¹g¹*. Elle se présente sous forme de grandes plages à extinctions uniformes, et se distingue alors de la calcite par des clivages moins nets et plus irréguliers, allongés suivant *h¹g¹*, suivant lesquels elle s'éteint. Quand l'aragonite est en faisceaux fibreux radiés, ses cristaux se groupent en éventail.

Wollastonite. — Silicate de chaux.

Prisme rhomboïdal oblique de 95°.35. Cristaux ordinairement aplatis suivant la face *p* et allongés suivant l'arête *ph¹*.

Incolore, non polychroïque.

Couleurs de *polarisation très vives*, analogues à celles de la mésotype.

Structure *fibreuse* parallèlement à h^1g^1.

Macles fréquentes suivant p.

Clivages faciles suivant p et h^1, difficiles suivant $o^{\frac{1}{2}}$ et $a^{\frac{1}{2}}$.

Minéral positif.

Dans la *zone* ph^1, extinctions *suivant les traces des clivages faciles*, parallèles entre elles. Sous des angles variables pour les autres zones; pouvant être confondu avec le gypse.

Se trouve dans les blocs calcaires altérés.

Sillimanite. — Silicate d'alumine de même composition que l'andalousite. *Orthorhombique;* cristaux allongés suivant l'arête mm.

Incolore, non polychroïque; couleurs de polarisation très vives, analogues à celles du mica blanc.

Clivages faciles h^1 et cassures transversales.

Elle se groupe en faisceaux microlithiques très biréfringents; se trouve dans les gneiss au voisinage de la granulite.

Micas. — Les micas sont des silicates alumineux, magnésiens, potassiques, ferrugineux, lithinés, contenant parfois du fluor.

On les divise en : 1° *micas noirs*, ferrugineux (Phlogopite, Biotite Lépidomélane); 2° *mica blancs* (Muscovite, Lépidolite, Zinwaldite).

Caractères communs. — Leur *forme cristalline* est pseudo-hexagonale ; en réalité ils appartiennent au système monoclinique. Ils ont pour caractères distintifs d'avoir un clivage extrèmement facile suivant p, base du prisme hexagonal : la bissectrice est toujours *négative;* elle est située dans le plan g^1 et se confond presque avec la perpendiculaire à p.

Les *sections hexagonales* perpendiculaires à l'axe sont toujours éteintes entre les nicols croisés. Les sections perpendiculaires à p s'éteignent presque rigoureusement suivant les traces du clivage p, ce qui s'exprime en disant que les micas *s'éteignent en long*. Les micas sont maclés suivant m, avec axe de rotation de 180° perpendiculaire, et pénétration réciproque des éléments les uns dans les autres, de telle sorte que ces macles se comportent, en lumière parallèle, comme un cristal unique du système hexagonal.

Micas noirs (1) (magnésiens et ferrugineux). — L'angle *pm* est de 81° 17'. Leur *couleur* varie du jaune au brun. Ils renferment souvent des points plus colorés dus à une condensation de la matière colorante, et de nombreuses inclusions du fer oxydulé, du fer oligiste, de l'apatite, etc.

Le *polychroïsme* du mica noir est très considérable dans les sections perpendiculaires à *p*. Les *clivages faciles p* donnent à ces sections un aspect feuilleté spécial. Si la plaque est tournée de telle façon que les traces du clivage *p* soient perpendiculaires au plan principal du polariseur, la teinte a son maximum de clarté ; si l'on tourne la plaque de 90° de façon à ce que les traces du clivage

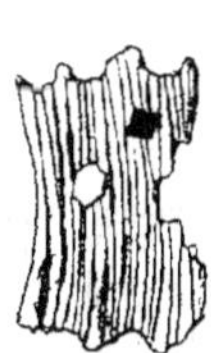

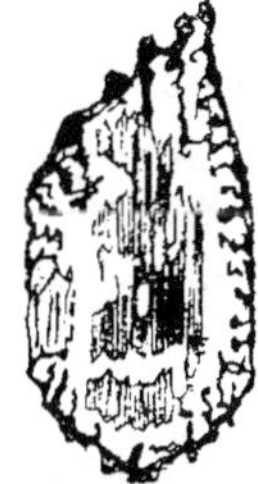

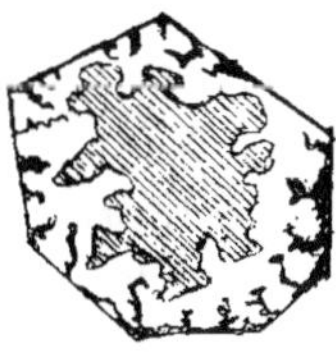

Fig. 365. — Mica noir. Section perpendiculaire aux clivages, avec inclusion d'apatite hexagonale et de fer oxydulé.

Fig. 366. — Mica noir épigénisé par la chlorite. Section perpendiculaire à *p* (à gauche) ; section parallèle à *p* (à droite).

facile soient parallèles en plan principal du polariseur, la teinte du mica devient beaucoup plus foncée.

Le mica noir polarise en brun avec quelques irisations carminées.

Les *sections* les plus fréquentes sont celles qui sont perpendiculaires à *p* ; les sections suivant *p* sont irrégulièrement hexagonales, et peu polychroïques (β et γ étant très peu différents l'un de l'autre).

La *forme* du mica dans les roches est rarement régulière, la face

(1) Nous plaçons ici le *mica noir*, qui est cependant toujours coloré à l'examen en lumière naturelle, afin de ne pas le séparer du mica blanc ; sa place réelle serait au chapitre suivant avant l'amphibole. Au surplus la distinction que nous avons établie entre les minéraux incolores et les minéraux colorés n'a rien d'absolu, elle n'est faite que pour faciliter l'étude.

p est souvent courbe, les bords perpendiculaires à cette face sont déchiquetés plus ou moins finement.

Le mica noir *polarise* vivement dans les tons bruns analogues à ceux qu'il donne par polychroïsme.

Diagnostic. — Le mica noir se distingue des deux minéraux très polychroïques comme la hornblende et la tourmaline par l'absence de clivage dans la *tourmaline*, l'existence de deux clivages dans la *hornblende*, qui s'éteint aussi moins rigoureusement en long que le mica.

Le mica noir est presque toujours de première consolidation, les autres éléments venant se mouler sur lui.

Le mica noir se distingue de la *chlorite*, qui est plutôt verte que brune, par un dichroïsme plus intense, par des formes plus polyédriques, clivages parallèles, tandis que la chlorite est plus radiée, parfois aussi, elle polarise à peine ; il peut exister dans presque toutes les roches éruptives ou cristallophylliennes.

Les micas blancs (potassiques et lithiques) sont *incolores, non-polychroïques*. Ils affectent des *formes* encore plus irrégulières que les micas noirs ; mais le clivage facile *p* est toujours très régulier et caractéristique.

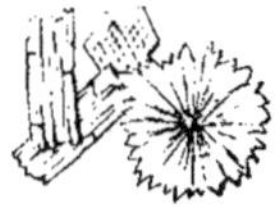

Fig. 367. — Mica blanc, strié, palmé.

Le mica blanc *polarise* très vivement dans les tons éclatants, rouge, jaune avec irisations brillantes. On le distingue de la *calcite*, dont les irisations sont aussi vives, par les trois clivages de cette substance : le *talc* et la *séricite*, qui polarisent aussi vivement, ont des lamelles enchevêtrées ou radiées, tandis que le mica a ordinairement ses lamelles parallèles (sauf le mica palmé).

Les micas blancs sont le plus souvent de seconde consolidation et épigénisent le mica noir, le feldspath. On les trouve dans les roches acides de la série ancienne ou récente : granulites, pegmatites avec la tourmaline, le grenat, l'étain.

Talc. — Le *talc* est un silicate de magnésie hydraté, très semblable au mica.

Incolore ou à peine verdâtre, *orthorhombique*, l'angle de sa base est de 120°, il a tendance à passer à la forme hexagonale.

Structure radiée avec pointements aigus.

Non polychroïque. — Les couleurs de polarisation sont rouges, jaunes, irisés, aussi vives que celles des mica blancs.

La bissectrice *negative* (γ) est perpendiculaire au plan p base du prisme hexagonal.

Les sections parallèles à p sont constamment éteintes; dans les zones pg^1, ph^1, h^1g^1, les lamelles de talc s'éteignent suivant leur longueur.

Sa structure radiée le distingue du mica blanc, de la séricite et de la calcite, et ses couleurs vives de polarisation des autres minéraux ; c'est un produit d'action secondaire associé à tous les minéraux magnésiens et en particulier à la serpentine.

2° **Minéraux ordinairement colorés à la lumière naturelle.**

Amphibole. — Silicate de magnésie, de chaux, ferrugineux ; la variété la plus importante, la hornblende, est alumineuse et contient des alcalis. Il y a trois espèces principales : la *trémolite*, grammatite ou amphibole blanche, l'*actinote*, la *hornblende*.

Nous ne nous occuperons que des deux dernières.

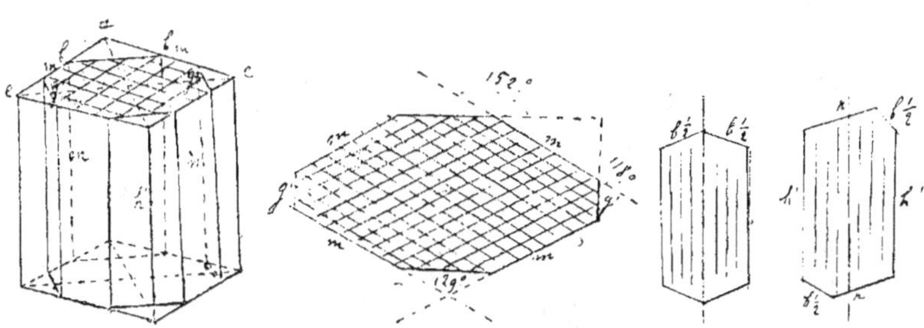

Fig. 368. — Forme primitive modifiée par des faces par g^1h^1.
Fig. 369. — Amphibole. Section perpendiculaire à h^1g^1.
Fig. 370. — Amphibole; section h^1.
Fig. 371. — Amphibole; section g^1.

L'amphibole cristallise dans le système du *prisme rhomboïdal oblique* (monoclinique). L'angle m m sur $h^1 = 124°\text{-}11'$

La *couleur* est d'un vert émeraude pâle pour l'*actinote*, brune ou d'un vert plus foncé pour la *hornblende*.

La *glaucophane* est bleu clair, l'*arfvedsonite* d'un vert bleuâtre.

Les *clivages* faciles réguliers, continus suivant *mm* et à angle obtus de 0 à 124° distinguent l'amphibole lorsqu'elle est coupée perpendiculairement à h^1g^1.

L'actinote a des *clivages* moins réguliers, et un état lamineux suivant h^1. — Les clivages sont souvent marqués par de l'oxyde de fer quand il y a commencement de décomposition.

Les *sections* dans les roches seront donc : soit en plaques quadrillées par les clivage, *mm* (sections perpendiculaires à h^1g^1), soit en baguettes allongées suivant h^1g^1 et maclées suivant h^1, soit en grains irréguliers.

L'amphibole est très*polychroïque*, moins que le mica noir toutefois. Dans la zone d'allongement p^1h^1 on obtiendra la couleur la plus foncée quand les traces du clivage facile seront parallèles au plan principal du nicol polariseur.

Dans les sections de la zone ph^1, la coloration la plus intense se produira quand le plan principal du nicol coïncidera avec la bissectrice de l'angle aigu du clivage *mm*.

Les *couleurs de polarisation* sont moins vives que celles du pyroxène (tons jaunes, verts, ou bruns variés lorsque plusieurs cristaux sont acolés) ; les clivages sont alors parallèles à l'allongement du cristal formé souvent par l'accolement de plusieurs cristaux (fig. 371) produisant des sortes de *cannelures* remarquables surtout entre les nicols croisés.

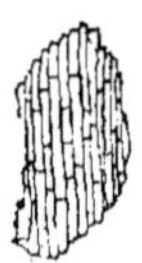

Fig. 372. — Cristal d'amphibole formé par l'accolement de microlithes.

Les *extinctions* les plus caractéristiques de l'amphibole ont lieu dans la zone ph^1 perpendiculaire au plan de symétrie g^1 ; elles se font suivant la bissectrice de cet angle obtus.

Dans la zone d'allongement h^1g^1 les extinctions se font presque en long.

Dans la zone pg^1 elles se font aussi à peu près suivant la bissectrice des traces des plans de clivage facile.

Pour l'*actinote*, dans la zone h^1g^1 l'extinction, au lieu de se faire en long comme dans la hornblende (pour un grand nombre de sections) reste à 15°. Dans la zone pg^1 les extinctions se font suivant la trace de h^1 parallèle à la bissectrice de l'angle obtus *mm*.

Dans l'actinote maclée suivant p^1g^1 les extinctions des deux éléments se font symétriquement à 15° environ de la ligne de macle.

L'amphibole est un minéral négatif.

Le clivage à angle obtus (124°) des sections perpendiculaires à h^1g^1 la distinguent du *pyroxène* où ces mêmes clivages sont presque à angle droit ; ses couleurs de polarisation sont aussi moins vives.

La zone ph^1 a des clivages caractéristiques qui distinguent la hornblende du mica noir. Mais dans la zone g^1h^1 où les clivages ont leurs traces parallèles, on peut confondre les deux minéraux ; il faut alors bien observer que dans l'amphibole l'extinction ne se fait pas *aussi rigoureusement* parallèlement à l'allongement que

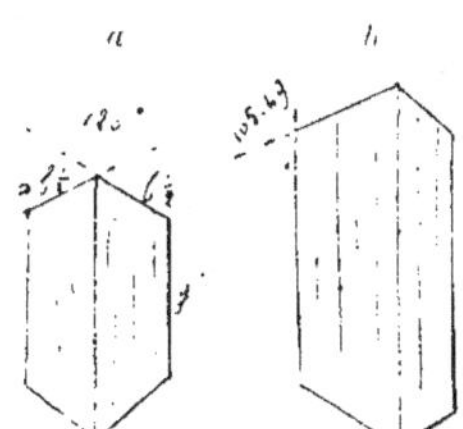

Fig. 373. — Pyroxène. *a*, section h^1 ; *b*, section g^1.

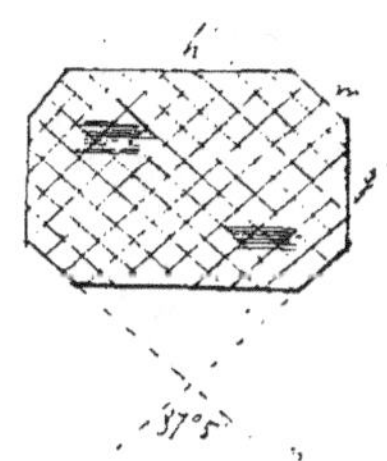

Fig. 374. — Pyroxène. Section perpendiculaire à h^1g^1 avec lamellisation suivant h^1 par passage au diallage.

dans le mica. De plus, la hornblende est souvent entourée de couronnes de fer oxydulé.

Pyroxènes. — Silicates de chaux et de magnésie ferrugineux, monocliniques. Variétés : *augite, diallage,* diopside et hedenbergite : les deux premiers sont seuls importants.

L'*augite* est peu coloré en plaque mince, dans les tons bruns, verts ou rosés, plus intenses toutefois que ceux de l'olivine ; le *diallage* est encore moins coloré. S'il y a des zones concentriques, les plus externes sont brunes, les internes vertes. Ces zones concentriques sont souvent séparées par des couronnes d'inclusions de fer oxydulé, gazeuses ou vitreuses (fig. 377).

Le *polychroïsme* de l'augite est presque toujours à peine sensible, sauf dans les cas où il est fortement coloré. Apparence parfois rugueuse des sections qui sont ordinairement limpides.

La *biréfringence* est considérable (0,02), les couleurs de polari-sation sont vives, jaunes ou rouges.

Les cristaux et les microlithes sont généralement allongés suivant l'arête h^1g^1.

L'*augite* présente *deux clivages* faciles $m\,m$, à peu près à angle droit (87° 5') ; parfois la trace de ces clivages est comme un trait écrasé. Le *diallage* a en outre un état lamelleux suivant h^1 qui se voit dans les cristaux diallagisants (fig. 374 et 377).

Le pyroxène est un minéral positif; les axes optiques sont dans le plan symétrique g^1.

Les *formes* les plus habituelles des sections sont représentées

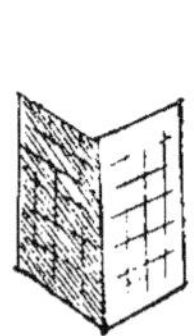
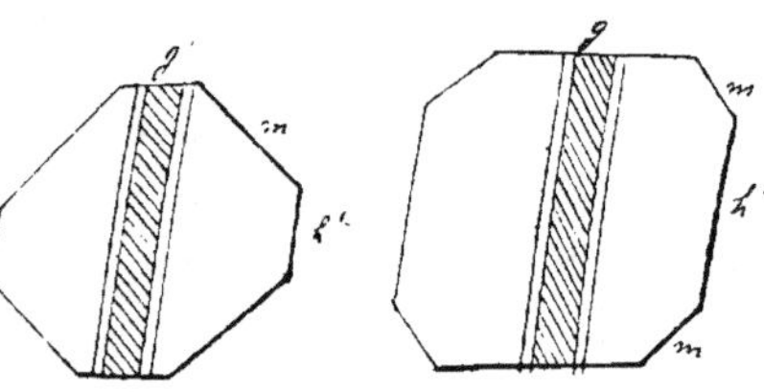
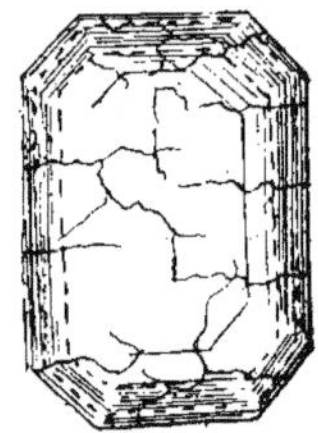

Fig. 375. — Macle de l'augite.

Fig. 376. — Augite avec macle suivant h^1; dans la figure de gauche la face m prédo-mine et le macle se présente en diagonale.

Fig. 377. — Augite zoné avec inclu-sions en cou-ronne.

dans les figures 373 et 374. L'augite est tantôt en grains irréguliers, tantôt en cristaux allongés suivant h^1g^1. Les clivages sont paral-lèles entre eux et à la longueur de la section.

L'*angle d'extinction* varie alors entre 39° (face g^1) et 0° (face h^1).

Dans la zone $p\,h^1$ les *sections* sont symétriques et l'extinction a lieu suivant la bissectrice des clivages $m\,m$.

Dans les cristaux maclés, la zone h^1g^1 se reconnaît à l'extinction symétrique de part et d'autre, les clivages sont parallèles à la ligne de macle, l'angle compris entre les extinctions successives des deux cristaux varie entre 0° et 77°.

Le *diallage* a rarement des contours réguliers, les macles $m\,m$ sont moins nettes, il y a lamellisation suivant h^1. Les angles d'ex-tinction dans la plupart des sections sont de 35 à 39°. La zone ph^1 donne des extinctions constamment égales à 0°.

Le pyroxène se distingue de l'amphibole et de l'hypersthène par son faible polychroïsme (sauf dans quelques cas très rares). De plus dans la zone $h^1 g^1$ où les clivages sont parallèles entre eux et à la longueur des cristaux, l'angle d'extinction maximum pour le pyroxène est de 39°, et pour l'amphibole de 0° à 20°.

L'épidote a des teintes plus vives de polarisation et un relief plus marqué.

Le pyroxène peut être confondu avec l'olivine s'il a perdu ses clivages ou bien si cette dernière en possède. L'olivine s'éteint en long dans la zone pg^1, qui est celle de son allongement : elle a une surface chagrinée, irrégulière : enfin le pointement est de 81°, tandis qu'il est obtus (120°) dans le pyroxène.

Les pyroxènes sont très répandus dans les roches :

1° En grands cristaux et en microlithes dans les porphyrites andésitiques, les porphyrites labradoriques, les mélaphyres, les basaltes ;

2° En grands cristaux, dans les diabases, gabbros, dolérites, euphotides et microgranulites ;

3° En microlithes dans les phonolithes, leucitophyres.

Hypersthène. Enstatite. — Silicates de chaux, magnésie et fer.

L'*Hypersthène* contient du fer en grande quantité.

L'*Enstatite* ne contient pas de fer, la magnésie domine sur la chaux.

Orthorhombiques. — Angle $m\,m$ sur $h^1 = 93°$ environ.

Coloration variable suivant la teneur en fer, l'hypersthène est *brun très foncé*, il a un certain relief. Inclusions de fer oxydulé et de lamelles brunes de diallage couchées à plat.

L'*enstatite* est à peine coloré, rappelle le diallage.

L'*hypersthène* est polychroïque comme l'amphibole.

L'*enstatite* est à *peine polychroïque*.

Couleurs de polarisation, vives, intermédiaires à celles du pyroxène et de l'amphibole.

Clivage facile suivant g^1, moins facile suivant $m\,m$ et h^1. — Les clivages sont marqués par de fines cannelures, parfois ondulées dans la bronzite ; *allongement* ordinaire suivant $h^1 g^1$.

L'hypersthène existe ordinairement en plages granitoïdes de deuxième consolidation, jamais en microlithes.

Extinction suivant la trace du clivage facile g^1.

L'hypersthène se distingue du *diallage* parce qu'il est *plus coloré* et *plus polychroïque*. Le diallage a des extinctions à 39° de son clivage (zones g^1h^1 et $p\,g^1$, ce qui le distingue de l'*enstatite*.

Facile à confondre dans la zone h^1g^1 avec l'amphibole : mais celle-ci ne contient pas les *inclusions de l'hypersthène* et est moins finement cannelée que lui.

L'enstatite ressemble parfois au péridot, mais sur ses bords on voit de fines stries de clivages.

Péridot. — Silicate de magnésie ferrugineux avec traces de man-

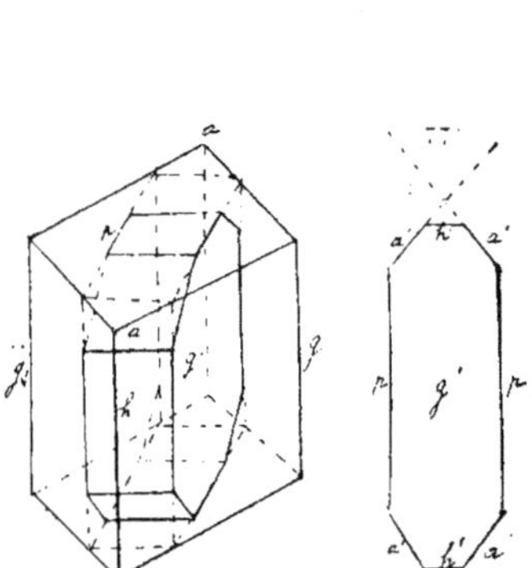

Fig. 378. — Péridot. Section parallèle à g^1. La figure montre comment cette section a été obtenue dans le prisme primitif. L'angle a^1a^1 sur h^1 est de 77°.

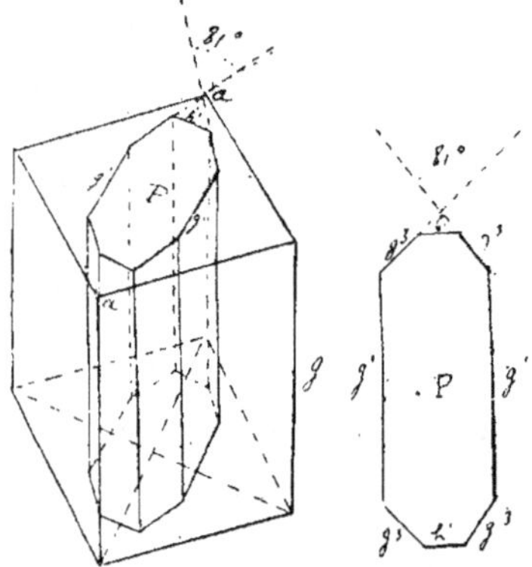

Fig. 379. — Péridot. Section parallèle à P avec modification h^1, g^1 et g^3. La première figure montre comment cette section a été obtenue dans le prisme primitif.

ganèse, de nickel et d'alumine. Cristallise dans le système orthorhombique (prisme rhomboïdal droit de 119° — 13').

Variétés principales dans les roches : 1° *fayalite* ; 2° *olivine*.

L'*olivine* est incolore en plaques minces, très peu polychroïque ; la *fayalite* est brune et très polychroïque.

L'olivine a un fort indice de réfraction et sa surface paraît chagrinée, en *relief*. Ne contient guère d'inclusions, sauf fer oxydulé et picotite.

Les *couleurs de polarisation* sont des plus vives, plus éclatantes que celles de l'augite.

La *fayalite* se montre en cristaux nettement terminés, l'*olivine* est le plus souvent en grains ou en cristaux arrondis sur les angles. Les cristaux d'olivine sont allongés suivant pg^1; les formes des sections sont celles d'octogones à grand développement des faces p ou g^1 (fig. 378 et 379).

Le péridot n'est jamais maclé en gros cristaux ; l'olivine possède deux clivages, le premier parallèle à h^1, l'autre moins net suivant g^1. On ne les voit pas souvent dans les sections, mais les cristaux d'olivine sont traversés de fentes curvilignes, le plus souvent envahies par de l'oxyde jaune de fer qui altère aussi les contours du péridot.

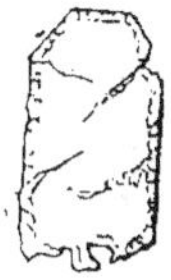

Cette altération ferrugineuse presque normale et régulière est très caractéristique : l'extinction a lieu parallèlement aux côtés ou aux diagonales de la figure.

Fig. 380. — Péridot fendillé, brisé et entouré d'une zone jaune d'oxyde de fer.

Dans les sections dissymétriques, on ne peut tirer parti des extinctions pour le diagnostic.

Le péridot se présente presque toujours à l'état de cristaux de première consolidation, principalement dans les roches neutres ou basiques, où il n'y a ni quartz libre ni feldspath plus acide que l'oligoclase. Il existe en plages granitoïdes de seconde consolidation dans les péridotites et les lherzolites.

Le *diagnostic* du péridot se base sur sa transparence, sa forme, son relief, son aspect rugueux. l'altération jaune des bords et des fentes, le manque de clivages. ses couleurs brillantes de polarisation, son attaque facile aux acides.

Dans les cas difficiles où l'on ne peut distinguer le péridot du pyroxène à cause de la décoloration et de l'altération de ce dernier, il faut observer l'angle de pointement qui est aigu dans le péridot, obtus dans le pyroxène. La distinction avec l'enstatite se fait par de petites traces de clivages qui se présentent sous forme de stries fixes sur les bords de ce dernier minéral.

On le trouve dans les roches récentes encore plus fréquemment que dans les roches anciennes : diabases, gabbros, euphotides, mélaphyres, basaltes, téphrites, néphélinites, leucitites, péridotites, lherzolites. limburgites, porphyrites labradoriques et labradorites augitiques.

Tourmaline. — Silicate alumineux ou ferro-magnésien contenant du bore et du fluor.

Appartient au *système rhomboédrique*.

Couleur brune, verte, plus rarement blanche ou rose, *relief marqué ; polychroïsme* très intense, analogue à celui du mica noir. Mais les sections les plus colorées ont leur arête d'allongement $e^2 e^2$ perpendiculaire à la plus courte diagonale du nicol, ce qui est le contraire du mica noir. Couleurs du polychroïsme, du vert bleuâtre au brun violet presque noir.

Couleurs de polarisations vives, dans les tons bruns et rouges.

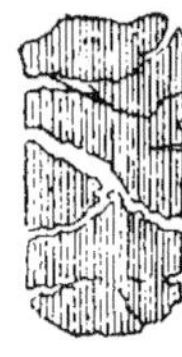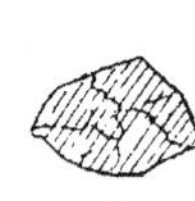

Fig. 381. — Tourmaline. *a*, section longitudinale d'un cristal brisé et recimenté par du quartz ; *b*, section perpendiculaire à l'axe.

Allongement suivant les faces du prisme hexagonal e^2.

Sections de *formes* irrégulièrement polygonales.

Clivages imparfaits suivant p et *d'*, donnant lieu à des cassures irrégulières.

Cristaux microscopiques généralement *décroissant a leurs extrémités ;* de telle sorte que la tourmaline se montre entourée d'anneaux de couleurs concentriques à la façon des granules de quartz.

Minéral *négatif,* le plus grand axe d'élasticité coïncide avec l'arête d'allongement $e^2 e^2$.

Se trouve dans les granulites, les pegmatites, en inclusion dans les quartz, schistes maclifères, dolomies, calcaires grenus.

Sphène. — Silicotitanate de chaux ; appartient au système *monoclinique ;* sa *couleur* varie du jaune pâle au brun foncé.

Le sphène est *très réfringent,* possède un relief accentué, paraît rugueux ; les bords des cristaux sont fortement cerclés de noir.

Polychroïsme sensible surtout dans les variétés foncées.

Ses *couleurs de polarisation* sont d'un jaune brunâtre, avec un éclat bien inférieur à celui du pyroxène et de l'amphibole, parfois irisées.

Deux clivages faciles suivant *mm* très marqués.

Quelquefois *macle* suivant h^1 avec axe de rotation perpendiculaire (phonolithes).

La forme des sections est souvent celle d'un losange ou d'un hexagone très allongés perpendiculairement à h^1 et limités par les faces e_2^1, p, h^1.

La face o^2 a souvent un développement prédominant (c'est celle qui est vue de face dans la fig. 382, a).

Minéral positif, très grand écartement des axes optiques.

Dans la zone ph^1, le sphène est allongé suivant la perpendiculaire à l'arête ph^1 située dans la face o^2. — *L'extinction* se fera suivant la bissection des arêtes e_2^1.

Dans la zone g^1o^2, analogue à la précédente, elle se fera suivant l'arête g^1o^2.

Dans la zone pg^1, l'extinction se fera suivant les traces du plan o^2 ou en faisant un angle faible avec elles.

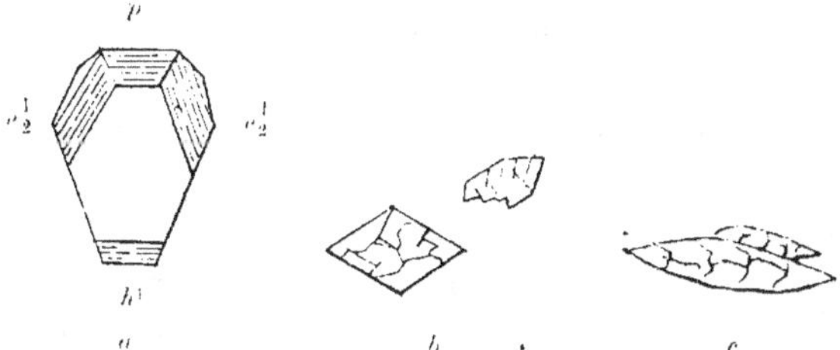

Fig. 382. — Sphène. a, forme habituelle du sphène ; b, sphène des phonolithes ; c, cristaux allongés des basaltes.

Dans la *macle habituelle* suivant h^1, l'extinction a lieu simultanément pour les deux cristaux, suivant *la longueur et la ligne* de macle.

Caractères distinctifs. — Teinte brune, relief extrême, clivages, couleurs brunes de polarisation.

Souvent associé dans les roches au fer titané et à l'amphibole.

On le trouve dans les granites, leptynites, gneiss, ophites, phonolithes, andésites, etc.

Zircon. — Monosilicate de zircone, cristallise dans le système *quadratique*, du moins en apparence, sous forme de prisme m surmonté de l'octaèdre b^1.

Transparent en plaques minces avec légère *teinte brunâtre*, très *réfringent*, relief considérable, souvent entouré d'un cercle noir marqué dû aux réflexions totales ; inclusions gazeuses de forte taille, fréquentes et très estompées.

Légèrement *polychroïque* en brun suivant γ et en vert suivant α.

Très biréfringent; il se pare de *vives couleurs de polarisation* avec irisations, qui le font remarquer dans les plaques malgré sa rareté.

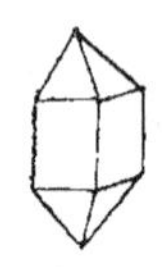

Fig. 383. — Zircon.

Quelques indices de *clivages* très fins suivant m et de cassures suivant b^1, jamais *maclé*.

Minéral à *un axe positif*; s'éteint parallèlement à l'arête du prisme.

Sa *teinte brune* le fait distinguer de l'olivine et du quartz.

Se distingue du sphène par sa coloration plus pâle et l'absence de macle.

Minéral rare, toujours de première consolidation, souvent en inclusion dans les autres minéraux, et n'en contenant pas d'autres.

Épidote. — Silicate alumineux et de chaux, ferrugineux. D'une *couleur* à peine sensible, parfois jaune claire, transparente. Apparence de *relief* très marquée. *Inclusions* d'actinote et de bulles gazeuses.

Monoclinique, angle mm sur $h^1 = 69^\circ\text{-}56^1$ et $ph^1 = 115^\circ\text{-}27^1$.

Le *polychroïsme* est un caractère incertain pour l'épidote. Les variétés non teintées ne sont pas *polychroïques;* les variétés colorées sont polychroïques dans les tons brun-verdâtres. Dans la zone ph^1 le maximum de coloration se produit lorsque la longueur du cristal et la trace du clivage p coïncident avec le plan principal du nicol.

Les couleurs de *polarisation* de l'épidote sont extrêmement vives et uniformes, les teintes jaune-orange dont ce minéral se pare entre les nicols croisés ont une très grande *limpidité*.

Allongement ordinaire suivant l'arête ph^1; *clivage* facile suivant p, imparfait suivant h^1, cassures irrégulières parallèles à g^1. *Macle* suivant h^1 dans les grands cristaux.

L'épidote est un minéral *négatif*.

Dans la *zone ph^1*, l'épidote s'éteint parallèlement à sa longueur et aux traces du clivage facile p : c'est la zone la plus importante.

Dans les zones pg^1 et h^1g^1 l'extinction varie de 0° à 28 et 29° par rapport à la trace du clivage p.

L'épidote se présente souvent en agrégats de petits granules diversement orientés, épigénise le pyroxène et l'amphibole et résulte d'actions secondaires.

Son relief, *la limpidité de ses couleurs de polarisation*, son clivage *p* la différencient du pyroxène et de l'amphibole avec lesquels on peut la confondre suivant qu'elle n'est pas polychroïque (pyroxène) ou qu'elle l'est (amphibole).

Se rencontre comme produit d'actions secondaires dans une foule de roches : gabbros, euphotides (ophites), en filonnets avec le grenat et les feldspaths, dans les granites, diabases, porphyrites, diorites.

Cordiérite. — Silicate ferro-alumineux.

Orthorhombique. L'angle *mm* $=119°,10$; formes rarement nettes au microscope, contours vaguement rectangulaires ou irréguliers.

Couleur très pâle, bleue ou jaunâtre, sans relief.

Polychroïsme très faible ; parfois on obtient une couleur bleue violacée suivant γ et jaune rougeâtre suivant α.

Dans certaines variétés, autour des *inclusions* de mica, la cordiérite transformée a un polychroïsme intense dans les teintes jaunes.

Les *couleurs de polarisation* sont très faibles, d'un gris bleuâtre.

L'absence de contours nets et d'arête ne permet pas d'user des extinctions pour le diagnostic.

La cordiérite renferme souvent d'innombrables microlithes polarisant vivement.

Elle est très souvent transformée en *pinite* qui affecte la forme de prismes hexagonaux : elle se montre en plaques minces comme une substance jaunâtre colloïde. Entre les nicols on y observe des zones rubanées, des sphérolithes à croix noire et des ombres moirées.

On trouve la cordiérite en plages granitoïdes de seconde consolidation dans quelques granites, gneiss, diorites, gneiss et schistes talqueux ; très souvent elle est altérée.

Serpentine. — Les serpentines résultent du mélange de la *chrysotile* avec différents produits de décomposition. Ce sont des silicates magnésiens hydratés.

La *couleur* de la serpentine est généralement verte : la métaxite donne parfois deux couleurs, l'une verte, l'autre rouge.

Une grande partie de la serpentine est formée d'une matière colloïde n'agissant sur la lumière polarisée qu'à la façon du verre trempé.

Les *couleurs de polarisation* qui se produisent dans la serpentine sont des tons de couleurs gris bleuâtres très pâles pour les plaques minces, et, au contraire, très vives et brillantes pour les plaques épaisses.

La serpentine est un produit d'actions secondaires, elle épigénise de préférence le péridot, l'hypersthène, et quelquefois le pyroxène, l'amphibole et le mica noir. qui cependant ont plus de tendance à se transformer en chlorite. L'enstatite se serpentinise aussi volontiers. Les serpentines se trouvent associées à la calcite, la chlorite. l'actinote, la calcédoine, le fer oxydulé, l'hématite, etc.

Andalousite. — Silicate d'alumine, *orthorhombique ;* l'angle $mm = 91°$.

Couleur verdâtre, grisâtre ou violacée en plaques minces, parfois incolore. Englobe souvent des particules charbonneuses ou ferrugineuses qui se placent à l'intérieur de l'andalousite dans les lignes de clivage, ou y dessinent des cristaux dont la symétrie est la même que celle du cristal d'andalousite. Les contours de l'andalousite sont mal limités.

Les variétés donnant des plaques minces colorées sont aussi *polychroïques* en rouge brun, ou vert jaunâtre. Dans la zone d'allongement *mm*, les teintes les plus foncées s'observent quand les fentes du clivage sont parallèles à la plus courte diagonale du nicol.

Les *couleurs de polarisation* sont analogues à celles du pyroxène.

Il n'y a jamais de *macle*. La bissectrice α est *négative* parallèle à l'arête *mm*.

Les cristaux sont *allongés* suivant l'arête du prisme *mm*, il y a deux clivages faciles suivant les deux faces *m, m*, et un autre plus difficile suivant *h*. Les clivages *m* sont plus réguliers que ceux du pyroxène, moins fins et moins rapprochés que ceux de l'amphibole.

L'andalousite ne se présente jamais en microlithes. Elle est toujours secondaire, produite par une action métamorphique; ses contours se confondent avec les schistes micacés où elle s'est développée au contact des granites et granulites.

L'andalousite se *distingue* du *pyroxène* par la petitesse de ses angles d'extinction dans les sections allongées, par ses dessins cruciformes, par une couleur jaune pâle ou l'absence de coloration. Elle se distingue de la *staurotide :* dans les sections parallèles à *p*, l'angle de l'andalousite est droit, celui de la staurotide est de 129° ; la staurotide n'a qu'un clivage facile g^1 parallèle à la plus courte diagonale ; dans les sections longitudinales, la staurotide est plus colorée en brun et contient plus d'impuretés que l'andalousite.

Staurotide. — Silicate d'alumine et de fer : *orthorhombique*, angle *m* sur $m = 129°.26^1$.

Couleur jaune ou brune même en plaques minces et en petits cristaux ; *relief* très accusé ; *polychroïsme* moyen toujours très net.

Couleurs de polarisation vives et limpides. Cristaux grands ou petits allongés suivant *mm : clivage* net suivant g^1, moins marqué suivant *m :* très souvent *maclé* en forme de croix. Bissectrice *positive* et normale à la face *p*. Contient souvent des inclusions de quartz, de chlorite, de mica, grenat ; microlithes enveloppés d'une auréole polychroïque. Toujours secondaire comme l'andalousite et développée par métamorphisme.

Chlorites. — Silicates alumineux hydratés de magnésie et de fer. *Variétés :* ripidolite, pennine, clinochlore.

Mêmes *formes cristallines* et même *clivage* que le mica (forme hexagonale, clivage suivant *p*).

La *couleur* de la chlorite est généralement verte.

Le *polychroïsme* est variable, généralement, dans les teintes vertes, moins grand que celui de l'amphibole hornblende.

Les *couleurs de polarisation* varient suivant les chlorites. La *ripidolite* polarise à peine en bleu foncé.

La *pennine* et le *clinochlore* polarisent parfois en bleu indigo et dans les teintes claires lorsqu'elles proviennent de la décomposition de l'amphibole.

La structure des chlorites est radiée, à fibres enchevêtrées, souvent en rosettes maclées. Les éléments ne sont pas parallèles comme dans les micas.

Les chlorites résultent de l'altération du mica noir, de l'amphibole, du pyroxène. Au début de cette altération, le mica noir verdit, perd son polychroïsme, puis se transforme complètement. Elles se trouvent dans les kersaatites, mélaphyres, granulites récentes, andésites pyroxéniques, etc.

Grenats. — Silicates d'alumine (de sesquioxyde de fer ou de chrome) et de chaux ou autre base terreuse monoxyde.

Variétés : grossulaire, almandin, pyrope, mélanite, spessartine, ouwarowite.

Couleur variable souvent à peine accentuée ; grossulaire, jaune ou vert clair ; almandin et pyrope, roses ; mélanite incolore ou noirâtre ; spessartine, jaune brun ; ouwarowite, verte.

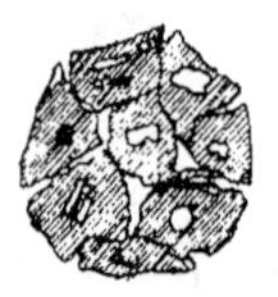

Fig. 384. — Grenat craquelé, avec nombreuses inclusions.

Les grenats cristallisent dans le système cubique, leurs sections seront donc toujours éteintes entre les nicols croisés ; leur surface est chagrinée, les bords fortement en relief, à cause de leur indice de réfraction élevé.

Les grenats se rencontrent à l'état d'éléments accessoires dans les roches ; cependant dans les *éclogites*, grenatites, ils forment un des éléments constituants.

Disthène. — Silicate d'alumine, *triclinique*, incolore ou à peine bleuâtre en plaques minces ; pauvre en inclusions, d'un relief moyen, *polychroïque* seulement pour les plaques encore colorées.

Les *couleurs de polarisation* sont vives.

Il est allongé suivant l'arête *mt*, possède *deux clivages* très faciles suivant *m* et *t*, et un irrégulier suivant *p*.

Il présente trois macles suivant *m* avec trois axes de rotation différents.

Dans la zone d'allongement *mt*, son *extinction* se fait à 30°, au maximum, de l'arête *mt*. Dans les cristaux maclés symétriques, l'extinction se fait à 30° (maximum) de la ligne de macle.

C'est un minéral *négatif* ; la bissectrice est sensiblement perpendiculaire à la face *m*.

On ne peut le confondre qu'avec le *glaucophane*, qui est plus bleu, ne s'éteint pas sous un angle si grand que 30°, et dont les clivages se coupent sous un angle plus aigu.

Hauyne et noséane. — Silicate d'alumine et de soude contenant du soufre et du chlore. *Incolore* en plaques minces, ou bleuâtre (hauyne), ou verdâtre (noséane).

L'hauyne appartient au système cubique, la noséane est souvent allongée suivant une des arêtes.

Toutes deux sont sans influence sur la lumière polarisée et sont caractérisées par une abondance extrême d'inclusions de poussières d'un gris violacé et de cavités à gaz qui remplissent parfois complètement les cristaux.

On rencontre l'hauyne et la noséane dans les roches tertiaires à néphéline et à leucite (phonolites).

Nous ne dirons que quelques mots de minéraux d'importance très secondaire : les **Spinellides.** — Ces minéraux comprennent : le spinelle, le pléonaste, la picotite, le fer chromé et le fer oxydulé. Ils cristallisent dans le système cubique, et par conséquent sont toujours éteints entre les nicols croisés.

Spinelle. — Aluminate de magnésie, petits cristaux à arêtes vives colorés en rose ou incolores, très durs; se trouve dans les leptynites et les gneiss.

Pléonaste. — Aluminate de fer, d'un vert très foncé presque opaque : cristaux très petits et réguliers souvent en sections rectangulaires. Se distingue du fer oxydulé par l'absence de reflet métallique (éclairage direct). Souvent en inclusions dans le péridot olivine et dans les basaltes porphyroïdes et les audésites du Cantal.

Picotite (chromo-aluminate de fer et de magnésie). — *Couleur* d'un brun jaunâtre parfois opaque, forme octaédrique ou de grains arrondis. Se trouve à l'état d'inclusion dans le péridot des basaltes, dans les lherzolites avec l'enstatite, l'olivine et le pyroxène.

Fer chromé (chromate de fer). — *Couleur* d'un brun jaunâtre en lames minces, contours irréguliers, sans clivages distincts, quelques fentes remplies de matières jaunes : éclat non métallique, violet rosé à la lumière réfléchie, ce qui le distingue, ainsi que sa transparence, du fer oxydulé. Dans les serpentines.

3° **Minéraux ordinairement ou toujours opaques en coupes minces.**

Fer oxydulé. — Complètement opaque ; possède un éclat métallique à la lumière réfléchie. Se montre en octaèdres simples ou maclés, sections losangiques ou rectangulaires : les angles peuvent être émoussés, les arêtes arrondies, au point de ne plus laisser que des grains informes; s'entoure de rouille ou de mica noir très dichroïque. Se trouve dans une foule de roches et très souvent en inclusions ou autour des minéraux (hornblende, mica); l'augite en est dépourvue (andésites du Cantal). Souvent le fer oxydulé est transformé en limonite. Réduit en poudre, on peut le séparer des autres éléments de la roche au moyen du barreau aimanté.

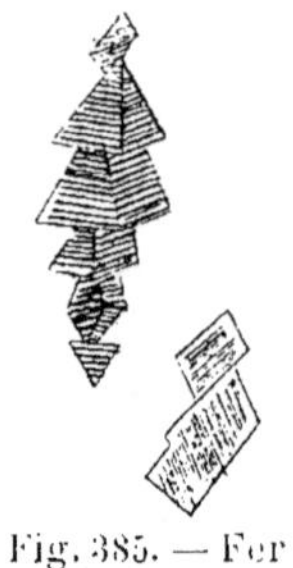

Fig. 385. — Fer oxydulé.

Fer titané (oxyde double de fer et de titane). — Opaque avec quelquefois reflet métallique. Formes hexagonales, sections analogues à celles du fer oligiste. Se distingue du fer oxydulé et du fer oligiste, parce que tandis que ces derniers s'entourent de produits rouillés sans action sur la lumière polarisée, le fer titané s'entoure d'un enduit grisâtre ou jaunâtre, à bord ombré et s'éteignant comme un corps cristallisé (leucoxène? ou sphène?). Toujours de première consolidation, il est abondant dans les diorites, diabases, gabbros, euphotides, porphyrites, basaltes, péridotites.

Fer oligiste (sesquioxyde de fer, hématite rouge). — Rhomboédrique, translucide parfois et alors en lamelles d'un rouge vif ou jaune rougeâtre, non dichroïques, ou opaque et à reflets métalliques. Sections hexagonales, agrégats étoilés; colore en rose les feldspaths; peut être confondu avec le mica noir lorsqu'il est en lamelles hexagonales.

Existe dans un grand nombre de roches : granites, gneiss, porphyrites, diorites, trachytes, basaltes.

IV. — COMMENT DOIT-ON PROCÉDER A L'EXAMEN D'UN MINÉRAL RÉDUIT EN PLAQUE MINCE

Les minéraux ne sont pas isolés les uns des autres dans les plaques de roches destinées à être examinées au microscope, ils sont de plus rencontrés par la section d'une façon quelconque. Il est donc très important pour un débutant de ne pas examiner au hasard l'ensemble de la roche, mais de fixer son attention sur un seul minéral convenablement choisi et d'en étudier méthodiquement les caractères. On conçoit aisément l'utilité d'être guidé dans les premières recherches, mais à défaut de conseil, il est commode d'examiner des plaques de roche dont tous les éléments ont été déterminés à l'avance. Le point important est de procéder méthodiquement.

Supposons qu'il s'agisse d'une plaque de granite contenant du mica noir, des feldspaths orthose et oligoclase, du quartz et de l'amphibole hornblende, etc. Choisissons une section bien nette du minéral que nous voulons examiner. En regardant à la lumière naturelle, ou plutôt seulement avec le nicol inférieur, voici un minéral *brun-verdâtre*, doué d'une *réfringence modérée*, c'est-à-dire ne paraissant pas faire une grande saillie sur le reste de la plaque. ses contours sont irréguliers, il présente des traits ou fentes de clivages très nets se rencontrant sous un angle obtus de 120° environ (qu'il nous est facile de mesurer) et circonscrivant des sortes de parallélogrammes ou de losanges.

Si l'angle obtus de ces losanges est placé droit devant nous, de façon que le fil antéro-postérieur du réticule lui serve de bissectrice, le minéral est d'une teinte claire. Tournons la platine mobile de 90°, la couleur du minéral se fonce de plus en plus et devient d'un brun vert foncé. C'est donc un minéral très *polychroïque*.

Examinons maintenant cette même section entre les deux nicols *croisés*, nous voyons que ce minéral s'éteint lorsqu'un fil du réticule sert de bissectrice à l'angle obtus formé par les clivages l'autre fil servant naturellement de bissectrice à l'angle aigu. Notre plaque ayant l'épaisseur convenue, nous constatons de plus que les teintes de polarisation sont brunes.

En nous reportant au tableau n° 2 contenant les minéraux colorés en lames minces, nous voyons que les caractères de cette section sont ceux de l'*amphibole coupée perpendiculairement* à h^1g^1, c'est-à-dire à peu près perpendiculairement à p.

Si nous cherchons dans la même plaque d'autres sections du même minéral, nous en trouvons de coupées parallèlement à h^1g^1, qui sont d'un brun vert, traversées par un seul système de lignes parallèles de clivage. Le *polychroïsme* de cette section est aussi très sensible, la limite étant beaucoup plus foncée lorsque les lignes de clivage sont parallèles à un des réticules que lorsqu'elles lui sont perpendiculaires. Si nous éloignons le nicol supérieur, nous voyons que les couleurs de polarisation sont beaucoup plus vives que tout à l'heure; l'extinction a lieu presque parallèlement au clivage g^1h^1, c'est-à-dire en long, c'est-à-dire à 15 ou 20°, par exemple.

On voit qu'il nous a suffi d'examiner *méthodiquement* ce minéral pour arriver à en reconnaître la nature. Il nous sera possible de compléter cet examen en l'examinant en lumière convergente. (Voy. p. 739.) Nous verrons alors que c'est un minéral *bi-axe*, c'est-à-dire appartenant à un des trois derniers systèmes cristallins, et donnant lorsqu'on fait tourner la platine des ombres ondoyantes en forme d'hyperboles.

Examinons à présent un des éléments blancs de la préparation. En lumière naturelle, ou plutôt en ne conservant que le nicol inférieur, le supérieur étant relevé, nous voyons une *plage incolore, limpide*, sans contours cristallins, paraissant se mouler sur les éléments ambiants. Ce minéral n'est nullement *polychroïque*, c'est-à-dire que sa couleur ne varie pas, lorsqu'on fait tourner la préparation.

Si nous abaissons le nicol supérieur, il prend une teinte d'un *gris bleuâtre* (un peu jaune si la plaque est trop épaisse), et en faisant tourner la platine nous obtenons quatre extinctions à angles droits; ces extinctions ne se font pas brusquement, il semble que ce cristal prend un aspect *moiré*. Sa limpidité est presque absolue, à peine observe-t-on quelques inclusions circulaires rangées en lignes et quelques fêlures irrégulières.

Tous ces caractères se rapportent au *quartz*, peut-être cependant pourrait-il s'agir de l'orthose, mais ce dernier est beaucoup plus altéré que le quartz par la kaolinisation. Enfin le quartz est un minéral à un axe, tandis que le feldspath est à deux axes, un examen en lumière *convergente* peut, dans ces cas, nous fixer complètement.

Voici, en lumière naturelle, un troisième minéral *coloré* dans les tons franchement bruns. Il est régulièrement strié dans le sens de l'allongement. Il est extrêmement *polychroïque*. Jusqu'ici nous pouvons avoir affaire à de l'amphibole ou à du mica noir. En abaissant le nicol supérieur et faisant tourner la préparation. nous voyons que ce minéral est très biréfringent et qu'il s'éteint parallèlement aux fibres, ou plutôt aux lignes de clivages. Cette extinction se faisant en *long* et non à quelques degrés, nous avons donc bien affaire à du mica noir coupé perpendiculairement à p et à ses clivages faciles, etc.

On voit donc qu'en prenant le soin de chercher *méthodiquement* les propriétés d'un minéral examiné dans des sections diversement oricultes. il sera presque toujours possible d'arriver à en déterminer la nature. Il est bien entendu que, dans ces quelques chapitres, nous n'avons jamais voulu envisager que les cas simples. les plus fréquents, et que ce court résumé ne peut avoir la prétention de remplacer les conseils d'un professeur expérimenté.

FIN.

X.

A BLANC.	TALC	SILLIMANITE.	CARB. CHAUX.
…ate alun…assiq.e.	Silicate, magnésie hyd.	Silicate, alumine.	Carbonate de chaux.
. . . .	. . . .	. . . .	1° *Calcite* rhomboédrique.
Appar. agonal.	Orthorhombiq.	Orthorhombiq.	2° *Aragonite* orthorhombique.
colore.	Incolore.	Incolore.	Incolore.
relief.	Sans relief.	Sans relief.	Sans relief.
Nul.	Nul.	Nul.	Nul.
biref. 0,06	Très biréfr.	Biréfr. 0,02.	Extrêm. bir. 0,l.
s. rouges, irisées.	Jaunes, rouges, irisées.	Vives, irisées.	Vives, irisées.
ivant ρ.	»	Suivant h1.	Dans les sections suivant a1 il y a 2 ou 3 clivages à 120° dans la calcite. — Moins nets dans l'aragonite.
es irrégu-s. lamelles dllèles et rposées.	Structure radiée en paillettes.	Cassures transversales.	»

lifs servant au diagnostic différentiel, particularités, inclusions.	vages parallèles suivant *p*. — Inclusions fréquentes de fer oxydulé et d'apatite. — Altération des bords. — Extinction en long.	extinct bissect pol. < — Ext maxim zone d'

NOTE I.

Objectifs apochromatiques de Carl Zeis d'Iéna. — On nous signale ces nouveaux appareils dans lesquels on a réussi à écarter l'aberration chromatique secondaire et à enlever l'aberration de sphéricité pour toutes les couleurs du spectre. Ces effets sont obtenus, à la fois par l'emploi de verres nouveaux et par une méthode spéciale de correction.

Ces objectifs donnent des images où la concentration de la lumière est parfaite et ne montrent, ni différence de foyer, ni aberration de sphéricité pour les rayons chimiques.

On peut employer de forts oculaires sans que l'image perde en netteté ou en clarté. Ils donnent de forts grossissements avec une distance focale relativement grande et chacun de ces objectifs forme, à lui seul, une série d'amplifications très différentes.

Enfin, les couleurs naturelles des objets, jusque dans leurs plus faibles nuances, sont fidèlement rendues dans l'image, parce que dans ces objectifs, les restes des couleurs de troisième ordre n'ont plus qu'une très faible intensité.

Les différences d'amplification pour les diverses couleurs sont ramenées à une même valeur, et sont neutralisées par les oculaires compensateurs dont nous parlons également ci-dessous : par l'emploi de ces oculaires, les images apparaissent dans le champ entier, libres de tout bord coloré.

Enfin, les aberrations de sphéricité en dehors de l'axe sont corrigées si parfaitement que, jusqu'aux bords du champ, l'image conserve la même netteté que dans les parties centrales.

Oculaires compensateurs du même fabricant. — Construits d'après une formule nouvelle, ils sont calculés de manière à *compenser*, pour l'œil de l'observateur, certains défauts de l'image donnée par l'objectif, défauts qui se trouvent en dehors de l'axe et qui ne peuvent être supprimés par l'objectif lui-même. Les oculaires compensateurs sont spécialement construits pour les objectifs apochromatiques dont ils augmentent les effets par la production d'une image *uniformément* exempte d'aberration chromatique.

Pour plus de détails, on pourra consulter une notice éditée par ce fabricant, qui construit également des oculaires spéciaux pour la photo-micrographie.

NOTE II.

M. Émile Bertrand a fait construire par MM. Bezu, Hauser et Cie, un modèle de microscope minéralogique (fig. 327, page 725), dont nous donnons ici la description :

Cet instrument, à inclinaison, repose sur un fort pied en forme de fer à cheval. Dans son ensemble, il a 43 centimètres de hauteur. Nous disons dans son ensemble, parce que les microscopes destinés à l'étude des roches étant tous des microscopes polarisants, cette hauteur comprend l'analyseur de l'appareil de polarisation qui se place sur l'oculaire. Nous verrons plus loin que le prisme polariseur s'adapte sous la platine.

Le tube, de longueur ordinaire, est sans tirage. Le mouvement rapide s'opère par une crémaillère et le mouvement lent par une vis de précision, dont le pas est juste d'un cinquième de millimètre. La tête de cette vis porte une division permettant, à l'aide d'un index, de savoir de combien on a fait tourner la vis et d'apprécier ainsi des fractions de 1/50, 1/100 de millimètre et même moindres.

La colonne sur laquelle agit cette vis est montée à prisme, ce qui assure la fidélité et la permanence du centrage.

En avant du corps, on trouve une autre crémaillère qui actionne un tube intérieur porteur d'une coulisse percée de deux ouvertures : l'une libre, pour laisser passer la lumière parallèle, l'autre munie d'une lentille achromatique pour l'usage de la lumière convergente.

Au-dessous de la fenêtre qui laisse passer cette coulisse et qui est assez haute pour permettre la mise au point de la lentille convergente, s'en trouve une seconde plus petite destinée à recevoir les lames diverses, telles que les lames sensibles, quart d'onde, etc.

Le nez du microscope porte un adapteur à coulisse pour recevoir les objectifs, qu'on n'est plus obligé de visser. Le ressort de cet adapteur est assez doux pour céder si, par hasard, l'objectif venait à toucher la préparation, ce qui évite la rupture ou l'altération des lentilles. Il est, de plus, muni de deux vis de réglage à l'aide desquelles on peut centrer rigoureusement l'objectif.

Enfin, sur le côté, le long de la crémaillère du mouvement rapide, se trouve une échelle et un vernier permettant de mesurer l'épaisseur des préparations.

La platine est formée d'un limbe gradué tournant en regard d'un vernier fixe. Ce mouvement est donné par une vis qui se trouve sur le côté de la platine : mais comme dans certains cas ce mouvement serait trop lent, une petite clavette permet de désembrayer la vis et de faire rapidement tourner le limbe à la main.

Sur ce limbe se trouve un chariot qui, au moyen de deux boutons molctés, peut recevoir deux mouvements rectangulaires, mouvements que deux échelles munies de verniers permettent d'apprécier avec une grande exactitude; cet ensemble constitue un excellent goniomètre.

Sous la platine, se trouve un tube destiné à recevoir le prisme polariseur et l'appareil d'éclairage. Le tout est fixé sur une pièce à mouvement excentrique qui, en s'écartant de la platine, rend facile le placement et le déplacement de ces divers accessoires. Cette pièce porte, elle aussi, une crémaillère servant à éloigner ou à rapprocher de la préparation l'éclairage ou le polariseur.

Enfin un double miroir, plan et concave, pouvant prendre toutes les positions, complète cet instrument.

Ce microscope est accompagné de trois oculaires et de trois objectifs. Les trois oculaires sont : un oculaire n° 1 avec un réticule; un oculaire ordinaire n° 3, et un oculaire à quatre quartz de M. Bertrand au moyen duquel on obtient un réglage prompt, facile et rigoureux du microscope. Les objectifs sont les numéros 4 et 7 à sec et le numéro 9 à immersion sans correction de la série Hartnack et Prazmowski.

On peut également, si on le désire, y joindre une cuve-goniomètre servant en même temps à mesurer l'écartement des axes optiques des cristaux et les indices de réfraction.

NOTE III.

M. G. Roux indique un procédé technique de *diagnose des Gonococci* qui permet, dans les cas douteux, après avoir constaté la présence des Gonococci par la coloration au violet de gentiane, employé seul et sans addition d'alcool, de reconnaitre la véritable nature de ces derniers en faisant agir sur la même préparation successivement le liquide de Gram et l'alcool. S'il y a disparition absolue des Cocci, ce sont bien ceux de Neisser : s'ils persistent, il y a lieu d'émettre des doutes sur la nature blennorrhagique de l'affection en cause.

NOTE IV.

Moelle. Double coloration. — Le rose bengale, selon Griesbach (*Zool. Anzeig.* V, p. 135, 1883), en solution aqueuse, est très utile pour colorer les préparations à l'acide chromique de moelle épinière, parce qu'elle colore la substance grise beaucoup plus fortement que la substance blanche.

On peut employer cette couleur en combinaison avec le vert d'iode ou le bleu de Lyon de la manière suivante :

Une coupe d'une préparation alcoolique est d'abord placée dans l'eau distillée, puis rapidement plongée dans une solution forte de rose bengale, puis de nouveau dans l'eau distillée. On la met alors pendant quelques secondes dans le vert d'iode, on la lave et la place pendant 5 minutes dans l'alcool absolu pour enlever l'excès de coloration. On peut la transporter directement de l'alcool dans une solution alcoolique de bleu de Lyon (2 parties d'alcool absolu pour 3 d'eau distillée), où on la laisse pendant quelques secondes. On la remet alors dans l'alcool absolu prête à être montée.

TABLE DES MATIÈRES

PAR ORDRE ALPHABÉTIQUE

TABLE MÉTHODIQUE

DES MATIÈRES

PREMIÈRE PARTIE

LIVRE PREMIER
TECHNIQUE GÉNÉRALE

CHAPITRE PREMIER

CHAPITRE II

CHAPITRE VII

CHAPITRE VIII

CHAPITRE IX

CHAPITRE X

CHAPITRE XI

CHAPITRE XII

CHAPITRE XIII

LIVRE II

TECHNIQUE APPLIQUÉE

CHAPITRE PREMIER

CHAPITRE II

LIVRE III

TECHNIQUE APPLIQUÉE A L'ÉTUDE DES DIVERS SYSTÈMES.

CHAPITRE PREMIER

CHAPITRE II

CHAPITRE III

CHAPITRE IV

CHAPITRE V

CHAPITRE VI

CHAPITRE VII

LIVRE IV

RECHERCHES DES MICROBES.

LIVRE V

EMBRYOLOGIE

DEUXIÈME PARTIE

LIVRE PREMIER

DU MICROSCOPE APPLIQUÉ A L'ÉTUDE DE L'ORGANOGRAPHIE VÉGÉTALE

CHAPITRE PREMIER

CHAPITRE II

CHAPITRE III

CHAPITRE IV

CHAPITRE V

CHAPITRE VI

CHAPITRE III

CHAPITRE IV

CHAPITRE V

TROISIÈME PARTIE

DU MICROSCOPE APPLIQUÉ A L'ÉTUDE DE LA MINÉRALOGIE ET DE LA PÉTROGRAPHIE

FIN DE LA TABLE MÉTHODIQUE DES MATIÈRES.

12ᵉ ANNÉE

LABORATOIRE D'HISTOLOGIE

DU DOCTEUR LATTEUX

5, RUE DU PONT-DE-LODI, 5

COURS PARTICULIER PERMANENT

DE

TECHNIQUE MICROSCOPIQUE

(MANIPULATIONS PRATIQUES)

Ce cours, essentiellement pratique, est destiné à mettre les élèves en mesure d'exécuter toutes les manipulations micrographiques et de leur permettre de faire les analyses qu'exige journellement la pratique médicale. Pour cela, ils sont exercés *individuellement* et répètent *eux-mêmes* toutes les expériences.

Ce cours comprend l'étude des tissus sains et des principaux tissus pathologiques, ainsi que les manipulations de technique proprement dite (montage des pièces, dissections fines, injections histologiques, coupes, recherche des bacilles, etc.).

Chaque élève fait sous les yeux du professeur une collection de pièces histologiques qui est sa propriété et qu'il emporte ensuite avec lui, comme types, le cours terminé.

Le cours a lieu tous les jours, excepté le samedi, de 4 à 6 heures, et comprend trente leçons.

Les microscopes et les instruments nécessaires sont à la disposition des élèves.

On s'inscrit chez le Dʳ LATTEUX, 4, rue Jean-Lantier, près le Châtelet, de 1 heure à 2 heures.

LEÇONS PARTICULIÈRES

7025-86. — Corbeil. Typ. et ster. Crété.

ADRIEN DELAHAYE ET ÉMILE LECROSNIER, ÉDITEURS

Traité d'anatomie générale appliquée à la médecine, Embryogénie, Éléments anatomiques, Tissus et systèmes, par L. CADIAT, professeur agrégé à la Faculté de médecine de Paris, etc., avec une introduction de M. le professeur Ch. ROBIN. 2 vol. in-8, avec 479 fig. dessinées par l'auteur, 1879-1881...... ..... 28 fr.

Traité élémentaire d'histologie, contenant l'histologie des éléments anatomiques, des tissus et de tous les organes du corps humain, par le docteur J.-A. FORT, professeur libre d'anatomie. 2e édition, etc. 1 vol. in-8 avec 500 figures intercalées dans le texte.. 14 fr.

Traité d'anatomie descriptive, avec figures intercalées dans le texte, par Ph.-C. SAPPEY, professeur d'anatomie à la Faculté de médecine de Paris. 3e édition entièrement refondue. 4 vol. in-8, 1876-79..................... 60 fr.

Anatomie descriptive et dissection, contenant un précis d'embryologie, la structure microscopique des organes et celle des tissus, par le docteur J.-A. FORT, professeur libre d'anatomie et de chirurgie, etc. 4e édition revue et augmentée. 3 vol. in-18 avec 1316 figures dans le texte, 1887......... 30 fr.

Nouvel Abrégé d'anatomie descriptive, par le docteur FORT, contenant la description de tous les organes, la structure des principaux tissus, l'exposé succinct des principales régions et un résumé d'embryologie. 1 vol. in-32 avec 128 figures intercalées dans le texte. 5 fr. — Cartonné.................... 5 fr. 50

Traité complet d'ophthalmologie, par DE WECKER et LANDOLT. Anatomie microscopique par les professeurs J. Arnold, A. Ivanoff, G. Schwalbe et Waldeyer. (Cet ouvrage remplace la troisième édition du Traité de Wecker, prix Châteauvillard.)

    Tome Ier. *Maladies des paupières, maladies de la conjonctive, ophthalmo-métrologie*, etc., etc. 1 fort vol. in-8° avec 252 figures intercalées dans le texte et 2 planches (1880).. 17 fr.

    Tome II. *Maladies de la cornée, maladies du tractus uvéal, du corps vitré, de la sclérotique, glaucome, maladies du cristallin.* 1 vol. in-8, avec 217 figures intercalées dans le texte (1886).. ....; .... 17 fr.

    Tome III. *Réfraction et accommodation, amblyopies et amauroses, anomalies des mouvements des yeux.* 1 vol. in-8°, avec 177 figures intercalées dans le texte (1887)... 17 fr.

    Tome IV. *Maladies de la rétine, du nerf optique, de l'orbite et des voies lacrymales*, etc. 1 vol. in-8° avec figures intercalées dans le texte (1887). 17 fr.

Traité d'anatomie pathologique, par le docteur E. LANCEREAUX, professeur agrégé à la Faculté de médecine de Paris, médecin des hôpitaux, etc.

    Tome Ier. *Anatomie pathologique générale.* 1 fort volume in-8 de 838 pages avec 267 figures intercalées dans le texte. 1877. 20 fr. — Cartonné. 21 fr.

    Tome II. *Anatomie pathologique spéciale. Anatomie pathologique des systèmes.* 1° Système lymphatique. 1 vol. in-8 avec 179 figures. 1881. 25 fr. Cartonné...,. 26 fr.

    Tome III, 1re partie. *Anatomie pathologique spéciale : Anatomie pathologique des systèmes ; système locomoteur. Anatomie pathologique des appareils ; appareils de l'innervation.* 1 vol. in-8 avec 131 figures intercalées dans le texte. 1885. Prix pour les souscripteurs du tome III complet. 20 fr.

Anatomie pathologique du système nerveux, par le docteur RAYMOND, professeur agrégé à la Faculté de médecine de Paris, etc. 1 vol. in-8 avec 113 figures intercalées dans le texte. 1886 .... 9 fr.

Traité élémentaire d'anatomie médicale du système nerveux, par Ch. FÉRÉ, médecin-adjoint de la Salpêtrière, etc. 1 vol. in-8° avec 213 figures intercalées dans le texte, 1886.... .... 10 fr.

CORBEIL. — Typ. et stér. CRÉTÉ.